2009

中国药学年鉴

CHINESE PHARMACEUTICAL YEARBOOK

第二军医大学出版社

图书在版编目(CIP)数据

中国药学年鉴.2009／彭司勋主编.—上海:第二军医大学出版社,2010.3
ISBN 978-7-5481-0012-6

Ⅰ.中… Ⅱ.彭… Ⅲ.药物学-中国-2009-年鉴 Ⅳ.R9-54

中国版本图书馆 CIP 数据核字(2010)第 019816 号

中国药学年鉴(2009)
Chinese Pharmaceutical Yearbook

主　　编: 彭司勋
责任编辑: 郑晓南　李　娜
出版发行: 第二军医大学出版社
社　　址: 上海市翔殷路 818 号
邮政编码: 200433
电话传真: 021-65344595（总编办）
021-65493093（发行部）
电子信箱: cbs_208@Smmu.edu.cn
国内经销: 全国各地新华书店
国外经销: 中国国际图书贸易总公司
（国外发行代号 AN1946）
印　　刷: 扬中市印刷有限公司
开　　本: 889mm×1230mm　1／16
字　　数: 930 千字
印　　张: 24
插　　页: 9 页
版　　次: 2010 年 3 月第 1 版
印　　次: 2010 年 3 月第 1 次印刷
ISBN 978-7-5481-0012-6／R·825

定价: 240.00 元

ISBN 7-548-10012-4
9 787548 100126 >

《中国药学年鉴》编辑委员会(2009)

五十载新药创制路

期待明朝更辉煌

地址：北京市宣武区先农坛街一号
邮编：100050
电话：010-63036794
传真：010-63017757

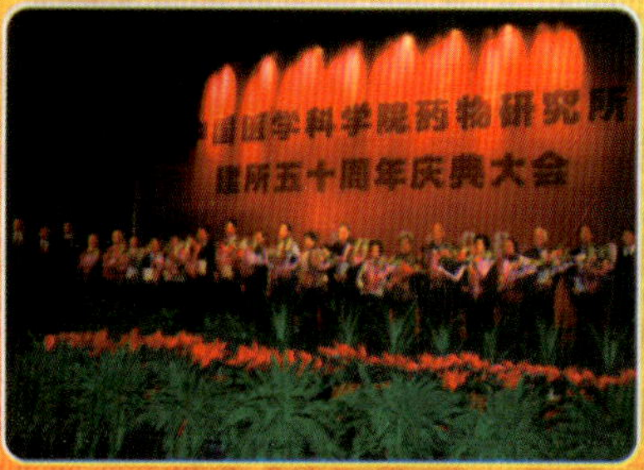

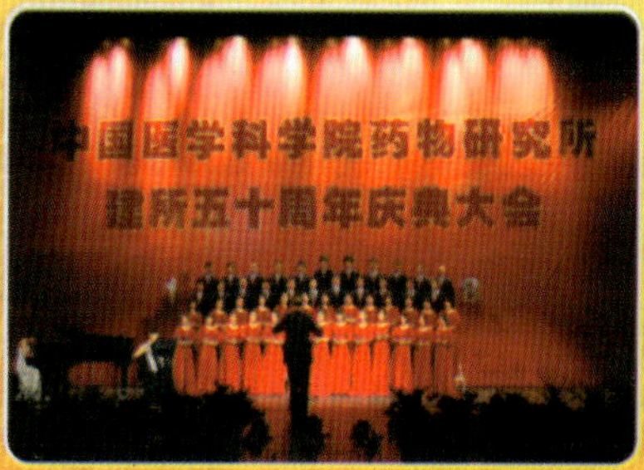

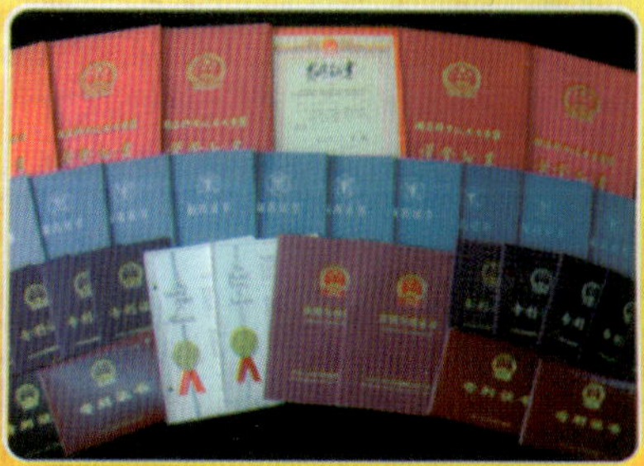

中国医学科学院药物研究所

中国医学科学院药物研究所是1958年在原中央卫生研究院药物化学系、药用植物系及药理系基础上建立的国家级药物研究机构。经过几代科研工作者的不懈努力，药物所已经发展成为一所具有国内一流水平及国际影响力的综合实力雄厚的国家重点药物研究机构。五十年来，药物所始终坚持以创制具有自主知识产权的新药为主攻方向，走出了一条结合教学、研究、开发、产业一体化的具有药物所特色的新药创制之路。

建所初期，老一辈科研工作者迎难而上，在艰苦的条件下依靠自力更生的精神，使我国最早的新药创制工作取得良好开端。先后成功研制出我国首个抗肿瘤新药——*N*-甲酰溶肉瘤素；以云南萝芙木为原料的新型降压药——降压灵；我国首个强心药物黄夹甙制剂——商品名“强心灵”。

上世纪七八十年代，在一大批成长起来的中青年科研人员的努力下，药物所的新药创制工作在多种疾病领域取得突破，包括：抗中毒性休克及解痉药物——654-2，抗病毒新药——酞丁安，抗肝炎保肝新药——联苯双酯，名贵中药麝香的替代品——人工麝香，抗肿瘤新药——甲异靛、（高）三尖杉酯碱注射液、紫杉醇注射液，抗糖尿病新药——金芪降糖片，以及肌生注射液（现称灵孢多糖注射液）、金水宝胶囊、愈风宁心片和葛根素注射液等。这些成果中的多数至今仍在临床中广为使用，甚至出口至其他国家，创造了巨大的经济效益和社会效益。

九十年代中后期，药物所从实际情况出发，在新药创制工作上加大投入力量，重视人才培养和平台建设，坚持产-学-研相结合，并以市场需求和实际应用为导向，使全所的新药研发能力得到了全方位的提高。从2000年至2008年，药物所又先后获得新药证书79项，其中有些已成功转让制药企业，取得了很好的市场价值。如：一类抗肝炎新药——双环醇，转让北京协和药厂，已累计实现销售收入约4亿元人民币，已在国内广泛使用并出口乌克兰等国家；一类抗脑缺血新药——丁苯酞，转让石药集团，2008年实现销售收入约1亿元人民币。除此之外，目前我所拥有新药临床批件14项，其中一类新药7项；还有十多项创制新药处于审评的不同阶段。

2008年是药物所五十华诞，五十年来的实践证明中国医学科学院药物研究所是一支敢于攻关、善于攻关、富于创新的队伍。立足脚下，展望未来，药物研究所要在我国建设“创新型国家”的总体目标下，坚持“自主创新、重点跨越、支撑发展、引领未来”的国家科技指导方针，以国家 “十一五”重大新药创制科技专项计划为契机，明确定位，巩固和建立与国际接轨的研究平台，坚持走“产学研”一体化的路道，不断提高我所的药物创新能力，从而带动国家创新药物研发综合实力和整体水平的飞跃，为我国医药卫生事业的可持续发展，为创造社会效益和实现人类健康贡献力量。

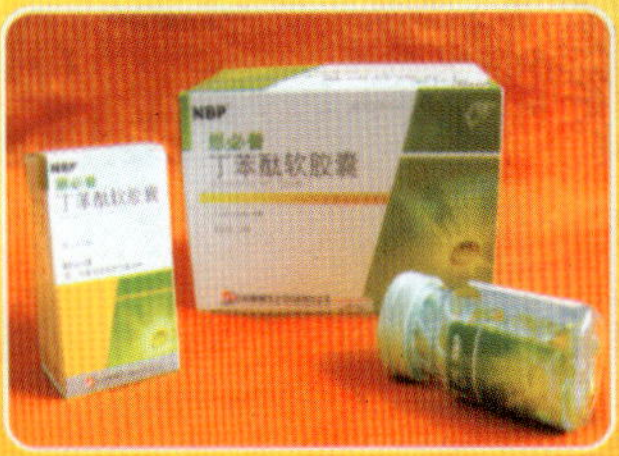

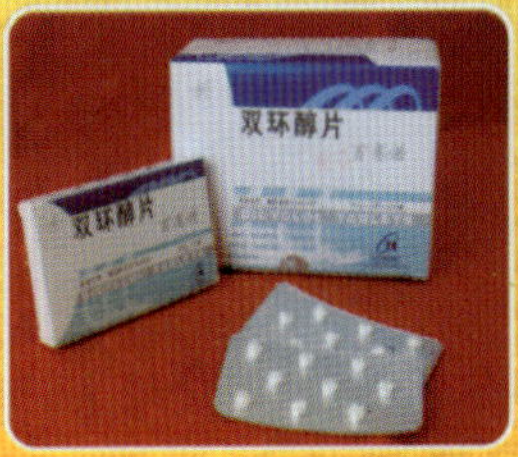

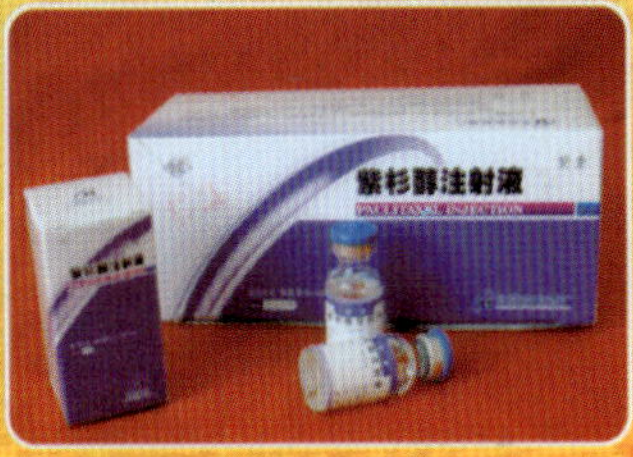

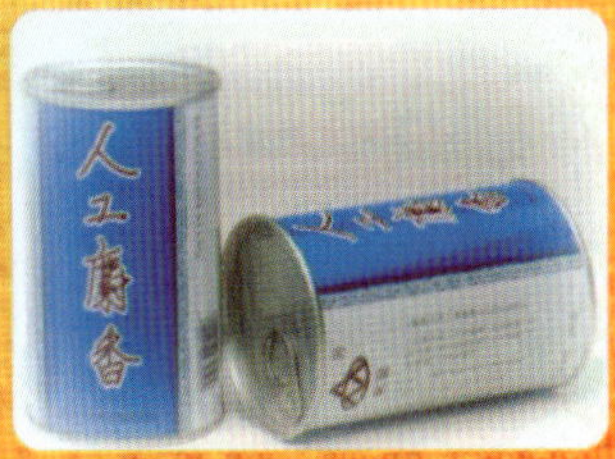

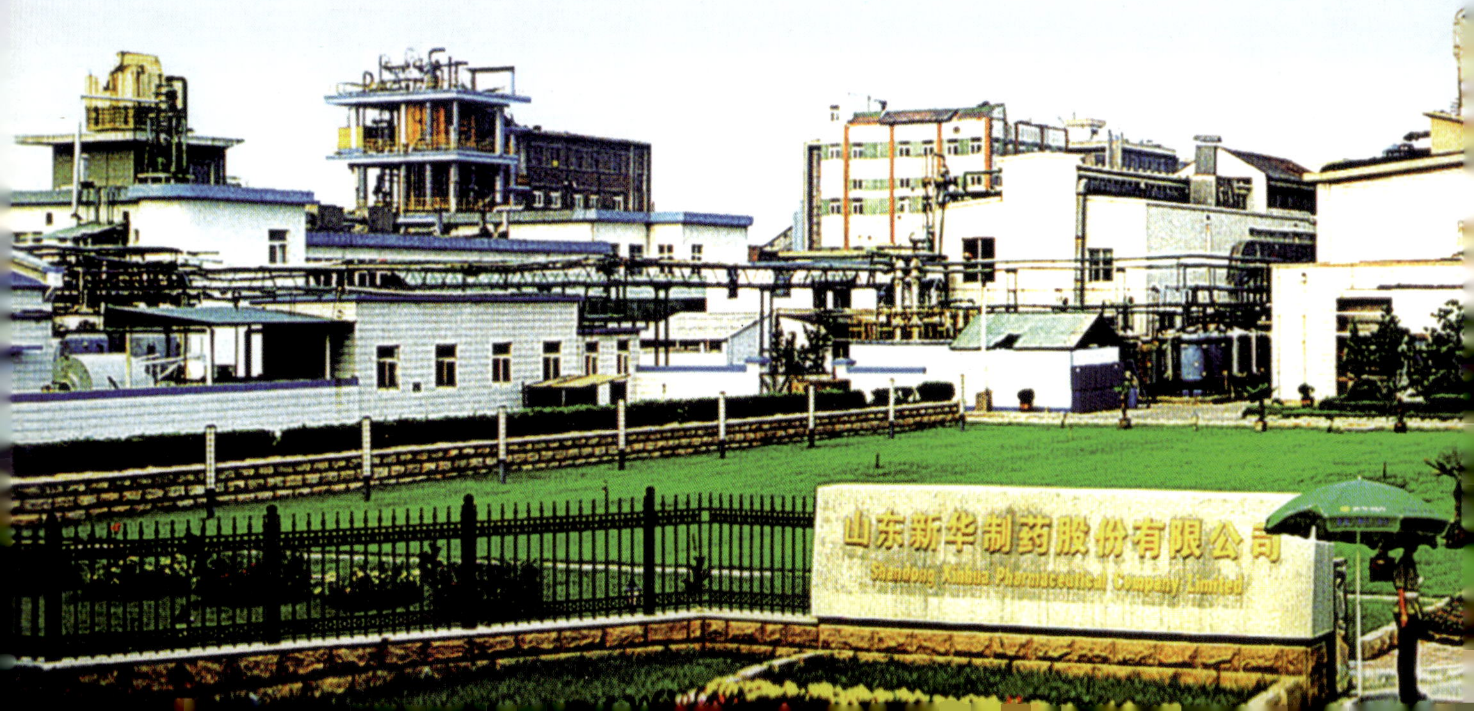

山东新华制药股份有限公司
Shandong Xinhua Pharmaceutical Company Limited

浙江医药股份有限公司新昌制药厂系“全国医药大型综合性化学制药企业”，于1999年10月在上海证券交易所上市，为“国家重点高新技术企业”，国家级博士后科研工作站，国家级企业技术中心。被商务部授予“重点培育和发展的出口名牌企业”，被评为“中国民营企业品牌最具潜力100家”。企业综合经济指标列全国医药行业二十强，是集科研、生产、销售为一体的高新技术企业。

企业拥有一流的符合GMP要求的化学制药、微生物制药和制剂生产设施，并且兼产天然药物、食品添加剂和饲料添加剂。已通过了中国CCEMS、英国UKAS的ISO14001认证（环境管理体系）。系中国维生素类、抗生素类和氟喹诺酮类药物的重要生产基地。企业主导产品主要有合成维生素E、天然维生素E、生物素、乳酸左氧氟沙星注射液、辅酶Q10、盐酸万古霉素、替考拉宁等。

2007年，企业独立研制且具有自主知识产权及PCT专利的抗肿瘤新药甲磺酸普喹替尼及其片剂取得国家食品药品监督管理局临床批文；“万古霉素关键技术研究及产业化”和“复方蒿甲醚的研发，国际化及产业化”两项成果双双荣获2007年度国家科技进步二等奖；盐酸万古霉素原料药通过美国FDA认证，获准进入美国市场销售。企业被列入首批浙江省创新型试点企业，国家级创新型企业，并通过了国家级火炬计划重点高新技术企业的复审，目前共申请发明专利165项，授权发明专利37项。此外，“众”牌饲料维生素被国家质量技术监督总局认定为“中国名牌产品”。

2008年，企业获得了中华总工会颁发的全国五一劳动奖状，这是绍兴市唯一一家，也是新昌县有史以来首家获此殊荣的单位。

另外，企业也十分热心社会公益事业，通过浙江省红十字会，捐赠药品和款物2300万元，被授予红十会人道救助功勋单位。在2008年5月12日的汶川大地震中企业及时伸出援助之手，共向灾区捐赠药物226万元，捐款154余万元。

在未来的发展中，企业将牢牢把握新产品开发这条主线，大上规模，小创特色，以产品创新带动制度创新、人才创新、管理创新、市场创新，以技术创新促进产业升级和产品结构调整。同时，不断落实“品质标准化、管理国际化、研发原创化、资本市场化”的四化建设。为把企业建设成为一个“主业突出、资产优良、管理科学、运作规范的国际一流制药企业”而不懈奋斗。

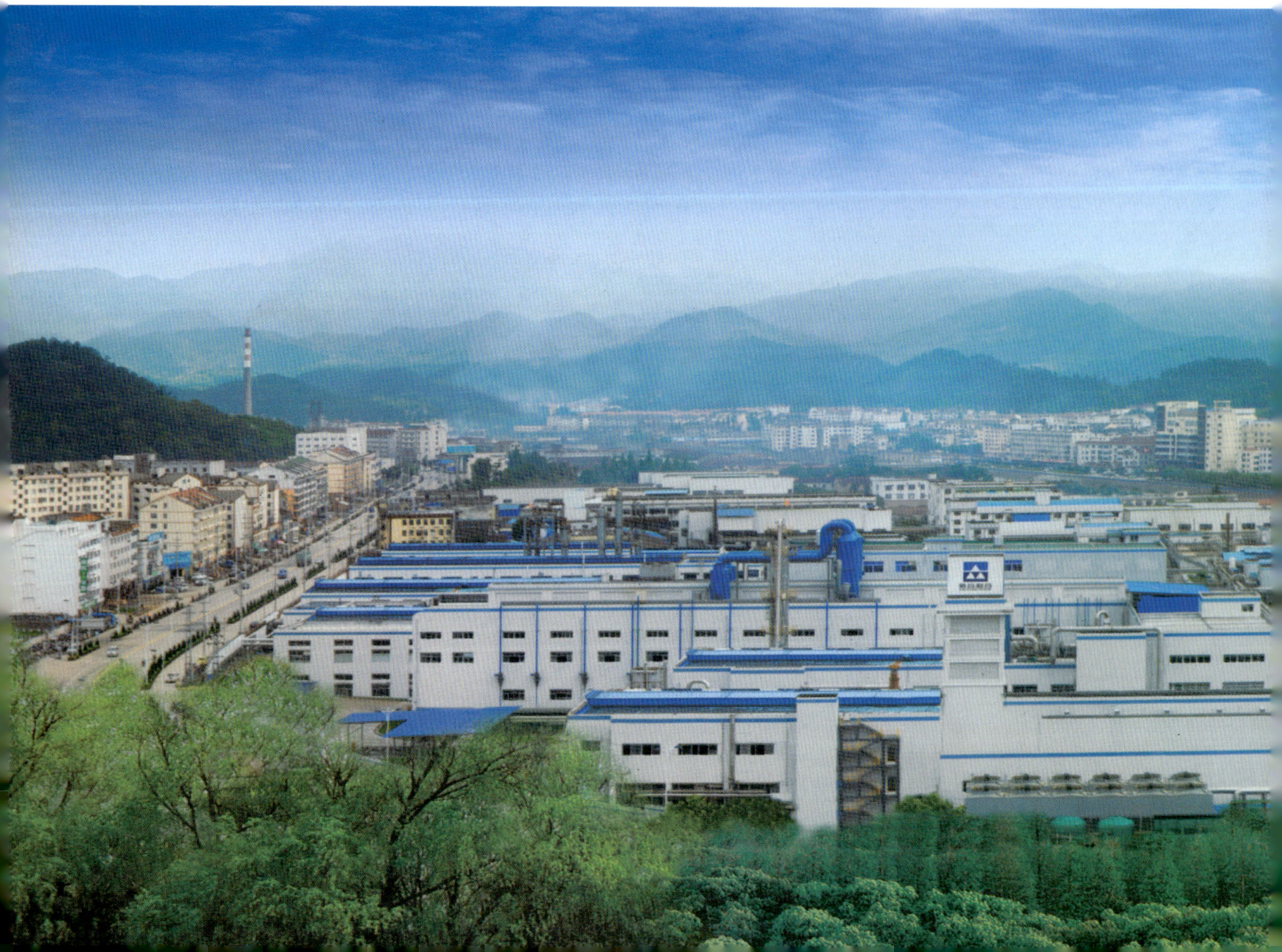

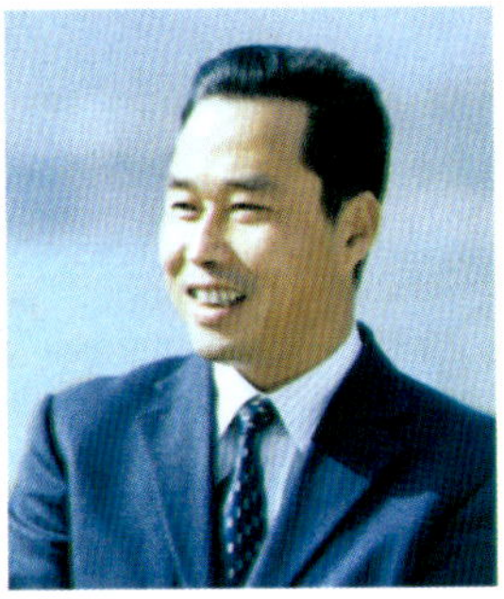

董事长：李春波

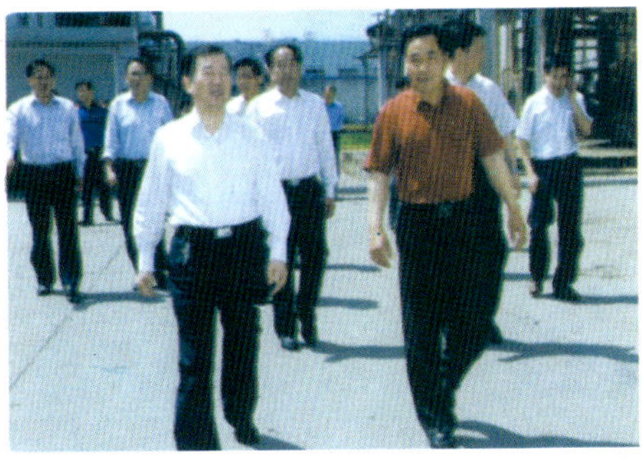

2007年5月14日，浙江省人大常委会副主任张猛进到新昌制药厂调研

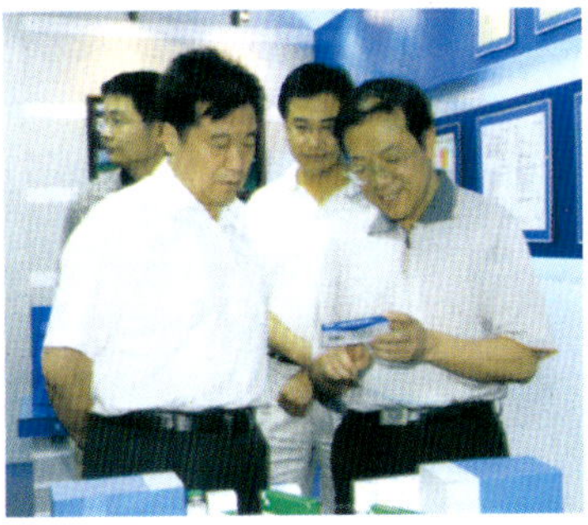

2008年6月3日，浙江省副省长王建满到新昌制药厂视察

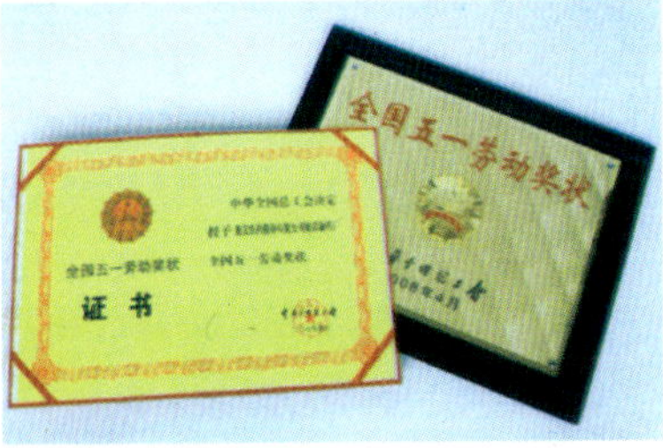

2008年4月，新昌制药厂荣获“全国五一劳动奖”

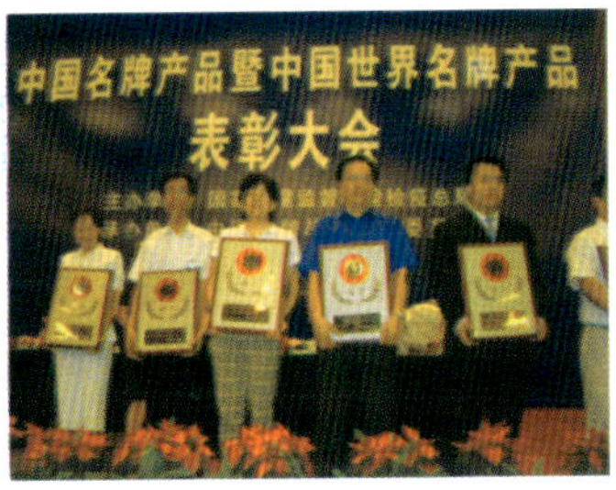

2007年9月11日，新昌制药厂“众”牌饲料维生素被认定为“中国名牌产品”

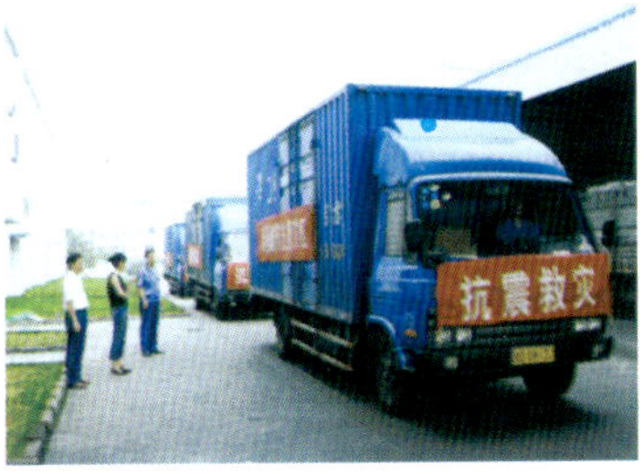

2008年5月14日-25浙江医药股份有限公司共向四川地震灾区捐赠价值226万元的药品，并紧急调运80余吨国家储备药品

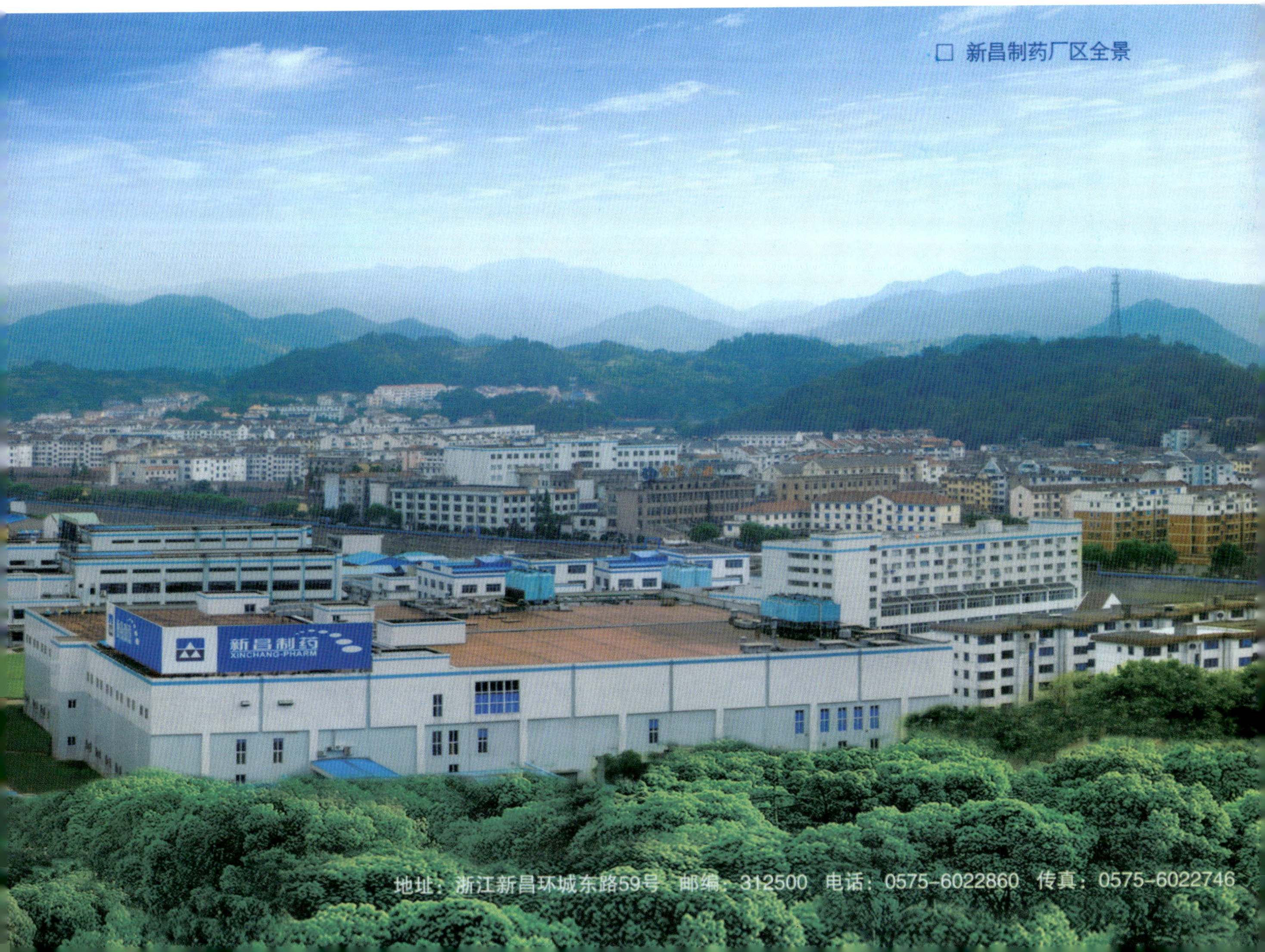

□ 新昌制药厂区全景

地址：浙江新昌环城东路59号 邮编：312500 电话：0575-6022860 传真：0575-6022746

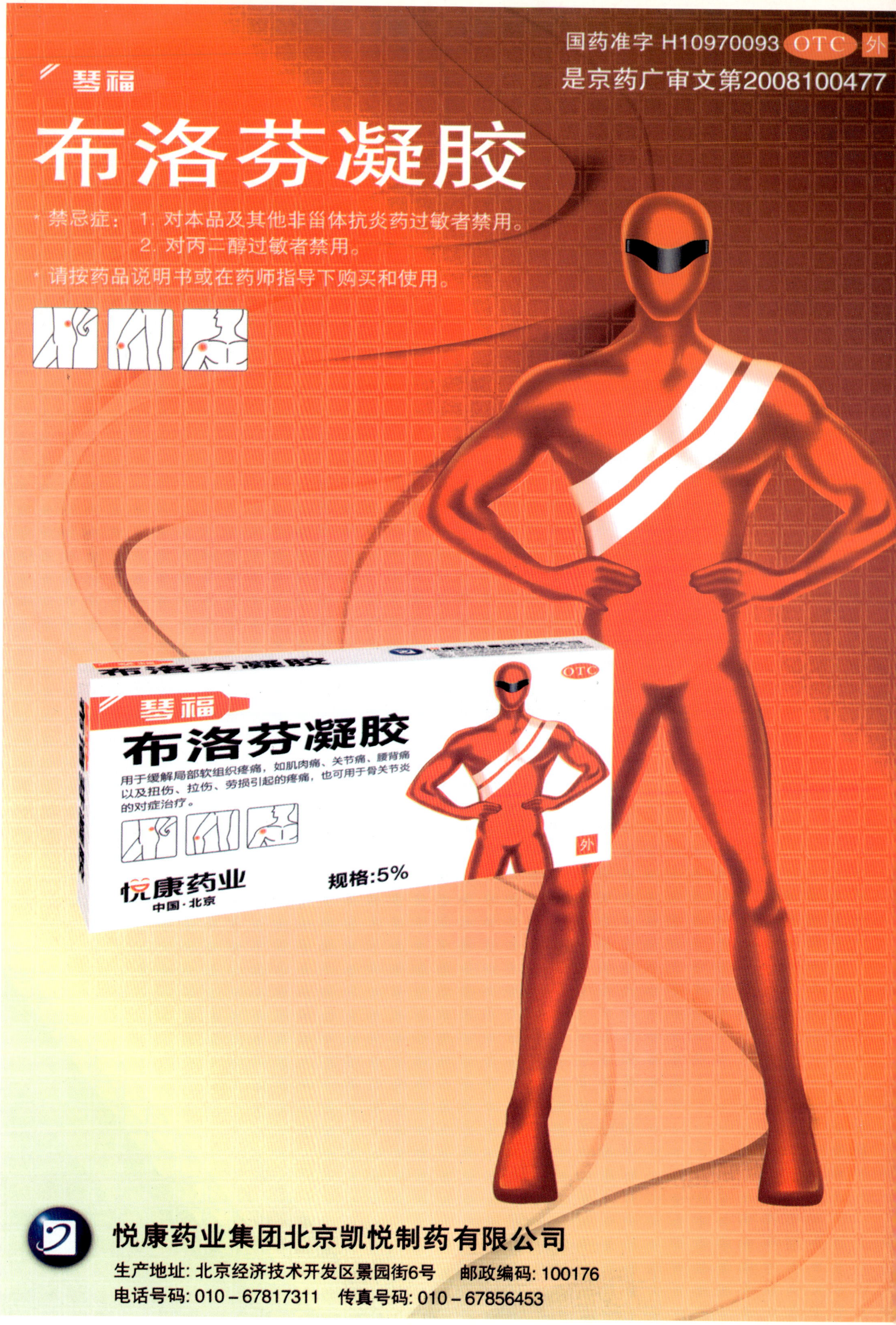
国药准字 H10970093 OTC 外
是京药广审文第2008100477
琴福
布洛芬凝胶
* 禁忌症：1. 对本品及其他非甾体抗炎药过敏者禁用。
2. 对丙二醇过敏者禁用。
* 请按药品说明书或在药师指导下购买和使用。
琴福
布洛芬凝胶
用于缓解局部软组织疼痛，如肌肉痛、关节痛、腰背痛以及扭伤、拉伤、劳损引起的疼痛，也可用于骨关节炎的对症治疗。
OTC
外
悦康药业
中国·北京
规格:5%
悦康药业集团北京凯悦制药有限公司
生产地址：北京经济技术开发区景园街6号 邮政编码：100176
电话号码：010－67817311 传真号码：010－67856453

辽宁中医药大学 药学院

药学院是培养高级药学人才的高等学府，是培养企业家和学者的摇篮。其前身为1973年成立的辽宁中医学院中药系，2002年更名为药学院，2006年搬迁至大连办学，2009年被评为“辽宁省教育系统先进集体”。

药学院现有教职工93人，其中专任教师65人，具有博士学位32人，在读博士10人；教授9人，副教授22人；博士生导师6人，硕士生导师21人；国务院特殊津贴获得者2人。药学院设有中药学、药学、药物制剂、制药工程、食品科学与工程等5个本科专业，其中中药学是国家级特色专业，制药工程专业是省级示范专业。现有国家级精品课1门，省级精品课3门，省级教学名师1人，省级优秀教学团队1个，省级科技创新团队1个，主编国家级规划教材、精编教材4部，主编出版学术专著50余部，发表学术论文1400余篇。

药学院目前拥有中药学一级学科博士学位授权点和生药学二级学科博士学位授权点，中药学、生药学、药理学3个硕士点以及中药学博士后科研流动站。中药鉴定学和中药炮制学是国家中医药管理局重点学科，中药学一级学科和生药学二级学科是辽宁省重点学科，中药鉴定学和中药炮制学是辽宁省中医药重点学科。中药质量分析实验室、中药制药实验室是国家中医药管理局的三级实验室，中药炮制工艺原理解析重点研究室是中管局所属的国家级重点研究室。

药学院还拥有辽宁省中药新药研制开发中心、辽宁省中药现代化工程技术研究中心、辽宁省中药炮制工程技术研究中心、辽宁中医药现代研究实验室、辽宁省中药鉴定与品质评价实验室等省级重点实验室。目前拥有高效液相色谱仪-飞行时间质谱联用仪、电感耦合等离子体-质谱仪、高效毛细管电泳-飞行时间质谱联用仪等仪器设备，能够承担中药新药研发临床前的全部工作任务。药学院先后承担国家重大攻关课题及国家中医药管理局课题十余项，目前承担国家“十一五”科技支撑计划课题2项，国家重大新药创制候选药物2项，国家自然科学基金课题6项，《中国药典》（2010版）质量标准项目8项。其中“八五”科技攻关课题荣获国家中医药管理局科技进步一等奖2项，国家科技进步三等奖1项；国家“九五”科技攻关课题获国家科技进步二等奖3项；另有多个项目获辽宁省科技进步奖。

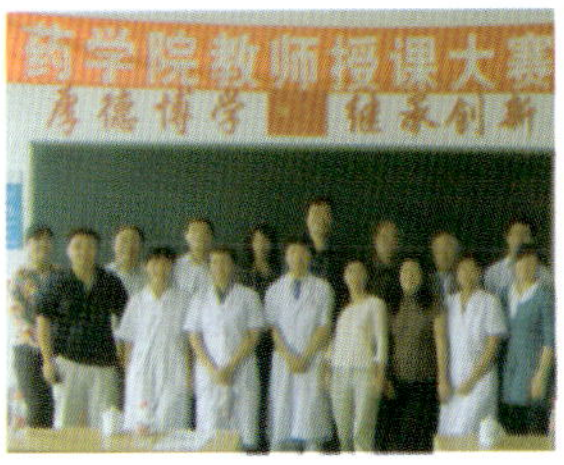

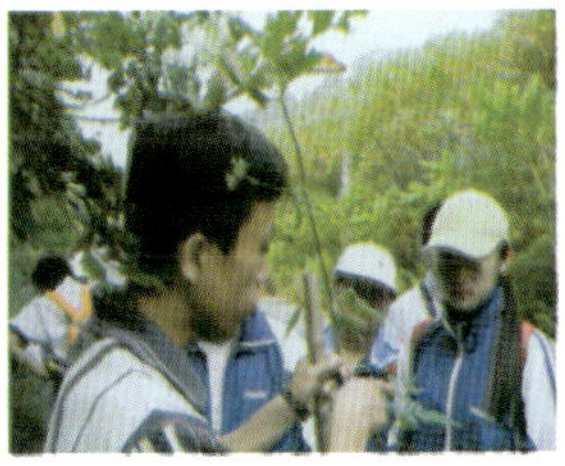
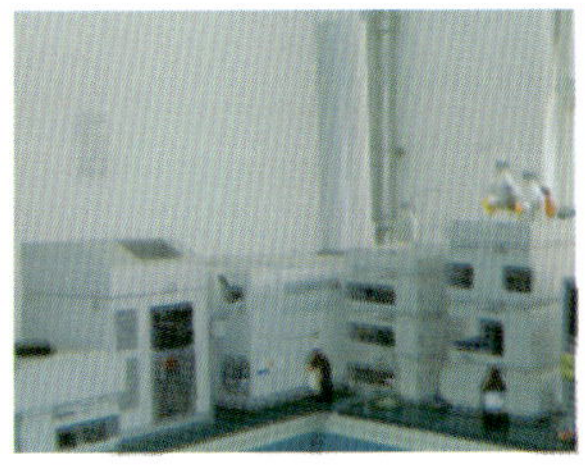
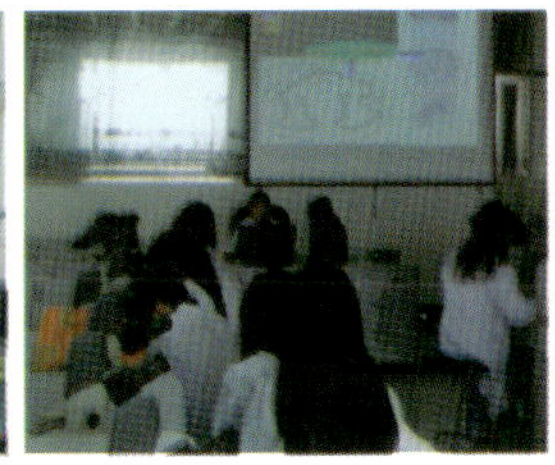

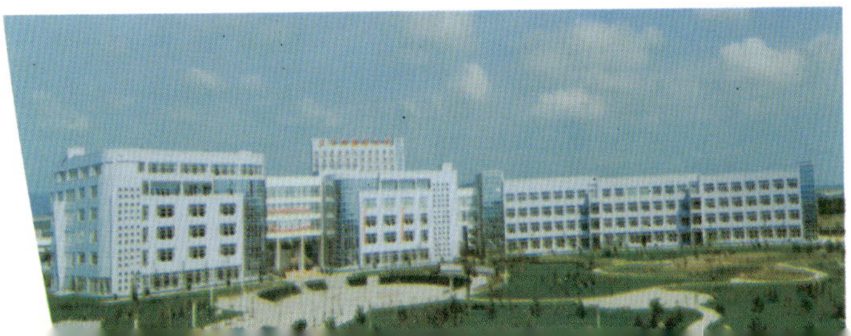

地址：辽宁省大连市开发区双D港生命一路77号
邮编：116600
电话：0411-87586078
网址：http://www.lnutcm.edu.cn

合肥工业大学控释药物研究室

——植入剂专业研究机构

1994年，由合肥工业大学一些教学科研人员自发组成缓控释药物研究组，开展抗癌药物缓、控释制剂的研发工作；1996年成立合肥工业大学控释药物研究室，开展植入剂新释药系统研究。

研究室现有高分子、化工、生物、药学、医学、分析、电子与自动化等专业科研人员78人，其中高级职称25人。有专用实验室2100平方米，配备有先进的仪器设备。设有辅料合成、制剂工艺、药物分析、药理毒理、临床应用、制药装备、给药器械研究组和资料与后勤服务组8个部门，1个中试车间，1个产业化基地。

自1994年以来，该室对抗肿瘤、镇痛、抗菌等药物的植入剂进行了深入的研究；承担国家科研项目6项、安徽省“十五”、“十一五”科技攻关项目23项；起草的植入剂通则收载于2005年版《中国药典》。发表科研论文300余篇，其中SCI/EI论文50余篇；获省、市级科技进步20余项。

2001年第一种抗癌植入剂——氟尿嘧啶植入剂获得新药证书和生产许可证，2003年实现产业化，获高新技术成果1个、国家新证产品证书1个、国家重点新产品证书1个，高新技术企业证书1个；年产值亿元以上、年利税千万元以上。

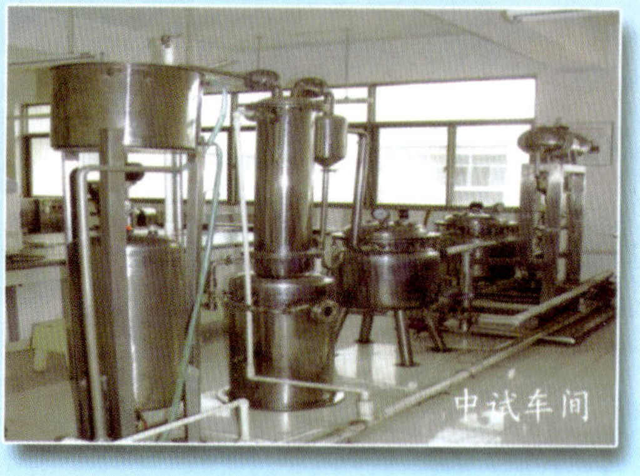
中试车间

地　址：合肥市屯溪路139号
合肥工业大学350号
邮　编：230009
电　话：0551-2905374

- 获得世界发明专利1项、中国发明专利32项
- 获得抗癌植入剂新药临床批件6个
- 获得植入剂药用辅料临床批件1个

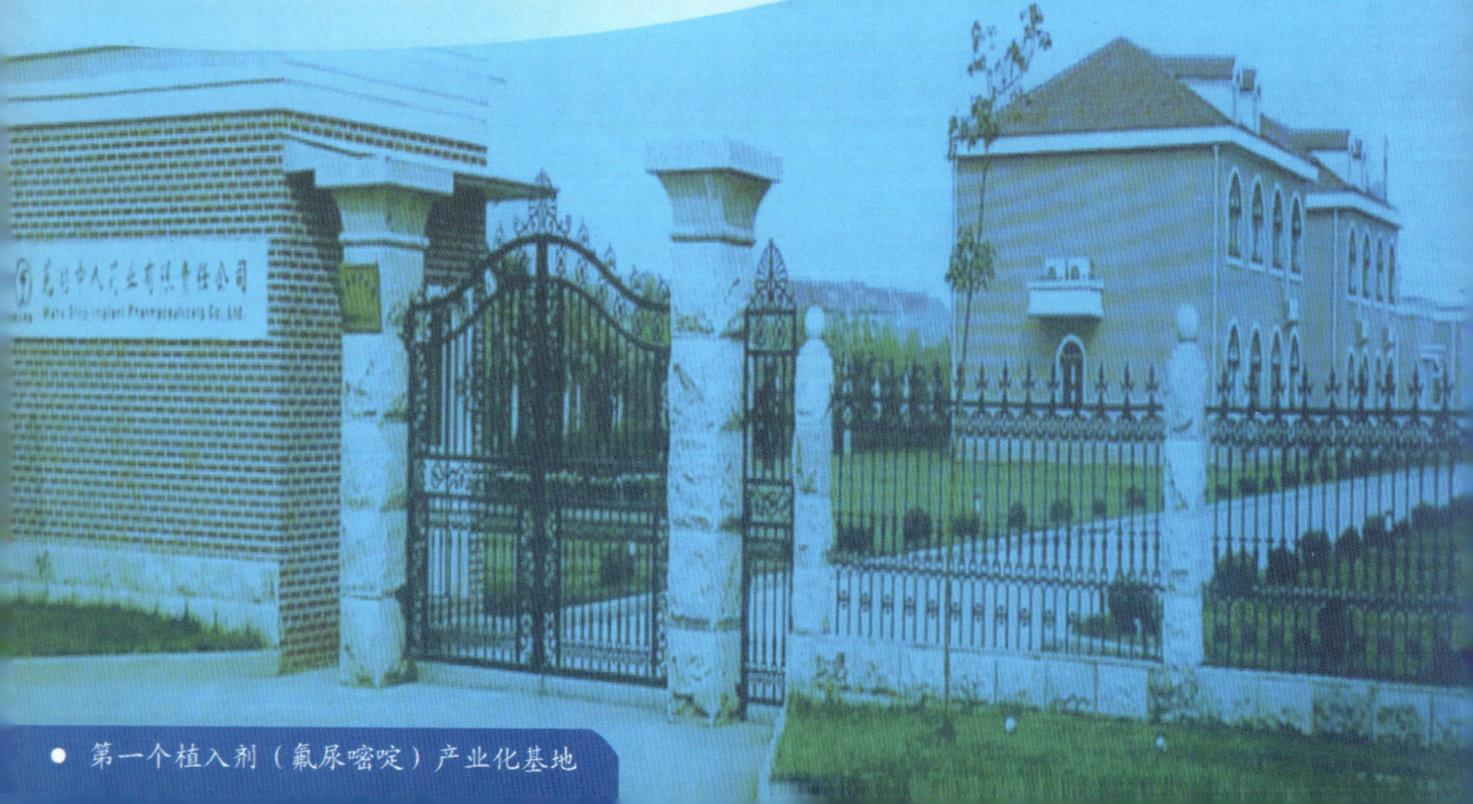
第一个植入剂（氟尿嘧啶）产业化基地

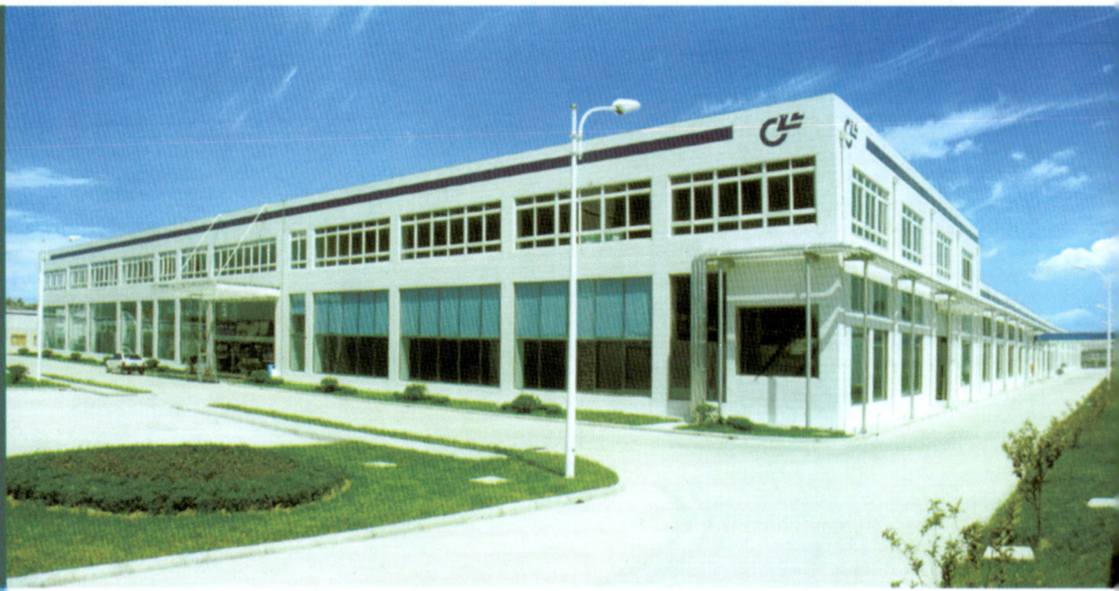

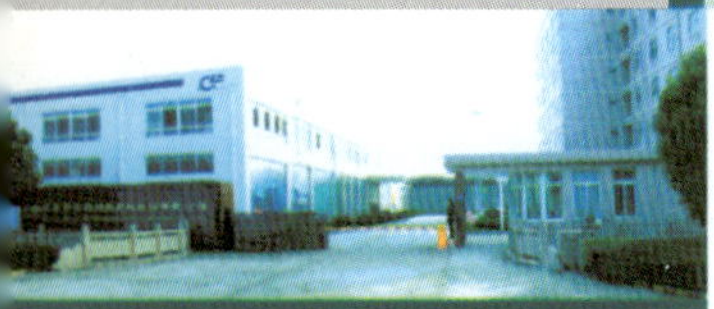

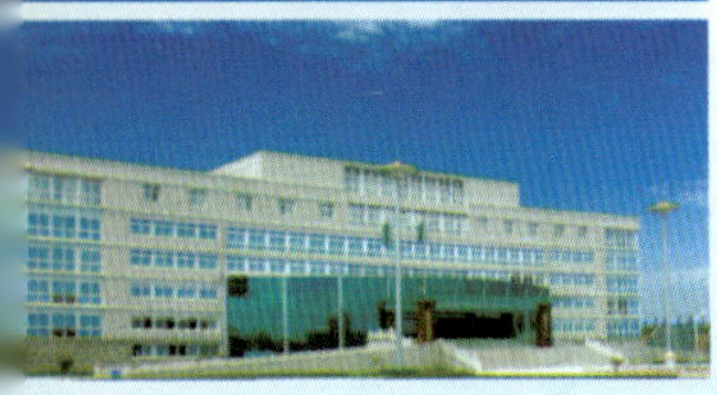

四川大学华西药学院

学院历史

华西药学院前身为华西协合大学理学院药学系，创建于1932年，是我国最早的全日制本科高等药学院系之一。1989年，在国内率先招收临床药学专业的本科学生；2000年10月，原华西医科大学与四川大学合并，组建新的四川大学，随之更名为四川大学华西药学院。

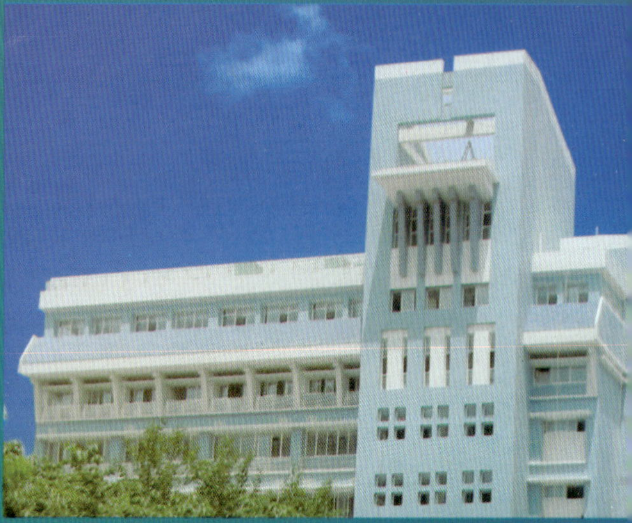

学院概况

华西药学院现有建筑面积27000平方米的教学楼和实验楼，分布在风景如画的华西钟楼和荷花池畔。现有教职工136人，其中教授25人，副教授21人，副研究员和高级实验师等17人，讲师28人，博士研究生导师17人，硕士研究生导师28人。目前人才队伍中有中国科学院院士1人（兼职）、国家杰出青年基金获得者2人，教育部跨世纪（新世纪）优秀人才资助计划4人，四川省学术和技术带头人4人，四川省杰出青年基金获得者5人。每年招收本科生200名左右，博士生、硕士生100余人，全院在校生1000余人。

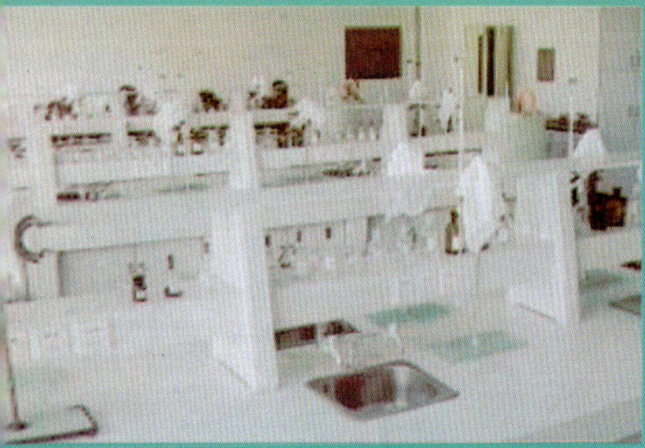

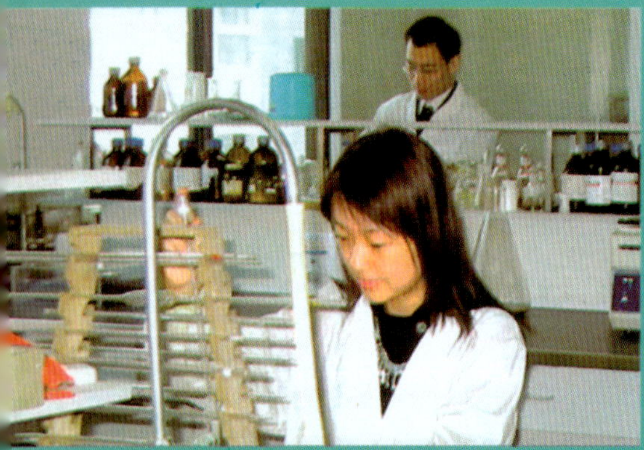

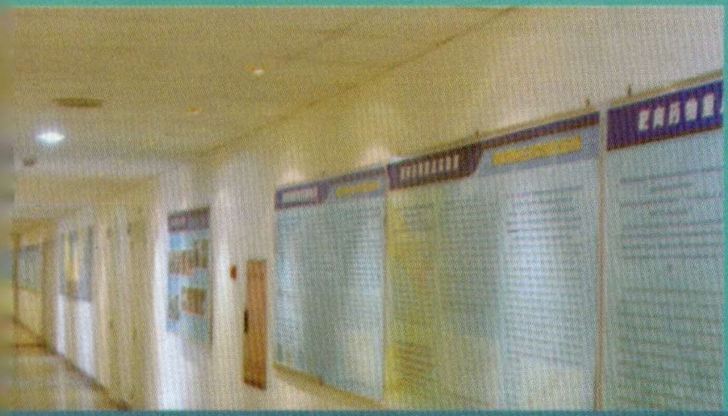

专业及重点实验室

华西药学院现设药学本科专业，下设药物化学、药学和临床药学三个专业方向。为药学一级学科博士学位授权单位，有药学博士后流动站1个，二级学科博士授权点3个（药物化学、药剂学、药物分析学），二级学科硕士授权点6个（药物化学、药剂学、药物分析学、生药学、微生物与生化药物和药理学）。2005年经教育部批准建立了"靶向药物与释药系统教育部重点实验室"，是我国唯一从事靶向药物与释药系统研究的部级重点实验室，2007年通过验收。同年，药剂学被评为国家级重点学科。此外，拥有省重点实验室2个（靶向药物与新型给药系统实验室和天然药物学实验室）；省重点学科2个（药物化学和药剂学）。

科学研究

近年来，药学院在新药研究、新剂型开发、药物分析、临床药学及药理学方面开展了系列科研工作；在抗肿瘤药、心血管疾病用药、计划生育用药、天然活性成分、靶向药物和释药系统、药物稳定性、中药新剂型、化学传感器和新药质量标准等研究方面都取得了有价值的成果。近5年来，出版学术专著10余部；编写教材10余部；发表科研论文近千篇，其中SCI收录300余篇；完成和正在承担包括国家973项目、863项目、国家自然科学基金重点项目等在内的一批重点科研任务。横向课题300余项。获国家部委及省市科技成果奖18项，获各类新药证书或新药临床批文10余个；申请专利20余项，获准10项。拥有一大批先进的仪器设备供教师和研究生工作使用。

六系

药物化学系　药剂学系　天然药物化学与生药学系　药物分析学系
药理学系　临床药学与药事管理学系

一所

药物研究所

两中心

现代药学专业教学中心　分析测试中心

地址：成都市人民南路三段17号　邮编：610041　电话：028-85501628

第二军医大学药学院

Second Military Medical University

School of Pharmacy

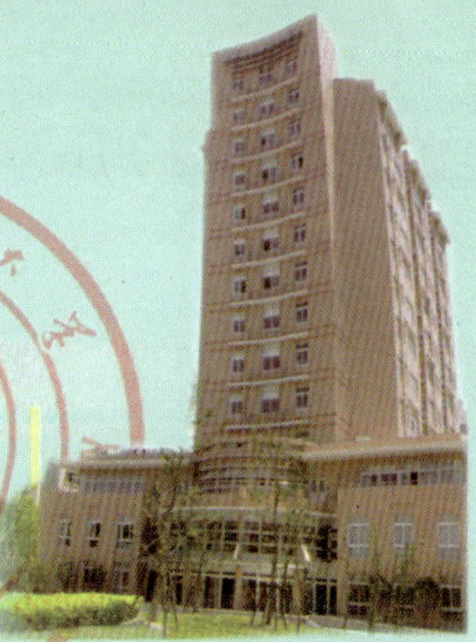

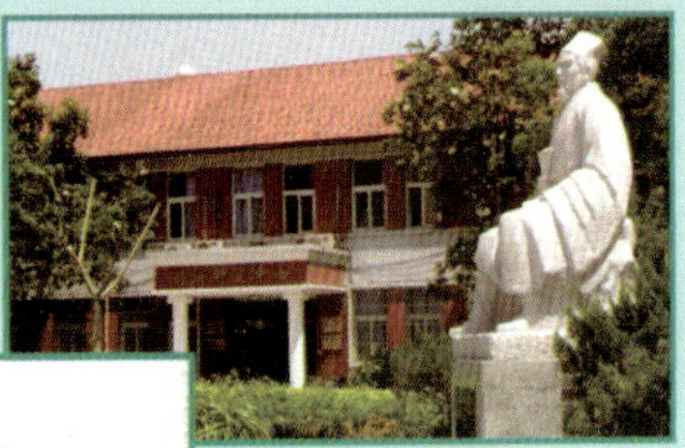

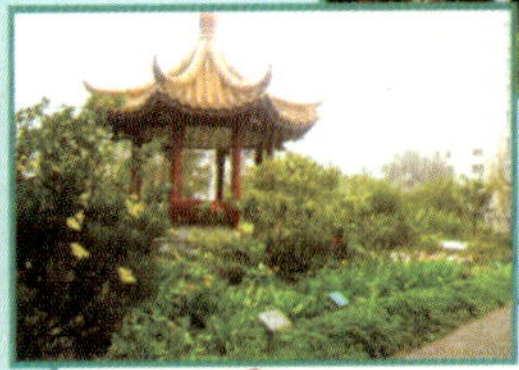

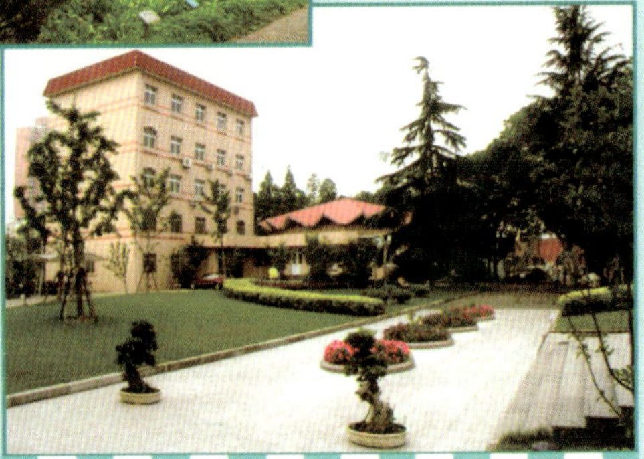

第二军医大学药学院始建于1949年，是全军唯一能培养各种层次药学人才的教学科研基地。药学院及其前身已有百年的药学教育历史。

药学院地处国际化大都市上海，院内总建筑面积2.1万M^2。有培育700余种植物的药用植物园和暖房，有收藏5000余份药用植物和生药标本的标本室，有固体、半固体药物新制剂中试基地，有核磁共振仪、激光共聚焦显微镜、液相-质谱联用仪、气相-质谱联用仪等多台大型仪器，设备总值8000余万元。

药学院于1995年建成药学博士后流动站，1998年被评为药学一级学科博士点。2007年药学一级学科被评为国家重点学科。

全院现有教学科研人员150余人，高级专业技术资格65人，设药理学、药物分析学、药剂学、生药学、药物化学、天然药物化学、有机化学、无机化学、药事管理学、生化药学等10个教研室和基础化学实验教学、药物分析测试、新药研究、海洋药物等4个中心，主要承担本科生、硕士、博士的教学和培养任务。

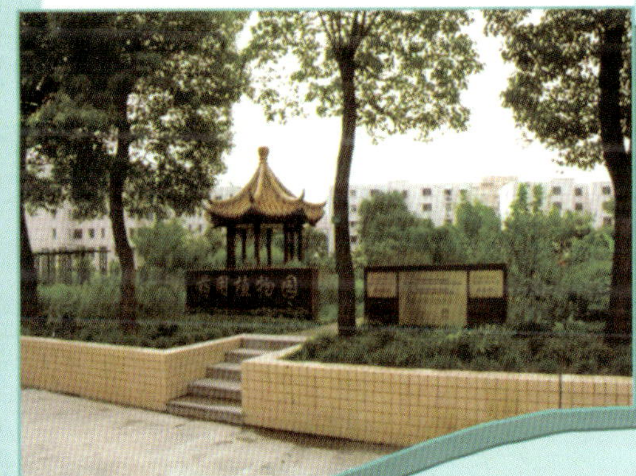

药学院在心脑血管疾病防治药物、抗真菌药物、抗肿瘤药物、抗病毒药物和军队特需药物等研究领域已形成鲜明的特色和优势。近五年，共获得省部级二等奖以上科研奖励6项，其中国家自然科学二等奖1项，上海市科技进步一等奖1项。获国家级教学成果2项，上海市教学成果4项。获973项目1项，863项目8项，国家自然科学基金重点项目等4项，国家杰出青年基金3项，上海市重大课题8项，国家“重大新药创制”科技重大专项27项，纵向课题经费总额达2.8亿元。发表SCI论文500多篇，出版专著教材30多部，获专利授权63项，新药证书4项。与众多大型医药企业有广泛深入的合作，获得横向课题经费7700多万元。

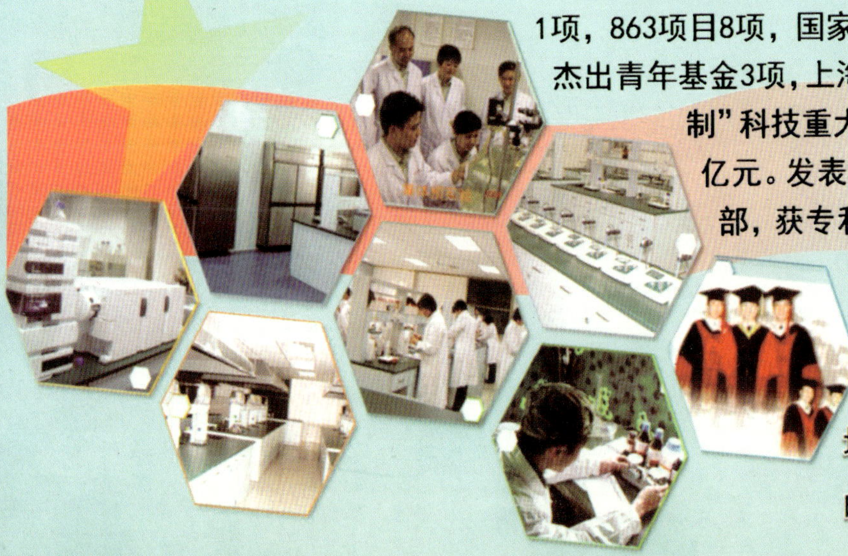

地址：上海市杨浦区国和路325号

邮编：200433

目　次

专　论

药学研究

药学教育

药物生产与流通

医院药学

药品监督管理

药学人物

学会与学术活动

药学书刊

药学记事

附　录

索　引

彩页目次

MAIN CONTENT

Review

Pharmaceutical Research

Pharmaceutical Education

Drug Production, Supply and Distribution

Hospital pharmacy

Drug Supervision and Administration

Prominent Figures

Association and Academic Activities

Pharmaceutical publications

Event

Appendix

Index

专论

Review

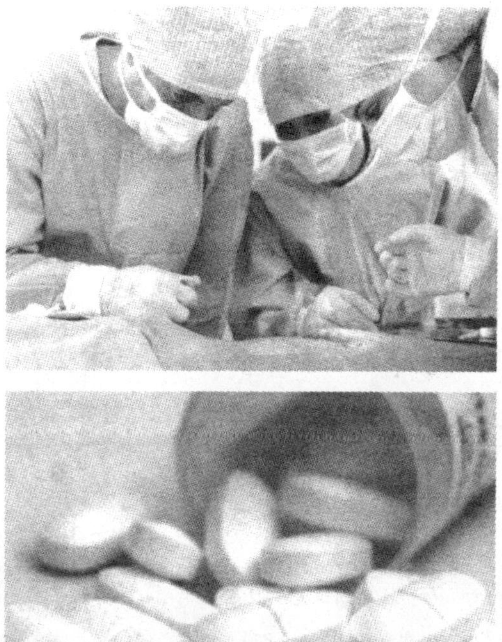
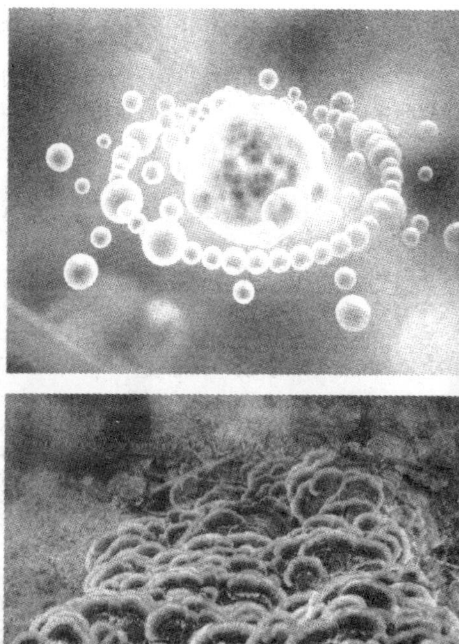
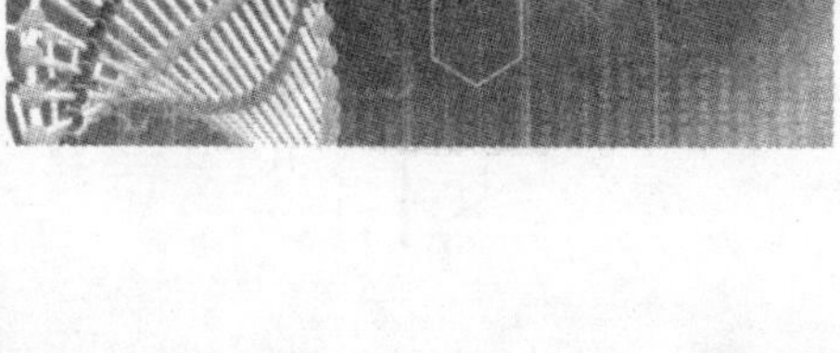
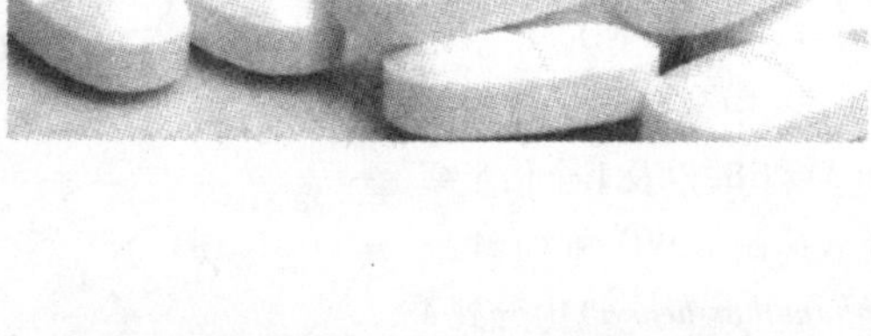

天然药物化学研究进展

李希强，唐春萍，叶　阳

（中国科学院上海药物研究所天然药物化学研究室，上海 201203）

摘　要　综述了2008年我国科学家在天然药物化学领域内的研究成果，选择其中具有结构新颖性或者显著生物活性的化合物，按其结构分类分别介绍。

2008年，我国天然产物化学工作者发表SCI影响因子2.0以上的文章较2007年有一定程度增长，以*J Nat Prod*和*Phytochemistry*为例，2007年分别发表了59篇和13篇，2008年则增长到80篇和36篇。华东师范大学胡金峰教授在美国化学会刊*Chemical Review*上发表了从海洋生物中分到片螺素及其吡咯取代衍生物的相关综述；英国皇家化学会会刊*Nature Products Report*刊出了中国科学院昆明植物研究所孙汉董院士有关五味子科三萜类化合物的综述，刊出了中国科学院南海海洋研究所吴军研究员有关真正潮间带植物中天然产物的综述。这些在国际知名专业杂志上发表的综述性文章说明我国科学家在该领域的相关工作得到了国际同行的高度认可。本文主要选择2008年我国科学家在国内外发表的结构新颖、活性显著的新化合物进行综述。

1　萜　类

1.1　单　萜

从姜（*Zingiber officinale*）的根茎中分到1个单萜苷hydroxycineole-10-*O*-β-*D*-glucopyranoside（**1**）[1]。

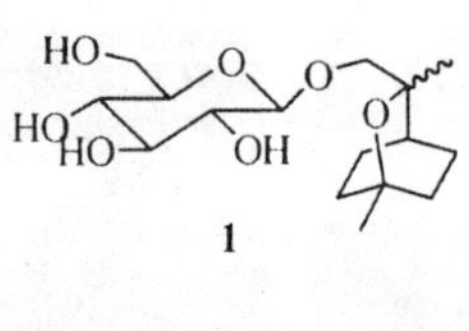

1

1.2　倍半萜

从大头兔儿风（*Ainsliaea macrocephala*）中分到1个以五元环连接起来的倍半萜类二聚体ainsliadimer A（**2**），能显著抑制LPS诱导的RAW264.7细胞生成NO，IC_{50}为2.41 μg/mL[2]；从同属植物*A. fulvioides*中分到2个愈创木烷型倍半萜三聚体ainsliatrimers A（**3**）和B，以及1个倍半萜类二聚体ainsliadimer B，均能够显著抑制LOVO和CEM细胞株的生长[3]。从宽叶金粟兰（*Chloranthus henryi*）中分到4个倍半萜类化合物的二聚体henriols A（**4**）、B、C和D，其中henriol A表现出中等强度的保肝活性，IC_{50}为0.19 μmol/L[4]。从南蛇藤（*Celastrus orbiculatus*）中分到9个沉香呋喃型倍半萜，能显著抑制HL-60细胞的生长，IC_{50}为5.3 μmol/L[5]。从中国南海产一种海绵*Dysidea septosa*中分到5个倍半萜lingshuiolides A和B，lingshuiperoxide（**5**），isodysetherin和spirolingshuiolide（**6**），其中**6**是首次分到重排的drimane型骨架的倍半萜[6]。从一种采自西双版纳的真菌*Stereum* sp. CCTCC AF 207024中分到5个松香烷型倍半萜，stereumins A-E，其中C（**7**）、D均表现出显著的杀灭腐生线虫*Panagrellus redivivus*的作用，杀灭率分别为84.4%和94.9%[7]。从一种真菌石灰锥盖伞（*Conocybe siliginea*）中分到10β，11-dihydroxy-5，6-*seco*-1，6（13）-tremuladien-5，12-olide（**8**）等5个tremulane型倍半萜[8]。从宽舌橐吾（*Ligularia platyglossa*）中分到4个艾里莫芬烷型倍半萜，其中8β-hydroxy-1-oxo-（14α，15α-eremophil-7（11），9（10）-dien-12，8α-olide和1-hydroxy-2-oxo-（14α，15α-eremophil-1（10），7（11），8（9）-trien-12，8-olide均表现出显著的抑制HL-60人白血病细胞增殖活性，IC_{50}分别为24.0和28.1 μmol/L[9]。

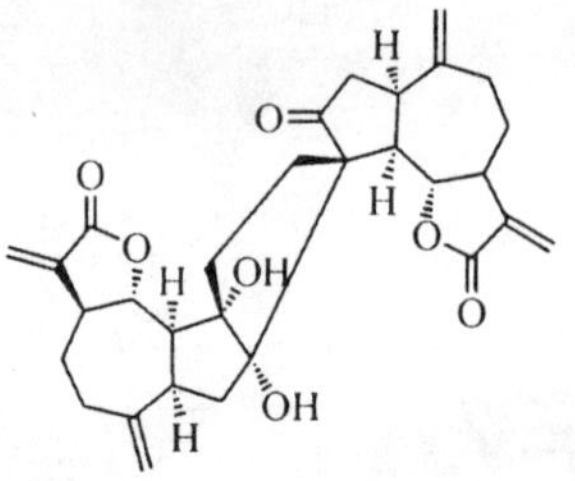

2

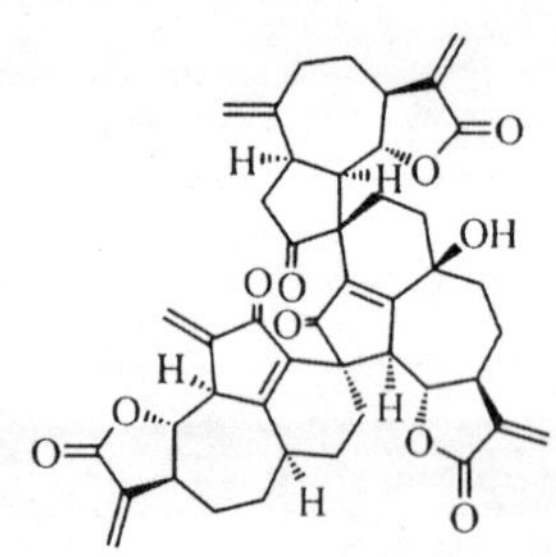

3

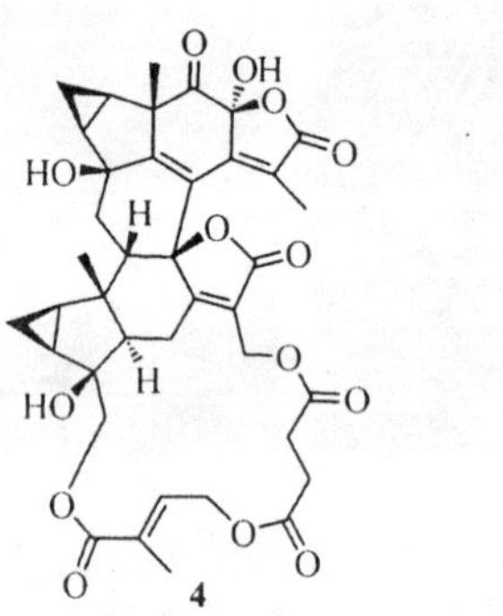

4

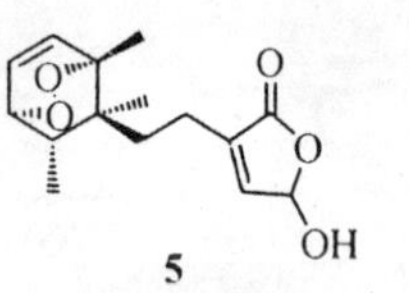

5

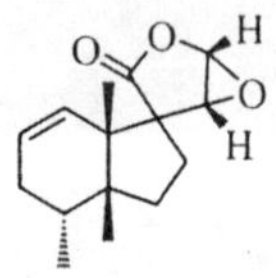

6

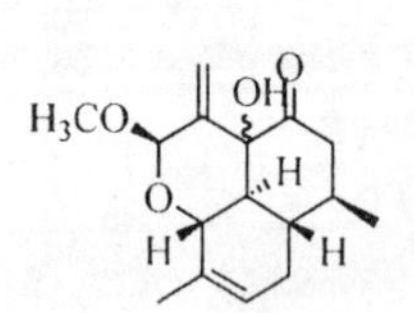

7

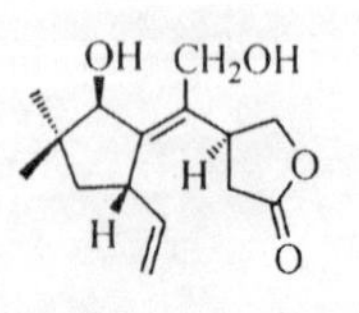

8

1.3 二 萜

从东北红豆杉(*Taxus cuspidata*)针叶中分到1个新的紫杉烷型二萜类化合物(12αH)-2α, 10b-diacetoxy-5α-cinnamoyloxy-9α,13α-epoxytax-4(20)-ene-11β,13β-diol(**9**),这是首次发现紫杉烷型二萜结构中C13和C9以氧桥相连,形成6/8/6/6四环骨架[10]。从毛叶香茶菜(*Isodon japonicus*)中分到2个对映-贝壳杉烷型二萜二聚体bisjaponins A(**10**)和B,该类化合物结构中两个二萜单体通过一个四元环碳骨架连接[11]。从一种产自中国南海的厚叶软珊瑚(*Lobophytum crassum*)中分到4个西松烷型二萜,其中3-dehydroxylpresinularolide B(**11**)在10^{-5} mol/L浓度下能够显著抑制A-549人肺癌细胞和P-388人白血病细胞的生长,抑制率分别为95.7%和100%[12]。从栀子皮(*Itoa orientalis*)中分到4个罕见的isoryanodane型二萜,其中Itol A(**12**)在抗炎活性筛选实验中,10 μmol/L浓度下表现出比较好的COX-2抑制活性,抑制率为61%[13]。从乳浆大戟(*Euphorbia esula*)中分到16个巨大戟烷型二萜化合物,其中3-*O*-benzoyl-13-octanoyloxyingenol(**13**)对Hela人宫颈癌细胞表现出一定的抑制能力,IC_{50}为40.2 μmol/L[14]。从白树(*Suregada glomerulata*)中分到6个松香烷型二萜类化合物,其中化合物3-oxo-8β,14β-epoxy-*ent*-abieta-11,13(15)-dien-16,12-olide能够明显抑制Bel 7402和A 2780 cell细胞株,IC_{50}分别为7.53和8.22 μg/mL[15]。从石栗(*Aleurites moluccana*)中分到3个3,4开环的罗汉松烷型降二萜类化合物,其中化合物moluccanic acid methyl ester(**14**)表现出中等强度的抑制HepG2人肝癌细胞活性,IC_{50}为9.31 μg/mL[16]。从一种中国南海软珊瑚(*Dendronephthya* sp.)中分到18个新的西松烷型二萜,这是首次报道从*Dendronephthya*属中分到西松烷型二萜类化合物,其中dendronpholides C、G(**15**)和J表现出显著的抑制BGC-823人胃癌细胞增殖活性,IC_{50}分别为0.05、0.02和0.20 μg/mL[17]。从红树林生植物角果木(*Ceriops tagal*)中分到3个海松烷型二萜的二聚体tagalsins L、M和N(**16**)[18]。从三宝木(*Trigonostemon chinensis*)中分到4个结构比较少见的cleistanthane型二萜化合物trigonochinenes A(**17**),B-D和1个芳香化的降二萜化合物trigonochinene E(**18**),其中**18**能够抑制石膏样小孢子菌生长,其MIC值为6.25 μg/mL[19]。

1.4 环烯醚萜类

从印度缬草(*Valeriana wallichii*)中分到1个少见的氯取代以及C3和C8以氧桥相连的独特刚性环骨架的环烯醚萜类化合物1,5-dihydroxy-3,8-epoxyvalechlorine A(**19**)[20]。从水红木(*Viburnum cylindricum*)中分到2个新的环烯醚萜类化合物,其结构中3位上首次报道有甲氧基取代[21]。

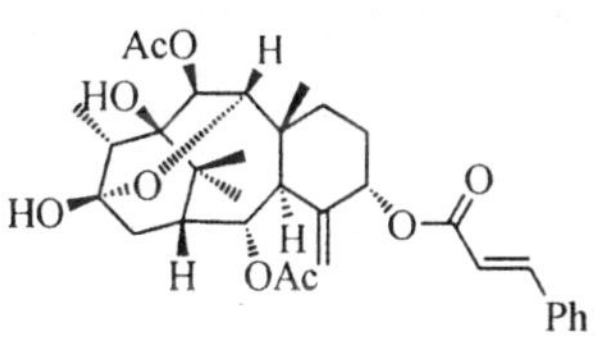
9

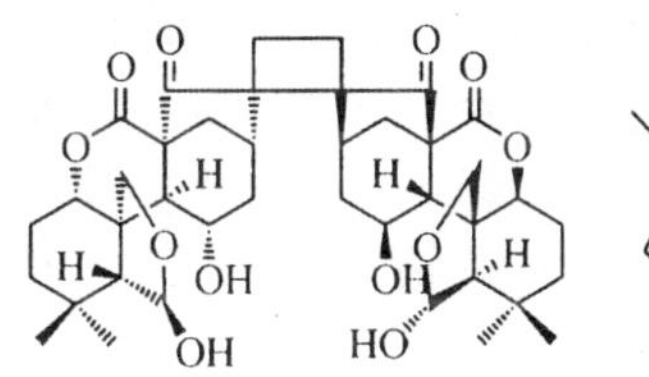
10

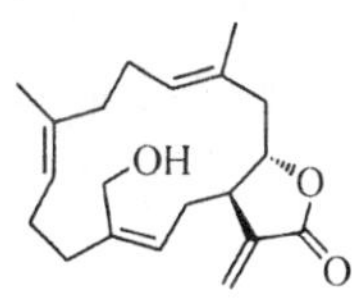
11

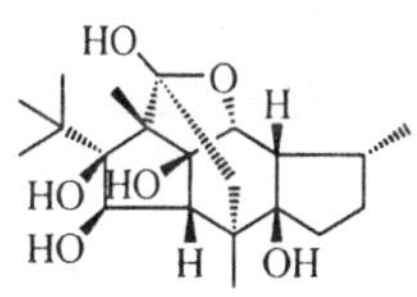
12

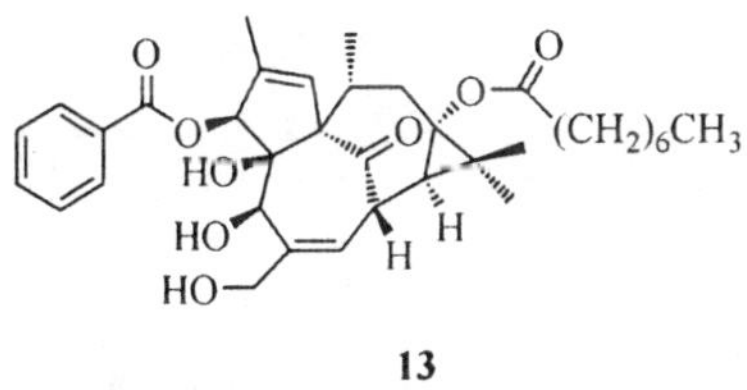
13

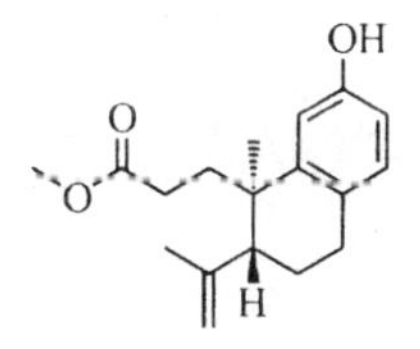
14

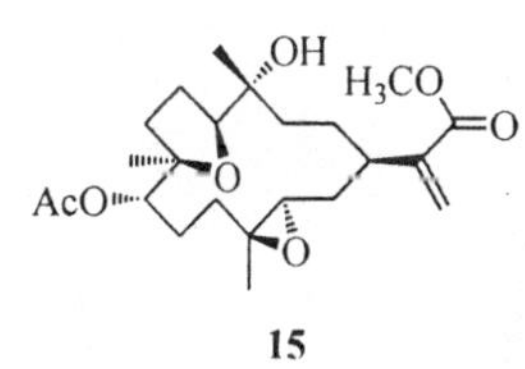
15

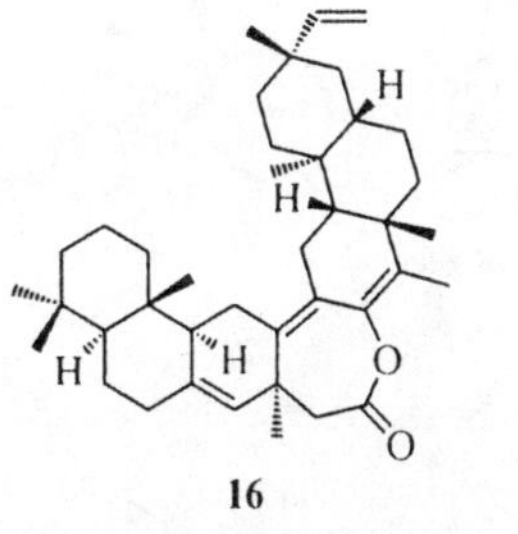
16

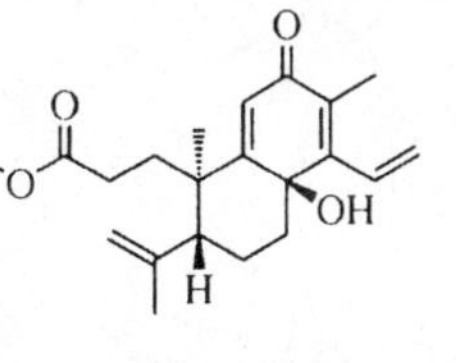
17

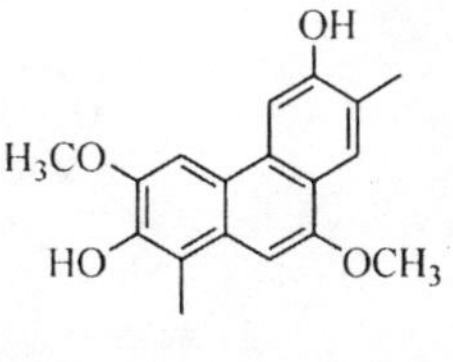
18

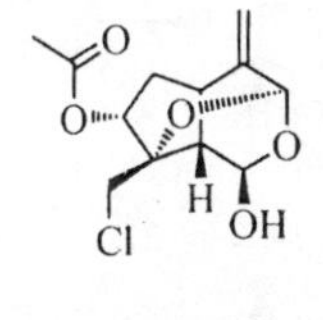
19

1.5 三 萜

从海南樫木(*Dysoxylum hainanense*)中分到1个结构重排的齐墩果烷型三萜dysoxyhainanin A(**20**),具有独特的缩A环结构,并表现出显著的金黄色葡萄球菌、表皮葡萄球菌、藤黄微球菌和枯草杆菌抑制活性,MIC分别为12.5、6.25、12.5和6.25 μg/mL[22]。从苦瓜(*Momordica charantia*)中分到4个葫芦烷型三萜皂苷,其中momordicoside S(**21**)在L6肌肉细胞和3T3-L1脂肪细胞上都能刺激GLUT4转运,该化合物在0.1 nmol/L开始起效,在10~100 nmol/L间达到最大效能[23]。从冷饭团(*Kadsura coccinea*)中分到8个结构重排的三萜化合物,其中kadcoccilactone O(**22**)能够抑制K562、Bel-7402和A549细胞增殖,IC_{50}分别为0.4、0.8和10.0

μmol/L[24]。从中国南海海绵(*Rhabdastrella aff. distincta*)中分到6个isomalabricane型三萜,其中rhabdastrellins A(**23**)能够抑制HL-60人白血病细胞生长,IC_{50}为4.2 μg/mL[25]。

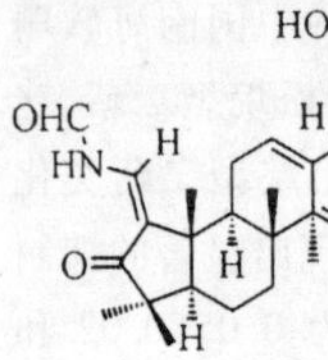

20

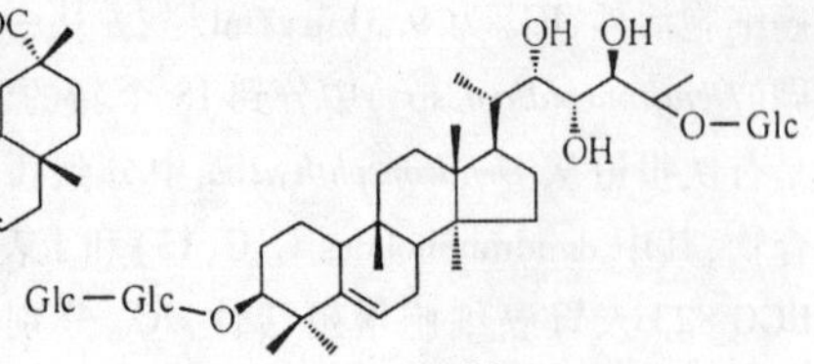

21

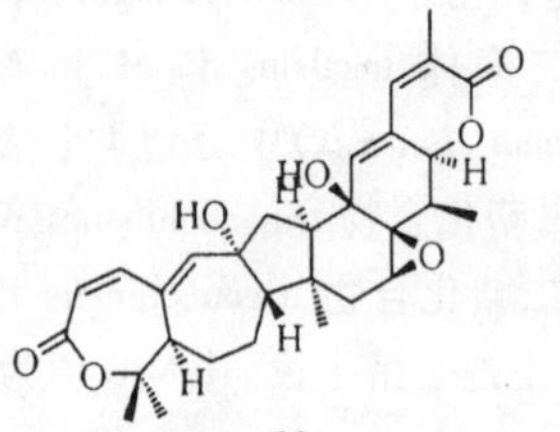

22

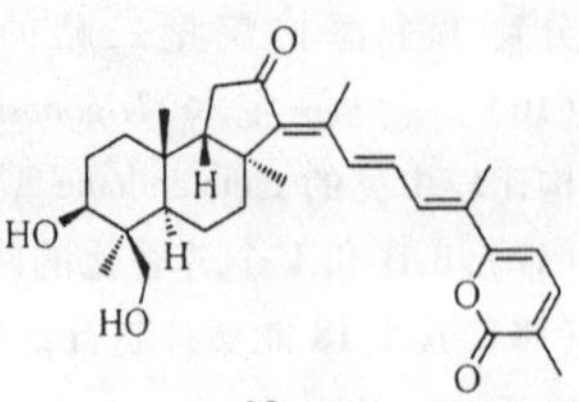

23

1.6 降三萜类

从越南割舌树(*Walsura cochinchinensis*)中分到2个新骨架降三萜类化合物walsucochins A(**24**)和B(**25**),均能够在1.5和10 μmol/L浓度下显著对抗H_2O_2诱导的PC12细胞损伤,并呈现出剂量依赖关系[26]。从浆果楝中分到2个结构新颖的降三萜类化合物cipadessalide(**26**)和rubralin D[27]。从合蕊五味子(*Schisandra propinqua* var. *propinqua*)中分到6个结构新颖的降三萜化合物propindilatones E(**27**)、F-J[28];从同属植物五味子(*S. chinensis*)中分到2个新的18位去甲基schiartane型三萜骨架的二降三萜wuweizidilactones G和H(**28**),4个高度氧化的schiartane型三萜骨架的降三萜schindilactones D(**29**)、E-G,以及1个具有pre-schisanartane骨架的降三萜pre-schisanartanin B(**30**),这些化合物具有一定的抑制HIV-1病毒活性,EC_{50}在17.9~100 μg/mL之间[29];从同属植物红花五味子(*S. rubriflora*)中分到1个新骨架类型的降三萜类化合物rubrifloradilactone C(**31**),对人肿瘤细胞K562和HepG2表现显著的抑制活性,IC_{50}分别为0.14和0.54 mg/mL(阳性对照顺铂为0.40和0.59 mg/mL)[30]。从泽泻(*Alisma orientale*)中分到1个结构新颖的降原萜烷型三萜类化合物alisolide(**32**)[31]。

1.7 柠檬苦素类

从麻楝(*Chukrasia tabularis*)中分到2个新骨架的柠檬苦素类化合物chuktabrins A(**33**)和B(**34**)[32];从灰毛浆果楝(*Cipadessa cinerascens*)中分到1个全新骨架类型的柠檬苦素类化合物cipadonoid A(**35**)[33];从密花樫木(*Dysoxylum densiflorum*)中分到3个结构新颖的降解柠檬苦素类化合物dysodensiols A(**36**)、B和C[34];从鹧鸪花(*Trichilia connaroides*)中分到trijugins D(**37**)和H(**38**)等6个结构新颖的柠檬苦素类化合物[35];从铁椤(*Amoora tsangii*)中分到amotsangins A(**39**)等7个结构新颖的柠檬苦素类化合物[36];从该科一种产自尼日利亚的非洲楝属植物*Khaya grandifoliola*中分到deacetylkhayanolide E(**40**)等3个结构新颖的柠檬苦素类化合物[37]。

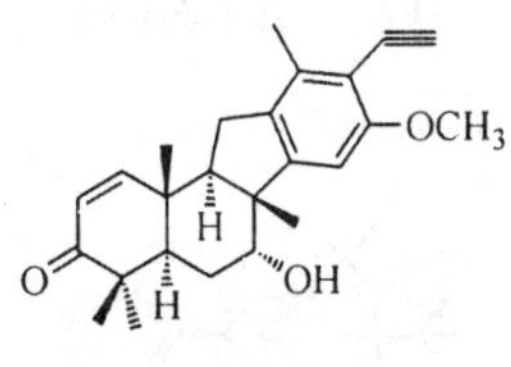

24

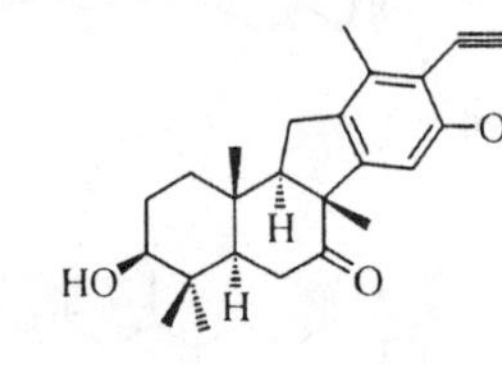

25

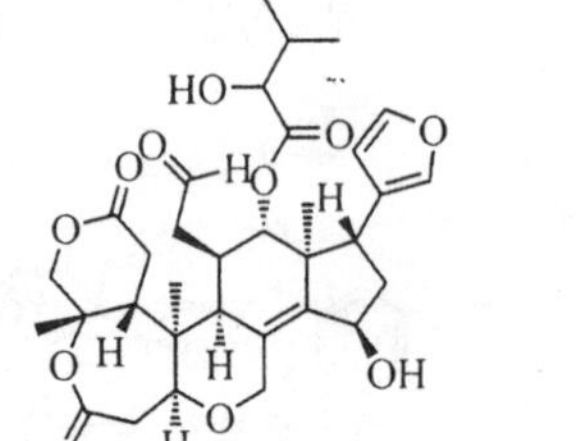

26

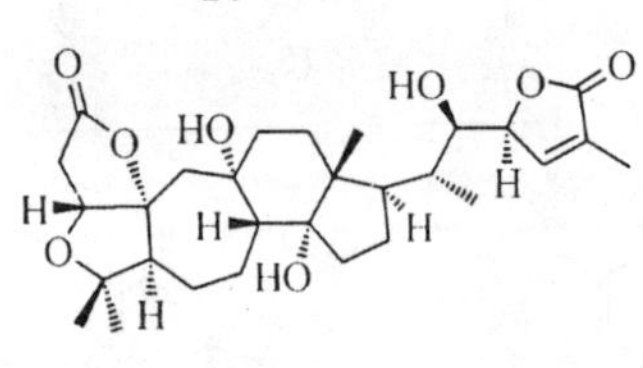

27

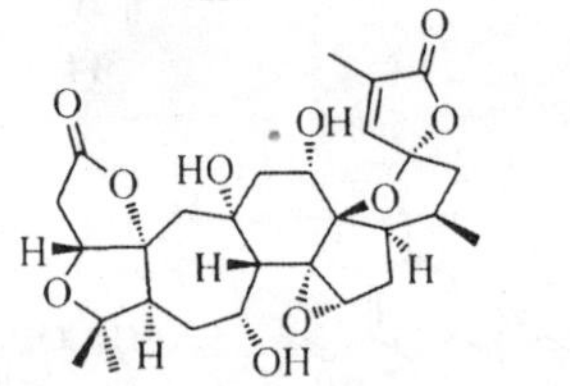

28

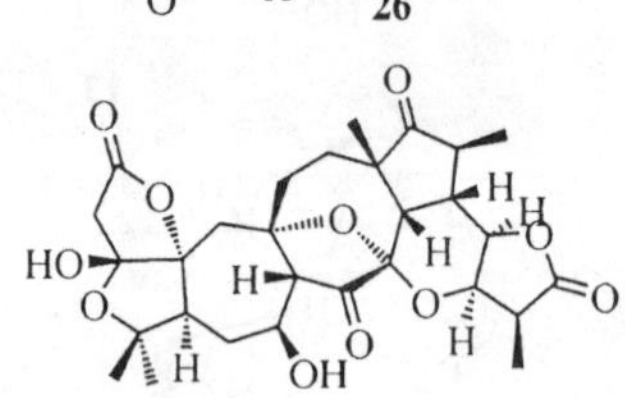

29

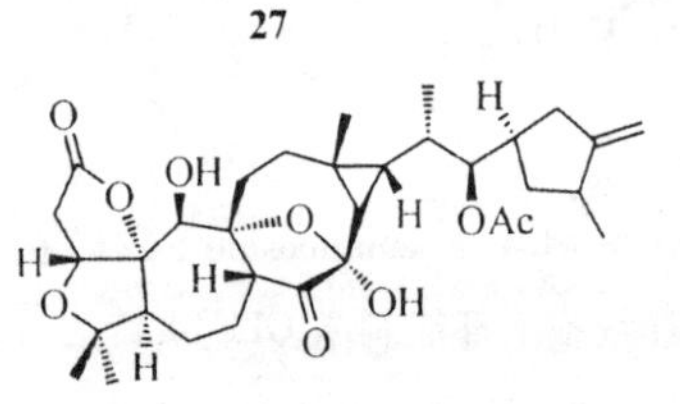

30

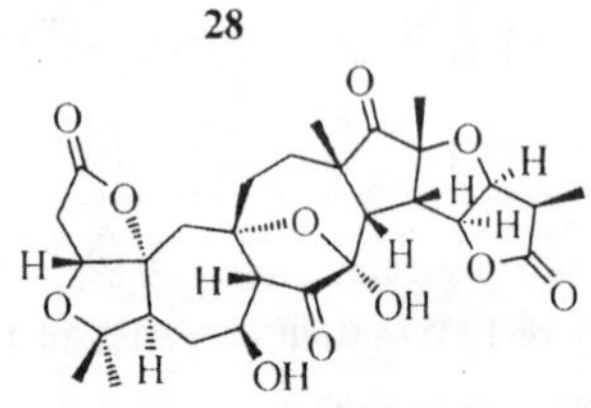

31

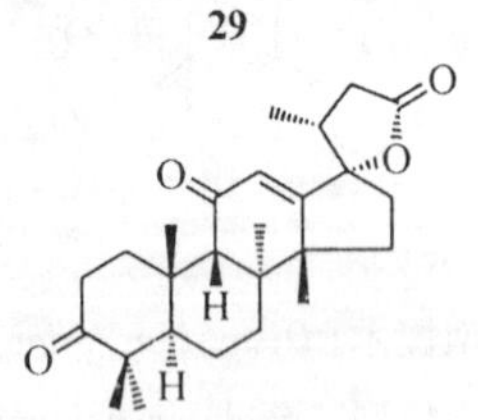

32

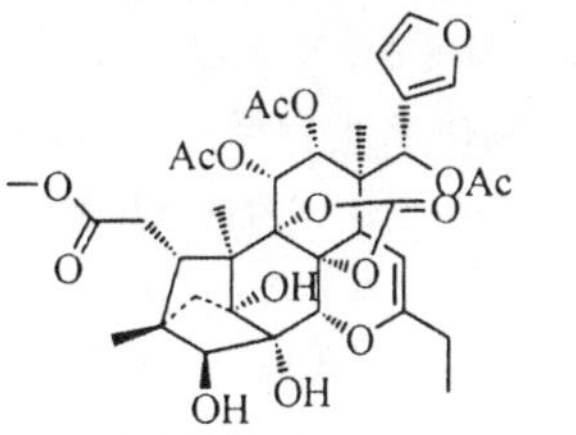

33

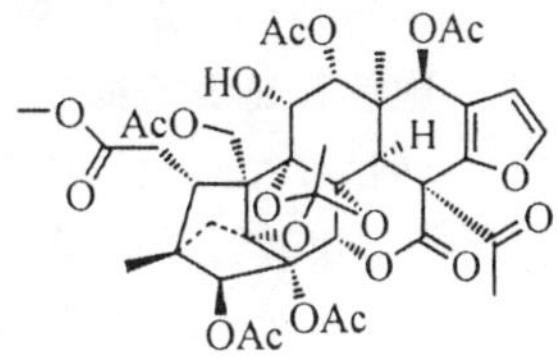

34

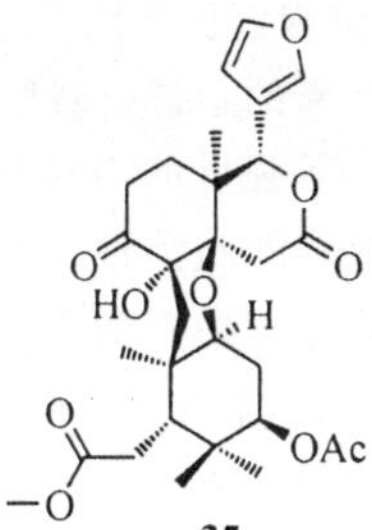

35

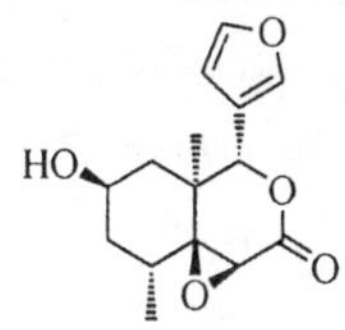

36

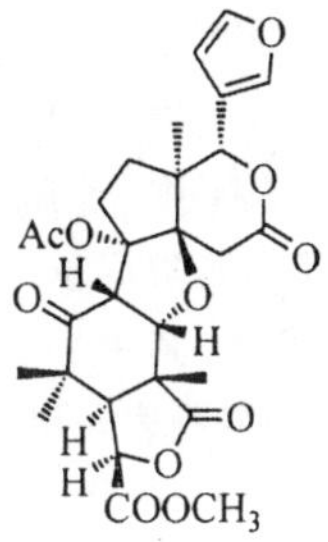

37

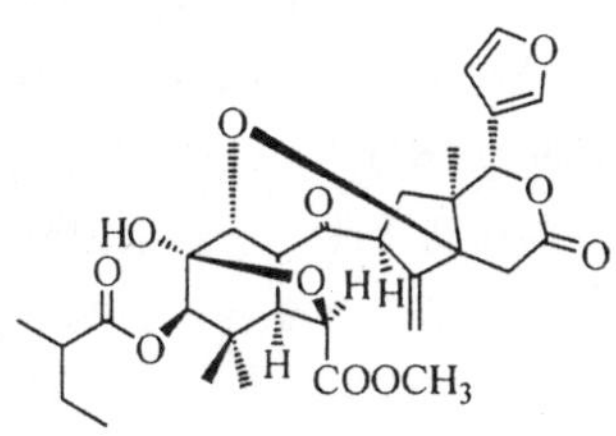

38

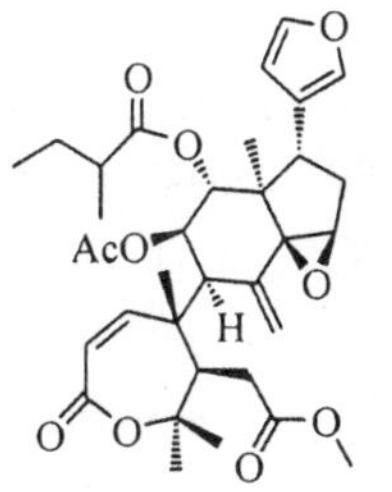

39

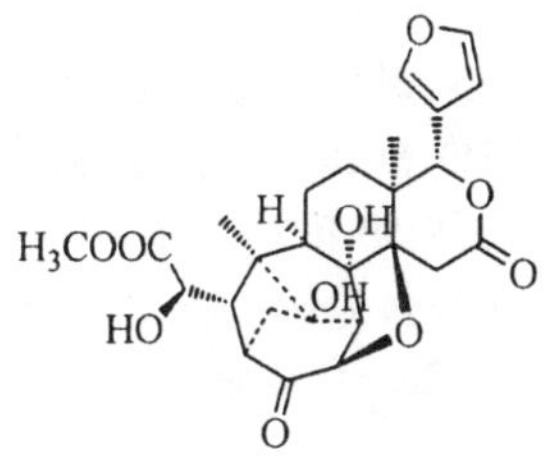

40

1.8 其 他

从伞花木(*Eurycorymbus cavaleriei*)中分到 1 个 meroterpenoid 类化合物的二聚体 cavalerol(**41**)[38]。从草豆蔻(*Alpinia katsumadai*)中分到 2 个结构新颖的倍半萜和查尔酮的二聚体 sumadains A(**42**)和 B[39]。从长苞冷杉(*Abies georgei*)中分到 14 个新的降二萜化合物,其中化合物 Abiesanordine I(**43**)在 RAW264.7 巨噬细胞中显著抑制 LPS 诱导的 NO 生成活性,IC_{50} 为 17.0 μg/mL[40]。从一种海洋红藻 *Laurencia mariannensis* 中分到 2 个结构新颖的三萜类化合物 laurenmariannol(**44**)和(21α)-21-hydroxythyrsiferol,均能在 100 μmol/L 浓度下显著抑制 P-388 人肺癌细胞增殖,抑制率为 81.3% 和 77.8%[41]。从昆明乌头(*Aconitum vilmorinianum*)中分到 1 个新骨架的降二萜乌头生物碱 vilmoraconitine(**45**),这是首次发现结构中存在三元环片段的该类生物碱[42]。

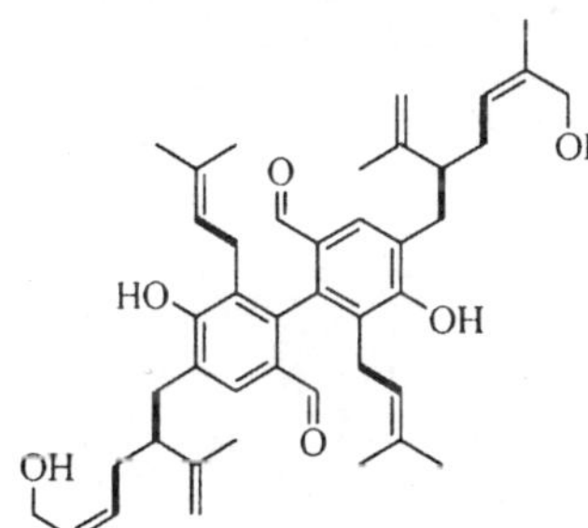

41

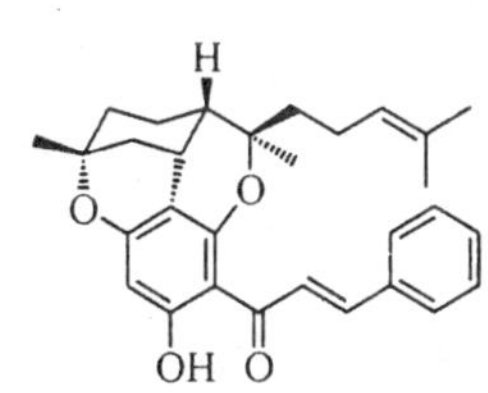

42

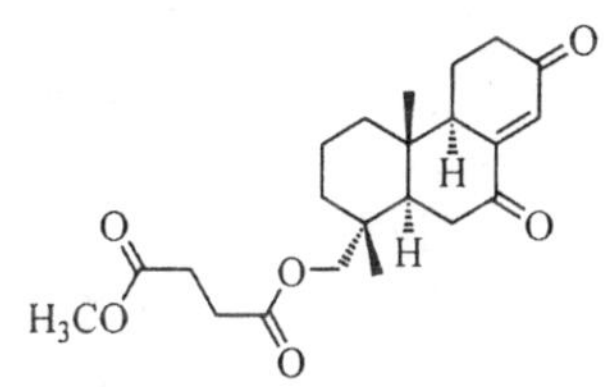

43

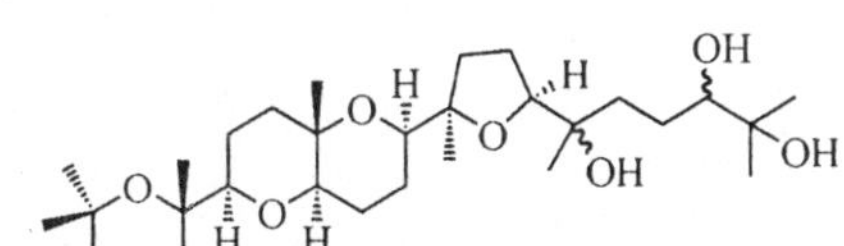

44

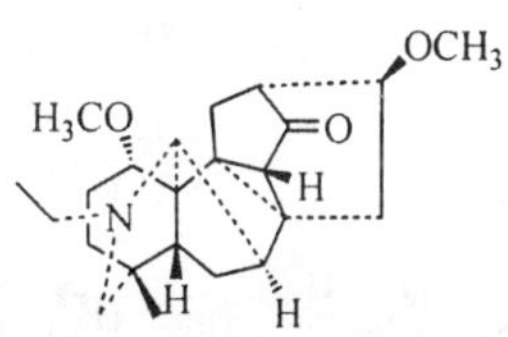

45

2 生物碱类

从糖胶树(*Alstonia scholaris*)中分到 1 个具有笼状结构的新骨架的吲哚类生物碱 scholarisine A(**46**)[43]。从虎皮楠(*Daphniphyllum oldhami*)中分到 4 个虎皮楠生物碱,其中 daphnioldhanine J(**47**)在 1.0 mmol/L 浓度下能够显著人血小板活性因子诱导的血小板聚集,抑制率为 71.6%[44];从同种植物中又分到 1 个新骨架的虎皮楠生物碱内盐 oldhamine A(**48**),结构中存在比较独特的环戊二烯结构[45];从同属植物牛耳枫(*Daphniphyllum calycillum*)中分到 caldaphnidines G(**49**)等 12 个重排的 6 环虎皮楠生物碱[46]。从产自南中国海的一种软木软珊瑚 *Subergorgia suberosa* 中分到 6-(1′-purine-6′,8′-dionyl)suberosanone(**50**)等 4 个新的嘌呤生物碱,对 MDA-MB-231 和 A435 人肿瘤细胞株表现出一定的抑制活性[47]。从一叶荻(*Securinega suffruticosa*)中分到一个结构新颖的八环一叶荻碱型生物碱 suffruticosine(**51**)[48]。从甘蓝的一个变种西兰花(*Brassica oleracea* var. *botrytis*)中分到 1 个结构新颖的生物碱硫酯 sulforaphane(**52**),能够使得肿瘤细胞增殖停滞在 G2/M 期,呈现出时间和剂量依赖性的促进细胞凋亡,并且 100 mg/kg 腹腔注射能够在 LTEP-A2 人肺癌裸鼠模型上表现出显著的抑制肿瘤细胞生长活性[49]。从越南槐(*Sophora tonkinensis*)中分到2个新的金雀花碱型生物碱，其中tonkinensines B(**53**)表现出中等强度的抑制Hela人宫颈癌细胞和MDA-MB-231人乳腺癌细胞活性，IC_{50}分别为24.3和48.9 μmol/L[50]。从一种海洋来源的真菌烟曲霉(*Aspergillus fumigatus*)中分到7个结构中有异戊烯基取代的吲哚类生物碱，其中spirotryprostatin E(**54**)对MOLT-4、A549及HL-60人肿瘤细胞表现出很好的抑制活性，其IC_{50}分别为3.1、2.3和3.1 μmol/L[51]。从青藤(*Sinomenium acutum*)中分到2个吗啡碱类生物碱的二聚体，其中2,2′-disinomenine(**55**)对A549和Hela人肿瘤细胞表现出一定的抑制活性，IC_{50}分别为65.50和71.70 μmol/L[52]。从蔓生百部(*Stemona japonica*)中分到5个新的百部生物碱，其中16-hydroxystemofoline(**56**)为烟碱受体激动剂，其EC_{50}为12 nmol/L，而另一结构类型的化合物13-demethoxy-11(S^*),12(R^*)-dihydroprotostemonine为烟碱受体拮抗剂[53]；从同属植物对叶百部(*S. tuberosa*)中分到3个croomine型百部生物碱以及4个tuberostemonine型百部生物碱，其中tuberocrooline(**57**)是第一个分到的3,4开环的百部生物碱[54]。从钩藤(*Uncaria rhynchophylla*)中分到2个吲哚类生物碱18,19-dehydrocorynoxinic acid B(**58**)和18,19-dehydrocorynoxinic acid，并且发现其结构中C20位的构型和C16位取代基对该类化合物抑制LPS诱导生成NO的活性有很大影响[55]。从一种海洋来源真菌萨氏曲霉(*Aspergillus sydowi*)中分到4个生物碱，其中6-methoxyspirotryprostatin B(**59**)等二酮哌嗪类生物碱对A549肿瘤细胞具有显著的抑制作用，而吡咯生物碱14-norpseurotin A(**60**)对大肠杆菌、枯草杆菌和溶壁微球菌具有显著的抑制活性，MIC值分别为3.74、14.97和7.49 μmol/L[56]。从乌檀(*Nauclea officinalis*)中分到5个具有恶性疟原虫杀灭活性的吲哚类生物碱，其中naucleofficine C(**61**)是一类新骨架的吲哚生物碱[57]。从栓皮栎(*Quercus variabilis*)中分离出的一种内生青霉菌*Penicillium* sp. IFB-E022的菌丝体中首次分到3个结构中存在penicidone结构片段的生物碱，其中penicidones B(**62**)对SW1116、K562、KB和Hela肿瘤细胞表现出一定的抑制活性[58]。从茶拟盘多毛孢(*Pestalotiopsis theae*)中分到2个二酮哌嗪类生物碱的二聚体，其中pestalazine A(**63**)对HIV-1病毒在C8166细胞中的复制表现出一定抑制活性[59]。从日本医蛭(*Hirudo nipponica*)中分到hirudinoidines A(**64**)、B-C，这是首次从自然界分到蝶啶类生物碱[60]。从细圆藤(*Pericampylus glaucus*)中分到4个hasubanane型生物碱，其中periglaucines B(**65**)可以显著抑制HBsAg和HBeAg在人肝细胞G2.2.15中的表达，EC_{50}分别为0.47和3.09 μmol/L[61]。从黄脉忍冬(*Lonicera japonica*)中分到3个吡啶生物碱内盐，其中lonijaposides C(**66**)对血小板活化因子诱导的大鼠多形核白细胞表达葡萄糖醛酸的能力表现出显著的抑制活性[62]。

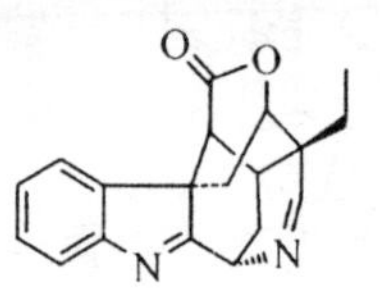

46

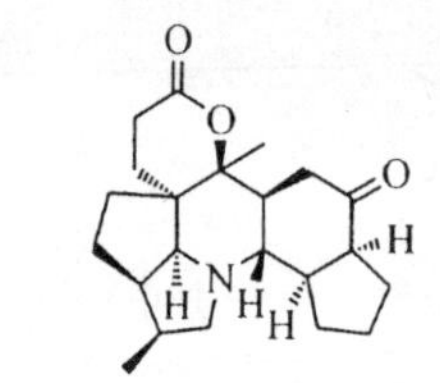

47

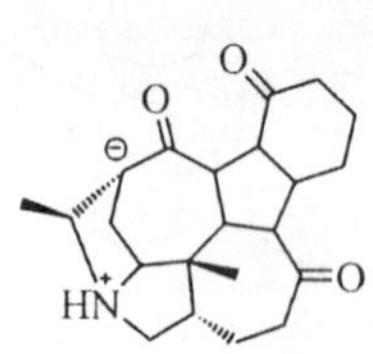

48

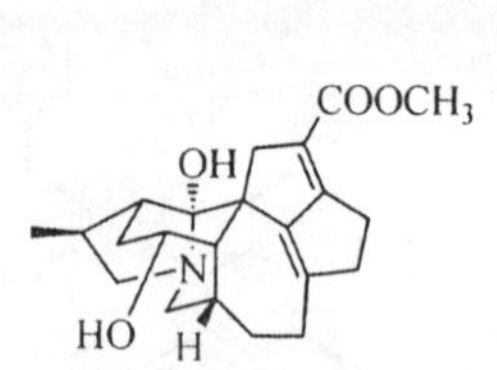

49

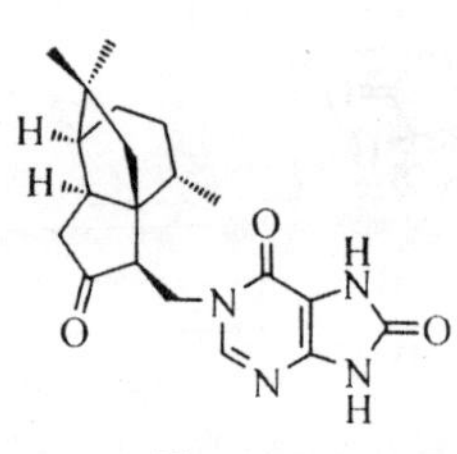

50

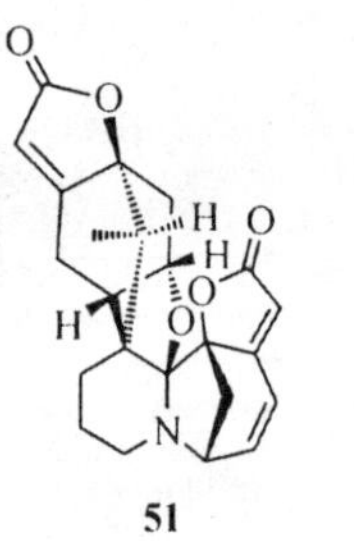

51

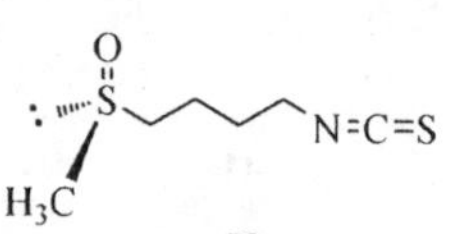

52

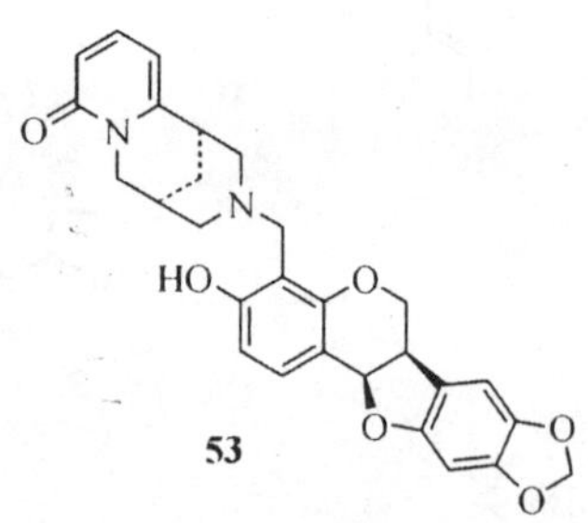

53

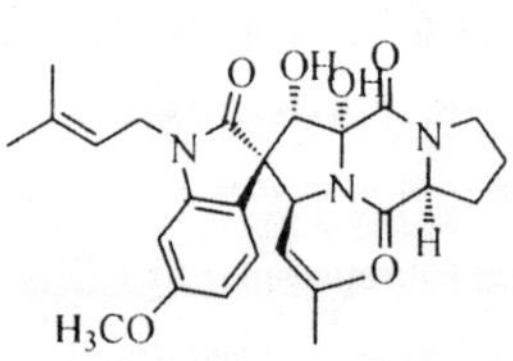

54

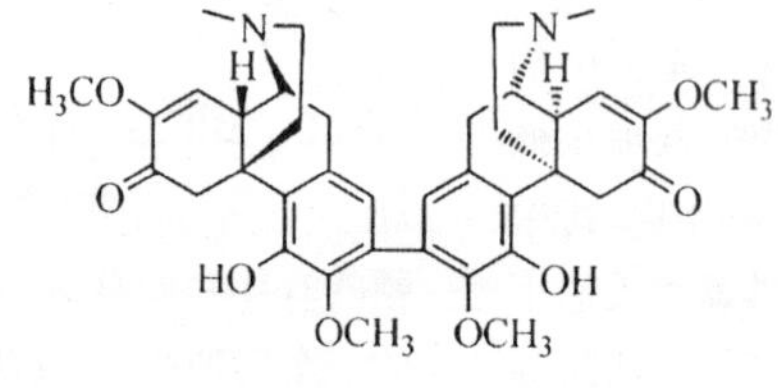

55

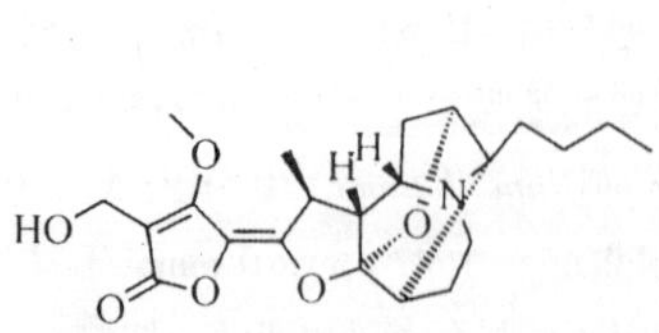

56

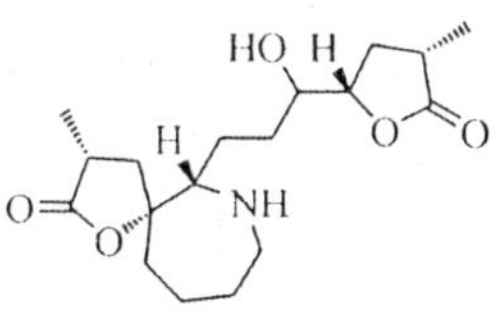

57

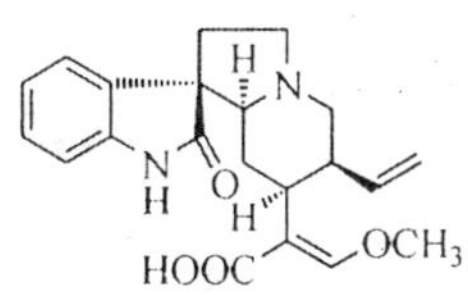

58

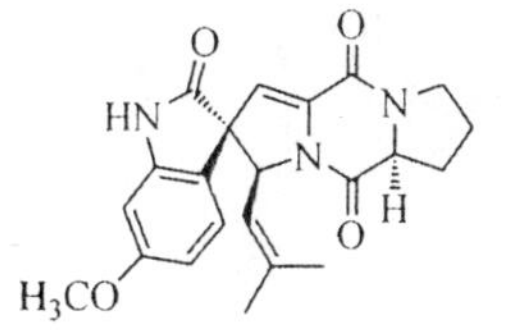

59

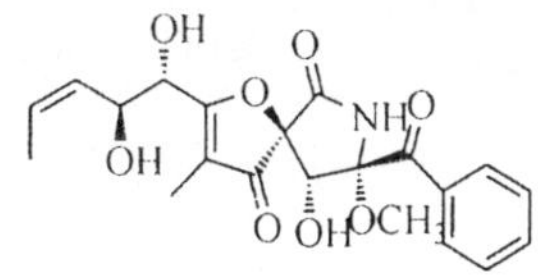

60

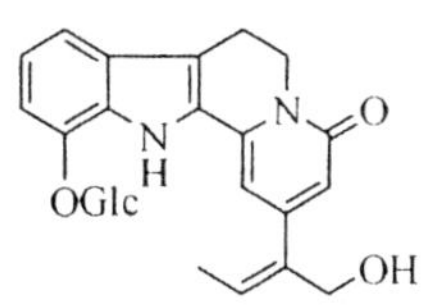

61

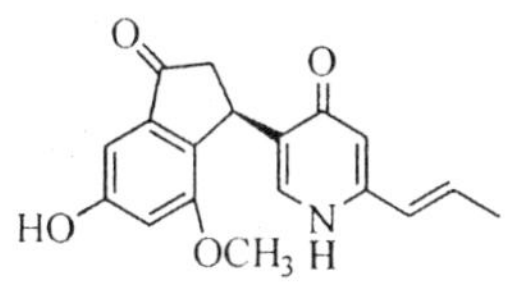

62

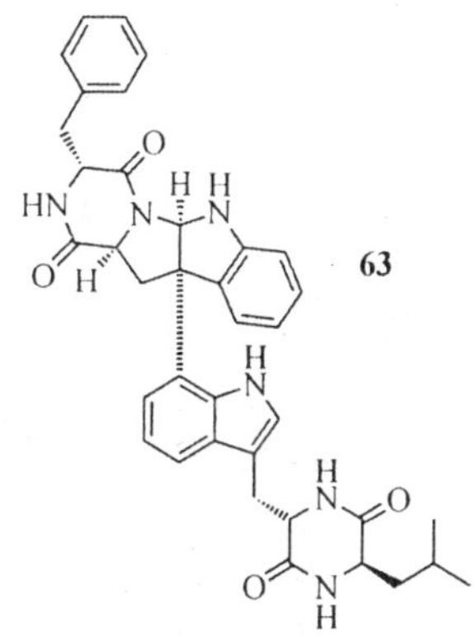

63

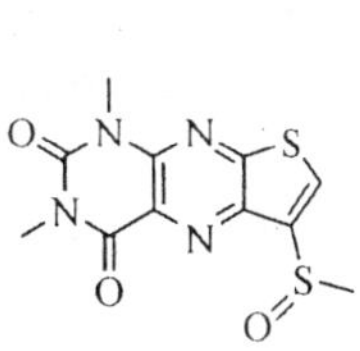

64

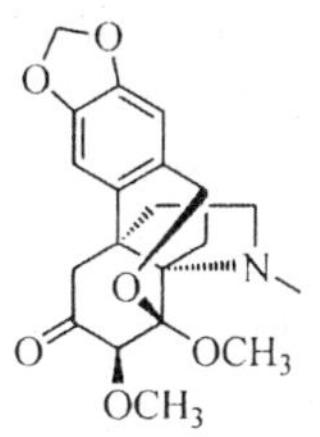

65

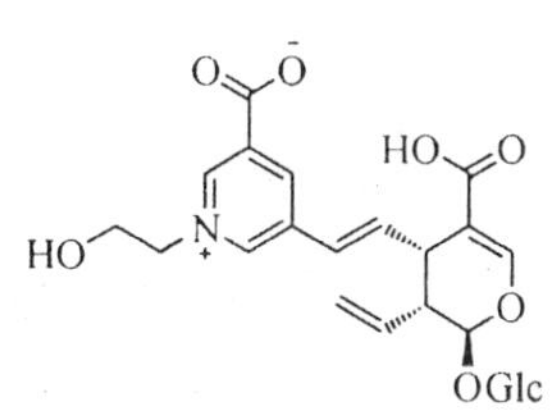

66

3 木脂体

从细梗胡枝子(*Lespedeza virgata*)中分到2个苯并呋喃类木脂体,其中lespedezavirgatol(**67**)和lespedezavirgatal对肾衰大鼠血浆及肾组织匀浆中过氧化脂质表现出显著的清除能力,IC_{50}分别为0.18和0.16,0.75和0.64 μmol/L(阳性对照维生素C IC_{50}分别为5.54和3.05 μmol/L)[63]。从狭叶南五味子(*Kadsura angustifolia*)中分到11个木脂体,其中kadangustin I(**68**)表现出一定的HIV-1病毒抑制能力[64]。从微花藤(*Iodes cirrhosa*)中分到一类新木脂体,其中一个化合物能够显著对抗谷氨酸盐导致的PC12神经细胞损伤,其在10 μmol/L浓度下相对保护率为36.4%[65]。从连翘(*Forsythia suspensa*)中分到2个单环氧木脂体,其中forsythialan A(**69**)和B均能对抗0.5 mmol/L SIN-1引起的LLC-PK1细胞死亡,在50 μmol/L浓度下对细胞的保护率分别达到95%和85%[66]。

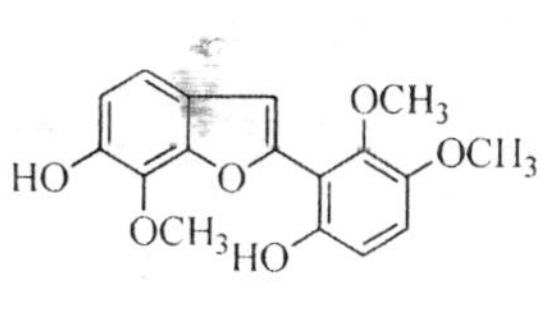

67

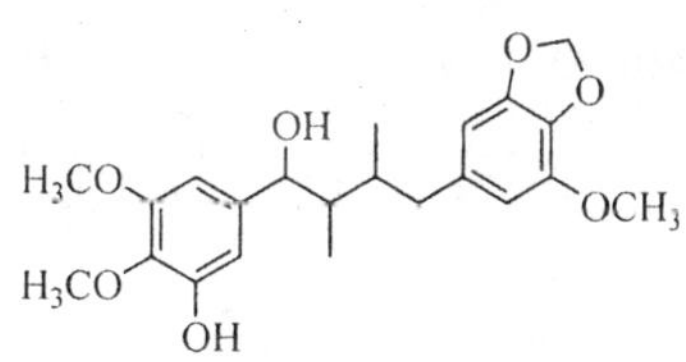

68

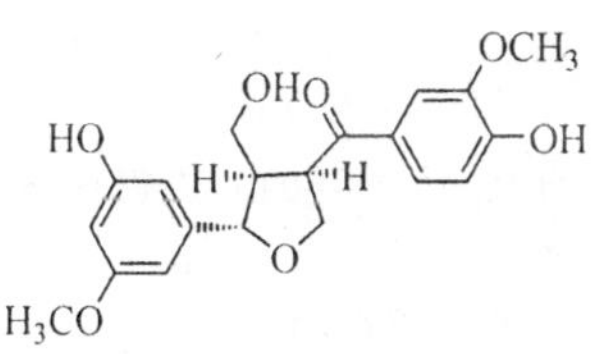

69

4 香豆素类

从细梗胡枝子(*Lespedeza virgata*)中分到lespedezacoumestan(**70**),对肾衰大鼠血浆及肾组织匀浆中过氧化脂质表现出显著的清除能力,IC_{50}分别为0.19和0.45 μmol/L(阳性对照维生素C的IC_{50}分别为5.54和3.05 μmol/L)[63]。

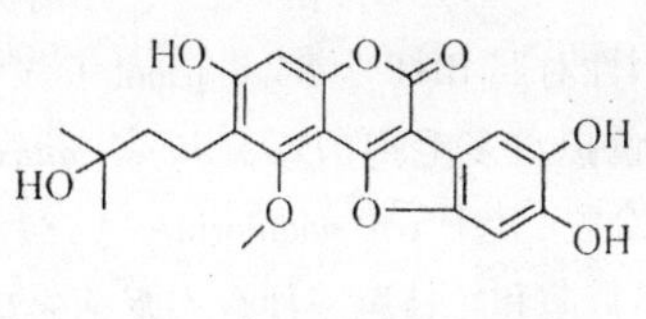

70

5 黄酮类

从岩青兰(*Dracocephalum rupestre*)中分到4对结构中存在吡咯环取代的二氢黄酮对映体dracocephins A(**71**)、B-D[67]。从栀子皮(*Itoa orientalis*)中分到1个新的黄酮苷类化合物itoside N(**72**),在10 μmol/L浓度下表现出较好的COX-2抑制活性[68]。从长苞冷杉(*Abies georgei*)中分到1个结构新颖的6环黄酮二聚体abiesanol A(**73**),在50 μg/mL浓度下在RAW264.7巨噬细胞中表现出较好的抑制LPS诱导的NO生成活性[69]。从版纳藤黄(*Garcinia xipshuanbannaensis*)中分到8个新的Xanthone类黄酮,其中bannaxanthones D(**74**)能够抑制Hela宫颈癌细胞增殖[70]。

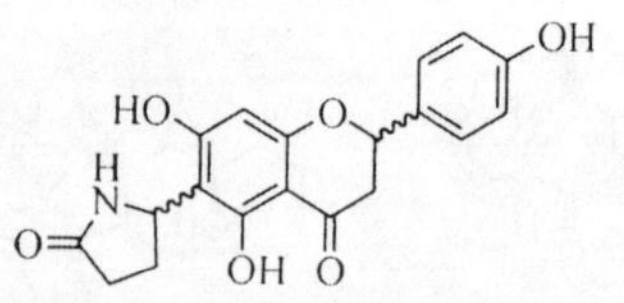

71

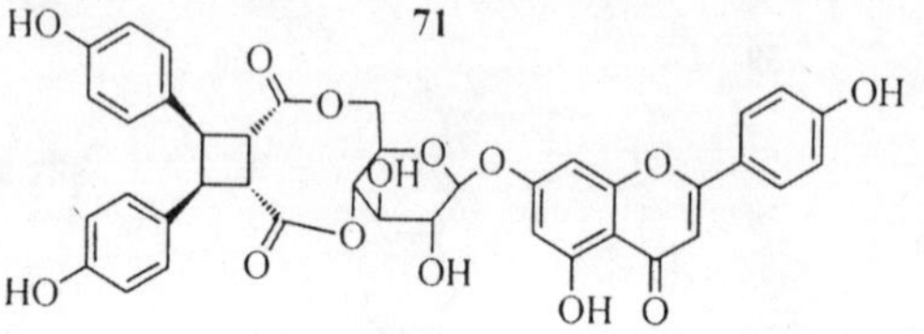

72

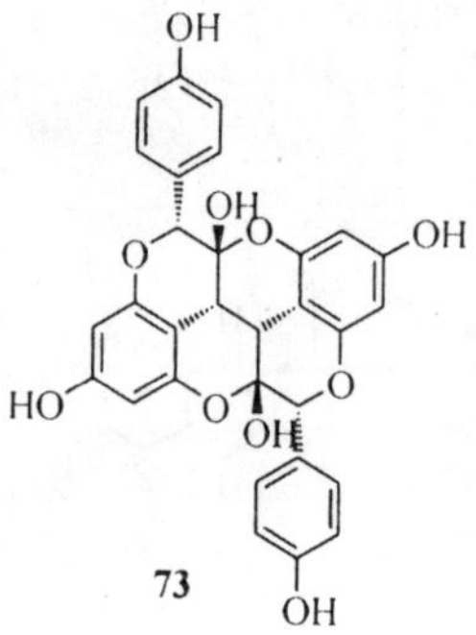

73

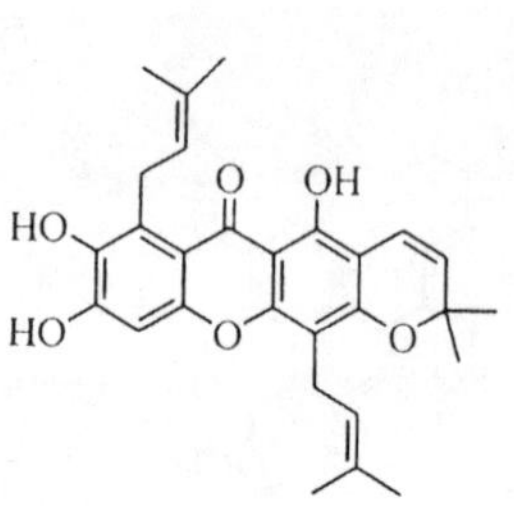

74

6 甾 体

从一种生长在火山灰中的真菌桔青霉(*Penicillium citrinum* HGY1-5)中分到11个结构独特的C25甾体化合物,结构中存在双环[4.4.1]A/B环片段,其中24-*epi*-cyclocitrinol(**75**)10 μmol/L浓度下在GPR-12-CHO细胞体系中能够促进cAMP的生成[71]。从通光散(*Marsdenia tenacissima*)中分到2个新的C21甾体,其中**76**在39.2 μmol/L浓度下能够显著增加doxorubicin、vinblastine、puromycin和paclitaxel对耐药细胞株HepG2/Dox的抑制敏感性,增加率分别为16、53、16和326倍[72];从同科合掌消(*Cynanchum amplexicaule*)中分到1个结构新颖的14,15开环的C21甾体化合物amplexicosides G(**77**)[73]。从锦灯笼(*Physalis alkekengi* var. *franchetii*)中分到结构重排的甾体化合物,其中physalin Y(**78**)能够抑制LPS诱导巨噬细胞生成NO能力[74]。从贯筋藤(*Dregea sinensis* var. *corrugata*)中分到一类结构中存在原乙酸三酯片段的C21甾体化合物[75]。从一种产自中国南海的海绵(*Acanthella cavernosa*)中分到3个A环缩环的C27甾体化合物,均能抑制白脊藤壶的附着生长而表现出很好的防污塞活性,EC_{50}分别为8.2,23.5和31.6 μg/mL[76]。

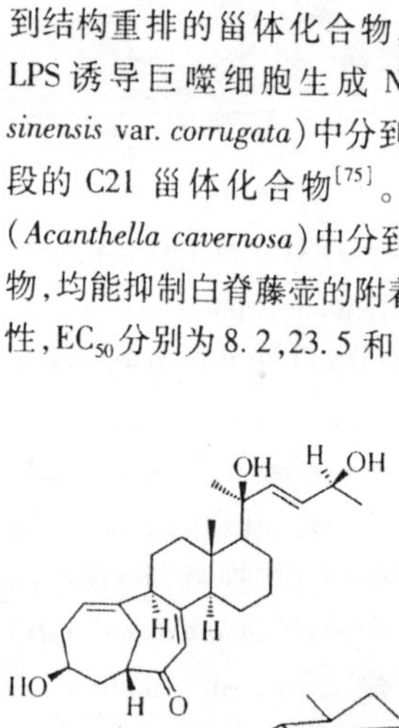

75

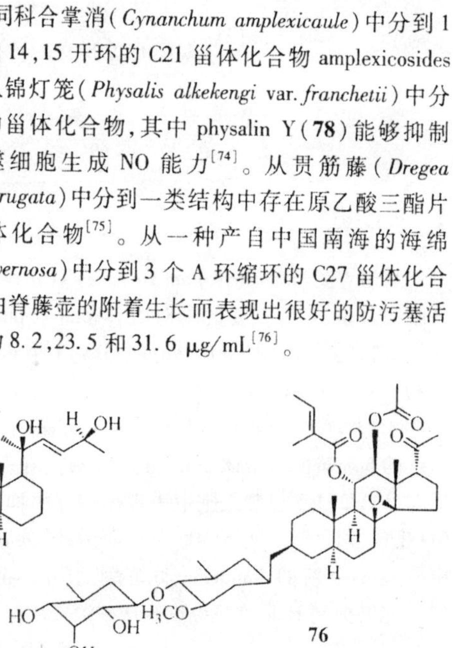

76

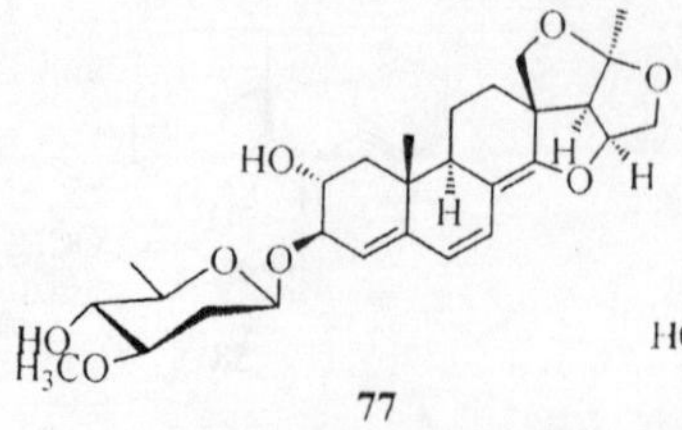

77

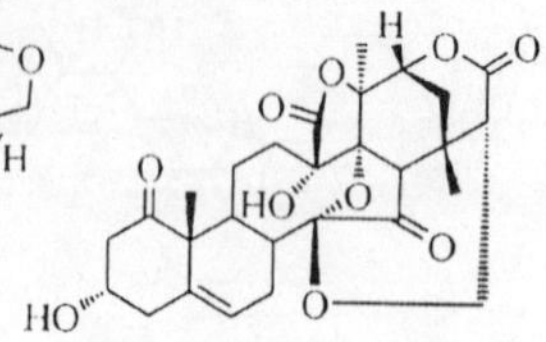

78

7 内酯类

从一种产自中国海南植物内生真菌(*Pestalotiopsis foedan*)中分到2个具有抑菌活性的内酯类化合物pestaphthalides A(**79**)和B[77]。从叶形多刺蚁(*Polyrhacis lamellidens*)中分到2个双环的内酯类化合物polyrhacitides A(**80**)和B,该类化合物很少在动物界发现,但该类结构在樟科厚壳桂属,*Iboza*和*Ocotea*属、唇形科*Syncolostemon*属以及省沽油科野鸦椿属植物中均有报道[78]。从一种从印楝中分离出植物内生真菌*Phomopsis* sp.中分到4个10元环的内酯类化合物,其中8α-acetoxymultiplolide A(**81**)对草莓灰霉菌和小长喙霉菌表现出一定的抑制活性[79]。从一种真菌巴西毛壳霉(*Chaetomium brasiliense*)中分到2个内酯类化合物,其中mollicellins J(**82**)对Bre04人乳腺癌细胞,Lu04人肺癌细胞和N04人神经瘤细胞表现出中等强度抑制活性[80]。

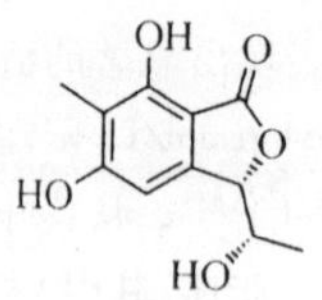

79

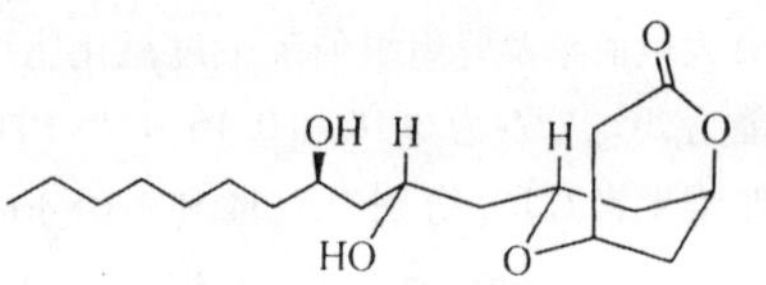

80

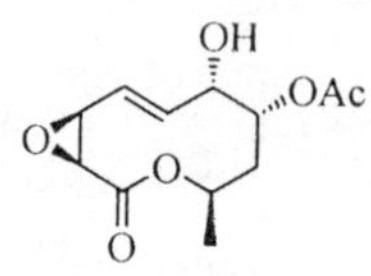

81

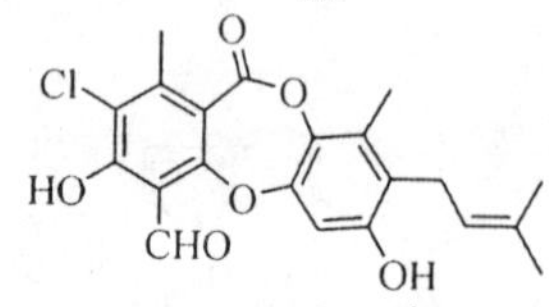

82

8 酚 类

从一种采自北冰洋的极地子囊菌(*Geomyces* sp.)中分到5个asterric acid的衍生物,其中geomycins B(**83**)具有显著的抑制烟曲霉的活性,其IC_{50}、MIC分别为0.86、29.5 μmol/L(阳性对照氟康唑为7.35、163.4 μmol/L)[81]。从一种海洋红藻多管藻(*Polysiphonia urceolata*)中分到3个溴代酚类化合物,均能显著清除DPPH自由基,IC_{50}分别为6.8、6.1和8.1 μmol/L(阳性对照BHT为83.8 μmol/L)[82]。从一种植物内生真菌烟色拟盘多毛孢(*Pestalotiopsis adusta*)分到3个氯代多酚类化合物,其中pestalachlorides A(**84**)和B对黄色镰刀菌,小麦赤霉菌和轮枝菌三种有害真菌表现显著的抑制活性[83]。从一种耐盐的桔青霉(*Penicillium citrinum* B-57)中分到2个桔霉素的二聚体,其中pennicitrinone C(**85**)表现出中等强度清除 DPPH 自由基活性[84]。从一种未鉴定的水生植物内生菌 YMF 1.01029 中分到 ymf 1029A(**86**)等 5 个 preussomerin 的衍生物，均具有较弱的松材线虫杀灭活性，这是首次报道该类化合物具有杀灭线虫活性[85]。从一种源自海洋的土生青霉菌(*Penicillium terrestre*)中分到 1 个龙胆醇的三聚体 terrestrol A(**87**)，对 HL-60、MOLT-4、A-549 和 BEL-7402 肿瘤细胞表现出显著的抑制活性[86]。

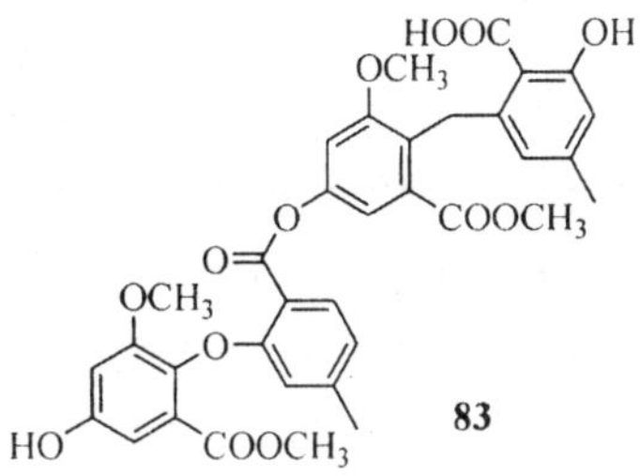

83

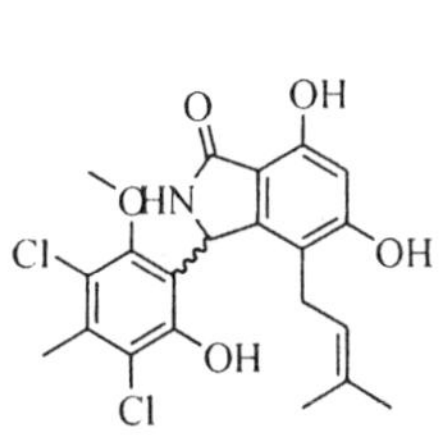

84

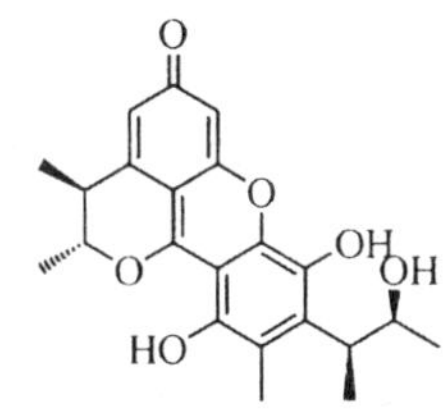

85

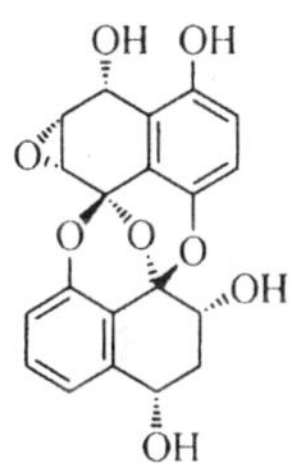

86

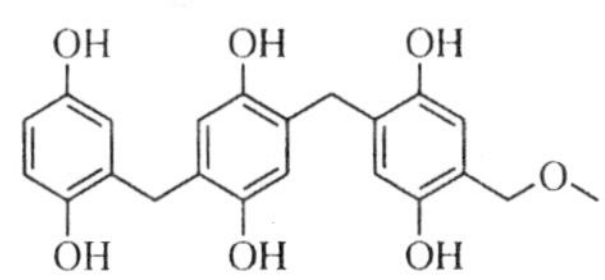

87

9 芪 类

从南海产红藻类多管藻(*Polysiphonia urceolata*)中分到 1 个新骨架的溴代菲类与酚类化合物的二聚体 urceolatin(**88**)，表现出显著的清除 DPPH 自由基活性，IC_{50}为 7.9 μmol/L，是阳性对照 butylated hydroxytoluene 活性的十倍[87]。从锦鸡儿(*Caragana sinica*)中分到 1 个结构新颖的双苄类化合物的四聚体 **89**[88]。从石仙桃(*Pholidota chinensis*)中分到 1 个结构新颖的 9,10-二氢菲类化合物 phochinenin F(**90**)，这是首次分到二氢菲和双苄以呋喃环聚合的化合物[89]。

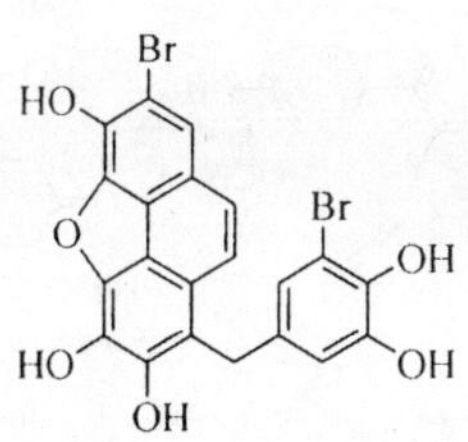

88

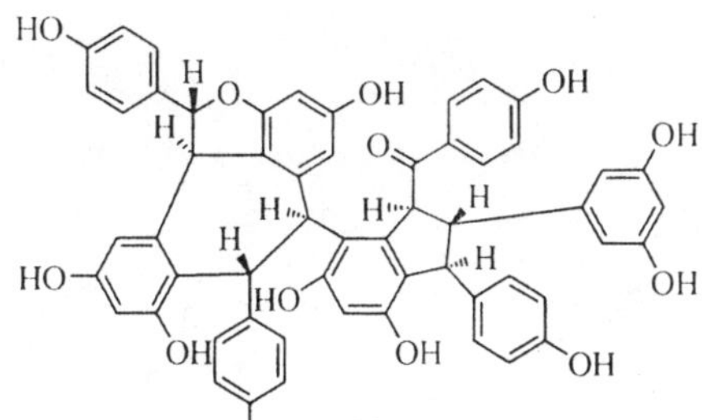

89

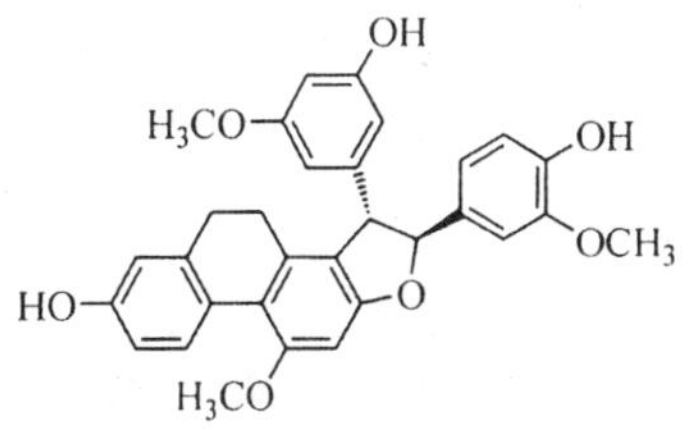

90

10 酰胺类

从一种采自西藏的真菌 *Stachybotrys charatum* 中分到 7 个松孢菌素的类似物，其中 alachalasin A(**91**)对 HIV-1_{LAI} 在 C8166 中的复制表现出具有显著的抑制活性，EC_{50} 为 8.01 μmol/L[90]。从一种海洋来源真菌绮丽穗霉菌(*Spicaria elegans*)首次分到 cytochalasin Z10(**92**)等 6 个开环的松孢菌素类化合物[91]。从被感染的条斑紫菜中分离出的真菌 *Penicillium herquei* Isolate GA4 中分到一个对称的脲类衍生物 Hualyzin(**93**)[92]。

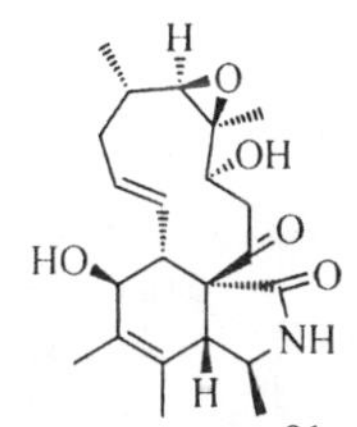

91

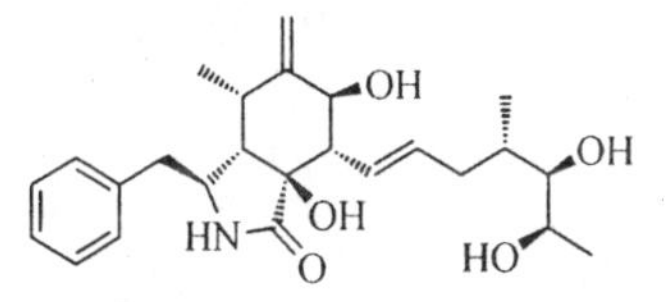

92

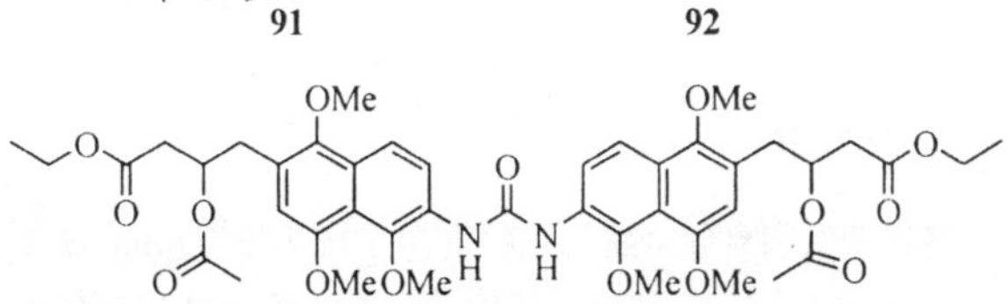

93

11 环酮类

从一种海洋来源的真菌里氏木霉(*Trichoderma reesei*)中分到 1 个结构中存在缩酮片段的新骨架的五环环酮类化合物 trichodermatide A(**94**)[93]。从一种植物内生真菌 *Pestalotiopsis foedan* 中分到 1 个具有螺环结构的 azaphilone 型环酮类化合物 pestafolide A(**95**)，对海洋来源真菌烟曲霉具有中等程度的抑制活性[78]。从采自海南岛海域的扭曲肉芝软珊瑚(*Sarcophyton tortuosum*)中分到 2 个新的环酮类化合物 ximaolides F(**96**)和 G[94]。

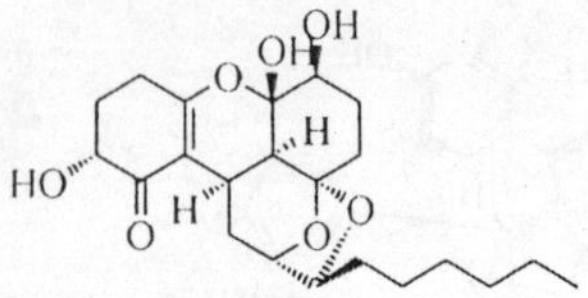

94

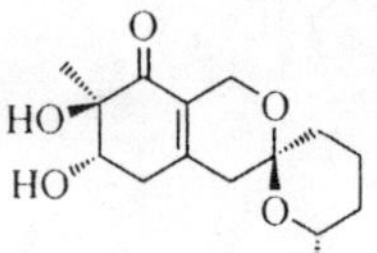

95

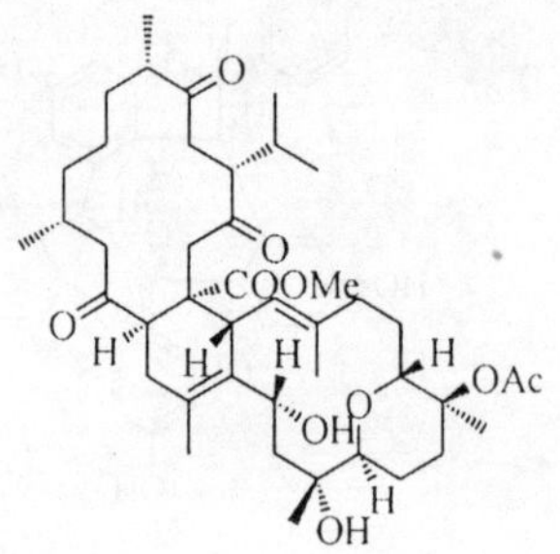

96

12 其 他

从一种植物内生真菌无花果拟盘多毛孢(*Pestalotiopsis fici*)中首次分到1个新骨架的三环[4.3.1.$0^{3,7}$]氯代癸烷衍生物 chloropupukeananin(**97**),并同时分到其生物合成的两个前体 iso-A82775C 和 pestheic acid[95]。从一种海洋产红藻丝状乳节藻(*Galaxaura filamentosa*)中分到一个新的5个氨基酸聚合而成的环肽 galaxamide(**98**),能够显著抑制人肾癌细胞 GRC-1 和人肝纤维瘤细胞 HepG2, IC_{50} 分别为 4.26 和 4.63 μg/mL(阳性对照丝裂霉素分别为 6.01 和 0.41 μg/mL)[96]。从蛇菰(*Balanophora japonica*)中分到4个单宁类化合物,其中 balanophotannin B(**99**)能够显著抑制人肝纤维细胞瘤细胞 Hep G2 的生长,活性与阳性对照药顺铂相当[97]。从木榄(*Bruguiera gymnorrhiza*)中分到1个结构新颖的多聚二硫大环化合物木榄八硫醇 neogymnorrhizol(**100**),是由4个重复的2-羟基-1,3-丙二硫醇基聚合而成的二十元大环分子[98]。从厚藤(*Ipomoea pes-caprae*)中分到 pescapreins X(**101**)等8个寡糖苷类化合物[99]。

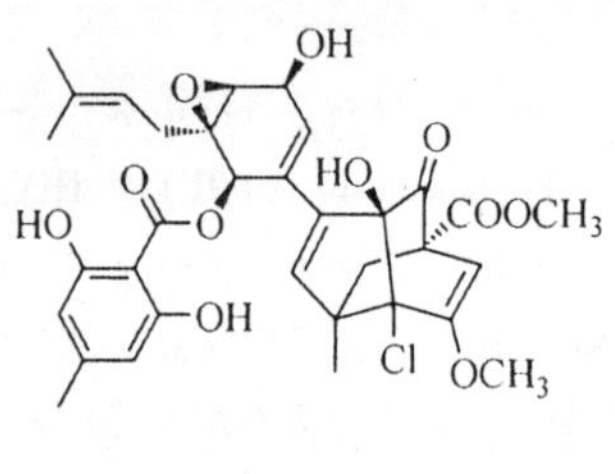

97

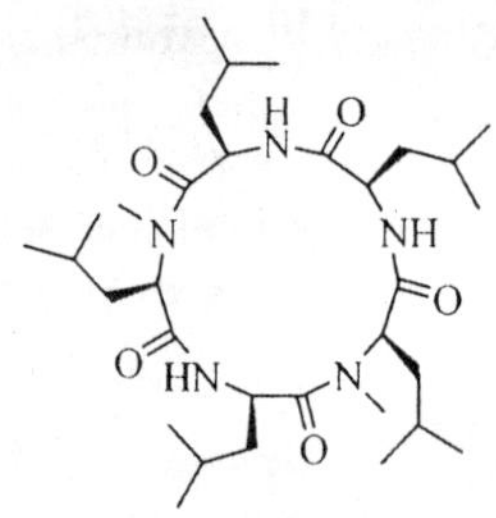

98

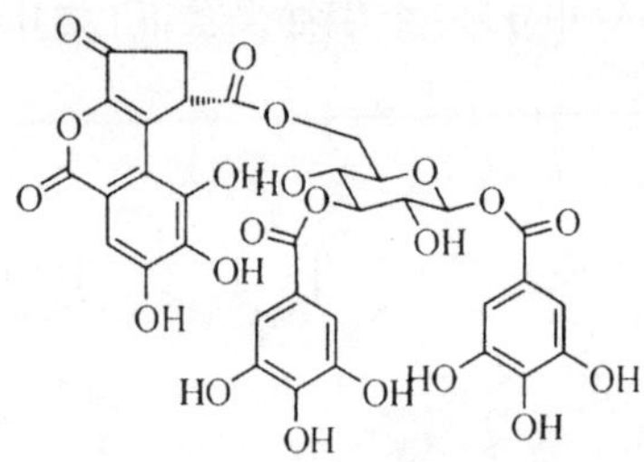

99

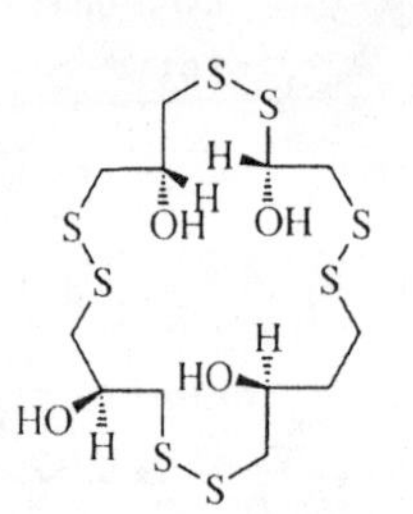

100

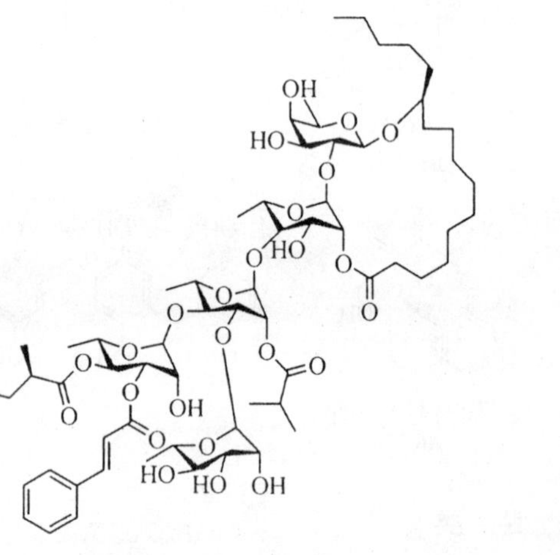

101

13 生物转化

将青藤碱和愈创木酚与一种真菌半伏小薄孔(*Antrodiella semisupina*)共培养,从培养基中分到2个青藤碱与愈创木酚以 C-C 键方式聚合而成的新骨架的二聚体,在 100 μmol/L 浓度下对 SW982 细胞在 IL-1 诱导下产生 IL-6 的能力表现出一定的抑制活性[100]。

利用一种丝状真菌 *Syncephalastrum racemosum* 对一种具有抗癌活性的蟾酥内酯类化合物 cinobufagin 进行生物转化,得到 4β,12α-dihydroxycinobufagin(**102**)等6个新的代谢产物,均对 Bel-7402 人肝癌细胞表现中等程度的抑制活性[101]。

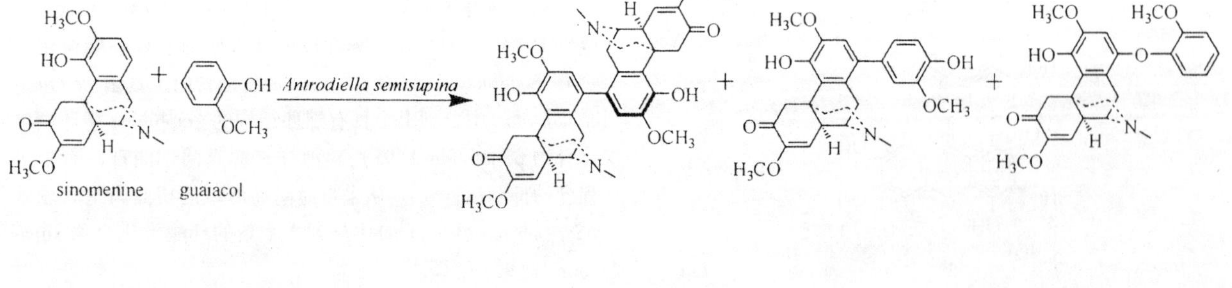

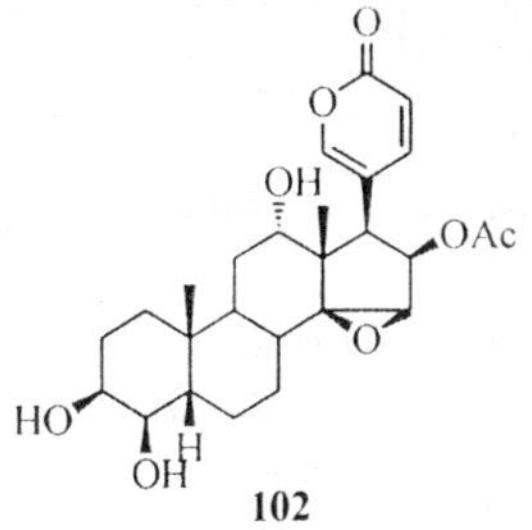

102

14 结 语

通过对我国天然产物化学家2008年在国内外专业杂志上发表论文的归纳总结可以看出，我国在众多科属植物和海洋生物的化学和生物学研究中取得了很多成绩，获得了大量结构新颖、活性显著的天然化合物，在一些国际研究热点上也做出了出色的工作。但是我们也要清醒地看到，我国天然产物化学研究在思路和手段上与国际水平还存在一定差距，要求我们加强学科间协调配合，集中和整合有效资源，鼓励应用中药学、中医学、植物生理学、植物分类学、生态学、细胞生物学、分子生物学、药效学、毒理学、计算机辅助等多学科研究手段交叉合作，快速准确地发现结构新颖、作用优良的天然活性化合物，以更好地促进我国具有自主知识产权的天然来源的新药的研究与开发。

参 考 文 献

1 Qiao FT, Yan X, Zhao Y, *et al.* Diarylheptanoids and a monoterpenoid from the rhizomes of *Zingiber officinale*: antioxidant and cytoprotective properties. *J Nat Prod*, 2008, 71(1): 12-17

2 Wu ZJ, Xu XK, Zhang WD, *et al.* Ainsliadimer A, a new sesquiterpene lactone dimer with an unusual carbon skeleton from *Ainsliaea macrocephala*. *Org Lett*, 2008, 10(12): 2397-2400

3 Wang Y, Shen YH, Zhang WD, *et al.* Ainsliatrimers A and B, the first two guaianolide trimers from *Ainsliaea fulvioides*. *Org Lett*, 2008, 10(24): 5517-5520

4 Li CJ, Zhang DM, Luo YM, *et al.* Bis-sesquiterpenes and diterpenes from *Chloranthus henryi*. *Phytochemistry*, 2008, 69(16): 2867-2874

5 Zhu YD, Miao ZH, Zhao WM, *et al.* Cytotoxic dihydroagarofuranoid sesquiterpenes from the seeds of *Celastrus orbiculatus*. *J Nat Prod*, 2008, 71(6): 1005-1010

6 Huang XC, Li J, Guo YW, *et al.* Sesquiterpenes from the Hainan sponge *Dysidea septosa*. *J Nat Prod*, 2008, 71(8): 1399-1403

7 Li GH, Duan M, Zhang KQ, *et al.* Stereumin A-E, sesquiterpenoids from the fungus *Stereum* sp. CCTCC AF 207024. *Phytochemistry*, 2008, 69(6): 1439-1445

8 Zhou ZY, Tang JG, Liu JK, *et al.* Sesquiterpenes and aliphatic diketones from cultures of the basidiomycete *Conocybe siliginea*. *J Nat Prod*, 2008, 71(8): 1423-1426

9 Liu JQ, Zhang M, Wang ZT, *et al.* Cytotoxic sesquiterpenes from *Ligularia platyglossa*. *Phytochemistry*, 2008, 69(11): 2231-2236

10 Zhang ML, Shi QW, Cong B, *et al.* A taxane with a novel 9α, 13α-oxygen bridge from *Taxus cuspidata* needles. *Tetrahedron Lett*, 2008, 49(7): 1180-1183

11 Yang LB, Yang J, Sun HD, *et al.* Symmetric and asymmetric ent-kaurane dimmers isolated from *Isodon japonicas*. *Tetrahedron Lett*, 2008, 49(22): 3574-3577

12 Zhang W, Krohn K, Guo YW, *et al.* Structural and stereochemical studies of r-methylene-γ-lactone-bearing cembrane diterpenoids from a South China Sea soft coral *Lobophytum crassum*. *J Nat Prod*, 2008, 71(6): 961-966

13 Chai XY, Bai CC, Tu PF, *et al.* Six insecticidal isoryanodane diterpenoids from the bark and twigs of *Itoa orientalis*. *Tetrahedron*, 2008, 64(24): 5743-5747

14 Lu ZQ, Yang M, Guo DA, *et al.* Ingenane diterpenoids from *Euphorbia esula*. *Phytochemistry*, 2008, 69(3): 812-819

15 Yan RY, Tan YX, Yu DQ, *et al.* Diterpenoids from the roots of *Suregada glomerulata*. *J Nat Prod*, 2008, 71(2): 195-198

16 Liu HY, Di YT, Hao XJ, *et al.* Three novel 3, 4-seco-podocarpane trinorditerpenoids from *Aleurites moluccana*. *Tetrahedron Lett*, 2008, 49(2): 5150-5151

17 Ma AY, Deng ZW, Lin WH, *et al.* Dendronpholides A-R, cembranoid diterpenes from the Chinese soft coral *Dendronephthya* sp. *J Nat Prod*, 2008, 71(7): 1152-1160

18 Chen JD, Qin Y, Lin YM, *et al.* Dimeric diterpenes from the roots of the mangrove plant *Ceriops tagal*. *Helv Chim Acta*, 2008, 91(12): 2292-2298

19 Yin S, Su ZS, Yue JM, *et al.* Antimicrobial diterpenes from *Trigonostemon chinensis*. *J Nat Prod*, 2008, 71(8): 141-1417

20 Wang R, Xiao D, Li BJ, *et al.* Minor iridoids from the roots of *Valeriana wallichii*. *J Nat Prod*, 2008, 71(7): 1254-1257

21 Chen XZ, Wu HF, Zhang GL, *et al.* Iridoids from *Viburnum cylindricum*. *Helv Chim Acta*, 2008, 91(6): 1072-1076

22 He XF, Wang XN, Yue JM, *et al.* Two novel triterpenoids from *Dysoxylum hainanense*. *Org Lett*, 2008, 10(19): 4327-4330

23 Tan MJ, Ye JM, Ye Y, *et al.* Antidiabetic activities of triterpenoids isolated from bitter melon associated with activation of the AMPK pathway. *Chemistry & Biology*, 2008, 15(3): 263-273

24 Gao XM, Pu JX, Sun HD, *et al.* Kadcoccilactones K-R, triterpenoids from *Kadsura coccinea*. *Tetrahedron*, 2008, 64(51): 11673-11679

25 Lv F, Xu MJ, Lin WH, *et al.* Rhabdastrellins A-F, isomalabaricane triterpenes from the marine sponge *Rhabdastrella* aff. *Distinct*. *J Nat Prod*, 2008, 71(10): 1738-1741

26 Zhou ZW, Yin S, Yue JM, *et al.* Walsucochins A and B with an unprecedented skeleton isolated from *Walsura cochinchinensis*. *Org Lett*, 2008, 10(3): 465-468

27 Lin LG, Tang CP, Ye Y, *et al.* Terpenoids from the stems of *Cipadessa baccifera*. *J Nat Prod*, 2008, 71(4): 628-632

28 Lei C, Huang SX, Chen JJ, *et al.* Propindilactones E-J, schiartane nortriterpenoids from *Schisandra propinqua* var. *propinqua*. *J Nat Prod*, 2008, 71(7): 1228-1232

29 Huang SX, Han QB, Lei C, *et al.* Isolation and characterization of miscellaneous terpenoids of *Schisandra chinensis*. *Tetrahedron*, 2008, 64(19): 4260-4267

30 Xiao WL, Lei C, Ren J, *et al*. Structure elucidation and theoretical investigation of key steps in the biogenetic pathway of schisanartane nortriterpenoids by using DFT methods. *Chem Eur J*, 2008, 14(36): 11584-11592

31 Zhao M, Xu LJ, Che CT. Alisolide, alisols O and P from the rhizome of *Alisma orientale*. *Phytochemistry*, 2008, 69( ): 527-532

32 Zhang CR, Fan CQ, Zhang L, *et al*. Chuktabrins A and B, two novel limonoids from the twigs and leaves of *Chukrasia tabularis*. *Org Lett*, 2008, 10(15): 3183-3186

33 Fang X, Di YT, He HP, *et al*. Cipadonoid A, a novel limonoid with an unprecedented skeleton, from *Cipadessa cinerasecns*. *Org Lett*, 2008, 10(10): 1905-1908

34 Xie BJ, Yang SP, Yue JM. Terpenoids from *Dysoxylum densiflorum*. *Phytochemistry*, 2008, 69(17): 2993-2997

35 Wang XN, Fan CQ, Yin S, *et al*. Structural elucidation of limonoids and steroids from *Trichilia connaroides*. *Phytochemistry*, 2008, 69(6): 1319-1327

36 Chen HD, Yang SP, Liao SG, *et al*. Limonoids and sesquiterpenoids from *Amoora tsangii*. *J Nat Prod*, 2008, 71(1): 93-97

37 Zhang H, Odeku OA, Wang XN, *et al*. Limonoids from the stem bark of *Khaya grandifoliola*. *Phytochemistry*, 2008, 69(1): 271-275

38 Cheng L, Song ZH, Zhang P, *et al*. A novel meroterpene from *Eurycorymbus cavaleriei*. *Helv Chim Acta*, 2008, 91(9): 1659-1661

39 Hua SZ, Wang XB, Luo JG, *et al*. A pair of unique sesquiterpene-chalcone conjugates isolated from the seeds of *Alpinia katsumadai*. *Tetrahedron Lett*, 2008, 49(39): 5658-5661

40 Yang XW, Li SM, Feng L, *et al*. Abiesanordines A-N: fourteen new norditerpenes from *Abies georgei*. *Tetrahedron*, 2008, 64(19): 4354-4362

41 Ji NY, Li XM, Xie H, *et al*. Highly oxygenated triterpenoids from the marine red alga *Laurencia mariannensis* (Rhodomelaceae). *Helv Chim Acta*, 2008, 91(10): 1940-1946

42 Xiong J, Tan NH, Ji CJ, *et al*. Vilmoraconitine, a novel skeleton C19-diterpenoid alkaloid from *Aconitum vilmorinianum*. *Tetrahedron Lett*, 2008, 49(33): 4851-4853

43 Cai XH, Tan QG, Liu YP, *et al*. A cage-monoterpene indole alkaloid from *Alstonia scholaris*. *Org Lett*, 2008, 10(4): 577-580

44 Mu SZ, Wang JS, Yang XS, *et al*. Alkaloids from *Daphniphyllum oldhami*. *J Nat Prod*, 2008, 71(4): 564-569

45 Tan CJ, Di YT, Wang YH, *et al*. Oldhamine A, a novel alkaloid from *Daphniphyllum oldhami*. *Tetrahedron Letters*. 2008, 49(21): 3376-3379

46 Zhang CR, Yang SP, Yue JM. Alkaloids from the twigs of *Daphniphyllum calycinum*. *J Nat Prod*, 2008, 71(10): 1663-1668

47 Qi SH, Zhang S, Huang H. Purine Alkaloids from the South China Sea Gorgonian *Subergorgia suberosa*. *J Nat Prod*, 2008, 71(4): 716-718

48 Qin S, Liang JY, Gu YC, *et al*. Suffruticosine, a novel octacyclic alkaloid with an unprecedented skeleton from *Securinega suffruticosa* (Pall.) Rehd. *Tetrahedron Lett*, 2008, 49(49): 7066-7069

49 Liang H, Lai BT, Yuan QP. Sulforaphane induces cell-cycle arrest and apoptosis in cultured human lung adenocarcinoma LTEP-A2 cells and retards growth of LTEP-A2 xenografts *in vivo*. *J Nat Prod*, 2008, 71(11): 1911-1914

50 Li XN, Lu ZQ, Qin S, *et al*. Tonkinensines A and B, two novel alkaloids from *Sophora tonkinensis*. *Tetrahedron Letters*. 2008, 49(23): 3797-3801

51 Wang FZ, Fang YC, Zhu TJ, *et al*. Seven new prenylated indole diketopiperazine alkaloids from holothurianderived fungus *Aspergillus fumigates*. *Tetrahedron*. 2008, 64(34): 7986-7991

52 Jin HZ, Wang XL, Wang HB, *et al*. Morphinane alkaloid dimers from *Sinomenium acutum*. *J Nat Prod*, 2008, 71(1): 127-129

53 Tang CP, Chen T, Velten R, *et al*. Alkaloids from stems and leaves of *Stemona japonica* and their insecticidal activities. *J Nat Prod*, 2008, 71(1): 112-116

54 Lin LG, Leung PH, Zhu JY, *et al*. Croomine-and tuberostemonine-type alkaloids from roots of *Stemona tuberose* and their antitussive activity. *Tetrahedron*, 2008, 64(44): 10155-10161

55 Yuan D, Ma B, Wu CF, *et al*. Alkaloids from the leaves of *Uncaria rhynchophylla* and their inhibitory activity on NO production in lipopolysaccharide-activated microglia. *J Nat Prod*, 2008, 71(7): 1271-1274

56 Zhang M, Wang WL, Fang YC, *et al*. Cytotoxic alkaloids and antibiotic nordammarane triterpenoids from the marine-derived fungus *Aspergillus sydowi*. *J Nat Prod*, 2008, 71(6): 985-989

57 Sun JY, Lou HX, Dai SJ, *et al*. Indole alkoloids from *Nauclea officinalis* with weak antimalarial activity. *Phytochemistry*, 2008, 69(6): 1405-1410

58 Ge HM, Shen Y, Zhu CH, *et al*. Penicidones A-C, three cytotoxic alkaloidal metabolites of an endophytic *Penicillium* sp. *Phytochemistry*, 2008, 69(2): 571-576

59 Ding G, Liang LH, Guo LD, *et al*. Pestalazines and pestalamides, bioactive metabolites from the plant pathogenic fungus *Pestalotiopsis theae*. *J Nat Prod*, 2008, 71(11): 1861-1865

60 Li YB, Huang WH, Xiang Y. Three new pteridines, hirudinoidines A-C, from *Hirudo nipponica* Whitman. *Helv Chim Acta*, 2008, 91(2): 303-307

61 Yan MH, Cheng P, Jiang ZY, *et al*. Periglaucines A-D, anti-HBV and HIV-1 alkaloids from *Pericampylus glaucus*. *J Nat Prod*, 2008, 71(5): 760-763

62 Song WX, Li S, Wang SJ, *et al*. Pyridinium Alkaloid-coupled secoiridoids from the flower buds of *Lonicera japonica*. *J Nat Prod*, 2008, 71(5): 922-925

63 Chen Y, Wei XY, Xie HH, *et al*. Antioxidant 2-phenylbenzofurans and a coumestan from *Lespedeza virgata*. *J Nat Prod*, 2008, 71(6): 929-932

64 Gao XM, Pu JX, Huang SX, *et al*. Lignans from *Kadsura angustifolia*. *J Nat Prod*, 2008, 71(4): 558-563

65 Gao ML, Zhang YL, Lin S, *et al*. Glycosides from the root of *Iodes cirrhosa*. *J Nat Prod*, 2008, 71(4): 647-654

66 Piao XL, Jang MH, Cui J, *et al*. Lignans from the fruits of *Forsythia suspense*. *Bioorg Med Chem Lett*, 2008, 18(6): 1980-1984

67 Ren DM, Guo HF, Yu WT, *et al*. Stereochemistry of flavonoidal alkaloids from *Dracocephalum rupestre*. *Phytochemistry*, 2008, 69(6):

1425-1433

68 Chai XY, Song YL, Xu ZR, *et al.* Itosides J-N from *Itoa orientalis* and structure-anti-COX-2 activity relationship of phenolic glycosides. *J Nat Prod*, 2008, 71(5): 814-819

69 Yang XW, Li SM, Feng L, *et al.* Abiesanol A, a novel biflavanol with unique six connective hexacyclic rings isolated from *Abies georgeii*. *Tetrahedron Lett*, 2008, 49(19): 3042-3044

70 Han QB, Yang NY, Tian HL, *et al.* Xanthones with growth inhibition against HeLa cells from *Garcinia xipshuanbannaensis*. *Phytochemistry*, 2008, 69(11): 2187-2192

71 Du L, ZhuTJ, Fang YC, *et al.* Unusual C25 steroid isomers with bicyclo[4.4.1]A/B rings from a volcano ash-derived fungus *Penicillium citrinum*. *J Nat Prod*, 2008, 71(8): 1343-1351

72 Hu YJ, Shen XL, Lu HL, *et al.* Tenacigenin B derivatives reverse P-glycoprotein-mediated multidrug resistance in HepG2/Dox cells. *J Nat Prod*, 2008, 71(6): 1049-1051

73 Chen H, Xu N, Zhou YZ, *et al.* Steroidal glycosides from the roots of *Cynanchum amplexicaule* Sieb. *et* Zucc. *Steroids*, 2008, 73(6): 629-636

74 Qiu L, Zhao F, Jiang Zh, *et al.* Steroids and flavonoids from *Physalis alkekengi* var. *franchetii* and their inhibitory effects on nitric oxide production. *J Nat Prod*, 2008, 71(4): 642-646

75 Liu YB, Qu J, Yu SS, *et al.* Nine novel C-21 steroidal glycosides substituted with orthoacetate from *Dregea sinensis* var. *corrugate* *Steroids*, 2008, 73(2): 184-192

76 Qiu Y, Deng ZW, Xu MJ, *et al.* New A-nor steroids and their antifouling activity from the Chinese marine sponge *Acanthella cavernosa*. *Steroids*, 2008, 73(14): 1500-1504

77 Ding G, Liu SC, Guo LD, *et al.* Antifungal metabolites from the plant endophytic fungus *Pestalotiopsis foedan*. *J Nat Prod*, 2008, 71(4): 615-618

78 Jiang ZH, Yang QX, Tanaka T, *et al.* Bicyclic polyketide lactones from Chinese medicinal ants, *Polyrhacis lamellidens*. *J Nat Prod*, 2008, 71(4): 724-727

79 Wu SH, Chen YW, Shao SC, *et al.* Ten-membered lactones from *Phomopsis* sp, an endophytic fungus of *Azadirachta indica*. *J Nat Prod*, 2008, 71(4): 731-734

80 Li GY, Li BG, Yang T, *et al.* Secondary metabolites from the fungus *Chaetomium brasiliense*. *Helv Chim Acta*, 2008, 91(1): 124-129

81 Li Y, Sun BD, Liu SC, *et al.* Bioactive asterric acid derivatives from the antarctic ascomycete fungus *Geomyces* sp. *J Nat Prod*, 2008, 71(9): 1643-1646

82 Li K, Li XM, Li NY, *et al.* Bromophenols from the marine red alga *Polysiphonia urceolata* with DPPH radical scavenging activity. *J Nat Prod*, 2008, 71(1): 28-30

83 Li EW, Jiang LH, Guo LD, *et al.* Pestalachlorides A-C, antifungal metabolites from the plant endophytic fungus *Pestalotiopsis adusta*. *Bioorg Med Chem*. 2008, 16(17): 7894-7899

84 Lu ZY, Lin ZJ, Wang WL, *et al.* Citrinin dimers from the halotolerant fungus *Penicillium citrinum* B-57. *J Nat Prod*, 2008, 71(4): 543-546

85 Dong JY, Song HC, Li LH, *et al.* Ymf 1029A-E, preussomerin analogues from the fresh-water-derived fungus YMF 1. 01029. *J Nat Prod*, 2008, 71(6): 952-956

86 Chen L, Fang YC, Zhu TJ, *et al.* Gentisyl alcohol derivatives from the marine-derived fungus *Penicillium terrestre*. *J Nat Prod*, 2008, 71(1): 66-70

87 Li K, Li XM, Ji NY, *et al.* Urceolatin, a structurally unique bromophenol from *Polysiphonia urceolata*. *Org Lett*. 2008, 10(7): 1429-1432

88 Cheng KJ, Ma DY, Yang GX, *et al.* A new tetrastilbene from *Caragana sinica*. *Chin Chem Lett*. 2008, 19(6): 711-715

89 Yao S, Tang CP, Li XQ, *et al.* Phochinenins A-F, dimeric 9,10-dihydrophenanthrene derivatives, from *Pholidota chinensis*. *Helv Chim Acta*, 2008, 91(11): 2122-2129

90 Zhang YG, Tian RR, Li SC, *et al.* Alachalasins A-G, new cytochalasins from the fungus *Stachybotrys charatum*. *Bioorg Med Chem*, 2008, 16(5): 2627-2634

91 Liu R, Lin ZJ, Zhu TJ, *et al.* Novel open-chain cytochalsins from the marine-derived fungus *Spicaria elegans*. *J Nat Prod*, 2008, 71(7): 1127-1132

92 Ding L, Fotso S, Li FC, *et al.* Hualyzin, a symmetrical urea derivative isolated from *Penicillium herquei* Isolate GA4. *J Nat Prod*, 2008, 71(6): 1068-1069

93 Sun Y, Tian L, Huang J, *et al.* Trichodermatides A-D, novel polyketides from the marine-derived fungus *Trichoderma reesei*. *Org Lett*, 2008, 10(3): 393-396

94 Jia R, Guo YW, Mollo E, *et al.* Further new bis-cembranoids from the Hainan soft coral *Sarcophyton tortuosum*. *Helv Chim Acta*, 2008, 91(11): 2069-2074

95 Liu L, Liu SC, Jiang LH, *et al.* Chloropupukeananin, the first chlorinated pupukeanane derivative, and its precursors from *Pestalotiopsis fici*. *Org Lett*, 2008, 10(7): 1397-1400

96 Xu WJ, Liao XJ, Xu SH, *et al.* Isolation, structure determination, and synthesis of galaxamide, a rare cytotoxic cyclic pentapeptide from a marine algae *Galaxaura filamentosa*. *Org Lett*, 2008, 10(20): 4569-4572

97 Jiang ZH, Wen XY, Tanaka T, *et al.* Cytotoxic hydrolyzable tannins from *Balanophora japonica*. *J Nat Prod*, 2008, 71(4): 719-723

98 刘海利,沈　旭,蒋华良等. 中国红树植物木榄 *Bruguiera gymnorrhiza* 中新颖罕见多聚二硫大环化合物的结构研究. 有机化学, 2008, 28(2): 246-251

99 Tao HW, Hao XJ, Liu JG, *et al.* Resin glycoside constituents of *Ipomoea pes-caprae* (Beach Morning Glory). *J Nat Prod*, 2008, 71(12): 1998-2003

100 Deng ZS, Li JX, Teng P, *et al.* Biocatalyzed cross-coupling of sinomenine and guaiacol by *Antrodiella semisupina*. *Org Lett*, 2008, 10(6): 1119-1122

101 Ma XC, Xin XL, Liu KX, *et al.* Microbial transformation of cinobufagin by *Syncephalastrum racemosum*. *J Nat Prod*, 2008, 71(7): 1268-1270

合成药物化学研究进展

江　程，尤启冬

（中国药科大学药物化学教研室，南京 210009）

摘　要　通过对我国学者2008年在国内外发表的论文进行检索和整理，本文对2008年我国合成药物化学的研究情况进行了综述，重点介绍了抗感染、抗肿瘤、抗炎和心血管药物等方面的研究进展。

2008年，我国药物化学工作者在合成药物化学研究领域进行了大量的研究与探索，在多个方向上取得了较大的研究进展。

1　抗感染药物研究

1.1　抗菌药物

合成了一系列莫西沙星的类似物，在莫西沙星7-位侧链的亚氨基上引入3-氧代-1-正丁基或羟基。化合物**1**的体外活性与对照药莫西沙星基本相当，且优于**2**；体内疗效与对照药莫西沙星基本相当（$P>0.05$）[1]。

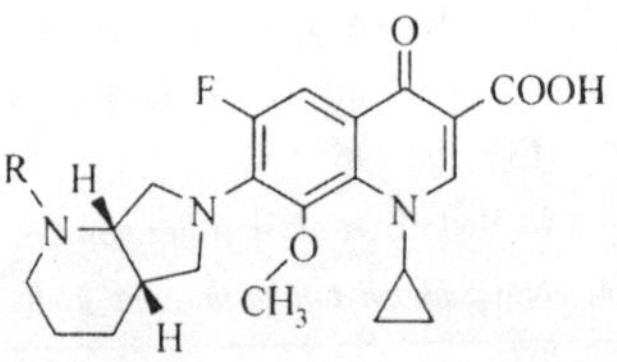

1: R=$CH_3CH_2CH_2CO$
2: R=OH

噁唑烷酮类抗菌药物是一类作用机制独特，与其他药物无交叉耐药性的新型抗菌药物。自2000年4月第一个该类抗菌药物——利奈唑酮上市后，对新型噁唑烷酮类抗菌药物的研发引起了药物化学家的广泛关注。目前，对该类化合物的结构改造主要集中在苯基4′位及噁唑烷酮5-位取代基。合成了一系列5-三氮唑甲基取代的噁唑烷酮化合物，并对体外抗菌活性进行了测试[2]，一些化合物的活性要强于利奈唑酮和万古霉素，代表化合物**3**体外对金葡菌、耐甲氧西林的金葡菌、肺炎链球菌的MIC分别为0.06、0.06～4和0.03～0.125 μg/mL。

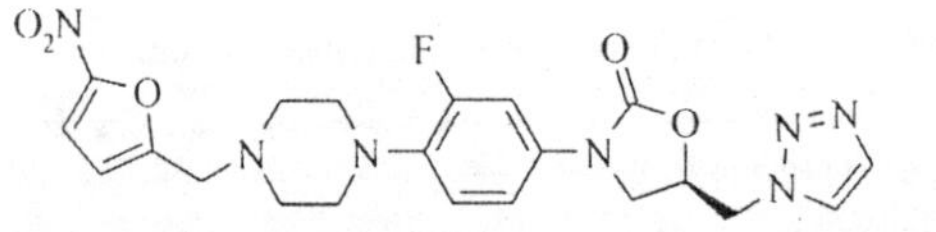

3

设计并合成一类新型的4-哌嗪苯基噁唑烷酮-吲哚羧酸酯杂合物[3]。在所合成的14个新化合物中，7个化合物显示出不同程度的抗菌活性，化合物**4**和**5**的活性突出，化合物**5**对金葡菌和表皮葡萄球菌的MIC分别为10和1.25 μg/mL，化合物**5**对金葡菌和表皮葡萄球菌的MIC分别为10和2.5 μg/mL，与对照品利奈唑酮相当。

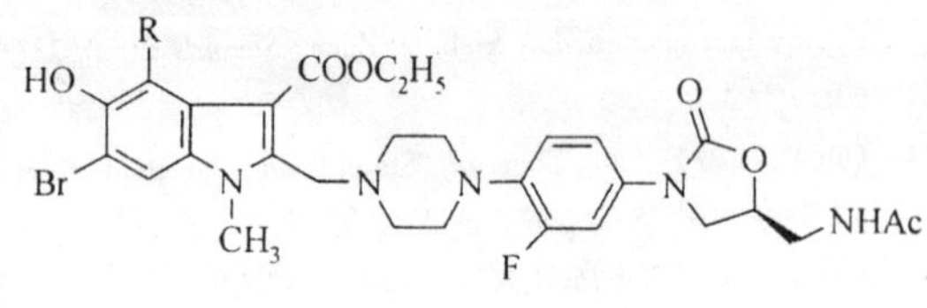

4: R=H　**5:** R=

设计并合成了一系列芳基-4-胍基甲基苯甲酸酯和*N*-芳基-4-胍基甲基苯甲酰胺（代表化合物**6～11**）[4]，12个化合物均表现出强的抗革兰阳性菌的活性，对甲氧西林耐药的葡萄球菌、耐万古霉素的肠球菌等的MIC值为0.5～8 μg/mL，与许多目前临床应用的药物相当，而对革兰阴性菌只有弱抑制活性或无活性。

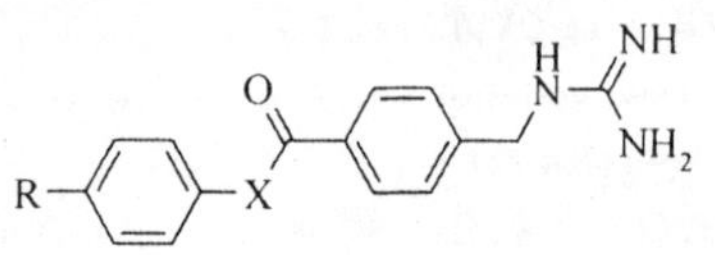

6: R=H　X=O	**9:** R=H　X=NH
7: R=F　X=O	**10:** R=F　X=NH
8: R=Cl　X=O	**11:** R=Cl　X=NH

基于鱼腥草素和β-内酰胺的化学结构，设计并合成了一系列4-烷基苯基β-醛基酮衍生物[5]，活性测试结果显示，大多数化合物对革兰阳性菌的活性强于对革兰阴性菌的活性，且抗金葡菌的活性强于鱼腥草素。化合物**12**为所得化合物中抗菌活性最强，其抑制金葡菌的MIC为1.0 μg/mL。

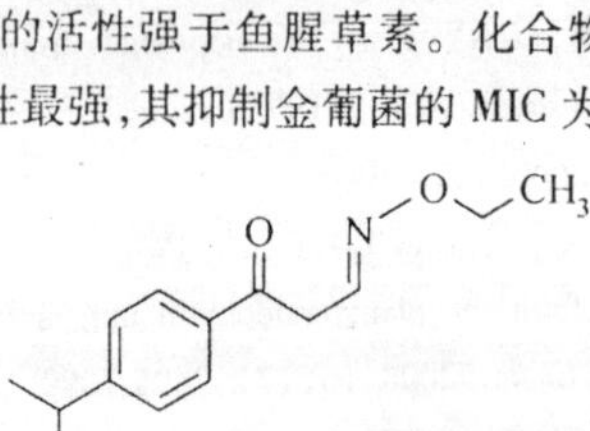

12

对姜黄素进行结构改造，在芳环之间的连接链上引入带羰基的五元环，将姜黄素结构中连接链部分的两个羰基减少为一个,所得到的化合物结构得到简化[6]。经抗菌活性测定,所合成的化合物抗菌活性要强于姜黄素,大部分化合物对耐氨苄西林的阴沟肠杆菌具有抑制活性,其中化合物**13～17**具有比较显著的抗阴沟肠杆菌活性。将姜黄素结构两侧的苯环用杂环替换,或者连接链采用长链基团可能有效增强姜黄素类似物的抗菌活性。

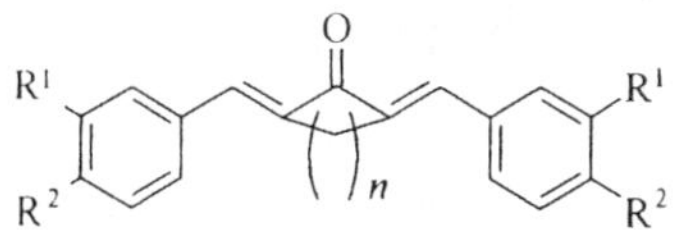

13: R^1=H　R^2=$OCH_2CH_2CH_2N(CH_3)_2$　*n*=2
14: R^1=H　R^2=OH　*n*=0
15: R^1=OCH^3　R^2=OH　*n*=0

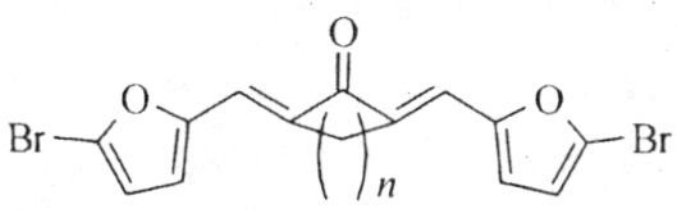

16: *n*=0
17: *n*=3

染料木素属异黄酮类,具有广泛的生物活性。在其7位羟基上连接上含氮杂环基团来增加其抗菌活性,并通过调节连接链的长度来考察抗菌活性的变化[7]。对合成的33个化合物进行活性测试后发现,化合物**18～23**具有比较好的抗菌活性,而化合物**18**还同时具有抗真菌的活性,化合物**23**对枯草芽孢杆菌的抑制活性为3.7 μg/mL,与阳性对照卡那霉素和青霉素相当。当羟基与杂环氮原子之间的长度为4个碳时,抗菌活性最强。

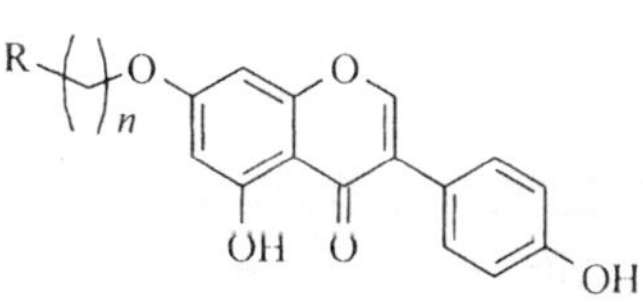

18: R= 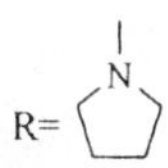　*n*=3

19: R=$-N(CH_2CH_2CH_3)_2$　*n*=3
20: R=$-N(CH_2CH_2CH_2CH_3)_2$　*n*=3

21: R= 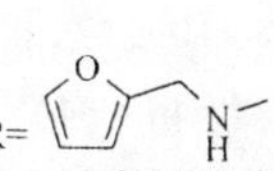　*n*=3
22: R=$-N(CH_2CH_2CH_3)_2$　*n*=4
23: R=$-N(CH_2CH_2CH_2CH_3)_2$　*n*=4

1.2　抗真菌药物

三唑类化合物是目前发展最快的抗真菌化合物,但临床数据显示这类化合物毒性相对较高,药动学性质欠佳以及易产生耐药性。临床上迫切需要广谱、高效、低毒的新型深部抗真菌药物。根据氮唑类药物的作用机制和构效关系,以氟康唑为先导化合物,保留三唑醇类化合物的基本药效基团二氟苯基、三唑环和叔醇结构,在侧链中引进环丙基,设计并合成了10个化合物[8],均对所选真菌具有较强的抑制活性,特别是对深部真菌活性较好,部分目标化合物对白色念珠菌的MIC_{80}均小于0.125 μg/mL,是氟康唑活性的4倍以上,是特比萘芬的32倍。代表化合物**24**不但对深部真菌活性较好,而且对浅表真菌活性基本与特比萘酚相当。

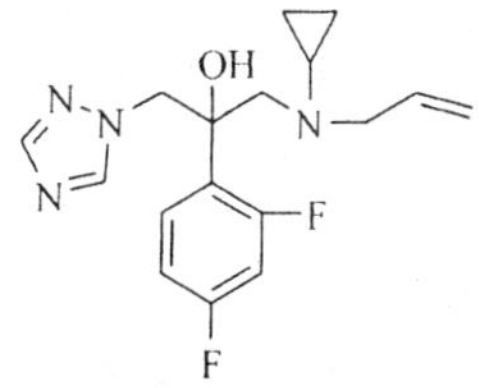

24

设计并合成了一系列联芳氧基取代的三唑结构抗真菌化合物,对所合成的30个化合物进行了8种真菌菌株抑制活性测试[9]。其中17个化合物对白色念珠菌的抑制活性(MIC_{80}为0.0156～0.0625 μg/mL)要比阳性对照伏立康唑强4～64倍。根据这个结果,作者认为在三唑类抗真菌化合物的结构中引入联芳氧基侧链可大大提高此类化合物对白色念珠菌的抑制活性。代表化合物**25～27**对白色念珠菌抑制的MIC_{80}值分别为0.0156、0.0625和0.0156 μg/ mL。

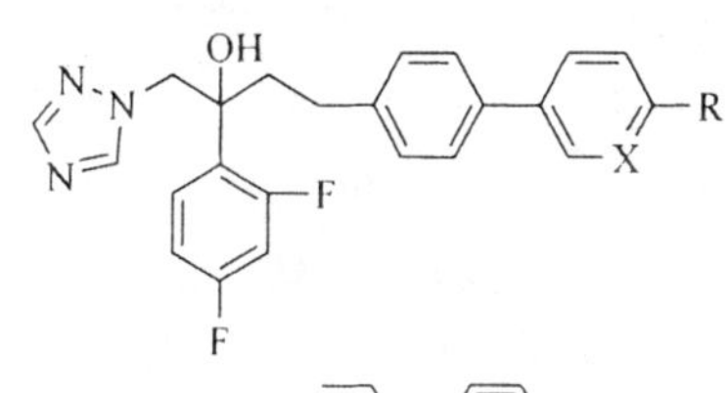

25: X=O　R= 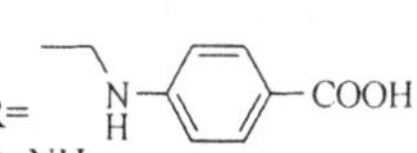
26: X=N　R=NH_2
27: X=N　R= 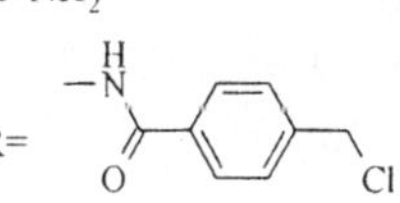

硫色满酮类化合物是一类高脂溶性、低水溶性、含有硫原子的杂环化合物。将取代硫色满酮的3位和4位羰基同时衍生化,生成吡唑啉环化合物,设计并合成了12个新的并三环的2,3,3a,4-四氢硫色烯并[4,3-c]吡唑类化合物(化合物**28～39**)[10]。体外对絮状表皮毛癣菌(*E. floccosum*)、石膏样小孢子菌(*M. gypseum*)、绿色木霉菌(*T. viride*)和断发毛癣菌(*T. tonsurans*)进行了化合物的抗真菌活性测试。结果表明,所有目标化合物对供试真菌均有一定程度的抑制活性。其中8位为F原子时目标化合物的抗真菌活性优于8位为Cl原子时的化合物。目标化合物对*T. viride*和*M. gypseum*均比阳性对照克霉唑的活性强;但对*T. tonsurans*的抑制作用较弱;它们对*E. floccosum*的抗菌活性与对照药克霉唑相当。

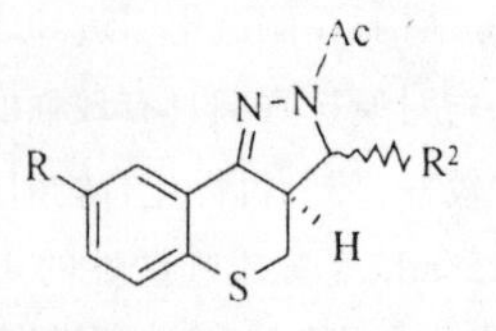

28: R=F R[1]=β-Ph　**34:** R=F R[1]=α-Ph
29: R=Cl R[1]=β-Ph　**35:** R=Cl R[1]=α-Ph
30: R=F R[1]=β-4-CH_3-Ph　**36:** R=F R[1]=α-4-CH_3-Ph
31: R=Cl R[1]=β-4-CH_3-Ph　**37:** R=Cl R[1]=α-4-CH_3-Ph
32: R=F R[1]=β-4-OCH_3-Ph　**38:** R=F R[1]=α-4-OCH_3-Ph
33: R=Cl R[1]=β-4-OCH_3-Ph　**39:** R=Cl R[1]=α-4-OCH^3-Ph

1.3 抗病毒药物

依据2,4-二取代-1,1,3-三氧代-2H,4H-噻吩并[3,4-e][1,2,4]噻二嗪(TTDs)结构的非核苷类逆转录酶抑制剂，利用生物电子等排原理，将分子中左侧的噻吩环顺时针旋转72度，得到一系列1,3-二取代噻吩并[3,2-c][1,2,6]噻二嗪-4(3H)-酮-2,2-二氧化物(TTDDs)[11]。利用MT-4细胞进行抗HIV-1活性测试，这些TTDD化合物具有强效的抗HIV-1活性，其中化合物**40**的EC_{50}为4.0 μmol/L，选择性指数(SI)大于76。

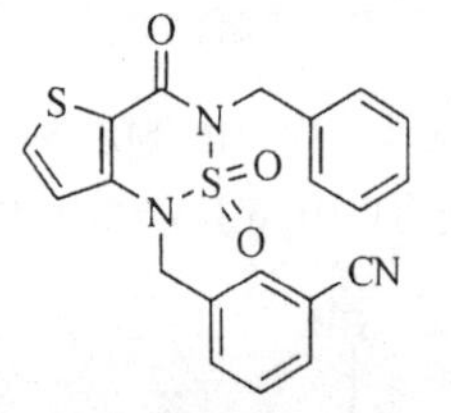

40

将TTDs分子中左侧的噻吩结构用吡唑替换，得到了一系列2,4-二取代-7-甲基-1,1,3-三氧代-2,4-二氢-吡唑并[4,5-e][1,2,4]噻二嗪(PTDs)[12]。利用MT-4细胞进行抗HIV-1活性测试，这些PTDs能特异性的抑制HIV-2的复制，其中化合物**41**的活性最强，EC_{50}为18.7 μmol/L，但选择性指数太低(SI=15)。

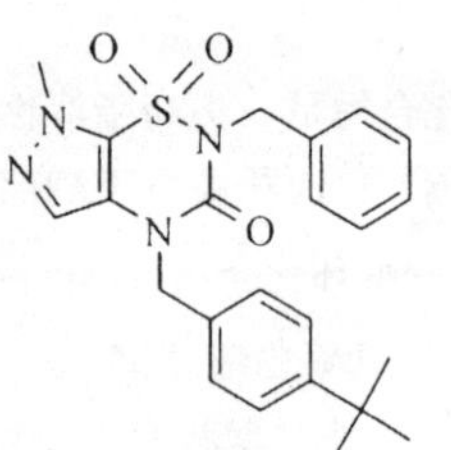

41

以2-烷基硫基-6-苄基嘧啶-4(3H)-酮(S-DABOs)为基础，近年来开发了不少新的非核苷类HIV-1逆转录酶抑制剂。将S-DABOs结构中2位的硫原子接上芳甲酰甲基，得到了一系列具有强抗HIV-1活性的化合物[13]。这些化合物对野生型HIV-1的EC_{50}为8.97～0.010 μmol/L。当6位苄基的两个间位都有甲基取代时，活性和选择性均增强，如化合物**42～44**，EC_{50}分别为为0.054、0.018和0.010 μmol/L，SI分别大于5 704、13 278和31 800。这个现象与原来结构的S-DABOs不同，因此作者推测这些化合物可能以不同的方式作用于逆转录酶。特别是化合物**44**，对于HIV-1逆转录酶K103N+Y181C突变细胞，仍然具有中等的抑制活性，值得进一步开发。

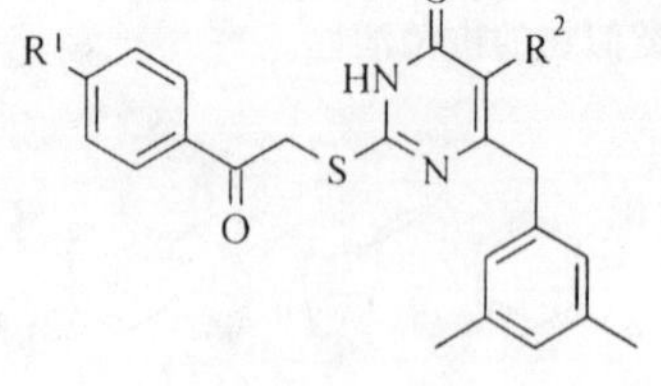

42: R[1]=CH_3　$R^2=OCH_3$
43: R[1]=CH_2CH_3　$R^2=OCH_3$
44: R[1]=CH_3CH_2　R^2=H

同样还是以S-DABOs为基础，该研究小组还报道了一系列2,5-二取代6-(1-萘基甲基)-嘧啶-4(3*H*)-酮结构的HIV逆转录酶抑制剂[14]。大多数化合物对野生型HIV-1显示中等到强效的抑制活性(IC_{50}为5.64～0.21 μmol/L)，其中化合物**45**活性最强(IC_{50}为0.21 μmol/L，SI为724)，比阳性对照2′,3′-双脱氧碘苷强25倍。初步的构效关系研究显示，嘧啶环上C-2位的氨基和C-5位的烷基的改造对于抗HIV-1活性是至关重要的。

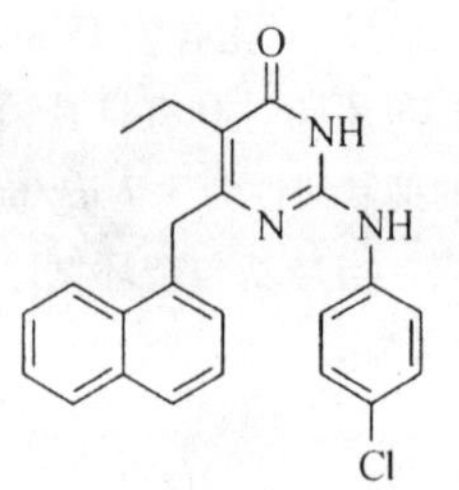

45

在病毒感染过程中，整合酶(IN)介导前病毒DNA整合到宿主的基因组中，而这种整合酶在人体中没有其同源酶。因此，IN抑制剂已经成为一个重要的抗HIV药物研究靶点。在IN抑制剂中，芳基二酮酸(ADK)化合物比较被看好，但是这类化合物在体内不稳定，因此发展了一些生物电子等排体，这样可避免双酮结构的生物不稳定性。将1,3-双酮基团转化为异噁唑、异噻唑和1H-吡唑，得到了一系列稳定的HIV-1整合酶抑制剂(化合物**46～54**)[15]。在所测试化合物中，3-苄氧基苯基取代的异噁唑羧酸对IN的抑制活性最强，*N*-羟基酰胺结构能增强化合物的体内外活性。代表化合物**49**和**51**的抑制IN的IC_{50}分别为7.2和3.6 μmol/L。

以香草醛为原料，合成了40个咖啡酸酯的类似物[16]，其中化合物**55～59**具有比较好的HIV整合酶抑制活性，IC_{50}分别为19.9、26.8、25.0和13.5 μmol/L。另外，部分化合物还具有抗肿瘤活性，化合物**59**对人肝癌Bel-7404细胞抑制的IC_{50}为5.5 μmol/L。

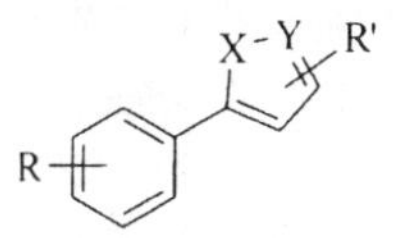

46: X=O Y=N R=3-BnO R'=3-COOH
47: X=O Y=N R=4-NO_2 R'=3-COOH
48: X=O Y=N R=3-BnO R'=3-CONHOH
49: X=N Y=O R=3-BnO R'=5-COOH
50: X=N Y=N R=3-BnO R'=3-COOH
51: X=N Y=N R=4-NO_2 R'=3-COOH
52: X=N Y=N R=4-NO_2 R'=3-$COOCH_3$
53: X=N Y=S R=3-BnO R'=5-COOH
54: X=N Y=S R=3-BnO R'=4-COOH

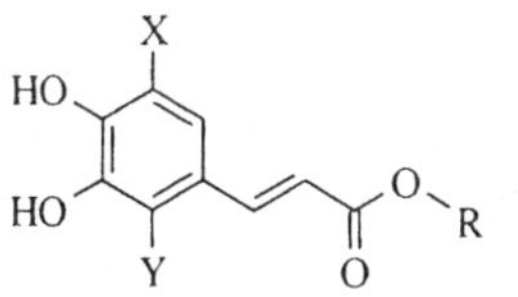

55: X=H Y=H R= 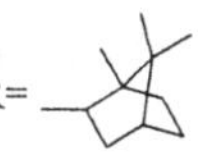

56: X=NO_2 Y=H R=H

57: X=NO_2 Y=H R=$PhCH_2CH_2$

58: X=H Y=NO_2 R= 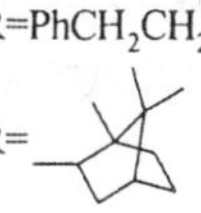

59: X=H Y=H R=$PhCH_2CH_2$

设计并合成了一系列8-咪唑甲基-7-羟基喹啉-3-羧酸乙酯的衍生物[17]。在所合成的21个化合物中，有7个化合物能有效抑制病毒抗原HBsAg或HBeAg，其中化合物**60～62**能有效地抑制HBV DNA的复制，IC_{50}分别为12.6、3.5和2.6 μmol/L，SI值分别为12.4、37.9和61.6，优于阳性对照拉米夫定（IC_{50}为343.2 μmol/L，SI为7.0）。

将7-羟基喹啉-3-羧酸乙酯结构中喹啉环8位引入不同的脂肪胺及碱性较强的胍基，设计并合成了12个目标化合物[18]。其中有5个化合物显示出不同程度的抑制HBsAg或HBeAg分泌的活性（IC_{50} < 20 μmol/L），6个化合物显示出优于对照药拉米夫定的抗HBV DNA复制活性，其中化合物**63**（IC_{50} = 14.3 μmol/L，SI = 5.9）、**64**（IC_{50} = 7.2 μmol/L，SI = 27.0）的活性和选择指数均优于或相当于拉米夫定（IC_{50} = 343.2 μmol/L，SI = 7.0）。

神经氨酸酶（neuraminidase，NA）是存在于流感病毒A和B表面的糖蛋白，在病毒的感染和复制过程中起关键酶的作用。研究人员以4-羟基-*L*-脯氨酸为原料，设计、合成了一系列吡咯烷类NA抑制剂[19]。所合成的化合物均具有NA抑制活性，其中化合物**65**和**66**活性较好，IC_{50}分别为8.67和22.22 mg/L。

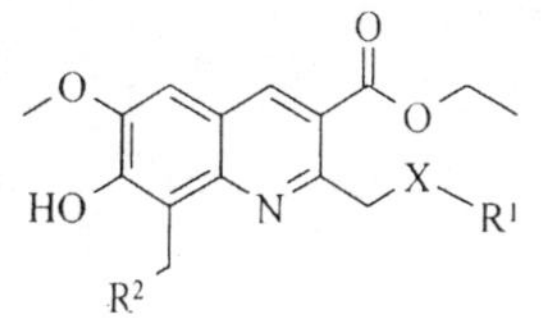

60: X=S R^1=4-F-Ph R^2=imidazol-1-yl
61: X=SO R^1=4-F-Ph R^2=imidazol-1-yl
62: X=SO R^1=3 4-di-F-Ph R^2=imidazol-1-yl
63: X=S R^1=4-F-Ph R^2=pyrrolidin-1-yl
64: X=SO R^1=3 4-di-F-Ph R^2=pyrrolidin-1-yl

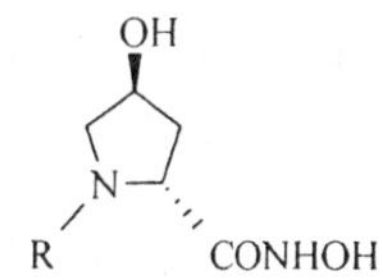

65: R= Boc-Ile
66: R= Boc-Phe

2 抗肿瘤药物研究

2.1 细胞毒抗肿瘤化合物

合成了一系列C-1位苯乙烯基取代的β-咔啉衍生物，N-2位苄基取代的β-咔啉氢溴酸盐显示出较高的细胞毒活性，其中化合物**67**活性最高，对10株人肿瘤细胞株的IC_{50}均小于5 μmol/L[20]。

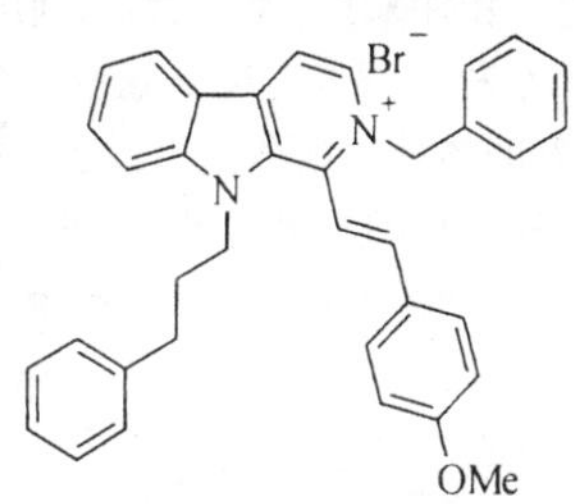

67

合成了26个非对称联苯类化合物，并测试了其对DU145、A549、KB和KB-Vin肿瘤细胞的细胞毒作用。化合物**68～70**对这四株细胞株的活性均较强，IC_{50}值的范围为0.04～3.23 μmol/L。此外，有14个化合物对耐药KB-Vin细胞株的活性要强于对亲代KB细胞株的活性。初步的构效关系研究显示，在非对称联苯骨架的2和2′位引入较大的取代基对于其体外抗癌活性是必需的[21]。

合成了一系列N取代的呋喃并喹诺酮衍生物，化合物**71**对P388和A549细胞株的抑制活性最强，IC_{50}分别为14.45±2.12和20.45±2.13 μmol/L，比其未取代的母体化合物强4至5倍[22]。

合成了一系列1-芳甲基-3-芳基-1H-吡唑-5-卡巴肼腙结构的化合物，通过构效关系以及亲脂性预测分析显示Log P值在4.12～6.80这个范围的化合物对A549细胞的生长有抑制作用。其中由水杨醛衍生而来的腙的活性最佳，如化合物**72**和**73**对A549的IC_{50}分别为3.33和4.80 μmol/L[23]。

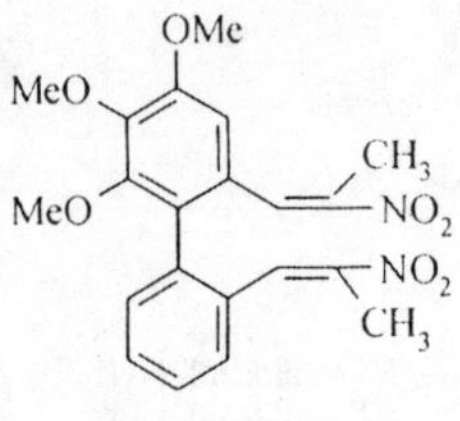

68

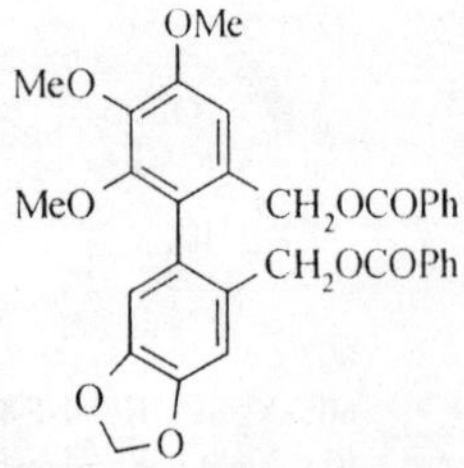

69

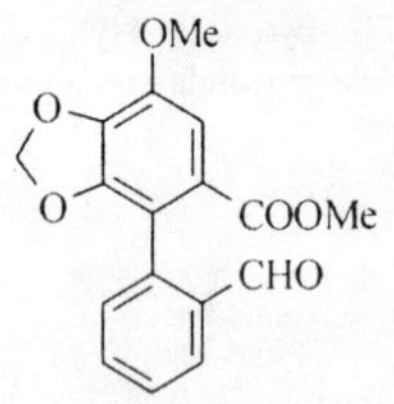

70

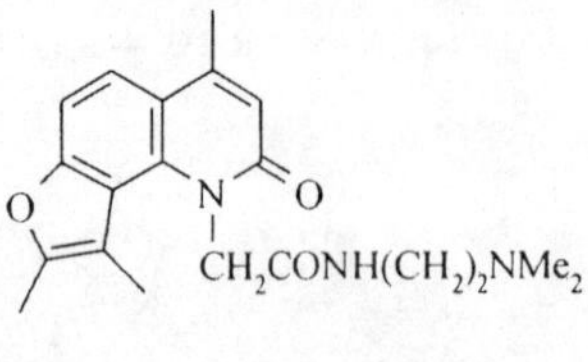

71

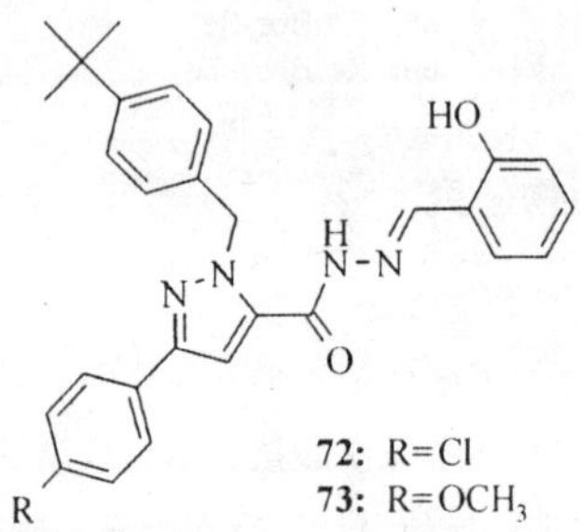

72: R=Cl
73: R=OCH$_3$

邻苯二甲酸酐是一个高毒性物质，但在水介质中很容易产生无毒性的终产物邻苯二甲酸。因而，利用缩合反应合成了含有苯并噻唑结构的邻苯二甲酰亚胺化合物，如化合物**74**，表现出了较好的体外细胞毒作用。进一步的研究显示，这些含有苯并噻唑结构的邻苯二甲酰亚胺化合物所引起的癌细胞凋亡涉及到 caspase 依赖和非 caspase 依赖的两条凋亡途径[24]。

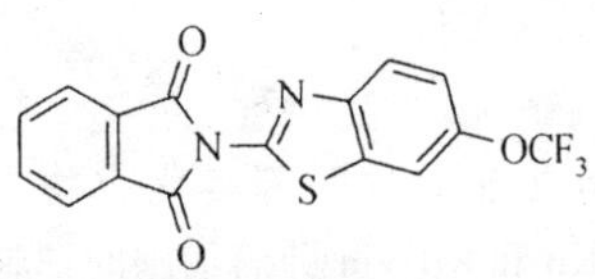

74

合成了一系列与 combretastatin A-4(CA-4) 结构相似的芳基咪唑酮衍生物[25]，代表化合物**75**表现出了非常好的抑制肿瘤细胞生长的活性，对 HL-60、K562、K562R、PC-3、MCF-7、ECA-109、BEL-7402 和 A549 的 IC_{50}分别为 0.2、1.0、0.9、3.1、10.6、3.8、1.2 和 1.3 μmol/L。化合物**76**体内对荷瘤小鼠的肿瘤生长具有很好的抑制作用。

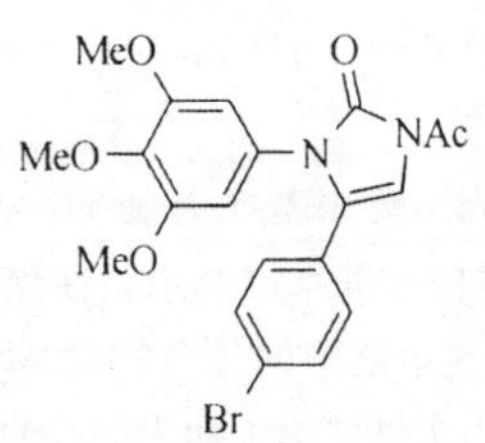

75

以氧化异阿朴啡类生物碱为先导化合物进行结构修饰，合成了一系列 9-氨烷基酰胺-1-氮杂苯并咕吨酮化合物[26]。与母核化合物 1-氮杂苯并咕吨酮相比，这些衍生物具有显著的 DNA 结合能力，且对不同的肿瘤细胞株有更高的细胞毒作用。构效关系研究表明，在边链上含有 2 个亚甲基以及哌啶或乙醇胺基团的化合物表现出最高的 DNA 亲和力和细胞毒性。其中化合物**76**具有最强的 DNA 结合活性，且体外细胞毒活性测试显示其对 NCI-H460、HepG2 和 MCF 的 IC_{50}分别为 2.36、3.88 和 4.3 μmol/L。化合物与 DNA 的结合常数和体外细胞毒活性具有良好的线性关系，说明这类结构化合物的抗肿瘤活性来自于其对 DNA 的作用。

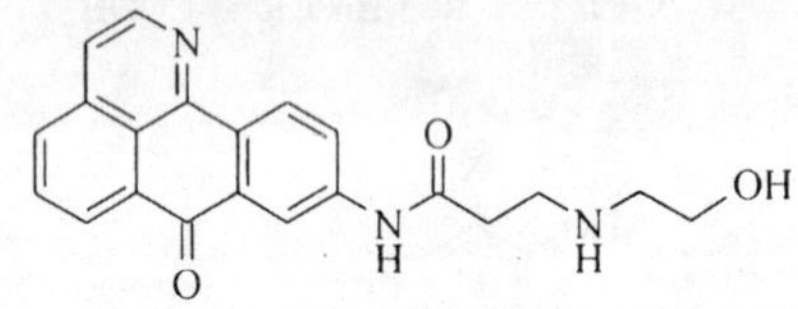

76

合成了一系列 1-(2′-羟基-3′-芳氧基丙基)-3-芳基-1H-吡唑-5-酰肼衍生物，所合成的化合物均可以抑制肺癌 A549 细胞的生长，并且呈剂量与时间依赖性。其中，化合物**77**与**78**可以诱导 A549 细胞的自我吞噬而不引起它们的凋亡与坏死，化合物**78**对 H460 细胞的自我吞噬诱导最强。而且，对于正常细胞 HUVEC，化合物**77**与**78**并不抑制其生长[27]。

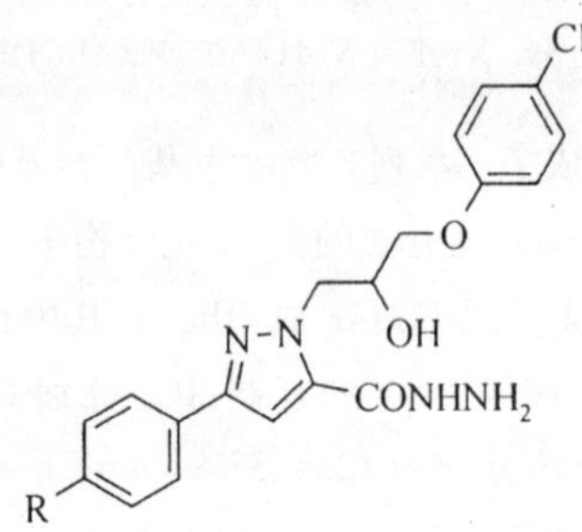

77: R=H
78: R=Cl

合成了 *N*-苯胺-5-甲基-2-(3-(5-(烷基氨甲基)呋喃-2-甲硫基)丙基)-[1,2,4]三氮唑并[1,5-α]嘧啶-7-胺衍生物，并针对 Bel-7042 与 HT-1080 做了体外细胞毒性研究[28]。化合物**79**的活性最佳，对二者抑制的 IC_{50}分别为 15 和 7.8 μmol/L。该类化合物的抗肿瘤活性与 C-2 位侧链的取代基团密切相关，对三氟甲基苯胺基被认为是最佳取代基团。

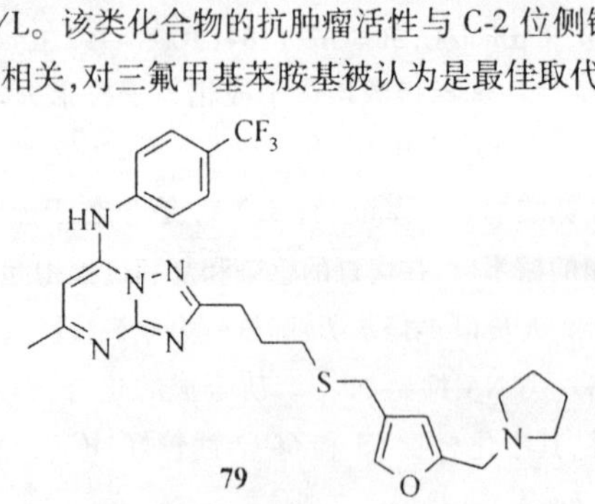

79

以4-硝基邻苯二腈和对羟基苯甲醇为原料，经两步法设计并合成了两亲性β2四（对羟甲基苯氧基）酞菁锌（Ⅱ）光敏剂（化合物**80**），化合物**80**对人肝癌细胞Bel-7402的IC_{50}为30.1 mg/L[29]。

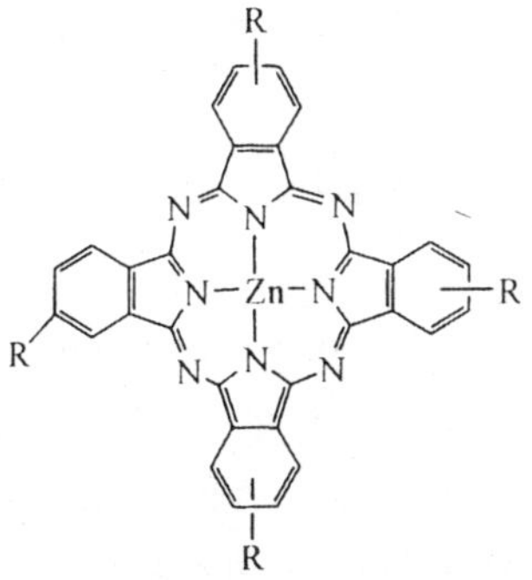

80: R=$HOCH_2PhO$-

设计并合成了7个同一分子中含均三唑席夫碱药效团及极性碱性吡啶侧链的吡啶均三唑席夫碱结构类型的化合物[30]。其中化合物**81～83**对人肝癌细胞株SMMC-7721和Bel-7402均表现出显著的体外抗癌活性，其IC_{50}分别为3.8、2.0、1.3和2.5、2.5、1.1 μmol/L。

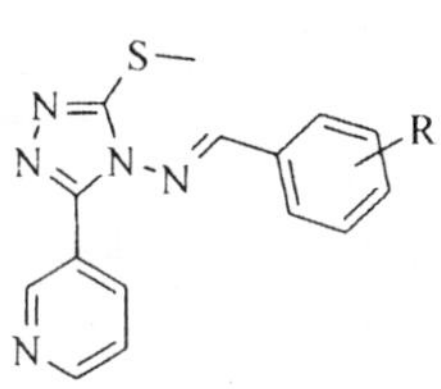

81: R=2-OCH_3
82: R=3-OCH3-4-OH
83: R=3, 4-di-OCH_3

首次合成了24个1,3-双取代的脲类衍生物，并测试了这些化合物对一组人肝细胞株（L02）和两组人肿瘤细胞株（KB和K562）的抗增殖活性。结果表明，这些1,3-二取代脲衍生物对前者无抗增殖活性，而对后者具有良好的抗增殖活性，这种作用的选择性有助于减少抗癌药物的副作用。代表化合物**84**体外对KB和K562细胞株的IC_{50}分别为0.09±0.38和0.27±0.13 μmol/L，对L02细胞株的IC_{50}为155±43 μmol/L。构效关系研究表明，这类化合物苯环上引入羟基会降低对细胞膜的穿透性，从而减弱抗增殖活性。在N-3位引入芳环一般可以增强活性，而在芳环C-3位引入硝基则会减弱活性[31]。

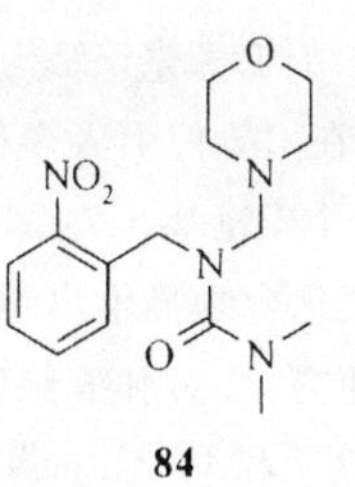

84

2.2 分子靶向抗肿瘤化合物

针对肿瘤发生过程中的关键调节酶c-Src和iNOS，设计合成了一系列的4-芳杂环氨基-3-氰基喹啉类化合物，经体外生物活性研究表明它们中的大多数具有c-Src和iNOS双重抑制活性[32,33]，一些化合物还对不同的肿瘤细胞株表现出抑制活性。其中化合物**85**和**86**对上述两种酶抑制活性的IC_{50}分别为34.8 nmol/L、26.7 μmol/L和15.4 nmol/L、313 μmol/L。部分化合物对多种肿瘤细胞株具有强效的生长抑制活性，其中化合物**86**对HT-29和HepG2细胞抑制的IC_{50}分别为6.58和7.61 μmol/L。

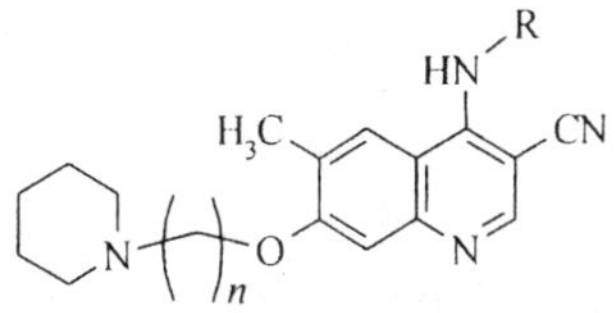

85: R=6-(2-NH_2-benzothiazole) n=2
86: R=2-(6-Me-bezothiazole) n=2

设计合成了一系列吡咯烷类衍生物，并评价了这类化合物对基质金属蛋白酶MMP-2和氨基肽酶AP-N的抑制活性[34]。生物活性测试结果显示，所有化合物均对基质金属蛋白酶MMP-2有选择性抑制作用，而对氨基肽酶AP-N活性不强。其中化合物**87～89**对MMP-2和AP-N的IC_{50}分别为0.001±0.0001、0.005±0.0004、0.004±0.0005和33.5±4.8、29.8±1.4、56.1±5.9 μmol/L，比阳性对照LY52（化合物**90**）对MMP-2的抑制活性（IC_{50}为0.009±0.0004 μmol/L）更强。

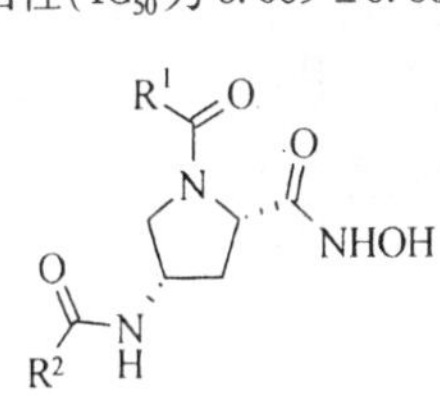

87: $R^1=CH_3$ $R^2=C_6H_2(OCH_3)_3$-3', 4', 5'
88: $R^1=CH_3$ $R^2=C_5H_4N$-3'
89: $R^1=CH_3$ $R^2=CH{=}CHC_6H_5(E)$
90: $R^1=CH{=}CHC_6H_3(E)(OCH_3)$2-3', 4' $R^2=C_5H_4N$-3'

将吡咯烷N-1位的取代基变换为磺酰基，设计合成了一系列新的磺酰基吡咯烷衍生物[35]。这些化合物对MMP-2具有较高的选择性抑制作用。其中化合物**91～94**对MMP-2和AP-N的IC_{50}分别为0.007±0.001、0.01±0.001、0.002±0.0002、0.004±0.0003和101.4±10.7、47.3±1.5、21.7±1.9、33.5±4.1 μmol/L。

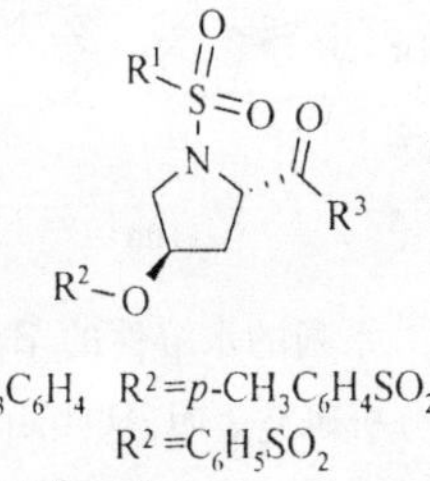

91: $R^1=p\text{-}CH_3C_6H_4$ $R^2=p\text{-}CH_3C_6H_4SO_2$ $R^3=OCH_3$
92: $R^1=C_6H_5$ $R^2=C_6H_5SO_2$ $R^3=OCH_3$
93: $R^1=p\text{-}CH_3C_6H_4$ $R^2=H$ $R^3=NHOH$
94: $R^1=C_6H_5$ $R^2=H$ $R^3=NHOH$

将 C-4 位引入螺环，得到一系列新的磺酰基吡咯烷衍生物[36]。其中化合物**95～98** 对 MMP-2 和 AP-N 的 IC_{50} 分别为 0.003 ± 0.0004、0.006 ± 0.0005、0.008 ± 0.001、0.008 ± 0.0008 和 48.5 ± 6.7、61.8 ± 4.9、73.2 ± 11.6、57.8 ± 5.4 μmol/L，比阳性对照 LY52 对 MMP-2 的抑制活性（IC_{50} 为 0.009 ± 0.0004 μmol/L）更强，且对 MMP-2 表现出了选择性的抑制活性。

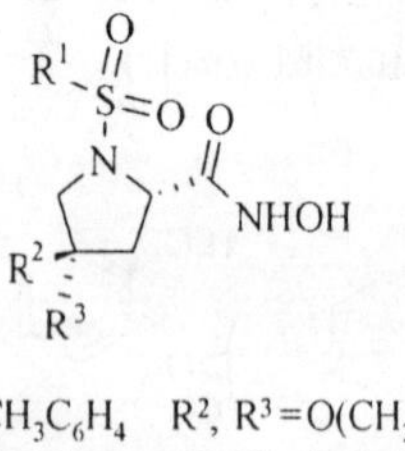

95: R^1=*p*-$CH_3C_6H_4$　R^2, R^3=$O(CH_2)_2O$
96: R^1=*p*-$CH_3C_6H_4$　R^2, R^3=$O(CH_2)_3O$
97: R^1=*p*-$CH_3C_6H_4$　R^2, R^3=$O(CH_2)_4O$
98: R^1=C_6H_5　R^2, R^3=$O(CH_2)_2O$

设计并合成了一系列的 *L*-赖氨酸衍生物，并且研究了这些化合物对 APN 和 MMP-2 的抑制活性[37]。最初的生物学研究表明，大多数化合物对 MMP-2 表现出高抑制活性，而对 APN 只有低抑制活性。但是化合物 **99** 例外，它对 APN 表现出良好的活性，IC_{50} 为 13.2 μmol/L。

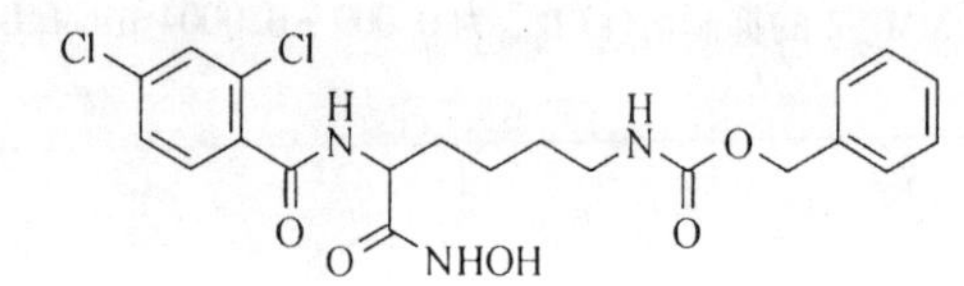

99

设计并合成了一系列芳基吡咯基马来酰亚胺类化合物，并研究了它们对多种人类癌症细胞株的体外细胞毒性以及对蛋白激酶 C 的抑制活性[38]。其中化合物 **100** 对 HL60、PC-3、ECA-109、SMMC-7721 和 A549 的 IC_{50} 分别为 2.32、2.16、6.21、29.7 和 5.40 μmol/L，对蛋白激酶 C 的 IC_{50} 为 0.25 μmol/L。

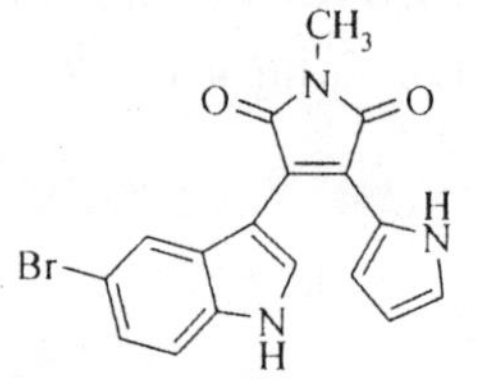

100

设计并合成了一系列的水溶性的阳离子酞菁染料类衍生物。通过 TRAP 分析研究表明，这些阳离子化合物拥有较强的端粒酶抑制活性（IC_{50} < 1.65 μmol/L），有望成为有效的先导物[39]。

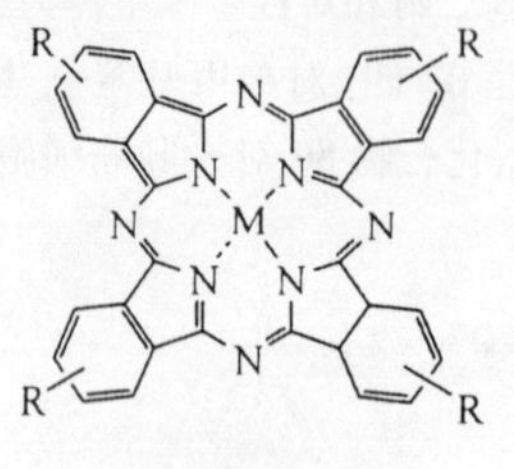

酞菁染料类衍生物

纺锤体驱动蛋白（kinesin spindle protein，KSP/Eg5）作为潜在的肿瘤治疗靶点，使发现 KSP 抑制剂成为热点。设计并合成了一系列 β-四氢咔啉衍生物，具有强效的 KSP 抑制活性，其中化合物 **101** 对 KSP 的 IC_{50} 为 12 nmol/L[40]。进一步将 *β*-四氢咔啉母核的 C-4 位引入羰基氧，得到了一系列 4-氧基-*β*-四氢咔啉衍生物作为新型的 KSP 抑制剂[41]，其对 KSP 的抑制活性均优于阳性对照物 monastrol（化合物 **102**）。其中化合物 **103** 抑制 KSP 的 IC_{50} 为 65 nmol/L，优于 monastrol 100 多倍。

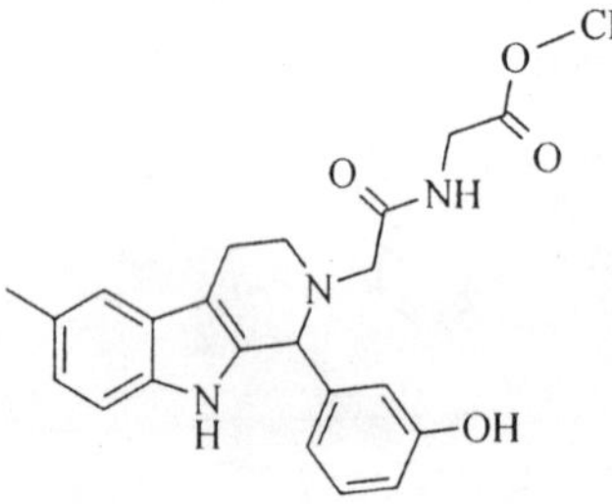

101

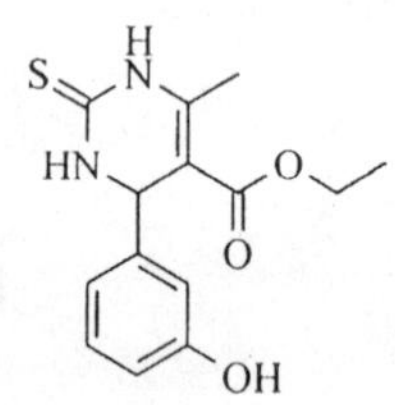

102

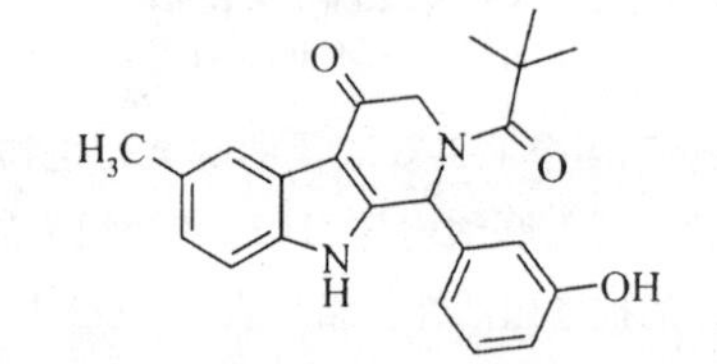

103

3-噻唑基-6-芳基吡唑并［1,5-a］嘧啶类化合物具有 VEGFR 抑制活性，但因其水溶性较差且蛋白结合率高，限制了该类化合物的应用。研究者以其代表化合物 3-(噻唑-2-基)-6-(4-甲氧基)苯基吡唑并［1,5-a］嘧啶（化合物 **104**）为先导化合物，保留吡唑并［1,5-a］嘧啶母核，并在母核 C-3 位引入氰基，以改善水溶性；C-5 位亚甲基上引入较易形成氢键的脂肪氨基烷氧基结构，考察该结构片段对化合物抗肿瘤活性的影响。同时，在 C-7 位引入多种不同取代的苯胺基团，设计并合成了 13 个 3 氰基-5,7-二取代吡唑并［1,5-a］嘧啶类化合物[42]。8 个化合物显示出不同程度的细胞毒性。其中化合物 **105** 活性突出，对肿瘤细胞株 Bel-7402 和 HT-1080 的 IC_{50} 分别为 19.7 和 44.3 μmol/L。

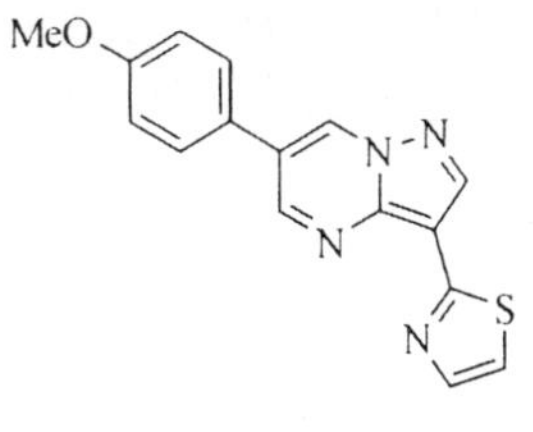

104

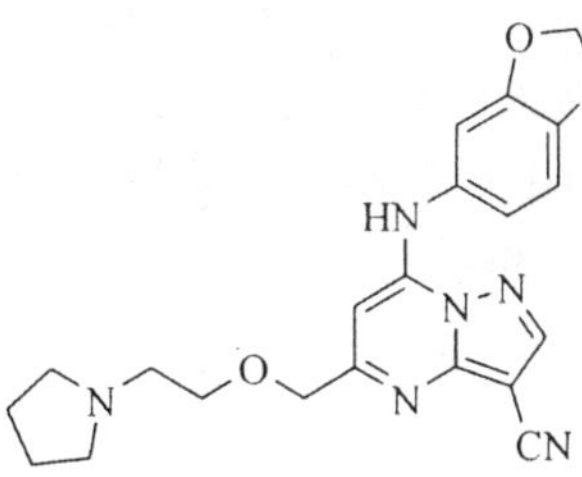

105

EGFR 酪氨酸激酶抑制剂是迄今为止研究最为广泛的口服小分子抑制剂，这类药物耐受性好且不良反应小。以目前已经上市的 EGFR 抑制剂埃罗替尼为基础，利用电子等排取代和拼合原理在喹唑啉 C-4 位引入取代胺基片段，以考察化合物理化性质对其生物活性的变化。设计并合成了 8 个埃罗替尼衍生物[43]。初步的抗肿瘤活性研究表明，在对人肺癌细胞 A549 的体外生长抑制作用上，所合成化合物对人肺癌细胞 A549 均具有一定程度的抑制作用，其中化合物 **106～108** 的体外活性与埃罗替尼相当。

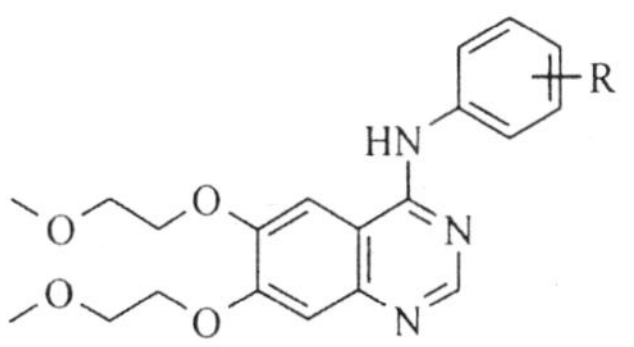

106: R=4-Cl
107: R=4-CH_3
108: R=3-$COCH_3$

以 4-苯氨基嘧啶并[4,5-*b*]吲哚为先导化合物，根据电子等排原理，设计和合成了一类新的 1-苯氨基哒嗪并[4,5-*b*]吲哚衍生物[44]。参考 4-苯氨基喹唑啉衍生物的构效关系研究结果，在苯氨环上引入不同的取代基，在 1-苯氨基-5H-哒嗪并[4,5-*b*]吲哚的 8 位引入 3-[[5-(脂肪(环)胺甲基)呋喃-2-基]甲硫基]丙氧基，考察取代基对化合物抗癌活性的影响。体外活性实验表明，多种化合物显示良好的抗肿瘤活性，其中化合物 **109** 对 Bel-7402 和 HT-1080 肿瘤细胞株的 IC_{50}值分别为 6.1 和 7.5 μmol/L，分别是阳性对照药吉非替尼的 6 倍和 7 倍。

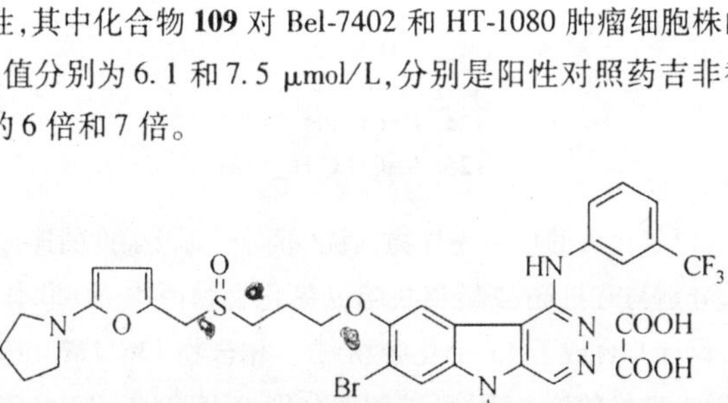

109

基于琥珀酸瓦他拉尼（vatalanib succinate，PTK787，化合物 **110**）和凡德他尼（vandetanib，ZD6474，化合物 **111**）的结构，设计合成了取代的 1,2,3-苯并三嗪化合物[45]。体外活性研究表明，在苯环上引入一个甲氧基和一个 3-氯丙氧基可以增加其抗增殖作用。其中，化合物 **112** 的活性最强。它对 T47D、DU-145、PC-3、LL/2 以及 B16F0 细胞的 GI_{50}分别为 5.04 ± 0.32、4.96 ± 0.43、6.91 ± 0.30、3.79 ± 0.19 和 5.19 ± 0.22 μmol/L，是 PTK787 抑制活性的 4～10 倍。

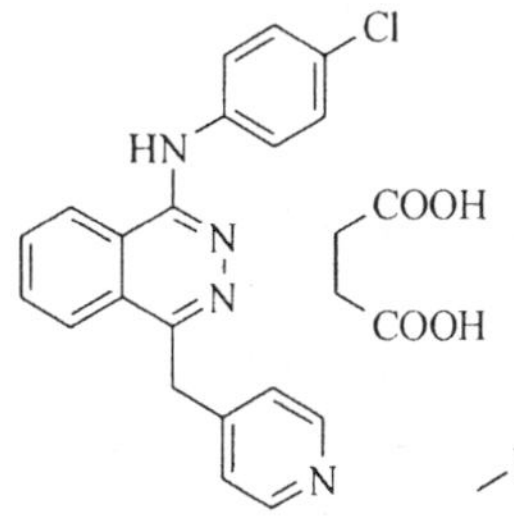

110

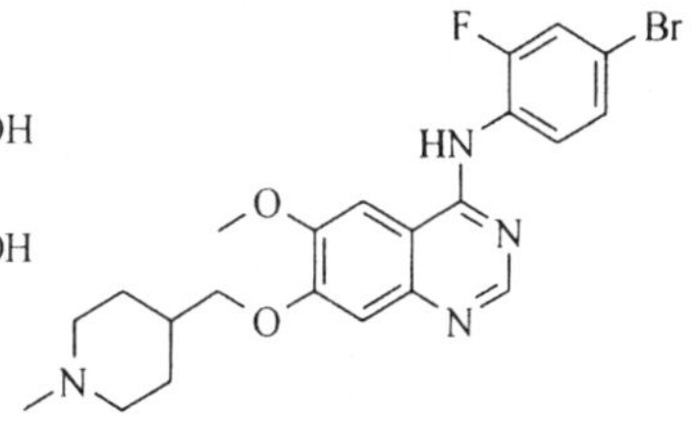

111

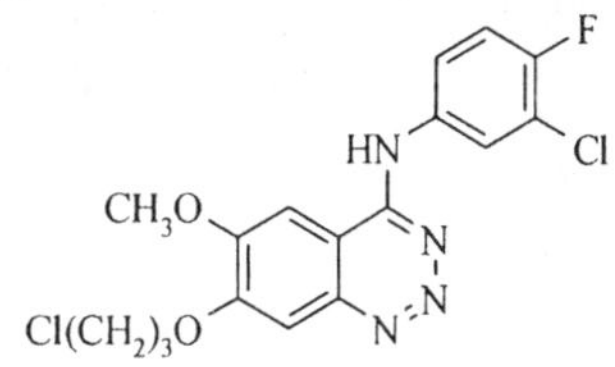

112

2.3　天然抗肿瘤化合物的结构改造和修饰

藤黄酸作为天然产物，通过诱导肿瘤细胞凋亡而表现出强的抗肿瘤活性。合成了 11 个藤黄酸的氧化产物，并对构效关系进行了研究[46]。一些氧化衍生物对 HT-29、Bel-7402、BGC-823、A549 和 SKOV3 细胞株有强的抑制作用。特别是 39-羟基-6-甲氧基-藤磺酸甲酯（化合物 **113**）对上述 5 种肿瘤细胞株的 IC_{50}分别为 4.38 ± 0.82、0.84 ± 0.18、1.28 ± 0.32、0.89 ± 0.13 和 0.96 ± 0.28 μmol/L。进一步的生物学研究表明，其能有效诱导 HepG2 细胞的凋亡。它进一步构效研究表明在 C-32/33 或 C-37/38 的碳碳双键以及 C-39/C-35 的甲基基团的修饰可以提高抗肿瘤活性。

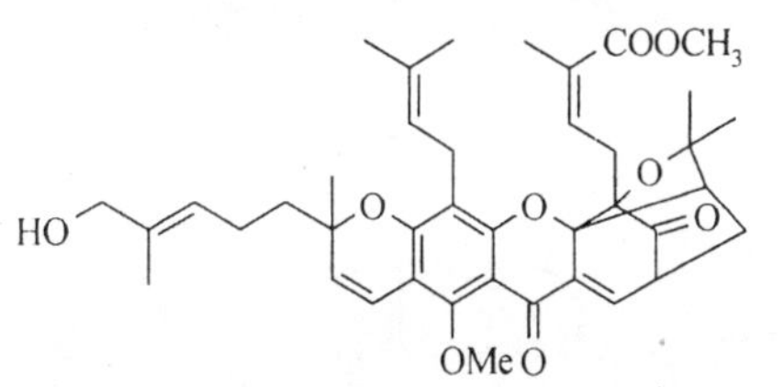

113

合成了一系列新的反式-*N*-磷酰基氨基酸修饰的白藜芦醇类似物，并测定了其对 CNE-1 和 CNE-2 细胞株的细胞毒作用[47]。这些类似物显示出良好的抗增殖活性，化合物 **114～117** 的抑制作用大大强于白藜芦醇，其中 **114** 的活性最强（IC_{50}为 3.45 ± 0.82 μmol/L）。通过使用 PI 染色和 Annexin-V-FITC/PI 染色的方法分析 DNA 断裂和流动细胞计数，结果证实这四个化合物通过诱导细胞凋亡来发挥抗肿瘤活性。PI 染色分析也显示这些化合物能够使细胞在 G0-G1 期发生细胞周期停滞，从而引起细胞凋亡。进一步研究 **114** 对

CNE-2 细胞的作用机制，发现存在 PARP 分裂，这也是细胞凋亡蛋白酶激活和细胞内 ROS 生成的标志。所有这些结果表明化合物 **114** 引发了一个线粒体依赖性的细胞凋亡通路。

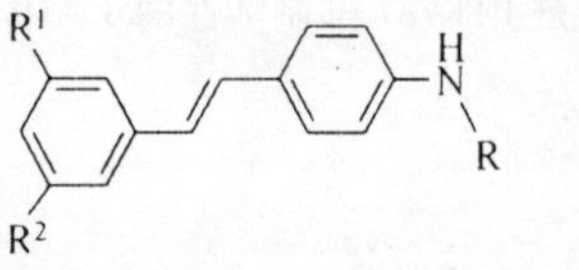

114: R=CO(CH$_2$)$_4$NH-DIPP R^1=OCH$_3$ R^2=OCH$_3$
115: R=CO(CH$_2$)$_5$NH-DIPP R^1=OCH$_3$ R^2=OCH$_3$
116: R=*L*-Pro-DIPP R^1=OCH$_3$ R^2=OCH$_3$
117: R=CO(CH$_2$)$_4$NH-DIPP R^1=H R^2=H

为研究 NO 供体型甘草次酸硝酸酯衍生物的合成和抗癌活性，寻找新型抗肿瘤候选化合物，设计合成了 12 个目标化合物，其中化合物 **118** 的抗肿瘤活性较强，对 HepG2、Bel-7402、MCF-7 和 HL-60 的 IC$_{50}$ 值分别为 4.56、5.28、7.56 和 7.60 μmol/L[48]。

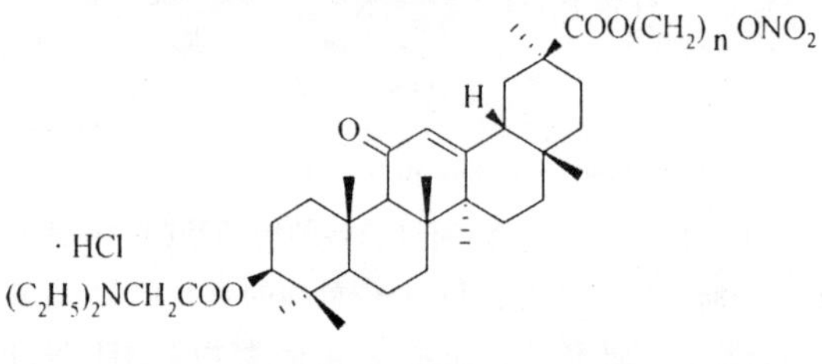

118

在齐墩果酸结构上连接上含有呋咱环的侧链，呋咱环为一氧化氮释放基团，在体内能释放出 NO，对肝癌具有潜在的治疗活性[49]。活性测试显示，有 6 个化合物在人肝癌细胞中能够释放高浓度的 NO，体外显示出较强的选择性细胞毒作用。化合物 **119** 和 **120** 在体内能够显著抑制人肝癌细胞的生长。

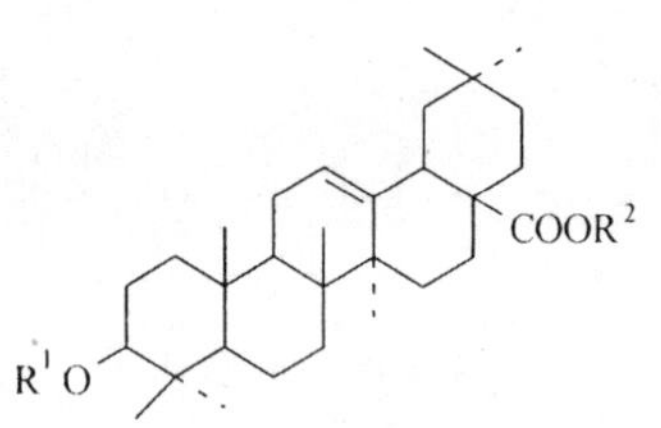

119: R^1 = 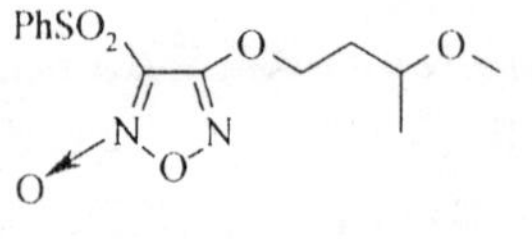 R^2 = H

120: R^1 = H R^2 = 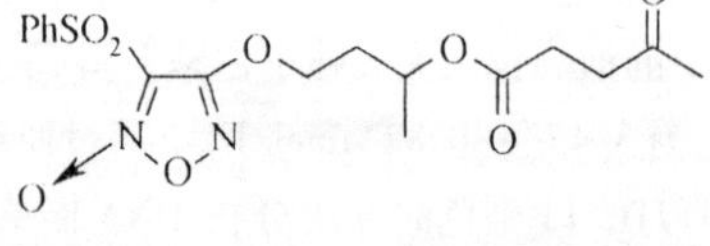

设计并合成了一系列苯丙葡萄糖苷衍生物。以 A431（人表皮鳞癌细胞）、A549（人肺腺癌细胞）、7721（人肝癌细胞）为测试细胞株，采用 MTT 法评价了目标化合物的抗肿瘤活性[50]。体外抗肿瘤活性实验表明，3-(4-甲氧基苯基)丙烷-4,6-*O*-亚苄基-*β*-*D*-吡喃葡萄糖苷（化合物 **121**）显示出较好的抗肿瘤活性。对上述三种细胞株的 IC$_{50}$ 值分别为 27.5、28.5 和 24.4 μmol/L。

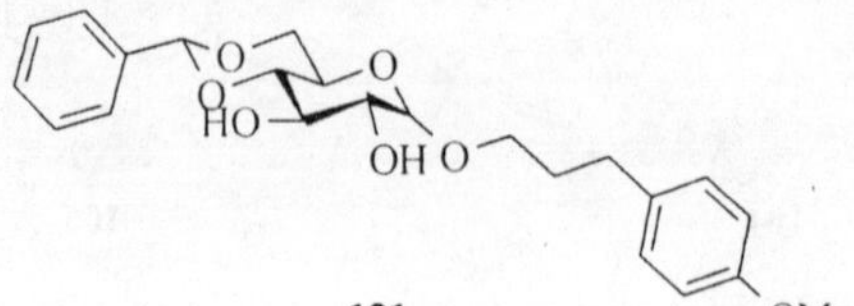

121

3 抗炎药物研究

根据已有报道的 1,3-二氧六环类抗炎化合物的结构，将其 C-2 位引入氨基酸或氨基酸酯的侧链（化合物 **122**，**123**）[51]，以增加化合物结构的多样性并改善化合物的药动学性质。抗炎活性测试结果表明：17 个化合物表现出比较好的抗炎活性，其中有 8 个化合物的抗炎活性要优于阳性对照药阿司匹林（$P < 0.05 \sim 0.01$）。

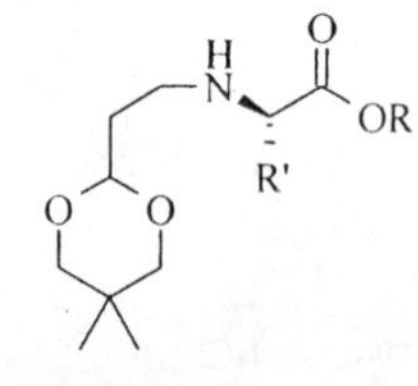

122: R=CH$_3$
123: R=H

设计并合成了一系列 7-烷氧基-1-氨基-4,5-二氢[1,2,4]三唑[4,3-a]喹啉衍生物[52]。其中有两个化合物（**124** 和 **125**，抑制率分别为 52% 和 58%）的活性与阳性对照布洛芬（抑制率为 55%）相当。

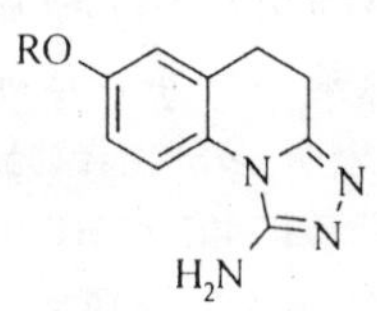

124: R=CH$_2$Ph
125: R=CH$_2$C$_6$H$_4$(*p*-Cl)

以氢化可的松为先导物，通过不同长度及柔度的连接基团，分别与有机硝酸酯及呋咱氮氧化合物两类 NO 供体偶联，设计并合成了 15 个化合物[53]。化合物 **126**、**127** 和 **128** 显示出良好的抗炎活性（抑制率分别为 45.24%、42.86% 和 49.56%），其中化合物 **128** 进行进一步的活性筛选。在角叉莱胶致大鼠足趾肿胀试验、大鼠棉球肉芽肿试验和大鼠佐剂性关节炎（AA）试验中，化合物 **128** 的活性与阳性对照物氢化可的松相当，同时能够有效地防止骨丢失，避免诱发高血压，较氢化可的松具有更好的安全性。

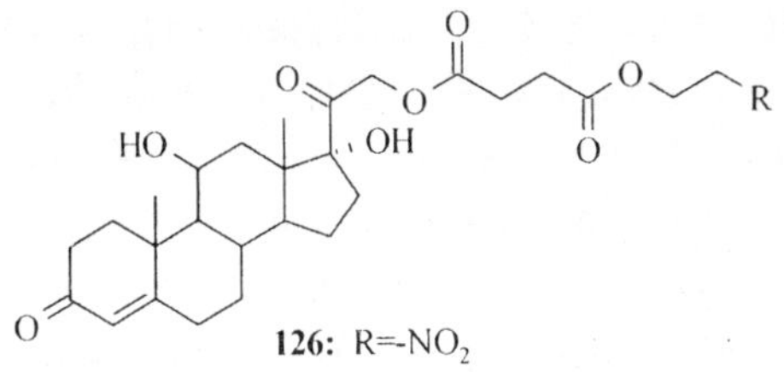

126: R=-NO_2

127: R= 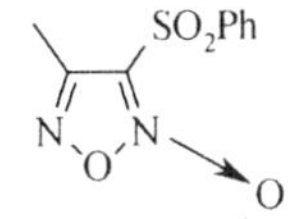

128: R= 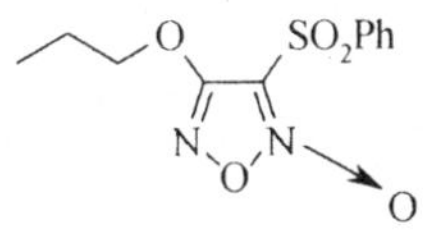

在熊果酸结构基础上，将各种取代的1,3,4-噁二唑啉结构引入到熊果酸上，得到15个新的熊果酸衍生物[54]。抗炎活性测试结果结果显示，在40 mg/kg剂量下，化合物**129～131**可明显减轻二甲苯致小鼠耳廓炎症反应，比原料熊果酸具有更强的抗炎活性。

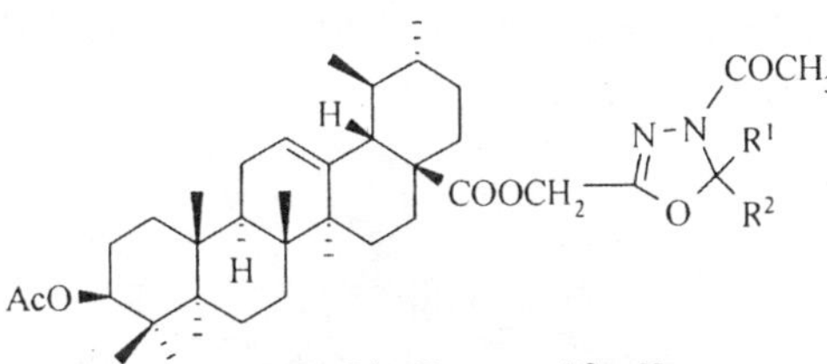

129: R^1 = Ph　R^2 = H
130: R^1 = *p*-NO_2Ph　R^2 = H
131: R^1 = *p*-ClPh　R^2 = CH_3

根据塞来昔布的基本结构——邻二芳基吡唑衍生物的构效关系和分子模拟研究的成果，利用生物电子等排原理，用1,2,4-三唑环替代吡唑环，设计并合成了一系列新的三唑类化合物，综合考虑化合物的脂溶性等因素，在1,2,4-三唑环上分别引入不同性质的取代基团，设计并合成了22个新化合物[55]。在小鼠二甲苯致炎模型中，有8个化合物表现出较强的抗炎活性，其中化合物**132～134**的抗炎活性最强，均优于阳性对照塞来昔布。

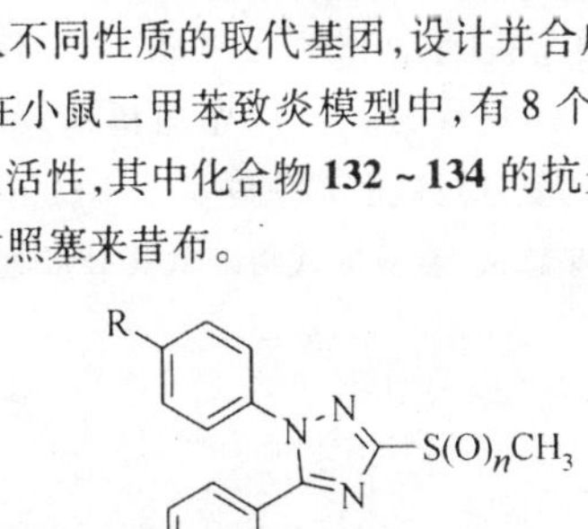

132: R=F　*n*=0
133: R=Cl　*n*=0
134: R=Cl　*n*=2

以具有抗癌、抗炎活性的环戊酮Mannich碱为先导化合物，设计并合成2-(*E*)-亚苄基-5-芳氨基甲基环戊醇类化合物[56]。化合物**135～138**具有较强的抗炎作用，稍强于阳性对照药吲哚美辛；但与Mannich碱类化合物相比，2-(*E*)-亚苄基-5-芳氨基甲基环戊醇类化合物活性有所减弱。

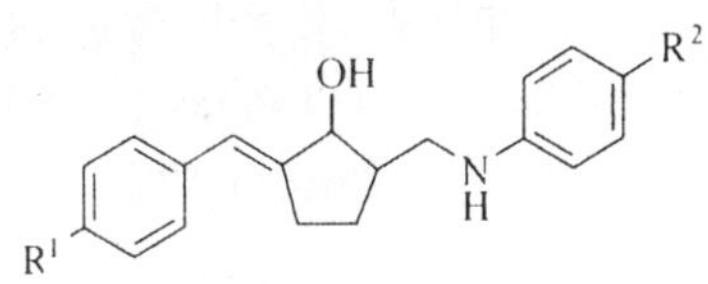

135: R^1 = H　R^2 = H
136: R^1 = $CH_2CH(CH_3)_2$　R^2 = CH_3
137: R^1 = $CH_2CH(CH_3)_2$　R^2 = Cl
138: R^1 = $CH_2CH(CH_3)_2$　R^2 = F

4 抗糖尿病药物研究

五环三萜结构的化合物具有广泛的生物活性，其中降血糖作用与其抑制糖原磷酸化酶(GP)有关。将25个天然存在的五环三萜化合物(其中15个通过合成获得)进行兔肌肉中GPa抑制活性测试[57]。结果显示，不同的五环三萜骨架对GP的抑制活性没有太大影响，骨架上的羟基存在对活性有一些影响，而骨架上的糖基的存在则会使活性大大降低。为了阐明化合物GP抑制的结构基础，将积雪草酸(化合物**139**)和2α-羟基齐墩果酸(化合物**140**)与GPb的复合物晶体构建出来。*X*-射线晶体结构显示，化合物结合到内源性物质AMP结合的活性变构口袋中，为进一步的结构修饰奠定了基础。

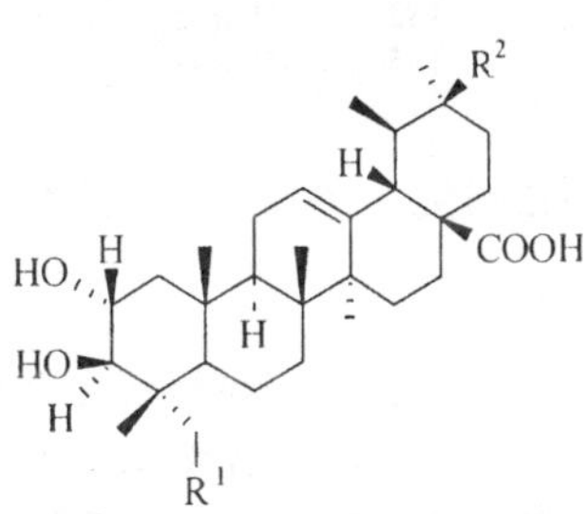

139: R^1 = OH　R^2 = H
140: R^1 = H　R^2 = CH_3

过氧化物酶体增殖因子活化受体γ(PPAR-γ)的激活能通过提高胰岛素的敏感性而增加对血糖的控制，PPAR-α的激活能降低血浆中甘油三酯的水平并增加高密度脂蛋白的水平。PPAR-α/γ激动剂对于糖尿病及其并发症的治疗具有重要作用。合成了一系列苯并吡喃结构的PPAR-α/γ激动剂[58]，大多数化合物都有PPAR-α/γ激动活性，其中化合物**141～144**对PPAR-γ的EC_{50}为1 nmol/L，比罗格列酮强20倍。化合物**145～148**为PPAR-α/γ双重激动剂。

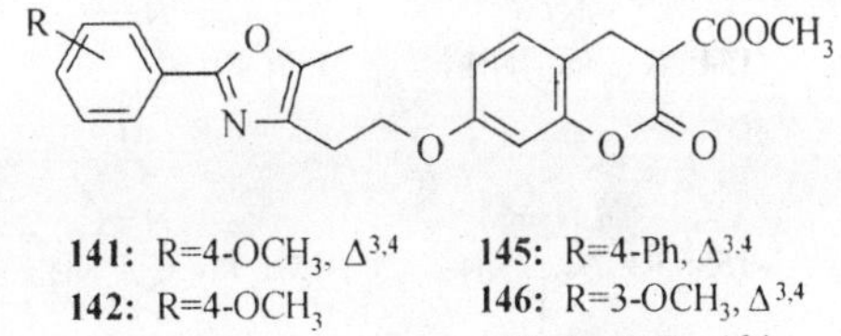

141: R=4-OCH_3, $\Delta^{3,4}$　**145:** R=4-Ph, $\Delta^{3,4}$
142: R=4-OCH_3　**146:** R=3-OCH_3, $\Delta^{3,4}$
143: R=4-CH_3　**147:** R=4-^{t}Bu, $\Delta^{3,4}$
144: R=4-F　**148:** R=4-Ph

设计合成了12个具有PPAR-γ激动剂活性的4-[(5-甲

基-2-芳基噁唑-4-基)甲氧基]-芳亚甲(苄)基取代的杂环类化合物[59],其中代表化合物**149**和**150**与PPAR-γ具有一定的结合活性,但是其抑制率均略小于50%。

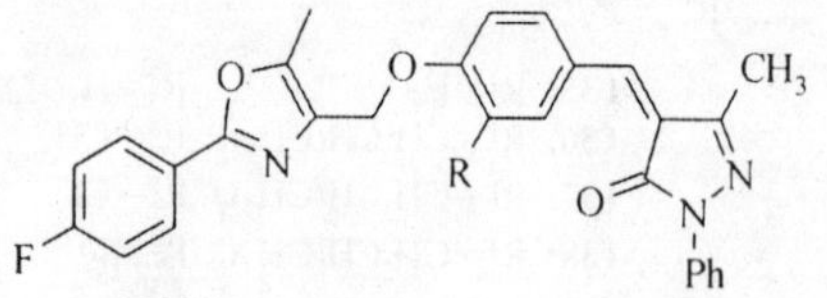

149: R=H
150: R=OCH_3

为了提高双水杨酸酯的降糖活性以及降低其胃肠道副作用,运用前药设计和拼合原理,以双水杨酸酯为先导化合物,通过各种连接基团,将硝酸酯类NO供体与双水杨酸酯的2′位羧基连接,合成了9个一氧化氮供体型双水杨酸酯衍生物[60]。所有目标物均有不同程度的降血糖活性,其中化合物**151**~**153**的活性优于先导化合物双水杨酸酯。

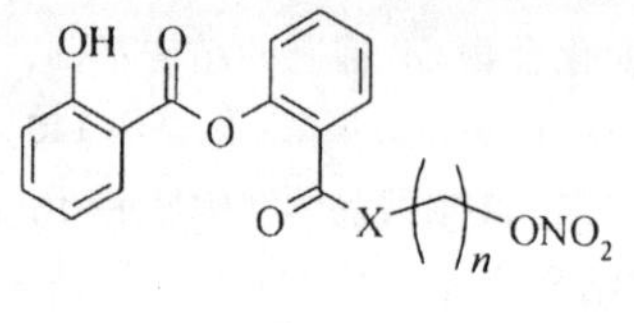

151: X=O *n*=2
152: X=NH *n*=2
153: X=NH *n*=3

5 心血管药物研究

5.1 抗高血压药物研究

设计并合成了含有杂环如咪唑(化合物**154**)、5-氯咪唑(化合物**155**)、1,2,4-三氮唑(化合物**156**)和咪唑啉(化合物**157**)的苯并咪唑衍生物[61]。体外AT1受体结合试验显示,化合物**154**和**156**具有弱的结合活性,化合物**155**的结合活性中等,而化合物**157**具有强的结合活性,其体内生物学活性评价结果与替米沙坦相同,值得进一步研究。

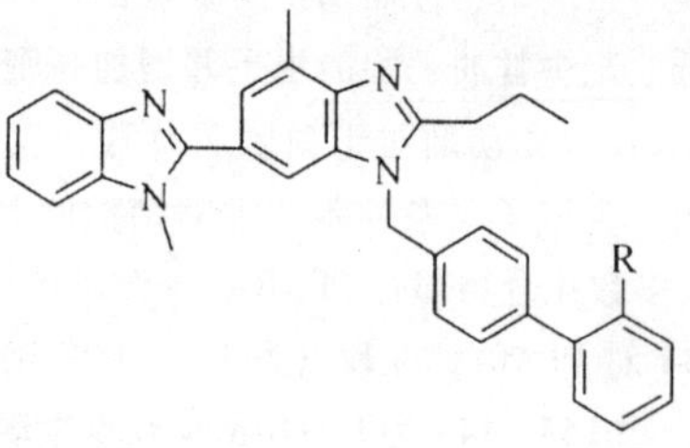

154: R= 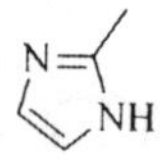 **156:** R= 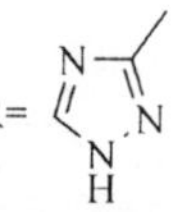

155: R= 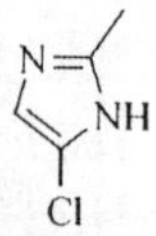 **157:** R= 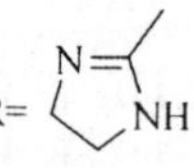

以目前上市的药物西地那非、伐地那非和他达那非的结构为参考,设计并合成了一系列四氢咔啉结构的新型磷酸二酯酶5(PDE5)抑制剂[62]。血管舒张活性测试结果显示,化合物**158**和**159**血管舒张活性较好(对去甲肾上腺素引起的血管收缩的抑制率分别为91.8±5.6%和63.5±4.4%,其中**159**的活性与阳性对照他达那非相当。另外,研究者利用分子力场分析,建立了三维定量构效关系方程,并对化合物与PDE5的结合做了对接研究,为进一步开发PDE5抑制剂提供了参考。

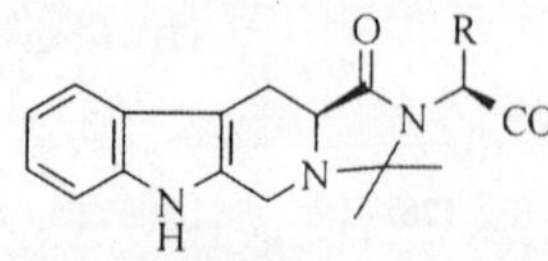

158: R=CH_3
159: R=indole-3-ylmethyl

根据苯并吡喃类钾通道开放剂的作用机理和构效关系,设计合成了13个苯并吡喃-4-异硫脲衍生物[63]。多数化合物在1×10^{-5} mol/L浓度下对30 mmol/L KCl诱导的大鼠主动脉条收缩具有一定程度的抑制作用,其中化合物**160**的血管收缩抑制活性较强,抑制率可达到80.2%,接近阳性对照色满卡琳。

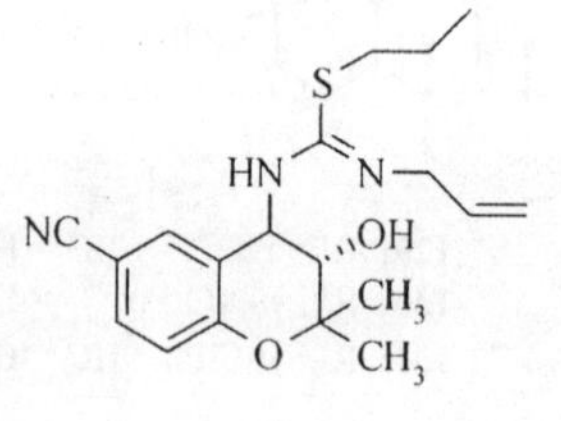

160

用3-硫醚-4-胺基-1,2,4-三唑作为槟榔碱酯基的生物电子等排体合成了5个新型槟榔碱衍生物,采用离体血管条法对目标化合物的舒张血管活性进行了初步的研究[64]。结果表明,在10.1 μmol/L浓度下,化合物**161**~**165**的血管舒张率分别为19%、16%、13%、17%和14%,槟榔碱为21%。均三唑环上的氨基对硫醚均三唑类槟榔碱衍生物的舒张血管活性有重要意义,若被取代将降低其舒张血管活性。

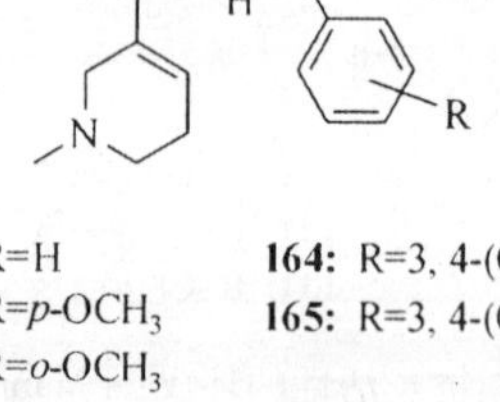

161: R=H
162: R=*p*-OCH_3
163: R=*o*-OCH_3
164: R=3, 4-(OCH_2O)
165: R=3, 4-$(OCH_3)_2$

5.2 抗凝血药物研究

4-(1-苄基-1H-吲唑-3-基)苯甲酸乙酯(YD-3)目前已经被开发为第一个非肽类蛋白酶激活受体4(PAR4)拮抗剂,具有有效的抗凝血作用。以YD-3为先导化合物,设计并合成了一系列衍生物，并对其抗 PAR4 活性进行了评价[65]。代表化合物 **166** 对 PAR4 介导的血小板凝集、ATP 释放和 P-凝集素的表达都具有比阳性对照 YD-3 更强的抑制活性。化合物 **167** 表现出 PAR4 和血栓烷生成的双重抑制活性。

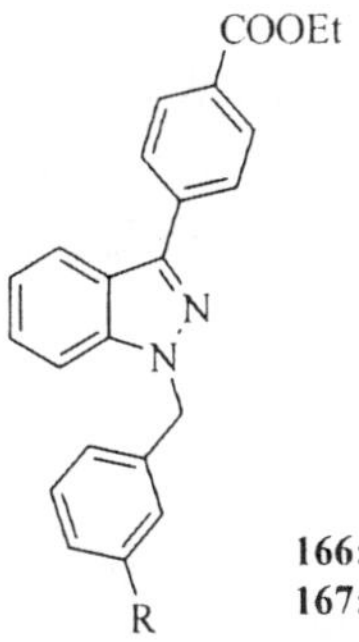

166: R=Cl
167: R=H

3-丁基苯酞（NBP，**168**）是从南方水芹中提取的一种挥发性成分，具有多种生物活性，如抗血小板聚集、抑制血栓形成、改善脑微循环以及调节脑能量代谢等。NBP 结构中含有一个内酯环，可开环生成邻-(α-羟基正戊基)苯甲酸（化合物 **169**）。文献报道，化合物 **169** 在体内能重新环合生成 NBP，且具有与 NBP 相当的抗血小板聚集和抗血栓形成的生物活性。以化合物 **169** 为先导物，通过不同连接基团将硝酸酯类 NO 供体与先导物偶合，设计并合成了 9 个未见文献报道的 NO 供体型 3-丁基苯酞衍生物[66]。体外抗血小板聚集实验表明，目标化合物均显现了一定的活性，其中化合物 **170** 明显强于阳性对照组阿司匹林和 3-丁基苯酞。NO 释放实验表明，活性最强的化合物 170 最大释放量为 0.05mol/L，而活性最弱的化合物 **171** 其释放量最大仅有 0.01 μmol/L，提示该类化合物的生物活性可能与 NO 的释放量有关。

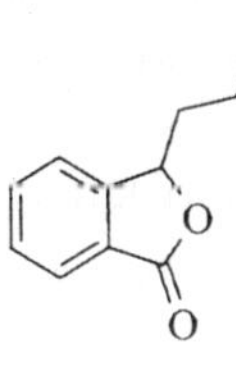

168

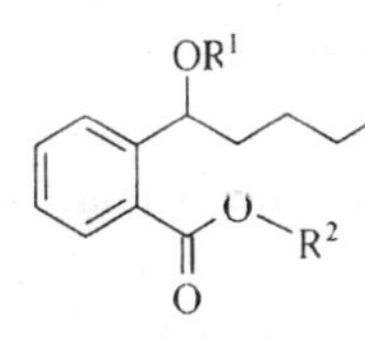

169: R^1=H, R^2=H

170: R^1=Ac R^2=

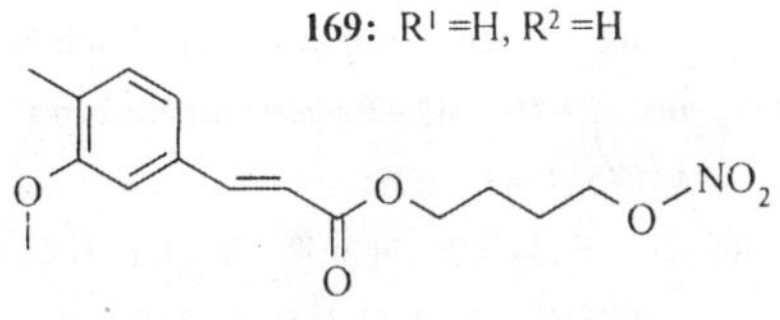

171: R^1=Ac R^2=

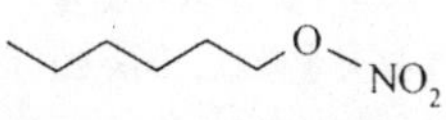

3-芳基-1,2,3,4-噁三唑-5-亚胺是一类重要的 NO 供体，在体内外显示出优良的抗血小板、溶栓和支气管扩张活性，其 5-亚胺的酰化产物也具有较高的抗血小板作用。将阿司匹林与 3-芳基-1,2,3,4-噁三唑-5-亚胺偶联，设计合成了一系列新型 NO 供体型阿司匹林衍生物[67]。体外抗血小板聚集试验结果表明，化合物 **172～175** 显著抑制 ADP 诱导的血小板聚集，其中 **172** 活性最好，抑制率为 30.7%。小鼠肺血栓生成试验结果表明，化合物 **172～176** 对由胶原蛋白和肾上腺素引发的肺血栓形成具有较好抑制作用。

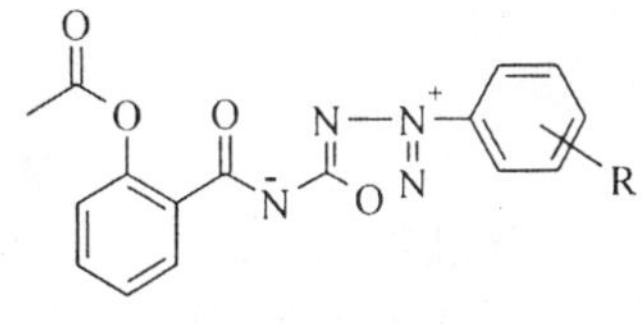

172: R=4-CH_3 **175:** R=2, 5-Cl_2
173: R=4-Br **176:** R=2-F
174: R=2, 4-Cl_2

6 抗老年痴呆药物研究

以加兰他敏为先导化合物，在结构中的 N 原子上引入不同的苄胺或酰胺取代基团，得到一系列加兰他敏的衍生物[68]。所有新化合物均表现出强的乙酰胆碱酯酶 AChE 抑制活性，其中化合物 **177** 活性最好（IC_{50} 为 5.62 nmol/L）。

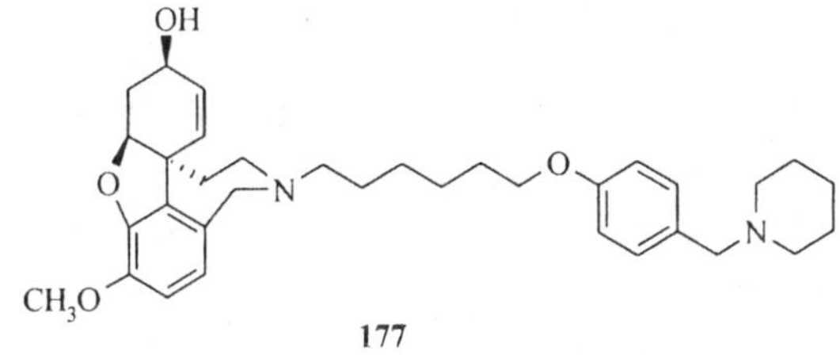

177

豆腐果苷是从山龙眼科植物萝卜树（*Helicid essatia* Hook）果中提取的有效成分，用于镇痛和催眠，未见明显副作用的报道。对豆腐果苷进行结构修饰，合成得到了一系列衍生物[69]。化合物 **178～180** 具有强的 AChE 抑制活性，IC_{50}分别为 0.45±0.02、0.49±0.02 和 0.20±0.01 μmol/L。

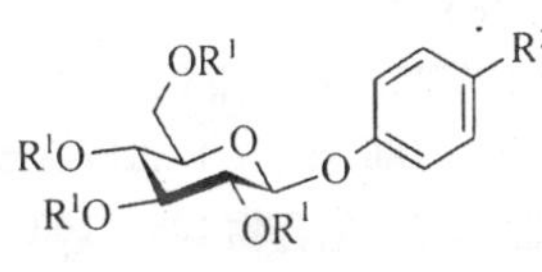

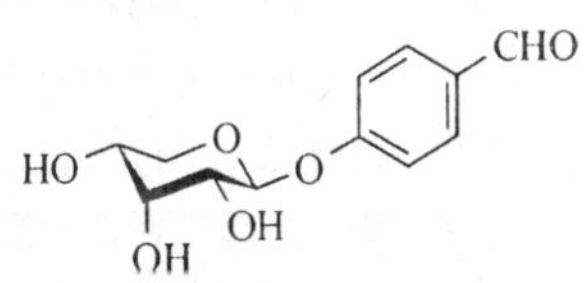

178: R^1=$COCH_3$ R^2=CHO
179: R^1=H R^2=-CN=N-OCH_3

180

采用分子对接的虚拟筛选方法寻找新型 AChE 抑制剂，设计并合成了 10 个 5H-噻唑并[3,2-a]嘧啶类化合物[70]。所有目标化合物体外均具有乙酰胆碱酯酶抑制活性，其中化合物 **181～183** 在 10 μmol/L 时抑制活性分别为 55.53%、53.51% 和 60.25%。

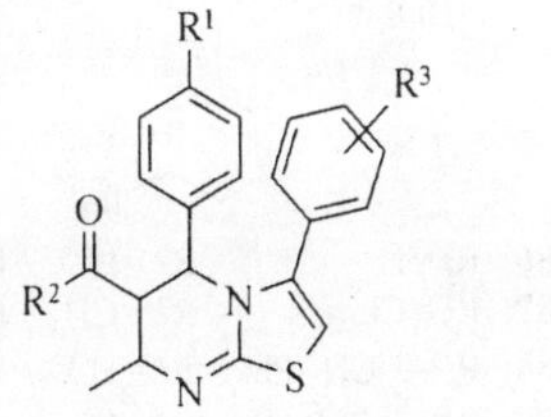

181: R^1=H R^2=OCH_2CH_3 R^3=2-OH
182: R^1=OH R^2=CH_3 R^3=4-OCH_3-3-CH_3
183: R^1=OCH_3 R^2=CH_3 R^3=4-OH

7 中枢神经系统药物研究

7.1 抗惊厥药物研究

设计并合成了一系列8-烷氧基-5,6-二氢-[1,2,4]三嗪并[4,3-a]喹啉-1-酮衍生物,并测试了抗惊厥活性[71]。其中化合物**184**的ED_{50}为11.4 mg/kg,TD_{50}为114.1 mg/kg,保护指数(PI,TD_{50}/ED_{50})值为10.0,比卡巴咪嗪(PI=6.4)更安全。化合物**184**能明显抑制由戊四唑、3-巯基丙酸、氨基硫脲和异烟肼诱导的惊厥,说明该化合物是通过作用于GABA能神经传导和激活谷氨酸脱羧酶(GAD)或抑制脑中(GABA)-α-氧代戊二酸氨基转移酶(GABA-T)而起作用的。

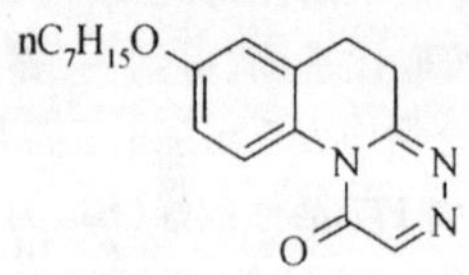

184

设计并合成了一系列7-苄基氨基-2H-1,4-苯并噁嗪-3(4H)-酮衍生物,并测试了抗惊厥活性[72]。其中化合物**185**的ED_{50}为31.7 mg/kg,PI值为7.2。化合物**185**能明显抑制由异烟肼诱导的惊厥,推测该化合物作用于GABA能神经传导。

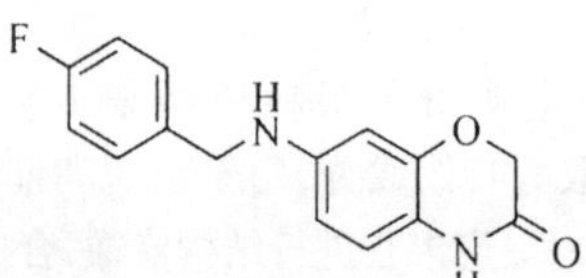

185

7.2 抗帕金森病药物研究

以(±)-SKF-38393(化合物**186**)为先导化合物,设计并合成了一系列6位芳基取代的1-苯基苯并氮卓化合物[73],这些化合物经活性测定,显示出与**186**和(±)-SKF-83959(化合物**187**)相当或更强的活性。其中化合物**188**~**190**与D1受体结合能力分别是**186**的10倍、2倍和7倍。对**187**进行6位改造,得到化合物**191**和**192**,它们对D1受体的结合Ki值分别为6.81±0.59 nmol/L和4.88±0.12 nmol/L,略低于**187**,但化合物**191**和**192**对D2受体具有比较好的结合能力,分别为210±26 nmol/L和29±3.6 nmol/L。

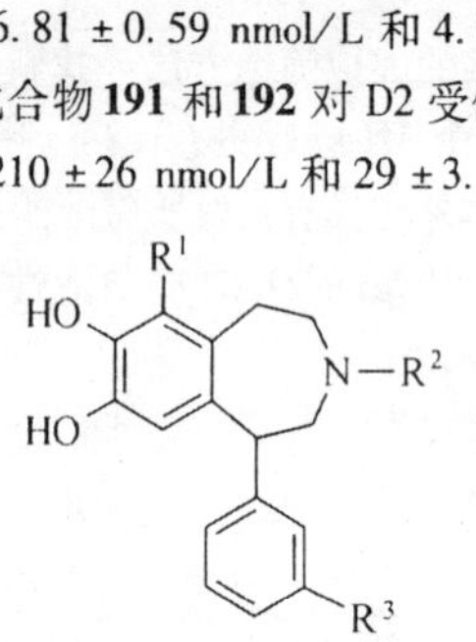

186:	R^1=H	R^2=H	R^3=H
187:	R^1=Cl	R^2=CH_3	R^3=CH_3
188:	R^1=3-CH_3-Ph	R^2=H	R^3=H
189:	R^1=4-Cl-Ph	R^2=H	R^3=H
190:	R^1=2-naphthyl	R^2=H	R^3=H
191:	R^1=3-CH_3-Ph	R^2=CH_3	R^3=CH_3
192:	R^1=2-naphthyl	R^2=CH_3	R^3=CH_3

7.3 镇静催眠药物研究

在豆腐果苷结构中引入苯并咪唑环,得到一系列衍生物。苯并咪唑骨架与5-羟色胺类神经递质在结构上类似,期望能提高化合物的镇静活性[74]。生物活性测试结果显示,化合物**193**和**194**对小鼠以100 mg/kg剂量药后30和60 min可明显抑制小鼠的自发活动次数,与阴性对照组比较具有显著和非常显著性差别。与豆腐果苷相比,更能明显抑制小鼠自发活动次数,具有更强的镇静活性。

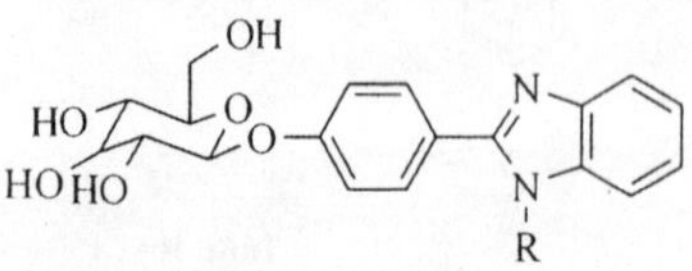

193: R=H
194: R=4-Cl-benzyl

参考文献

1 王菊仙,曹 珏,李素杰,等. 莫西沙星类似物的合成及其体内外抗菌活性. 中国抗生素杂志,2008,33(11):674-677

2 Fan H,Chen Y,Jiang Z,*et al*. Synthesis and biological evaluation of new *N*-linked 5-triazolylmethyl oxazolidinones. *Eur J Med Chem*, 2008,43(8):1706-1714

3 翟 鑫,房元英,冷 雪,等. 新型噁唑烷酮-吲哚羧酸酯杂合物的合成及抗菌活性. 中国药物化学杂志,2008,18(4):254-258

4 Yu WY,Yang LX,Xie JS,*et al*. Derivatives of aryl-4-guanidinomethylbenzoate and *N*-aryl-4-guanidinomethylbenzamide as new antibacterial agents: synthesis and bioactivity. *Acta Pharmacol Sin*, 2008,29(2):267-277

5 Liu J,Cao R,Wu Q,*et al*. Synthesis and antibacterial evaluation of novel 4-alkyl substituted phenyl beta-aldehyde ketone derivatives. *Eur J Med Chem*,2009,44(4):1737-1744

6 Liang G,Yang S,Jiang L,*et al*. Synthesis and anti-bacterial properties of mono-carbonyl analogues of curcumin. *Chem Pharm Bull*, 2008,56(2):162-167

7 Zhang LN,Cao P,Tan SH,*et al*. Synthesis and antimicrobial activities of 7-*O*-modified genistein derivatives. *Eur J Med Chem*,2008, 43(7):1543-1551

8 小 娟,赵庆杰,叶光明,等. 1-(1H-1,2,4-三唑-1-基)-2-(2,4-二氟苯基)-3-(*N*-环丙基-*N*-取代氨基)-2-丙醇的合成及其抗真菌活性. 第二军医大学学报,2008,29(11):1380-1383

9 Liu P,Zhu S,Li P,*et al*. Synthesis and SAR studies of biaryloxy-substituted triazoles as antifungal agents. *Bioorg Med Chem Lett*, 2008,18(11):3261-3265

10 马正月,杨更亮,闫国英,等. 2,3,3a,4-四氢硫色烯并[4,3-c]吡唑类化合物的合成及其体外抗真菌活性研究. 中国药物化学杂志,2008,18(3):170-174,205

11 Lin Y,Liu X,Yan R,*et al*. Synthesis and anti-HIV evaluation of novel 1,3-disubstituted thieno[3,2-c][1,2,6]thiadiazin-4(3H)-one 2,2-dioxides(TTDDs). *Bioorg Med Chem*,2008,16(1):157-163

12 Liu XY, Yan RZ, Wang Y, *et al.* Synthesis and anti-HIV activity evaluation of novel 2,4-disubstituted 7-methyl-1,1,3-trioxo-2,4-dihydro-pyrazolo-[4,5-e][1,2]thiadiazines. *Arch Pharm(Weinheim)*,2008,341(4):216-222

13 Wang YP, Chen FE, De Clercq E, *et al.* Synthesis and biological evaluation of novel 6-substituted 5-alkyl-2-(arylcarbonylmethylthio) pyrimidin-4(3H)-ones as potent non-nucleoside HIV-1 reverse transcriptase inhibitors. *Bioorg Med Chem*,2008,16(7):3887-3894

14 Wang YP, Chen FE, Balzarini J, *et al.* Non-nucleoside HIV-1 reverse-transcriptase inhibitors. Part 10. Synthesis and anti-HIV activity of 5-alkyl-6-(1-naphthylmethyl) pyrimidin-4(3H) -ones with a mono- or disubstituted 2-amino function as novel 'dihydro-alkoxy-benzyl- oxopyrimidine'(DABO) analogues. *Chem Biodivers*,2008,5(1):168-176

15 Zeng LF, Zhang HS, Wang YH, *et al.* Efficient synthesis and utilization of phenyl-substituted heteroaromatic carboxylic acids as aryl diketo acid isosteres in the design of novel HIV-1 integrase inhibitors. *Bioorg Med Chem Lett*,2008,18(16):4521-4524

16 Xia CN, Li HB, Liu F, *et al.* Synthesis of trans-caffeate analogues and their bioactivities against HIV-1 integrase and cancer cell lines. *Bioorg Med Chem Lett*,2008,18(24):6553-6557

17 Liu Y, Zhao Y, Zhai X, *et al.* Synthesis and anti-HBV activities evaluation of new ethyl 8-imidazolylmethyl-7-hydroxyquinoline-3-carboxylate derivatives in vitro. *Arch Pharm(Weinheim)*,2008,341(7):446-452

18 刘亚婧,迟雪梅,李 根,等. 7-羟基喹啉-3-羧酸乙酯类化合物的合成及体外抗乙肝病毒活性. 中国药物化学杂志,2008,18(5):329-334

19 张 杰,王 强,徐文方,等. 吡咯烷类神经氨酸酶抑制剂的设计、合成与初步活性研究. 中国药学杂志,2008,43(4):314-318

20 Cao R, Yi W, Wu Q, *et al.* Synthesis and cytotoxic activities of 1-benzylidine substituted-carbolinederivatives. *Bioorg Med Chem Lett*,2008,18(24):6558-6561

21 Wu G, Guo HF, Gao K, *et al.* Synthesis of unsymmetrical biphenyls as potent cytotoxic agents. *Bioorg Med Chem Lett*,2008,18(19):5272-5276

22 Xie L, Qian X, Cui J, *et al.* Novel angular furoquinolinones bearing flexible chain as antitumor agent: design, synthesis, cytotoxic evaluation, and DNA-binding studies. *Bioorg Med Chem Lett*,2008,16(18):8713-8718

23 Xia Y, Fan CD, Zhao BX, *et al.* Synthesis and structure-activity relationships of novel 1-arylmethyl-3-aryl-1H-pyrazole-5-carbohydrazide hydrazone derivatives as potential agents against A549 lung cancer cells. *Eur J Med Chem*,2008,43(11):2347-2353

24 Kok SH, Gambari R, Chui CH, *et al.* Synthesis and anti-cancer activity of benzothiazole containing phthalimide on human carcinoma cell lines. *Bioorg Med Chem Lett*,2008,16(7):3626-3631

25 Xue N, Yang X, Wu R, *et al.* Synthesis and biological evaluation of imidazol-2-one derivatives as potential antitumor agents. *Bioorg Med Chem Lett*,2008,16(5):2550-2557

26 Tang H, Wang XD, Wei YB, *et al.* Oxoisoaporphine alkaloid derivatives: synthesis, DNA binding affinity and cytotoxicity. *Eur J Med Chem*,2008,43(5):973-980

27 Fan CD, Zhao BX, Wei F, *et al.* Synthesis and discovery of autophagy inducers for A549 and H460 lung cancer cells, novel 1-(2'-hydroxy-3'-aroxypropyl)-3-aryl-1H-pyrazole-5- carbohydrazide derivatives. *Bioorg Med Chem Lett*,2008,18(14):3860-3864

28 Zhai X, Zhao YF, Liu YJ, *et al.* Synthesis and cytotoxicity studies of novel[1,2,4]triazolo[1,5-a]pyrimidine-7-amines. *Chem Pharm Bull(Tokyo)*,56(7):941-945

29 李晓丽,陈 伟,王 玉,等. β-四(对羟甲基苯氧基)酞菁锌的合成及其抗肿瘤活性. 合成化学,2008,16(6):640-643

30 杨锐生,胡国强,谢松强,等. 3-甲硫基-4-氨基-5-(吡啶-3-基)-1,2,4-三唑席夫碱的合成及抗肿瘤活性. 应用化学,2008,25(7):783-786

31 Li HQ, Zhu TT, Yan T, *et al.* Design, synthesis and structure-activity relationships of antiproliferative 1,3-disubstituted urea derivatives. *Eur J Med Chem*,2009,44(2):453-459

32 Cao X, You QD, Li ZY, *et al.* The design, synthesis and biological evaluation of 7-alkoxy-4- heteroarylamino-3-cyanoquinolines as dual inhibitors of c-Src and iNOS. *Bioorg Med Chem Lett*,2008,18(23):6206-6209

33 Cao X, You QD, Li ZY, *et al.* Design and synthesis of 7-alkoxy-4-heteroarylamino-3- quinolinecarbonitriles as dual inhibitors of c-Src kinase and nitric oxide synthase. *Bioorg Med Chem*,2008,16(11):5890-5898

34 Cheng XC, Wang Q, Fang H, *et al.* Design, synthesis and preliminary evaluation of novel pyrrolidine derivatives as matrix metalloproteinase inhibitors. *Eur J Med Chem*,2008,43(10):2130-2139

35 Cheng XC, Wang Q, Fang H, *et al.* Synthesis of new sulfonyl pyrrolidine derivatives as matrix metalloproteinase inhibitors. *Bioorg Med Chem*,2008,16(17):7932-7938

36 Cheng XC, Wang Q, Fang H, *et al.* Design, synthesis and evaluation of novel sulfonyl pyrrolidine derivatives as matrix metalloproteinase inhibitors. *Bioorg Med Chem*,2008,16(10):5398-5404

37 Wang Q, Chen M, Zhu H, *et al.* Design, synthesis, and QSAR studies of novel lysine derives as amino-peptidase N/CD13 inhibitors. *Bioorg Med Chem*,2008,16(10):5473-5481

38 Xu GQ, Zhang C, Zhang L, *et al.* Synthesis, cytotoxicity and protein kinase C inhibition of arylpyrrolylmaleimides. *Arch Pharm(Weinheim)*,2008,341(5):273-280

39 Zhang L, Huang J, Ren L, *et al.* Synthesis and evaluation of cationic phthalocyanine derivatives as potential inhibitors of telomerase. *Bioorg Med Chem*,2008,16(1):303-312

40 阮秀琴,尤启冬,杨 蕾,等. β-四氢咔啉衍生物的合成和生物活性. 药学学报,2008,43(8):828-832

41 阮秀琴,尤启冬,杨 蕾,等. 纺锤体驱动蛋白抑制剂的设计、合成与生物活性研究. 化学学报,2008,66(14):1731-1734

42 翟 鑫,任淑丽,彭丽彰,等. 7-芳胺基-3-氰基-5-烷基吡唑并[1,5-a]嘧啶类化合物的合成及药理活性. 沈阳药科大学学报,

2008,25(11):856-891

43 徐 浩,栗思存,黄文龙,等. 埃罗替尼衍生物的合成及抗肿瘤活性. 中国药科大学学报,2008,39(6):487-490

44 李荣东,黄 萍,乔 娟. 1-苯氨基-5H-哒嗪并[4,5-b]吲哚类化合物的设计、合成及体外抗肿瘤活性. 中南药学,2008,6(2):144-148

45 Lv JL, Wang R, Liu D, *et al*. Design, synthesis, and antitumor activities of some novel substituted 1,2,3-benzotriazines. *Molecules*, 2008,13(6):1427-40

46 Wang JX, Zhao L, Hu Y, *et al*. Studies on chemical structure modification and biology of a natural product, gambogic acid(I): synthesis andbiological evaluation of oxidized analogues of gambogic acid. *Eur J Med Chem*, 2009,44(6):2611-2620

47 Liu HC, Dong AJ, Gao CM, *et al*. The design, synthesis, and antitumor mechanism study of *N*-phosphoryl amino acid modified resveratrol analogues. *Bioorg Med Chem*, 2008,16(23):10013-10021

48 申利红,赖宜生,张奕华,等. 硝酸酯类甘草次酸衍生物的合成及抗肿瘤活性. 中国药科大学学报,2008,39(2):103-107

49 Chen L, Zhang Y, Kong X, *et al*. Design, synthesis, and antihepatocellular carcinoma activity of nitric oxide releasing derivatives of oleanolic acid. *J Med Chem*, 2008,51(15):4834-4838.

50 张 斌,李 强,张三奇. 葡萄糖苯丙苷类化合物的合成及其抗肿瘤活性. 中国药物化学杂志,2008,18(4):245-249

51 Li X, Zhao M, Tang YR, *et al*. *N*-[2-(5,5-dimethyl-1,3-dioxane-2-yl)ethyl] amino acids: their synthesis, anti-inflammatory evaluation and QSAR analysis. *Eur J Med Chem*, 2008,43(1):8-18

52 Sun XY, Wei CX, Chai KY, *et al*. Synthesis and anti-inflammatory activity evaluation of novel 7-alkoxy-1-amino-4,5-dihydro[1,2,4] triazole[4,3-a] quinolines. *Arch Pharm (Weinheim)*, 2008, 341 (5):288-293

53 房 雷,黄张建,张奕华,等. 氢化可的松与有机硝酸酯及呋咱氮氧化合物偶联物的合成、抗炎活性及安全性研究. 有机化学, 2008,28(5):841-850

54 杨定菊,李 颖,尹述凡. 3-*O*-乙酰基熊果酸 3-乙酰基-2-[(未)取代苯基]-2,3-二氢-1,3,4-噁二唑-5-甲酯的合成及其抗炎活性研究. 有机化学,2008,28(6):1055-1060

55 徐进宜,曾 翼,江 波,等. 1,5-二芳基取代-1,2,4-三唑类衍生物的合成、抗炎活性及其构效关系研究. 中国药物化学杂志, 2008,18(5):321-328

56 邵太丽,马 娟,滕 伟,等. 2-(*E*)-亚苄基-5-芳氨基甲基环戊醇类化合物的合成及其抗炎活性研究. 中国药物化学杂志, 2008,18(4):241-244

57 Wen X, Sun H, Liu J, *et al*. Naturally occurring pentacyclic triterpenes as inhibitors of glycogen phosphorylase: synthesis, structure-activity relationships, and *X*-ray crystallographic studies. *J Med Chem*, 2008,51(12):3540-3554

58 Yu J, Tang L, Yang Y, *et al*. Synthesis and evaluation of a series of benzopyran derivatives as PPAR alpha/gamma agonists. *Eur J Med Chem*, 2008,43(11):2428-2435

59 王亚楼,刘 星,魏 臻. 4-[(5-甲基-2-芳基噁唑-4-基)甲氧基]-芳亚甲(苄)基取代的杂环类化合物的设计、合成与生物活性. 中国药物化学杂志,2008,18(2):96-100

60 余文颖,张奕华,赖宜生,等. 一氧化氮供体型双水杨酸酯衍生物的合成及降血糖活性. 中国药科大学学报,2008,39(4):301-305

61 Guo XZ, Shi L, Wang R, *et al*. Synthesis and biological activities of novel nonpeptide angiotensin II receptor antagonists based on benzimidazole derivatives bearing a heterocyclic ring. *Bioorg Med Chem*, 2008,16(24):10301-10310

62 Liu J, Zhao M, Cui G, *et al*. Methyl(11aS)-1,2,3,5,11,11a-hexahydro-3,3-dimethyl-1- oxo-6H-imidazo-[3′,4′:1,2] pyridin[3,4-b] indol-2-substituted acetates: synthesis and three- dimensional quantitative structure-activity relationship investigation as a class of novel vasodilators. *J Med Chem*, 2008,51(15):4715-4723

63 赵圣印,黄文龙. *N*-(3,4-二氢-2H-1-苯并吡喃-4)异硫脲类化合物的合成及其血管舒张活性. 有机化学,2008,28(2):240-245

64 杨锐生,胡国强,黄文龙,等. 含均三唑硫醚的槟榔碱衍生物的合成及舒张血管活性. 化学试剂,2008,30(1):8-10

65 Chen HS, Kuo SC, Teng CM, *et al*. Synthesis and antiplatelet activity of ethyl 4-(1-benzyl-1H-indazol-3-yl) benzoate (YD-3) derivatives. *Bioorg Med Chem*, 2008,16(3):1262-1278

66 闵真立,张奕华,庄 佩,等. 一氧化氮供体型3-丁基苯酞衍生物的合成及抗血小板活性. 中国药科大学学报,2008,39(5):392-397

67 周 洲,赖宜生,张奕华,等. 3-芳基-1,2,3,4-噁三唑-5-亚胺与阿司匹林偶联物的合成和抗血栓活性研究. 有机化学,2008,28 (5):819-824

68 Jia P, Sheng R, Zhang J, *et al*. Design, synthesis and evaluation of galanthamine derivatives as acetylcholinesterase inhibitors. *Eur J Med Chem*, 2009,44(2):772-784

69 Wen H, Lin C, Que L, *et al*. Synthesis and biological evaluation of helicid analogues as novel acetylcholinesterase inhibitors. *Eur J Med Chem*, 2008,43(1):166-173

70 郅 慧,陈兰姝,张琳琳. 新型乙酰胆碱酯酶抑制剂5H-噻唑并[3,2-a]嘧啶类化合物的设计、合成与生物活性研究. 中国药物化学杂志,2008,18(5):340-344,349

71 Sun XY, Zhang L, Wei CX, *et al*. Design, synthesis of 8-alkoxy-5,6-dihydro-[1,2,4] triazino[4,3-a] quinolin-1-ones with anticonvulsant activity. *Eur J Med Chem*, 2009,44(3):1265-1270

72 Piao ZT, Guan LP, Zhao LM, *et al*. Synthesis of novel 7-benzylamino-2H-1,4-benzoxazin-3(4H)-ones as anticonvulsant agents. *Eur J Med Chem*, 2008,43(6):1216-1221

73 Zhang J, Chen X, Yu L, *et al*. Synthesis of 6-substituted 1-phenylbenzazepines and their dopamine D(1) receptor activities. *Bioorg Med Chem*, 2008,16(21):9425-9431

74 杨鸿均,胡 翠,李 颖,等. 1-烃基-2-(4-*β*-*D*-吡喃阿洛糖苷-苯基)-苯并咪唑类化合物的合成及其镇静活性的研究. 有机化学,2008,28(5):899-902

药剂学研究进展

张志荣，耿　倩

（四川大学靶向药物与释药系统教育部重点实验室，成都 610041）

摘　要　通过检索2008我国科学工作者在国内外学术期刊上发表的药剂学研究的论文，对靶向给药传递系统、缓控释传递系统、透皮给药传递系统、治疗基因传递系统以及载体方面的研究成果进行综述。

通过检索和分析2008年我国科学工作者在国内外重要学术期刊上发表的药剂学研究论文的情况，显示2008年我国药剂学研究具有偏重基础和应用基础、在国外知名期刊发表论文显著增加、论文发表以大专院校为主等特点。本文重点介绍靶向给药传递系统、缓控释传递系统、透皮给药传递系统、治疗基因传递系统以及药物载体方面的研究进展。

1　靶向给药传递系统

1.1　肿瘤靶向给药系统

传统抗肿瘤药物缺乏选择性，毒副作用大，肿瘤的靶向治疗成为研究的热点，包括以单抗、前体药物、合成共聚物、脂质体、纳米粒等为载体的肿瘤靶向传递系统。如用单抗、表皮生长因子（EGF）修饰微粒表面，可将抗癌药物导向肿瘤部位；合成聚合物-药物偶联物，可以改变抗癌药物的体内分布特性、消除速率和代谢速率；制备热敏性靶向载体，通过肿瘤部位的局部加热，实现抗癌药物在肿瘤部位的累积。

免疫毒素的非特异毒性极大地限制了其临床应用。为了克服这一问题，以毒素蛋白PE38KDEL为模型蛋白毒素，通过碳二亚胺法将人源化单克隆抗体rhuMAbHER2的靶向功能Fab′片段共价连接到纳米粒表面，制备抗体修饰的载PE38KDEL的PLGA纳米粒（PE-NPs-HER）。体外细胞毒性试验中，与不含抗HER2 Fab′片段的载PE38KDEL的纳米粒（PE-NPs）相比，PE-NPs-HER对抗原HER2高表达的乳腺癌细胞株具有更强的细胞毒性。与免疫毒素PE-HER（化学连接PE38KDEL与rhuMAbHER2构建而得）相比，PE-NPs-HER对HER2抗原高表达荷瘤小鼠具有很好的保护性抗肿瘤活性。在HER2抗原高表达的乳腺癌肿瘤移植小鼠模型中，PE-NPs-HER抑制肿瘤生长效率明显优于其它治疗因子。PE-NPs-HER比PE-HER具有更高的最大耐受剂量，表明PE38KDEL经PLGA包裹后，系统毒性显著降低。生物结合物PE-NPs-HER是具有良好发展前景的癌症治疗策略[1]。

表皮生长因子受体（EGFR）是多种肿瘤治疗的靶点。将新型的EGFR肽配基GE11连接到脂质体表面，通过荧光成像技术研究GE11与脂质体的相互作用及体内体外分布到EGFR高表达的癌细胞的情况。结果显示，GE11脂质体特异地连接到EGFR高表达的癌细胞。在H1299肺癌移植小鼠模型中，GE11脂质体优先溢出并累积到肿瘤部位，显示出良好的靶向性和药物传递能力[2]。

多西他赛是最具潜力的治疗转移性乳腺癌的化疗药，但副作用严重。用聚乙二醇-二硬脂酰磷脂酰乙醇胺（PEG-DSPE）制备了EGF修饰的新型的多西他赛靶向纳米组装体（TNAs），与非靶向的纳米组装体（NNAs）相比，TNAs明显增强了细胞特异摄取和内吞作用。与NNAs或紫杉醇相比，TNAs能诱导更多晚期凋亡和subG1期细胞（低浓度下）或诱导更多G2/M停滞（高浓度下），对MDA-MB-468细胞有更强的细胞毒性。在BALB/c小鼠乳腺癌移植模型中，TNAs比NNAs和紫杉醇对肿瘤生长有更强的抑制作用，特别是TNAs组在给予10 mg/kg剂量后，肿瘤完全消失。与紫杉醇相比，TNAs的最大耐受剂量是其4倍；在小鼠乳腺癌模型中TNAs能延长体内循环时间，且有更多的药物累积到肿瘤部位；给予TNA还能延长小鼠的存活时间。实验结果表明，TNAs是更具发展前景的乳腺癌化学治疗的给药系统[3]。

合成了*N*-(2-羟丙基)甲基丙烯酰胺（HPMA）聚合物-5-氟尿嘧啶（5-FU）接合物（P-FU），研究其体外细胞毒性、体内分布和疗效。结果显示，P-FU能增加5-FU对Hela、HepG2和5-FU耐药的HepG2细胞的细胞毒性，降低5-FU对A549、CT-26细胞的毒性。P-FU能显著延长药物在血浆的循环时间；P-FU在肿瘤的AUC是游离5-FU的3倍；P-FU组对肿瘤生长抑制率显著高于对照组和同剂量的5-FU组。HPMA聚合物可被用于为5-FU构建一种新型实体瘤高分子给药系统[4]。考察P-FU的体外释药、体内分布及抗肿瘤活性，37 ℃时P-FU在小鼠血浆中具有一定的稳定性，半衰期（$t_{1/2}$）为32.4 h。与5-FU相比，P-FU在荷瘤小鼠体内的循环时间明显延长（血浆$t_{1/2}$为原药的166倍），在肿瘤中的沉积量（*AUC*为5-FU的3.3倍）及滞留时间（$t_{1/2}$为5-FU的2.3倍）均有明显增加。体内药效学研究表明，P-FU组对荷瘤小鼠的肿瘤生长抑制率显著高于5-FU组，瘤块组织病理学结果显示，P-FU组小鼠肿瘤组织中细胞凋亡程度大于5-FU组[5]。

将聚*N*-异丙基丙烯酰胺-丙烯酰胺-烯丙胺（PNIPAM-AAm-AA）偶联到白蛋白纳米粒（AN）表面，制备了新型热敏性靶向抗肿瘤药物载体PNIPAM-AAm-AA白蛋白纳米粒

(PAN)。以抗癌药阿霉素为模型药物,制备了载药 AN 和 PAN。在胰蛋白酶溶液中,PAN 中药物的释放速率较 AN 慢。高于 PNIPAM-AAm-AA 的浊点温度时,药物从 PAN 中的释放加快。将 PAN 与 HepG2 细胞共同孵育,研究其体内热敏靶向性,PAN 能在高于 PNIPAM-AAm-AA 的浊点温度下靶向癌细胞,低于此温度则不行。研究结果显示,通过局部加热使实体瘤温度高于生理温度,PAN 可能选择性累积至肿瘤部位[6]。

1.2 肝靶向给药系统

药物肝靶向传输的研究主要集中在受体介导的给药系统,对药物或载体进行修饰,通过受体-配体的特异相互作用,将药物导向靶细胞。

将肝细胞生长因子(HGF)包埋于立体稳定脂质体(SSL),保护其在体内不被降解。将含有精氨酸-甘氨酸-天冬氨酸的短肽和(马来酰亚胺-聚乙二醇-(1,2-二油酸甘油-3-磷脂酰胆碱))包封入 SSL。HGF 的平均包封率为 32.38%,粒径为 91.56 nm,多分散指数为 0.164。体内大鼠肝组织学观察发现,注射 RGD-SSL-HGF 能显著缓和肝硬化,包覆 HGF 的靶向脂质体能通过促进胶原纤维消化而缓和肝硬化、抑制胶原的产生、促进肝硬化大鼠 α-SMA-阳性细胞凋亡[7]。

采用离子凝胶法制备壳聚糖纳米粒,再以高碘酸盐氧化法制备甘草酸表面修饰壳聚糖纳米粒(CS-NPs-GL)。以阿霉素为模型药物,用流式细胞术及激光扫描聚焦显微镜研究发现,CS-NPs-GL 优先在肝细胞累积,且细胞摄取量是肝非实质细胞的 4.9 倍,摄取过程呈孵育时间和纳米粒的剂量依赖性,说明细胞内吞主要是由受体配体作用介导。CS-NPs-GL 是可进一步研究的具肝靶向潜力的载体[8]。

设计了一种新型的半乳糖化聚电解质层层(LBL)组装的给药系统,微胶囊经 50 ℃以上热处理后,观察到显著的热收缩现象,直径缩小达 60%,这种热行为被用于控制载药能力和释药速率。载药后加热能密封囊壳,显著增强载药能力和降低释药速率。半乳糖结合凝集素和加热的含半乳糖的微胶囊间有很好的亲和性,在温度超过 90 ℃仍显示出稳定的靶向性[9]。

制备了新型丹参酮 IIA 聚乳酸纳米粒(TS-PLA-NPs),研究了优化的纳米粒的形貌、平均粒径、Zeta 电位、包封率、载药量、*X*-射线衍射谱及体外释药行为。TS-PLA-NPs 经尾静脉注射 2 h,TSIIA 在肝癌中的浓度高,在血、心、肾、脾、肺中的浓度低。MTT 法研究显示,TS-PLA-NPs 能有效地破坏人肝癌细胞,其生长抑制作用呈浓度和时间依赖性。与 TSIIA 和空白 PLA 纳米粒相比,TS-PLA-NPs 能显著抑制肝癌小鼠的肿瘤生长,延长存活时间[10]。

诺西肽是疏水性的肽,体外有显著的抗乙肝病毒的活性,但体内的肝分布性不好。构建重组高密度脂蛋白(rHDL)-诺西肽复合物将抗乙肝病毒的药物导向肝细胞。优化的 rHDL-诺西肽复合物具有高的载药率,粒径小于 30 nm。在 HepG2 2.2.15 细胞中,优化的 rHDL-诺西肽复合物中诺西肽对病毒的 IC_{50} 为 0.63 μg/mL,诺西肽对照脂质体的 IC_{50} 是其他 40 倍,游离诺西肽的 IC_{50} 是其的 200 倍。经雄性 Wistar 大鼠静脉注射后,复合物在 30 min 内将大部分的诺西肽靶向肝[11]。

1.3 脑靶向给药系统

以 78 个化合物为训练集,建立了简单的预测候选药物对血脑屏障的穿透性的三变量模型:$\log BB = -9.880 \times 10^{-6} Mw^2 + 7.339 \times 10^{-3} Mw - 0.2268\ npol - 0.1143 (n = 78, r^2 = 0.74)$。采用留一法和外部测试集(25 个化合物)进行验证,此模型适合于快速预测候选药物透过血脑屏障的能力[12]。

研究了一系列川陈皮素壳聚糖微乳(ME)的体外性质,考察静脉注射后在小鼠大脑的分布,研究了壳聚糖微乳的相行为和性质。光子相关光谱测得粒径小于 25 nm,川陈皮素类透明质酸壳聚糖微乳(HAC-ME)带负电荷,川陈皮素盐酸壳聚糖微乳(HCC-ME)带正电荷。静脉注射 HAC-ME、ME、HCC-ME 和川陈皮素溶液后,用 HPLC 测定组织中川陈皮素的浓度,HAC-ME 能递送更多的川陈皮素到脑。长循环作用可能使得 HAC-ME 在脑的 AUC_{0-t} 更高。与 ME 相比,注射 HCC-ME 后血浆和脑的 AUC_{0-t} 并未显著增加,表明 HAC-ME 是具发展前景的药物脑靶向传递的候选载体[13]。

1.4 肺靶向给药系统

制备了新型的可雾化吸入的胰岛素固体脂质纳米粒(Ins-SLNs)的肺部给药系统,研究胆酸钠和大豆卵磷脂对纳米粒沉积性质的影响。Ins-SLNs 在雾化过程中稳定,Ins-SLNs(20 IU/kg)肺部给药 4h 后空腹血糖降至 39.41%,胰岛素水平增加至近 170 IU/mL。以皮下注射为参比,生物利用度为 24.33%;相对生物利用度为 22.33%。将荧光标记的胰岛素掺入 SLNs,发现 SLNs 能有效均匀地分布于肺泡。SLNs 能提高胰岛素体内体外稳定性,延长降血糖作用,可望成为一种胰岛素肺部给药的载体[14]。

制备了重组人白介素-2(rhIL-2)吸入粉雾剂,研究粒径、rhIL-2 存留率等重要参数。大鼠给予 rhIL-2 吸入粉雾剂后,用原位药动学二室模型解释了其在肺上皮细胞衬液和肺泡巨噬细胞的分布特征[15]。

1.5 其 他

聚羟基脂肪酸(PHA)是细菌细胞内合成的一类生物可降解高分子化合物,PHA 颗粒结合蛋白 PhaP 可通过强的疏水作用与疏水性高分子材料连接。制备了以 PhaP 蛋白为载体的受体介导的给药系统,PHA 纳米粒主要用于包裹疏水性药物。配基通过受体识别作用将 PhaP-PHA 纳米粒导向靶细胞。以异硫氰酸若丹明 B 为模型药物,由于受体配体结合产生的特异的靶向性,荧光显微镜下,靶细胞及靶器官中的纳米粒清晰可见。在小鼠肿瘤模型中,发现载模型药物的 ligand-PhaP-PHA 纳米粒被肿瘤细胞内吞,ligand-PhaP-PHA

特异性给药系统体内体外均有效[16]。

壳聚糖-硬脂酸嫁接物(CSO-SA)胶束因其特别的空间结构成为胞内药物传递的载体。考察了PEG修饰的CSO-SA(PEG-CSO-SA)胶团的物理化学性质。PEG修饰后,PEG-CSO-SA的临界胶束浓度并未显著变化,胶束粒径增加,Zeta电位降低。考察了巨噬细胞RAW264.7、永生化大鼠肝细胞BRL-3A和人肝癌细胞HepG2对PEG修饰前后的CSO-SA的细胞摄取。58.4% ±0.63%的CSO-SA胶团被RAW264.7细胞摄取,当PEG的修饰比例达到5∶1时,RAW264.7细胞对胶团的摄取量减少到17.7% ±0.9%。PEG-CSO-SA在HepG2和BRL-3A中的摄取几乎没有受到PEG修饰的影响。以丝裂霉素C(MMc)为模型药物,考察CSO-SA和PEG-CSO-SA载药胶团的体外抗肿瘤活性,PEG-CSO-SA/MMc与CSO-SA/MMc的IC_{50}值没有显著性差异[17]。

2 缓控释给药传递系统

2.1 微 球

采用简单的方法制备了红细胞生成素(EPO)PLGA微球。应用了水相-水相乳化技术。EPO从复合PLGA微球中释药显示出缓释特性,突释和不完全释放极小。小鼠注射1次EPO-PLGA微球与注射12次溶液剂后红细胞增加的量相等。ELISA法研究表明,注射EPO-PLGA微球的小鼠产生的抗-EPO IgG并不比注射EPO溶液的小鼠多[18]。

制备了可注射的孕二烯酮-乙炔基雌二醇PLGA微球控释给药系统,评价了两种激素避孕药在一月内同步传递的可行性。研究结果显示,PLGA微粒呈球形,粒子大小适当,在研究过程中稳定。体外释药过程中,两种药物主要通过扩散机制持续释药约30 d。与含药混悬液相比,大鼠皮下注射载药微球后,一月内的血药浓度-时间曲线相对较平稳。两种激素药物的体外释药动力学和体内药动学行为都具同步性,采用可注射的PLGA微球,实现了两种激素药物在一月内的同步传递[19]。

以碳酸钙为发泡剂,采用离子凝胶法制备了多单元漂浮型藻酸钠(Alg)微球。分别通过在凝胶介质中加入壳聚糖和用Eudragit包衣的方法来增加药物包封率和延缓药物释放。采用γ-闪烁扫描技术研究了优化的漂浮缓释微球和用相同材料制成的普通微球在健康志愿者的胃肠道转运。Cs-Alg微球的包封率比Ca-Alg微球高得多,用Eudragit RS包衣可显著地延长药物释放时间。普通微球和包衣的微球能连续漂浮在体外模拟胃液中24 h以上,优化的包衣漂浮微球延长志愿者的胃滞留时间达5 h以上,普通微球在2.5 h内全部从胃中消除[20]。

2.2 渗透泵片

通过用酸调节阿替洛尔的溶解度,制备聚乙烯吡咯酮单层芯渗透泵片。酒石酸作为溶解度调节剂,氯化钠作为渗透剂,聚乙烯吡咯酮作为阻滞剂。Et纤维素为半透膜材,聚乙二醇400为增塑剂。聚乙烯吡咯酮单层芯渗透泵片以近似零级速率释放药物达24 h,释药速率不受释放介质和搅拌速率的影响。酸碱反应增溶药物的方法可望用于其它含有酸性或碱性基团的难溶性药物单层芯渗透泵片的制备[21]。

2.3 缓释小丸

用离心造粒法制备了氧氟沙星缓释小丸,用甲基丙烯酸共聚物包衣使其具有缓释特性,进行了具有不同包衣的微丸的体外释药实验,进行了具有最佳悬浮衣剂的微丸经连续给药后在beagle犬体内的药代动力学研究。生物利用度研究显示,缓释微丸与普通氧氟沙星胶囊的主要药动学参数有差异,前者的相对生物利用度是后者的116.35%。结果表明具缓释效果的制剂与普通制剂相比有许多优点[22]。

2.4 植入剂

以生物可降解的止血纱布作为支架制备了独特的聚合物缓释植入剂。普通的止血纱布Surgicel为支架,用涂层法将含药PLGA溶液涂于止血纱布上,然后蒸走溶剂。以亲水性药物酚红和疏水性的抗癌药卡莫司汀为模型药物,考察了药物释放动力学。在制剂表面再涂上空白PLGA层后,植入剂在37 ℃ PBS缓冲液中孵育,两种药物均可获得12~14 d内零级释药。降解实验表明,亲水的Surgicel支架在孵育液中3 d内降解,与其上面的聚合物涂层的厚度无关,说明药物可能是通过支架降解形成的扩散通道释放。*X*射线衍射测量仪和差示扫描量热仪表征结果显示,卡莫司汀以无定形状态分布于制剂中,在扫描电镜图可见PLGA涂层在多孔Surgicel的外表面及内表面[23]。

2.5 其 他

进行了缓释的利培酮-醋酸异丁酸蔗糖酯(RSP-SAIB)原位体系的体内评价。处方包括SAIB、乙醇及作为药物释放调节剂的聚乳酸(PLA)。体内药动学研究显示,PLA能有效地减小突释效应。肌肉注射12.5 mg/kg RSP-SAIB原位体系(25 mg/g),当PLA的质量比由1%增加到10%,c_{max}由944.1 ±80.2降低到330.4 ±33.6 ng/mL,T_{max}由2 h延长至4.3 ±2.0 h,AUC_{0-2}由16 294.8 ±3 946.4减小到7 025.3 ±1 979.2 ng·h/mL。初步体内研究显示,RSP-SAIB原位体系是一种有效的缓释给药系统[24]。

制备了新型的介孔生物活性玻璃/聚肽接枝共聚物纳米胶束复合物。以水溶性的庆大霉素和脂溶性的萘普生为模型药物。每种药物均是pH控制释药,庆大霉素在酸性环境中主要是从介孔生物活性玻璃释放,萘普生在碱性环境中快速地从聚肽纳米胶束释放。研究结果显示,介孔生物活性玻璃/PBLG-g-PEG纳米胶束复合物可用作双药给药系统,每种药物的释放可由环境pH控制[25]。

制备了纳米结构脂质载体的眼部给药系统。以布洛芬为模型药物,采用熔融-超声法制备了四种不同的布洛芬纳米结构脂质载体。用改良的Franz扩散池和离体角膜进行了药物角膜穿透实验,微渗析法研究了体内释药。单硬脂酸甘油酯(Gelucire 44/14)及单乙基二甘油醇醚(Transcutol P)通过不同机制增强了角膜透过性。表观渗透系数分别是对照制剂的1.28和1.36倍。硬脂酰胺在一定程度上延长了模型药物的角膜前滞留时间。布洛芬纳米结构脂质载体显示出控释性质,优化的布洛芬纳米结构脂质载体的*AUC*是滴眼剂的3.99倍[26]。

生物多肽及蛋白质类药物具有独特的生物活性,且与化学药物相比更安全,但该类药物的稳定性普遍较差,临床大多数采用注射给药方式,因此开发和研究肽类的新型口服给药系统具有明显的意义。以胸腺五肽为模型药物,系统地研究了胸腺五肽纳米粒及其冻干粉的制备处方和工艺,考察了制剂的体外释放特点以及体外生物活性,比较了所用载体材料的细胞毒性,并作了大鼠口服不同剂量的胸腺五肽纳米粒的药效学初步研究。经流式细胞仪检测其抗凝血样品,结果显示口服纳米粒具有与静脉注射原料药相似的升高$CD4^+/CD8^+$的作用,而口服原料药无此作用,证明所制备的载药纳米粒成功地通过口服被吸收入血[27]。

3 透皮给药传递系统

经皮给药具有避免肝首关效应和药物在胃肠道降解、维持恒定的有效血药浓度、使用方便、可以随时中断给药等特点。由于大部分药物的透皮速率都满足不了治疗要求,因此提高药物的透皮速率是经皮给药制剂的关键。目前研究最多的是开发新的经皮渗透促进剂或用离子导入、微针处理等物理方法促进药物的经皮渗透。

综合运用微针预处理和弹性脂质体以增加分子量大、水溶性差的药物的经皮渗透性。以多西他赛(DTX, Mw = 807.9)为模型药物,制备了普通的和有弹性性质的DTX脂质体并进行了表征,研究了制备的制剂对DTX体外经大鼠皮肤及猪皮的渗透性的影响。通过研究体外经猪皮的渗透性评价了微针预处理和弹性脂质体联用的效果。研究结果显示,未经微针预处理DTX弹性脂质体能促进DTX的经皮渗透,经微针预处理后,所有DTX脂质体的透皮速率增强。结果表明,弹性脂质体与微针处理联用可以促进分子量大、水溶性差的药物的经皮渗透[28]。

为寻找更多有效的化合物作为渗透促进剂,用*L*-薄荷醇和饱和脂肪酸合成了薄荷醇酯类衍生物,合成了薄荷乙基醚(MET)做为参比促进剂,选择具有不同亲油性logKO/W的5-Fu、硝酸异山梨酯(ISDN)、利多卡因(LD)、酮洛芬(KP)和吲哚美辛(IM)为模型药物,以大鼠皮肤为透过屏障研究了促渗剂对五种模型药物的促透作用。研究结果表明,部分新设计的透皮吸收促进剂有增强具不同亲油性药物的透皮渗透的潜力。对于亲脂性药物当碳链长度为C6-C10时促透作用最强,而碳链长度为C14时对亲水性药物(5-FU)促透效果最佳[29]。用*L*-薄荷醇与药用辅料有机酸(油酸、乳酸、水杨酸、肉桂酸)合成了薄荷醇酯类衍生物,预测其在活性表皮能被酯酶水解为无毒的代谢物。同样选择以上五种模型药物,以大鼠皮肤为透过屏障研究了促渗剂对五种模型药物的促透作用。乳酸薄荷醇酯(M-LA)可使高水溶性药物(5-Fu、LD)的累积透过量显著增加,累积透过量的促透比值,分别为3.74及4.19;肉桂酸薄荷醇(M-CA)对不同KO/W值的模型药物均无促透作用。除LD外,四种模型药物的logKO/W值与辅料酸薄荷醇酯通透系数的促透比间均呈抛物线关系,表明透皮促进剂对渗透性有显著影响[30]。

研究固体脂质纳米粒(SLN)水凝胶作为离子导入经皮给药系统。以糖皮质激素醋酸曲安奈德(TAA)为模型药物,制备了醋酸曲安奈德SLN(TAA-SLN)及其物理化学性质稳定的卡波姆水凝胶。以离体猪耳皮肤为透过屏障,采用水平扩散池,体外评价了作为TAA离子导入经皮给药载体的TAA-SLN卡波姆水凝胶的渗透行为。TAA-SLN凝胶具有良好的稳定性、流变学性质和高电导。离子导入法显著地增强了TAA-SLN凝胶中的TAA经皮肤组织的渗透性。累积透过量和稳态透皮速率的增加与TAA-SLN的粒径、脉冲电流的性质有关。研究结果表明,在适合的电流条件下SLN卡波姆凝胶能作为离子导入经皮给药系统的载体[31]。

评价微乳作为喷昔洛韦经皮给药载体的潜在应用。建立了由油酸(油相)、聚氧乙烯蓖麻油(表面活性剂)、乙醇(助表面活性剂)组成的不同微乳的伪三元相图。考察了优化的微乳的物理化学性质和微乳中的喷昔洛韦的渗透能力。优化的微乳处方:油酸5%、聚氧乙烯蓖麻油20%、乙醇30%、水45%(质量分数)。平均粒径为36.5 nm,乳剂中喷昔洛韦的溶解度为7.41 mg/g。微乳中喷昔洛韦透过离体小鼠皮肤的累积量是普通的乳膏的3.5倍,渗透能力显著增加[32]。

评价了不同季铵化程度的*N*-三甲基壳聚糖的经皮渗透促进作用。合成了40%和60%季铵化的TMCs(TMC40, TMC60),用^1H NMR进行了表征。以睾酮为模型药物,不加促进剂和以5% TMC40、5% TMC60、2%月桂氮卓酮为促进剂制备了四种凝胶,研究了TMC60对角质层的影响。结果显示,TMC60能显著地影响角质层角蛋白的二级结构。用Franz扩散池进行了体外渗透实验并进行了兔体内研究,体内外实验均表明,TMCs具有透皮渗透促渗作用。与普通睾酮凝胶相比,加了促渗剂的凝胶均对睾酮的透皮渗透有显著影响。与2%月桂氮卓酮相比,5% TMC40具有相似的促渗作用,而5% TMC60的促渗作用则更强。研究结果表明,TMCs的促渗作用随DQ的增加而增加[33]。

制备肉桂提取物β-环糊精后,采用注入法制备醇质体,以SD雄性大鼠皮肤为媒介,Franz单室扩散池为体外模型,用HPLC测定透过皮肤的肉桂酸含量。结果显示,透皮速率随含醇量的增加而增加。β-环糊精包合物联合醇质体能显著促进肉桂提取物经皮渗透,有望成为肉桂提取物新的经皮给药系统[34]。

4 基因传递系统

治疗基因传递系统是利用药剂学的手段将治疗基因输送入靶细胞或靶部位的给药系统，分为病毒基因传递系统和非病毒基因传递系统。后者由于其具有安全、可操作性强、可转载基因不受限制等特点，越来越受到重视。

用可生物降解的聚(2-氨基乙基丙烯磷酸盐)和增强型绿色荧光蛋白(EGFP)基因通过层层组装制备多层膜。多层膜在磷酸盐缓冲液孵育降解，能缓慢释放生物活性的 DNA 达 2 个月。多层膜有助于早期小鼠成骨细胞黏附到表面、增强细胞碱性磷酸酶的活性及钙聚集。不需任何外源性的转染试剂，在血清中直接延长基因的表达。生物可降解的多层组装体在质粒 DNA 的局部和缓释传递方面具发展前景，可望用于基因治疗和组织再生的植入材料或支架的表面修饰[35]。

设计合成了传递 siRNA 的两亲性阳离子三嵌段共聚物 mPEG45-b- PCL100-b-PPEEA12，采用^{1}H NMR 和渗透色谱进行了共聚物表征。制备了胶束纳米粒(MNPs)，MNPs 呈均匀球形，Zeta 电位为 45 mV，聚 ε-己内酯核心的疏水作用稳定了纳米粒，临界胶束浓度为 2.7×10^{-3} mg/mL。研究发现，siRNA 纳米粒能有效地被 HEK293 细胞内吞，然后释放 siRNA，有显著的基因敲除活性。MTT 法研究显示，MNPs 和 siRNA-MNPs 即使在高浓度也无细胞毒性。这种生物相容性和可降解的聚合物制备的阳离子 MNPs 在 siRNA 传递方面具良好发展前景[36]。

用二甲基双十八烷基溴化铵(DODAB)阳离子脂质双层包覆 Au 纳米粒(AuNPs)，在血清条件下，能有效地传递两种类型的质粒 DNA 到人胚肾 293T 细胞。AuNPs 的转染效率是 DODAB 的五倍。用扫描电镜研究了 AuNPs/DNA 复合物的形貌，用透射电镜监测了复合物在细胞内的转运。在实验结果的基础上，提出了可能的机制，讨论了转染过程中的屏障。通过改变阳离子脂质/DNA 复合物的稳定性提高了阳离子脂质的转染效率，这对了解和控制阳离子脂质和 DNA 的相互作用具有一定的参考价值。还提供了一种构建金纳米粒基因载体的新方法，对研究纳米材料介导的转染过程也有一定的参考价值[37]。

阳离子脂质与核酸的复合物的稳定性对基因传递的效率至关重要，尤其是在血清里。研究发现，在血清条件下，用双十二烷基二甲基溴化铵(DDAB，阳离子脂质)对 Au 纳米粒进行表面包覆能显著地增加 DDAB/DNA 复合物的稳定性。研究了复合物的稳定性、相互作用的过程和复合物的形貌。细胞存活实验研究表明，DDAB 的细胞毒性降低[38]。

合成了新的侧基为咪唑基和 DMAEA 的聚磷腈阳离子衍生物-聚咪唑/DMAEA 磷腈(PIDP)并研究了其基因传递作用。PIDP 在中性(pH 7.4)和酸性环境(pH 5.0)的半衰期分别是 22 和 3 d。MTT 法研究细胞毒性，结果显示 PIDP 比 PDAP 和 PEI(25K)低很多。在 PIDP/DNA 质量比为 10∶1 时，PIDP 可以浓缩 DNA 形成纳米粒，粒径为 100 nm，Zeta 电位为 +25 mV。在复合物/DNA 质量比为 10∶1时，PIDP/DNA 复合物纳米粒对 293T、COS-7 和 Hela 细胞的转染效率比 PDAP/DNA 复合物纳米粒和 PEI/DNA 复合物纳米粒高很多。因此，PIDP 是安全有效的阳离子聚合物，在基因治疗方面具有广阔的应用前景[39]。

制备新型包埋 DNA 和聚乙烯亚胺(PEI)复合物的生物可降解的 PLGA 微球，提高肌肉注射后 DNA 向抗原递呈细胞的传递。与释放裸 DNA 的传统生物可降解的微球相比，PLGA 微球体外释放完整的有穿透力的 PEI/DNA 复合物超过两周。而且，因为 PEI 的保护作用，DNA 包埋到 PLGA 微球时不会被降解。肌肉注射免疫接种后，微球诱导的显著的血清抗体反应比裸 DNA 高 2～3 个数量级，且微球可在低剂量诱导有效的细胞毒性 T 淋巴细胞应答[40]。

以二油酰磷脂酰乙醇胺(DOPE)和3β-[*N*-(*N*′,*N*′-二甲氨基乙基)]氨甲酰基-胆固醇(DC-Chol)为脂质材料，采用逆相蒸发法制备得到磁性脂质体，并在此基础上制得磁性脂质体-DNA 复合物。制得的复合物形态较为圆整，粒径分布均匀，复合物内含有磁性物质，具有良好的磁场响应性能。(DC-Chol)-DNA 质量比值对复合物的粒径、Zeta 电位及 DNA 包封率的影响均呈现一定的趋势[41]。

通过将单甲氧基聚乙二醇(mPEG)的端羟基氧化为醛基，进而与壳聚糖(CS)链节上的氨基反应，合成了聚乙二醇-壳聚糖(mPEG-CS)共聚物。检验不同浓度共聚物对 HeLa 细胞和 A549 细胞的毒性，结果显示 5～100 μg/mL 聚合物的细胞毒性较低。通过考察不同 PEG 取代度的共聚物与质粒 DNA 所形成复合物的粒径、Zeta 电位及凝胶阻滞分析，筛选出最佳共聚物为取代度 3.55% 的 mPEG(3.55)-CS。将 mPEG(3.55)-CS 作为基因传递载体，介导绿色荧光蛋白基因转染 HeLa 细胞和 A549 细胞，荧光显微镜下观察到荧光蛋白的表达，测定 HeLa 细胞与 A549 细胞的最高转染率分别为 8.1% 和 4.8%，证实了 mPEG-CS 共聚物是一种有效的非病毒类基因传递载体[42]。

5 载 体

目前，利用药用高分子材料的多功能性，构建药物传递载体成为研究热点。尤其是在非病毒基因载体的研究方面，研究者合成了许多新的阳离子多聚物，在试验中显示出良好的传递基因的能力。

5.1 基因载体

通过将低分子量(800Da)分枝型聚乙烯亚胺接枝到 HMDI 功能化的具有不同分子量的两种葡聚糖上制备了基因载体(葡聚糖-己二异氰酸酯)-g-聚乙烯亚胺((Dex-HMDI)-g-PEIs)。采用酸碱滴定法考察了(Dex-HMDI)-g-PEIs 的缓冲力。滴定结果显示，两种(Dex-HMDI)-g-PEIs 的缓冲力相似，与葡聚糖的分子量无关。测定(Dex-HMDI)-g-PEI/DNA复合物的物理化学性质，凝胶电泳结果表明，当N/P大于4时，所有(Dex-HMDI)-g-PEIs都能有效地浓缩DNA。(Dex-HMDI)-g-PEI/DNA复合物的粒径为160～250 nm，表面电荷为19～23mV。采用SEM研究了复合物的形貌显示纳米复合物呈规则圆形。以25kDa PEI为对照，研究了体外细胞存活率和转染率，(Dex-HMDI)-g-PEIs比25kDa PEI细胞毒性低。一定N/P比的(Dex-HMDI)-g-PEI/DNA复合物对293T细胞的转染效率比具最佳N/P比(10)的25kDa PEI/DNA复合物高或相当。另外，与含高分子量葡聚糖的(Dex-HMDI)-g-PEI相比，含低分子量葡聚糖的(Dex-HMDI)-g-PEI显示出低毒性和高转染效率[43]。

合成了一种低分子量(Mw=2 800，Mn=910)、低毒性的结合物PEIC，在最优条件下，其荧光素酶基因转染活性比聚乙烯亚胺(PEIs，Mw=2 000或25 000)高几个数量级。聚阳离子基因载体通过低分子量的PEI(Mw=800)与1,4-丁二醇二氯甲酸酯反应得到。当加入到DNA溶液，PEIC浓缩DNA形成复合物，Zeta电位为20～24 mV(约是分枝型25kDa PEI的一半)。PEIC也可转染高活性的水痘基因入MeWo细胞[44]。

阳离子聚磷腈显示出传递基因的能力，为提高转染效率，合成了聚DMAEA/Boc-组氨酸甲酯磷腈(PDHP)。PDHP与DNA能自组装形成纳米粒，粒径为110 nm，Zeta电位为+15 mV(PDHP/DNA质量比为10:1)。PDHP/DNA自组装纳米粒对293T细胞的最大转染效率比(PDAP)/DNA自组装纳米粒和PEI25/DNA自组装纳米粒高很多(聚合物/DNA比为10:1)。MTT法研究细胞毒性，PDHP比PDAP和PEI 25小很多。结果表明，PDHP是一种良好的高转染效率低毒的基因传递候选材料[45]。

制备精氨酸-壳聚糖(Arg-Cs)/DNA自组装纳米粒(ACSNs)，考察其体外性质及对HEK293和COS-7细胞的转染效率。研究结果显示，不同N/P比制备的ACSNs的粒径和Zeta电位分别为200～400 nm和0.23～12.25 mV。ACSNs的体外转染效率依赖于转染介质的pH值，pH 7.2时得到了最高的表达效率。转染效率随着N/P比(1～5)增加而增加，在N/P为5时最高。质粒剂量分别为每孔3 μg(HEK293细胞)和4 μg(COS-7细胞)时获得最大转染效率。ACSNs的转染效率比Cs/DNA自组装纳米粒高很多。ACSNs的平均细胞存活率超过90%，结果表明ACSNs是安全有效的非病毒基因传递载体[46]。

分离纯化并制备阳离子型白芨多糖，研究了其表征，探讨了其作为基因载体的可能性。分离纯化得白芨多糖，通过高碘酸钾氧化得到含醛基的还原性多糖，该还原性多糖与精胺在碱性条件下形成希夫碱式共轭物，经硼氢化钠还原得含伯胺基的阳离子型多糖，分别通过盐酸羟胺法和三硝基苯磺酸法测醛基与伯胺基的产量，并考察了氧化反应时间对反应产物的影响。进一步通过琼脂糖凝胶电泳检测该阳离子型多糖对基因的结合与保护作用。所提纯的白芨多糖为一种不含阳离子基团的非还原性多糖，通过胺化还原反应的方法可成功制备出含伯胺基的阳离子型多糖，红外光谱证实了多糖上伯胺基的存在，进一步的研究表明，该阳离子型多糖可以结合并保护质粒DNA。通过胺化还原反应方法制备的阳离子型白芨多糖，有望作为一种多糖基的多聚阳离子型基因载体在真核细胞基因转染中发挥作用[47]。

5.2 其他载体

采用自由基沉淀聚合反应的方法制备热敏性聚(*N*-异丙基丙烯酰胺-丙烯酰胺)P(NIPA-co-AAm)纳米水凝胶。研究了纳米水凝胶的热靶向行为。结果表明，这种热敏纳米水凝胶只能在温度高的组织累积，无论是普通组织还是肿瘤部位。热靶向行为是被动的、非特异性的。可以通过热处理和控制纳米水凝胶的低临界溶解温度选择靶部位。研究结果表明，热敏性P(NIPA-co-AAm)纳米水凝胶是具吸引力的药物热靶向载体，特别是抗肿瘤药[48]。

在硬组织植入材料领域硅酸盐取代的羟磷灰石(SiHA)是最有吸引力的生物陶瓷。研究了富含亮氨酸的牙釉蛋白在一系列SiHA(100)表面的吸附/脱附行为。SiHA(100)表面的硅酸根离子产生了屏蔽效应。研究结果表明，表面工程技术可能用于直接控制或制造纳米尺度表面构造和表面材料的成分，从而介导蛋白质和生物材料的作用[49]。

采用简单的水热法合成了不同形貌的有序介孔二氧化硅(MCM-41)粒子。YVO4:Eu^{3+}与MCM-41的复合物保留了MCM-41的介孔结构和YVO4:Eu^{3+}的红色荧光性质，以布洛芬为模型药物研究了其作为药物传递载体的应用。药物释放研究显示，IBU的释放速率可以通过调整材料的形貌控制。值得注意的是，载药样品在UV照射下仍显示出红色荧光，能很容易追踪和监测药物释放行为[50]。

以阳离子型表面活性剂为模板，采用简单的一步法制备了生物活性的发光的介孔掺铕羟磷灰石(Eu:HAp)。以布洛芬为模型药物，考察了多功能的羟磷灰石作为药物载体的载药量，药物释放等性质。分别用X-射线衍射法、扫描电镜SEM、透射电镜、*X*射线光电子能谱、傅里叶红外光谱、N_2吸附脱附和光致荧光光谱对结构、形貌进行了表征。结果显示，多功能的羟磷灰石展现出典型的六方孔道结构的有序的特征和棒状形态(宽20～40 nm，长100～200 nm)。载药量及药物释放实验研究表明，发光的HAp与纯的HAp具有相似的载药量和累积释放速率。载药样品在UV照射下仍显示出Eu^{3+}(5D0-7F1,2)的红色荧光。药物载体系统的Eu^{3+}的荧光发射强度随着IBU的释放量而变化，所以能容易地根据荧光强度的变化追踪和监测药物释放行为[51]。

合成了聚乙二醇单甲醚-聚(乳酸-羟基乙酸)-聚乙二醇单甲醚共聚物(MeO-PEG-PLGA-PEG-OMe，PELGE)，采用复乳法制备了可静脉注射的米托蒽醌(DHAQ)-PELGE纳米粒。通过尾静脉注射,用 HPLC 法研究了 DHAQ-PELGE 纳米粒和游离 DHAQ 在小鼠体内的组织分布。研究结果表明,实验组小鼠血浆 DHAQ 浓度较对照组明显增高。注射 96 h 后体循环中仍有 3.72% 的 DHAQ-PELGE 纳米粒。与游离 DHAQ 相比,DHAQ-PELGE 纳米粒延长了体内循环时间[52]。

6 结 语

2008 年我国药剂学研究在靶向给药传递系统、缓控释传递系统、透皮给药传递系统、治疗基因传递系统以及药物载体材料等方面取得了长足进步,发表了不少与欧美著名院校研究水平相当的高水平研究论文,特别是在靶向释药系统和药物载体材料研究方面有的研究达到了世界先进水平。但是,这些研究多数还是属于基础研究或应用基础研究,对于工业药剂学、物理药学、药物制剂理论和工艺方面的研究还十分不够,这对于我国药物制剂质量和制剂工业水平的提高都十分不利,需要大力加强。

参考文献

1 Chen HW, Gao J, Lu Y, *et al.* Preparation and characterization of PE38KDEL-loaded anti-HER2 nanoparticles for targeted cancer therapy. *J Controlled Release*, 2008, 128(3): 209-216

2 Song SX, Liu D, Peng JL, *et al.* Peptide ligand-mediated liposome distribution and targeting to EGFR expressing tumor *in vivo*. *Int J Pharm*, 2008, 363(1-2): 155-161

3 Gao Y, Chen LL, Gu WW, *et al.* Targeted nanoassembly loaded with docetaxel improves intracellular drug delivery and efficacy in murine breast cancer model. *Molecular Pharmaceutics*, 2008, 5 (6): 1044-1054

4 Yuan F, Qin X, Zhou D, *et al.* *In vitro* cytotoxicity, *in vivo* biodistribution and antitumor activity of HPMA copolymer-5-fluorouracil conjugates. *Eur J Pharm Biopharm*, 2008, 70(3): 770-776

5 袁 芳,张志荣,黄 园,等. *N*-(2-羟丙基)甲基丙烯酰胺聚合物-5-氟尿嘧啶接合物的体外释药规律、体内分布及抗肿瘤活性研究. 药学学报, 2008, 43(11): 1152-1156

6 Shen ZY, Wei W, Zhao YJ, *et al.* Thermosensitive polymer-conjugated albumin nanospheres as thermal targeting anti-cancer drug carrier. *Eur J Pharm Sci*, 2008, 35(4): 271-282

7 Li F, Sun JY, Wang JY, *et al.* Effect of hepatocyte growth factor encapsulated in targeted liposomes on liver cirrhosis. *J Controlled Release*, 2008, 131(1): 77-82

8 Lin AH, Liu YM, Huang Y, *et al.* Glycyrrhizin surface-modified chitosan nanoparticles for hepatocyte-targeted delivery. *Int J Pharm*, 2008, 359(1-2): 247-253

9 Zhang F, Wu Q, Liu LJ, *et al.* Thermal treatment of galactose-branched polyelectrolyte microcapsules to improve drug delivery with reserved targetability. *Int J Pharm*, 2008, 357(1-2): 22-31

10 Li Q, Wang Y, Feng NP, *et al.* Novel polymeric nanoparticles containing tanshinone IIA for the treatment of hepatoma. *J Drug Targeting*, 2008, 16(10): 725-732

11 Feng MQ, Cai QS, Shi XL, *et al.* Recombinant high-density lipoprotein complex as a targeting system of nosiheptide to liver cells. *J Drug Targeting*, 2008, 16(6): 502-508

12 Fu XC, Wang GP, Shan HL, *et al.* Predicting blood-brain barrier penetration from molecular weight and number of polar atoms. *Eur J Pharm Biopharm*, 2008, 70(2): 462-466

13 Yao J, Zhou JP, Ping QN, *et al.* Distribution of nobiletin chitosan-based microemulsions in brain following i. v. injection in mice. *Int J Pharm*, 2008, 352(1-2): 256-262

14 Liu J, Gong T, Zhang ZR, *et al.* Solid lipid nanoparticles for pulmonary delivery of insulin. *Int J Pharm*, 2008, 356(1-2): 333-344.

15 Yue T, Zhu JB. Recombinant human interleukin-2 inhalation powders: preparation and distribution in the alveolus. *Int J Pharm*, 2008, 360(1-2): 225-227

16 Yao YC, Zhan XY, Zhang J, *et al.* A specific drug targeting system based on polyhydroxyalkanoate granule binding protein PhaP fused with targeted cell ligands. *Biomaterials*, 2008, 29(36): 4823-4830

17 Hu FQ, Meng P, Dai YQ, *et al.* PEGylated chitosan-based polymer micelle as an intracellular delivery carrier for anti-tumor targeting therapy. *Eur J Pharm Biopharm*, 2008, 70(3): 749-757

18 Geng Y, Yuan WE, Wu F, *et al.* Formulating erythropoietin-loaded sustained-release PLGA microspheres without protein aggregation. *J Controlled Release*, 2008, 130(3): 259-265

19 Sun Y, Wang JC, Zhang X, *et al.* Synchronic release of two hormonal contracep- tives for about one month from the PLGA microspheres: *in vitro* and *in vivo* studies. *J Controlled Release*, 2008, 129 (3): 192-199

20 Ma NN, Xu L, Wang QF, *et al.* Development and evaluation of new sustained- release floating microspheres. *Int J Pharm*, 2008, 358 (1-2): 82-90

21 Liu LX, Wang XC. Solubility-modulated monolithic osmotic pump tablet for atenolol delivery. *Eur J Phar Biopharm*, 2008, 68(2): 298-302

22 Cui Y, Zhang Y, Tang X. *In vitro* and *in vivo* evaluation of ofloxacin sustained release pellets. *Int J Pharm*, 2008, 360(1-2): 47-52

23 Xu LJ, Wu F, Yuan WE, *et al.* Controlled-release implant system formulated using biodegradable hemostatic gauze as scaffold. *Int J Pharm*, 2008, 355(1-2): 249-258

24 Lu YX, Tang X, Cui Y, *et al.* *In vivo* evaluation of risperidone-SAIB in situ system as a sustained release delivery system in rats. *Eur J Phar Biopharm*, 2008, 68(2): 422-429

25 Xia W, Chang J, Lin JP, *et al.* The pH-controlled dual-drug release from mesoporous bioactive glass/polypeptide graft copolymer nanomicelle composites. *Eur J Phar Biopharm*, 2008, 69 (2): 546-552

26 Li X, Nie SF, Kong J, *et al.* A controlled-release ocular delivery system for ibuprofen based on nanostructured lipid carriers. *Int J Pharm*, 2008, 363(1-2): 177-182

27 He WL, Jiang XH, Zhang ZR. Preparation and evaluation of polybutylcyanoacrylate nanoparticle for oral delivery of thymopentin. *J Pharm Sci*, 2008, 97(6): 2250-2259

28 Qiu YQ, Gao YH, Hu KJ, *et al.* Enhancement of skin permeation of docetaxel: a novel approach combining microneedle and elastic liposomes. *J Controlled Release*, 2008, 129(2): 144-150

29 Zhao LG, Fang L, Xu YN, *et al.* Transdermal delivery of penetrants with differing lipophilicities using O-acylmenthol derivatives as penetration enhancers. *Eur J Phar Biopharm*, 2008, 69(1): 199-213

30 Zhao LG, Fang L, Xu YN, *et al.* Effect of *O*-acylmenthol on transdermal delivery of drugs with different lipophilicity. *Int J Pharm*, 2008, 352(1-2): 92-103

31 Liu W, Hu ML, Liu WS, *et al.* Investigation of the Carbopol gel of solid lipid nanoparticles for the transdermal iontophoretic delivery of triamcinolone acetonide acetate. *Int J Pharm*, 2008, 364(1): 135-141

32 Zhu WW, Yu AH, Wang WH, *et al.* Formulation design of microemulsion for dermal delivery of penciclovir. *Int J Pharm*, 2008, 360(1-2): 184-190

33 He W, Guo XX, Zhang M. Transdermal permeation enhancement of *N*-trimethyl chitosan for testosterone. *Int J Pharm*, 2008, 356(1-2): 82-87

34 许东航，徐　翔，万伟峰，等．肉桂提取物β-环糊精包合物经皮渗透性的研究．中国药学杂志，2008，43(3)：196-198

35 Lu ZZ, Wu J, Sun TM, *et al.* Biodegradable polycation and plasmid DNA multilayer film for prolonged gene delivery to mouse osteoblasts. *Biomaterials*, 2008, 29(6): 733-741

36 Sun TM, Du JZ, Yan LF, *et al.* Self-assembled biodegradable micellar nanoparticles of amphiphilic and cationic block copolymer for siRNA delivery. *Biomaterials*, 2008, 29(32): 4348-4355

37 Li PC, Li D, Zhang LX, *et al.* Cationic lipid bilayer coated gold nanoparticles -mediated transfection of mammalian cells. *Biomaterials*, 2008, 29(26): 3617-3624

38 Li PC, Zhang LX, Ai KL, *et al.* Coating didodecyldimethylammonium bromide onto Au nanoparticles increases the stability of its complex with DNA. *J Controlled Release*, 2008, 129(2): 128-134

39 Yang YX, Xu ZH, Jiang JG, *et al.* Poly(imidazole/2-dimethylaminoethylamino) phosphazene/DNA self-assembled nanoparticles for gene delivery: Synthesis and *in vitro* transfection. *J Controlled Release*, 2008, 127(3): 273-279

40 Zhou XF, Liu B, Yu XH, *et al.* Controlled release of PEI/DNA complexes from PLGA microspheres as a potent delivery system to enhance immune response to HIV vaccine DNA prime/MVA boost regime. *J Pharm Biopharm*, 2008, 68(3): 589-595

41 郑肖利，吴铁娜，陆建平，等．用于基因治疗的磁性脂质体-DNA复合物的制备与初步评价．中国药学杂志，2008，43(13)：998-1003

42 张　未，潘仕荣，张　璇，等．聚乙二醇-壳聚糖共聚物作为基因传递载体的体外研究．药学学报，2008，43(8)：848-854

43 Sun YX, Wang X, Cheng SX, *et al.* Synthesis of(Dex-HMDI)-g-PEIs as effective and low cytotoxic nonviral gene vectors. *J Controlled Release*, 2008, 128(2): 171-178

44 Xu SL, Chen MY, Yao Y, *et al.* Novel poly(ethylene imine) biscarbamate conjugate as an efficient and nontoxic gene delivery system. *J Controlled Release*, 2008, 130(1): 64-68

45 Yang YX, Xu ZH, Chen SW, *et al.* Histidylated cationic polyorganophosphazene/DNA self-assembled nanoparticles for gene delivery. *Int J Pharm*, 2008, 353(1-2): 277-282

46 Gao Y, Xu ZH, Chen SW, *et al.* Arginine-chitosan/DNA self-assemble nanoparticles for gene delivery: *in vitro* characteristics and transfection efficiency. *Int J Pharm*, 2008, 359(1-2): 241-246

47 夏向文，李　欣，冯敢生，等．中药白芨提取物作为基因载体的制备与表征．中国药学杂志，2008，43(18)：1369-1373

48 Zhang J, Chen HY, Xu L, *et al.* The targeted behavior of thermally responsive nanohydrogel evaluated by NIR system in mouse model. *J Controlled Release*, 2008, 131(1): 34-40

49 Chen X, Wu T, Wang Q, *et al.* Shield effect of silicate on adsorption of proteins onto silicon-doped hydroxyapatite(100) surface. *Biomaterials*, 2008, 29(15): 2423-2432

50 Yang PP, Quan ZW, Lu LL, *et al.* Luminescence functionalization of mesoporous silica with different morphologies and applications as drug delivery systems. *Biomaterials*, 2008, 29(6): 692-702

51 Yang PP, Quan ZW, Li CX, *et al.* Bioactive, luminescent and mesoporous europiumdoped hydroxyapatite as a drug carrier. *Biomaterials*, 2008, 29(32): 4341-4347

52 Duan YR, Li YG, Zhang ZR, *et al.* A preliminary study on MeO-PEG-PLGA-PEG-OMe nanoparticles as intravenous carriers. *J Biomed Mater Res Part A*, 2008, 87(2): 515-524

生药学研究进展

卢 燕，陈道峰

（复旦大学药学院生药学教研室，上海 201203）

摘 要 2008年我国生药学研究取得了明显进展，对部分药材主产区进行了详细的药用资源调查；分子生物学技术广泛应用于药用资源生物多样性分析、药用天然产物培养及优良种质的培育；生药的采收和加工研究也获得了一定成果；传统的性状、显微鉴定和简单的理化鉴定技术仍适用于基础研究薄弱的新资源和民间药的鉴定；生药质量评价研究越来越趋向于多成分的同时定量；多种色谱、波谱及其联用技术和指纹图谱技术在生药有效成分快速表征、定量分析和品质评价中得到广泛应用；生药中农药残留检测技术向快速、高灵敏度和多种类同时检测方向发展。

随着生物、色谱、光谱和信息技术的进步及天然药物化学、药理学等基础研究的不断深入，越来越多的新方法、新技术应用于生药学研究，促进了我国生药学的快速发展和进步。2008年，我国生药学研究在资源可持续利用、采收加工、品质和安全性评价等方面取得了显著进展。

1 生药资源可持续利用

1.1 资源调查

重庆三峡库区历来是川产道地药材主产区之一，经调查，该地区共有药用植物278科，1 377属4 521种，其中包括国家重点保护植物103种，国家重点保护野生药材16种，民间民族名贵药材11种，急需加大对味连（*Coptis chinensis* Franch.）、川党参（*Codonopsis tangshen* Oliv.）等名优道地药材的GAP研究力度和珍稀药用植物资源的保护[1]。

我国境内共有中国红豆杉［*Taxus chinensis*（Pilger）Rehd］、云南红豆杉（*T. yunnanensis* Cheng *et* J. K. Fu）、西藏红豆杉（*T. wallichiane* Zucc.）、东北红豆杉（*T. cuspidata* Sieb. *et* Zucc.）、南方红豆杉［*T. chinensis* var. *mairei*（Lemee *et* Levl）Cheng *et* L. K. Fu］和曼地亚红豆杉（*T. media* ev. Hieksii）6种红豆杉植物资源，其中云南红豆杉中各部位紫杉醇平均含量最高，曼地亚红豆杉含量次之，各种均以树皮和根中紫杉醇含量较高[2]。

调查发现，鼠尾草属共有18种植物的根在民间作为丹参药用，虽然只有*Salvia miltiorrhiza* Bunge在丹参酮IIA和丹酚酸B的含量上符合2005版《中国药典》标准，但其他17种同属植物的根也含有丰富的丹参酮和酚酸类化合物，值得进一步开发利用[3]。历版《中国药典》中，桑白皮、桑叶、桑椹和桑枝等中药的原植物均为桑*Morus alba* L.，调查发现，古今文献和药材市场中，桑类中药来源于*Morus*属的多种植物，包括鸡桑（*M. australis* Poir.）、华桑（*M. cathayana* Hemsl.）、蒙桑［*M. mongolica*（Bur.）Schneid.］及它们的变种[4]。金银花商品药材中有一种“毛银花”在绿原酸含量和体外抑菌效果上均优于金银花正品药材“密银花”，经鉴定为峨眉忍冬（*Lonicera similis* Hemsl. var. *omeiensis* Hsu *et* H. J. Wang）[5]。秦艽（*Gentiana macrophylla* Pall.）为国家三级重点保护品种，调查发现秦艽近缘种黄管秦艽（*G. officinalis* H. Smith）在甘肃分布广泛，对其进行系统的生药学研究表明，黄管秦艽的药材性状、显微特征与秦艽相似；龙胆苦苷含量高于《中国药典》规定；在ITS水平上与秦艽的同源性为99.50%，为秦艽新药源的寻找提供了依据[6]。

扩大药用部位是生药资源合理利用和开发的重要手段之一。红豆杉枝叶中紫杉醇含量虽较低，但再生能力强，适合红豆杉的资源保护和长期开发利用[2]。对刺五加［*Acanthopanax senticosus*（Rupr. *et* Maxim.）Harms］不同部位刺五加苷B、E的含量测定结果表明，除根和根茎外，茎枝和果也具有开发利用价值[7]。随着川贝母（*Fritillaria cirrhosa* D. Don）栽培面积的迅速扩大，地上部分的药用价值开始受到关注，研究表明，川贝母地上部分的生物碱成分与鳞茎的大部分相同，总含量低于青贝，高于松贝[8]。藏药红毛五加（*Acanthopanax giraldii* Harms）以茎皮入药，经HPLC测定，根和茎刺中有效成分腺苷的含量能达到茎皮的近三分之一[9]。蛤蟆皮作为珍贵药材蛤蟆油的副产品，含有丰富的脂肪酸，且多种不饱和脂肪酸相对含量高于蛤蟆油，每年的产量达数百吨，应充分加以开发和利用[10]。

1.2 生物多样性分析

采用ISSR技术对8个种源51个草珊瑚［*Sarcandra glabra*（Thunb.）Nakai］样品进行遗传多样性分析，发现野生种源的遗传距离与产地的海拔高度有密切关系，可分为较高海拔类群（800～900 m）、较低海拔类群（250～300 m）和中等海拔类群（600 m），而与地理距离关系不大[11]。11份湖南不同产地翻白草（*Potentilla discolor* Bunge）的ISSR分析表明，翻白草种质在DNA分子水平上存在丰富的遗传多样性，种质间的亲缘关系和地理位置有一定关系[12]。采用ISSR技术对7种绞股蓝属药用植物进行的DNA分子鉴定发现，引物 UBC-873 与 UBC-895 均可独立区分 7 种绞股蓝属植物，同时，绞股蓝 *G. pentaphyllum* 栽培品种通过引物 UBC895 扩增，可产生区别于同种野生品种的特异性条带，表明人工选择使得栽培品种在 DNA 水平上产生了一定的变异[13]。类似方法也应用于莪术[14]、白术[15]、大黄[16]等药用植物的种质资源研究中。

部分研究仍采用较早兴起的随机扩增多态性 DNA（random amplified polymorphic DNA，RAPD）分子标记技术对巴戟天[17]、羌活[18]、灯盏花[19]和老鹳草[20]等药材的种间及居群间的亲缘关系进行分析。应用 RAPD 技术对广东产 5 个农家类型（大叶、小叶、类圆、长叶、圆叶）的栽培巴戟天（*Morinda officinalis* How）进行遗传多样性研究，发现种群间和种群内都有一定的分化，总的多态百分率为 50.00%，小叶巴戟天种群内多态位点率为 53.13%，并导致目前栽培巴戟天形态和化学指纹图谱产生较大差异。因此，应对巴戟天不同农家类型的种质资源进行优选，以保证药材的质量[21]。

采用 RAPD 和 ISSR 两种方法分析不同产地野生地黄（*Rehmannia glutinosa*）种内的遗传多样性，发现 RAPD 和 ISSR 标记的多态性位点百分率分别为 89.58%、94.33%，ISSR 标记比 RAPD 标记能检测到更高的品种间遗传差异[22]。

相关序列扩增多态性（sequence-related amplified polymorphism，SRAP）是新近发展起来的分子标记技术。通过 SRAP 技术分析石蒜科仙茅属仙茅（*Curculigo orchioides*）、光叶仙茅（*C. glabrescens*）、绒叶仙茅（*C. crassifolia*）、中华仙茅（*C. sinensis*）、短葶仙茅（*C. breviscapa*）、疏花仙茅（*C. gracilis*）和大叶仙茅（*C. capitulata*）7 个国产种的亲缘关系，98.6% 的扩增条带呈现多态性，利用 TREECONW 软件分析遗传距离，UPGMA 方法聚类，发现 7 个种的聚类结果与传统形态分类结果基本一致[23]。建立了青葙（*Celosia argentea* L.）的 SRAP 反应体系，为从分子水平鉴定青葙子种质资源奠定了基础[24]。该技术也成功应用于不同种药用石斛的遗传多样性及亲缘关系的研究[25]。

2 生药的采收加工

2.1 采收时期

HPLC 法测定同一年 12 个月不同采收期球花石斛（*Dendrobium thyrsiflorum* Rchbf.）中联苄、菲和芴酮类成分的含量，发现总酚类成分在 11 月份含量最高，与传统采收时间相符，为石斛的合理采收提供了科学依据[26]。以多糖含量为指标，考察不同产地、不同采收期美花石斛（*Dendrobium loddigesii* Rolfe）药材的质量，确定贵州则戎所产的美花石斛药材质量较好，2 年生药材的多糖量较高，采收期安排在 9 月至次年 1 月份期间比较合适，与传统石斛药材秋冬季节采收相符[27]。

液相电喷雾二级质谱联用法测定银杏叶中内酯的含量，通过考察 4～11 月 15 批样品中银杏内酯和白果内酯的含量变化规律，确定 7 月份为银杏叶最佳采收时间[28]。

以总黄酮、总皂苷含量为指标考察栽培年限和采收期对甘草（*Glycyrrhiza uralensis* Fisch）质量的影响，发现两类成分的含量均在 3 年生达到最高而后随生长年限延长而下降，且茎中含量高于根部，其中总黄酮含量 5 月和 10 月较高，总皂苷含量 8 月较高。两类成分的含量变化趋势在内蒙杭锦旗和甘肃酒泉不同产地样品中基本一致[29]。甘草苷的 HPLC 含量测定结果显示，地下部分甘草苷含量较高，根和根茎中甘草苷的含量随生长年限逐渐提高，同一年中以开花前期含量最高[30]。

2.2 加工工艺

杀青处理是一种传统的茶叶加工技术，采用短时间的高温处理，可使新鲜药材中的酶失活，从而保留样品中的有效成分。研究表明大青叶采收后杀青处理较不杀青处理可有效地保留靛蓝、靛玉红，其中靛玉红以杀青后阴干处理含量最高，靛蓝以杀青后 70 ℃ 干燥处理含量最高[31]。同样，杀青处理对白头翁中皂苷的损失明显低于烘干和晒干，起到很好的“杀酶保苷”作用[32]。

2.3 贮 存

HPLC 测定厚朴中的酚类成分含量，发现厚朴酚的含量 0～3 年呈增长趋势，3 年后略下降，10 年后仍高于采收当年，表明厚朴药材可贮存至 10 年甚至更长[33]。

3 生药质量评价

3.1 真伪鉴别

2008 年，仍有不少论文对一些民间药或常用中药的混淆品进行了基础的原植物、性状、显微鉴定、理化鉴定及 DNA 分子鉴定。

细毡毛忍冬（*Lonicera similes* Hemsl）与灰毡毛忍冬（*L. macranthoides* Hand. Mazz）的花蕾性状相似，常混采混收，研究发现两种植物的叶和花蕾在形态和组织构造上有较大区别[34]。

对 3 种鄂产龙胆科獐牙菜属药用植物贵州獐牙菜（*Swertia kouitchensis* Franch）、红直獐牙菜（*S. erythrosticta* Maxim）和大籽獐牙菜（*S. macrosperma* C. B. Clarke）的茎的显微结构进行了比较鉴定研究，并对其全草进行了薄层色谱定性鉴别[35]。

针对五加皮商品药材伪劣混用的严重现象，确立了细柱五加（*Acanthopanax gracilis* W. W. Smith）与同科植物藤五加［*A. leucorrhizus*（Oliv.）Harms］等 10 种地方习用品及伪品香加皮（*Periploca sepium* Bunge）在形状、显微组织构造上的主要区别点[36]。

不少乌头属（*Aconitum* L.）植物块根在民间被误用作川乌、附子或草乌的替代品，由于种间化学成分复杂，解剖特征差别不大，采用常规的性状、显微及理化方法均难以准确鉴别。比较川乌（*A. carmichaeli*）、草乌（*A. kusnezoffii*）及市场流通的 17 种乌头亚属和 1 种牛扁亚属混淆种粗花乌头

(*A. crassiflorum*)的 rDNA 内转录间隔区(ITS)序列,发现不同种间在 ITS 序列特征、碱基频率和遗传距离等方面都存在一定差异[37]。

川西獐芽菜(*Swertia mussotii*)和常见同属混淆种抱茎獐芽菜(*S. franchetiana*)、华北獐芽菜(*S. wolfanginan*)及印度獐牙菜(*S. chirayita*)的 5S rRNA 间隔序列分析表明,4 种植物间 DNA 的 5S rRNA 间隔序列不同,差异范围为 30.6% ~ 65.0%,可以作为分子鉴定标记区别川西獐芽菜和同属其他常见混淆品种[38]。

3.2 含量测定

随着色谱技术的不断进步及中药活性成分研究的深入,越来越多的研究倾向于采用气相(GC)、高效液相(HPLC)、高效毛细管电泳(HPCE)、毛细管区带电泳(CZE)、超高效液相(UPLC)等色谱及色谱-质谱联用技术同时测定中药中多种有效成分的含量,以更有效地评价中药质量。其中,UPLC 为中药复杂体系的快速分离分析提供了良好的技术平台,质谱检测器的联用使得微量及难分离成分的定量成为可能,而一测多评法的引入又可以解决多成分同时测定中对照品供应不足的问题。

3.2.1 GC 及 GC-MS 采用 GC-FID 法对五味子挥发油中 α-蒎烯、β-蒎烯、柠檬烯和乙酸龙脑酯 4 种成分进行了含量测定,方法简便快速[39]。采用固相微萃取(SPME)法提取白头婆(*Eupatorium japonicum* Thunb)中挥发油,经 GC-MS 分离初步鉴定了 52 个成分,占总峰面积的 97.17%,含量较高的成分有石竹烯、α-水芹烯、大根香叶烯 d 及 β-倍半水芹烯等[40]。采用 GC-MS 测定联合交互移动窗口因子分析化学计量法,对三种来源的青皮和陈皮共 6 个样品中的挥发油成分进行了比较分析,从青皮和陈皮中分别鉴定出 61 和 59 种成分,占每个样品总成分的 97.6% ~ 99.8%,两种药材在成分种类和相对含量上均存在明显差异,共有的主要成分为右旋柠檬烯[41]。

3.2.2 HPLC 及 LC-MS 建立了麻黄中手性异构体麻黄碱与伪麻黄碱的 HPLC 含量测定方法[42]。建立了北豆根(*Menispermum dauricum* DC.)中青藤碱、蝙蝠葛苏林碱、蝙蝠葛碱和粉防己碱 4 种生物碱[43]、藏药波棱瓜子(*Herpetospermum caudigerum*)中 7 个活性木脂素[44]及毛建草(*Dracocephalum rupestre* Hance)中 9 个主要活性成分同时测定的 HPLC 方法[45]。采用柱前衍生化 RP-HPLC 法同时测定了维药芜菁子(*Brassica rapa* L.)中包括 7 种人体必需氨基酸在内的 12 种游离氨基酸的含量[46]。

采用 HPLC-DAD 同时测定 4 个主要产地山茱萸中没食子酸、5-羟甲基糠醛、莫诺苷、獐牙菜苷、马钱素 5 个成分的含量[47],采用 HPLC-DAD 梯度洗脱建立了甘草中 4 种黄酮和 3 种皂苷成分的同时分析方法[48]。采用多柱 HPLC 成功实现了不同产地三七药材中 5 种核苷和 11 种皂苷共 16 个化合物的同时测定,方法重现性、灵敏度良好,结果显示 15 个不同产地三七样品中总核苷和总皂苷含量基本稳定[49]。

将一测多评法应用于人参皂苷类成分的 HPLC 含量测定,通过建立人参皂苷 Rb_1 与 Rg_1、Re、Rf、Rh_1、Rc、Rb_2、Rb_3 和 Rd 8 种皂苷间的紫外相对校正因子(RCF),实现了只用一个对照品测定人参药材中多个人参皂苷类成分的含量,所建立的校正因子同样适用于三七药材中人参皂苷 Rb_1、Rg_1、Rh_1 和 Rd 的定量分析,证明在紫外吸收特征相似的同类化合物间开展一测多评是可行的[50]。

建立了 HPLC-DAD-APCI-MS 法同时测定藏药花锚中 6 个吅酮类成分的含量,采用 DAD 检测定量,APCI-MS 鉴定每个色谱峰的相对分子质量信息[51]。8 个不同来源金银花药材中 32 个成分(包括 6 个有机酸、7 个环烯醚萜苷、10 个黄酮及 9 个皂苷类化合物)可通过 HPLC-ESI/TOF-MS 方法同时测定,同时对 6 个未知峰也进行了初步鉴定[52]。采用 HPLC-ESI/TOF-MS 方法,同时测定了 12 种贝母属植物鳞茎中 26 个甾体生物碱的含量,方法检测限达到 0.001 4 ~ 0.033 5 μg/mL,远远低于相关化合物的常规 HPLC 或 GC 定量方法(0.011 ~ 1.22 μg/mL);同时采用一测多评法,以去氢贝母碱为对照品,进行了其他 25 个化合物的相对定量测定,结果为上述内标法所测含量的 90.6% ~ 110.0%,表明方法基本可行[53]。

3.2.3 HPCE 采用 HPCE 方法同时分离测定了刺五加叶中芦丁和金丝桃苷的含量,结果表明主产地黑龙江省不同采集点和不同生长时期的样品中,以帽儿山地区七月产的刺五加叶中的芦丁与金丝桃苷含量均为最高[54]。

3.2.4 CZE 建立了同时测定夏枯草中芦丁、伞形花内酯、金丝桃苷、对香豆酸、迷迭香酸和咖啡酸 6 种活性成分含量的毛细管区带电泳-电化学检测(CZE-ED)法,最低检测限为 0.0142 ~ 0.375 μg/mL[55]。

3.2.5 UPLC 及 UPLC-MS 采用 UPLC-MS/MS 方法同时测定了不同产地乌药药材中 boldine, norboldine, reticuline 和 linderegatine 4 种生物碱的含量,与之前建立的 HPLC 方法相比,分析时间由 38 min 缩短至 9 min,同时溶剂用量和最低定量限均明显降低[56]。采用 UPLC-PDA-ESI-MS/MS 对大青叶中黄酮类成分进行定性分析,以 0.1% 甲酸-甲醇梯度洗脱,对鉴定出的 8 种黄酮碳苷的质谱裂解途径进行了探讨,并建立了其中 6 种黄酮碳苷的 UPLC-ESI-MS(MRM)含量测定方法[57]。

比较淫羊藿中 15 种黄酮类成分的 HPLC、UPLC 和 CZE 测定结果,发现分析速度依次从高到低为 UPLC 、CZE 、HPLC, CZE 的线性差于 HPLC 和 UPLC,且线性范围较窄;UPLC、CZE 的灵敏度高于 HPLC。3 种方法的精密度、重复性和加样回收率无显著性差异;样品的测定结果 HPLC 与 UPLC 相近,CZE 明显偏高,原因尚待研究[58]。

3.3 指纹图谱

3.3.1 色谱指纹图谱 采用 HPLC-DAD-ESI-MS^n 对白芷的

呋喃香豆素类成分进行了指纹图谱分析和鉴定,通过与对照品保留时间及 UV、MS 谱的比对,确定了 9 个共有峰,同时对色谱图上 20 个呋喃香豆素峰进行了鉴定和初步的结构表征,对各化合物的 ESI-MS 裂解途径进行了总结[59]。

对真菌诱导子处理的人工培养的铁皮石斛原球茎与对照原球茎、人工栽培的铁皮石斛的 HPLC-ESI-MS 指纹图谱分别进行了比较分析,结果显示真菌诱导子处理后,没有改变原球茎的化学背景,但能提高原球茎中化学成分的含量,其中生物碱类成分对诱导作用较敏感,诱导子处理能促进生物碱类成分的产生或特异性积累,诱导子处理的原球茎的质量不及人工栽培的铁皮石斛[60]。

采用 HPLC-DAD-ESI-MS 初步建立了关木通的特征指纹信息,有 30 个共有峰,24 批样品指纹图谱的整体相似度为 0.871~0.998,为进一步开展关木通的肾毒性代谢研究提供了药材质量依据[61]。

采用 HPLC 法测定了不同产地的 25 份全当归样品及 21 份市售当归饮片的指纹图谱,以阿魏酸为参照,有 12 个共有峰。结果显示,当归饮片指纹图谱共有峰数目普遍较全归样品少,且多数共有峰吸收值较低。经系统聚类和相似度计算分析发现,当归全归与饮片基本可以聚成两大类,全归除 5 个样品外相似度在 0.973 以上,饮片的相似度则在 0.969 以下,表明两者化学成分存在明显差异。因此,为保持药材成分的稳定,当归最好以全归的形式流通,同时应该注意当归的贮藏方式及年限[62]。

建立了毛冬青(*Ilex pubescens* Hook. *et* Am.)药材的 HPLC 指纹图谱,并进行了相似度分析,对照药材图谱可根据保留时间和 UV 光谱特征分为木脂素类和皂苷类成分 2 个区域;9 个不同来源的毛冬青样品中,只有 3 个采自广西和江西的样品与对照药材指纹图谱相似,其余样品差异较大[63]。相似度分析表明,不同地区收集的 10 批维药阿里红(*Fomes officinalis* Ames)药材三萜化合物的 HPLC 指纹图谱具有基本相同的色谱峰,平均相似度为 0.952,其中 12 个峰为共有峰,并对主要色谱峰进行了初步归属[64]。类似的方法还应用于延胡索[65]、川党参[66]、蜂胶[67]等的 HPLC 指纹图谱建立与质量评价研究中。

建立了斑蝥及其不同部位的 HPLC 数字化指纹图谱,确定了 15 个共有峰,以双定性双定量相似度法评价斑蝥批间质量的稳定性,结果显示 10 批斑蝥在化学成分数量、分布比例和含量与对照指纹图谱相似性很好,说明质量均一;不同部位总体化学成分含量的高低顺序为躯干、全虫、头、足、翅[68]。

研究了冬虫夏草及其类似品的 HPLC 指纹特征分析方法,对 13 个样品的指纹图谱分别采用相似度评价和采用轮廓图、雷达图、星座图等方法进行多变量二维平面比对分析,结果显示相似度分析可综合量化样本的相似程度,各种图示则能直观展示品种间的分类和特点,两种方法综合应用更有利于指纹图谱的判断和指纹特征解析[69]。

HPCE 及高效凝胶过滤色谱(HPGFC)技术也应用于个别中药的指纹图谱研究中。利用 HPCE 建立了空心莲子草[*Alternanthera philoxerodex*(Mart) Griseb.]药材的指纹图谱,有 18 个共有峰,通过与参照峰相对保留时间和相对峰面积的比较发现,不同产地空心莲子草在化学组成上有较好的相似性,但在组成成分的量上有较大差异[70]。针对不同产地、不同生长年限的人参,建立了鲜人参水提物的 HPGFC 指纹图谱,确定了 6 个特征峰,16 批药材指纹图谱相似度为 0.9~1.0,集安和珲春市的 4 批药材相似度为 0.4~0.9,表明药材产地差异较大;4 年生、5 年生药材的 HPGFC 指纹图谱上没有质的差别,该指纹图谱可用于鲜人参药材水提物的质量评价[71]。

3.3.2 其他指纹图谱 建立了人参水溶性蛋白的 SDS-聚丙烯凝胶电泳(PAGE)指纹图谱,通过 Totallab 图像分析软件对 12 批不同产地及不同生长年限鲜参样品的电泳胶片处理后生成谱图,确定了 9 个特征带峰,12 批人参药材相似度为 0.90~1.0,方法稳定性、重复性和精密度良好,与上述鲜人参水体物 HPGFC 指纹图谱相似度判断结果一致[72]。

对不同产地 28 个青蒿样品进行了系统聚类分析和主成分分析,结果显示系统聚类分析所得的系统树反映出明显的地区差异,其中被聚为一类的酉阳和什邡青蒿样品在主成分分析所得的二维投影图上又各自聚为 2 个完全独立的区域,表明所建方法可用于青蒿药材的产地聚类分析及质量控制[73]。对 2 种正品老鹳草及其 7 种易混品也进行了 FTIR 指纹鉴别和相似度分析,以药典收载的老鹳草主流商品牻牛儿苗(*Erodium stephanianum* Willd.)为对照,同为正品的老鹳草(*Geranium wilfordii* Maxim.)红外图谱与对照药材最为接近(相似度为 0.9878),7 种易混品中 6 个老鹳草属样品的相似度均大于 0.9700[74]。

应用近红外光谱(NIRS)技术鉴别红参、高丽参及红参伪品,采用近红外积分球漫反射法测定光谱图,用判别分析法对其进行定性鉴别,结果显示中国红参与进口高丽参、中国红参与合资品牌红参、红参与伪品在区分图上都有明显的分界线,韩国高丽参和朝鲜高丽参不能区分,表明该方法适用于红参、高丽参药材的分类和快速鉴别[75,76]。

采用粉末 *X* 射线衍射指纹图谱鉴定法对鲕状、豆状、肾状的赭石及其炮制品进行了性状鉴别和成分分析鉴定,三种赭石的主要成分均为 Fe_2O_3,其中肾状赭石具有最强 Fe_2O_3 峰;衍射图中存在强弱不同的石英干扰信号,三种赭石的石英含量从高到低依次为豆状、鲕状、肾状;炮制后产生的新成分导致生品与醋制品的衍射图谱的几何拓扑图形不完全相同,相似性分别为肾状、豆状、鲕状,说明肾状赭石 Fe_2O_3 含量醋制前后最稳定。研究结果提示三种赭石药理作用可能不同,使用时应加以区分[77]。

4 生药的安全性评价

4.1 农药残留

采用乙酸乙酯提取，Florisil 柱净化，DB-5/1701 不同极性双柱对比的 GC-ECD 法同时测定了党参药材中 29 种有机氯农药的残留量，方法简便快捷[78]。采用 GC-ECD 法同时测定了人参产品中有机氯与拟除虫菊酯 20 种农药的残留[79]，对其他中药中有机氯农药残留的研究具有参考价值。

在甘草中有机氯农药的 GC-ECD 分析中，样品采用 ASE200 加速溶剂萃取仪快速、高效制备，并通过预先将弗罗里硅土装填到萃取池中，实现萃取-净化一步完成。经测定，18 种有机氯农药的回收率为 83% ~105%，最低检测限为 0.6~3.1 μg/kg[80]。

采用 GC 法检测，浙八味中的白术、白芍、郁金、玄参和浙贝母 5 味药材中均未检测到有机氯农药的残留，麦冬、延胡索和菊花中检出 DDT，菊花中同时还检出五氯硝基苯（PCNB）[81]，虽然两种农药的残留量均远低于 2005 版《中国药典》的限量规定，但也一定程度上发映出菊花栽培过程中使用杀虫剂的普遍性。采用凝胶渗透色谱纯化和 GC-MS 选择离子模式同时测定了杭白菊中有机氯、有机磷、氨基甲酸酯和拟除虫菊酯类等 32 种残留农药，解决了富含油脂类成分的杭白菊中微量农药残留检测的难题[82]。

对于中药材中有机氯农药的提取，常用的方法有超声波提取法、加速溶剂萃取法、索氏抽提法和振荡法等，通过比较，振荡法对提取效率较低；索氏提取法耗时长、溶剂消耗大；加速溶剂萃取法仪器价格昂贵；从快速、经济、安全、环保等因素考虑，超声波提取法应是目前适合推广的中药材中有机氯农药残留分析方法[83]。

建立了固相萃取-离子交换色谱法检测枸杞子中多菌灵残留量，该方法同样适用于金银花、益母草、鸡血藤、陈皮、黄芩等中药中的多菌灵残留检测，且对枸杞子中同类农药噻菌灵残留检测也具有良好的适用性[84]。利用胶束毛细管电泳在线推扫富集技术建立了测定麻黄、金银花和大青叶中痕量啶虫眯和吡虫啉残留的方法，在优化条件下，两种农药的检出限分别为 0.008 和 0.016 mg/kg，富集倍数分别为 270 和 210 倍，提高了检测灵敏度，为检测中药中痕量农药残留提供了一种新的简便方法[85]。

4.2 重金属

对中药材重金属含量及污染现状进行了统计分析，结果表明中药材中存在不同程度的重金属污染。铜、铅、砷、镉、汞超标率分别为 21.0%、12.0%、9.7%、28.5%、6.9%；单样本同一批次药材中存在 2 种、3 种、4 种重金属同时超标的现象，平均超标率分别为 4.6%、1.5%、0.7%；36 种常见中药材中桔梗、细辛、黄连等药材重金属含量较高，枸杞子、两头尖、西洋参、枳壳中 5 种重金属含量均没有超标；不同产地药材重金属污染的种类及程度均存在一定的差别；栽培药材铜和铅的含量高于野生药材，砷的含量则是野生高于栽培[86]。

建立了当归饮片中铅、镉、砷、汞残留量的测定方法，采用聚四氟乙烯消化罐程序升温消解样品，以石墨原子吸收分光光度法测定铅、镉的含量；蒸气发生-原子荧光光谱法测定砷、汞的含量，该法操作简便快速，可用于中药材中痕量重金属残留量的测定[87]。

4.3 生药内源性有毒物质的分析

马兜铃酸是一类广泛存在于马兜铃科植物中，由于其肾毒性和致癌性被许多国家禁止或限制使用。细辛虽属马兜铃科，但 7 批不同产地细辛超高液相色谱 UPLC 检测结果表明，细辛根中马兜铃酸 A 的含量均在百万分之四以下[88]，经 HPLC 测定，9 省市 36 批细辛根及根茎中马兜铃酸 A 的含量为 0.041 ~6.801 μg/g，含量较低，在正常使用细辛药材情况下，不致于引起肝、肾损伤[89]。

建立了马兜铃酸 A 的 HPLC 含量测定方法，并测定了马兜铃科马兜铃属 7 种药材和细辛属 5 种药材中马兜铃酸 A 的含量，结果表明马兜铃属药材中马兜铃酸 A 的含量普遍高于细辛属药材，为马兜铃科药材的合理使用提供了参考[90]。

参考文献

1 刘 翔，李紫薇，任明波，等．重庆市三峡库区药用植物资源调查研究．时珍国医国药，2008，19(12)：3005-3007

2 张 洁，徐小平，刘 静，等．我国不同种类红豆杉不同部位紫杉醇的含量分布研究．药物分析杂志，2008，28(1)：16-19

3 Li MH，Chen JM，Peng Y，*et al.* Investigation of Danshen and related medicinal plants in China. *J Ethnopharmacol*，2008，120：419-426

4 杨文宇，万德光．中国桑树分类及桑类中药原植物考辨．时珍国医国药，2008，19(11-12)：2624-2627，2872-2874

5 苟占平，万德光．毛银花的品种鉴定与质量分析．华西药学杂志，2008，23(2)：150-152

6 刘丽莎，吴 迪，张西玲．黄管秦艽的生药学研究．中药材，31(11)：1635-1638

7 张 晶，刘芳芳，薛 起，等．HPLC 法测定刺五加不同部位刺五加苷 B、E 含量．药物分析杂志，2008，28(12)：2018-2020

8 吴启秀，王 曙，严晓梁，等．栽培川贝母的地上部分与鳞茎中总生物碱的比较．华西药学杂志，2008，23(6)：712-713

9 刘 圆，孟庆艳，任朝琴．高效液相色谱法测定川产藏药材红毛五加不同药用部位中腺苷的含量．中国药学杂志，2008，43(7)：538-540

10 张 强，张炜煜．蛤蟆油和蛤蟆皮脂肪酸成分的比较分析．药物分析杂志，2008，28(6)：888-890

11 倪开诚，闵芳，郭卫东，等．采用 ISSR 分子标记进行草珊瑚 8 个种源的遗传多样性分析．中草药，2008，39(9)：1392-1396

12 罗玥佶，伍贤进，彭 帅，等．12 种翻白草种质资源遗传多样性的 ISSR 分析．中草药，2008，39(5)：748-751

13 王 翀，周天华，杨 雪，等．ISSR-PCR 鉴别绞股蓝属 7 种植物．

中草药,2008,39(4):588-591

14 王晓慧,汤晓闯,杨恩秀,等.莪术不同种和居群的ISSR-PCR分析.中国中药杂志,2008,33(18):2037-2040

15 刘逸慧,陈斌龙,周晓龙,等.药用植物白术栽培群体的遗传多样性研究.中国中药杂志,2008,33(23):2756-2760

16 吴艳,格日力,魏全嘉,等.青海产不同海拔唐古特大黄的遗传多样性分析.中国药学杂志,2008,43(21):1608-1611

17 丁平,刘瑾,仰铁锤,等.巴戟天遗传多样性的RAPD研究.中草药,2008,39(12):1869-1872

18 唐学芳,蒋舜媛,孙辉,等.川产羌活种质遗传多样性的RAPD分析.中草药,2008,39(9):1387-1392

19 杨生超,李永芳,赵峥,等.灯盏花种质资源遗传关系的RAPD分析.中国中药杂志,2008,33(13):1532-1535

20 尹海波,韩荣春,康廷国,等.老鹳草属植物遗传多样性的RAPD分析.中药材,2008,31(12):1788-1790

21 丁平,刘瑾,仰铁锤,等.巴戟天遗传多样性的RAPD研究.中草药,2008,39(12):1869-1872

22 王艳,李先恩,李学东,等.野生地黄种内遗传多样性的RAPD,ISSR分析.中国中药杂志,2008,33(22):2591-2595

23 李隆云,陈大霞,秦松云,等.仙茅属植物7个国产种的SRAP遗传关系研究.中国中药杂志,2008,33(2):117-120

24 郭庆华,郭美丽,薛芊,等.青葙SRAP体系的建立和优化.中草药,2008,39(2):263-266

25 樊洪泓,李廷春,邱婧,等.药用石斛遗传多样性的SRAP标记研究.中国中药杂志,2008,33(1):6-10

26 杨莉,张光浓,王峥涛,等.HPLC测定不同采收期球花石斛中酚类成分的含量.药物分析杂志,2008,28(1):1-5

27 武孔媛,王文全,金家兴,等.产地和采收时间对美花石斛药材中多糖的影响.中草药,2008,39(11):1732-1735

28 沈涛,高彦慧,娄红祥.LC-MS/MS快速测定不同采摘时间银杏叶中银杏内酯和白果内酯的含量.中国药学杂志,2008,43(5):380-383

29 冯薇,王文全,赵平然.栽培年限和采收期对甘草总皂苷、总黄酮含量的影响.中药材,2008,31(2):184-186

30 彭励,胡正海,李金亭,等.甘草苷在乌拉尔甘草中的分布及其含量动态变化研究.药物分析杂志,2008,28(8):1230-1233

31 唐晓清,王康才,张利霞.不同加工工艺对大青叶中靛蓝、靛玉红含量的影响.中药材,2008,31(7):968-969

32 时维静,周其应,王海侠,等.产地加工对白头翁皂苷B_4含量的影响.中药材,2008,31(8):1124-1125

33 吕达,斯金平,童再康,等.厚朴贮存年限与厚朴酚类含量关系的研究.中国中药杂志,2008,33(17):2087-2089

34 马逾英,杨苗,马羚,等.细毡毛忍冬与灰毡毛忍冬的形态组织学对比.华西药学杂志,2008,23(5):511-513

35 张秀桥,陈夏静,陈家春.鄂产3种獐牙菜属药用植物的显微和薄层色谱鉴定.中国中药杂志,2008,33(17):2189-2191

36 叶荣飞,李水福.五加皮的真伪优劣检定.中草药,2008,39(6):929-931

37 罗艳,杨亲二.川乌与草乌的ITS序列分析.中国药学杂志,2008,43(11):820-823

38 余满堂,黄家乐,宗玉英,等.应用5S rRNA基因间隔鉴定川西獐芽菜和同属混淆品种.中国中药杂志,2008,33(5):502-504

39 沈振铎,陈晓辉,刘玉磊,等.GC法同时测定五味子挥发油中α-蒎烯、β-蒎烯、柠檬烯和乙酸龙脑酯的含量.药物分析杂志,2008,28(9):1470-1473

40 杨再波,钟才宁,孙成斌,等.白头婆挥发油的固相微萃取分析.中国药学杂志,2008,43(15):1188-1190

41 Wang YM, Yi LZ, Liang YZ, *et al.* Comparative analysis of essential oil components in *Pericarpium Citri Reticulatae Viride* and *Pericarpium Citri Reticulatae* by GC-MS combined with chemometric resolution method. *J Pharm Biomed Anal*, 2008, 46:66-74

42 葛斌,罗燕梅,许爱霞,等.HPLC测定麻黄药材中麻黄碱与伪麻黄碱的含量.中国药学杂志,2008,43(3):173-175

43 李可强,刘威,米宝丽,等.RP-HPLC法测定北豆根药材中4种生物碱的含量.药物分析杂志,2008,28(5):682-684

44 丛龙波,王琪,黄雅洁,等.RP-HPLC同时测定藏药波棱瓜子中7个活性木脂素成分的含量.中国药学杂志,2008,43(12):946-949

45 Ren DM, Qu Z, Wang XN, *et al.* Simultaneous determination of nine major active compounds in *Dracocephalum rupestre* by HPLC. *J Pharm Biomed Anal*, 2008, 48:1441-1445

46 孙莲,张煊,王岩,等.柱前衍生化RP-HPLC测定芜菁子中的12种游离氨基酸.华西药学杂志,2008,23(4):490-491

47 杜伟锋,蔡皓,蔡宝昌.HPLC-DAD同时测定山茱萸饮片中5个成分的含量.中国药学杂志,2008,43(17):1342-1346

48 李伟,王跃飞,文红梅,等.HPLC-DAD同时分析甘草中7种有效成分.中国药学杂志,2008,43(24):1914-1918

49 Qian ZM, Wan JB, Zhang QW, et al. Simultaneous determination of nucleobases, nucleosides and saponins in *Panax notoginseng* using multiple columns high performance liquid chromatography. *J Pharm Biomed Anal*, 2008, 48:1361-1367

50 朱晶晶,王智民,匡艳辉,等.一测多评法同步测定人参和三七药材中多种人参皂苷的含量.药学学报,2008,43(12):1211-1216

51 王琰,石建功,车镇涛,等.HPLC-DAD-MS法同时测定藏药花锚中6个呫酮类成分.药物分析杂志,2008,28(3):345-349

52 Ren MT, Chen J, Song Y, *et al.* Identification and quantification of 32 bioactive compounds in *Lonicera species* by high performance liquid chromatography coupled with time-of-flight mass spectrometry. *J Pharm Biomed Anal*, 2008, 48:1351-1360

53 Zhou JL, Li P, Li HJ, *et al.* Development and validation of a liquid chromatography/electrospray ionization time-of-flight mass spectrometry method for relative and absolute quantification of steroidal alkaloids in *Fritillaria species*. *J Chromatogr A*, 2008, 1177:126-137

54 郑春英,刘松梅,李宏涛,等.毛细管电泳法同时检测刺五加叶中的芦丁和金丝桃苷含量.中国药学杂志,2008,43(10):

783-786

55 王伟宇,耿成怀,田秀慧,等. 夏枯草中活性成分的毛细管区带电泳-电化学检测. 药物分析杂志,2008,28(9):1437-1441

56 Han Z,Zheng YL,Chen N,*et al.* Simultaneous determination of four alkaloids in *Lindera aggregata* by ultra-high-pressure liquid chromatography-tandem mass spectrometry. *J Chromatogr A*, 2008, 1212: 76-81

57 Deng XY,Gao GH,Zheng SN,*et al.* Qualitative and quantitative analysis of flavonoids in the leaves of *Isatis indigatica* Fort. by ultra-performance liquid chromatography with PDA and electrospray ionization tandem mass spectrometry detection. *J Pharm Biomed Anal*, 2008,48:562-567

58 陈肖家,李绍平,王一涛,等. HPLC、UPLC、CZE 测定淫羊藿中黄酮类成分含量的比较研究. 中国药学杂志,2008,43(8):624-628

59 Kang J,Zhou L,Sun JH,*et al.* Chromatographic fingerprint analysis and characterization of furocoumarins in the roots of *Angelica dahurica* by HPLC/DAD/ESI-MS^n technique. *J Pharm Biomed Anal*, 2008,47:778-785

60 陈晓梅,肖盛元,王春兰,等. 真菌诱导子处理的铁皮石斛原球茎 HPLC2MS 指纹图谱分析. 中国药学杂志,2008,43(12):1859-1862

61 樊夏雷,丁一冰,冯有龙,等. 关木通 HPLC-DAD-ESI/MS 指纹图谱研究. 中草药,2008,39(12):1883-1887

62 吴燕燕,尚明英,蔡少青. 当归的化学成分指纹图谱. 药学学报,2008,43(7):728-732

63 余成霞,柳文媛,冯 锋,等. 毛冬青药材的指纹图谱. 中国天然药物,2008,6(6):439-443

64 吴 霞,杨俊山,闫 明,等. 阿里红药材 HPLC 特征图谱研究. 药物分析杂志,2008,28(9):1429-1432

65 詹汉英,谢彩娟,杨龙梅,等. 不同产地延胡索药材 RP-HPLC 指纹图谱及质量研究. 药物分析杂志,2008,28(6):884-887

66 宋 丹,程雪梅,李隆云,等. 川党参的高效液相色谱指纹图谱研究. 中国药学杂志,2008,43(15):1136-1139

67 王小平,林 励,潘建国,等. 蜂胶 HPLC 指纹图谱的研究. 中草药,2008,39(10):1499-1501

68 孙国祥,雒翠霞,王 真. 斑蝥 HPLC 数字化指纹图谱研究. 药物分析杂志,2008,28(7):1031-1036

69 赖宇红,阮桂平,谢友莲,等. 冬虫夏草及其类似品的 HPLC 指纹特征分析. 中药材,2008,31(8):1142-1145

70 师 磊,朱 红,王佳馨,等. 空心莲子草的高效毛细管电泳指纹图谱研究. 中草药,2008,39(11):1726-1729

71 姜先刚,赵 雨,唐任能,等. 鲜人参药材水提物的高效凝胶过滤色谱指纹图谱研究. 药物分析杂志,2008,28(8):1222-1225

72 姜先刚,赵 雨,张 巍,等. 人参水溶性蛋白 SDS-聚丙烯酰胺凝胶电泳指纹图谱研究. 药物分析杂志,2008,28(6):873-876

73 孙 鹏,张小松,杨腊虎,等. 不同产地青蒿 FTIR 特征图谱的系统聚类分析和主成分分析. 药物分析杂志,2008,28(10):1633-1636

74 尹海波,康廷国,韩荣春,等. 老鹳草药材 FTIR 图谱指纹鉴别及相似度分析. 中药材,2008,31(5):671-674

75 王钢力,田金改,聂黎行,等. 近红外光谱鉴别高丽参的研究. 中草药,2008,39(2):277-280

76 王钢力,田金改,聂黎行,等. 应用近红外光谱技术鉴别红参药材. 中草药,2008,39(3):438-440

77 熊南燕,姜 燕,王永艳,等. 三种性状矿物药赭石指纹图谱研究. 中药材,2008,31(1):36-38

78 薛 健,郝丽丽,田金改,等. 党参中 29 种有机氯农药的多残留分析. 药物分析杂志,2008,28(11):1861-1864

79 雷 军,李晓华,王巍巍,等. 毛细管气相色谱测定人参中有机氯与拟除虫菊酯 20 种农药的残留. 药物分析杂志,2008,28(4):567-571

80 刘 磊,郭永泽,张玉婷,等. ASE-GC 法测定甘草中的有机氯农药残留量. 药物分析杂志,2008,28(11):1961-1964

81 黄卫平,唐红芳,阮 征. GC 法检测浙八味药材中有机氯农药的残留. 华西药学杂志,2008,23(5):590-591

82 盛 静,管 健,屠婕红,等. 气相色谱-质谱联用法测定杭白菊中 32 种残留农药. 中草药,2008,39(10):1568-1572

83 吴加伦,隋晓斐,韩秀玲,等. 中药材中有机氯农药多残留分析中前处理方法比较研究. 中国中药杂志,2008,33(21):2561-2563

84 赵 洁,何 强,孔祥虹,等. 固相萃取-离子交换色谱法检测枸杞子中多菌灵残留量. 药物分析杂志,2008,28(1):128-130

85 赵燕燕,王翠玲,苏 芳,等. 几种中药中痕量啶虫脒和吡虫啉农药残留的胶束毛细管电泳在线推扫富集技术检测. 药物分析杂志,2008,28(11):1873-1876

86 韩小丽,张小波,郭兰萍,等. 中药材重金属污染现状的统计分析. 中国中药杂志,2008,33(18):2041-2048

87 姜卫东,贺亚玲,杜 刚,等. 当归饮片及当归配方颗粒中铅镉砷汞残留量的测定. 华西药学杂志,2008,23(1):87-89

88 薛 燕,童湘晖,王 峰,等. UPLC-UV 测定细辛地上和地下部位中的马兜铃酸 A. 药学学报,2008,43(2):221-223

89 张会宗,刘 晶,邸子真,等. 不同来源细辛属药材中马兜铃酸 A 的定量分析. 中国中药杂志,2008,33(22):2709-2711

90 周跃华,周 娟,黄莎莎,等. 部分马兜铃科药材中马兜铃酸 A 的含量测定研究. 药物分析杂志,2008,28(7):1075-1080

本草学研究进展

郝近大,单　锋

(中国中医科学院中药研究所,北京 100700)

摘　要　通过检索2007~2008年度国内本草学领域公开发表的研究论文,从本草文献学研究、药学理论与用药经验的本草学研究、药物品种及名称的本草考证、道地药材及炮制的本草学研究、本草古籍的辑复与校勘等几个方面进行了综述。

1　本草文献学研究

"《万物》与《五十二病方》的药物学比较"一文[1]对墓葬年代相近的两部文献进行分析比较,证明后者的药物学知识较前者更丰富,从行文体例及功效描述方式等方面看《万物》是更早期的本草学著作。二者有一定的渊源,但不是单纯的继承发展关系,而是各自独立的学术著作。

"《新修本草》卷数研究"一文[2]指出,《新修本草》卷数的记载有五十三、五十四、五十五卷之不同,究其原因在于是否计入《药图》和《图经》目录。不同卷数的版本可能出现于不同年代,五十三卷为最早的版本,五十四卷、五十五卷乃后起者。由于传播中造成的差异,不同卷数的版本,其文字亦有差异。

"《本草纲目·凡例》"诸因"校证"一文[3]指出,过去学者们将"诸因"之"因"校为"品",作者认为其应为"目"并试述了理由。

"《本草纲目》校勘献疑一则"一文[4]指出,湖北教育出版社出版的《李时珍全集·本草纲目》卷三《百病主治药·吐血衄血》据"卷十六地黄条附方"而改的"地龙",在附方中又被作为误讹字而校作"龙脑"。同一药物称谓在书中作出了前后两次校释,所校皆未当。经考,不是"地龙"、"龙脑",应是"龙脑薄荷"。

"王淑田抄本《本草秘录》初考"一文[5]考证指出,何高民先生校订的《本草秘录》之底本——王淑田抄本是一个简抄本,而不是残抄本。而王淑田抄本所代表的原始版本与今日通行的柳长华校注本并不完全相同,有其独特的版本学意义。

"《本草蒙筌·序》述评"一文[6]认为,由儒入医的陈嘉谟在《本草蒙筌·序》中,念念不忘儒学之道,把《素问》、《难经》、《神农本草经》与《六经》、《尔雅》相比拟,实质上既阐明了医学与儒学在学术上的通约性,也阐明了集撰本草以"发《素》、《难》治病之玄机"的重要性,并针对时弊提出了"医贵通变,药在合宜"的观点,至今仍有重要的现实意义。

"日本古旧遗址中发现的零残中医古文献概况"一文[7]对近代日本一些古旧遗址发掘的零残中医药古代文献的情况进行了概述,主要有:日本的古寺庙中收藏的中医古籍文献、日本古代遗址中发现的中医古籍文献、冲绳岛发现的中医古籍文献。

2　药学理论与用药经验的本草学研究

"《神农本草经》药品分类探微"一文[8]对《本经》中药物的分类、排序和功用进行分析,认为《本经》体现了我国原创医学的初衷,是以人为本、顺天应命、遏病延年、祛病保健的原则与思想,体现了原创医学不是治病,而是治人,是借助药物及其他养生方法,恢复与提高人体自身的调节能力,最终使人与自然和谐共处。

"《神农本草经》治"痹"药物初探"一文[9]对《本经》中记载有治"痹"功效的82种药物进行了分析,指出其中多数药物的治痹功效今天很少或不再应用,可能存在以下几种情况:药物来源丧失;临床治疗意义丧失,不再归属于药物范畴;药物主要功效的改变,不再主要应用于痹病的治疗;一些治疗痹病的重要药物在明清以后几乎不再应用。

"宋代以前《本草经集注》七情内容的传变"一文[10]对《本草经集注》残卷、《千金要方》和《重修政和经史证类备用本草》三本书序录中七情内容进行分析,指出三书收录七情药物数量互有参差,但定数应为197种。从七情药物的分类上看,三书依从各书的药物分类,《本草经集注》残卷遵从三品分类法,另两书的分类则趋于合理和细化。

"《证类本草》'诸病通用药'来源及药性特征"一文[11]初步梳理了《证类本草》"通用药"内容来源及形成过程,并分析了其药性特征,为《药对》等散佚本草的研究和缉复和探讨宋以前的药物治疗经验提供重要参考。

"《本草纲目》强记益智药方汇述特色探讨"一文[12]指出,《本草纲目》中治疗健忘的中药记载较多,且具有特色:精心选录,结合文献,注重疗效;逐一探讨机理,论述用药经验;喜用比物立象,并引申为以脏治脏、以脏补脏;主张调补五脏增智慧;强调通利浊邪以止忘事。

"《本草纲目》对《伤寒论》方药的贡献"一文[13]列述了李时珍对《伤寒论》中方和药的应用和新解,作者认为《本草纲目》汲取了大量《伤寒论》的学术思想,取其精华,弃其糟粕，为推动我国医药事业的发展作出了巨大的贡献。

"《本草纲目》对妇产科辨证论治的贡献"一文[14]就《本草纲目》对妇产科疾病在病名、病因、病机、辨证方面的认识，对妇产科疾病治疗上的成就以及断产、绝孕方面的阐发等方面进行剖析，论述李时珍在妇产科辨证论治方面作出的贡献。

"谈《本草纲目》对中医内科学的贡献"一文[15]论证了《本草纲目》对中医内科学的巨大贡献，指出李时珍联系临床，以四时用药解说"必先岁气，毋伐天和"等阐发经旨，启迪后学；在"百病主治学"篇记载病名110余种，其中内科70种；辨证论治，勇于创新，首次论述了人的胆石症，首创用冰块外敷降温，开物理降温之先河。

"以敦煌遗书《辅行诀脏腑用药法要》考二旦、六神汤"一文[16]通过对《伤寒杂病论》中有名无方的二旦汤和六神汤考证，认为二者当为大小阳旦汤、大小阴旦汤、大小青龙汤、大小白虎汤等16首治疗"外感天行"的方剂，都源自散佚古书《汤液经法》，在《伤寒杂病论》中皆有记载，说明在商代之前就有天行热病（伤寒）流行过。

"花椒功效的初步考证"一文[17]对古今文献中的247例含有花椒的方子进行统计分析，显示花椒的"温中止痛止泻"、"治肺寒咳喘"、"杀虫、止痒"、"除龋齿牙痛"功效所占比例分别为20%、4%、19%和8%。

3　药物品种及名称的本草考证

"胡麻是亚麻，非脂麻辨——兼论中草药名称混乱的根源和《神农本草经》的成书年代及作者"一文[18]针对本草"胡麻"、"巨胜"记载的混乱，考证得出与前人不同结果。指出中国历史上最早记载的胡麻应为亚麻科亚麻（Linum usitatissimum *L.*）这名称在种植区的民间并没有发生混乱并一直沿用至今，巨胜应为胡麻科芝麻（*Sesamum indicum* L.）

"发掘传统中药 延续中华文脉——为《本草经》中的木兰、溲疏、蜀羊泉正名"一文[19]指出近现代植物学和中药学专著中的木兰、溲疏、蜀羊泉等，与《本草经》等古籍记载的植物（中药）名实不符。经考证认为《本草经》等古籍记载的木兰原植物为木兰科的武当玉兰（*Magnolia sprengeri* Pamp.），溲疏为忍冬科的粘毛忍冬（*Lonicera fargesii* Franch.），蜀羊泉即茄科的欧白英（*Solanum dulcamara* L.）。

"对《本草秘录》中'木通'一药的讨论"一文[20]考证指出，《本草秘录》中的"木通"指葡萄的根或藤茎，而不是《中华本草》等所指木通科植物木通、三叶木通或白木通的藤茎，并首次明确提出清代陈士铎《本草秘录》的著述蓝本为明代陈嘉谟的《本草蒙筌》。

"红花与郁金香的本草考证"一文[21]对汉晋时期传入我国的郁金香的原植物、产地、形态、功用以及传入时间进行考证，指出郁金香应为鸢尾科植物番红花（*Crocus sativus* L.），而非百合科植物郁金香（*Tulipa gesneriana* L.），《本草纲目》记载郁金香梵名茶矩摩，与番红花（音译名：撒馥兰、泊夫蓝、撒法郎）属同物异名。

"葛根的本草考证"一文[22]考证指出，葛根的原植物为豆科野葛（*Pueraria lobata* Willd. *Ohwi*）、甘葛藤（*P. Thomosonii* Benth.）和食用葛藤（*P. Edulis* Pamp.）。其功效主治与目前基本一致，用法用量各个朝代间有比较明显的差异。

"广藿香本草及引种历史考证的研究"一文[23]指出，明代以前各著作所称的藿香均为《中国药典》2005年版收载的唇形科植物广藿香[*Pogostemon cablin*（Blanco）Benth]。至明清时代，部分著作才出现了广藿香与同科藿香属植物藿香[*Agastache rugosus*（Fisch. et Mey.）O. Ktze.]的记载混乱，广藿香在我国引种栽培历史可追溯到梁代或以前。

"柴胡及药材习用名考订"一文[24]考证指出，古本草无南柴胡名称，竹叶柴胡药用全草依据也不充分，建议《中国药典》等现代文献中的习用的药材名南柴胡宜修订为红柴胡。

"竹节参名称及基原考"一文[25]认为，竹节参的民间药用来源主要是竹节参（大叶三七）（*Panax japonicum* C. A. Mey.）及其三个变种，与《中国药典》中竹节参基原为大叶三七并不一致，建议加强药化、药效学研究，为三个变种的归并提供依据。

"枳实、枳壳、枸橘关系的考证"一文[26]对古今文献中三者的关系进行了探讨，指出最早本草中枳实和枸橘都来源于芸香科枸橘[*Poncirus trifoliata*（L.）Raf.]，它们是同物异名。枳是枸橘的最早名称，枳实和枳壳都是现在的医方用名，枸橘和臭橘则是地方的土名，建议应以枳为植物名。

"《本草纲目拾遗》雪里花的品种考证"一文[27]对民间治疗痔疮的草药雪里花进行考证，指出其来源于为茜草科植物日本蛇根草（*Ophiorrhiza japonica* Blume），为挖掘这一民间草药提供了参考。

"《本草纲目拾遗》紫背稀奇的品种考证"一文[28]考证指出，《本草纲目拾遗》卷三收载之紫背稀奇的基原为龙胆科植物双蝴蝶[*Tripterospermum chinense*（Migo）H. Smith]的幼嫩全草，植物在不同生长期的状态不同是导致本草记录差别的主要原因，建议更正双蝴蝶的文献始载。

"《履巉岩本草》天茄儿的本草考证"一文[29]认为，郑金生先生考证天茄儿即茄科植物龙葵（*Solanum nigrum* L.）一说值得商榷，认为天茄儿应为茄科植物龙珠[*Tubocapsicum anomalum*（Franch. et Sav.）Makino]。

"土当归（杜当归）的本草考证"一文[30]指出，始载于《救荒本草》的土当归（杜当归）的基原极可能为伞形科椴叶独活（*Heracleum tiliifolium* Wolff），而不是前人所考的楤木属植物食用土当归（*Aralia cordata* Thunb.）；文中还区分了《救荒本草》、《本草纲目》、《本草纲目拾遗》、《植物名实图考长编》记载的土当归（杜当归），分别指出其在当今植物学上的归类，并建议取消"土当归"作中药正名。

"《证类本草》中'舒州'药物品种考证"一文[31]对《证类本草》中记载的7种舒州药物进行了考证，指出舒州术为菊科白术，舒州萎蕤为百合科玉竹，白薇为萝藦科白薇，舒州白前为萝藦科白前，舒州鬼臼为小檗科八角莲，舒州骨碎补为槲蕨科槲蕨，舒州金樱子为蔷薇科金樱子。

4 道地药材及炮制的本草学研究

"山药道地药材形成源流考"一文[32]指出，药用山药主要经历了唐以前主要使用野生品时期、宋初至清中期栽培品与野生品混用时期、清中后期以来主要使用栽培品时期。山药道地产区出现在明代，道地药材"怀山药"则在20世纪初才完全形成。

"集安人参道地性的研究"一文[33]对通过对集安人参历史追溯、生态环境浅析、栽培历史考证、内在质量评价等方面的研究，表明集安人参历史悠久，生态环境良好，栽培技术独到，产品质量上乘，最具道地性。

"南药中山沉香的产地考证与发展构想"一文[34]从历史地理区划角度对南药中山沉香的产地进行考证，认为其在一千多年前就已成为道地药材，为今天中山市发展沉香道地药材提供了依据。

"宁前胡的道地性研究"一文[35]从本草文献记述、现代资源调查、栽培加工技术等方面进行分析研究，对道地药材"宁前胡"进行考辨，论证其具有道地性，具备实施品牌发展战略的基础和条件。

"从《本草纲目》看药物炮制法改进的原因"一文[36]指出，明中期部分药物常用炮制法有所改变，其原因是为了强调药物炮制为临床证型服务，有利于保护病人胃气，有利于减轻药物的毒副作用等。该书中的有些炮制方法则是首次记载，一些方法一直为后世所效法，影响甚大。

"牡丹皮炮制历史沿革的研究"一文[37]对汉代至近年的相关文献中牡丹皮的炮制方法进行归纳和分析，牡丹皮历代的炮制方法很多，辅料以酒应用最多，古代牡丹皮生熟均有应用，结合现代研究分析，为牡丹皮饮片的炮制规范及质量标准的制定提供参考依据。

"女贞子炮制历史沿革研究"一文[38]对女贞子炮制方法的历史及前人炮制的原始意图进行归纳和分析，女贞子炮制始载于宋代《疮疡经验全书》，为"饭上蒸"，历代应用的炮制方法有10余种，主要为酒制法，现代女贞子的炮制方法主要有酒炖和酒蒸，为女贞子饮片炮制工艺规范及质量标准研究提供借鉴。

"沙苑子炮制沿革及炮制作用探讨"一文[39]对沙苑子炮制方法的古今演变及炮制作用进行了考证，沙苑子的炮制始于唐代，方法较多，常用炒制的方法，从清代因"咸入肾"的理论，开始出现盐炙法。

"侧柏叶炮制历史沿革的研究"一文[40]指出，历代记载侧柏叶炮制方法很多，目前以生用和炒炭为主，其他多种炮制方法未被继承沿用，建议对历代沿用的蒸法、酒制、醋制、盐水炒等多种炮制方法进行深入研究，丰富侧柏叶炮制方法，扩大临床应用范围。

"中药炮制辅料姜汁的历史沿革"一文[41]对姜制的应用及姜制中药饮片的作用、品种和制备方法等历史进行了论述，指出清代及以前的中药姜制多达90多种，姜汁炮制的方法近20种，以生姜捣取自然汁应用为主。目前药典仅收载姜制药物7种，此文为开展炮制辅料姜汁的研究提供借鉴。

5 本草古籍的辑复与校勘

《神农本草经校注》[42]是本草学家尚志钧先生的著作，本书不仅对主流本草中保存的陶弘景整理的《本草经》文加以全面的辑复校注，而且对古书所引的陶弘景以前的《本草经》佚文也进行了全面细致的辑校分析。此书曾以《神农本草经校点》一名由皖南医学院铅印出版，后经30年不断修订，详校勘，2008年更名并由学苑出版社出版。

《南宋珍稀本草三种》[43]由郑金生整理编著，对三本学术价值高但存世甚少的南宋古本草《履巉岩本草》、《绍兴校定经史证类备急本草》和《宝庆本草折衷》进行精心的整理和校点，依据孤本和残抄本，又从《永乐大典》残卷中辑其遗余，并赴日本考察《绍兴校定经史证类备急本草》多种抄本，由人民卫生出版社出版。

《救荒本草校释与研究》[44]以现存最早之太原本为底本，并参校其他后出本，详加校订，书中文辞浅易，易于阅读，对原书作者朱棣的生平事迹、版本流传及所载植物的来源、产地、品种加以研究。

《植物名实图考校释》[45]利用初刻本重印版对其进行详细校勘，并附有"《植物名实图考》研究"一栏，2008年由中医古籍出版社出版。

出版的还有《食疗本草译注》[46]（郑金生、张同君译注），《绍兴本草校注》[47]（尚志钧校注），《汤液本草》[48]（竹剑平主校），《本草备要》[49]张一昕点校本，《得配本草》[50]（郑金生整理），《本草思辨录校释》[51]（张金鑫校）等。

参考文献

1 朱 玲.《万物》与《五十二病方》的药物学比较. 中医药学报，2007，35(5)：49-50

2 虞 舜.《新修本草》卷数研究. 南京中医药大学学报，2008，9(4)：213-215

3 刘敬林.《本草纲目·凡例》"诸因"校证. 中医文献杂志，2008，(1)：32-33

4 刘敬林.《本草纲目》校勘献疑一则. 中医文献杂志，2008，(4)：32-33

5 贾 颖，翟春涛，佟德民，等. 王淑田抄本《本草秘录》初考. 世界中西医结合杂志，2007，2(2)：68-70

6 黄 辉.《本草蒙筌·序》述评. 安徽中医学院学报,2008,27(6):12-14

7 马继兴. 日本古旧遗址中发现的零残中医古文献概况. 天津中医药大学学报,2008,27(3):139-142

8 柴瑞震.《神农本草经》药品分类探微. 中国中医药现代远程教育,2008,(4):302-303

9 常 新.《神农本草经》治"痹"药物初探. 陕西中医,2007,28(1):100-102

10 梁茂新,范 颖. 宋代以前《本草经集注》七情内容的传变. 中华中医药杂志,2008,(10):864-867

11 高新颜,张 冰,吴嘉瑞.《证类本草》"诸病通用药"来源及药性特征. 中医研究,2008,(5):49-50

12 陈永灿.《本草纲目》强记益智药方汇述特色探讨. 中华中医药学刊,2008,(10):2182-2185

13 赵晓睿,罗媛媛.《本草纲目》对《伤寒论》方药的贡献. 光明中医,2007,22(9):4-5

14 庄爱文.《本草纲目》对妇产科辨证论治的贡献. 中医药学报,2008,(01):63-64

15 鲍桂林,季炳琦. 谈《本草纲目》对中医内科学的贡献. 中国现代医生,2008,(06):87-88

16 张永文,沈思钰,蔡 辉. 以敦煌遗书《辅行诀脏腑用药法要》考二旦、六神汤. 安徽中医学院学报,2008,(05):4-7

17 凌智群,魏居国,程宝宏,等. 花椒功效的初步考证. 陕西中医学院学报,2008,31(4):73-76

18 吴征镒,王锦秀,汤彦承. 胡麻是亚麻,非脂麻辨——兼论中草药名称混乱的根源和《神农本草经》的成书年代及作者. 植物分类学报,2007,45(4):458-472

19 祁振声,纪惠芳. 发掘传统中药 延续中华文脉——为《本草经》中的木兰、溲疏、蜀羊泉正名. 北京林业大学学报(社会科学版),2008,(2):23-34

20 贾 颖,赵怀舟. 对《本草秘录》中"木通"一药的讨论. 甘肃中医,2007,20(5):6-7

21 胡世林. 红花与郁金香的本草考证. 现代中药研究与实践,2008,22(3):3-6

22 罗 琼,郝近大,杨 华,等. 葛根的本草考证. 中国中药杂志,2007,32(12)1141-1144

23 吴友根,郭巧生,郑焕强. 广藿香本草及引种历史考证的研究. 中国中药杂志,2007,(20):2114-2117

24 秦雪梅,张丽增,郭小青. 柴胡及药材习用名考订. 中药材,2007,30(1):105-107

25 林先明,谢玲玲,由金文. 竹节参名称及基原考. 中药材,2007,30(6):742-743

26 谭淑华. 枳实、枳壳、枸橘关系的考证. 哈尔滨医药,2007,27(5):46-47

27 张水利,高晓洁,熊耀康.《本草纲目拾遗》雪里花的品种考证. 中国中药杂志,2008,(13):1632-1637

28 高晓洁,张水利.《本草纲目拾遗》紫背稀奇的品种考证. 中国中药杂志,2008,(24):2986-2988

29 张水利,熊耀康,高晓洁,等.《履巉岩本草》天茄儿的本草考证. 浙江中医药大学学报,2008,32(3):296-297

30 叶端炉,吴敏姿,叶国荣. 土当归(杜当归)的本草考证. 中国药业,2008,17(10):70-71

31 刘守金.《证类本草》中"舒州"药物品种考证. 中药材,2008,31(2):308-309

32 冯学锋,黄璐琦,格小光,等. 山药道地药材形成源流考. 中国中药杂志,2008,(07):859-862

33 郑殿家,于春刚,朴承熙,等. 集安人参道地性的研究. 人参研究,2007,(3):19-21

34 梅全喜,李汉超,汪科元. 南药中山沉香的产地考证与发展构想. 时珍国医国药,2007,18(8):2049-2051

35 向继仁. 宁前胡的道地性研究. 亚太传统医药,2007,3(7):54-56

36 李玉清. 从《本草纲目》看药物炮制法改进的原因. 光明中医,2007,22(1):30-31

37 赵学龙,丁安伟,张 丽,等. 牡丹皮炮制历史沿革的研究. 中华中医药学刊,2008,26(9):1901-1910

38 徐 苹,张学兰. 女贞子炮制历史沿革研究. 山东中医药大学学报,2008,32 (3):263-265

39 陆燕萍,陈滴文,邱凤邹,等. 沙苑子炮制沿革及炮制作用探讨. 中国现代药物应用,2008,2(12:23-24

40 姚晓东,丁安伟,单鸣秋,等. 侧柏叶炮制历史沿革的研究. 中成药,2008,30(10):1524-1527

41 张 丽,王维皓,王智民,等. 中药炮制辅料姜汁的历史沿革. 中国实验方剂学杂志,2008,14(3):75-78

42 尚志钧.《神农本草经校注》. 北京:学苑出版社,2008

43 郑金生.《南宋珍稀本草三种》. 北京:人民卫生出版社出版,2007

44 王家葵,等. 救荒本草校释与研究. 北京:中医古籍出版社,2007

45 清·吴其濬. 张瑞贤等校注. 植物名实图考. 北京:中医古籍出版社,2008

46 郑金生,张同君. 食疗本草译注. 上海:上海古籍出版社,2007

47 尚志钧. 绍兴本草校注. 北京:中医古籍出版社,2007

48 元·王好古. 竹剑平等校. 汤液本草. 北京:中国中医药出版社,2008

49 清·汪 昂. 张一昕点校. 本草备要. 北京:人民军医出版社,2007

50 清·严 洁,施 雯,洪炜纂. 郑金生整理. 得配本草. 北京:人民卫生出版社,2007

51 张金鑫. 本草思辨录校释. 北京:学苑出版社,2008

抗阿尔茨海默病和帕金森氏病药物研究进展

刘飞扬，廖　红

（中国药科大学新药筛选中心，南京 210009）

摘　要　通过检索我国科学工作者2008～2009年在国内外学术期刊上发表的关于抗阿尔茨海默病和帕金森氏病药物的文献，综述了这一领域所取得的主要研究进展。

神经退行性疾病是一类由于神经细胞发生渐进性功能异常及死亡，进而导致病人行为异常和认知功能障碍并引起过早死亡的神经性疾病，包括阿尔茨海默病（Alzheimer Disease，AD）、帕金森氏病（Parkinson Disease，PD）、亨廷顿舞蹈症、疯牛病等。目前，居于神经退行性疾病发病率前两位的疾病就是 AD 和 PD。

近年来，随着细胞生物学、分子生物学、分子药理学等学科的发展，我国对抗 AD 和 PD 药物的研发取得了长足进步。在药物化学研究领域，我国已从单一靶点药物合成研究过渡到多靶点药物合成研究；在药剂学研究方面，我国对研发能跨血脑屏障运载药物的新剂型取得了一定进展；在抗 AD 和 PD 的中药研究方面，许多新的天然活性成分和复方不断涌现，为研制开发新的抗 AD 和 PD 药物提供了新途径。

1　抗阿尔茨海默病药物

1.1　胆碱酯酶抑制剂

胆碱酯酶抑制剂是基于胆碱能学说而开发的一类药物，这类药物也是目前用于 AD 对症治疗的主要药物。作为第一个获得 FDA 批准上市的胆碱酯酶抑制剂他克林（Tacrine），其缓解 AD 的智力丧失、行动能力下降的作用已得到广泛认可。然而，它仅能作用于胆碱酯酶单一靶点，无法阻止及逆转 AD 的发展进程，它的肝毒性和周边神经胆碱样副作用也在一定程度上限制了该药的应用。

对他克林进行了合理的结构修饰，使他克林母核和 NO 供体结合，可得到了一系列 NO 供体型他克林衍生物。体外、体内和肝毒性评价结果显示，这些目标化合物均可在体外有效抑制乙酰胆碱酯酶活性，其中化合物 **1** 和 **2** 具有显著改善 AD 动物模型认知功能的作用，并且它们的肝毒性副作用相比他克林明显减小[1]。

研究发现新型的胆碱酯酶抑制剂 bis(7)-他克林不但具有良好的胆碱酯酶抑制作用，还可显著减少淀粉样蛋白 β（Amyloid β，Aβ）的产生。研究表明 bis(7)-他克林可在不影响细胞活力和总淀粉样蛋白前体糖蛋白（Amyloid precursor protein，APP）表达量的情况下浓度依赖性地减少胞外和胞内的 Aβ40 和 Aβ42[2]。进一步研究显示，bis(7)-他克林既能通过直接激活蛋白激酶 C 来改变 APP 的代谢途径，减少 Aβ 的生成[3]，又能通过抑制谷氨酸受体 NMDA 亚型和神经元的 NO 合酶来保护神经元免受兴奋性氨基酸的毒性损伤，此外，它能通过调节 *L*-型钙通道来减少 Aβ 引起的细胞凋亡并逆转 Aβ 低聚物对长时程增强的抑制作用[4]。

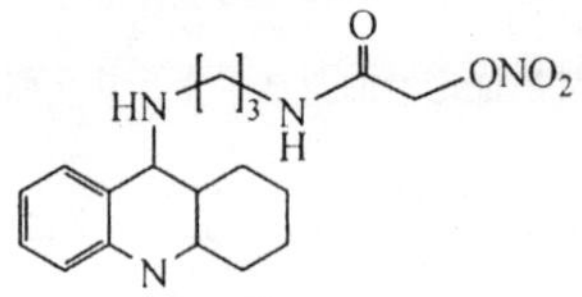

1

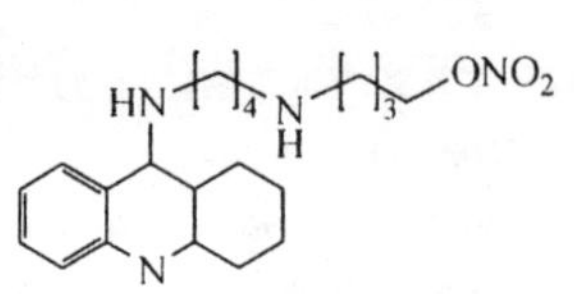

2

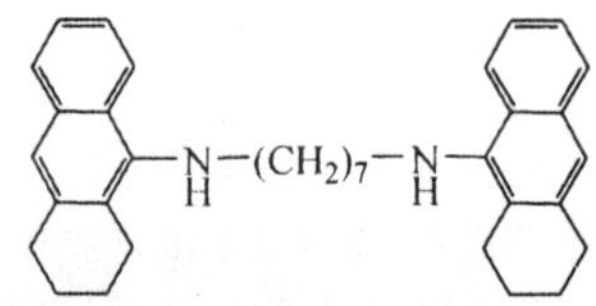

bis(7)-tacrine

1.2　β-分泌酶和 γ-分泌酶抑制剂

AD 患者脑内构成淀粉样斑块的核心成分为 Aβ，它由 APP 经 β 分泌酶和 γ 分泌酶剪切后形成，因此设计这两种分泌酶的抑制剂也是抗 AD 药物的重要研究方向。许多 β-分泌酶抑制剂由于无法通过血脑屏障而使其发展受到了极大的限制，故开发具有良好药动学特征的小分子非肽类 β-分泌酶抑制剂十分必要的。有学者通过基于受体的虚拟筛选方法和生物活性测定，在280 000 中化合物库中筛选出42 种 β-分泌酶抑制剂，这些抑制剂大多是疏水性，分子量在500～600 Da 的化合物，因此具有良好的血脑屏障通透性。其中化合物 **3** 的苯并噻唑环恰好可和 β 分泌酶的 S1 口袋对接，因此其抑制活性最强（IC_{50}为 2. 8μmol/Lol/L）[5]。

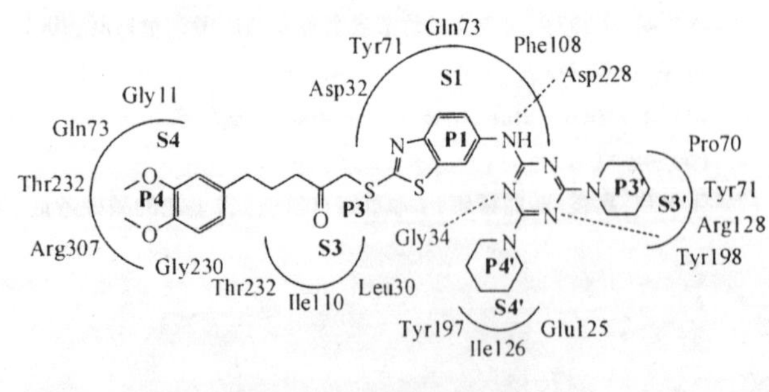

3与BACE-1活性位点的对接

已有研究发现 γ-分泌酶除了可剪切 APP 外,还参与其他重要跨膜蛋白如 Notch 的剪切,而 Notch 信号通路在调控细胞增殖、分化和凋亡等过程中起关键作用。γ-分泌酶抑制剂的研究难点在于如何开发出选择性剪切 APP 而不影响 Notch 信号通路的药物。在前人研究的基础上将先导化合物 **4** 进行优化,用杂环取代原化合物的烷醇基,得到一系列新化合物。生物活性检测显示,化合物 **5** ~ **7** 比先导化合物 **4** 的 γ-分泌酶抑制活性强 200 多倍,并且相比 Notch 信号通路,它们对 APP 的选择性高 20 ~ 39 倍[6]。

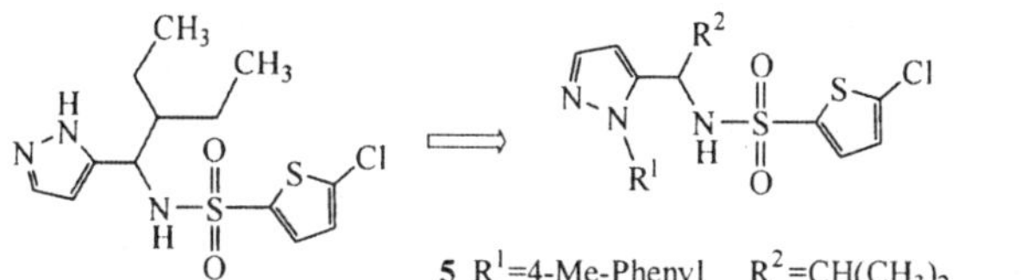

4

5 R^1=4-Me-Phenyl　R^2=$CH(CH_3)_2$
6 R^1=4-OMe-Benzyl　R^2=$CH(CH_2CH_3)_2$
7 R^1=4-OH-Benzyl　R^2=$(CH_2CH_3)_2$

1.3　*抗淀粉样蛋白 Aβ 单链抗体*

由于 Aβ 免疫治疗在动物实验中被证明可有效清除淀粉样斑块并有延缓认知下降的作用,近年来被广泛关注,然而在临床试验中所出现的脑炎和微血管出血等不良反应,使得 Aβ 主动免疫治疗不得不被迫暂停,Aβ 被动免疫成为研究的热点。文献报道,采用肌肉注射抗 Aβ 单链抗体的方式免疫 AD 模型动物可减少脑内总 Aβ 水平,且不引起脑内小胶质细胞激活和微出血现象,这一成果为开发新型外周非致炎的抗 Aβ 抗体奠定了基础[7]。此外,利用噬菌体展示技术构建了针对可溶性 Aβ42 寡聚体的人源性天然噬菌体抗体库(已有研究证明可溶性 Aβ42 寡聚体具有神经毒性),并利用 Aβ42 寡聚体作为抗原,筛选获得了特异性针对 Aβ42 寡聚体的人源性单链可溶性抗体 B19。实验分析结果显示,B19 对 Aβ 寡聚体的亲和力为 9×10^{-6} mol/L,且有特异性识别非变性状态下分离的 Aβ42 三聚体和原纤维的能力[8]。

1.4　*抗氧化剂*

许多研究证据都支持氧化应激在 AD 的病程中起着重要作用,但目前的抗氧化药物由于靶向特异性不高而使得它们的使用受到了限制。设计合成了一种新型抗氧化剂 XH2A,此化合物由抗氧化部分和淀粉样蛋白结合部位两部分组成,可直接靶向淀粉样蛋白而发挥抗氧化作用。药效活性测定结果显示,XH2A 具有良好的血脑屏障通透性,与 Aβ40 的亲和力较高(K_D 为 4.43 μmol/L),并可减少 AD 动物模型脑内的 Aβ 水平且不产生神经毒性反应[9]。

1.5　*金属螯合剂*

金属螯合剂是基于 AD 的过渡金属假说而开发的一类药物。该假说认为,脑内内源性金属(如铁和铜)在突触区域的异常活动会导致 Aβ 的聚集和氧化应激,有实验表明使用金属螯合剂后 Aβ 的沉积减少,AD 病人的临床症状得到显著改善。这类药物不易透过血脑屏障,使它们的临床应用受到了限制。将铁离子螯合剂和纳米粒结合成复合物 Nano-N2PY,该复合物在人血浆中可选择性吸附载脂蛋白 ApoE 和 ApoA-I,并通过转运低密度脂蛋白的方式将金属螯合物转运到脑内发挥作用。药效实验证明,该药可抑制 Aβ 聚集物的形成并保护细胞免受氧化应激毒性[10]。

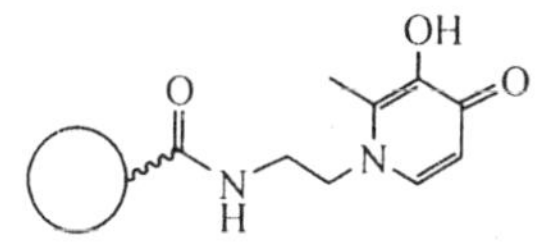

Nano-N2PY

1.6　*神经营养因子*

许多动物实验和临床试验都证实了神经营养因子(nerve growth factor,NGF)对 AD 病人胆碱能神经元有促进存活、分化和功能维持的作用,然而 NGF 是极性大分子蛋白质,实现 NGF 的跨血脑屏障转运成为需要解决的问题。

采用改良的高碘酸钠法将 NGF 和霍乱毒素 B 亚单位(CB)相连,并以鼻腔给药的方式给予模型动物,结果发现 CB-NGF 可保护 $A\beta_{25\text{-}35}$ 所致的胆碱能神经元损伤,并可改善 AD 模型动物的空间学习记忆能力[11]。另有研究将荷载重组人源性 NGF 的微球植入穹窿海马伞损伤后大鼠的基底前脑,结果显示给药 4 周后,受损区的胆碱能神经元数目显著增加,且动物的空间学习记忆功能得到改善[12]。

1.7　*α7 烟碱型乙酰胆碱受体部分激动剂*

α7 烟碱型乙酰胆碱受体(α7 nicotinic acetylcholine receptors,α7nAchR)是在基底前脑胆碱能神经元上高度表达的受体,有调节钙离子稳态和乙酰胆碱释放的作用。已有研究证明,Aβ42 与 α7nAchR 有很高的亲和力,并可抑制乙酰胆碱的释放和钙的内流,使突触活动受到抑制,因此以 α7nAchR 为靶点设计药物来抵御 Aβ42 的毒性作用。研究发现,新型 α7nAchR 部分激动剂 S24795,可促进 Aβ42 与 α7nAchR 的解离,减少 Aβ42 引起的 tau 蛋白磷酸化和神经元内的 Aβ42 聚集,并且可使 α7nAchR 和 NMDA 受体介导的钙内流恢复到正常水平[13,14]。

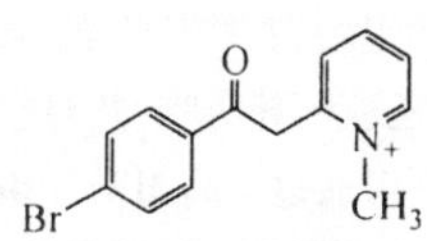

S24795

1.8　*治疗老年痴呆精神行为障碍的药物*

喹硫平(Quetiapine)是用于治疗 AD 患者行为和精神异常的新型药物,临床研究表明,发病初期使用此药物疗效优于抗精神病药物利培酮(Risperidone),可有效控制痴呆患者的攻击行为和改善昼夜节律紊乱情况,并几乎不产生锥体外系反应[15]。有报道显示,喹硫平可通过清除 $A\beta_{25\text{-}35}$ 在聚集过程中产生的羟自由基而抑制 $A\beta_{25\text{-}35}$ 的纤维化聚集,而且还可减少 $A\beta_{25\text{-}35}$ 引起的细胞内的活性氧浓度和钙超载[16]。还有研究发现，连续给予喹硫平的AD模型动物皮质和海马内的β-分泌酶的表达和分泌活性均减少，具有神经保护功能的蛋白Bcl-2上调，而且动物的认知障碍和焦虑样行为也得到缓解[17]。这一结果说明喹硫平不仅可较好地控制AD的精神症状，还有减轻Aβ负荷和抗氧化应激的作用。

1.9 天然活性成分

研究发现姜黄根提取物姜黄素（Curcumin）可阻止Aβ聚集，抑制环氧化酶COX-1和COX-2活性，螯合金属离子，并可通过抑制c-Jun N端激酶信号通路来减少Aβ低聚物所致的tau蛋白磷酸化[18]。梓醇（Catalpol）是地黄提取物，研究发现它可增加脑源性的神经生长因子的表达而改善动物的学习记忆功能[19]，还有研究发现它可通过线粒体依赖的caspase途径减少Aβ所致的神经细胞的凋亡[20]。

2 抗帕金森病药物

2.1 DA受体激动剂

在应用左旋多巴（Levodopa，L-DA）治疗PD的过程中常出现疗效减退和波动现象，主要由于纹状体DA能神经元进行性变性或受体的敏感性降低所致。罗匹尼罗（Ropinirole）是强效、高选择性D2/D3受体激动剂，这种药物可直接激发纹状体DA受体，所以常用于对L-DA疗效差的病人。有文献报道，罗匹尼罗还可通过抑制MAPK通路和caspase依赖性通路而发挥抗凋亡作用。研究结果显示，罗匹尼罗既可抑制凋亡通路上游的JNK、P38和p-c-Jun的磷酸化，又可减少凋亡信号通路下游的caspase-9、caspase-3和PARP的剪切，此外它还可剂量依赖性和时间依赖性地增加抗凋亡蛋白p-Akt和Bcl-2的表达。当使用D3受体拮抗剂后，罗匹尼罗的抗凋亡作用被阻止，提示罗匹尼罗在直接激动D2受体治疗PD的同时也可通过激动D3受体而发挥抗凋亡的神经保护作用[21]。

阿扑吗啡属DA受体非选择性激动剂不具有成瘾性，可直接激动突触前DA受体而产生抗PD效应，还有很强的抗氧化活性并可上调多种神经营养因子的表达，但由于它的生物利用度差，半衰期很短，在临床上的应用受到了限制。利用乙酰氯合成了二乙酰阿扑吗啡，并对它的药效活性进行了测试。结果表明，它可通过提高MAPK磷酸化水平而促进星状胶质细胞分泌成纤维细胞生长因子-2，且它的药效持续时间显著延长，抗氧化能力也得到明显提高[22]。

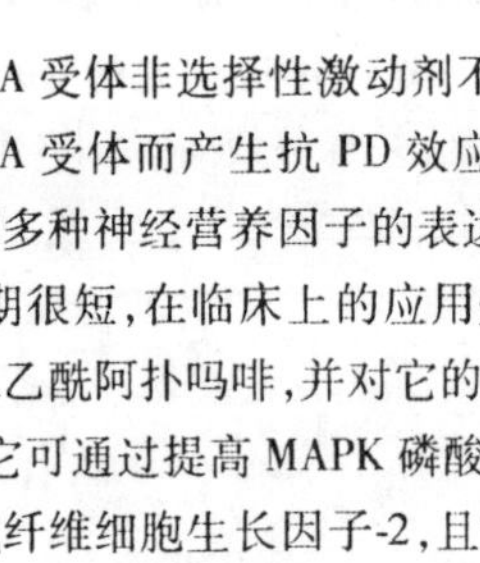

R(-)-O,O′-二乙酰-阿扑吗啡

2.2 腺苷A_{2A}受体拮抗剂

腺苷A_{2A}受体是腺苷受体A_2的亚型之一，许多实验证据表明它可提高D2受体对DA受体激动剂的反应性，无论是单用还是将其与DA受体激动剂联用均有良好地改善PD运动障碍的作用。设计合成了一系列选择性的腺苷A_{2A}受体拮抗剂，药效测试结果表明，化合物**8**对大鼠和人的腺苷A_{2A}受体都有很强的拮抗作用（K_i为0.44 nmol/L），且对腺苷A_{2A}受体的选择性比腺苷A_1受体的选择性强100多倍。研究者还发现，化合物**8**既不会抑制细胞色素P_{450}3A4，也不会产生毒性的谷胱甘肽加合物，并且它的代谢产物也是有效地选择性A_{2A}受体拮抗剂。虽然化合物**8**的溶解度不高，但它的熔点有140 ℃，提示该化合物在体内吸收较快。体内药效活性评价发现，化合物**8**对PD模型动物的运动功能障碍具有改善作用[23]。

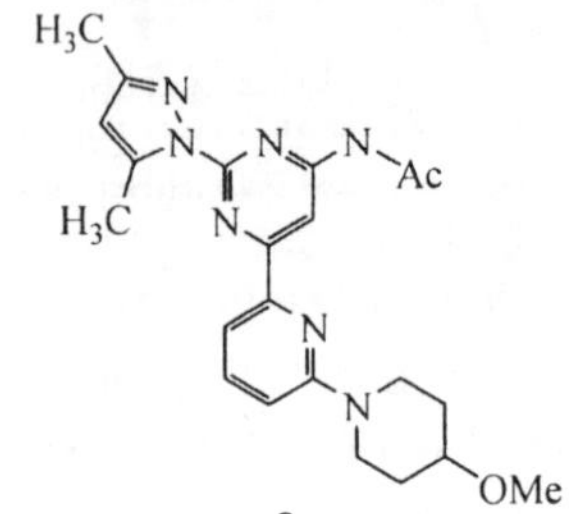

8

2.3 儿茶酚胺-氧位-甲基转移酶抑制剂

恩托卡朋是特异性的外周儿茶酚胺-氧位-甲基转移酶（Catechol-O-methyl transferase，COMT）抑制剂，它可通过抑制外周的COMT活性，阻止COMT对L-DA及DA的降解，从而达到延长L-DA的作用时间。临床应用结果表明，将恩托卡朋与含有脱羧酶抑制剂的复方多巴制剂合用，实现两个酶的双重抑制，可达到持续性多巴胺能刺激的效果，使PD患者的运动评分得到改善，并可减轻单用复方多巴所引起的峰值异动症、开-关现象和“剂末”现象[24,25]。

2.4 非甾体抗炎药

PD患者最显著的病理特征就是脑内黑质致密部的DA能神经元退行性变性，并在致密部检测到有大量的致炎细胞因子存在，因此炎症反应一直被认为是PD病程中的重要环节之一。然而许多实验结果和流行病学证据对非甾体抗炎药治疗PD的疗效说法不一。有研究表明，环氧化酶COX-2选择性抑制剂美洛昔康可改善脂多糖诱导的PD大鼠模型的多巴胺能神经元退变。其机制为通过抑制小胶质细胞上COX-2的表达而抑制小胶质细胞的激活，从而使小胶质细胞对致炎细胞因子的分泌减少，并达到减轻炎症反应对DA能神经元损害的目的[26]。

2.5 抗氧化剂

依达拉奉（Edaravone）是一种有效的自由基清除剂，通过激活胶质细胞、抑制一氧化氮及活性氧簇（ROS）的产生而发挥神经保护作用，现已被广泛应用于急性脑梗死、缺血缺氧性脑病的治疗中，但其对PD发病过程中ROS的产生是否具有拮抗作用尚不清楚。有研究显示，依达拉奉可减少PD

大鼠模型中脑神经元内 ROS 的产生，并使抗凋亡蛋白 Bal-2 和 Bcl-XL 表达上调；行为学评价结果显示，依达拉奉可防止动物模型 PD 症状的出现，提示该药可能对 PD 有神经保护作用[27]。

还有研究发现，将辅酶 Q_{10} 和肌酸合用能对 PD 模型大鼠产生协同的神经保护作用。两药合用后，PD 模型大鼠纹状体内的 DA 能神经元丢失现象得到明显缓解，且这一效果比单用辅酶 Q_{10} 或肌酸的效果更好。此外，两药联用还能够减少黑质致密部的脂质过氧化作用并减轻 α-突触核蛋白的异常聚集[28]。

2.6 胰高血糖素样肽-1 受体激动剂

新型的长效胰高血糖素样肽-1（Glucagon-like peptide-1，GLP-1）受体激动剂 Exendin-4（Ex-4），除了具有良好的抗Ⅱ型糖尿病作用外，还对 PD 动物模型的 DA 能神经元具有保护作用。研究发现，中脑内 DA 能神经元有 GLP-1 受体 mRNA 的表达，且 GLP-1 和 Ex-4 均能保护 DA 能神经元免受 6-羟基多巴胺的损伤，而敲除 GLP-1 受体后这一保护作用消失，提示 GLP-1 受体激动剂具有 DA 能神经保护作用。此外研究者还发现，Ex-4 可将黑质毒素 MPTP 所致的 DA 能神经元丢失、DA 与 DA 代谢物比值异常恢复到正常水平，并且还能显著改善 PD 动物模型的运动功能[29]。

2.7 天然活性成分和中药复方

中药材河谷地不容的提取物左旋千金藤啶碱有激动 D1 受体并拮抗 D2 受体的独特作用，是目前已知的唯一对多巴胺受体有双重作用的天然产物。有报道显示，它可减轻 L-DA 所引起的异动症副作用而不影响 L-DA 的疗效。进一步研究发现，左旋千金藤啶碱是通过拮抗 D2 受体并激动 5-HT_{1A} 受体发挥作用[30]。中药天麻活性成分天麻素则被发现能减慢 DA 神经元的代谢速度。研究结果显示，PD 模型大鼠在给予中、低剂量的天麻素后，纹状体内的 DA 和 DA 代谢产物高草香酸（homovanillic acid，HVA）、二羟苯乙酸（dihydroxy-phenyl acetic acid，DOPAC）的含量升高，且 DA/HVA、DA/DOPAC 比值也有不同程度的升高，说明天麻素可以通过抑制 DA 的代谢率使 DA 含量升高，从而起到保护和激发残存的 DA 能神经元功能的作用[31]。

许多对 AD 有效的天然活性成分也发现对 PD 有效。地黄提取物梓醇（Catalpol）被发现可减轻 MPTP 损伤所致的中脑神经元线粒体功能障碍，同时还有抑制单胺氧化酶-B 的作用[32]。另有研究显示，梓醇（Catalpol）还可通过维持谷胱甘肽代谢平衡并减少 ROS 生成的机制，抵抗 H_2O_2 所致的氧化应激损伤[33]。姜黄素（Curcumin）被报道可在低浓度时升高 PD 细胞模型内降低的蛋白酶体水解酶活性，并使路易小体主要成分 α_2 突触核蛋白的表达和聚集明显减少，从而降低细胞凋亡率[34]。此外，白藜芦醇和黄芩素也被发现可通过抗氧化应激等机制发挥对 AD 和 PD 的神经保护作用[35-36]。

中药复方对于 PD 的治疗，目前主要从滋补肝肾，息风通络，滋阴养血，清心化痰几处入手。龟羚帕安胶囊由龟板胶、羚羊角、全蝎、厚朴等药物组成，已获国家发明专利。首次采用多中心、随机、双盲、对照的临床研究方法，对龟羚帕安胶囊治疗 PD 的临床疗效进行评价。结果显示，在改良 Hoehn&Yahr 分级中，对 1.5～3 级患者采用龟羚帕安胶囊加左旋多巴后，总体疗效明显优于采用安慰剂加左旋多巴组，且两药合用后，不但能够改善患者的运动症状和生活质量，还可减少左旋多巴制剂的用量[37]。

3 结 语

近年来，我国抗 AD 和 PD 药物的研究取得了一定的进展，部分研究已接近国际水平，但由于 AD 和 PD 的发病机制至今尚未完全清楚，所以抗 AD 和 PD 药物的开发尚未有突破性进展，相信随着对发病机制的进一步阐明，我国抗 AD 和 PD 药物的研究会取得更大的进步。

参考文献

1 Fang L, Kraus B, Lehmann J, *et al.* Design and synthesis of tacrine-ferulic acid hybrids as multi-potent anti-Alzheimer drug candidates. *Bioorg Med Chem Lett*, 2008, 18(9): 2905-2909

2 Fu H, Li W, Luo JL, *et al.* Promising anti-Alzheimer's dimer bis(7)-tacrine reduces β-amyloid generation by directly inhibiting BACE-1 activity. *Biochem Biophys Res Commun*, 2008, 366(3): 631-636

3 Fu HJ, Dou J, Li WM, *et al.* Promising multifunctional anti-Alzheimer's dimer bis(7)-cognitin acting as an activator of protein kinase C regulates activities of α-secretase and BACE-1 concurrently. *Eur J Pharmacol*, 2009, In Press

4 Li WM, Mak M, Jiang HL, *et al.* Novel anti-Alzheimer's dimer bis(7)-cognitin: cellular and molecular mechanisms of neuroprotection through multiple targets. *Neurotherapeutics*, 2009, 6(1): 187-201

5 Xu WJ, Chen G, Liew OW, *et al.* Novel non-peptide β-secretase inhibitors derived from structure-based virtual screening and bioassay. *Bioorg Med Chem Lett*, 2009, 19(12): 3188-3192

6 Pu J, Kreft AF, Aschmies SH, *et al.* Synthesis and structure-activity relationship of a novel series of heterocyclic sulfonamide γ-secretase inhibitors. *Bioorgan Med Chem*, 2009, 17(13): 4708-4717

7 Wang YJ, Pollard A, Zhong JH, *et al.* Intramuscular delivery of a single chain antibody gene reduces brain Aβ burden in a mouse model of Alzheimer's disease. *Neurobiol Aging*, 2009, 30(3): 364-376

8 包福祥，何金生，曹贵方，等．人源性天然抗体库的构建及淀粉样蛋白 Aβ1-42 寡聚体单链抗体的筛选和鉴定．生物工程学报，2009，25(8)：1195-1203

9 Huang XD, Abid M, Rogers JT, *et al.* A BBB-permeable antioxidant targeting Alzheimer's amyloidogenesis. *Alzheimers Dement*, 2009, 5(4): 429

10 Liu G, Ping M, George P, *et al.* Metal chelators coupled with nanoparticles as potential therapeutic agents for Alzheimer's disease.

J Nanoneurosci,2009,1(1):42-55

11 Zhang Q,Liu Y,Yang N,*et al.* Nasal administration of cholera toxin B subunit-nerve growth factor improves the space learning and memory abilities in β-amyloid protein25-35-induced amnesic mice. *Neuroscience*,2008,155(1):234-240

12 Gu HG,Long DH,Song CX,*et al.* Recombinant human NGF-loaded microspheres promote survival of basal forebrain cholinergic neurons and improve memory impairments of spatial learning in the rat model of Alzheimer's disease with fimbria-fornix lesion. *Neurosci Lett*, 2009,453(3):204-209

13 Wang HY,Stucky A,Liu JJ,*et al.* Dissociating β-amyloid from α7 nicotinic acetylcholine receptor by a novel therapeutic agent, s24795,normalizes α7 nicotinic acetylcholine and NMDA receptor function in Alzheimer's disease brain. *J Neurosci*,2009,29(35): 10961-10973

14 Wang HY,Bakshi K,Shen CS,*et al.* S 24795 limits β-amyloid-α7 nicotinic receptor interaction and reduces Alzheimer's disease-like pathologies. *Biol Psychiatry*,2009,In Press

15 沈 辉,易正辉,张 毅,等. 喹硫平和利培酮治疗老年痴呆精神行为障碍的疗效研究. 精神医学杂志,2009,22(3):174-177

16 Xu H,Wang H,Zhuang L,*et al.* Demonstration of an anti-oxidative stress mechanism of quetiapine. Implications for the treatment of Alzheimer's disease. *FEBS J*,2008,275(14):3718-3728

17 He J,Luo HM,Yan B,*et al.* Beneficial effects of quetiapine in a transgenic mouse model of Alzheimer's disease. *Neurobiol Aging*, 2009,30(8):1205-1216

18 Ma QL,Yang FS,Rosario ER,*et al.* Beta-amyloid oligomers induce phosphorylation of tau and inactivation of insulin receptor substrate via c-jun N-terminal kinase signaling:suppression by omega-3 fatty acids and curcumin. *J Neuroscience*,2009,29(28):9078-9089

19 Wang Z,Liu Q,Zhang R,*et al.* Catalpol ameliorates β amyloid-induced degeneration of cholinergic neurons by elevating brain-derived neurotrophic factors. *Neuroscience*,2009,163(4):1363-1372

20 Liang JH,Du J,Xu LD,*et al.* Catalpol protects primary cultured cortical neurons induced by Aβ1-42 through a mitochondrial-dependent caspase pathway. *Neurochem Int*,2009,55(8):741-746

21 Chen S,Zhang X,Yang D,*et al.* D2/D3 receptor agonist ropinirole protects dopaminergic cell line against rotenone-induced apoptosis through inhibition of caspase- and JNK-dependent pathways. *FEBS Lett*,2008,582(5):603-610

22 He X,Wang D,Zhang X,*et al.* Prolonged modulation of FGF-2 expression in astrocytic cultures induced by O,O'-diacetyl-apomorphine. *Biochem Bioph Res Co*,2008,369(3):824-829

23 Zhang X,Tellew JE,Luo Z,et al. Lead optimization of 4-acetylamino-2-(3,5-dimethylpyrazol-1-yl)-6-pyridylpyrimidines as A2A adenosine receptor antagonists for the treatment of Parkinson's disease. *J Med Chem*,2008,51(22):7099-7110

24 叶锦辉,陈 玲,裴 中,等. 恩他卡朋治疗帕金森病的疗效观察. 中国神经精神疾病杂志,2008,34(10):584-587

25 赖国华,苗海锋,肖卫民. 恩他卡朋联合左旋多巴治疗有剂末现象的帕金森病患者的疗效. 中山大学学报(医学科学版), 2008,29(3S):164-165

26 Sui Y,Stanic D,Tomas D,*et al.* Meloxicam reduces lipopolysaccharide-induced degeneration of dopaminergic neurons in the rat substantia nigra pars compacta. *Neurosci Lett*,2009,460(2):121-125

27 梁直厚,科 瑞,王 涛,等. 依达拉奉对帕金森病大鼠模型的保护作用. 中国医院药学杂志,2009,29(5):341-346

28 Yang L,Calingasan NY,Wille EJ,*et al.* Combination therapy with Coenzyme Q_{10} and creatine produces additive neuroprotective effects in models of Parkinson's and Huntington's diseases. *J Neurochem*, 2009,109(5):1427-1439

29 Li Y,Perry T,Kindy MS,*et al.* GLP-1 receptor stimulation preserves primary cortical and dopaminergic neurons in cellular and rodent models of stroke and Parkinsonism. *Proc Natl Acad Sci USA*,2009, 106(4):1285-1290

30 Mo J,Zhang H,Yu LP,*et al.* L-Stepholidine reduced l-DOPA-induced dyskinesia in 6-OHDA-lesioned rat model of Parkinson's disease. *Neurobiol Aging*,2008,In Press. doi:10.1016/j.

31 郝晋东,王梅康,夏 红,等. 天麻素对PD模型大鼠纹状体DA、DOPAC、HVA含量的影响. 北京中医药,2009,28(6): 463-469

32 Bi J,Wang X,Chen L,*et al.* Catalpol protects mesencephalic neurons against MPTP induced neurotoxicity via attenuation of mitochondrial dysfunction and MAO-B activity. *Toxic In Vitro*, 2008, 22(8): 1883-1889

33 Bi J,Jiang B ,Liu JH,*et al.* Protective effects of catalpol against H_2O_2-induced oxidative stress in astrocytes primary cultures. *Neurosci Lett*,2008,442(8):224-227

34 崔群力,孙圣刚. 姜黄素通过抑制α_2突出核蛋白聚集保护鱼藤酮致多巴胺能细胞损伤的机制研究. 中风与神经疾病杂志, 2009,26(4):436-441

35 柯春龙,陈白莉,余振华,等. 白藜芦醇对神经干细胞诱导分化为多巴胺能神经元移植治疗帕金森模型鼠的影响. 中国组织工程研究与临床康复,2009,27(13):5281-5286

36 Cheng Y,He G,Mu X,*et al.* Neuroprotective effect of baicalein against MPTP neurotoxicity:Behavioral,biochemical and immunohistochemical profile. *Neurosci Lett*,2008,441(1):16-20

37 赵国华,孟庆刚,于向东,等. 龟羚帕安胶囊治疗帕金森病多中心、随机、双盲、对照临床研究. 中国中西医结合杂志,2009,29(7):590-595

抗病毒药物研究进展

徐云根，屠哲玮

（中国药科大学药物化学教研室，南京 210009）

摘 要 通过检索2007～2008年我国学者在国内外发表的有关抗病毒药物的研究论文，从抗艾滋病药物、抗肝炎病毒药物、抗流感病毒药物、抗SARS病毒药物和抗疱疹病毒药物等五方面进行综述，以期反映我国在该类药物方面的研究现状和发展水平。

病毒是一种具有高度传染性的病原体，它能引起多种疾病特别是流行性传染病，严重危害人类健康和生命，因此大力开发研制安全有效的抗病毒药物是一项十分艰巨的任务。本文重点综述了近年来我国在抗病毒药物方面的研究进展。

1 抗艾滋病毒药物

联合国艾滋病规划署2007年12月的报告显示，全球有HIV/AIDS患者3 300余万例。目前抗HIV药物主要有6大类，分别是核苷类逆转录酶抑制剂（nucleoside/nucleotide reverse transcriptase inhibitors，NRTIs）、非核苷类逆转录酶抑制剂（non-nucleoside reverse transcriptase inhibitors，NNRTIs）、蛋白酶抑制剂（protease inhibitors，PIs）、融合或进入抑制剂（entry inhibitors，EIs）和整合酶抑制剂（integras inhibitors，IIs）。

1.1 核苷类逆转录酶抑制剂

药物-药物偶联是抗HIV药物设计的一种新思路。司他夫定（stavudine）具有外周神经病变、麻刺感、灼烧感和手脚疼痛等副作用。为提高药物的安全性，同时为了探究鬼臼毒素类化合物的生物活性，设计合成了一系列鬼臼毒素与司他夫定的偶联物，发现**1**和**2**的抗HIV-1活性最高，IC_{50}分别为0.17 μmol/L和0.29 μmol/L[1]。

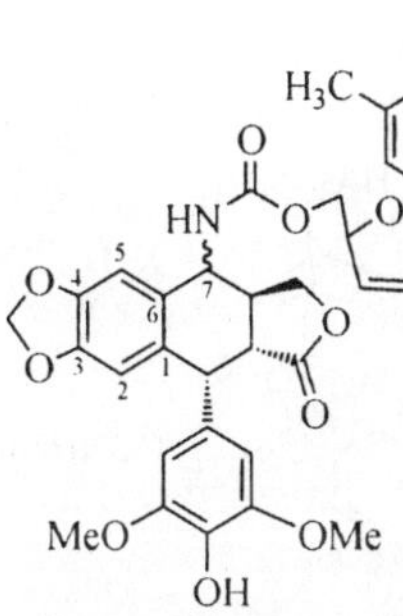

1: 7β
2: 7α

1.2 非核苷类逆转录酶抑制剂

DCK具有抗HIV-1复制的活性，以DCK为先导物合成了三种7-碳-DCK类似物（**3～5**），并测定了它们抑制HIV-1在H9淋巴细胞中复制的活性，这三个化合物均显现出一定的抗HIV活性，其中化合物**3**的EC_{50}为0.068 μmol/L，与DCK相当[2]。

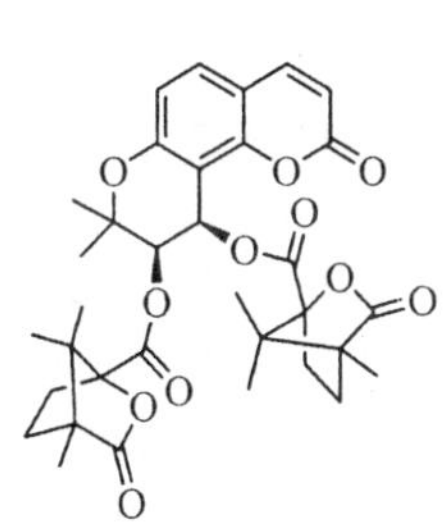

DCK

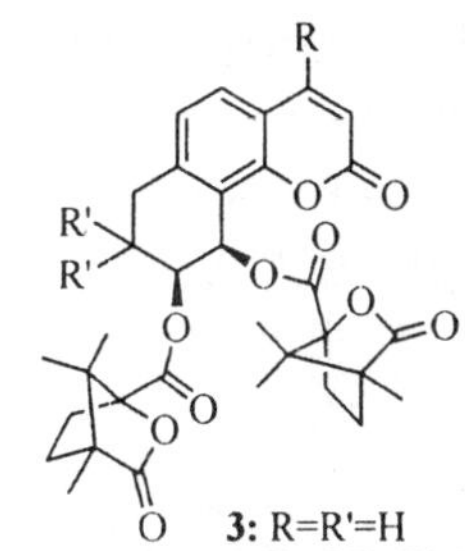

3: R=R'=H
4: R=CH_3,R'=H
5: R=R'=CH3

研究发现，化合物**6**（3-氰甲基-4-甲基-DCK）在体外试验中显示出具有广谱的抗HIV活性，对HIV-1_{IIIB}的CC_{50}为40.83±3.59 μmol/L，EC_{50}为0.47±0.09 μmol/L，选择性指数（SI）为86.14；对HIV-1 Lai的CC_{50}大于100 μmol/L，EC_{50}为1.51±0.11 μmol/L，SI>66）。体内外药代动力学实验表明，化合物**6**有适中的细胞渗透性，适度的口服生物利用度和较低的组织清除率，预示**6**有望成为抗HIV的临床试验候选药物[3]。

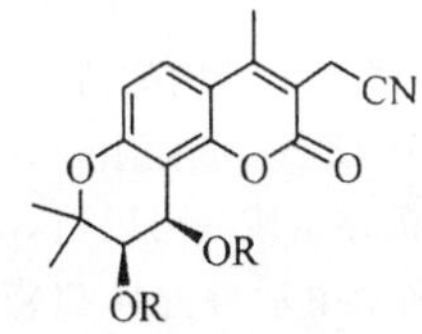

6 R =

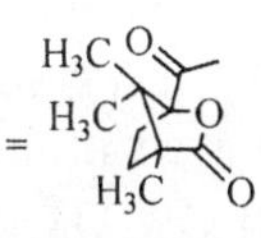

合成了一系列1,2,3-噻二唑硫代乙酰胺类（TTA）化合物，抗HIV活性测试结果显示多数化合物在较低的浓度范围内表现出抗HIV-1的活性，而均无抗HIV-2的活性。其中**7**系列化合物的EC_{50}小于0.2 μmol/L，比萘韦拉平和地拉韦定低，其中活性较好的前3个化合物分别是**7-1**（EC_{50}=0.059 μmol/L，CC_{50}>283.25 μmol/L，SI>4883）、**7-2**（EC_{50}=0.099 μmol/L，CC_{50}>228.41 μmol/L，SI>2298）以及**7-3**（EC_{50}=0.118 μmol/L，CC_{50}=111.43 μmol/L，SI=943），它们的EC_{50}值都比先导化合物VRX-480037低[4]。

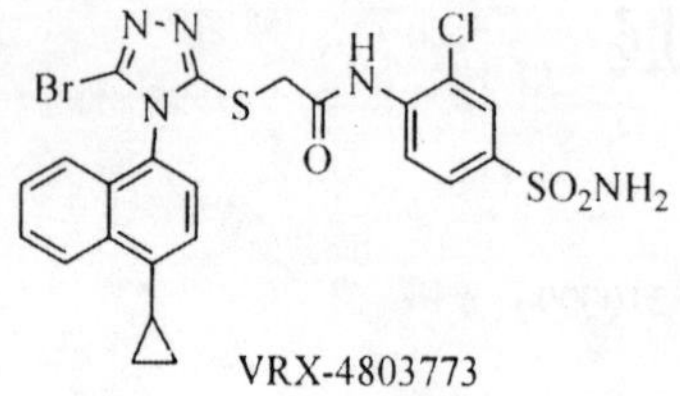

VRX-4803773

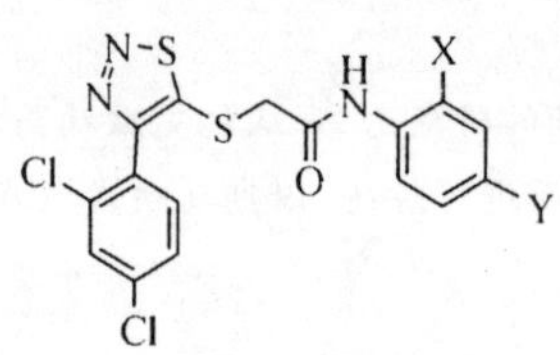

7-1: X=NO_2 Y=H
7-2: X=Br Y=$CO_2C_2H_5$
7-3: X=Cl Y=H

用 Pictet-Spengler 环化反应合成了一系列 1-芳基-6,7-二羟基(甲氧基)-1,2,3,4-四氢异喹啉。经体外抗 HIV-1_{IIIB} 活性测试,结果显示 6,7-二羟基四氢异喹啉比 6,7-二甲氧基四氢异喹啉的类似物有更高的选择性,从而明显地降低了细胞毒性。其中化合物 **8**(EC_{50} = 8.2 μmol/L, CC_{50} > 784.3 μmol/L),**9**(EC_{50} = 4.6 μmol/L, CC_{50} > 727.3 μmol/L)和 **10**(EC_{50} = 5.3 μmol/L, CC_{50} > 678.3 μmol/L)均有很高的选择性,SI 分别为 95、159 和 130。但是这三种化合物在 200 μg/mL的浓度下对重组 HIV RT 的抑制率分别只有 28%、20% 和 30%[5]。

天然产物结构的简化是寻找高效低毒抗 HIV 先导化合物的有效途径。合成了一系列简化的生物碱 β-芳基-1,2-双脱氢乙基胺类化合物——*N*-乙酰基-β-芳基-1,2-双脱氢乙基胺并进行体外生物活性研究,发现化合物 **11** 的治疗指数大于 13.2,CC_{50} 大于 0.787 mmol/L,显示出了一定的酶抑制活性,为设计合成新的 NNRTIs 提供了新思路[6]。

1.3　HIV 融合或进入抑制剂

设计合成了 42 种 *N*-(羧基苯基)吡咯衍生物,其中 11 个化合物在微摩尔水平上显示出抗 HIV 活性,并且它们的抗病毒活性与其抑制 gp41 上的六螺旋束结构的活性有关,这表明这些化合物是通过干扰 gp41 核心形成而阻断 HIV 融合和进入的。SAR 和分子对接分析显示羧基可以与 Arg579 或 Lys574 形成盐桥,吡咯环上的两个甲基与 gp41 口袋中的氨基酸残基作用。其中化合物 **12** 的活性最强[7]。

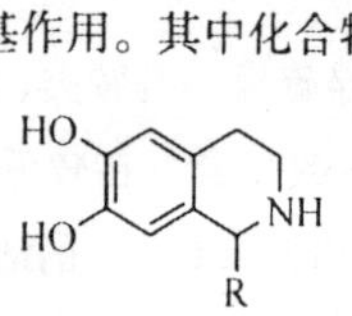

8: R = 4-Methylphenyl
9: R = 3-Chlorophenyl
10: R = 2-Naphthyl

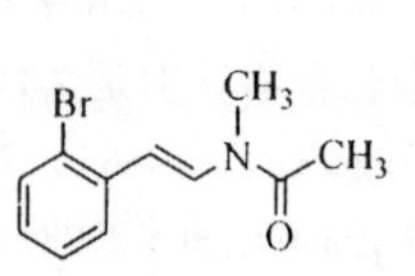

11

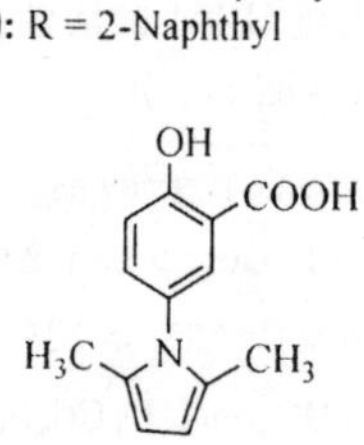

12

1.4　整合酶抑制剂

苯甲酸衍生物 D77(**13**)可以有效抑制 HIV-1 整合酶与 LEDGF/p75 的相互作用,从而显示出了其抗 HIV-1 的活性。采用定向诱变分析和表面等离子共振(SPR)结合技术测定的分子对接情况阐明了 D77 抑制 HIV-1 整合酶可能的作用方式。作为第一个被发现的以 HIV-1 整合酶与 LEDGF/p75 相互作用为靶点的小分子化合物,D77 为抗 HIV 药物的深入研究提供了有用的结构信息[8]。

以香草醛为原料合成了 40 个咖啡因类似物。活性测试结果表明,有四个化合物:2-莰烷基咖啡因(**14**)、5-硝基咖啡因酸(**15**)、5-硝基咖啡因苯乙基酯(5-硝基 CAPE,**16**)和 2-莰烷基-2-硝基咖啡因(**17**)显示出了较好的抑制 HIV 整合酶的活性,它们的 IC_{50} 分别是 19.9、26.8、25.0 和 13.5 μmol/L[9]。

将不稳定的 1,3-二酮基结构转化成芳杂环如异噁唑、异噻唑或 1H-吡唑等,设计了三种新型的芳基二酮酸(ADK)的电子等排体,期望改善 ADK 类化合物的理化性质。生物活性试验结果表明,3-苯甲氧基苯基-取代的异噁唑羧酸具有最佳的 HIV 整合酶抑制活性和抗病毒活性,而 *N*-羟胺化(**18**)将提高其体内外活性[10]。

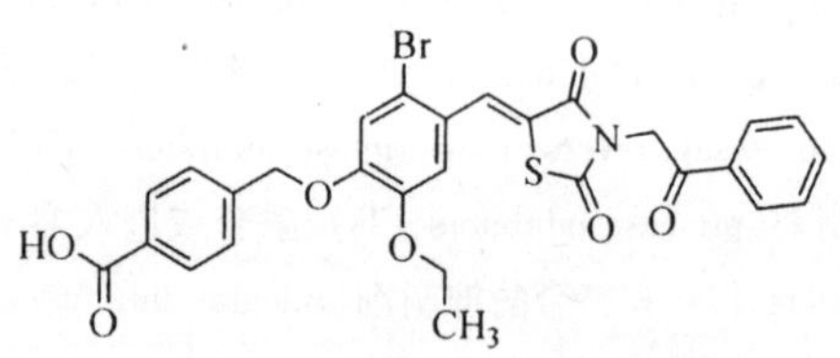

13

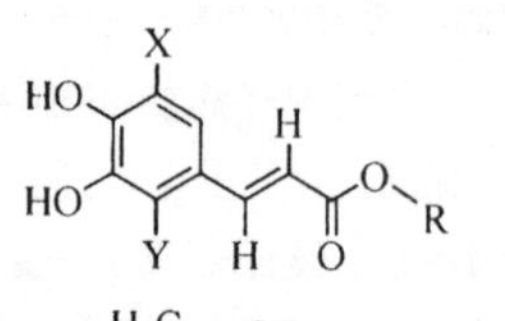

14: R = 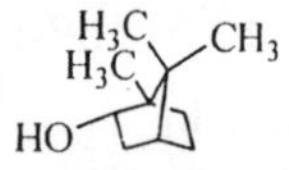 X=H Y=H
15: R = H X=NO_2 Y=H
16: R = 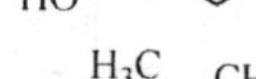 X=NO_2 Y=H
17: R = 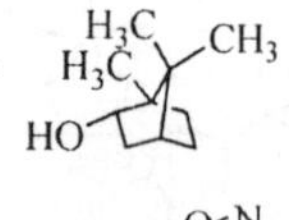 X=H Y=NO_2

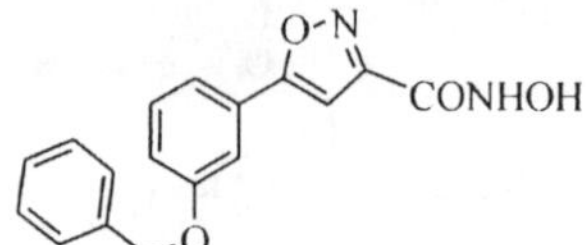

18

2　抗肝炎病毒药物

2.1　抗乙肝病毒药物

全球约有 3.5 亿人感染乙型肝炎病毒(HBV)。由于 HBV 缓慢的病毒清除动力学和自发的基因变异性,使得慢性乙型肝炎的抗病毒治疗在临床上仍然是一种挑战。

2.1.1 *核苷类药物* 阿德福韦(adefovir)和泰诺福韦(tenofovir)属于抗HIV和HBV药物,但它们的口服生物利用度低,故均以前药形式被美国FDA批准上市,即阿德福韦酯(ADV)和泰诺福韦酯(TDF)。合成了阿德福韦和泰诺福韦的一系列磷酸酯类前药,并研究了它们的抗病毒活性和构效关系。实验结果显示,阿德福韦的二苄基酯前药**19**抗HBV的IC_{50}为2.15 μmol/L,泰诺福韦的二烯丙基酯前药**20**抗HIV-1的IC_{50}为1.61 μmol/L,分别低于阳性对照泰诺福韦酯抗HBV的IC_{50}(5.10 μmol/L)和抗HIV-1的IC_{50}(2.31 μmol/L)[11]。

MCC-478(alamifovir)是阿德福韦的衍生物,体外试验表明其有很强的抗HBV活性,另外对HBV聚合酶逆转录活性区YMDD变异株仍有抑制作用,可用于拉米夫定耐药的乙肝治疗。研究证明,4-甲氧基苯硫基的引入使其抗病毒活性增强、毒性降低。为进一步研究苯环上取代基对抗HBV活性和细胞毒性的影响,合成了二取代和部分单取代苯基硫基核苷酸酯类似物,并进行体外抗乙肝病毒活性评价。结果表明,化合物**21**、**22**的活性强于拉米夫定、阿德福韦酯,且毒性低[12]。

合成了一系列阿德福韦的*L*-氨基酸酯类前药,体外活性测试表明,化合物**23**的EC_{50}为0.095 μmol/L,是阿德福韦二匹伏酯的5倍;它的CC_{50}为6 636 μmol/L,SI大于69 000,分别是阿德福韦二匹伏酯的60倍和拉米夫定的24倍,其半衰期达270 min,稳定性较好[13]。

核苷类似物β-LPA(**24**)是一种新的2,6-二氨基嘌呤类似物,有抗HBV的活性。在体外试验中,β-LPA抗HBV的EC_{50}为0.01 μmol/L。对乙型肝炎病毒的HBsAg和HBeAg没有明显抑制作用。在0.4 μmol/L以下,β-LPA几乎没有细胞毒性,CC_{50}为50 μmol/L。β-LPA作为抗HBV药物具有良好的开发前景[14]。

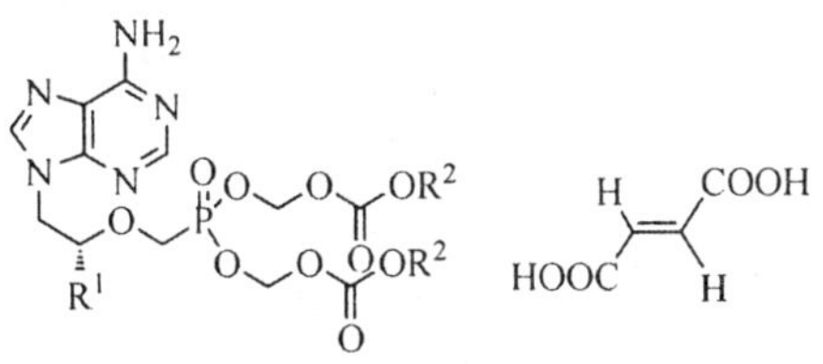

19: R^1=H R^2=

20: R^1=CH_3 R^2=

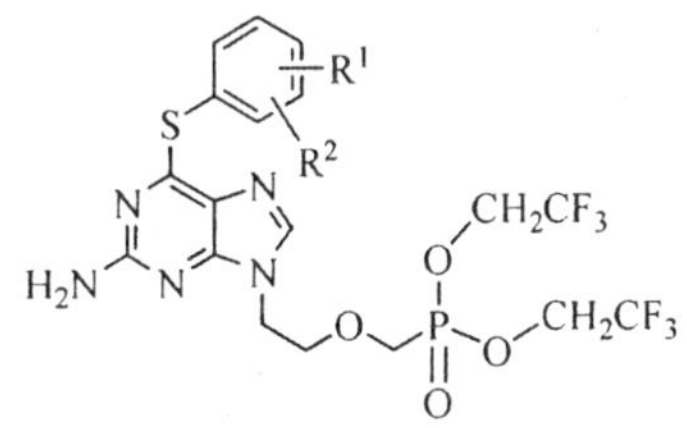

21: R^1= 2-OCH_3 R^2= 5-OCH_3

22: R^1= 3-OCH_3 R^2= 4-OCH3

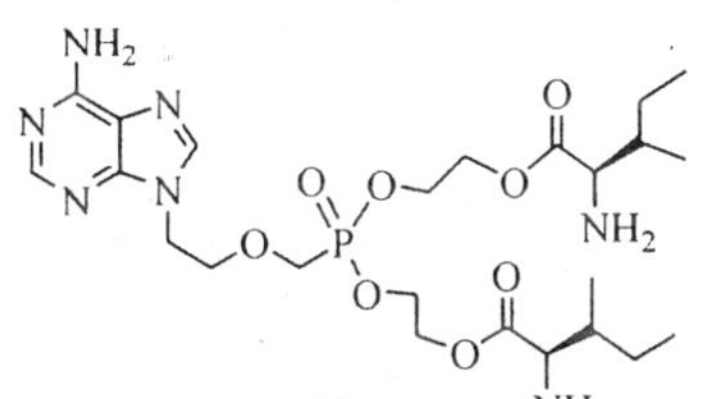

23

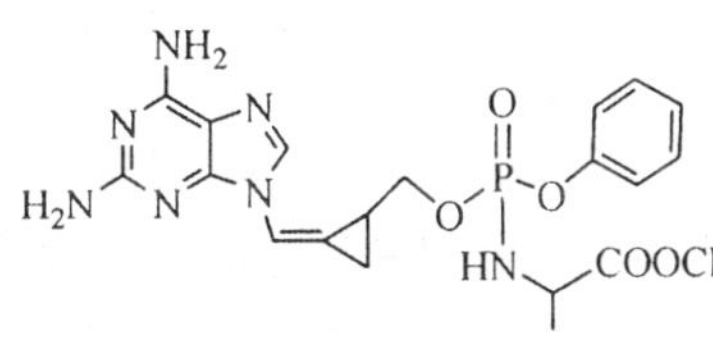

24

2.1.2 *非核苷类药物* 以化合物**25**为先导化合物,合成了一系列1-异丙基磺酰基-2-氨基苯并咪唑衍生物并测定了它们的抗HBV活性,其中化合物**26**和**27**的IC_{50}均为0.70 μmol/L,SI分别为274和123,值得进一步研究[15]。

合成了一系列7-羟基喹啉-3-羧酸乙酯类化合物,体外抗HBV评价显示化合物**28**和**29**的活性强于拉米夫定[16]。

合成了一系列泽泻醇A衍生物并测定了其体外抗HBV活性和细胞毒性。其中活性最强的是化合物**30**,其抗HBV表面抗原分泌的IC_{50}为0.024 mmol/L,抗HBVe抗原分泌的IC_{50}为0.028 mmol/L,其选择性指数分别为SI_{HBsAg}大于108,SI_{HBeAg}大于93[17]。

以4-芳基-6-氯喹啉-2-酮为先导化合物,设计合成了系列衍生物,并测定了它们的体外抗HBV活性和细胞毒性。其中化合物**31**抑制HBsAg和HBeAg分泌的IC_{50}分别为0.074 mmol/L和0.449 mmol/L,且细胞毒性较低[18]。

基于5-羟基-1H-吲哚-3-羧酸衍生物的结构设计合成了一系列6-羟基喹啉-3-羧酸衍生物并测试了它们的体外抗HBV活性和细胞毒性。其中化合物**32**抑制HBV DNA复制的活性最强,IC_{50}达4.7 μmol/L[19]。

2.2 *抗丙肝病毒(HCV)药物*

全球至少有1.7亿人被丙型肝炎病毒(HCV)感染,目前对丙型肝炎治疗新药的研究十分活跃。

通过设计合成了一系列非环状三唑核苷类化合物。其中化合物**33**抗HCV亚基因组复制的EC_{50}为22 μg/mL,而且当其浓度低于50 μg/mL时对宿主细胞的增殖没有抑制作用[20]。

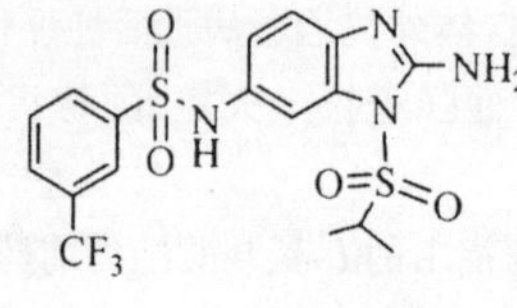

25

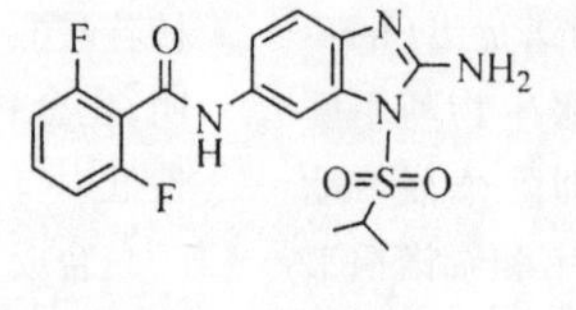

26

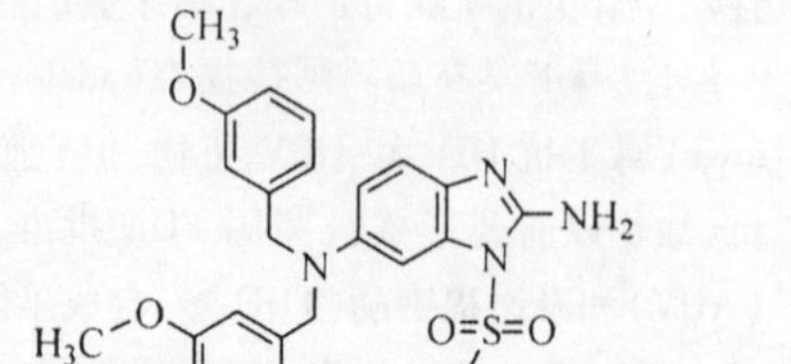

27

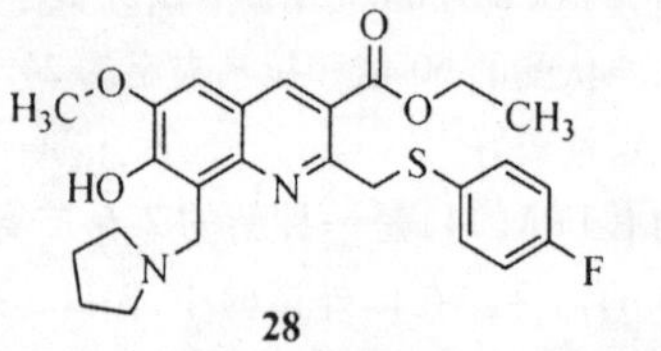

28

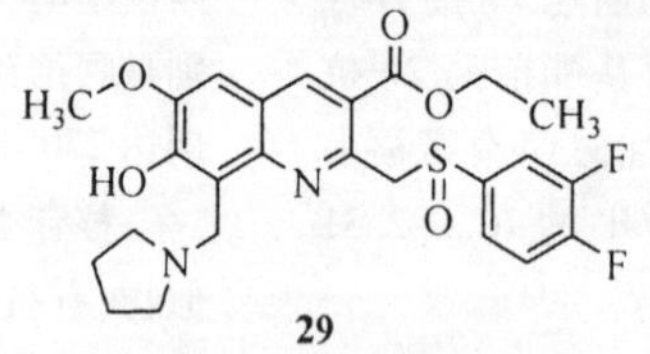

29

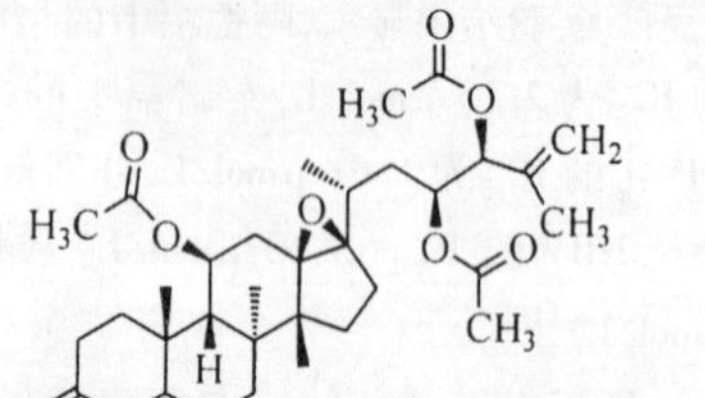

30

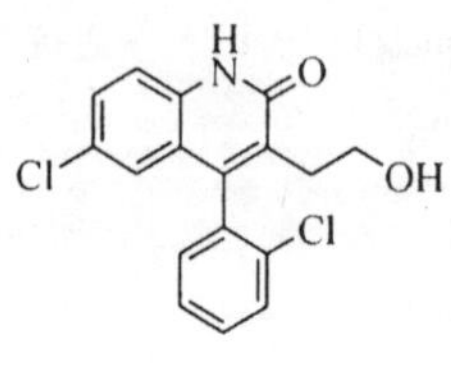

31

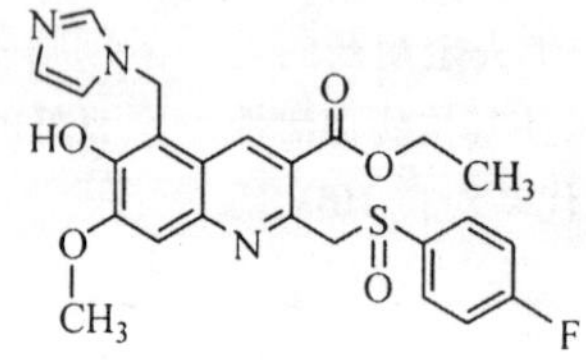

32

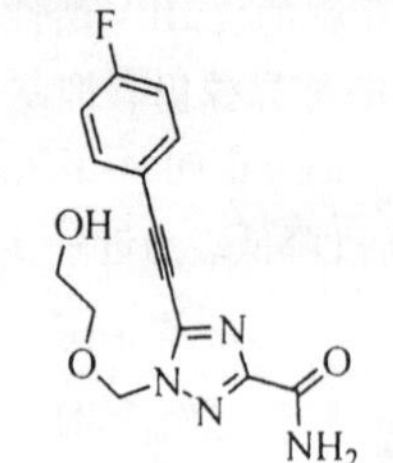

33

3 抗流感病毒药物

流感是由流感病毒引起的一种严重危害人类健康的急性病毒性呼吸道传染病。由于流感病毒抗原变异极其频繁，因此通过现有的流感疫苗无法对流感进行有效预防。近期甲型 H1N1 流感的肆虐，再一次引起了人们对流感这一类病毒的极大关注。

目前研究最为广泛和深入的抗流感病毒分子靶点是神经氨酸酶，已经临床应用的代表药物有扎那米韦和奥司他韦(oseltamivir)。其中扎那米韦的口服生物利用度低，分布体积较小，尿清除速率过快，其临床应用受到限制，给药途径局限为吸入给药。对扎那米韦长链酯衍生物 **34** 进行了体内外抗流感病毒活性研究[21]。结果显示，**34** 具有广谱抗流感病毒活性，且作用机制与金刚烷胺类抗病毒药物不同。体外实验中，**34** 对流感病毒 A 型各株的抑制活性虽不如扎那米韦，但 **34** 对流感病毒 B 型的抑制活性明显优于扎那米韦。在流感流行病原诊断不明确时，**34** 有优势。体内实验结果表明，**34** 腹腔注射途径，药物吸收较灌胃佳。由于 **34** 可口服或注射给药，而扎那米韦仅能局部喷药，并需特殊给药装置，所以 **34** 有一定的实用前景。

以 1-甲氧甲酰基-5-氨基-1H-吡唑-3-甲酸乙酯为原料，与氯乙酰氯和取代哌嗪反应得到含氮中间体，再与硫氰酸钠、酰氯反应得到酰氨基硫脲，共合成了 7 个吡唑类神经氨酸酶抑制剂，药理试验表明，化合物 **35** 有一定抗流感病毒活性，具有进一步研究的价值[22]。

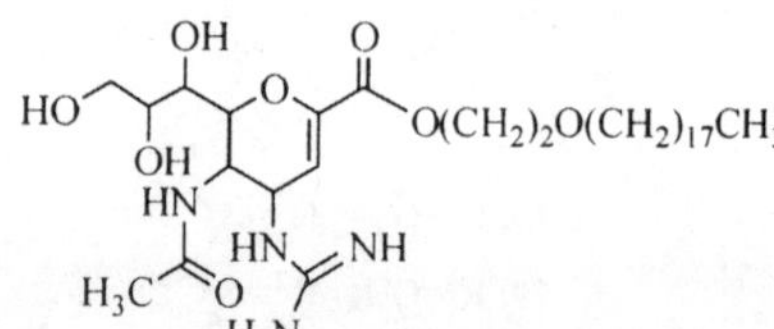

34

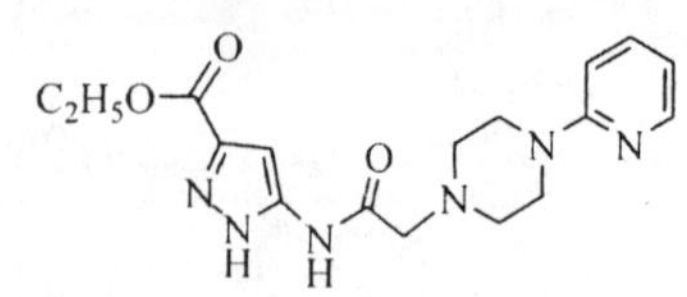

35

4 抗 SARS 病毒药物

SARS 冠状病毒 3CL 蛋白酶是 SARS 病毒复制过程中的主要蛋白酶，针对其开展药物设计有望得到有效的抗 SARS 病毒药物。刘莹等[23]基于 SARS 冠状病毒 3CL 蛋白酶的三维结构，对现有化合物库及临床用药数据库进行虚拟筛选，获得对 SARS 冠状病毒 3CL 蛋白酶可能具有抑制作用的哌嗪和靛红两类化合物。在此基础上收集或合成相关化合物并进行生物活性评价。

对哌嗪类化合物的测试结果显示，老药盐酸曲普利啶(triprolidine,**36**)、茶苯海明(dimenhydrinate,**37**)、盐酸去氯羟嗪(decloxizine,**38**)及 **38** 的类似物 **39** 有抑制 SARS 冠状病毒 3CL 蛋白酶活性，与蛋白的活性位点的对接结果显示，二苯基哌嗪类化合物可进一步作为 SARS 冠状病毒 3CL 蛋白酶的抑制剂进行研究，以此提示了老药可以开发出新的用途。

另外他们还对已知的与 SARS 冠状病毒 3CL 蛋白酶催

化结构域具有相同功能和相似三维结构的人鼻病毒3C蛋白酶抑制剂进行了抗SARS冠状病毒3CL蛋白酶的活性的研究，其中靛红类化合物1-(2-苯并噻吩亚甲基)-2,3-二氧代二氢吲哚-5-甲酰胺(**40**)的 IC_{50} 为0.76 μmol/L，略低于该课题组前期研究的活性化合物1-(6-萘亚甲基)-2,3-二氧代二氢吲哚-5-甲酰胺(**41**)(IC_{50} 为0.37 μmol/L)。

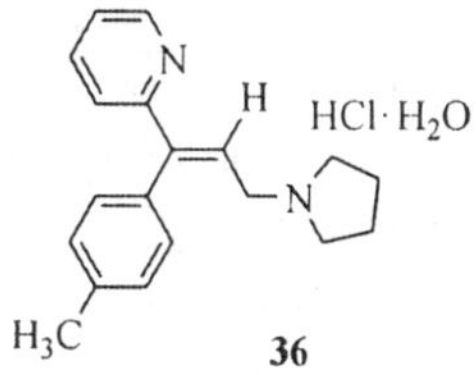
36

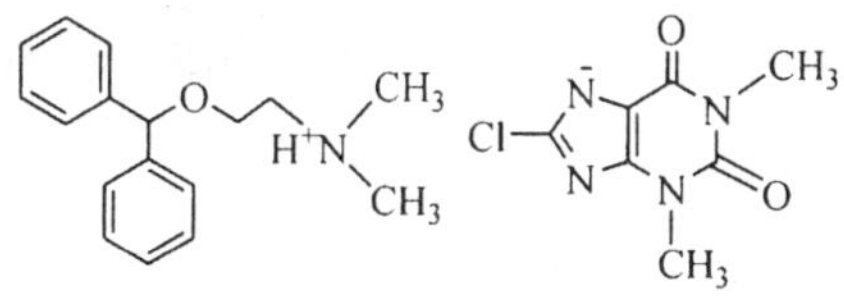
37

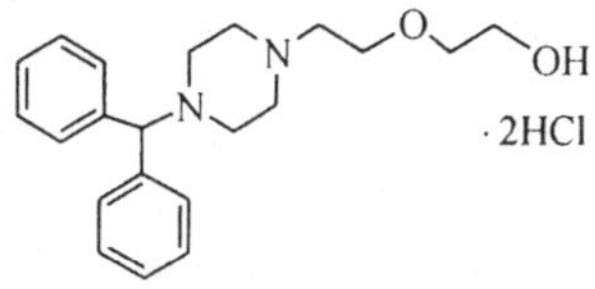
38

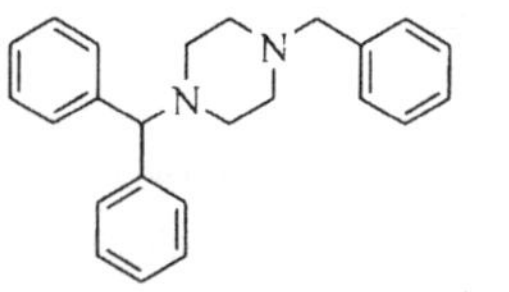
39

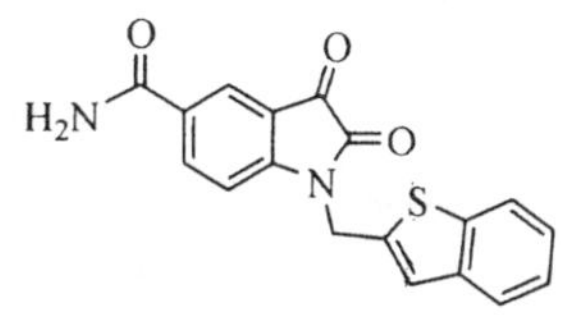
40

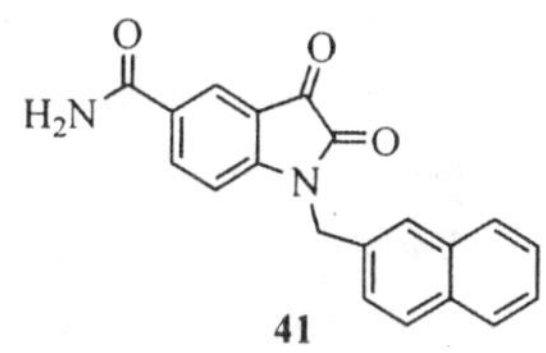
41

使用Insight Ⅱ软件包中的Biopolymer，Discover 3，Profile-3D和Affinity等模块，研究POMs(六钼酸盐有机杂化衍生物)/3CL蛋白酶相互作用的结合位点和作用性质[24]。研究其能量变化规律，探讨了多酸化合物对SARS病毒可能的抑制机理。研究结果表明，POMs与3CL蛋白酶在酶的催化活性位点处有较强的结合力。形成的复合物主要以静电相互作用相结合，氢键相互作用对复合物的相对稳定性有一定影响。对于POMs/3CL蛋白酶复合物，有机胺基团取代的POMs所带负电荷比未取代体系的高，比3CL蛋白酶的结合能更高，即在POMs与3CL蛋白酶间形成复合物的过程中电荷高低和静电性质是保证酶/抑制剂相互作用的重要因素。这与POMs的相关量子化学计算结果吻合。因此，有机杂化的POMs的高负电荷特性使其成为可能的高活性抑制剂。

5 抗疱疹病毒药物

人巨细胞病毒(HCMV)属于β疱疹病毒，其特点是生长周期长，感染细胞形成巨细胞。在人群中感染普遍，我国孕妇活动性感染率6%～8%，但是由于一线抗HCMV药物更昔洛韦等毒副作用较多，对胎儿具有致畸作用等，不适合用于孕期治疗，孕期HCMV感染尚无安全有效的治疗药物。鱼腥草为三白草科蕺菜属植物蕺菜的新鲜或干燥带根全草，因具有抗菌、抗病毒、抗变态反应、抗肿瘤、抗炎镇痛、增强机体免疫功能和利尿等作用而广泛应用于临床。研究发现三类新药金叶败毒具有体外和体内抗豚鼠巨细胞病毒(GPCMV)的效果。鱼腥草是该复方制剂中的重要组成成分[25]。为了深入研究复方中药金叶败毒抗GPCMV的主要有效成分，他们比较鱼腥草、金叶败毒及更昔洛韦体外抗GPCMV的效果和安全性。结果显示，与一线抗巨细胞病毒药物更昔洛韦比较，金叶败毒和鱼腥草均具有体外抗GPCMV的效果，虽然效果稍差，但其药物安全性大大优于更昔洛韦，因而具有较高的治疗指数，而更昔洛韦中毒剂量与有效剂量较为接近，使用时更应该注意用药安全问题。研究结果还显示，与复方金叶败毒比较，鱼腥草的抗病毒效果较差，但其安全性较高，因而具有相同的治疗指数。由于植物药材成分复杂，含化合物众多，鱼腥草抗GPCMV的有效部位、抗病毒作用靶点及其分子生物学机制尚有待于进一步深入研究。

6 结 语

近几年来我国抗病毒药物研究取得了一定的进展，研究人员运用拼合原理、计算机模拟、生物大分子结构修饰等药物设计方法，发现了许多新的活性化合物，部分化合物已成为重要的候选药物或正在进行临床前研究。

参 考 文 献

1 Chen SW, Wang YH, Jin Y, *et al.* Synthesis and anti-HIV-1 activities of novel podophyllotoxin derivatives. *Bioorg Med Chem Lett*, 2007, 17:2091-2095

2 Wang Y, Huang SX, Xia P, *et al.* Anti-AIDS agents 72. Bioisosteres (7-carbon-DCKs) of the potent anti-HIV lead DCK. *Bioorg Med Chem Lett*, 2007, 17:4316-4319

3 Xie L, Guo HF, Lu H, *et al.* Development and preclinical studies of broad-spectrum anti-HIV agent (3′*R*,4′*R*)-3-cyanomethyl-4-methyl-3′,4′-di-*O*-(*S*)-camphanoyl-(+)-*cis*-khellactone (3-cyanomethyl-4-methyl-DCK). *J Med Chem*, 2008, 51, 7689-7696

4 Zhan P, Liu XY, Cao Y, *et al.* 1,2,3-Thiadiazole thioacetanilides as a novel class of potent HIV-1 non-nucleoside reverse transcriptase inhibitors. *Bioorg Med Chem Lett*, 2008, 18:5368-5371

5 Cheng P, Huang N, Jiang ZY, *et al.* 1-Aryl-tetrahydroisoquinoline analogs as active anti-HIV agents *in vitro*. *Bioorg Med Chem Lett*, 2008, 18:2475-2478

6 Cheng P, Jiang ZY, Wang RR, *et al.* Synthesis and biological evaluation of *N*-acetyl-β-aryl-1,2-didehydroethylamines as new HIV-1 RT inhibitors *in vitro*. *Bioorg Med Chem Lett*, 2007, 17:4476 - 4480

7 Liu K, Lu H, Hou L, *et al.* Design, synthesis, and biological evalua-

tion of *N*-carboxyphenylpyrrole derivatives as potent HIV fusion inhibitors targeting gp41. *J Med Chem*,2008,51:7843-7854

8 Du L,Zhao YX,Chen J,*et al.* D77,one benzoic acid derivative,functions as a novel anti-HIV-1 inhibitor targeting the interaction between integrase and cellular LEDGF/p75. *Biochemical and Biophysical Research Communications*,2008,375:139-144

9 Xia CN,Li HB,Liu F,*et al.* Synthesis of trans-caffeate analogues and their bioactivities against HIV-1 integrase and cancer cell lines. *Bioorg Med Chem Lett*,2008,18:6553 - 6557

10 Zeng LF,Zhang HS,Wang YH,*et al.* Efficient synthesis and utilization of phenyl-substituted heteroaromatic carboxylic acids as aryl diketo acid isosteres in the design of novel HIV-1 integrase inhibitors. *Bioorg Med Chem Lett*,2008,18:4521-4524

11 Tang YB,Peng ZG,Liu ZY,*et al.* Some new acyclic nucleotide analogues as antiviral prodrugs: synthesis and bioactivities *in vitro*. *Bioorg Med Chem Lett*,2007,17:6350-6353

12 李庶心,匡先照,肖文松,等. 新型核苷膦酸酯类化合物的合成及其抗乙肝病毒活性研究. 中国药物化学杂志,2007,17(6):344-347

13 Fu XZ,Jiang SH,Li C,*et al.* Design and synthesis of novel bis(*L*-amino acid) ester prodrugs of 9-[2-(phosphonomethoxy)ethyl]adenine(PMEA) with improved anti-HBV activity. *Bioorg Med Chem Lett*,2007,17:465-470

14 He XX,Chen T,Lin JS,*et al.* Inhibition of the replication of hepatitis B virus *in vitro* by a novel 2, 6-diaminopurine analog, β-LPA. *Biochemical and Biophysical Research Communications*,2008,369:513-518

15 Li YF,Wang GF,Luo Y,*et al.* Identification of 1-isopropylsulfonyl-2-amine benzimidazoles as a new class of inhibitors of hepatitis B virus. *European Journal of Medicinal Chemistry*,2007,42:1358-1364

16 刘亚婧,迟雪梅,李 根,等. 7-羟基喹啉-3-羧酸乙酯类化合物的合成及体外抗乙肝病毒活性. 中国药物化学杂志,2008,18(5):329-334

17 Zhang Q,Jiang ZY,Luo J,*et al.* Anti-HBV agents. Part 1:synthesis of alisol A derivatives:a new class of hepatitis B virus inhibitors. *Bioorg Med Chem Lett*,2008,18:4647-4650

18 Cheng P,Zhang Q,Ma YB,*et al.* Synthesis and *in vitro* anti-hepatitis B virus activities of 4-aryl-6-chloroquinolin-2-one and 5-aryl-7-chloro-1,4-benzodiazepine derivatives. *Bioorg Med Chem Lett*,2008,18:3787-3789

19 Liu YJ,Zhao YF,Zhai X,*et al.* Synthesis and anti-hepatitis B virus evaluation of novel ethyl 6-hydroxyquinoline-3-carboxylates *in vitro*. *Bioorg Med Chem*,2008,16:6522-6527

20 Zhu RZ,Wang MH,Xia Y,*et al.* Arylethynyltriazole acyclonucleosides inhibit hepatitis C virus replication. *Bioorg Med Chem Lett*,2008,18:3321-3327

21 王 博,刘宗英,李玉环,等. 扎那米韦长链酯衍生物1c体内外抗流感病毒活性研究. 中国抗生素杂志,2008,33(1):44-48

22 黄长江,刘冰妮,张士俊,等. 吡唑类化合物的合成与药理活性研究. 中国新药杂志,2007,16(24):2043-2044

23 刘 莹,郑腾飞,金 凤,等. 非肽类SARS冠状病毒3CL蛋白酶抑制剂的设计与活性表征. 化学学报,2007,65(16):1707-1712

24 邵 琛,王建萍,杨国春,等. 六钼酸盐有机胺杂化衍生物与SARS-CoV 3CL^{pro}相互作用的分子动力学模拟. 高等学校化学学报,2008,29(1):165-169

25 王昕荣,陈素华,刘海智,等. 鱼腥草体外抗巨细胞病毒的实验研究. 医药导报,2007,26(6):579-581

抗菌药物研究进展

陈向东，汪　辉

（中国药科大学生命科学与技术学院，南京 210009）

摘　要　通过检索2008年国家食品药品监督管理局发布的批准上市、临床研究和受理的抗菌药物，及研究人员在国内主要学术刊物发表的论著，综述我国抗菌药物研制的现状及主要进展。

1　抗菌化合物

1.1　喹诺酮类药物

喹诺酮类药物是人工合成的含4-喹诺酮基本结构，对细菌DNA螺旋酶具有选择性抑制作用的抗菌药物，其对革兰阴性菌强大的抗菌作用极具优势。近年来围绕其母核结构的改造，新一代喹诺酮类药物对革兰阳性菌的活性大大提高，成为临床各种抗感染治疗的首选药物之一[1]。

盐酸安妥沙星（antofloxacin hydrochloride）是2008年国家"重大新药创制"重大科技专项项目，由中科院上海药物研究所研制，是我国第一个拥有自主知识产权的喹诺酮类药物，已完成临床研究工作，预计于2009年上市，它的研制成功标志着我国的氟喹诺酮类药物首次打破长期依靠仿制的局面。盐酸安妥沙星属于第三代喹诺酮类创新药物，是左氧氟沙星经C8位NH_2结构改造获得的新氟喹诺酮类抗生素，与现有同类药物相比，盐酸安妥沙星光毒性和心脏毒性小，安全性高。盐酸安妥沙星具有广谱的抗菌作用，8-NH_2的引入使抗菌活性有所提高，对临床分离的1 080株革兰阳性菌和革兰阴性菌均呈现出很强的抗菌活性，2～4 h可杀灭99%以上的细菌，疗效优于氧氟沙星和环丙沙星，口服剂量更低，蛋白结合率更低，半衰期达20 h，每天只需服用1次，是真正意义上的长效氟喹诺酮类抗菌药物[2]。

盐酸卡屈沙星是我国自主研发的第四代喹诺酮类药物，结构与加替沙星类似，但C8位是二氟甲氧基取代，C7位引入2-甲氧哌嗪。卡屈沙星对革兰阳性菌的抗菌活性与左氧氟沙星、环丙沙星相似；对耐药金葡菌和革兰阴性菌的抗菌活性优于左氧氟沙星、司帕沙星；对厌氧菌的活性优于环丙沙星和左氧氟沙星。恒瑞医药拥有卡屈沙星的自主知识产权，2008年临床研究基本完成，预计最快于2010年上市。

2008年国家食品药品监督管理局受理的喹诺酮类新药主要有：巴洛沙星、盐酸左氧氟沙星、加替沙星、普卢利沙星、甲磺酸帕珠沙星等，有分散片、胶囊、注射液、滴眼液等剂型。盐酸昌欣沙星正在申报Ⅰ类新药；莫西沙星正在进行临床研究，主要特点是在结构中有新型的8-甲氧氟喹诺酮，甲氧基的引入加强了抗厌氧菌活性，而C-7位上的氮双环结构则加强了抗革兰阳性菌活性，并保持了原来抗革兰阴性菌的活性，副作用更小。

1.2　噁唑烷酮类和磺胺类抗菌药物

近年来，耐药菌株引起的感染是导致感染性疾病高死亡率的主要原因之一，如严重危及临床治疗的耐甲氧西林金黄色葡萄球菌（MRSA）和表皮葡萄球菌（MRSE）、耐青霉素肺炎链球菌（PRSP）、耐万古霉素肠球菌（VRE）以及多药耐药结核菌（MDR-TB），使许多抗生素疗效降低，甚至无效。噁唑烷酮类抗菌药是继磺胺类和喹诺酮类后的一类新型化学全合成抗菌药，具有抑制多重耐药革兰阳性菌的作用。噁唑烷酮类抗菌化合物的研究已有30多年，但目前上市药物只有利奈唑胺[3]，尽管其对革兰阳性菌有很好的抑制活性，但其抗菌谱窄，且由于专利保护国内难以开发。设计合适的合成方法，合成出更多的噁唑烷酮类化合物，进行活性筛选，以开发新抗菌活性和抗菌谱更广的噁唑烷酮类抗菌药[4]。2008年我国没有磺胺类新药申报，正在临床研究阶段的有外用冻干醋酸磺胺米隆。

2　抗生素和半合成抗生素

2.1　β-内酰胺类抗生素

β-内酰胺类抗生素发展至今，结构和抗菌效果均已发生了很大的变化。通过改变侧链，青霉素类已由原来的不稳定、窄抗菌谱的天然青霉素发展出了广谱强效、耐酶耐酸的新型半合成青霉素，头孢类抗生素也从第一代发展至第四代。新一代β-内酰胺类抗生素最大的特点是结构趋于复杂，对酸对β-内酰胺酶的稳定性有所提高，抗菌谱有了一定的发展，抗菌活性也有了较大的提高。2008年国家食品药品监督管理局受理和批准进行临床研究的头孢类抗生素主要有：头孢拉宗、头孢匹林、头孢吡肟、头孢布烯、盐酸头孢卡品酯、头孢氨苄氨溴索等。

抗生素与β-内酰胺酶抑制剂联用的复方制剂用于临床抗耐药菌感染，但其在临床的盲目应用，可能造成更严重的耐药性，因此国内外对开发新的抗生素复方持谨慎态度[5]。2008年国家食品药品监督管理局受理的联用复方制剂仅有：注射用头孢曲松钠舒巴坦钠、阿莫西林-克拉维酸钾（8:1）颗粒和干混悬剂、阿莫西林舒巴坦匹酯分散片等，数量明显少于往年。

碳青霉烯和青霉烯类抗生素抗菌谱广、抗菌活性强，国外已有数个品种上市。青霉烯是在C2和C3位间含1个不饱和双键的五元二氢噻唑环再融合一个β-内酰胺环构成。在杂环1位的原子是硫原子，改变了分子的三维结构，代表药物是法罗培南。碳青霉烯类是在β-内酰胺环的基础上融合了一个不饱和的五元环，其杂环1位的原子是碳原子，美罗培南、亚胺培南和比阿培南均属此类。由于其母核生产工艺的难度，过去国内涉足的企业较少，2005年国内仅两家企业获准生产，品种也仅有美罗培南和亚胺培南。随着国内研发环境的成熟和国内抗感染药物市场容量的上升，碳青霉烯和青霉烯类抗生素成为国内抗生素研发的热点之一，2006年生产厂家增至7家，产品增加了法罗培南；2007年生产厂家增至9家；2008年国内又有9家药企的青霉烯类和碳青霉烯类产品获得SFDA批准生产，产品包括比阿培南、法罗培南、亚胺培南和美罗培南。

7-氨基头孢烷酸(7-ACA)是头孢菌素类抗生素的中间体，设计合成并在重组大肠杆菌中表达头孢菌素C(CPC)酰化酶基因来实现7-ACA的一步酶法催化合成，为CPC酰化酶的后续性能研究及工业化应用奠定了基础[6]。以7-苯乙酰胺基-3-氯甲基头孢烷酸对甲氧基苄酯(GCLE)为起始原料，改进了第四代头孢菌素类药物硫酸头孢匹罗的合成工艺[7]。对头孢克肟和头孢地尼合成的关键中间体7-氨基-3-乙烯基头孢烷酸(7-AVCA)的不同合成方法进行了总结，指出以GCLE为原料的合成路线具有诸多优点[8]。改进优化了头孢他啶侧链酸及其活性硫酯的合成工艺[9]。

改进了2-乙基亚磺酰基取代青霉烯类中间体的合成方法，用对硝基苄氧草酰氯替代乙醛酸对硝基苄酯进行反应，缩短了反应路线[10]。设计并合成了8个青霉烯类苯甲酰基哌嗪型新化合物，对MASA、MRSE、MSSA、MSSE均有较好抗菌活性[11]。

2.2 大环内酯类抗生素

自上世纪90年代，国内大环内酯类抗生素的研究取得了较大进展，结构修饰后获得了对耐药菌具良好抗菌活性的药物，如阿奇霉素、泰利霉素等。近年来国内尚无新的品种上市，2008年申报的大环内酯类新药仍是阿奇霉素、罗红霉素、克拉霉素的不同剂型。

阿奇霉素是第二代红霉素的代表品种，是当前应用最广泛的抗生素之一，开展阿奇霉素合成工艺改进是我国阿奇霉素生产企业的当务之急[12]。研究具有自主知识产权、低成本的阿奇霉素合成新工艺，能解决贵族药品平民化的问题。沈舜义等制备了一种新的阿奇霉素衍生物及其盐，并申请了专利。以硫氰酸红霉素为原料，经过肟化和碱化反应制得合成第二代大环内酯类抗生素的中间体9-(E)-红霉素肟，总收率为95.8%，提高了20%左右，并且将首要杂质9-(Z)-红霉素肟的含量降低到1.0%以下[13]。

2.3 其　他

硝基咪唑类抗生素主要治疗原虫和厌氧菌引起的感染。2008年国家食品药品监督管理局受理了注射用左旋奥硝唑磷酸二钠和左旋奥硝唑磷酸二钠、左旋奥硝唑氯化钠注射液和左旋奥硝唑、塞克硝唑等。一类新药左旋奥硝唑是单一光学异构体，药效学活性与奥硝唑消旋体基本一致，药理毒性低于奥硝唑消旋体，比消旋体更具临床应用前景[14]。左旋奥硝唑的片剂和葡萄糖注射液正在临床研究中。

替加环素是甘氨酰环素类抗生素，在2008年受理的15个四环素类抗生素中，除了一个是盐酸多西环素，其他均为替加环素。甘氨酰环素类与四环素类作用机制相似，与细菌30S核糖体A位结合，阻止氨基酸转运RNA进入核糖体，从而阻止了氨基酸残基形成肽链。甘氨酰环素类亲和力更强，替加环素对核糖体有效结合的紧密程度是其他四环素类药物的5倍，并且甘氨酰环素类与核糖体A位的另一个区域直接相互作用，结合方式不同于其他四环素类药物。替加环素克服了由细菌外排及核糖体保护所导致的四环素耐药性，对临床上大多数革兰阳性和阴性需氧菌及厌氧菌有效，抗菌谱广、不易产生耐药性、半衰期长且用量较小[15]。

2008年受理的抗真菌药均为咪唑类，主要有硝酸布康唑、卢立康唑、酮康唑、硝酸咪康唑、伊曲康唑、伏立康唑等。

截短侧耳素是由高等真菌产生的一种三环二萜类兽用抗生素，对革兰阳性菌和支原体有强抗菌活性，随着细菌耐药现象的日益严重，从天然产物中寻找抗菌机制独特的先导化合物已成为新型抗菌药物开发的重要手段，先前未被开发作为人类使用的兽用抗菌药物也得到了重新评估。2007年第一个人用截短侧耳素衍生物retapamulin瑞他莫林软膏(altab-ax)被美国FDA批准上市，标志着此类抗生素实现了从兽用到人用的飞跃。截短侧耳素及其衍生物具有独特的抗菌机制，不易与其他药物发生交叉耐药性，且对多数耐药菌展现了良好的抗菌活性，国内这方面的研究也正在开展[16,17]。

3 中药抗菌研究

抗生素和抗菌化合物类药物不断被发现并在临床上广泛应用，随之而来的是细菌以及其他微生物的耐药性问题也日趋严重。一些中草药来源广泛，价格低廉，具有广谱抗菌作用，中药抗菌的研究正成为对抗耐药菌的感染的有效途径之一。传统中药成分复杂，提取分离并筛选出具有抗菌作用特别是抗耐药菌作用的中草药成分是中药抗菌研究开发的关键。常见的中草药抗菌成分主要包括生物碱、黄酮类、多酚类和萜类等。

生物碱是一大类碱性含氮化合物，是许多药用植物的有效成分。中药黄连对多种细菌具有抑制作用，对耐万古霉素肠球菌(VRE)的体外抗菌活性较强，MIC_{90}为0.644[18]。小檗碱临床上常用于清热、解毒和治疗细菌性腹泻。小檗碱对多种革兰阳性和阴性细菌均有抑制作用,对 MRSA 具有抗菌活性。目前认为小檗碱能抑制细菌糖代谢中丙酮酸的氧化脱羧过程,且对细菌核酸合成有抑制作用从而达到抑菌效果。

含有黄酮类化合物具有抗菌作用,部分化合物与抗生素连用具有协同或相加作用。白花蛇舌草具有清热解毒、利尿消肿等功能,其总黄酮含量达 56%,白花蛇舌草总黄酮对球菌和杆菌均具有不同程度的抑制和杀灭作用[19]。黄芩中的主要成分为黄酮类化合物,邻三羟基的黄芩素抗菌活性最强[20]。中药苦参具有清热燥湿、杀虫利尿的功能,黄酮是苦参中一类重要的活性成分,从中分离鉴定了 6 个主要化合物[21]。

中草药贯叶连翘、绿茶等植物中含有抗耐药菌活性的多酚类成分,且绿茶中的成分能逆转对 β-内酰胺酶的耐药,为临床应用和新药研究提供依据。白藜芦醇对葡萄球菌的体外抗菌活性,为临床应用和新药研究提供依据[22]。

已发现大量具有抗菌、杀菌活性的萜类成分,其中三萜类化合物较多。从柴胡中提取分离得到的的五环三萜类活性单体与抗生素头孢唑林连用具有协同或相加作用,该发现可以为联合用药提供依据[23]。

4 方法和策略

在发现药物靶点方面,比较基因组学研究方法和蛋白质组学研究方法得到广泛应用。随着基因组计划的实施与完成,获得了人类全基因组和众多微生物的基因组序列,这些资源使从基因角度开发抗菌药物作用新靶点成为可能。比对微生物与微生物之间序列的异同,微生物与人类之间基因序列的异同,从中寻找细菌的致病基因和抗菌作用位点。对细菌抗药性基因的研究有望开发出针对耐药菌的药物[24]。对铜绿假单胞菌噬菌体 PaP3,进行全基因组序列的生物信息学分析,推测有一个基因的编码产物为多糖水解酶家簇的成员,对该基因克隆表达和纯化获得了的目的蛋白在体外可以特异性的降解铜绿假单胞菌生物膜的胞外多糖[25]。微生物在不同的生长条件下,基因表达会有差异,在蛋白水平上表现为蛋白的种类和数量的改变,研究这些发生改变的蛋白在细胞生命周期中发挥的作用,有可能找到合适的药物作用靶点。葡糖胺-6-磷酸合酶催化氨基己糖代谢和细胞壁合成的第一步反应,即利用 *D*-果糖-6-磷酸和 *L*-谷氨酰胺生成葡糖胺-6-磷酸和谷氨酸,该途径的终产物 *N*-乙酰葡糖胺是细菌和真菌细胞壁构建的基本成分。因此葡糖胺-6-磷酸合酶被认为是开发抗细菌、抗真菌药物的分子靶标[26]。

在抗菌药物筛选方面,从临床菌株中筛选耐药菌,建立耐药菌筛选平台,鉴定耐药基因和研究耐药机制,以筛选抗耐药菌的抗菌药物。采用新的体外抗菌活性测定方法,如多孔板 MTT 比色法,建立方便实用的体内抗菌活性动物模型,以快速、微量地测定各种物质对细菌的抑制活性[27]。

细菌生物膜内的细菌几乎对所有的抗菌药物都不敏感,表现出极强的耐药性,重要原因之一就是生物膜阻挡抗生素作用于菌体。寻找新的破坏细菌生物膜的措施,使抗菌药物能够作用于菌体,提高抑菌和杀菌活性,阻断细菌的致病作用,对抗菌药物的开发和控制耐药菌感染具有重要意义[28]。

通过菌种改良获得高产菌种是抗生素工业生产的有效手段,传统的菌种诱变等方法虽然无需了解过多遗传背景就能取得成效,但往往耗时费力。微生物菌种改良的新方法和新策略诸如代谢工程、基因组改组和系统生物技术、核糖体工程、表观遗传修饰等正逐步发展起来[29]。

将噬菌体重新纳入抗菌药物的研究范围,寻找能够直接杀伤病原微生物的噬菌体、噬菌体蛋白以及可以携带抗菌药物或致死性基因的噬菌体载体。通过基因重组技术构建 Qβ 噬菌体 A_2 基因表达载体 $pBADA_2$,表达的蛋白具有良好的溶菌性,可快速溶解大肠杆菌 JM109 等菌株[30]。噬菌体能产生多糖解聚酶降解细菌胞外多糖,从而有可能成为破坏细菌生物膜的"酶学消毒剂",重组噬菌体 PaP3 多糖解聚酶有利于抗生素通透生物膜而作用于菌体,具有协同抗菌作用。噬菌体的研究为新型抗菌药物开发奠定了理论和实践基础。

参 考 文 献

1 郭 强,刘秉全,郭慧元. 我国氟喹诺酮类抗菌药物的研究进展. 中国医药工业杂志,2008,39(4):297-304

2 吕 媛,肖永红,刘 燕,等. 单次口服盐酸安妥沙星片在健康人体的耐受性. 中国临床药理学杂志,2008,24(1):17-20

3 崔向丽,赵志刚. 新型嘧唑烷酮类抗生素利奈唑胺. 中国新药杂志,2008,17 (6):530-533

4 翟 鑫,房元英,冷 雪,等. 新型嘧唑烷酮-吲哚羧酸酯杂合物的合成及抗菌活性. 中国药物化学杂志,2008,18(4):254-258

5 刘春霞,李国成,李红玉,等. β-内酰胺类抗生素使用情况与细菌耐药性分析. 中国医院用药评价与分析,2008,8(6):432-434

6 安 明,于慧敏,罗 晖,等. CPC 酰化酶基因的人工合成与重组表达. 清华大学学报(自然科学版),2008,48(9):1499-1503

7 刘 晓,王亚江,孟 红,等. 硫酸头孢匹罗的合成工艺改进. 中国药物化学杂志,2008,18(2):126-128

8 彭洪伟,白国义,于海军,等. 7-氨基-3-乙烯基头孢烷酸的合成研究进展. 化学推进剂与高分子材料,2008,6(1):35-39

9 梁宝臣,陈 慧,杨俊杰. 头孢他啶侧链酸及其活性硫酯的合成研究. 中国抗生素杂志,2008,33(4):206-209

10 陈晓芳,武燕彬,金 洁,等. 2-乙基亚磺酰基取代青霉烯类中间体的合成方法改进. 中国药物化学杂志,2008,18(1):40-43

11 陈晓芳,孟 杰,金 洁,等. 苯甲酰基哌嗪型青霉烯类新化合物的合成及抗菌活性研究. 中国药物化学杂志,2008,18(3):190-194

12 蔡 冉,蔡德山. 大环内酯类抗生素市场分析. 中国医药技术经济与管理,2008,2(4):13-19

13 李瑞建,王 伟,苏永青,等. 9-(*E*)-红霉素肟的合成工艺改进.

中国药物化学杂志,2008,18(5):379-380
14 孙继红,王志强,顾兴丽,等. 左旋和右旋奥硝唑对小鼠中枢神经系统毒副作用的比较研究. 中国药科大学学报,2008,39(4):343-347
15 吴春虎,封玉彬. 替加环素的合成及市场前景. 河北化工,2008,31(10):64-65
16 吴雪萍,孙凤霞,苏为科,等. 截短侧耳素的HPLC测定. 河北科技大学学报,2 008,29(1):30-33
17 黄宇琪,张 怡,胡昌华. 截短侧耳素产生菌的鉴定及发酵培养基初筛. 四川大学学报(自然科学版),2008,45(1):699-702
18 杨烨建,柳益群,张劲丰,等. 黄连和五倍子对耐万古霉素肠球菌的体外抗菌活性. 南方医科大学学报,2008,28(5):819-820
19 陈 雅,杨坤星. 白花蛇舌草的化学成分及临床应用. 2008,17(5):62-63
20 吴 静,胡 东,王克霞. 黄芩和黄芩苷对幽门螺杆菌的体外抗菌活性研究. 中药材,2008,31(5):707-710
21 李 巍,梁 鸿,尹 婷,等. 中药苦参主要黄酮类成分的研究. 药学学报,2008,43(8):833-837
22 李永军,李巍伟,王 鑫,等. 白藜芦醇对葡萄球菌抗菌活性研究. 中国实验诊断学,2008,12(1):58-60.
23 沈亮亮,叶元康,潘胜利,等. 五环三萜类柴胡皂苷单体抗MRSA活性研究. 同济大学学报(医学版),2008(3):15-18
24 刘雪梅. 卷曲霉素作用机制和耐药机制的功能基因组学研究进展. 药学学报,2008,43(8):788-792
25 贾 鸣,胡晓梅,孙卫忠,等. 噬菌体PaP3多糖解聚酶对铜绿假单胞菌生物膜的作用研究. 免疫学杂志,2008,24(2):184-187
26 费良润,吴宗辉,王洪海,等. 新抗生素和糖尿病治疗药物开发的靶标——葡糖胺-6-磷酸合酶. 生命的化学,2008,28(4):472-476
27 唐 静,谈满良,赵江林,等. 多孔板MTT比色法测定植物抗菌成分对细菌的抑制活性. 天然产物研究与开发,2008,20(6):949-952
28 程向荣,王秋萍. 细菌生物膜:治疗慢性鼻-鼻窦炎的新靶点. 医学研究生学报,2008,21(2):182-185
29 芦志龙,吴 冰,袁尔东,等. 基因组改组技术及其在微生物育种中的应用研究进展. 生物技术通报,2008,24(z1):135-140
30 李 树,王 杰,王 彤. Qβ噬菌体A_2基因的克隆与生物活性分析. 医学研究杂志,2008,37(6):55-58

生物技术药物的研究进展

李 谦,王友同

(中国药科大学生命科学与技术学院,南京 210009)

摘 要 通过检索2008年我国生物技术药物学研究领域主要学术刊物发表的文献,选择具有重要创新意义和较强应用价值的新生物技术药物方向进行总结和简要介绍,主要包括基因重组蛋白及各种融合蛋白的构建,基因重组抗菌肽、重组抗体、核酸疫苗、siRNA等方面的研究成果。

2008年我国新生物技术药物研究取得了长足进步,在寻找新型药用蛋白的同时,利用蛋白质工程技术改变现有重组蛋白药物的一级结构,以赋予新的药物学性质方面有所创新,同时设计构建多功能的融合蛋白表达系统也发展迅速。在基因重组抗菌肽、重组抗体、核酸疫苗、siRNA等研究领域取得了许多实质性进展。

1 基因重组多肽及融合蛋白

1.1 血管内皮生长因子受体抑制剂(KDR-CD)

血管内皮生长因子(VEGF)作为一种血管内皮细胞有丝分裂原,通过与内皮细胞表面特定受体结合,从而导致新生血管的形成,其中VEGFR-2(KDR/Flk-1)在肿瘤血管形成中起重要作用,因此其抑制剂有可能发展成为治疗肿瘤的新药。采用大肠杆菌成功表达了具有酪氨酸激酶活性的KDR酪氨酸激酶催化域(KDR-CD)。采用RT-PCR从人脐静脉内皮细胞中提取总RNA获得KDR-CD的编码基因,将其克隆至pET-30a载体,在*E. coli* BL21(DE3)表达,采用Ni-NTA亲和层析纯化,Western blotting结果显示重组KDR-CD蛋白具有利用ATP催化底物发生磷酸化反应的激酶活性[1]。

1.2 重组人骨形态发生蛋白(rhBMP6)

BMP6是一种调节成骨细胞和成软骨细胞分化的骨诱导因子,在修复各种骨缺损方面具有很好的应用潜力。有诱骨活性的BMP6是多二硫键的二聚体蛋白,疏水性极强容易聚集沉淀。为了在大肠杆菌中可溶表达具有生物活性的重组人BMP6(rhBMP6),构建了具有TRX、GST、MBP、CBD融合标签和His6标签的rhBMP6成熟肽原核表达载体。比较不同融合标签和诱导条件对目的蛋白表达量和溶解性的影响。结果表明,MBP 最能有效的增强 rhBMP6 的溶解性,诱导条件对溶解性影响较小。大肠杆菌 BL21 trxB(DE3)这种硫氧还蛋白还原酶缺陷菌株为 rhBMP6 二硫键在胞质中形成提供了合适的氧化还原环境。BMP 和 BL21 trxB(DE3)相结合在细胞质中高效可溶表达出了 BMP6 融合蛋白二聚体。表达产物经亲和层析和凝胶排阻层析纯化后,能诱导成肌细胞系 C2C12 向成骨细胞方向转化[2]。

1.3 重组人白细胞介素-21

用基因工程方法构建表达质粒 pET30a(+)-IL-21;在 BL21 大肠杆菌中诱导表达基因重组人白细胞介素-21(rhIL-21),成功建立了人 IL-21 的原核表达体系,得到了有生物学活性的 rhIL-21 蛋白质[3]。

1.4 重组葡萄球菌肠毒素

建立了重组葡萄球菌肠毒素 B(staphylococcal enterotoxin B,SEB)原核表达系统 pET32a-SEB-*E. coli* BL21DE3 表达 rSEB,表达量约为细菌总蛋白的 40%,5.0 ~ 20.0 mg/L 的 rSEB 对小鼠脾细胞和人 PBMC 均有明显的促增殖作用,rSEB 作用的人 PBMC 上清均能有效地抑制 HepG2 细胞和 HeLa 细胞生长[4]。

1.5 人白介素 12 亚基 p40 和 p35 基因串联表达

利用毕赤酵母系统表达有活性的人单链白细胞介素 12(hscIL-12),PCR 法从质粒 pBI121-IL-12 中扩增 hscIL-12 基因,经酶切、连接构建重组表达载体 pPIC9K-hscIL-12,SacI 线性化后,转化毕赤酵母 GS115,经甲醇诱导,hscIL-12 在酵母中获得分泌表达,表达产物经 Western blotting 检测,可与鼠抗人 IL-12 单克隆抗体特异性结合;定量分析结果表明,重组酵母培养上清中 hscIL-12 约占总蛋白的 26%,表达量约为 60mg/L;生物学活性实验表明,重组蛋白能促进人外周血淋巴细胞增殖[5]。

1.6 新型神经保护肽[Gly14]-Humanin

Humanin(HN)是近年来在人体内发现的内源性多肽,能够保护神经细胞免于各种阿尔茨海默氏病相关因素诱导的凋亡,HN 肽链第 14 位氨基酸被 Gly 取代的突变体[Gly14]-Humanin(HNG),神经保护活性比 HN 高了近 1 000 倍。构建了 HNG 的表达质粒 pET32a/HNG,并将其转化大肠杆菌 BL21trxB(DE3),诱导表达后亲和层析纯化,纯化的融合蛋白用肠激酶切割后经反相层析得到纯化的 HNG 多肽,神经细胞保护实验表明,重组 HNG 多肽的神经保护作用与天然的 HNG 相近[6]。

1.7 人色素上皮细胞衍生因子

人色素上皮细胞衍生因子(pigment epithelium-derived factor,PEDF)是一种有效的新生血管形成抑制因子和神经营养因子。采用 PCR 法扩增人 PEDFcDNA,将其克隆到 pET32a 载体中,在大肠杆菌 BL21 中表达人 PEDF 蛋白。结果重组人 PEDF 蛋白在 BL21 宿主菌中获得了稳定高效表达,鸡胚尿囊膜实验结果显示在重组蛋白浓度为 0.4、0.04 ng/mL 时均有对新生血管的显著抑制作用[7]。

1.8 含有前导肽的人神经生长因子基因(proNGF)

将含有前导肽的人神经生长因子基因(proNGF)克隆在原核表达载体 pET15b 中,转化大肠杆菌 BL21(DE3)pLysS,经 IPTG 诱导实现了目标融合蛋白的高效表达。Western blotting 检测表达产物有较强的免疫学活性。经肠激酶作用后得到 proNGF 非融合蛋白,透析复性后用 PC12 细胞进行生物活性鉴定,结果显示复性后的 proNGF 蛋白具有良好的生物活性[8]。

1.9 HCV C 端截短 21 个氨基酸的 NS5B

构建 HCV C 端截短 21 个氨基酸的 NS5B(HCV NS5B-C21)的重组原核表达质粒,并获得 HCVNS5B-C21 蛋白,为以其为靶位的抗 HCV 药物筛选等创造条件。利用 PCR 技术扩增 HCVNS5B-C21 基因,BamH Ⅰ 和 Xho Ⅰ 双酶酶切后连接到经同样酶酶切的原核表达载体 p ET228a(+)上,转化大肠杆菌 BL21(DE3)菌株,获得阳性重组质粒 p ET-28a(+)-NS5B-C21,IPTG 诱导表达,亲和层析法纯化目的蛋白,表达产物经 SDS-PAGE 进行鉴定。成功构建了 HCV NS5B 蛋白表达载体 p ET-28a(+)-NS5B-C21,经诱导明显表达出 6His-NS5B-C21,截短形式的 6His-NS5B-C21 表达产物的可溶性明显增加[9]。纯化获得的 NS5B-C21 蛋白,为抗 HCV 药物筛选奠定基础。

1.10 重组人甲状旁腺素相关 Pro-Pro-[Arg11]-hPTH(1-34)-Pro-Pro

研究优化了重组人甲状旁腺素相关 Pro-Pro-[Arg11]-hPTH(1-34)-Pro-Pro 工程菌的表达条件,目的蛋白表达量可达 50% 以上;运用正交设计法,确定包涵体溶解及融合蛋白乙醇沉淀的最佳条件,融合蛋白经酸水解后进行阳离子交换柱层析,最后采用阶段洗脱,收率约为 11 mg/L 发酵液。卵巢摘除大鼠模型验证了其药效学活性。该工艺稳定,简便,易于控制,为后期中试及大规模生产提供了思路[10]。

1.11 重组人内皮抑素

重组人内皮抑素(rhEndostatin)是人内皮抑素经过基因突变获得的新的蛋白质序列,是一种血管生成抑制剂类蛋白,具有抗肿瘤活性。对蛋白 rhEndostatin 产生菌 *E. coli* BL21(DE3)的基本发酵条件进行了研究并用正交试验对培养基成分进行了优化,优化后的培养基在发酵罐发酵,湿菌重达到 45 g/L 以上,目的蛋白产量达 324 mg/L,为 rhEndostatin 的进一步研究开发打下了基础[11]。

1.12 重组鲨肝活性蛋白

构建了鲨肝活性蛋白的原核分泌表达载体 p ET22b-S,经过分离纯化获得可溶性重组鲨肝活性蛋白(rSHAP)。初步研究了 rSHAP 对肝细胞增殖以及肝细胞葡萄糖激酶活性的影响。结果显示 rSHAP 能够被成功分泌至细胞间质中,分离纯化后可获得纯度约 95% 的可溶 rSHAP,产量约 318

mg/L。所获得的 rSHAP 具有刺激 SMMC-7721 细胞株增殖活性,体外活性检测显示 15 ~ 45 μg/mL 的 rSHAP 能够显著提高正常人肝细胞 HL-7702 葡萄糖激酶活性[12]。

1.13 重组水蛭素Ⅲ

为研究重组水蛭素Ⅲ对半乳糖损伤的人晶状体上皮细胞(HL EC)的保护作用,采用 *D*-半乳糖建立人晶状体上皮细胞损伤模型,用重组水蛭素Ⅲ作用于受损细胞,观察各组细胞密度和形态,用 MTT 法检测各组细胞存活率,考察各组细胞内超氧化物歧化酶(SOD)活力。结果表明,当 *D*-半乳糖浓度为 50×10^{-3} mol/L 时,模型组与正常组细胞有显著差异。重组水蛭素Ⅲ作用后受损细胞的存活率和 SOD 活性显著提高。因此,重组水蛭素Ⅲ对半乳糖损伤的人晶状体上皮细胞有明显的保护作用[13]。

1.14 人纤溶酶原 K5

根据酵母遗传密码的偏爱性优化设计 hK5 基因,构建重组表达质粒 p819-8α-hK5,经 G418 加压筛选和甲醇诱导表达,并对摇瓶发酵条件进行优化。表达的 hK5 蛋白经纯化后,通过荷 H22 肿瘤昆明小鼠模型检测其抗肿瘤活性。结果筛选到 2 株高表达 hK5 蛋白的转化子,摇瓶表达量超过 150 mg/L,纯化后的蛋白纯度大于 95.0%,并能够显著抑制昆明小鼠 H22 肿瘤的生长。表明 hK5 基因能够在毕赤酵母中高效分泌表达,表达的 hK5 蛋白具有良好的抗肿瘤活性[14]。

1.15 白细胞介素-1 受体拮抗剂与免疫球蛋白 E 融合蛋白

白细胞介素-1 与免疫球蛋白 E 在过敏性哮喘发病中发挥着重要作用。克隆白细胞介素-1 受体拮抗剂(IL-1a)及 IgE 分子恒定区 cDNA 片段,构建了融合基因原核表达载体 IL-1ra-Fcε/pBV220。将其转化大肠杆菌 BL21(DE3),实现融合蛋白的高效表达,Western blotting 结果表明表达蛋白为目的融合蛋白,主要以包涵体形式存在;利用分子筛和阳离子交换层析对表达产物经进行了纯化,纯化的包涵体复性后经体外功能实验表明,融合蛋白的活性与 IL-1a 没有显著性差异;初步药代动力学分析显示,IL-1ra-Fcε 半衰期比 IL-1a 延长了 4.78 倍[15]。

1.16 人血清白蛋白-hGCSF 融合蛋白

对 hG-CSF 中 5 个氨基酸残基进行点突变以提高其生物活性,通过限制性酶切方法将该突变基因与 HSA 基因的 3′连接,融合基因插入到毕赤酵母分泌型表达载体 pPIC9K 中,置于启动子 AOX1 之后,重组质粒 pPIC9K-HSA-hG-CSFm 经 Sal Ⅰ线性化,电击转化毕赤酵母 GS115,摇瓶中进行分泌表达。用 MTT 比色法测定发酵液上清中融合蛋白的 hG-CSF 活性。结果分析表达的融合蛋白 HSA-hGCSFm 具有 HSA 的抗原性,生物活性为 1.5×10^6 IU/mL[16]。

1.17 抗菌肽 CM4 与人可溶性 B 淋巴细胞因子 hsBAFF 融合表达

运用 PCR 把 B 淋巴细胞因子 hsBAFF 和家蚕抗菌肽 CM4 进行基因融合,构建了融合表达载体 pET28a(+)/CM4-hs-BAFF,并在大肠杆菌中获得高可溶性表达的融合靶蛋白,Western blotting 结果显示,该重组蛋白能与鼠抗人 hsBAFF 的抗体发生特异性反应,具有很好的抑菌生物学活性[17]。

1.18 人干扰素 α2b 和 IgG Fc 片段融合蛋白

重组人干扰素 α(rHuIFNα)已被广泛用于临床治疗多种人类病毒性疾病和肿瘤。构建了 IFNα2b 与人 IgG 免疫球蛋白 Fc 片段的融合基因(IFNα2b-Fcγ)并在毕赤酵母中以二聚体形式分泌表达,并有部分糖基化。不同亚型 Fcγ 片段的融合蛋白对 IFNα2b 抗病毒活性均有一定影响。其中 IFNα2b-Fcγ2 所受影响最小,较单纯的 IFNα2b 降低了 2.3 倍,抗病毒活性可达 4.29×10^7 IU/mg,大鼠皮下注射后循环血液中半衰期达 65 h,血液中存留时间 120 h 以上,比商品重组干扰素的体内半衰期延长约 8 倍,血液存留时间延长 10 倍,显示了其良好的临床应用前景[18]。

1.19 人表皮生长因子 gp67 信号肽融合蛋白

人表皮生长因子(hEGF)是一种由 53 个氨基酸残基组成的单链多肽,探讨了家蚕表达人表皮生长因子 gp67 信号肽融合蛋白的生物活性,构建了重组质粒 pBacPAKS-bEGF,将该重组质粒与线性化病毒 Bm-BacPAK6 DNA 共转染家蚕细胞,筛选获得重组病毒 vBacPAK-SEGF,用 vBacPAK-SEGF 感染家蚕 BmN 细胞和五龄蚕,完成目的蛋白表达。利用小鼠成纤维细胞 Balb/c3T3 分析家蚕表达的 hEGF 信号肽融合蛋白的生物活性,结果表明表达产物能显著促进 Balb/c3T3 细胞的增殖[19]。

1.20 抗乙肝病毒表面抗原单链抗体与 γ-干扰素融合蛋白

为了有效治疗乙肝病而将抗乙肝病毒表面抗原单链抗体(single-chain Fv against HBV surface antigen, HBscFv)与 γ-干扰素(γ-interferon, IFNγ)连接的融合蛋白(HBscFv-IFNγ)。采用重叠 PCR 法将基因 hbscfv 与 ifnγ 连接成 hbscfv-ifnγ,再构建成多拷贝重组质粒 pPICZαA/(hbscfv-ifnγ)1,2,4,然后转入巴斯德毕赤酵母 X33。从中筛选出的工程菌株 X4 能够分泌表达目的蛋白 HBscFv-IFNγ,结果表明组成 HBscFv-IFNγ 的 HBscFv 和 IFNγ 仍具有生物学活性。用 14F7 亲合层析纯化 X4 的发酵液可获得纯度达 95% ~ 98% 的 HBscFv-IFNγ。它可中和 HBV 转基因小鼠血清中 27.9% 的乙肝病毒表面抗原(HBV surface antigen, HbsAg),这表明 HBscFv-IFNγ 上的抗体能够与生物体内的 HBV 有效结合[20]。HBscFv-IFNγ 将是一种防治乙肝病而有开发前景的靶向新药。

1.21 重组胸腺素 α1(TM-α1)与复合 α 干扰素(IFNα-con)融合蛋白

为获得具有双重生物学活性的重组胸腺素 α1(Thymosin alpha1, TM-α1)与复合 α 干扰素(IFNα-con)融合蛋白,选择大肠杆菌偏爱的密码子,将合成的 TM-α1 与 IFNα-con 编码序列构成的融和基因克隆至大肠杆菌表达载体 pET-22b(+)、在宿主菌 BL21(DE3)-Codon plus-RP-X 中成功表达了可溶性融合蛋白(TM-α1-IFN-con)。表达量占总蛋白的20%以上。采用细胞病变抑制法测定融合蛋白的抗病毒活性,细胞增殖实验检测融合蛋白对小鼠脾淋巴细胞增殖的影响。结果表明,融合蛋白的抗病毒活性优于市售的IFNα1b和IFNα2a。对小鼠脾淋巴细胞增殖的影响与市售的合成胸腺素α1相同。因此该融合蛋白(TM-α1-IFN-con),既具有良好的干扰素α抗病毒作用,也具有胸腺素α1促淋巴细胞增殖作用[21]。

1.22 人胰高血糖素样肽-1与人血清白蛋白融合蛋白

在巴斯德毕赤酵母中表达了有降糖活性的人胰高血糖素样肽-1(hGLP-1)突变体(2Gly-hGLP-1)与人血清白蛋白(HSA)的融合蛋白。结果融合蛋白在5L发酵罐中的表达量约为200 mg/L,经纯化后纯度可达95%以上;小鼠糖耐量实验表明该融合蛋白具有明显的控血糖活性。[22]。

1.23 Kininogen D5和TRAIL融合蛋白

用重组PCR技术得到Kininogen D5和TRAIL的融合编码序列,将该DNA片段克隆到原核表达载体pMAL-c2,重组质粒转化大肠杆菌BL21,IPTG诱导蛋白表达,得到MBP-KT和MBP-TK,经Amylose Resin亲和层析,得到初步纯化的融合蛋白。结果表明MBP-KT对胰腺癌细胞1990有明显的杀伤作用,同时对内皮细胞ECV304有明显的抑制作用,表明融合蛋白KT既具抗肿瘤作用又有抗新生血管的作用[23]。

1.24 人GCSF2白蛋白融合蛋白

制备人粒细胞集落刺激因子(G-CSF)与人血清白蛋白(HSA)的融合蛋白。从新鲜人外周血中分离单核细胞,给予大肠杆菌脂多糖刺激后,RT-PCR制备G-CSF cDNA,以其为模板扩增得到人G-CSF的编码区序列(525 bp)。重叠PCR拼接HAS-GCSF融合基因(2 277 bp),插入表达载体p PIC9K中α交配因子的开放阅读框内,构建分泌型表达重组质粒p PIC9K-HAS-GCSF。电击转化毕赤酵母菌KM71,G418筛选得到高拷贝转化子。甲醇诱导表达融合蛋白,SDS-PAGE鉴定融合蛋白的相对分子质量约为84 000,Western blotting分析融合蛋白为G-CSF与HSA的杂合分子,NFS260细胞/MTT比色法测定融合蛋白具有G-CSF的生物学活性[24]。

1.25 重组人B7-H4IgV融合蛋白

将人B7-H4胞外片段IgV区基因插入pQE-30原核表达载体,转化大肠杆菌,IPTG诱导表达。表达产物经Ni^{2+}-NTA柱亲和层析纯化,Western blotting鉴定。用纯化的rhB7-H4IgV蛋白免疫昆明小鼠,经ELISA、流式细胞术测定小鼠抗血清的活性;免疫SP2/0荷瘤小鼠,观察对肿瘤细胞生长的抑制作用。结果表达的rhB7-H4IgV蛋白约占菌体总蛋白的25%,纯化蛋白可诱发小鼠体内免疫应答,产生的抗体能与表达B7-H4的肿瘤细胞SP2/0结合,rhB7-H4IgV蛋白在一定程度上能抑制SP2/0移植瘤的生长[25]。

2 抗菌肽

2.1 抗菌肽CM4

构建了绿色荧光蛋白(GFP)与抗菌肽CM4融合基因的真核表达载体[26]。采用递归PCR(R)将GFP基因与CM4基因通过一段核苷酸片段连接成GFP-CM4融合基因,构建真核表达载体pcDNA3-GFP-CM4,用脂质体介导转染人K562白血病细胞,用MTT检测其活性。结果融合基因可在K562细胞中表达,抗菌肽CM4的表达可抑制K562细胞的生长,为了解抗菌肽的生物学活性及其在基因治疗中的可能作用提供了依据。

2.2 抗菌肽CP10A

CP10A是一种由抗菌肽Indolicine经过序列改造,且对多数革兰氏阳性病源细菌具有较强抗菌活性的多肽序列。根据已报道的CP10A氨基酸序列,兼顾大肠杆菌密码子偏好性,设计CP10A的核苷酸序列,利用PCR技术合成相应的DNA序列,后克隆构建重组表达载体pET32a(+)-CP10A,转入大肠杆菌AD494菌株。经IFFG诱导表达,融合表达量占总蛋白的50%。在变性条件下经Ni-NTA亲合柱层析及复性,获得了较高纯度的可溶性重组蛋白[27]。

2.3 抗菌肽GKI

为高效表达抗菌肽GKI并避免GKI的高抗菌活性对大肠杆菌宿主菌的影响,将经改造后的人胰岛素原(mhPI)与GKI的融合基因(mhPI GKI)克隆到表达载体pET28a中,构建出表达质粒pET28a-mhPI. GKI,转化至大肠杆菌BL21(DE3)中进行表达。融合蛋白在大肠杆菌中以包涵体形式表达,表达量占菌体总蛋白的20%。经CNBr裂解、阳离子交换层析和RP-HPLC纯化后,每升发酵液可获得5.7 mg纯度大于97%的重组GKI。抑菌活性实验表明纯化后的重组GKI和化学合成GKI具有相同的抗菌活性[28]。

2.4 抗菌肽Dermaseptin S4

采用重叠延伸PCR法设计和扩增抗菌肽DS4及K4-S4基因,定向克隆入载体pUC-18中,经酶切、测序鉴定,重组至表达载体pGEX-4T-1中,构建抗菌肽DS4及K4-S4基因表达载体,转化大肠杆菌BL21(DE3)plyS,经IPTG诱导表达,结果成功构建抗菌肽DS4及K4-S4工程菌,并表达目的蛋白,为进一步研究其功能和应用奠定了基础[29]。

2.5 抗菌肽结构改造研究

在研究抗菌肽中脯氨酸(Pro)的构型对α螺旋结构和细胞选择性的影响时发现,*D*-Pro导致抗菌肽α螺旋结构的破坏比*L*-Pro更剧烈,且其溶血性也比含*L*-Pro的抗菌肽小,因此Pro的构型对抗菌肽活性及细胞选择性具有重要作用。人工合成了一线性短肽KKVVFKVKFK-NH2,该短肽在模拟脂质膜条件下呈近似的α螺旋结构。通过添加或删除C-末端和N-末端的赖氨酸残基的数量,研究了正电荷数的增减对白色假丝酵母菌的抗性优于革兰氏阳性菌。这些研究为设计新型抗菌肽分子，开发活性更高、抗菌谱更广的抗菌药物提供依据[30]。

3 siRNA

3.1 针对CaMKIIβ基因的RNAi

研究了RNA干扰表达载体对PC12细胞中CaMKIIβ基因的抑制作用，构建针对CaMKIIβ基因的RNAi质粒表达载体，脂质体法转染大鼠肾上腺嗜铬细胞瘤PC12细胞株，应用RT-PCR、Western blotting检测其对CaMKIIβ mRNA及蛋白质水平的影响。构建的质粒表达载体在PC12细胞中抑制了CaMKIIβ mRNA及蛋白质的表达。与阴性对照组相比，表达质粒产生的siRNA对CaMKIIβ mRNA的抑制率48 h、72 h分别为46.40%、64.69%，蛋白抑制率72 h约为74.77%。RNAi表达载体可以有效地抑制PC12细胞CaMKIIβ基因的表达，从而揭示其与细胞凋亡的关系[31]。

3.2 p21$^{WAF1/CIP1}$基因RNAi

构建p21$^{WAF1/CIP1}$基因小干扰RNA(siRNA)的真核表达载体，将重组质粒和带FLAG标签的p21$^{WAF1/CIP1}$共转染293T人胚肾细胞，Western blotting和流式细胞分析证明，构建的siRNA能有效降低p21$^{WAF1/CIP1}$基因的表达，并且使G1期细胞数减少14.03%，S期细胞增多13.45%，p21$^{WAF1/CIP1}$与肿瘤的分化、增生、转移有关，此结果有可能在肿瘤基因治疗方面提供新的途径[32]。

3.3 细丝蛋白A(FLNa)基因的小干扰RNA

构建细丝蛋白A(FLNa)基因的小干扰RNA(siRNA)表达载体，并观察其对FLNa基因表达的抑制作用。设计并合成1条针对FLNa的siRNA，将其克隆到siRNA表达载体pSilencer4.1-CMV-hygro中；将重组质粒pSilencer-FLNa、pSilencer-negative(阴性对照)转染293T人胚肾细胞，通过Western印迹检测FLNa的表达；通过潮霉素筛选建立干扰FLNa表达的前列腺癌细胞。有效抑制了FLNa分子在前列腺癌LNCaP细胞中的表达，从而为进一步研究FLNa与PC-1、AR相互作用在前列腺癌发生发展中的生物学意义奠定了基础[33]。

3.4 p53基因的小干扰RNA

p53是目前人类发现的最重要的抑癌基因，与50%～70%的肿瘤发生有关。通过构建p53-RNAi的表达载体，在内、外源水平验证其对p53基因的抑制能力，最终筛选到能够抑制p53基因表达的siRNA序列，并在H460细胞中得到p53基因沉默的稳定细胞株[34]。为进一步研究抑癌基因p53的功能提供了新的途径。

3.5 生长抑制素GDF-8的RNAi

为将肌肉生长抑制素的干扰序列表达盒hU6-siGDF-8有效导入肌成纤维细胞C2C12中，以pAV-hU6+27载体为基础构建逆转录病毒载体pXSN-hU6-siGDF-8，并使之与pVSV-G质粒共转染GP-293细胞，用包装出的病毒粒子感染宿主细胞C2C12，G418筛选稳定整合逆转录病毒的抗性细胞库。Western blotting和Real-Time PCR分析结果显示，细胞内源性的GDF-8基因的表达得到了有效的抑制；MTT法和细胞流式仪分析表明，G418抗性细胞得到了更有效的增殖，并且G0/Gl期细胞数量减少了13.7%，S期细胞数量增加了14.9%。因此，逆转录病毒载体的RNA干扰系统可以稳定抑制GDF-8基因表达，它将成为治疗肌肉萎缩疾病的一个强有力的工具[35]。

3.6 宫颈癌细胞CXCR4的小干扰RNA

合成了CXCR4特异性小干扰RNA(small interfering RNA，siRNA)片段，装入带有绿色荧光蛋白(GFP)的逆转录病毒载体pSOS，先转染PT67细胞包装成病毒，收获病毒上清，再将其转染Caski细胞。采用实时定量PCR和Western blotting观察CXCR4表达受抑的情况，并通过Transwells小室检测对肿瘤细胞侵袭能力的影响。结果发现在24 h、48 h和72 h，CXCR4 mRNA的抑制率分别为29.9%、56.8%和62.8%，CXCR4蛋白的抑制率分别为43.6%、49.6%和62.9%。pSOS-CXCR4对Caski细胞的侵袭能力的抑制率为57.91%。因此逆转录病毒介导RNA干扰能有效抑制宫颈癌细胞CXCR4表达并能降低癌细胞的浸润能力[36]。

3.7 TIN-ag-RP基因的小干扰RNA

设计并构建TIN-ag-RP基因的小干扰RNA(siRNA)，并克隆到siRNA表达载体pSliencer 2.1-U6 neo上，将重组质粒和带FLAG标签的TIN-ag-RP基因共转染293T人胚肾细胞，检测其对小管间质性肾炎抗原相关蛋白(TIN-ag-RP)表达的干扰效果。结果构建的TIN-ag-RP基因的siRNA能有效抑制TIN-ag-RP的表达[37]。

3.8 结缔组织生长因子(CTGF)基因的小干扰RNA

构建结缔组织生长因子(CTGF)基因的小干扰RNA(siRNA)，并将其克隆到siRNA载体pSliencer2.1-U6 neo中，转化大肠杆菌DH5α将构建成功的CTGF-siRNA重组质粒与带FLAG标签的CTGF表达载体共同转染人胚肾293T细胞，并检测其对CTGF基因表达的干扰效果。结果构建了2个CTGF-siRNA重组质粒，2条siRNA都有干扰作用，其中一条的干扰效果可达75%以上[38]。

4 重组抗体

重组抗体药物的发展经历了鼠源单克隆抗体(McAb)、人-鼠嵌合抗体、人源化抗体和全人抗体等阶段，目前初步应用于抗肿瘤、抗自身免疫病、抗感染等领域。保持和提高抗体的亲和力、降低抗体的免疫原性是抗体药物基因工程改造的两大原则。在嵌合抗体成功的基础上，通过CDR移植、表面修饰、抗体库以及转基因鼠技术，逐步提高人源化程度至100%。

目前国内治疗性重组抗体药物，包括鼠源单抗、鼠-人嵌合抗体以及人源化抗体在内有100多个处于不同的临床试验阶段。其中有 1/3 用于肿瘤治疗,近 1/2 用于过敏症、自身免疫性疾病和感染性疾病等,而嵌合抗体和人源化抗体所占比例大于 70%。

重组抗体药物应用于肿瘤治疗大大提高了治疗效果并且降低了传统抗肿瘤药物治疗的不良反应。重组抗体凭借其对肿瘤的靶向性和独特的生物学效应主要用于肝癌、血液系统肿瘤等。肿瘤治疗的靶分子大多是肿瘤相关抗原、肿瘤特异抗原、肿瘤特异性的表面标志分子、肿瘤相关信号转导途径中的各种信号分子。抗体发挥导向分子的作用,将效应细胞和免疫活化因子富集于靶点部位,发挥杀伤作用。

4.1 首个基因重组人源化单克隆抗体药物——泰欣生

2008 年泰欣生成功上市,这是我国抗体药物的重大成果。泰欣生的人源化程度达 95%,主要针对肿瘤组织过度表达的表皮生长因子受体,用于头颈部及消化道肿瘤等的靶向治疗,为我国重组抗体药物发展提供了一定的经验[39]。

4.2 人源抗 VEGF 单克隆抗体

血管内皮生长因子(VEGF)是导致肿瘤形成的一个重要因素,目前已制备了全人源抗 VEGF 单克隆抗体 IgM 用于肿瘤的治疗,由于其分子质量大,组织穿透力弱,血液中运行缓慢,限制了其临床应用,用胰蛋白酶将相对分子质量为 900 00 的人源抗 VEGF 单克隆抗体 IgM 切割成 Fabμ 和五聚的 Fc 片断(Fc5μ),制备了小型化抗体,Fabμ 是仍然保留抗原结合活性的抗体片断,分子质量小,免疫原性低,组织穿透力强,更易于进入肿瘤内部,因此更适合于肿瘤的治疗[40]。

4.3 抗人表皮生长因子受体 2(HER2)人源化单克隆抗体

合成了抗 HER2 人源化单克隆抗体的全基因,构建轻重链双表达盒表达载体,转入毕赤酵母中;通过表型筛选和诱导表达实验得到抗体表达工程菌,对表达产物进行分离纯化和活性测定。结果实现了抗 HER2 人源化单克隆抗体在毕赤酵母中的表达,为毕赤酵母表达系统成为抗体等人用剂量较大的复杂型糖蛋白的大规模、低成本制备平台提供了基础[41]。

5 疫 苗

目前感染性疾病的疫苗研发是最热门的领域。2008 年中国处在临床开发阶段的新生物技术药物中有 162 种用于治疗感染性疾病,其中有疫苗 121 种,占 74.69%,占 2008 年进行临床试验疫苗的 54.26%。

5.1 抗高血压核酸疫苗

设计了一种抗高血压核酸疫苗,以 6 段血管紧张素Ⅱ为核心,乙型肝炎病毒核心蛋白为免疫载体,白介素Ⅳ作为佐剂,结果表明肌肉注射该疫苗能诱导机体产生持续 8 周的高滴度特异性抗体,有效降低血液中的血管紧张素Ⅱ含量,同时降低模型大鼠的血压,组织病理学检查该核酸疫苗还能明显抑制心肌纤维化的发展,有效逆转心肌肥厚[42]。

5.2 抗动脉粥样硬化疫苗

为了增强胆固醇酯转移蛋白(CETP)羧基末端的 26 肽 B 细胞抗原表位的免疫原性,以大肠杆菌 L-门冬酰胺酶Ⅱ(AnsB)为载体,通过引入两个强的辅助 T 细胞表位,构建了融合基因 AnsB-TTP-PADRE-CETPC,并在大肠杆菌 BL-219(DE3)表达,经纯化的融合多肽疫苗免疫新西兰大白兔可诱导产生高水平持续存在的抗 CETP 抗体,从而抑制 CETP 酶活力,显著抑制兔主动脉粥样硬化斑的形成,为开发抗动脉粥样硬化疫苗奠定基础[43]。

5.3 新型生长抑素疫苗

将生长抑素(Ss)与乙肝表面抗原(s)融合基因插入原核表达质粒 pYA3493 中,转化至缺失 asd 基因的减毒猪霍乱沙门氏菌 C500,经酶切、测序筛选得到非抗性的目的克隆,应用 SDS-PAGE 和 Western blotting 技术分离并检测融合蛋白在宿主菌中的表达活性。结果表明构建的非抗性筛选生长抑素原核表达质粒可以在宿主菌 C500 中稳定、正确表达[44]。此研究为开发新型、高效、安全的促生长疫苗提供了可靠的研究材料。

5.4 HIV-1 C/B′亚型多价重组 MVA 病毒疫苗

检测人类免疫缺陷病毒 1 型(HIV-1)C/B′亚型与痘苗病毒安卡拉株(MVA)的多价重组疫苗的免疫原性,此疫苗中包含 HIV-1C/B′CRF 株的 5 个基因,分别是 env、gag、pol、nef、tat。结果免疫后的小鼠对插入基因 env、gag、pol 和 nef 所表达蛋白均产生了特异性细胞免疫应答,且免疫效果与免疫剂量呈正相关。ELISA 结果表明,MVA 重组疫苗免疫诱导产生了特异性体液免疫,抗 HIV-1Gag 的抗体滴度与免疫次数和免疫剂量都存在正相关性,因此多价 MVA 重组疫苗能有效地诱导小鼠产生特异的细胞免疫和体液免疫反应[45]。

5.5 亚单位疫苗 Stx2B

大肠埃希菌 O157:H7(*E. coli* O157:H7)是一种新发现的重要肠道致病菌,被 WHO 列为重要的新发传染病原之一,用 PCR 方法从肠出血性大肠杆菌(EHEC)O157:H7 中钓取 Stx2B 编码基因,利用基因克隆技术构建重组大肠杆菌 T-stx2B/BL21,IPTG 诱导目的蛋白高效表达。通过 SDS-PAGE 变性和非变性蛋白电泳,分析重组 Stx2B 的表达形式,并利用 Hela 细胞结合模型,评价重组 Stx2B 与细胞受体的结合活性。结果构建的重组大肠杆菌 pET-stx2B/BL21 能高效表达 Stx2B,经变性、复性及离子交换层析操作,获得高纯度的目的蛋白。SDS-PAGE 变性和非变性蛋白电泳分析显示,重组 Stx2B 以二聚体形式存在,单体之间通过二硫键相连。细胞结合试验显示,重组 Stx2B 与 Hela 细胞具有特异结合活性。为以 B 亚单位为靶标的特异药物筛选及亚单位疫苗的研制奠定了基础[46]。

5.6 单纯疱疹病毒 1 型糖蛋白 B(HSV1gB)

构建单纯疱疹病毒 1 型糖蛋白 B(HSV1gB)胞外区基因片段的重组原核表达质粒,并获得 HSV1gB 胞外区基因的表达。选用真核和原核细胞均偏爱的密码子，化学合成含信号肽序列的HSV1gB蛋白胞外区基因序列，用PCR方法扩增编码HSV1gB胞外区1～696 aa的基因，利用DNA重组技术将其定向插入到原核表达载体p GEX4 T-2上，转化大肠杆菌TG1菌，IPTG诱导表达。SDS-PAGE检测显示，表达的HSV1gB/GST融合蛋白分子质量为96 000。利用亲和层析方法，纯化获得的目的蛋白，经ELISA检测表明，表达产物具有较好的抗原性和特异性。可溶性重组HSV1gB蛋白的表达成功为单纯疱疹病毒亚单位疫苗的研究奠定了基础[47]。

5.7　共表达siRNA和hIL-12的新型乙肝多表位DNA疫苗

设计并合成复合多表位HBV抗原基因，将其与增强型绿色荧光蛋白(EGFP)基因融合克隆进真核表达载体pVAX1的多克隆位点中，同时将带CMV启动子的完整hIL-12表达单元克隆进载体的BspHI位点之间，再设计并合成乙肝siRNA表达单元，将其克隆进载体的MluI位点之间，得到真核三元共表达重组质粒pVAX1-siHB-HB-EGFP-hIL12。以该重组质粒瞬时转染人肝癌细胞系HepG2，通过EGFP的荧光标记观察多表位抗原的表达，以ELISA测定培养细胞上清中hIL-12的表达，以RT-PCR检测siRNA对HBsAg基因的沉默效果。结果成功构建了乙肝复合多表位抗原基因与siRNA、hIL-12共质粒表达的DNA疫苗，并能在真核细胞中有效表达抗原与hIL-12基因，而且siRNA对HBsAg显示出明显的沉默效果，为进一步研究该复合型DNA疫苗抗HBV的治疗效果打下基础[48]。

5.8　*甲型流感病毒HA基因的核酸疫苗*

构建含有甲型流感病毒HA基因的核酸疫苗表达载体，转染COS-7细胞，并检测目的蛋白的表达。将甲型流感病毒New Caledonia/20/99(H1N1)接种鸡胚后，收获尿囊液，提取流感病毒总RNA，RT-PCR法扩增HA基因。经亚克隆后获得质粒pMD-T/HA，酶切鉴定后测序，将其与质粒pVAX1分别双酶切后连接，构建甲型流感病毒表达载体pVAHA。脂质体法转染COS-7细胞，并检测目的蛋白的表达。成功构建了甲型流感病毒HA基因核酸疫苗表达载体pVAHA[49]。

生物制药在21世纪出现了许多新的发展趋势，以上各前沿领域在我国均取得了较快的发展，在新生物技术药物的开发上占有重要的地位。随着基因工程与蛋白质工程药物、基因药物、治疗性抗体药物、RNA干扰药物，核酸疫苗及基因治疗等的迅速研究开发，生物药物产业将逐步成为我国高技术领域的重要支柱。

参考文献

1　刘春平，张　洋，李　元．KDR酪氨酸激酶的克隆表达及纯化．生物工程学报，2008，24(9)：1545-1549

2　雷荣悦，乔玉欢，闫继东，等．重组人BMP6在大肠杆菌中可溶表达、纯化及活性分析．生物工程学报，2008，24(3)：452-459

3　郑　瑞，许晓群，张建华，等．重组人白细胞介素-21的原核表达及其复性与纯化．中国生化药物杂志，2008，29(4)：233-236

4　徐水凌，毛亚飞，漆秋兰，等．重组葡萄球菌肠毒素B蛋白表达、纯化及生物活性的实验研究．中国药学杂志，2008，43(8)：568-572

5　周鹤峰，邵　敏，孙　伟，等．人白介素12亚基p40和p35基因串联在毕赤酵母中的表达及表达产物活性分析．中国生物工程杂志，2008，28(3)：20-24

6　于保锋，解　军，陈显久，等．新型神经保护肽[Gly14]-Humanin的表达，纯化和活性鉴定(英文)．2008，28(4)：21-26

7　王亚妮，刘先宁，朱娟莉，等．重组人色素上皮细胞衍生因子融合蛋白的制备及其抑制新生血管活性的研究．中国生物工程杂志，2008，28(12)：12-17

8　江汉民，柴新君，何　冰，等．ProNGF在大肠杆菌中的表达、纯化和复性．生物工程学报，2008，24(3)：509-514

9　杨华凤，潘明洁，吕　敏，等．丙型肝炎病毒C端截短21个氨基酸NS5B蛋白的克隆、表达及鉴定．药物生物技术，2008，15(2)：86-89

10　庄志华，施小明，王春晓，等．重组人甲状旁腺素相关Pro-Pro-[Arg11]-hPTH(1-34)-Pro-Pro的制备工艺及活性研究．药物生物技术，2008，15(5)：337-342

11　陈罗胜，殷润婷，徐寒梅，等．重组人内皮抑素工程菌发酵条件的优化．药物生物技术，2008，15(6)：469-472

12　吕立力，黄凤杰，吴梧桐，等．重组鲨肝活性蛋白的分泌表达及其体外对肝细胞葡萄糖激酶活性的影响．药物生物技术，2008，15(6)：439-443

13　廖高勇，欧　瑜，吴梧桐，等．重组水蛭素Ⅲ对半乳糖损伤的人晶状体上皮细胞的保护作用．药物生物技术，2008，15(4)：266-269

14　袁力勇，刘　勇，饶春明，等．人纤溶酶原K5基因在毕赤酵母中的表达及其抗肿瘤活性．中国生物制品学杂志，2008，(7)：560-564

15　刘中成，邹民吉，王园园，等．IL-1ra-Fcε融合基因的克隆、表达及鉴定．2008，24(10)：1754-1760

16　朱书峰，张莲芬，陈蕴，等．重组人血清白蛋白-hGCSF突变体在毕赤酵母中的表达．中国生化药物杂志，2008，29(5)：289-293

17　刘海峰，王小花，刘　平，等．抗菌肽CM4与人可溶性B淋巴细胞因子hsBAFF在大肠杆菌中的融合表达．中国生物工程杂志，2008，28(3)：32-37

18　王　磊，何　剑，肖卫华．人干扰素α2b和IgG Fc片段融合蛋白显著延长体内半衰期．生物工程学报，2008，24(01)：53-62

19　吕正兵，张文平，于　威，等．家蚕表达人表皮生长因子gp67信号肽融合蛋白及生物活性的研究．生物工程学报，2008，24(01)：111-116

20　周世水，王小宁．HBscFv-IFNγ在毕赤酵母X33中的表达、纯化及鉴定．生物工程学报，2008，24(3)：423-429

21　刘先俊，刘方欣，黎　波，等．胸腺素α1与复合α干扰素融合蛋白的表达及其生物学活性．生物工程学报，2008，24(7)：1168-1173

22　龙　娟，薛　冲，赵洪亮，等．人胰高血糖素样肽-1与人血清白蛋白融合蛋白在毕赤酵母中的表达．生物技术通讯，2008，19

(4):488-492

23 宗 英,孙铭娟,董晓毅,等. Kininogen D5 和 TRAIL 融合蛋白的克隆表达及生物学活性的研究. 药物生物技术,2008,15(1):1-5

24 徐 钰,孙钧铭,张莲芬,等. 人 GCSF-白蛋白融合蛋白的构建及在毕赤酵母中的表达. 药物生物技术,2008,15(2):109-114

25 朱文华,姜昌丽,张 存,等. 重组人 B7-H4IgV 融合蛋白的表达、纯化及活性. 中国生物制品学杂志,2008,(6):489-492

26 陈玉清,张双全,焦 波,等. 抗菌肽 CM4 与绿色荧光蛋白融合基因的真核载体构建及表达. 生物技术通讯,2008,19(1):8-10

27 罗永平,张惠文,王小刚,等. 抗菌肽 CP10A 在大肠杆菌中的融合表达. 中国生物工程杂志,2008,28(7):105-109

28 陆海荣,李国栋,吴宏宇,等. 抗菌肽 GKI 在大肠杆菌中的融合表达. 生物工程学报,2008,24(1):21-26

29 张庆华,韩跃武,谢俊秋,等. 抗菌肽 Dermaseptin S4 及其突变体基因在大肠杆菌中的表达. 中国生物制品学杂志,2008,(4):64-67

30 刘 琳,马廷方,祝永强,等. 抗菌肽的结构特征及其与活性的关系. 药物生物技术,2008,15(1):64-67

31 刘建功,王江涛,解 军,等. RNA 干扰技术对 PC12 细胞中 CaMKIIβ 基因表达的影响. 中国生物工程杂志,2008,28(2):76-79

32 王朝云,丁丽华,叶棋浓,等. 利用 RNA 干扰抑制 $p21^{WAF1/CIP1}$ 基因的表达及周期阻滞效应. 生物技术通讯,2008,19(6):807-809

33 杨志伟,王 健,谢棒祥,等. 利用 RNA 干扰抑制细丝蛋白 A 基因的表达. 生物技术通讯,2008,19(5):656-658

34 孙宝昌,靳宝峰,梁 冰,等. 载体介导的小干扰 RNA 诱导 p53 基因的沉默. 生物技术通讯,2008,19(3):340-343

35 刘超武,杨 倬,赵 斌,等. 逆转录病毒载体介导的 RNA 干扰稳定抑制肌肉生长抑制素 GDF-8 的表达. 生物工程学报,2008,24(2):250-255

36 康 楷,朱元方,董晓静,等. 逆转录病毒介导的 siRNA 对宫颈癌细胞 CXCR4 表达的抑制及对侵袭能力的影响. 中国生物工程杂志,2008,28(7):87-91

37 杨智洪,王晓辉,姜艳超,等. 利用小干扰 RNA 抑制小管间质性肾炎抗原相关蛋白的表达. 生物技术通讯,2008,19(2):185-187

38 李勤操,郑喜邦,王晓晖,等. 结缔组织生长因子小干扰 RNA 的构建及其干扰效果检测. 生物技术通讯,2008,19(3):347-349

39 中国首个基因重组人源化单克隆抗体药物上市. 中国医药生物技术,2008,3(5):384

40 刘 煜,恽冬杰,唐立旻,等. 人源抗 VEGF 单克隆抗体 Fabμ 和 Fc5μ 片段的制备. 药物生物技术,2008,15(5):343-346

41 王凌雪,张惟广,吴 军. 抗 HER2 人源化单克隆抗体在毕赤酵母中的表达及其产物分析. 生物技术通讯,2008,19(6):843-847

42 谢燕飞,吴若飞,吴 洁,等. 一种针对血管紧张素Ⅱ的新型抗肾性高血压核酸疫苗的构建及药效. 药物生物技术,2008,15(2):79-85

43 孙云霄,杨 欣,龙 军,等. 抗动脉粥样硬化疫苗的制备及免疫学研究. 药物生物技术,2008,15(6)6:411-417

44 包士中,史 晶,蔡 昆,等. Ⅱ型志贺样毒素 B 亚单位的重组表达及其受体结合活性. 中国生物工程杂志,2008,28(10):23-27

45 吕 敏,潘明洁,杨华凤,等. 单纯疱疹病毒 1 型糖蛋白 B 胞外区基因片段的克隆、表达及初步鉴定. 药物生物技术,2008,15(2):90-93

46 梁爱心,冯细钢,韩 丽,等. 新型生长抑素原核表达质粒的构建及表达鉴定. 生物工程学报,2008,24(6):995-998

47 高 燕,孙 明,蒋国润,等. HIV-1 C/B′亚型多价重组 MVA 病毒疫苗免疫原性的研究. 中国生物工程杂志,2008,28(02):11-15

48 黄镜贤,曹以诚,杜正平,等. 共表达 siRNA 和 hIL-12 的新型乙肝多表位 DNA 疫苗的研究. 中国生物工程杂志,2008,28(08):36-42

49 张 艳,赵大鹏,戚凤春,等. 甲型流感病毒 HA 基因核酸疫苗表达载体的构建及表达. 中国生物制品学杂志,2008,(2):133-135

药学研究

Pharmaceutical Research

2009 中国药学年鉴

CHINESE PHARMACEUTICAL YEARBOOK

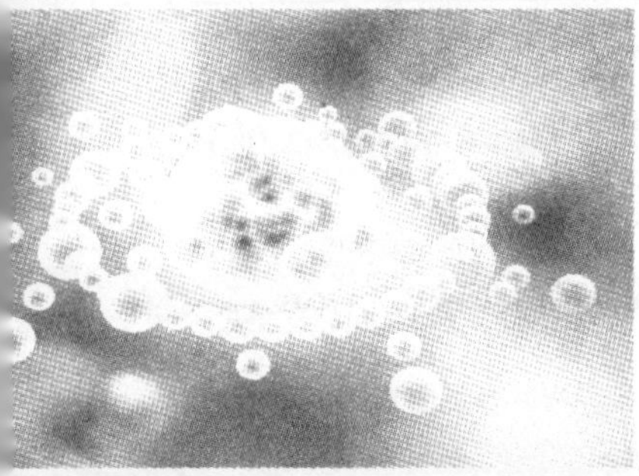
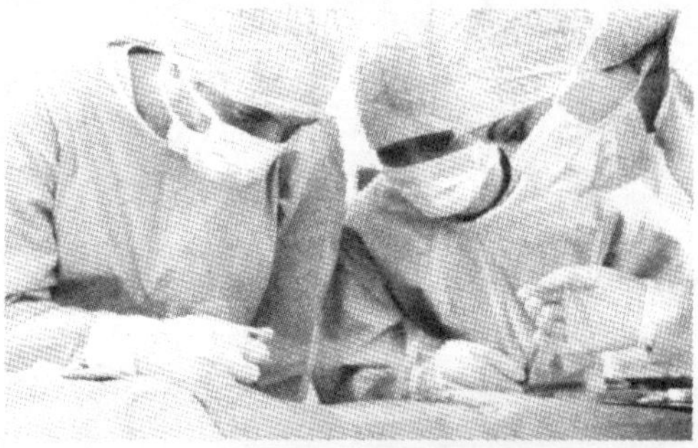
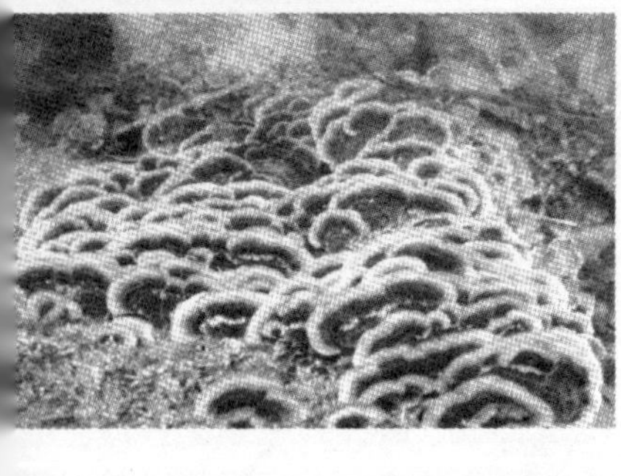
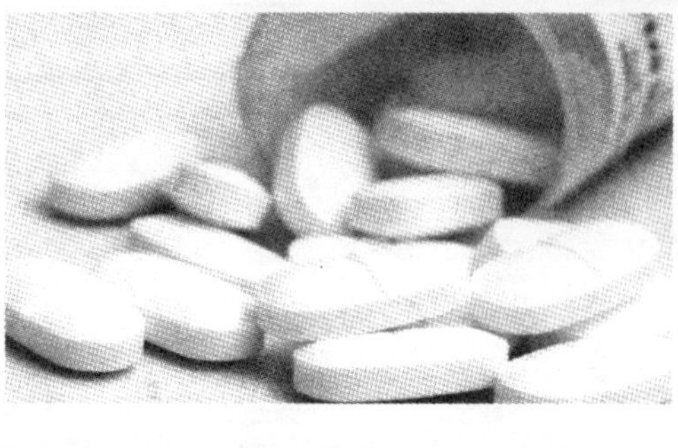
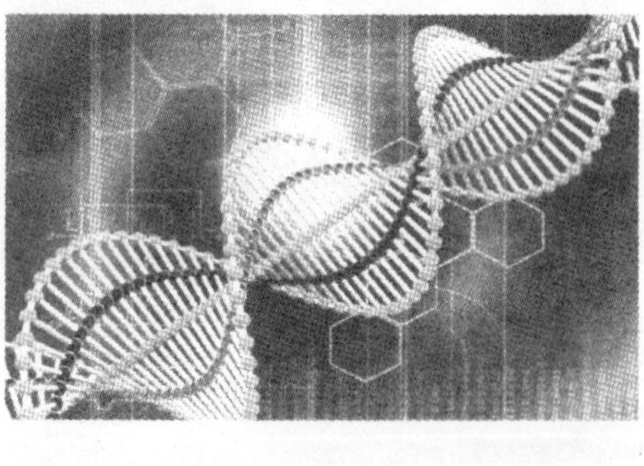

科研成果获奖项目

中药与天然药物

1. **香菇育种新技术的建立与新品种的选育**

(国家科技进步奖二等奖 2008)

上海市农业科学院 三明市真菌研究所 华中农业大学 浙江省庆元县食用菌科学技术研究中心 武义县真菌研究所 浙江省林业科学研究院

潘迎捷 黄秀治 林芳灿 吴克甸 李明焱 谭 琦 曾金凤 陈俏彪 陈明杰 朱惠照

2. **珍稀濒危常用中药资源五种保护模式的研究**

(国家科技进步奖二等奖 2008)

中国中医科学院中药研究所 江苏省中国科学院植物研究所 天津大学 中国药材集团公司于田县大芸种植场 江西中医学院

黄璐琦 陈 敏 邵爱娟 杨 滨 崔光红 高文远 王年鹤 刘铭庭 杨洪军 戴如琴

3. **娑罗子、红花等中药药效物质提取纯化关键技术研究及其产业化(原名称:中药有效物质提取纯化技术集成研究与应用)** (国家科技进步奖二等奖 2008)

山东绿叶制药有限公司 山东中医药大学 烟台大学 山东绿叶天然药物研究开发有限公司

田景振 刘 珂 傅风华 张永清 薛云丽 李桂生 张惠云 刘万卉

4. **珍稀中药材石斛的鉴定和质量评价研究**

[高等学校科学研究优秀成果奖(科学技术) 自然科学奖一等奖 2008]

中国药科大学 上海中医药大学 南京师范大学

王峥涛 徐珞珊 杨 莉 周开亚 丁小余 徐 红 毕志明 张朝凤 龚燕晴 张光浓 杨 虹 张 婷 郑 艳

5. **中药肉苁蓉的栽培、加工技术研究与应用**

[高等学校科学研究优秀成果奖(科学技术) 科技进步奖一等奖 2008]

北京大学 中国农业大学 和田地区管花肉苁蓉产业发展研究课题组 内蒙古阿拉善盟林业治沙研究所 上海交通大学 和田天力沙生药物开发有限责任公司

屠鹏飞 郭玉海 翟志席 冯坚冰 田永祯 李晓波 田海舟 王新意 姜 勇 赵忠久 杨太新 王梦月 鲍 忠 王华磊 艾尔肯买提肉孜 蔡 鸿 赵登林 周新和

6. **阿尔茨海默病 Aβ 级联损伤及其中药防治研究**

[高等学校科学研究优秀成果奖(科学技术) 科技进步奖一等奖 2008]

北京中医药大学 首都医科大学

田金洲 时 晶 尹军祥 盛树力 徐 意 李小黎 程 龙 王蓬文 王 蓉 黄启福 朱爱华 陈玉静 张雷明 胡 泉 任 映

7. **中药资源及资源化学基础与应用示范性研究**

[高等学校科学研究优秀成果奖(科学技术) 科技进步奖一等奖 2008]

南京中医药大学 江苏省中医药研究院

段金廒 钱士辉 丁安伟 钱大玮 陈建伟 李友宾 谈献和 李 祥 杨念云 彭国平 彭蕴茹 张 丽 黄一平

8. **金港榄香烯系列抗肿瘤植物药研究及其应用**

[高等学校科学研究优秀成果奖(科学技术) 科技进步奖一等奖 2008]

杭州师范大学 大连华立金港药业有限公司 大连华立德泽药业有限公司 解放军第八一医院全军肿瘤中心 中国协和医科大学

谢 恬 秦叔逵 孙 燕 林洪生 郝希山 王金万 梁万年 李泽坚 王笑民 花宝金 李 影 刘兴元 李单青 邹丽娟 孙耀光 钱 军 彭小霞 杨友剑 于丽红

9. **药用天然产物高通量筛选及快速分离新途径**

[高等学校科学研究优秀成果奖(科学技术) 自然科学奖二等奖 2008]

北京大学

徐筱杰 侯廷军 乔学斌 陈丽蓉 朱丽荔 李正全 谢建春 王俊梅 章 威 骆宏鹏

10. **市场药物及天然活性物质的结构改造、结构分析及其生物活性研究**

[高等学校科学研究优秀成果奖(科学技术) 自然科学奖二等奖 2008]

南京大学

朱海亮 李环球 石 磊 肖竹平 程 魁 黄险峰 李玉广 由忠录 史大华

11. **艾灸效应的红外物理机制**

[高等学校科学研究优秀成果奖(科学技术) 自然科学奖二等奖 2008]

上海中医药大学 上海市针灸经络研究中心 中国科学院上海技术物理研究所 中国科学院上海硅酸盐研究

沈雪勇 丁光宏 褚君浩 魏建子 黄志明 高建平 赵 玲 邓海平 费 伦

12. **脑卒中后中医综合方案疗效位点及中药促进脑功能重塑的机制研究**
[高等学校科学研究优秀成果奖(科学技术)科技进步奖二等奖 2008]
北京中医药大学 邢台市人民医院 北京师范大学
邹忆怀 解庆凡 朱陵群 张文生 史 艳 任 毅
马洪明 王建华 李宗衡 崔方圆 邹蔚萌

13. **基于益气活血清热法则的方药防治胃癌前期病变的研究**
[高等学校科学研究优秀成果奖(科学技术)科技进步奖二等奖 2008]
北京中医药大学
李军祥 田德禄 石雪迎 赵凤志 杨晋翔 王志斌
孟 捷 姬爱冬 余轶群 张旭晨 张林国 韩 哲
朱陵群 戴 欣 董建华

14. **菊花种质创新与新品种选育**
[高等学校科学研究优秀成果奖(科学技术)科技进步奖二等奖 2008]
南京农业大学
陈发棣 房伟民 滕年军 陈素梅 管志勇 刘兆磊
郭维明 赵宏波 缪恒彬 汤访评

15. **鱼藤酮植物杀虫剂的研究与应用**
[高等学校科学研究优秀成果奖(科学技术)科技进步奖二等奖 2008]
华南农业大学
徐汉虹 张志祥 赵善欢 江定心 黄素青 张业光
胡 林 黄继光 田永清 杨晓云 李有志 曾东强
周利娟 雷 玲 张庭英

16. **ZY-22 中药复方“方-证”关系研究技术体系的建立及应用**
(中华中医药学会科学技术奖一等奖 2008)
军事医学科学院放射与辐射医学研究所
王升启 周 喆 张红胜 高 月 田琳琳 邢雅玲
马增春 伯晓晨 张敏丽 李 鲁

17. **连花清瘟胶囊治疗流行性感冒研究**
(中华中医药学会科学技术奖一等奖 2008)
石家庄以岭药业股份有限公司 广州医学院第一附属医院呼吸疾病国家重点实验室
吴以岭 贾振华 莫红缨 赵韶华 杜彦侠 高怀林
韩月芝 李向军 孙长荣 田 野 孙 利 杨立波
袁国强 魏 聪

18. **非小细胞肺癌中医综合治疗方案的循证医学研究**
(中华中医药学会科学技术奖一等奖 2008)
中国中医科学院广安门医院
林洪生 朴炳奎 花宝金 张培彤 侯 炜 张培宇
李 杰 董海涛 贺用和 杨宗艳 闫洪飞 卢雯平
石闻光 李道睿

19. **坤泰胶囊替代雌激素治疗更年期综合征作用机制研究与临床研究**
(中华中医药学会科学技术奖一等奖 2008)
重庆市中医院 贵阳新天药业有限公司 华西医科大学药学院 重庆市中药研究院
陈大蓉 董大伦 谢兴觉 杨 敏 何 勤 陈古荣
赵 蓉 蒋荣超

20. **40 种中药及药用植物的化学成分与生物学功能研究**
(中华中医药学会科学技术奖一等奖 2008)
第二军医大学药学院
张卫东 陈海生 柳润辉 李慧梁 沈云亨 苏 娟
徐希科 单 磊 张 川

21. **以 Aβ 级联损伤为靶向的中药防治阿尔茨海默病研究**
(中华中医药学会科学技术奖一等奖 2008)
北京中医药大学 首都医科大学宣武医院
田金洲 时 晶 尹军祥 盛树力 徐 意 李小黎
张雷明 程 龙 王蓬文 王 蓉 黄启福 陈玉静
胡 泉 任 映

22. **体现中医药特点的中药新药评价标准规范研究**
(中华中医药学会科学技术奖二等奖 2008)
国家中医药管理局中医师资格认证中心 中国医学科学院药用植物研究所 中药复方新药开发国家工程研究中心 中国中医科学院 云南省食品药品监督管理局 国家食品药品监督管理局药审中心 中国药品生物制品检定所
王北婴 刘新民 叶祖光 念娥美 胡镜清 陈士林
杜晓曦 林瑞超 乔延江 王 琼

23. **提高溃疡愈合质量、治疗慢性胃黏膜病变中药实验、临床系列研究**
(中华中医药学会科学技术奖二等奖 2008)
河北医科大学第二医院
姚希贤 冯丽英 蒋树林 姚金锋 王 娜 崔东来
王丙信

24. **中医学家王绵之教授组方思想研究**
(中华中医药学会科学技术奖二等奖 2008)
北京中医药大学方剂教研室
白 晶 王 煦 杨 勇 刘迪谦 刘仁权 张 林
卞一明 吴晓丹 马少丹 王 坦

25. **治疗脑缺血及神经损伤中药药效学评价及作用机制的方法学研究**
(中华中医药学会科学技术奖二等奖 2008)
中国中医科学院西苑医院
刘建勋 徐 立 丛伟红 张 鹏 王 忠 郑咏秋
李欣志 付建华 李 澎 林成仁

26. **中药复方制剂高效低耗质量检测平台的创建与应用研究**
(中华中医药学会科学技术奖二等奖 2008)
河北省药品检验所 河北以岭医药研究院有限公司

韩桂茹　赵韶华　许红辉　李晓燕　赵志军　李向军
杜彦侠　董占军　张永锋　宋宏刚

27. **基于现代空间分析技术的道地药材区划及资源监测**
（中华中医药学会科学技术奖二等奖　2008）
中国中医科学院中药研究所　北京师范大学
江西中医学院
郭兰萍　黄璐琦　邵爱娟　潘耀忠　朱文泉　孙宇章
张小波　黄璐明　韦　霄　杨洪军

28. **砂仁等 8 种南药规范化种植技术及其认证和应用**
（中华中医药学会科学技术奖二等奖　2008）
广州中医药大学
赖小平　徐鸿华　李楚源　丁　平　王德勤　刘军民
张丹雁　贺　红　李　薇　潘超美

29. **二至天癸颗粒提高卵细胞质量与相关基因的研究**
（中华中医药学会科学技术奖二等奖　2008）
山东中医药大学附属医院
连　方　李　平　赵　斌　李少玲　张建伟　张向红
张　宁

30. **“伟达慈丹四位一体抗癌康复疗法”的临床研究**
（中华中医药学会科学技术奖二等奖　2008）
北京伟达中医肿瘤医院
郑伟达　郑东海　郑伟鸿　曾金雄　吴焰林　王亚伶
董文杰　许　鑫　郑东梁　郑金书

31. **脑康灵口服液的药理学研究及临床应用**
（中华中医药学会科学技术奖二等奖　2008）
中国人民解放军第三医院
林　昱　朱剑功　李新田　高建宏　史锋庆　邱财荣
薛　欣　温　煜　曹　健　邱晓伟

32. **基于益气活血清热法则的方药防治萎缩性胃炎癌前病变的研究**（中华中医药学会科学技术奖二等奖　2008）
北京中医药大学
李军祥　田德禄　石雪迎　赵凤志　杨晋翔　王志斌
孟　捷　姬爱冬　余铁群　张旭晨

33. **益气活血法对脑缺血后神经再生影响的机制研究**
（中华中医药学会科学技术奖三等奖　2008）
湖南中医药大学
蔡光先　刘柏炎　蔡　萍　余望贻　刘　芳　杨　辉
尹天雷　白雪松

34. **芩百清肺浓缩丸治疗支原体肺炎的实验及作用机制研究**（中华中医药学会科学技术奖三等奖　2008）
黑龙江省中医研究院
王伟明　王学军　张洪娟　李继昌　王朝宇　白秀云
张俊威　张树明

35. **胃肠动力中药及其调节机制的研究**
（中华中医药学会科学技术奖三等奖　2008）
南京医科大学第一附属医院
魏睦新　梁宁霞　衣兰娟　李　晨　田　琳

36. **补肾益气方治疗肾虚型流产对母胎内分泌-免疫网络调控机制研究**
（中华中医药学会科学技术奖三等奖　2008）
复旦大学附属妇产科医院
归绥琪　王海燕　张晓金　胡昌东　李雪莲　李桂玲
邢长英　张剑峰

37. **益气活血散结法对肺纤维化作用的临床与实验研究**
（中华中医药学会科学技术奖三等奖　2008）
天津中医药大学第二附属医院
孙增涛　廉　富　李小娟　刘恩顺　封继宏　郑兆晔
魏葆琳　张　虹

38. **回阳生肌外治法对慢性皮肤溃疡愈合及微环境调节作用的研究**（中华中医药学会科学技术奖三等奖　2008）
北京市中医研究所　首都医科大学附属北京中医医院
李　萍　吕培文　何秀娟　李光善　贾连城　赵京霞
张　颖　岳晓莉

39. **中风康治疗脑梗塞的作用机制研究**
（中华中医药学会科学技术奖三等奖　2008）
河北医科大学中医学院
杨牧祥　于文涛　苏凤哲　王长垠　安俊岐　王少贤
徐华洲　王秉岳

40. **胃痛宁胶囊的药理实验研究**
（中华中医药学会科学技术奖三等奖　2008）
河北医科大学
李佃贵　裴　林　赵宝玉　李　娜　赵玉斌　李瑞东
李　刚　张素钊

41. **艾灵颗粒提高 HAART 免疫功能的临床研究**
（中华中医药学会科学技术奖三等奖　2008）
中国中医科学院广安门医院
危剑安　宋春鑫　金　燕　薛柳华　孙利民　黄霞珍
周　伟　刘　婧

42. **益气养阴活血法改善 2 型糖尿病机体胰岛素抵抗的研究**（中华中医药学会科学技术奖三等奖　2008）
安徽中医学院
方朝晖　夏伦祝　高家荣　陈　浩　章　红　孟　楣
郭　彦　王开成

43. **复方薤白胶囊干预慢性阻塞性肺疾病及肺动脉高压影响的机制研究**
（中华中医药学会科学技术奖三等奖　2008）
江苏省中医院　南京中医药大学附属医院
奚肇庆　居文政　朱萱萱　孙菊光　高维敏　姜　静
洪建军

44. **肾清利活血法治疗慢性肾脏病的临床与实验研究**
（中华中医药学会科学技术奖三等奖　2008）
江苏省中医院

孙 伟 高 坤 周 栋 陈继红 严志林 孙世竹
曾安平 周 玥

45. **清肝冲剂治疗慢性丙型肝炎疗效及机制的研究**
（中华中医药学会科学技术奖三等奖 2008）
上海中医药大学附属曙光医院
王灵台 陈建杰 徐德生 张 斌 任进余 高月求
刘 力 陆志檬

46. **从热瘀论治溃疡性结肠炎及清肠栓的清热化瘀作用研究**（中华中医药学会科学技术奖三等奖 2008）
上海中医药大学附属龙华医院
马贵同 谢建群 龚雨萍 胡鸿毅 唐志鹏 柳 文
郑 昱 陆 雄

47. **蟾酥注射液治疗恶性胸腹水的临床及其作用机制研究**
（中华中医药学会科学技术奖三等奖 2008）
广东省中西医结合医院
金 军 张铭熙 老昌辉 卢梅生 谢 兵 巫祖强
廖志山 张耀辉

48. **治疗乳腺增生的中药新药研究**
（中华中医药学会科学技术奖三等奖 2008）
长春中医药大学
张 辉 姜彤伟 林 哲 胡军会 邱智东 朱继忠
孙佳明 刘传贵

49. **指纹图谱技术在中药质量过程控制中的应用研究**
（中华中医药学会科学技术奖三等奖 2008）
南京中医药大学
蔡宝昌 李 祥 吴 皓 狄留庆 陆兔林 陈建伟
李伟东 李俊松

50. **中药双黄连复方配伍-代谢研究**
（中华中医药学会科学技术奖三等奖 2008）
上海中医药大学 中国药科大学
冯年平 狄 斌 刘文英 王新宏 安 睿 都广礼

51. **虎杖对博莱霉素致肺纤维化大鼠干预作用的研究**
（中华中医药学会科学技术奖三等奖 2008）
浙江省中医院
宋 康 骆仙芳 夏永良 王 媛 石亚杰 杨珺超
李柏颖

52. **苏脂康降脂软胶囊的开发研制**
（中华中医药学会科学技术奖三等奖 2008）
山东省中医药研究院
李英霞 武继彪 张贞丽 隋在云 袁 敏 姜玉梅
张希林

53. **河北省道地药材指纹图谱研究**
（中华中医药学会科学技术奖三等奖 2008）
河北医科大学
张兰桐 王 巧 韩学静 袁志芳 王春英 许慧君
杜英峰 肖 蓉

54. **金铁锁规范化生产（GAP）的生物学基础研究**
（中华中医药学会科学技术奖三等奖 2008）
云南中医学院 云南大学 中国科学院昆明植物研究所
钱子刚 刘飞虎 杨耀文 何 瀚 梁晓原 皮文林
张庆芝

55. **妇炎胶囊治疗慢性盆腔炎实验与临床研究**
（中华中医药学会科学技术奖三等奖 2008）
泰安市中医医院
王光辉 赵立平 施丽洁 薛俊宏 宗桂珍 刘丽华
聂兆伟

56. **鲜鱼腥草胶囊开发**
（中华中医药学会科学技术奖三等奖 2008）
杭州市萧山中医院
洪佳璇 孙静芸 汪柏尧 高雅文 唐法娣 冯丙江
莫金海 徐淑媛

57. **阿尔茨海默病级联损伤及其中药防治研究**
（中华医学科技奖三等奖 2008）
北京中医药大学 首都医科大学宣武医院
田金洲 时 晶 尹军祥 David Mann 盛树力
徐 意 李小黎 程 龙

58. **中国海洋生物中重要活性新药先导物的发现及结构优化**
（中国药学会科学技术奖二等奖 2008）
中国科学院上海药物研究所
郭跃伟 沈 旭 李 佳 龚景旭 刘海利

59. **中草药水芹的发掘性研究和资源利用**
（中国药学会科学技术奖三等奖 2008）
解放军第302医院
黄正明 杨新波 韩 晋 魏振满 余方圆 杨 坤
黄利虹 张东升等

60. **木通科木通资源调查及其质量评价研究**
（中国药学会科学技术奖三等奖 2008）
中国中医科学院中药研究所
郝近大 刘晓龙 张启伟 高慧敏

61. **中药新药三七三醇皂苷原料及其制剂三七通舒胶囊的研究开发**
（中国药学会科学技术奖三等奖 2008）
成都华神集团股份有限公司制药厂
万 方 林大胜 杨华蓉 王 莉 高 星 夏本秀
曾繁华 范伟川等

62. **活血化瘀中药干预冠心病介入治疗后再狭窄的多中心临床及机制研究**
（中国中西医结合学会科学技术奖一等奖 2005）
中国中医科学院西苑医院 北京安贞医院 北京同仁医院 中日友好医院 广东省中医院 北京国际生物制品研究所

陈可冀　史大卓　徐　浩　吕树铮　李田昌　柯元南
张敏州　鹿小燕　马晓昌　张京春　文　川　徐凤芹
李　立　陈韵岱　路　亚　曾玉杰　李　松　王文祥
徐丽林　高　蕊　刘剑刚

63. **著名古方生脉散的基础研究**
（中国中西医结合学会科学技术奖一等奖　2005）
中国药科大学　中国中医科学院西苑医院
严永清　陈可冀　余伯阳　李连达　朱丹妮

64. **参芪扶正注射液的新药研究**
（中国中西医结合学会科学技术奖一等奖　2006）
丽珠集团利民制药厂　北京中医药大学东直门医院
李乃卿　陶德胜　刘东来　魏永煜　谢海燕　毕国文
孙恒图　刘学华　谢伟宏　辛　明　宋崇顺　史晓光
周柯鑫　胡淑毅　吴晓丽　陈茂如

65. **中医药防治镍毒性的基础和临床研究**
（中国中西医结合学会科学技术奖一等奖　2007）
兰州大学　金川集团有限公司职工医院　金昌市第二人民医院
赵健雄　朱玉真　孙应彪　王学习　吕晓云　王秋英
高建魁　马国煜　程卫东　罗　臻

66. **柴芩汤系列治疗实验性肾炎及肝肾纤维化的作用机制研究**（中国中西医结合学会科学技术奖一等奖　2007）
中日友好医院　解放军总医院　北京大学药学院　加拿大马尼托巴大学
李　平　程庆砾　巩跃文　于文明　齐宪荣　赵世萍
林　娜　陈玉武　李克明　李　靖　赵佳慧　祖　宁
李　忻　付桂香　董　晞　郭景珍　肖　诚

67. **桂枝汤解热作用的系统研究**
（中国中西医结合学会科学技术奖一等奖　2007）
中国中医科学院中药研究所
姜廷良　霍海如　李沧海　富杭育　蔡少青　赵雁南
郭建友　周爱香　李兰芳　周　军　齐　云　李小芹
郭淑英　谭余庆　马悦颖　姜　楠

68. **保肝宁抗肝纤维化作用的临床与实验研究**
（中国中西医结合学会科学技术奖一等奖　2008）
南方医科大学中医药学院
吕志平　贺松其　张绪富　赵进军　谭　焱　蔡红兵
刘晓燕　张晓刚　侯丽颖　孙学刚

69. **当归提取物治疗高血压病的作用机制与临床的研究**
（中国中西医结合学会科学技术奖一等奖　2008）
浙江中医药大学　温州医学院
吕圭源　陈素红　周桂芬　陈建真　潘智敏　宋玉良
葛卫红　李万里　楼招欢　俞静静　石森林　何　翱
陈子江　王文博

70. **麝香保心丸对心血管保护作用的研究**
（中国中西医结合学会科学技术奖二等奖　2005）
复旦大学上海医学院附属华山医院心血管科
戴瑞鸿　范维琥　李　勇　施海明　罗心平　朱　军
倪唤春　汪姗姗　王大英

71. **大蒜素治疗冠心病心绞痛的临床及实验研究**
（中国中西医结合学会科学技术奖二等奖　2005）
卫生部中日友好医院
史载祥　李　格　贾海忠　傅俊英　李海聪　张卫军
杜金行　黄　力　张久亮　毛健生　柯元楠　曹启富
李春艳　任在方　汪　燕　程　伟

72. **中药对脑神经细胞保护作用的临床与实验研究**
（中国中西医结合学会科学技术奖二等奖　2005）
天津中医学院
张伯礼　张军平　梅建勋　高秀梅　徐宗佩　宫　涛
李　苓

73. **糖微康治疗糖尿病肾病的研究**
（中国中西医结合学会科学技术奖二等奖　2005）
中国中医科学院广安门医院
林　兰　倪　青　吴志奎　何忠效　高齐健　苏诚炼
陈思兰　魏军平　胡东鹏　张润云　李鸣镝

74. **珍稀濒危中药资源调查及保护系统的建立——杜仲、肉苁蓉保护生物学的研究**
（中国中西医结合学会科学技术奖二等奖　2005）
中国中医科学院中药研究所
黄璐琦　陈　敏　崔光红　邵爱娟　王瑷琦　付桂芳
肖苏萍　林淑芳　吕冬梅　吴志刚　王　敏　陈美兰
赵润怀　王祝举　唐仕欢　石少澜　李　达

75. **西洋参药材的规范化生产及质量评价系统研究**
（中国中西医结合学会科学技术奖二等奖　2006）
黑龙江中医药大学
都晓伟　王喜军　匡海学　孙　晖　黄其满　李　滨
刘树民　李廷利　杨　波　李和伟　孟祥才　赵桂安
王华英　周　婧　刘艳艳　陈雪英　申　茹　霍金海

76. **“菌、毒、炎并治”治疗 MODS 新药“血必净”注射液的开发及临床应用**
（中国中西医结合学会科学技术奖二等奖　2006）
天津市第一中心医院　天津市天和医院
天津市红日药业有限股份公司
王今达　任新生　曹书华　夏欣华　邢迎红　乔佑杰
王　彤　徐　杰　常文秀　鲍凤和　姚小青　孙长海

77. **黄芪防治慢性肾脏疾病的系列研究**
（中国中西医结合学会科学技术奖二等奖　2006）
上海交通大学医学院附属仁济医院
倪兆慧　张庆怡　牟　姗　钱家麒　顾乐怡　严玉澄
姚茝华　戴慧莉　张敏芳　杨　蓉　袁江姿

78. **藏药波棱瓜子抗肝炎药效物质基础的研究与评价**
（中国中西医结合学会科学技术奖二等奖　2006）

解放军第302医院
袁海龙　李　莉　李仙义　赵艳玲　吴　勤　肖小河
韩　晋　蔡光明

79. 气血并治方配伍规律和药效物质基础的研究
（中国中西医结合学会科学技术奖二等奖　2006）
中国中医研究院西苑医院　中国科学院大连化学物理研究所
史大卓　梁鑫淼　刘剑刚　徐　青　徐　浩　李秀玲
董国菊　王承龙　殷惠军　嵇　波　张红霞　马　迁
马鲁波

80. 养血清脑颗粒对高血压病脏器保护作用研究
（中国中西医结合学会科学技术奖二等奖　2006）
天津中医药大学　天津天士力制药股份有限公司
高秀梅　叶正良　康立源　毛秉豫　王　怡　屈彩琴
郭志军　李　晶　章顺楠　赵　颖　王　虹　胡利民
张艳军　史　红　张　河

81. 补肾益气方治疗肾虚型流产的作用机制研究
（中国中西医结合学会科学技术奖二等奖　2007）
复旦大学附属妇产科医院
归绥琪　王海燕　张晓金　胡昌东　李雪莲　李桂玲
邢长英　张剑峰　李昆明　蒋立辉

82. 中医药防治多器官纤维化的分子基础
（中国中西医结合学会科学技术奖二等奖　2007）
北京中医药大学
牛建昭　李　健　王继峰　郭顺根　赵宗江　杨美娟
李　彧　朔　飞　赵景民　刘述文　李俊侠

83. 通下清热法治疗急性胆源性感染中调控全身性炎症反应的作用的研究
（中国中西医结合学会科学技术奖二等奖　2007）
上海中医药大学附属龙华医院
张静喆　章学林　高　炬　沈　平　牛　颖　马恩伟
顾宏刚　朱培庭

84. 青光安治疗青光眼术后患者的临床疗效及相关实验研究
（中国中西医结合学会科学技术奖二等奖　2007）
湖南中医药大学
彭清华　李建超　赵海滨　吴权龙　东长霞　李晓静
张波涛　罗　萍　彭　抿　朱志容　陈　吉　姚小磊
李　波　刘　娉　陈　梅

85. 通冠胶囊对冠心病介入术后作用的基础和临床研究
（中国中西医结合学会科学技术奖二等奖　2007）
广州中医药大学
张敏州　程康林　陈伯钧　王　磊　林晓忠　邹　旭
邓铁涛　曾影红　郭力恒　李　松　李　健　张翔炜
丁邦晗　颜　芳　曹爱琴　杨　广　张　军　祁建勇
乔志强　赵新军

86. 三叶木通人工繁育研究
（中国中西医结合学会科学技术奖二等奖　2007）
中国中医科学院中药研究所　中国药材集团公司
湖南文理学院　江西中医学院
黄璐琦　邵爱娟　赵润怀　王继永　黄璐明　熊大胜
曹　岚　林淑芳　孙玉茹　谭洪根　沈国林　张　东
张寿文　曹全胜　郭春秋　李子辉　席再星　吕冬梅
郭兰萍　陈　敏　吴志刚　刘细珍　赖学文　葛　菲
刘庆华　王文全　梁永红　王文龙

87. 动脉粥样硬化药理评价技术平台及活血中药干预作用的系列研究
（中国中西医结合学会科学技术奖二等奖　2008）
中国中医科学院西苑医院　中日友好医院
陈可冀　史大卓　徐　浩　刘剑刚　鹿小燕　董国菊
文　川　马鲁波　徐凤芹　嵇　波　周明学　马　迁
张红霞

88. 大承气汤治疗胃肠运动障碍疾病的临床和基础研究
（中国中西医结合学会科学技术奖二等奖　2008）
大连医科大学附属第一医院　天津医科大学总医院
齐清会　李　毅　马　涛　陈哲宇　刘　勇　战丽彬
刘　键　王绍山　梁国刚　张栋梁　周　丽　谢明征

89. 益肾胶囊治疗慢性肾脏病的临床与实验系列研究
（中国中西医结合学会科学技术奖二等奖　2008）
山西医科大学第一医院　深圳市福田区第二人民医院
方敬爱　孙艳艳　刘文媛　潘达亮　王蕊华　范彦君
张晓东　王月香　李　莉　常沁涛　李　荣　孙桂枝
贾　燕

90. 消栓通脉颗粒剂对下肢深静脉血栓形成干预机制的研究　（中国中西医结合学会科学技术奖二等奖　2008）
山东中医药大学附属医院
侯玉芬　刘　明　周　涛　周黎丽　赵海霞　刘　政
秦红松　张　玥　程志新　张玉冬

91. 中药抗氧化活性新的评价方法研究
（中国中西医结合学会科学技术奖二等奖　2008）
中国中医科学院中药研究所
杨　滨　梁日欣　李　化　辛敏通　张晓东　高　伟
杨立新　付梅红　周晓宁　曹　莹

92. 补肾健脾养血活血组方多元研究
（中国中西医结合学会科学技术奖三等奖　2005）
福建中医学院
杜　建　张小如　蔡　晶　包国荣　林求诚　黄俊山
陈　丹　吴符火

93. 大量蛋白尿加重慢性肾衰进展的机制及中药和针药结合的干预作用
（中国中西医结合学会科学技术奖三等奖　2005）
上海中医药大学附属曙光医院

何立群　李　均　曹和欣　侯卫国　李　屹　符　强
王　琛　高建东　郑平东

94. **生血合剂治疗再生障碍性贫血的免疫调控机制研究**
（中国中西医结合学会科学技术奖三等奖　2005）
上海中医药大学附属岳阳中西医结合医院　上海中医药大学
周永明　薛志忠　黄振翘　程　军　黄　韬　周韶虹
徐玲玲　孙曼萍　邹奎昌

95. **益心胶囊防治心肌缺血作用机制的研究**
（中国中西医结合学会科学技术奖三等奖　2005）
黑龙江中医药大学
周亚滨　李显筑　李永吉　陈会君　刘影哲　邓立梅
孟　涛　孙　静　石月平　汪秀娟

96. **红花黄色素抗血小板和抗心肌缺血作用的研究**
（中国中西医结合学会科学技术奖三等奖　2005）
首都医科大学北京安贞医院—北京市心肺血管疾病研究所　北京中医药大学　北京大学药学院
金　鸣　李家实　吴　伟　臧宝霞　朴永哲　陈文梅
王玉芹　郭洪祝　李金荣　司　南　张　彦　高子淳
杨树东　董宁宁　王秀坤　李蔚然

97. **阴虚阳亢型斑片状银屑病的中药治疗与实验研究**
（中国中西医结合学会科学技术奖三等奖　2005）
天津市长征医院　天津市医药科学研究所
杨洪浦　胡人杰　唐　莉　于苏萍　龚　华　原晓峰
齐　云　毛舒和

98. **雷公藤治疗红斑狼疮及银屑病的系列研究**
（中国中西医结合学会科学技术奖三等奖　2005）
复旦大学附属中山医院
秦万章　杨春欣　张登海　秦立模　金　岚　吴惠琍
王　强　吴国勤　张建中　吴文媛　向熙瑞　隗　祎
李　明　苗抗立

99. **砒霜磁性纳米微球磁感应自动控温加热靶向治疗宫颈癌的研究**
（中国中西医结合学会科学技术奖三等奖　2005）
东南大学　南京中医药大学
张东生　顾　宁　丁安伟　贾秀鹏　王子好　路新丽
樊祥山　郑　杰　颜士岩　邢宝玲　宋　建　秦虹云
金立强　万美玲　李群慧　唐秋莎

100. **小儿抗痫胶囊治疗儿童癫痫及其神经生化机制的研究**
（中国中西医结合学会科学技术奖三等奖　2006）
天津中医学院第一附属医院
马　融　李新民　李少川　杨常泉　姚凤莉　魏小维
田淑霞　张喜莲　李向农　胡思源　张德芹

101. **中药抑菌实验新方法的创立、五倍子等水煎剂和提取物抗菌效果及其电镜观察**
（中国中西医结合学会科学技术奖三等奖　2006）
河北医科大学第二医院
李仲兴　王秀华　赵建宏　杨敬芳　张新华　杨永昌
时东彦　王　鑫　李继红

102. **爪蟾卵母细胞的基因表达和降脂中药的高效选择**
（中国中西医结合学会科学技术奖三等奖　2006）
浙江中医药大学
沃兴德　范春雷　窦晓兵　钱　颖　洪行球　唐利华
卢德赵　沃立科

103. **石菖蒲醒脑开窍作用的物质基础及其作用机制研究**
（中国中西医结合学会科学技术奖三等奖　2006）
广州中医药大学
方永奇　魏　刚　吴启端　李　翎　匡忠生　林双峰
柯雪红　邹衍衍

104. **当归多糖对人血细胞发生的影响及其调控机制研究**
（中国中西医结合学会科学技术奖三等奖　2006）
重庆医科大学
王亚平　王莎莉　郑　敏　姜　蓉　吴　宏　戴　勤
王　勇　李　静　王　璐　刘永刚　张淑慎

105. **中药综合延缓软骨退变作用的新认识**
（中国中西医结合学会科学技术奖三等奖　2006）
上海中医药大学附属曙光医院
石印玉　曹月龙　詹红生　冯　伟　郑昱新　王　翔
徐　宇

106. **中药治疗自身免疫性疾病肠道黏膜免疫药理作用途径研究**
（中国中西医结合学会科学技术奖三等奖　2006）
中国中医科学院基础理论研究所
吕爱平　赵　宁　肖　诚　徐世杰　吕　诚　贾红伟
刘端勇　张皖东　赵宏艳

107. **不同药物对瘢痕疙瘩成纤维细胞增殖及生物合成的作用**
（中国中西医结合学会科学技术奖三等奖　2006）
北京大学第三医院　江门市五邑中医院
鲍卫汉　陈东明　李宇明　李健宁　徐少骏　黄　辉
谭金华　唐　兴

108. **五子衍宗丸及其加味方抗衰老的临床和实验研究**
（中国中西医结合学会科学技术奖三等奖　2006）
北京大学第一医院
王学美　谢竹藩　富　宏　刘庚信　褚松龄　宋　萍
钮淑兰

109. **雷公藤叶资源开发利用及雷络酯片的研制**
（中国中西医结合学会科学技术奖三等奖　2006）
南京军区南京总医院
李汉宝　王玉喜　王曙东　赵仲坤　陈亚军　吴晴斋
宋炳生　李庶藩　翟守道

110. **中药消癃通闭改善排尿困难及减小前列腺体积的机制**

研究

（中国中西医结合学会科学技术奖三等奖 2006）
中国中医研究院广安门医院
贾金铭 刘猷枋 李寅增 张亚强 马卫国 焦拥政
孔令青 郭 军 孙利民 马春涛 王勤渝 刘英山
王家辉 罗少波 吴玉强 杨志强 龙书平

111. **甲亢宁治疗甲状腺功能亢进症的临床与机制研究**
（中国中西医结合学会科学技术奖三等奖 2006）
中国中医研究院广安门医院
林 兰 李鸣镝 倪 青 魏军平 陈思兰 张润云
胡东鹏 高齐健 楚晓燕 王兆礼

112. **中医理论指导下的灵芝现代药理研究**
（中国中西医结合学会科学技术奖三等奖 2007）
北京大学基础医学院
林志彬 章国良 张群豪 祝晓玲 林树钱 王赛贞
游育红 滕慧玲 曹立珍 曹琦珍 张慧娜 赵洪波

113. **肝炎肝硬化中医药临床系列研究**
（中国中西医结合学会科学技术奖三等奖 2007）
中山大学附属第三医院
杨宏志 王拥泽 戴 敏 关卫兵 杨跃武 许瑞云
陈琰碧 边 壮 李永伟

114. **知母皂甙元抗老年痴呆的系列研究**
（中国中西医结合学会科学技术奖三等奖 2007）
上海交通大学医学院
夏宗勤 胡雅儿 易宁育 王子玫 孙启祥 张永芳
范国煌

115. **液相电解质效应的发现及液-质联用技术分析中药多成分复杂样品方法学研究**
（中国中西医结合学会科学技术奖三等奖 2007）
中国科学院上海药物研究所
李 川 孙 艳 李 利 赵 阳 沈红武 陈 平
刘厚甫 牛 巍 郭 宾 包元武 梁世飘 路 通
吕文旭 杜飞飞 徐 方 王凤清 张继稳 周明眉

116. **补肾活血方治疗多囊卵巢综合征的疗效观察及分子机制研究**
（中国中西医结合学会科学技术奖三等奖 2008）
湖南中医药大学
尤昭玲 雷 磊 杨正望 付灵梅 谈珍瑜 游 卉

117. **天泰1号对老年认知障碍的多层次多靶点药效学系列研究**
（中国中西医结合学会科学技术奖三等奖 2008）
南方医科大学附属深圳医院（深圳市第二人民医院）
University of California, Los Angeles 广州市番禺区社会福利院 珠海市慈安护老中心
吴正治 Andrew C. J. Huang 钟 琪 李映红
李 明 孙苏萍 张艳萍 张琼芳 李耀芳 张永锋
贾秀琴 杨 敏 陈嫚茵

118. **淫羊藿苷对勃起功能碍障的药理药效及机制研究**
（中国中西医结合学会科学技术奖三等奖 2008）
北京大学第一医院
辛钟成 刘武江 田 龙 袁亦铭 林桂亭 辛 华

119. **茶多酚抗肿瘤新生血管形成效应机制研究**
（中国中西医结合学会科学技术奖三等奖 2008）
北京中医药大学
陈信义 张燕明 侯 丽 姜 苗 李冬云 徐 力
马成杰 田劭丹 武红莉 李 忠 许亚梅 贾 玫
张洪钧

120. **凉血活血方治疗银屑病（白疕）血热证的临床与基础研究**
（中国中西医结合学会科学技术奖三等奖 2008）
首都医科大学附属北京中医医院 北京市中医研究所
邓丙戌 王 萍 金 力 孙丽蕴 何 薇 娄卫海
周 垒 周冬梅 蔡念宁 陈 凯 陶 毅 王 禾
曾祖平 李伟凡 姜春燕

121. **肾综康对肾病综合征骨营养不良VDR基因表达的影响**
（中国中西医结合学会科学技术奖三等奖 2008）
黑龙江省中医研究院
隋淑梅 王 丹 宋立群 耿 嘉 夏滨祥 黄继红
徐敢风 王新伟 李丽琦 王 丹 滕 晶

122. **痛泻要方加味治疗肠易激综合征临床及相关基础研究**
（中国中西医结合学会科学技术奖三等奖 2008）
上海中医药大学附属龙华医院
谢建群 吴大正 刘慧荣 马贵同 费晓燕 陆 雄
郑 昱 李国霞 施 斌 袁建业 张 涛

123. **扶正化瘀方抗器官纤维化的多途径作用机制**
（中国中西医结合学会科学技术奖三等奖 2008）
上海中医药大学附属曙光医院
刘成海 刘 平 张 悦 袁继丽 谭善忠 陆 雄
张 炜 姜哲浩 陶艳艳 蔡贞贞 叶伟成 刘 成

124. **胆固醇代谢关键基因在胆囊胆固醇结石形成中的作用机制及中药对其影响的研究**
（中国中西医结合学会科学技术奖三等奖 2008）
天津市中西医结合急腹症研究所 天津市南开医院
崔乃强 崔云峰 李东华 张淑坤 李忠廉 赵二鹏
刘洪斌 王 倩 薛小平

125. **治疗2型糖尿病中西结合药品消渴丸的推广应用**
（中国中西医结合学会科学技术奖三等奖 2008）
广州中一药业有限公司 中国中医科学院广安门医院
许 健 吴长海 仝小林 苏碧茹

126. **中药提取与药物谱动学的理论与实验研究**
（中国中西医结合学会科学技术奖三等奖 2008）

湖南中医药大学
贺福元　罗杰英　刘文龙　邓凯文　刘红宇　石继连
周　晋　向大雄　曾　嵘　桂　卉　伍　勇　刘　伟

127. **四种心脑血管活性中药的基础和应用研究**
（中国中西医结合学会科学技术奖三等奖　2008）
第二军医大学
张卫东　陈万生　孙连娜　李慧梁　柳润辉　张　川
娄子洋　乔传卓　韩公羽

128. **天然药物抗辐射作用机制及相关药物研究**
（军队科技进步奖一等奖　2007）
军事医学科学院放射与辐射医学研究所
高　月　王升启　代方国　马百平　刘永学　马增春
王宇光　梁乾德　谭洪玲

129. **常染色体显性遗传性肾病发病机制及中医药治疗研究**
（军队医疗成果奖二等奖　2007）
沈阳军区第211医院
李　芳　贾丹兵　陈兴珍　李　强　戴晓青　路　更
唐立明

130. **补肾壮骨冲剂治疗骨质疏松症临床研究**
（军队医疗成果奖二等奖　2007）
广州军区广州总医院
邓伟民　马建青　黄伟毅　韦　嵩　沈有高　崔伟历
邵　玉　贺扬淑

131. **滋肾活血解毒法为主延缓慢性肾功能衰竭进程的临床研究**
（军队医疗成果奖二等奖　2007）
空军总医院
马建伟　徐丽梅　陈　宝　胡海翔　魏汉林　张文龙
刘占民　支　艳　马新英

132. **鬼臼毒素脂质体治疗尖锐湿疣的基础与临床研究**
（军队科技进步奖三等奖　2007）
济南军区第88医院（南方医院）
刘晓红　曾　抗　江彬彬　阮一民　赵子卿　赵　荻
宋来涛

133. **具有改善颅脑创伤和神经损伤功能的中药基础与应用研究**
（军队科技进步奖二等奖　2008）
第二军医大学药学院
张卫东　张　川　李铁军　柳润辉　李慧梁　沈云亨
苏　娟　徐希科　芮耀诚

134. **消痰杀虫、熄风活血法治疗囊虫病的临床疗效与治疗机制研究**
（军队医疗成果奖二等奖　2008）
沈阳军区第211医院
陈治水　贾丹兵　邓伟哲　李春雷　孙旗立　李良桥
李春杰　霍洪波　唐立明

135. **中药与微量元素联合应用治疗心脑血管缺血性疾病临床应用研究**
（军队医疗成果奖二等奖　2008）
北京军区第261医院
李清亚　张　松　祝　扬　毛忠强　王晓慧　宋瑞华
齐　跃　张小澍　张尚荣

136. **凉血活血中药防治放射性肺损伤的基础与应用研究**
（军队医疗成果奖二等奖　2008）
解放军总医院
杨明会　窦永起　刘　毅　林明雄　臧　倩　冯林春
石怀银　魏正茂　刘哲峰

137. **积雪甙对创伤后瘢痕及色素治疗的研究**
（军队科技进步奖三等奖　2007）
南京军区南京总医院
桑　红

138. **地甘口服液对辐射和化学损伤保护作用的实验和临床研究**
（军队科技进步奖三等奖　2007）
广州军区武汉总医院
何东初

139. **中国药典2005年版中三味中药材质量标准的制定**
（军队科技进步奖三等奖　2007）
总后卫生部药品仪器检验所
曹　红　刘成红　陈玉敏　水彩虹　邢俊波　姜春来
周苏萍

140. **肤康宁喷雾剂、搽剂的研制及应用**
（军队科技进步奖三等奖　2007）
济南军区青岛第一疗养院
孔凡贞　范　莹　莫宗琪　连素敏　苏　勍　闫春草

141. **中药五灵丸对妊娠肝内胆汁淤积症的临床疗效研究**
（军队科技进步奖三等奖　2007）
南京军区第81医院
史佃云　陈　华　肖　梅　仰　晨　杨　斌　朱启江

142. **大剂量阿胶治疗放化疗后血小板减少症的临床研究**
（军队科技进步奖三等奖　2007）
成都军区总医院
魏　东　张　涛　苏晓妹　刘焕义　彭晶晶　程　朋
周　克

143. **黄芪注射液与卡托普利联合治疗早期糖尿病肾病的临床研究**
（军队科技进步奖三等奖　2007）
总装备部第520医院
刘仪红　王普杰　张继春　李富贵　刘昱辰

144. **中药益气养血调节机体免疫平衡佐激素冲击治疗原发性血小板减少性紫癜应用研究**
（军队医疗成果奖三等奖　2008）
北京军区北戴河疗养院
文开义　贾保民　宋国平　胡　超　白云潮　莫新刚
王勤勇

145. **酒润风湿透皮散中药透皮治疗类风湿性关节炎**
（军队医疗成果奖三等奖　2008）
北京军区第252医院

马玉琛　王保辉　黄克楠　宋玉琳　姚会艳　刘娟娟　王　红

146. 乳结消片治疗乳腺增生病的临床疗效研究

（军队医疗成果奖三等奖　2008）

北京军区第252医院

杨　娟　刘久红　王建武　黄敬群　刘　媛　李　红　张小东

147. 活血化瘀中药治疗老年慢性肾功能衰竭的研究

（军队医疗成果奖三等奖　2008）

北京军区第322医院

樊相军　谷凌云　刘春君　左文渊　梁宏文　白桂花　谢　京

148. 地黄中寡糖的提取分离及降糖作用的研究应用

（军队医疗成果奖三等奖　2008）

兰州军区兰州总医院

王晓莉　张汝学　李妍芹　苏志红

149. 丹参对烧伤治疗作用的实验及临床研究

（军队医疗成果奖三等奖　2008）

兰州军区第3医院

邱振中　李　锐　邱财荣　马黎军　顾磊奇　唐　晋

150. 复方薤白胶囊干预慢阻肺肺动脉高压作用机制研究

（军队医疗成果奖三等奖　2008）

南京军区第454医院

姜　静　尚　宁　奚肇庆　石海明　蒋克春　金　琳　邹　玺

151. 升清降浊法治疗胃气上逆证的临床与实验研究

（军队医疗成果奖三等奖　2008）

广州军区广州总医院

徐　伟　孙维峰　孙桂华　韦　嵩　何丹丹

152. 补肾壮骨法治疗骨质疏松性骨折的系列临床研究

（军队医疗成果奖三等奖　2008）

广州军区广州总医院

钟润泉　邓伟民　潘刚明　张国超　黄杰文　徐国洲　涂　强

153. 中药协同碘-131治疗Graves病的临床研究

（军队医疗成果奖三等奖　2008）

成都军区昆明总医院

马黎明　邱苏云　李江城　洪　愉　张桂仙　张正武　查金顺

154. 排毒化肿胶囊毒理、药效与临床对慢性咽喉炎的研究

（军队医疗成果奖三等奖　2008）

成都军区蒙自军分区医疗所

李宝鸿　石梅初　徐宝石

155. 腰椎间孔外注射三七复合液治疗腰椎间盘突出症

（军队医疗成果奖三等奖　2008）

总装备部第513医院

梁　吉　刘　泓　姜德全　杨廷斌　袁洪泽　张红栓

化学合成药物

156. 血管抑制剂抗肿瘤新药的药物设计、千克级制备技术及临床应用　（国家技术发明奖二等奖　2008）

山东先声麦得津生物制药公司　中国医学科学院肿瘤医院　中国药品生物制品检验所　清华大学

罗永章　孙　燕　王军志　王金万　付　彦　常国栋

157. 雌激素和三苯氧胺诱发妇科肿瘤的分子机制

（国家自然科学奖二等奖　2008）

北京大学

尚永丰　张　华　伍会健　尹　娜　易　霞

158. 叶酸和丁酸盐在胃癌和大肠癌发生与预防中的作用

（国家科技进步奖二等奖　2008）

上海交通大学医学院附属仁济医院　上海交通大学医学院附属第九人民医院

房静远　萧树东　朱舜时　陆　嵘　陈萦晅　施　尧　孙丹凤　陈朝飞　张燕捷　唐洁婷

159. 新型高效抗菌药物——法罗培南钠的研究与开发

（国家科技进步奖二等奖　2008）

山东新时代药业有限公司　鲁南贝特制药有限公司　鲁南制药集团股份有限公司

赵志全　彭立增　张则平　高希章　张贵民　周宗仪　崔志红　张理星　王英燕　李　伟

160. 微生物氧化还原酶生物催化制备手性化合物关键技术的研究

[高等学校科学研究优秀成果奖(科学技术)技术发明奖一等奖　2008]

江南大学　石家庄永生华清液晶有限公司

徐　岩　聂　尧　穆晓清　刘鑫勤　张荣珍

161. 抗植物病毒新农药创制研究与应用

[高等学校科学研究优秀成果奖(科学技术)科技进步奖一等奖　2008]

贵州大学　广西北海国发海洋生物产业股份有限公司

宋宝安　杨　松　欧阳贵平　胡德禹　张武军　陈　卓　陈书勤　金林红　薛　伟

162. 新药注射用还原型谷胱甘肽研究与应用

（中国药学会科学技术奖三等奖　2008）

山东绿叶制药股份有限公司

刘殿波　薛云丽　李世旭　刁海鹏　刘万卉　林彤慧　由春娜　左爱侠

163. 氟伐他廷维甲酸在放射性肺损伤中的防治作用

（军队科技进步奖三等奖　2007）

兰州军区乌鲁木齐总医院

叶江枫

164. 糖皮质激素在小儿烧伤休克早期应用的临床研究

（军队科技进步奖三等奖　2007）
兰州军区第11医院
周玉新　靳西勇　张元利　庞书琴　陈明星　郇京宁

165. **固尔苏治疗早产儿肺透明膜病的临床研究**
（军队科技进步奖三等奖　2007）
兰州军区乌鲁木齐总医院
石小湘　衣楠玲　赵凤英　王莉萍　欧丽亚　周　闯
孙金山

166. **慢性马兜铃酸肾病的临床和病理特征及甘草酸干预研究**
（军队科技进步奖三等奖　2007）
南京军区第455医院
王会玲　张金元　杜兰屏　邓跃毅　陈以平

167. **利培酮合并帕罗西汀治疗疑病症疗效观察**
（军队科技进步奖三等奖　2007）
总装备部装甲兵技术学院门诊部
朴贞淑　张　丽　李　薇　周　祥　刘　畅

168. **第三代β受体阻滞剂卡维地洛联合治疗高龄老年高血压的临床研究**
（军队科技进步奖三等奖　2007）
解放军总医院
武　强　范　利　丁一姝　李　红

169. **应用培美曲塞治疗恶性胸膜间皮瘤**
（军队科技进步奖三等奖　2007）
解放军总医院
汪建新　高　强　翁翠莲　李新甫　薛庆亮　江　宏
丽　娜

170. **氧化苦参碱对胆碱酯酶影响的临床研究**
（军队科技进步奖三等奖　2007）
解放军第302医院
罗生强　张玲霞　张文瑾　王海滨　蔡少平　吉英杰
赵志海

171. **银锌乳膏的研制与烧伤创面的应用**
（军队科技进步奖三等奖　2008）
南京军区第175医院
张　荣　郑绍忠　郑健生　郑庆亦　田文君　费　燕
肖海英　王庆芬　黄艺蓉

172. **他汀类药物逆转心肌纤维化的基础与临床研究**
（军队医疗成果奖三等奖　2008）
北京军区第264医院
武利军　赵连友　徐春艳　刘建平　胡德华　李　飒
张　晋

173. **光动力学疗法联合局部注射化疗药物治疗食管贲门癌的临床研究**
（军队医疗成果奖三等奖　2008）
南京军区第97医院
张南征　朱　云　潘　武　马文青　江兴松　杜文琪
戴　英

174. **赛尼哌在致敏与非致敏人群肾移植中的应用**
（军队医疗成果奖三等奖　2008）
广州军区第181医院
晏　强　陈怀周　黄江燕　谢申平　申智中　董　力
眭维国

175. **环磷腺苷葡胺、硫酸镁和安定防治麻醉不良反应的临床应用研究**
（军队医疗成果奖三等奖　2008）
广州军区第303医院
杨天明　陈伯成　钟　军　赵东海　梁卫根　范新民
吴　波

176. **癫痫患者苯妥英钠治疗药物浓度测定的意义**
（军队医疗成果奖三等奖　2008）
空军总医院
石　进　张卫清　吕　强　张英谦　陈雪涛　宋东林

177. **格平、络德、科素亚治疗高血压及服药心理研究**
（军队医疗成果奖三等奖　2008）
第二炮兵第531医院
王智多　于金秋　杨生春　刘　淼　王　熠　夏瑞丰

178. **超声引导经皮肝穿注射青蒿琥酯治疗原发性肝癌15例**
（军队医疗成果奖三等奖　2008）
第二炮兵第532医院
张源才　张永辉　余上海　陶胜来　张金辉　吴太忠
洪　强

179. **肝素治疗妊娠期疾病的系列研究**
（军队医疗成果奖三等奖　2008）
第二炮兵第537医院
崔宝奎　钟　梅　曹洪流　王双武　马晓东　赵尹霄
刘　芳

180. **磺胺嘧啶银与人工细胞愈合膜联合包扎治疗烧伤临床应用**
（军队医疗成果奖三等奖　2008）
总装备部第519医院
宋晓霓　邹亚宏　敬红平　葛永强　卢建刚　公丕安
魏　东

181. **卡托普利对血压正常的早期糖尿病肾病防治作用的研究**
（军队医疗成果奖三等奖　2008）
总装备部第520医院
刘仪红　王普杰　杨　兵　杨慎柯　谷中红　余　帆
李富贵

182. **普罗布考抗动脉粥样硬化的临床研究**
（军队医疗成果奖三等奖　2008）
解放军总医院
陈德友　曹　剑　范　利　朱冰坡　赵　莉　刘　涛
宋　颖

183. **急性冠脉综合症时明胶酶A/B变化及他汀干预研究**
（军队医疗成果奖三等奖　2008）
解放军总医院

骆雷鸣 叶 平 范 利 盛 莉 曾 强 赵 颖
杨 雪

184. **氧化苦参碱对肝细胞凋亡的影响及在重型肝炎中的临床应用** (军队医疗成果奖三等奖 2008)
第二军医大学第二附属医院
王俊学 蔡 雄 向晓星 徐文胜 王晓今

185. **异氟醚对肺功能影响的应用研究** (军队医疗成果奖三等奖 2008)
第三军医大学第二附属医院
李永旺 黄 河 吴 畏 杨天德 陶 军 李忠俊
郝 嘉

186. **诺和锐和诺和灵R在2型糖尿病胰岛素强化治疗中的应用** (军队医疗成果奖三等奖 2008)
解放军305医院
祝开思 王 平 母义明 梁雪梅 曲建昌

抗生素及其工艺

187. **高纯度井冈霉素生物催化生产井冈霉醇胺的产业化技术开发** (国家技术发明奖二等奖 2008)
浙江工业大学 浙江钱江生物化学股份有限公司
郑裕国 沈寅初 陈小龙 薛亚平 裘国寅 傅业件

188. **抗生素代谢工程的基础研究** (国家自然科学奖二等奖 2008)
上海交通大学
邓子新 白林泉 周秀芬 孙宇辉 陈 实

189. **热疗联合阿霉素治疗恶性血液病的基础与临床研究** (军队医疗成果奖三等奖 2008)
济南军区第88医院
魏红梅 张立成 阮一民 郭坤元 彭 勇

190. **益生菌对抗生素相关性腹泻防治作用的研究** (军队医疗成果奖三等奖 2008)
总装备部第306医院
曹艳菊 张豫生 屈昌民 袁 群 王晓英 陈 琰
朱彩虹

生化药物与生物制品

191. **基于序列的蛋白质功能研究** [高等学校科学研究优秀成果奖(科学技术)自然科学奖二等奖 2008]
清华大学
孙之荣 华苏军 张 松 过 涛 周 云

192. **蛋白质抗原表位结构特性与免疫学效应关系的研究** [高等学校科学研究优秀成果奖(科学技术)自然科学奖二等奖 2008]
重庆工学院 中国人民解放军免疫学研究所
林治华 吴玉章 朱 波 唐 燕 王 莉 韩俊峰

193. **改善卵巢肿瘤活疫苗安全性及有效性的研究** [高等学校科学研究优秀成果奖(科学技术)技术发明奖二等奖 2008]
复旦大学 上海市肿瘤研究所
徐丛剑 康 玉 顾健人 姜 伟 吴超群 钟翠平

194. **非抗性筛选DNA疫苗载体及沙门氏菌运送系统** [高等学校科学研究优秀成果奖(科学技术)技术发明奖二等奖 2008]
扬州大学
焦新安 潘志明 张晓明 胡青海 黄金林 刘秀梵

195. **富血小板血浆修复骨组织和软组织的基础及临床研究** [高等学校科学研究优秀成果奖(科学技术)科技进步奖二等奖 2008]
上海交通大学
张长青 曾炳芳 袁 霆 徐铮宇 宋文奇 郭尚春
邵 雷 苏 琰

196. **尿绒毛膜酶试剂盒的研制及其在糖尿病肾病早期诊断中的应用研究** [高等学校科学研究优秀成果奖(科学技术)科技进步奖二等奖 2008]
山东大学
关广聚 曹娅丽 柳 刚 李学刚

197. **一类新药重组成纤维细胞生长因子应用基础与工程技术研究** (中华医学科技奖一等奖 2008)
温州医学院 广州暨南大学医药生物技术研究开发中心
吉林农业大学 上海万兴生物制药有限公司 长春长生基因药业股份有限公司 南海朗肽制药有限公司
李校堃 黄亚东 吴晓萍 肖 健 苏志坚 黄志锋
曹之舫 王艳萍 谭 毅 初彦辉 肖业臣 张 翼
冯成利 金利泰 林绍强

198. **蛋白激酶在阿尔茨海默病tau蛋白过度磷酸化中的作用及应用价值** (中华医学科技奖二等奖 2008)
华中科技大学同济医学院
王建枝 朱铃强 张家玉 刘恭平 田 青 王小川
王 群 杨 莹 周新文 刘 蓉

199. **乙型肝炎疫苗免疫效果影响因素和加强免疫策略研究** (中华医学科技奖二等奖 2008)
中国药品生物制品检定所 北京大学医学部 广西壮族自治区疾病预防控制中心 江苏省疾病预防控制中心
开封市疾病预防控制中心
梁争论 庄 辉 李 杰 胡忠玉 张 瑞 廖雪雁
朱凤才 李荣成 荆 庆 吴小音

200. **细菌脂多糖对小鼠成年肝脏、小肠、胎盘和胎肝CYP3A的下调作用** (中华医学科技奖三等奖 2008)

安徽医科大学
徐德祥　魏　伟　陈远华　王　华　张　程　姬艳丽
李祥云　宁　崔

201. **人卵巢癌抗独特型抗体6B11及其相关融合蛋白疫苗的制备和应用研究**
（中华医学科技奖三等奖　2008）
北京大学人民医院
崔　恒　吕晓红　冯　捷　钱和年　魏丽惠　李小平
李　艺　祝洪澜

202. **大肠癌、肝癌单克隆抗体及其放射免疫治疗药物与新型药靶分子的研究和应用**
（中国药学会科学技术奖一等奖　2008）
第四军医大学　解放军总医院解放军空军总医院　广州医学院附属广州市第一人民医院
朱　平　温　宁　田　蓉　钟惟德　陈志南　冷　南
冯　强　徐　静　吴振彪　李　郁　李　玲　张　征
杨向民　唐　浩　余晓玲

203. **白念珠菌基因表达谱芯片的制备及应用研究**
（中国药学会科学技术奖二等奖　2008）
第二军医大学药学院　天津大学　解放军第411医院
姜远英　曹永兵　王　彦　高平挥　曹颖瑛　阎　澜
蒋伶活　贾鑫明　徐　铮　张军东等

204. **单唾液酸四己糖神经节苷脂（GM1）原料及注射液的研制及产业化**
（中国药学会科学技术奖三等奖　2008）
齐鲁制药有限公司
王晶翼　张丽莉　李红英　翟建华　范永慧　刘丽美
张明会

205. **中药提取物天花粉蛋白抑制性肽段的筛选及作用机制研究**
（中国中西医结合学会科学技术奖三等奖　2008）
江苏大学附属医院　江苏大学医学技术学院
上海市免疫学研究所
焦志军　王文红　尤海燕　陈阿琴　周春红　周　芸
庞利群　段秀杰　路丽明　周光炎

206. **双价Vero细胞肾综合征出血热纯化灭活疫苗的研制**
（军队科技进步奖二等奖　2007）
沈阳军区总医院
刘江秋　陈　伟　祁　欣　李忠义　于笑难　蔡增林

207. **肽抗生素hPAB-β突变体的构建与活性研究**
（军队科技进步奖二等奖　2007）
第三军医大学基础部
胡福泉　饶贤才　胡金川　黎　庶　金晓琳　胡晓梅
朱军民　陈志瑾　张　椿

208. **生物恐怖用毒素-蓖麻毒素抗体及小分子拮抗肽制剂的研制和应用**　（军队科技进步奖二等奖　2007）
军事医学科学院基础医学研究所
冯健男　郭建巍　黎　燕　沈倍奋　王顺涛　孙瑛勋
于　鸣　胡美茹　郭雷鸣

209. **强啡肽在急性脊髓战创伤中的作用及机制研究**
（军队科技进步奖三等奖　2007）
沈阳军区总医院
陈　语　祖启明　李　明　刘　军　周大鹏　侯铁胜

210. **华北战区重要媒介生物抗药性监测与防治对策的研究**
（军队科技进步奖三等奖　2007）
北京军区疾病预防控制中心
邓　兵　黄清臻　刘士敏　刘文华　赵洪梅　李　宏
杨　惠

211. **沿海部队副溶血性弧菌快速免疫检测试剂盒的前期研究**
（军队科技进步奖三等奖　2007）
广州军区疾病预防控制中心
苏建新

212. **军犬细小病毒病的基因疫苗及其应用研究**
（军队科技进步奖三等奖　2007）
成都军区疾控中心军事医学研究所
邱　薇　范泉水　李作生　杨美峰　郑　颖　王双印
李　江

213. **粘着斑激酶在部队医疗保障人群结肠上皮病变中的表达及意义研究**　（军队科技进步奖三等奖　2007）
解放军总医院309临床部
李　楠

214. **几丁糖防治异常瘢痕的研究**
（军队科技进步奖三等奖　2007）
第二军医大学第一附属医院
张敬德　邢　新　王守界　薛春雨　李　鑫　杨志勇
袁斯明

215. **穿膜肽人A20融合蛋白的研究**
（军队科技进步奖三等奖　2007）
第三军医大学第三附属医院
吴丽娟　蒋建新　朱佩芳　王正国

216. **多肽类调控因子在老年性痴呆和骨质疏松症中的临床应用研究**　（军队科技进步奖三等奖　2007）
济南军区总医院
罗南萍　孙晓明　陈　青　李金花　庄大勇　刘恒国
李　伟

217. **尿激酶治疗慢性肾脏疾病的系列研究**
（军队科技进步奖三等奖　2007）
广州军区广州总医院
罗正茂　张建林　童俊容

218. **国产降纤酶治疗急性脑梗死基础实验与临床研究**
（军队医疗成果奖三等奖　2008）

北京军区第251医院

武晓玲　李英杰　郭英俊　徐　谦　李亚楠　鲁传冬

219. **人中性粒细胞防御素制备及其应用研究**

（军队医疗成果奖三等奖　2008）

南京军区第97医院

王永杰　齐　名　武建国　李晓军　李　玺　王振德　孙　俊　骆晓梅　李晓洲

220. **α-干扰素治疗慢性乙肝时影响其疗效因素的研究**

（军队医疗成果奖三等奖　2008）

南京军区第101医院

王卫兵　谭晓风　万谟彬　蔡　雄　韩永年　王春莉　刘健虎

221. **AMACR/34βE12/p63鸡尾酒双染对诊断前列腺癌及癌前病变的价值**　（军队科技进步奖三等奖　2007）

南京军区第454医院

刘英娜　蒋智铭

222. **慢性乙型肝炎肝组织B7-1的表达及其与干扰素疗效关系的研究**

（军队医疗成果奖三等奖　2008）

广州军区武汉总医院

任星峰　葛　娅　杨　群　李敬安　骆抗先　余　进

223. **拉咪夫定联合小剂量人乙肝免疫球蛋白预防肝移植术后乙型肝炎病毒再感染的研究**

（军队医疗成果奖三等奖　2008）

广州军区第181医院

杨　明　李松涛　陈佑江　文明波　施晓敏　刘祥德

224. **柞蚕抗菌肽抗菌、抗肿瘤研究及其应用**

（军队医疗成果奖三等奖　2008）

广州军区第421医院

张卫民　闭晓君　黄自然　刘　钊　凌　龙　郭天剑　吴必嘉

225. **过氧化物酶增殖体激活受体γ在冠脉损害中作用的临床研究**　（军队医疗成果奖三等奖　2008）

成都军区昆明总医院

杨丽霞　齐　峰　郭瑞威　杨玉霞　石燕昆　王先梅　郭传明

药理、毒理

226. **符合国际GLP标准的药物非临床安全评价平台关键技术的建立与应用**　（国家科技进步奖二等奖　2008）

中国药品生物制品检定所

桑国卫　王军志　李　波　邢瑞昌　王秀文　沈连忠　李佐刚　李保文　霍　艳　孟建华

227. **药物依赖戒断后发生复吸的心理学特征及神经生物学机制**

［高等学校科学研究优秀成果奖（科学技术）自然科学奖一等奖　2008］

北京大学

陆　林　时　杰　翟海峰　赵　媚　赵励彦　张肖丽　鲍彦平

228. **维生素A营养影响儿童免疫力的机制**

［高等学校科学研究优秀成果奖（科学技术）自然科学奖一等奖　2008］

复旦大学

王卫平　杨　毅　陶月红　周小建　魏　东　杨　红

229. **新的蚊抗药性基因研究**

［高等学校科学研究优秀成果奖（科学技术）自然科学奖一等奖　2008］

南京医科大学

朱昌亮　马　磊　孙　艳　张东辉　沈　波　李秀兰　公茂庆　孙立新　胡小邦　杨庆贵

230. **雌激素抑制血管损伤反应的作用及其细胞内信号转导机制**

［高等学校科学研究优秀成果奖（科学技术）自然科学奖二等奖　2008］

中山大学　北京大学

王庭槐　谈　智　向秋玲　胡飞雪　付晓东　林桂平　潘敬运　郭廖南　杨　丹　黄　勤　刘海梅

231. **选择性开放血脑屏障的机制与应用的研究**

［高等学校科学研究优秀成果奖（科学技术）自然科学奖二等奖　2008］

中国医科大学

薛一雪　刘云会　王　萍　李少一　刘丽波　商秀丽　赵红宇　王义宝　程　鹏

232. **阿扑吗啡和天麻对帕金森病腹侧被盖区多巴胺神经元的神经保护**

（中华中医药学会科学技术奖二等奖　2008）

武警总医院

袁　红　梁立武　张韶峰　许建阳　纪慧茹　曹　力　王梅康　丁　红　梁贵喜　李　静

233. **溶血磷脂酸对心肌成纤维细胞的影响及活血化瘀中药的作用**

（中华中医药学会科学技术奖三等奖　2008）

南京军区南京总医院

蔡　辉　赵智明　赵凌杰　郭郡浩　沈思钰　修春英　金　洁

234. **药物依赖戒断后心理渴求的神经机制及干预措施**

（中华医学科技奖二等奖　2008）

北京大学中国药物依赖性研究所

陆　林　刘志民　时　杰　翟海峰　赵成正　邓艳萍　李素霞　赵　苳　刘　昱　鲍彦平

235. **硝酸酯介入心肌灌注显像和超声心动图估价心肌活力**

的系列研究 （中华医学科技奖三等奖 2008）

中国医学科学院阜外心血管病医院

何作祥 杨跃进 杨敏福 胡奉环 杨伟宪 胡盛寿 李胜亭 刘秀杰

236. 新型抗精神病及抗抑郁症药物体内代谢、相互作用机理及其临床应用

（中国药学会科学技术奖二等奖 2008）

中南大学湘雅二医院 湖南省肿瘤医院

李焕德 李坤艳 赵靖平 彭文兴 张毕奎 朱运贵 原海燕 左笑丛 秦 群 朱荣华

237. 胍丁胺-咪唑啉受体作用系统调节阿片依赖的发现

（中国药学会科学技术奖三等奖 2008）

军事医学科学院毒物药物研究所

李 锦 苏瑞斌 吴 宁 李 昕 路新强 魏晓莉 刘 茵 李 松等

238. 阴虚阳虚证与糖皮质激素受体关系研究

（中国中西医结合学会科学技术奖一等奖 2006）

第二军医大学

凌昌全 李 敏 李 柏 封颖璐 陈 喆 黄雪强 俞超芹 李 勇 张亚妮 王 喜

239. 盐酸小檗碱降血脂作用的临床应用及其分子机制

（中国中西医结合学会科学技术奖二等奖 2006）

南京医科大学附属南京第一医院

中国医学科学院医药生物技术研究所

魏 敬 蒋建东 王书奎 孔维佳 王自正 宋丹青 潘淮宁 吴锦丹

240. 大黄及血红素加氧酶对创伤应激后神经元保护机制的研究

（军队科技进步奖一等奖 2008）

成都军区总医院

顾建文 屈 延 郑崇勋 张爱华 裴小梅 王庆松 匡永勤 黄海东 杨立斌 程敬民

241. 化学战剂——有机磷类化合物中毒所致肝肾损害的超声影像学研究 （军队科技进步奖二等奖 2007）

沈阳军区总医院

曹军英 赵宝珍 蒋苏齐 王占江 陈宁宁 王 巍 殷 霞 张亚洲

242. 临床抗菌药物敏感性监测及其合理使用的研究

（军队医疗成果奖二等奖 2007）

第三军医大学第一附属医院

夏培元 刘松青 陈勇川 林 彩 何菊英 彭永富 罗 东 唐 敏

243. 静脉麻醉药对战创伤致中枢神经系统损伤保护作用的基础研究 （军队科技进步奖二等奖 2008）

解放军总医院

米卫东 张 宏 曹江北 秦晓辉 王恒林 孙永海 杨 静 李 军

244. 炎症条件下糖皮质激素抵抗机制及治疗策略的研究

（军队科技进步奖三等奖 2007）

南京军区南京总医院

张 方

245. 锌铜铁钙镁钾钠含量测定及其与高血压合并高血脂症关系的研究 （军队科技进步奖三等奖 2007）

第二军医大学药学院

戴蔚荃

246. 姜黄素、红霉素逆转 K562/A02 细胞多药耐药机制的研究 （军队科技进步奖三等奖 2007）

第四军医大学第一附属医院

常宏宇 潘凯丽 黄 莹 冉海红

247. 硬膜外预注新斯的明对硬膜外麻醉后胃肠道激素和功能的影响

（军队科技进步奖三等奖 2007）

沈阳军区第 203 医院

燕建新 刘 彬 张铁铮 孙景海 李 刚 庞庆新

248. 脱氧胆酸治疗妊娠肝内胆汁淤积症的应用研究

（军队科技进步奖三等奖 2007）

北京军区第 251 医院

王静波 梁志清 史常旭 常 青 徐利泉 肖颖丽 王振辉

249. 切口局麻药灌注浸润法术后镇痛的临床研究

（军队科技进步奖三等奖 2007）

北京军区第 264 医院

牛金柱 刘建平 胡德华 张 晋 赵和平 弓 崎 张 昊

250. 一氧化氮在哮喘发病中的作用及与肺功能相关性研究

（军队科技进步奖三等奖 2007）

成都军区昆明总医院

刘 翱 杨伟康 沈 毅

251. 药灌肠治疗慢性肾功能不全疗效观察

（军队科技进步奖三等奖 2007）

总装备部第 521 医院

李红梅 刘文合 施绍用 崔国华 王 安 王乃迎 赵玉洁

252. 静脉麻醉药对战创伤重要脏器缺氧损伤保护作用的研究 （军队科技进步奖三等奖 2008）

沈阳军区总医院

孙莹杰

253. 异丙酚对脑和脊髓损伤保护作用机制的在体实验研究

（军队科技进步奖三等奖 2008）

沈阳军区第 463 医院

尚 宇 康万军 顾佩菲 周凯泉 訾英

254. 环孢素 A 防治战时急性中毒性肝损害的实验研究

（军队科技进步奖三等奖　2008）
济南军区总医院
张修礼　郑　虹　曲建慧　李文波　刘晓峰　刘长江

255. 部队人员新生隐球菌感染及胞外磷脂酶抑制剂的实验研究（军队科技进步奖三等奖　2008）
济南军区总医院
曹瑞华　刘翠杰　温　海　李　娟

256. “铁扇癣痒平”抗真菌实验和对海训官兵皮肤病治疗研究（军队科技进步奖三等奖　2008）
南京军区杭州疗养院
张尊祥　李树雯　孙清华　余国强　张克畏　宋彩萍　周　宏

257. 高空缺氧损伤机制及药物保护作用研究
（军队科技进步奖三等奖　2008）
南京军区第454医院
邱　彦　陆　瑜　司梁宏　李铁军

258. 蛋白酶抑制剂及降钙素基因相关肽(CGRP)对脑水肿脑缺血组织预防保护作用的研究
（军队科技进步奖三等奖　2008）
解放军总医院304临床部
姚存姗　孟晓落

259. 4种抗菌药物血药浓度测定方法的研究及应用
（军队医疗成果奖三等奖　2008）
沈阳军区总医院
夏东亚　郭　涛　颜　鸣　周俭平　张晓虹

260. 鲍曼不动杆菌耐药趋势及临床合理用药的初步研究
（军队医疗成果奖三等奖　2008）
南京军区第81医院
江淑芳　赵旺胜　邱　红　郝　虹　顾　兵　刘云霞　刘根焰

261. 葡萄糖对人成骨样细胞TRAIL,OPG及OPGL表达的影响（军队医疗成果奖三等奖　2008）
南京军区第82医院
周　玮　王加林　杜云翔　姬秋和　张南雁　赵亚平

262. 抗菌药物使用调查与管理成效研究
（军队科技进步奖三等奖　2007）
兰州军区乌鲁木齐总医院
贾　氢　张云宏　王广军　高延新　严金燕　陈江南　李晓莉

263. 氢氧化钙治疗牙髓病的基础和临床研究
（军队医疗成果奖三等奖　2008）
南京军区第105医院
吴海珍　汪学华　王　鑫　王林艳　朱庆勇

264. 微量稀释抗真菌药物敏感试验方法研究与应用
（军队医疗成果奖三等奖　2008）
南京军区第117医院
孙长贵　曾贤铭　张丽君　杨　燕　成　军　孙关忠

265. 鲍曼不动杆菌多重耐药机制及临床用药选择研究
（军队医疗成果奖三等奖　2008）
第二炮兵总医院
童卫杭　刘丽宏　吴　诚　王　玲　和　龙　李　丽　曹　静

266. 一种靶向多聚谷氨酰胺的亨廷顿舞蹈症高通量药物筛选模型的建立（军队医疗成果奖三等奖　2008）
第二炮兵总医院
王爱娥　张睢扬　董书魁　梅开城　王东霞　王　英　马建新

267. 不同浓度果酸对痤疮丙酸杆菌体外抑菌作用的实验研究（军队医疗成果奖三等奖　2008）
总装备部后勤部亚运村门诊部
李　琳　李恒进　马长生　罗燕萍

268. 抗心律失常药物对不同部位心室肌细胞电生理特性实验和临床研究（军队医疗成果奖三等奖　2008）
解放军第305医院
李运田　杜大勇　赖晓辉　林虎　张存泰　秦绍清

药物制剂

269. 挥发油类纳米中药制备的关键技术及药效研究
[高等学校科学研究优秀成果奖(科学技术)科技进步奖二等奖　2008]
上海交通大学
吴　敏　施利毅　张　雄　张　欣　王　娜　王雪梅　李　战　路薇薇

270. 新型给药系统的研究
（中国药学会科学技术奖一等奖　2008）
北京大学药学院
张　强　张　烜　王坚成　吕万良　刘晓岩　胡　新　吕娟丽

271. 药物的新型纳米输送系统研究
（中国药学会科学技术奖二等奖　2008）
中国科学院生物物理研究所　河南大学
梁　伟　杜钢军　唐　宁　张春玲　陆晓燕　王　静　杨真威　韩晓芬　宋紫辉

272. PEG化隐性纳米粒和PEG化分子复合物的肿瘤靶向研究（中国药学会科学技术奖三等奖　2008）
复旦大学药学院
裴元英　姜嫣嫣　李亚平　方　超　施　斌

273. 平战时防治皮肤病新制剂施德宁霜的研制与应用
（军队科技进步奖三等奖　2007）
济南军区第88医院
王嘉德

274. 平战时指战员心血管病凌晨救助制剂的创新和开发

（军队科技进步奖三等奖　2007）

第二军医大学药学院

邹　豪　高　申　蒋雪涛

275. 负电荷脂类超声造影剂的制备方法学研究

（军队科技进步奖三等奖　2007）

武汉后方基地第161医院

杨　莉

276. 雾化吸入肝素防治支气管哮喘的临床应用研究

（军队科技进步奖三等奖　2007）

兰州军区第451医院

江　玲　王永兴　王昕欣　南　萍　敬　梅

277. 麻鼻用凝胶剂（瑞利敏）的制剂学和临床研究

（军队科技进步奖三等奖　2007）

第二炮兵总医院

马　萍　刘丽宏　梁冬梅　张敏燕　高文静　王彦峰

董　蒙

278. 稳定高效溴氯甘脲消毒剂的研究与应用

（军队科技进步奖三等奖　2008）

北京军区疾病预防控制中心

赵进沛　张文勤　徐书显　李秀芹　施文娟　张凤云

张　馥

279. 军用特需维生素B6氯化钠注射液研究

（军队科技进步奖三等奖　2008）

总装备部第306医院

刘　刚　闵庆旺　谭生建　姜　韧　张　捷　李进利

王海涛

280. 战时输液用药安全与输液反应快速检测方法的研究

（军队科技进步奖三等奖　2008）

解放军总医院

白　林　王晓蕾　郭代红　刘皈阳　孙　艳　王　瑾

黄晓舞

药物分析、仪器分析

281. 生猪主要违禁药物残留免疫试纸快速检测技术

（国家科技进步奖二等奖　2008）

河南省动物免疫学重点实验室　河南科技学院

河南百奥生物工程有限公司

张改平　邓瑞广　杨艳艳　李学伍　王自良　王选年

王爱萍　肖治军　杨继飞　邢广旭

282. 世界常用1000多种农药兽药残留检测技术与37项国际国家标准研究　（国家科技进步奖二等奖　2008）

中华人民共和国秦皇岛出入境检验检疫局　山东农业大学　中华人民共和国上海出入境检验检疫局　中华人民共和国深圳出入境检验检疫局　中华人民共和国河北出入境检验检疫局　广东出入境检验检疫局检验检疫技术中心　辽宁出入境检验检疫局检验检疫技术中心

庞国芳　范春林　刘永明　曹彦忠　张进杰　李学民

连玉晶　方晓明　谢丽琪　王凤池

283. 加压溶剂提取在中药质量控制中的应用

（中国药学会科学技术奖三等奖　2008）

澳门大学

李绍平　王一涛　杨丰庆　李　鹏　万建波　陈肖家

284. 平战时黄曲霉毒素快速检测试剂盒

（军队科技进步奖三等奖　2007）

北京军区疾病预防控制中心

李森林

285. 酶标分析仪检定装置的研制

（军队科技进步奖三等奖　2007）

总后卫生部药品仪器检验所

吴建刚　马　飞　李祖江　苏　庆　李晓亮　安　薇

潘忠泉

286. 浸透限制固定相的合成及其在体内药物分析和军事医学中的应用　（军队科技进步奖二等奖　2008）

兰州军区兰州总医院

马　骏　樊俊杰　贾正平　朱彭龄　谢景文　张　强

王　荣　孔令媛　王　娟

制药工艺及设备

287. 以脂肪酶为催化剂的绿色化学合成工艺

（国家技术发明奖二等奖　2008）

北京化工大学

谭天伟　陈必强　王　芳　于明锐　邓　利　聂开立

288. 松香松节油结构稳定化及深加工利用技术

（国家科技进步奖二等奖　2008）

中国林业科学研究院林产化学工业研究所

株洲松本林化有限公司

宋湛谦　赵振东　孔振武　商士斌　陈玉湘　高　宏

王占军　李冬梅　王振洪　毕良武

289. 含氟芳香精细化学品及氟化试剂的关键技术、理论与应用及产业化　（国家科技进步奖二等奖　2008）

华东理工大学　中国科学院上海有机化学研究所

钱旭红　姜　标　陈卫东　曹　松　潘力军　孙晓东

徐晓勇　宋恭华　徐玉芳　李　忠

290. 普利类药物关键技术开发及产业化

（国家科技进步奖二等奖　2008）

上海医药工业研究院　浙江华海药业股份有限公司

时惠麟　周明华　钟静芬　张庆文　胡功允　周　虎

单晓燕　金永君　郭晔堃　龚欠林

291. 纳微结构药物颗粒超重力法制备新工艺

［高等学校科学研究优秀成果奖（科学技术）技术发明奖一等奖　2008］

北京化工大学

陈建峰 赵 宏 沈志刚 王洁欣 初广文 乐 园

292. **固定床催化脱氢制亚氨芪(ISB)关键技术研究及应用**

[高等学校科学研究优秀成果奖(科学技术)科技进步奖一等奖 2008]

兰州大学 浙江九洲药业股份有限公司

马建泰 李 瀛 李 茸 达世俊 俞树毅 岳 立 朱宗祯 李文泽 蒋祖林 王春华 姜礼敬 林金荣 王学充 宋 刚

293. **维生素E绿色生产工艺的开发及产业化**

[高等学校科学研究优秀成果奖(科学技术)科技进步奖二等奖 2008]

浙江大学 浙江新和成股份有限公司

李浩然 陈志荣 胡柏剡 王从敏 王正江 胡兴邦 王拥军 毛建拥 陈晓阳 张志香

294. **光纤传感药物溶出度/释放度原位过程监测仪研制、应用技术及产业化**

(中国药学会科学技术奖三等奖 2008)

新疆富科思生物技术公司 新疆医科大学药学院

陈 坚 刘 欢 李新霞 孙 涛 熊海疆 李 莉 李 愚 姚 军等

295. **多用途二氧化氯消毒装置**

(军队科技进步奖二等奖 2008)

总参管理保障部军事体育综合训练基地

梁静群 南 宁 柯杰兵 张 慧 梁敬军 熊耘云 王 王 梁 良 陈 咏

296. **野战输液点滴监控器**

(军队科技进步奖三等奖 2007)

济南军区联勤部药品仪器检验所

刘祥富

297. **“海训单兵药盒”的研制及其应用**

(军队科技进步奖三等奖 2008)

南京军区第101医院

于晓华 王玉梅 孙秀兰 杨志刚 戚建明 陈云红 王伟新

298. **野战非蒸馏法制备药用水设备通用规范**

(军队科技进步奖三等奖 2008)

军事医学科学院卫生装备研究所

龚承元 苏建勇 朱孟府 刘红斌 马 军

其 他

299. **木素和木素-碳水化合物复合体的化学结构及反应机制的研究**

[高等学校科学研究优秀成果奖(科学技术)自然科学奖二等奖 2008]

山东轻工业学院

谢益民 杨海涛 曾绍琼 赖燕明 伍 红

300. **陈可冀学术思想及临床经验的系统研究**

(中华中医药学会科学技术奖二等奖 2008)

中国中医科学院西苑医院

张京春 史大卓 雷 燕 李立志 蒋跃绒 徐凤芹 马晓昌 谢元华 徐 浩 王 阶

301. **刘弼臣学术思想及临证经验研究**

(中华中医药学会科学技术奖二等奖 2008)

北京中医药大学东直门医院

徐荣谦 王洪玲 张 虹 王俊宏 孙洮玉

302. **郭维淮学术思想及临证经验研究**

(中华中医药学会科学技术奖二等奖 2008)

河南省洛阳正骨医院 河南省正骨研究院

王战朝 郭艳锦 高书图 杜志谦 朱明海 马 珑 薛素民 马青雯 黄霄汉 陈海龙

303. **著名老中医谢海洲教授学术思想及临证经验系列研究**

(中华中医药学会科学技术奖二等奖 2008)

中国中医科学院广安门医院

朱建贵 张华东 姚乃礼 高荣林 王承德 胡荫奇 冯兴华 王映辉 赵 冰 李 平

304. **孙树椿筋伤学术思想及临证经验研究**

(中华中医药学会科学技术奖二等奖 2008)

中国中医科学院望京医院

张 军 孙树椿 韩 磊 宋铁兵 唐东昕 王 芃 武 震 于 栋 王立恒 陈朝晖

305. **构建药品临床试验信息处理和数据管理平台**

(中国药学会科学技术奖三等奖 2008)

国家食品药品监督管理局药品认证管理中心 科技部中国21世纪议程管理中心 科技部中国生物技术发展中心

曹 彩 曲凤宏 解 琴 艾春波 李见明 孙燕荣 王佳楠 田少雷

306. **药物释放系统(DDS)的军事医学情报研究**

(军队科技进步奖三等奖 2007)

济南军区医学科技情报研究中心

王军红

307. **关于不同消毒剂消毒效果和结核病心理护理的系统研究**

(军队科技进步奖三等奖 2007)

解放军总医院309临床部

于 莹

308. **2554例支原体培养及耐药性监测的临床应用**

(军队科技进步奖三等奖 2007)

沈阳军区总医院

孟冬娅 薛文成 万 楠 何 莉 郑 伟 陈渝宁 杨 婧

309. **功能性消化不良专病专方的临床意义及其研究对策**

(军队科技进步奖三等奖 2007)

南京军区第105医院

汪海静　王联发　谌　俭

310. **野战条件下药物相互作用判定研究**

（军队科技进步奖三等奖　2008）

北京军区总医院

潘宁玲　陈　鸿　李海红

311. **高原脱适应防治的药物措施**

（军队科技进步奖三等奖　2008）

兰州军区第18医院

张西洲　崔建华　李　彬　王宏运　哈振德　马广全　高　亮

312. **"药务通"（掌上电脑）数据库的研制**

（军队科技进步奖三等奖　2008）

军事医学科学院解放军医学图书馆

张文举　李　焱　李　娜　杜　洁　巩怀俊　王　颖　杨艳荣

313. **32磷在体表的应用及防护**

（军队医疗成果奖三等奖　2008）

兰州军区兰州总医院

魏敬军　王育敏　关　荣

314. **瘦素与卵巢功能关系及指导IVF-ET的临床研究**

（军队医疗成果奖三等奖　2008）

广州军区广州总医院

郭新宇　杨　健　郭智勇　张金玉　李文玲　彭　萍

315. **聚乙烯醇水凝胶人工髓核假体的研制**

（军队医疗成果奖三等奖　2008）

解放军总医院第309临床部

薛海滨　马远征　高　瑾　彭　伟　刘国权　顾正秋　李　永

（备注：部分2005～2007年度获奖成果以前未收录，现作为补遗）

（由刘剑潇、万猛、李劲松、刘俊立、孙文虹、施克明、周先志、杨军、陆霞提供资料，程桂芳、金昕根、巢心明整理）

国家自然科学基金资助项目

2008年国家自然科学基金面上资助项目

项目编号	项目名称	负责人	依托单位
30873256/C190201	心功能不全QOL结局指标与中医药临床疗效评价标准研究	朱燕波	北京中医药大学
30873085/C180105	SAPK/JNK信号转导途径介导抗肿瘤药物诱导自噬性细胞死亡及其分子机制	朱孝峰	中山大学
20877031/B070302	高活性纳米四氧化三铁类酶催化剂及其在PPCPs污染控制中的应用	朱丽华	华中科技大学
30873063/C180102	3′-脱氧腺苷治疗实验性高血脂症作用靶点初探	朱海波	中国医学科学院
30873068/C180102	代谢型谷氨酸受体在ES细胞体外成心体系中的表达及药物调控研究	朱丹雁	浙江大学
20877100/B070702	发酵过程中手性农药的选择性残留及代谢行为研究	周志强	中国农业大学
20875002/B050303	杯芳烃修饰核壳型量子点的制备及其在农药分子检测中的应用	周运友	安徽师范大学
30870753/C1009	基于微流控芯片的肝癌细胞外微环境酸化监测与耐药研究	周小棉	广州医学院
20872122/B020402	藏药辐花杜鹃和樱草杜鹃中生物活性成分研究	周先礼	西南交通大学
30873122/C180110	手性药物经OATP1B1转运的立体选择性探究	周　权	浙江大学
30873415/C190705	通过中药多糖对肠道粘膜免疫的影响探讨其作用机制	周　联	广州中医药大学
30873023/C171009	整合素β1信号通路在非小细胞肺癌EGFR TKI耐药中的作用	周彩存	同济大学
30870246/C020604	石榴皮鞣质类成分及其抗生殖活性的研究	周本宏	武汉大学
30873457/C1911	以BACE1 mRNA剪接为靶点的高效细胞模型及其药物筛选	钟　翎	中山大学
20875074/B0501	Alpha1受体亲和色谱药物筛选新模型的构建及其应用	郑晓晖	西北大学
30872493/C160402	胰腺癌干细胞导致胰腺癌化疗耐药的实验研究	赵玉沛	中国医学科学院
30870821/C090205	核因子（NF-κB）在海洛因成瘾中的作用	赵　媚	中国科学院心理研究所
30873167/C180204	结构修饰的壳聚糖作为肾靶向载体的机制研究	张志荣	四川大学
20875060/B050903	太白"七药"抗肿瘤活性成分细胞亲和在线筛选分析	张志琪	陕西师范大学
30873458/C1911	基于脑结构-静息态网络对中药及认知训练干预轻度认知障碍的效用评价	张占军	北京师范大学
20877085/B070202	抗生素高胁迫条件下抗药基因的形成、传播和控制研究	张　昱	中国科学院生态环境研究中心
30871659/C110411	Bt杀虫晶体蛋白靶标受体基因克隆与功能分析	张友军	中国农业科学院蔬菜花卉研究所
30873395/C190701	基于调控神经干细胞对称分裂、不对称分裂模式的中药促进神经再生机制研究	张艳军	天津中医药大学
30871891/C120208	非酒精性脂肪肝及药物对CYP2A5的调节及其机理研究	张秀英	东北农业大学
30872251/C150703	乙型肝炎病毒准种特性及相互作用对抗病毒疗效影响的研究	张欣欣	上海交通大学
30873200/C180207	中国海参共附生微生物中抗肿瘤活性次生代谢产物的研究	张　文	第二军医大学
20872006/B020402	藏药镰形棘豆活性和毒性成分及其构效关系研究	张庆英	北京大学

（续表）

项目编号	项目名称	负责人	依托单位
30873399/C190702	益气活血中药复方调控病毒性心肌炎心肌细胞因子分泌、修复免疫损伤的机理研究	张明雪	辽宁中医药大学
30873129/C180111	小檗碱逆转多药耐药泵 MDR1 机制的研究	张立新	中国科学院微生物研究所
30873078/C180104	PIN/LC8 抗炎免疫药物新靶点的研究	张俊平	第二军医大学
30872661/C160801	高频电刺激猴伏隔核治疗阿片药物依赖的实验研究	张建国	北京市神经外科研究所
30872242/C150703	HBV 耐药优势株形成的分子机制	张继明	复旦大学
30870080/C0104	同步化细菌群体制备技术的改进及其应用于抗菌药物敏感性检测的研究	张怀强	山东大学
30870262/C0207	植物中新化合物的预测及靶向分离方法研究	张宏桂	北京中医药大学
20872029/B020601	新型蒽环类抗肿瘤先导物的水溶性糖基衍生物的合成及其药物活性研究	张贵生	河南师范大学
30872966/C171005	microRNA 分子 miR-15b、16 和 let-7a 调控胃癌多药耐药及其机制的研究	张德新	第四军医大学
30873454/C191002	蒙药乳腺-Ⅰ号干预下大鼠乳腺增生模型 E2 信号传导通路的相关蛋白研究	张　彤	内蒙古民族大学
20876017/B060204	超临界流体辅助聚合物微粒载药过程热力学及传质行为研究	詹世平	大连大学
30873195/C180206	基于代谢组学的抗肝癌药物体内代谢过程分析方法的研究	再帕尔阿不力孜	中国医学科学院
30873308/C190301	隔药饼灸抑制 TLR4 延迟动脉粥样硬化形成机制的研究	岳增辉	湖南中医药大学
30872425/C160201	全身性麻醉药物对阿尔茨海默病发病机制和病程的影响	岳　云	首都医科大学
30873108/C180108	姜辣素止吐作用的胞内信号转导机制	岳　旺	青岛大学
50873048/E0310	甘草次酸受体介导的肝靶向给药系统的设计及制备	袁　直	南开大学
30872969/C171005	纺锤丝毒性药物诱导多倍体肿瘤的发生机制及对药物敏感性的影响	袁碧波	天津医科大学
30873358/C1905	黄连解毒汤“异病同治”疗效原理与配伍规律的基础研究	于友华	中国中医科学院医学实验中心
30873116/C180110	针对胞内病原微生物的抗感染药物胞内药物代谢与药物动力学研究	游雪甫	中国医学科学院
30873204/C180208	可改善药物功效的新型药用材料亚油酸和聚苹果酸修饰的壳聚糖类衍生物研究	印春华	复旦大学
50873066/E031002	超临界流体技术制备具有肿瘤细胞表面及血管内皮受体双靶向功能的药物缓释系统	尹光福	四川大学
20876139/B0608	以纤维素硫酸酯为主材料的结肠靶向给药胶囊体系的研究	姚善泾	浙江大学
30873428/C190709	大黄黄连泻心汤主要化学成分分析与生理药动学研究	姚美村	中山大学
30872746/C1701	Akt 调控的 p53 线粒体信号传导在卵巢癌化疗耐药中的机制研究	杨晓葵	首都医科大学
30873121/C180110	基于三基元过程的纳米药物药动学模型的研究	杨祥良	华中科技大学
30873362/C1905	珍珠菜抗肿瘤活性成分研究	杨世林	苏州大学
20872100/B020601	以吡唑并嘧啶酮和噻吩并嘧啶酮为核心骨架结构的 PLK1 抑制剂的设计合成和抗肿瘤活性研究	杨胜勇	四川大学
40873078/D0309	藏东南针叶林植被指示有机氯农药的分布规律及其储滤效应	杨瑞强	中国科学院生态环境研究中心
20871035/B0104	药物分子在功能性介孔材料中的组装及缓释研究	杨飘萍	哈尔滨工程大学
30873430/C190709	补阳还五汤抗脑缺血性损伤效应与方剂药动学的多维(元)联动数学模型及计算研究	杨洁红	浙江中医药大学
30873194/C180206	欧前胡素在原发性高血压大鼠(SHR)和正常血压大鼠(WKY)药动-药效和组织动力学研究	杨广德	西安交通大学
30873348/C190402	正肝方预防肝癌发生的 AFP 依赖和非 AFP 依赖机制研究	杨大国	广东医学院
30873096/C180105	新型低氧选择性抗肿瘤化合物对肿瘤细胞 HIF1a 蛋白分子合成和翻译后修饰的影响	杨　波	浙江大学
30873432/C190710	肾小管有机阴离子转运子功能变化在马兜铃酸肾病易感机制中的作用	阳　晓	中山大学
20874095/B040303	靶向输送 siRNA 的生物可降解高分子载体的合成与性能研究	闫立峰	中国科学技术大学
30873385/C190604	基于生物效价检测的角类动物药品质评价方法的研究	鄢　丹	解放军第 302 医院
30872971/C171005	耐药肿瘤细胞侵袭转移能力增强的机制	许祖德	复旦大学
30873289/C190208	双黄补对牙周组织修复再生作用的研究	许彦枝	河北医科大学
30872791/C1705	HCN1/HCN2 通道在难治性癫痫形成和耐药性产生中的作用	徐向平	哈尔滨医科大学
30873375/C190601	基于 Pto/AtBI 双价基因的中药材优质、高产调控研究	徐茂军	浙江工商大学
30870084/C010502	水环境中分离耐抗生素细菌及整合子结构的遗传分析	徐　海	山东大学
30872556/C160505	大剂量化疗药诱导移植免疫耐受相关蛋白的筛查、鉴定及初步应用	修典荣	北京大学
30873091/C180105	基于化学生物学的耐药白血病治疗新靶点的发现	熊冬生	中国医学科学院
20875070/B050304	纳米人工抗体化学发光免疫分析研究及其在农残中应用	谢成根	皖西学院
30870230/C020601	鱼腥草种质资源及重要药用成分合成关键基因研究	伍贤进	怀化学院

（续表）

项目编号	项目名称	负责人	依托单位
30870343/C130505	Bt 毒素 Cry1Ac 与棉铃虫中肠受体钙粘蛋白和氨肽酶的互作	吴益东	南京农业大学
30873389/C190701	从调整生物节律探讨调肝方药分时给药抗抑郁的作用机制	吴丽丽	广州中医药大学
30870050/C010202	大肠杆菌对胸腺素 α 原 N-末端乙酰化修饰的机制研究	吴　军	军事医学科学院
30873409/C190703	结肠癌抑制基因 SLC5A8 表达调控机制及其中药表达激活剂筛选研究	乌　垠	东北师范大学
20877087/B070203	土壤中抗菌药与重金属的交互作用及其对土壤生物的复合效应	温　蓓	中国科学院生态环境研究中心
30870476/C050101	阿尔茨海默氏症天然药物的设计、筛选以及相关的理论研究	魏冬青	上海交通大学
20875025/B050102	中草药提制分析及其提取物与生物大分子相互作用研究	王玉枝	湖南大学
20872148/B0204	三种抗白血病植物活性成分及其对 MDR 的逆转机制研究	王易芬	中国科学院昆明植物研究所
30873125/C180111	中国汉族人 PXR 基因新发现的 SNP 功能及对 CYP3A4 表达的调控作用研究	王雪丁	中山大学
30870877/C090301	INTEGRIN 假说中枢纽基因及蛋白质的研究	王学峰	重庆医科大学
30873290/C190209	探讨从脾胃论治采用益气升阳法对骨质疏松症防治效应和机制	王新祥	北京中医药大学
30870554/C050205	新型低毒性铂类抗癌药物的理性设计和作用机制	王晓勇	南京大学
30872997/C171008	间充质干细胞在多发性骨髓瘤耐药中的作用研究	王晓芳	天津医科大学
30870685/C100701	伏隔核缺失态下大脑奖赏环路渴求功能的 MRI 研究	王　玮	第四军医大学
30873127/C180111	联合用药遏制耐甲氧西林金黄色葡萄球菌耐药突变选择的分子机制研究	王　睿	解放军总医院
20875004/B050902	基于纳米材料的新型化学发光体系的建立及其在药物残留、生物分析中的应用研究	王　伦	安徽师范大学
60871100/F010809	新型系统生物学与肿瘤血管新生药物靶标建模	王　琳	北京邮电大学
30873443/C1909	微透析技术进行复方中药脑局部 PK-PD 模型的研究	王利胜	广州中医药大学
20876060/B060806	α-乳清蛋白酶解制备多肽纳米微管及应用于药物载体的研究	王菊芳	华南理工大学
30873157/C180202	天然产物藤黄酸及其类似物的全合成和抗肿瘤构效关系研究	王进欣	中国药科大学
30873446/C1909	中药抗癌成分多级肿瘤靶向聚合物纳米载体系统研究	王建新	复旦大学
30871642/C110407	转座子插入与宿主昆虫 P450 基因进化适应研究	王建军	扬州大学
30870619/C100201	结肠癌靶向多肽修饰的热光致变色/发光纳米药物胶囊的研制	王吉伟	中南大学
30871896/C120209	半抗原抗异型抗体和抗独特型抗体在药物残留非竞争免疫分析中的应用	王捍东	扬州大学
20871010/B0111	碳纳米管载带肿瘤靶向和治疗药物的研究	王海芳	上海大学
30873465/C1911	抗痨中药筛选新模式的研究	王　波	解放军总医院
30873448/C1909	基于特异性促渗的芍甘非均相经皮给药系统设计及评价	汪　晴	大连理工大学
30872417/C160102	血浆 YB-1 蛋白作为预测肿瘤化疗耐药性及预后标志的探讨	涂植光	重庆医科大学
30873369/C1905	黄连、吴茱萸药对化学成分指纹图谱在药物吸收模型上的生物表达研究	涂瑶生	广东省中医研究所
30873293/C190210	不同的康复治疗手段促局灶性脑缺血再灌注损伤大鼠功能恢复的神经可塑性机制	唐　巍	安徽中医学院
30870886/C090302	不同抗抑郁药物对神经干细胞作用的差异及其与疗效相关性的研究	谭庆荣	第四军医大学
30870248/C020604	活性 JA 类似物的合成筛选及对药用植物有效成分的诱导研究	谭建文	中国科学院华南植物园
30873283/C190204	人工光环境对生物节律影响及中医药干预作用的研究	谈　勇	南京中医药大学
30873120/C180110	中枢神经系统口服药物在胃肠道和血脑屏障通透性及其相关性研究	孙　艳	中国科学院上海药物研究所
10874108/A040510	超声对中药多糖结构和生物活性影响及机制研究	孙润广	陕西师范大学
30873381/C190603	基于目标成分删/增的中药（板蓝根）谱效关系表达及其在药效物质筛选中的应用	孙　琴	泸州医学院
30873447/C1909	基于树枝状聚合物 PAMAM 的葛根素眼部递药系统的构建及其角膜作用机制研究	孙考祥	烟台大学
30870610/C100201	膀胱癌用纳米磁性铁氧体/卡介苗/温敏凝胶集成材料的靶向贴壁和缓释功能研究	孙康宁	山东大学
30870126/C010803	3a 及同源蛋白调控冠状病毒释放机制及其药物靶标的研究	孙　兵	中国科学院上海生命科学研究院
30873393/C190701	芍药甘草汤干预 TRPV1 通路的止痛分子机制及其配伍机制	隋　峰	中国中医科学院中药研究所
50873114/E031002	新型多功能靶向载体材料的分子设计以及应用研究	宋存先	中国医学科学院
20877028/B070702	抗生素诱导整合子系统捕获耐药基因机制研究	石　磊	华南理工大学
20874090/B0403	基于杂化海藻酸钙的天然高分子智能材料及其生物医用性能研究	石　军	郑州大学
50878179/E080402	活性污泥中氨氧化细菌共代谢 EDCs 和 PPCPs 的机制与强化研究	任勇翔	西安建筑科技大学
50873108/E0310	“接力”靶向高分子/药物多层次结构复合载体的设计、制备和性能研究	屈小中	中国科学院化学研究所
20871037/B0101	具有生物活性的多级复合孔材料的合成与组织修复性能的研究	曲凤玉	哈尔滨师范大学

（续表）

项目编号	项目名称	负责人	依托单位
20877069/B070203	溶解性有机质抑制黑碳吸附农药的机制研究	邱宇平	浙江工业大学
30873203/C180208	两亲性聚合物为载体逆转肿瘤耐药的类脂质体制备及药效研究	邱利焱	浙江大学
30870633/C100201	可吸收复合药物涂层降解和药物释放行为与机制研究	齐　民	大连理工大学
30873280/C190204	增免抑瘤方改善裸鼠卵巢癌顺铂耐药性的机制研究	齐　聪	上海中医药大学
30873083/C180105	特异性抑制剂对 BCRP 介导肿瘤多药耐药的作用机制研究	彭　晖	军事医学科学院
30873368/C1905	小陷胸汤药效物质基础及配伍机制的研究	裴月湖	沈阳药科大学
30873222/C190104	温下肠腑方药逆转肺癌多药耐药体内分子机制研究	欧阳兵	山东中医药大学
30871126/C140403	EGFR 基因突变及影响 EGFR 靶向抑制剂疗效的分子遗传学机制研究	聂　强	广东省人民医院
30873291/C190209	应用组学方法研究壮骨止痛方抗骨质疏松的药效物质及作用机制	莫新民	湖南中医药大学
30873092/C180105	新型有丝分裂抑制剂 MT7 分子靶标的发现、确证及分子机制研究	缪泽鸿	中国科学院上海药物研究所
30873227/C190104	从 ERK-MAPK 信号传导通路探讨中药干预大肠癌转移的机制	孟静岩	天津中医药大学
30873072/C180103	芳苷类化合物阻断老年性痴呆神经退行性损伤的作用及其构效关系研究	马治中	北京大学
30873231/C190105	用配伍析因模型法解析泻心汤抗糖尿病肾病物质基础	马越鸣	上海中医药大学
30870403/C030502	中草药刺激列当植物种子发芽的研究	马永清	中国科学院水利部水土保持研究所
30873190/C180205	一种抗肿瘤创新药物的关键基础问题研究	马兴元	华东理工大学
20872081/B0206	基于核糖体 50S 亚基 A ~ P 位核苷酸设计合成抗耐药菌大环内酯抗生素	马淑涛	山东大学
30872232/C150703	我国 HIV-1 流行株 CRF07_B/C 的 pol 区新突变位点对逆转录酶抑制剂的耐药机制研究	马丽英	中国疾病预防控制中心性病艾滋病预防控制中心
20872079/B0201	几种多药耐药逆转活性中药单体及其类似物的全合成及活性研究	马　晨	山东大学
20872024/B020402	两种药用石斛抗白内障活性多糖一级结构及构效关系的研究	罗建平	合肥工业大学
30873042/C171010	功能未知基因 AL050003 在白血病耐药中的作用及其机制研究	吕书晴	第二军医大学
20871085/B0112	纳米钼配合物的仿生合成与抗癌抗肿瘤研究	鲁晓明	首都师范大学
30870253/C020604	水翁花逆转肝癌多药耐药的有效成分及分子机制	卢艳花	华东理工大学
30870486/C050102	结核杆菌关键蛋白结构与功能研究	娄智勇	清华大学
30873044/C171010	miRNA 在乳腺癌内分泌治疗药物氟维司群耐药和继发性乳腺癌转移中的作用机制	龙行华	江南大学
30873360/C1905	乌头类有毒中药炮制配伍减毒机制的体外模型研究	刘忠英	吉林大学
30873134/C180201	新型苯并磺内酰胺类小分子微管蛋白抑制剂的合成与抗肿瘤活性研究	刘兆鹏	山东大学
30873089/C180105	肺癌相关基因 eIF3A 多态性与化疗耐药的关系及分子机制研究	刘昭前	中南大学
20876179/B060806	阿尔茨海默病 Aβ 阻断肽-二茂铁-多肽的合成及其对 Aβ 聚集的抑制作用	刘又年	中南大学
30873244/C190201	重症肌无力蛋白质组学及健脾益气中药的干预研究	刘友章	广州中医药大学
30870972/C140208	细胞朊蛋白(PrPc)与耐药肿瘤细胞侵袭力相关性的研究	刘秀萍	复旦大学
30873440/C190802	药对当归-川芎在治疗偏头痛中的关系表达	刘新友	第四军医大学
30873444/C1909	中药微乳促进经皮渗透的机制研究	刘淑芝	中国中医科学院中药研究所
30872285/C150802	沙眼衣原体临床耐药与体外药敏差异的机制研究及耐药检测方法的优化	刘全忠	天津医科大学
30873084/C180105	Aurora-A 激酶靶向抑制剂 VX-680 协同全反式维甲酸治疗急性早幼粒细胞白血病的作用机制研究	刘　强	中山大学
30872739/C1701	Smac 多肽、类 Smac 小分子对卵巢癌细胞的耐药性调节及其诱导凋亡的机制研究	刘培淑	山东大学
30873263/C190201	中药胃肠舒片促胃肠运动中 NO 介导的信号传导途径的调控作用	刘孟安	滨州医学院
30873086/C180105	基于生物信息学的靶向调控 ID4 基因表达药物筛选及抗白血病作用	刘丽宏	第二炮兵总医院
30873118/C180110	口服抗肝炎化学合成新物质 JBP485 经肝胆药物转运蛋白转运机制及其药代动力学研究	刘克辛	大连医科大学
30873246/C190201	益气逐瘀法后处理对心肌缺血再灌注损伤内源性保护机制的影响	刘红旭	首都医科大学
30871152/C140404	经 NF-kappaB 途径逆转消化系统肿瘤耐药的研究	刘冰熔	哈尔滨医科大学
20872032/B0206	可光控释放的以卟啉为靶向载体的靶向抗癌前药的合成、光控药物释放、靶向抗癌活性及其结构与性质关系研究	林伟英	湖南大学
30872757/C1701	Lewis y 抗原介导的 PI3K/Akt2 信号转导通路致卵巢癌多药耐药的分子机制	林　蓓	中国医科大学
20872137/B020402	用磁性纳米粒子固相萃取技术"垂钓"中药中的活性成分	廖　循	中国科学院成都生物研究所
30873187/C180205	siRNA 的血清稳定性研究及其在小核酸制药中的应用	梁子才	北京大学
30873176/C180204	微粒给药系统的生物物理与细胞药物动力学	梁文权	浙江大学

（续表）

项目编号	项目名称	负责人	依托单位
30870894/C090302	曲马多与阿片类药物的多药滥用及其机制的研究	梁建辉	北京大学
30873015/C171009	PHD 介导结肠癌细胞缺氧信号启动能量保护效应的分子机制研究	梁后杰	第三军医大学
30872376/C0809	跨膜型 TNF-a 反向信号在乳腺癌耐药中的作用	李卓娅	华中科技大学
30873138/C180201	基于 hA3G/Vif 的新型抗 HIV-1 药物的合成与作用机制研究	李卓荣	中国医学科学院
30873350/C190402	RAGE 对血管生长的影响机制及中药干预的研究	李　勇	复旦大学
30873151/C180202	用于脑卒中治疗的芍药苷结构改造及先导化合物的发现	李希强	中国科学院上海药物研究所
50873030/E031002	壳聚糖-聚乳酸接枝共聚物制备生物可吸收水凝胶药物缓释体系	李速明	复旦大学
30873464/C1911	基于血管新生生物网络的方剂多靶点协同作用研究	李　梢	清华大学
30873161/C180203	以 eIF4F 复合物为靶点的新型乳腺癌蛋白治疗药物设计	李立文	西北大学
30870453/C031001	水中纳米氧化铝促进细菌耐药性转移及其机制研究	李君文	军事医学科学院
30873114/C180110	上调 MDR1 基因，诱导 P-gp 外向转运解除中枢抑制药物中毒的机制研究	李焕德	中南大学
30873442/C190802	地黄一源三性物质基础与血清效应相关性的比较研究	李更生	河南省中医药研究院
30873322/C190401	从Ⅰ型组胺受体途径探索当归芍药散异病同治原理研究	寇俊萍	中国药科大学
20873119/B030603	磁靶向导电高分子化疗药的合成和性能研究	阚锦晴	扬州大学
30873180/C180204	重组促红细胞生成素以自然形态缓释的释药系统的研究	金　拓	上海交通大学
20872077/B0206	特异性识别肿瘤细胞的寡核苷酸前药的合成及其生物活性研究	蒋宇扬	清华大学
30873441/C190802	基于代谢组学的中药引经理论的药动学基础研究	蒋学华	四川大学
20874042/B040303	一种高载药量高分子靶向纳米给药体系的研究	蒋锡群	南京大学
10872138/A020501	冠状动脉内药物洗脱支架药物缓释的血流动力学实验与数值研究	蒋文涛	四川大学
30871890/C120208	抗生素压力下鸡毒支原体两种主要表面抗原的变异及免疫逃避机制研究	蒋红霞	华南农业大学
20874032/B040303	聚合物纳米胶束增溶靛玉红增强抗白血病疗效的研究	蒋刚彪	华南农业大学
30873429/C190709	基于体内过程的远志药效物质基础及毒性物质基础研究	姜　勇	北京大学
30873159/C180203	药物诱导毒性相关基因调控网络的构建	纪志梁	厦门大学
20871122/B0104	端粒酶抑制剂：钌配合物与 G-四链体 DNA 的相互作用研究	计亮年	中山大学
50873056/E031002	难溶性药物/高分子体系相图和相结构的研究	黄延宾	清华大学
30871887/C120207	硫酸化修饰提高中药多糖的抗病毒和增强免疫活性及其作用机制研究	胡元亮	南京农业大学
30873197/C180206	近红外荧光新技术活体动态检测载药脂质体的体内分布和释药行为	胡育筑	中国药科大学
30873142/C180201	新型抗肿瘤嘧啶先导化合物的发现及作用机制研究	胡有洪	中国科学院上海药物研究所
50878014/E080402	碳纳米管电极生物膜降解 PPCPs 的协同机制与调控原理	胡　翔	北京化工大学
20872095/B020101	新型芬太尼类活性化合物的分子设计与催化合成方法研究	胡文祥	首都师范大学
30871660/C110411	果蔬拟除虫菊酯农药残留高效降解酶 Cpde 分子改造研究	胡美英	华南农业大学
30873128/C180111	TRAIL 作为治疗银屑病新的药物作用靶点	胡晋红	第二军医大学
50873029/E031002	具有药物控释作用的介孔复合微球的研究	胡建华	复旦大学
30873174/C180204	糖脂型非病毒载体核靶向给药系统的肿瘤基因治疗研究	胡富强	浙江大学
30870872/C090301	富集 P-gp 单抗的微纳米结构靶向治疗耐药性癫痫的研究	洪　震	复旦大学
30873088/C180105	舌癌候选耐药基因 TCRP1 的功能研究	贺智敏	中南大学
30872186/C150503	基于药物不良反应信号监测的随机森林模型	贺　佳	第二军医大学
20875026/B0509	结核分枝杆菌压电测试新技术研究与应用	何凤姣	湖南大学
30872123/C150202	鼠伤寒沙门菌适应能力对氟喹诺酮特异性耐药机制的应答	郭云昌	中国疾病预防控制中心营养与食品安全所
30872965/C171005	朊蛋白在胃癌细胞黏附介导多药耐药（CAM-DR）中的作用及信号转导途径	郭学刚	第四军医大学
30873247/C190201	补肾方药干预老年人高血压病肾气亏虚证性激素受体表达及调控机制的研究	郭伟星	山东中医药大学
20874052/B040303	模拟细胞外基质的谷胱甘肽修饰壳聚糖复合物的设计制备及对 IL-2 稳定性的调控	郭天瑛	南开大学
30873449/C1909	面向陶瓷膜过程的中药水提液“溶液环境”优化机制与方法研究	郭立玮	南京中医药大学
30873140/C180201	新型抗动脉粥样硬化药物研究-PLTP 抑制剂的设计、合成及活性评价	郭长彬	首都师范大学
20872039/B020402	苦槛蓝中农药活性成分的研究	谷文祥	华南农业大学
30873165/C180204	Pept-2 介导的以调控肺癌基因的 miRNA 为靶点的载寡聚核苷酸的肺部给药系统研究	龚　涛	四川大学
30873365/C1905	大承气汤治疗内毒素血症的药效物质基础及机制研究	耿　耘	西南交通大学
30872277/C150801	外源性糖皮质激素诱导大鼠肾上腺皮质萎缩的线粒体机制及中药干预研究	耿　龙	中国医科大学
30873378/C190602	基于化学和代谢组学的重楼属药用植物的系统生物学研究	高文远	天津大学

（续表）

项目编号	项目名称	负责人	依托单位
30873257/C190201	中药组分干预蛋白非酶糖基化和改善心肌缺血的机制研究	高　普	中国中医科学院西苑医院
30873145/C180202	天然药物葡萄子原花青素抗糖尿病血管重塑作用靶点及分子机制研究	高海青	山东大学
50873109/E031002	抗肿瘤放射性药物高分子载体的设计与制备研究	甘志华	中国科学院化学研究所
30873445/C1909	含糖配基中药成分体内靶向规律及其机制的研究	奉建芳	上海中医药大学
20874075/B040303	新型功能化聚碳酸酯生物医用材料的制备和应用	冯　俊	武汉大学
30873177/C180204	逆转肿瘤 MDR 的 Plu-Den/Plu 混合共聚物载体系统构建和转染机制研究	方晓玲	复旦大学
30873404/C190703	中药复方对草酸铂治疗结肠癌增效作用的 DNA 损伤切除修复机制研究	范忠泽	上海中医药大学
30873431/C190709	基于生物活性蛋白分子识别的薏苡附子败酱散有效部位群体内吸收与代谢特征研究	范国荣	第二军医大学
20872172/B020704	含唾液酸碳苷的寡糖纳米粒子的合成与应用研究	杜宇国	中国科学院生态环境研究中心
30871385/C060704	RNA 干扰的特异性研究及其在小核酸制药中的应用	杜　权	北京大学
30873455/C191002	维药草花抗阿尔茨海默病的物质基础及作用机制研究	窦　君	中国科学院新疆理化技术研究所
20874058/B040303	点击化学制备非线性结构生物降解高分子及其双重功能型药物控释体系	董常明	上海交通大学
30872089/C150102	三氯乙烯药疹样皮炎预防干预的生物标志物有效性评价研究	戴宇飞	中国疾病预防控制中心职业卫生与中毒控制所
30873146/C180202	从黄牛木属植物中寻找通过核受体 RXR-TR3 介导细胞凋亡的抗癌活性成分	戴　毅	暨南大学
30872432/C160201	定量药物脑电图监测麻醉深度、疼痛程度的研究	戴体俊	徐州医学院
30873208/C190101	从水通道蛋白探讨出血性中风"血不利则为水"的分子机制	崔向宁	中日友好医院
30873202/C180208	核苷类抗肿瘤药物两亲性修饰引导自组装靶向给药系统研究	崔国辉	首都医科大学
30873182/C180204	难溶性药物的纳米尺寸对纳米混悬剂稳定性的影响	崔福德	沈阳药科大学
30872183/C150503	基于遗传算法的多目标药物提取条件优化分析方法研究	仇丽霞	山西医科大学
30873113/C180110	基于 Au 纳米粒子 SPR 技术的生物大分子新型药物定量分析系统研究	程远国	军事医学科学院
30870723/C100702	低功率聚焦超声联合微泡靶向增强脑组织药物浓度的机制	程　远	重庆医科大学
30873352/C190402	肝癌门静脉癌栓干细胞的生物学特性及慈丹胶囊对其分化诱导的代谢组学研究	程树群	第二军医大学
30870631/C100201	可降解植入式长效眼药缓释载体的构建及其眼后段药物输送机制研究	程凌云	温州医学院
20875105/B050105	构建具有酶抑制剂活性筛选功能的微流控芯片实验室及药物筛选研究	成志毅	中山大学
20872078/B020601	丙酮酸脱氢酶激酶(PDK)抑制剂的合成及其抗癌活性研究	成昌梅	清华大学
30870488/C050102	一组具有免疫原性的肺炎球菌表面蛋白的结构生物学研究	陈宇星	中国科学技术大学
30871598/C110305	丹皮酚对铜诱导的响应及作用机制	陈亚华	南京农业大学
30873102/C180106	利用荧光共振能量传递技术建立抗艾滋病中药文库的筛选体系	陈学民	西安交通大学
30871089/C140402	自噬信号在骨髓瘤耐药中的作用及其药物干预	陈协群	第四军医大学
20875064/B050903	利水渗湿中药泽泻、牵牛子肾毒性的代谢组学研究	陈晓辉	沈阳药科大学
30873131/C180112	组蛋白去乙酰化酶抑制剂干预药物耳毒性的表观遗传机制	陈　霞	吉林大学
30873034/C171010	"p53/p63/p73 系统"在胶质瘤干细胞耐药中的作用及调控机制	陈剑鸿	第三军医大学
30873363/C1905	藏药桃儿七抗肿瘤多药耐药活性成分、构效关系及作用机制研究	陈　虹	中国人民武装警察部队医学院
60873170/F020503	基于微细结构的虚拟人体肾脏药物代谢仿真研究	陈　戈	中国海洋大学
30872970/C171005	磁性纳米四氧化三铁颗粒共聚合柔红霉素和5-溴汉防己甲素逆转恶性血液病多药耐药的实验研究	陈宝安	东南大学
30873387/C190604	柴胡类生药鉴定与质量评价的二元条形码系统的研究	晁　志	南方医科大学
30873196/C180206	基于复杂体系信息获取和评价技术的中药分析方法学研究	柴逸峰	第二军医大学
30870888/C090302	Piccolo 调节甲基苯丙胺诱导的膜多巴胺转运蛋白内在化的分子机制	岑小波	四川大学
30873398/C190702	益气温阳活血化瘀方药对心衰大鼠心肌线粒体呼吸链酶活性及 ND4 蛋白表达的影响	曹雪滨	解放军第 252 医院
20873066/B0302	环糊精载体药物输送大规模计算机模拟研究	蔡文生	南开大学
30873438/C190801	山茱萸炮制前后体内作用的物质基础及炮制机制	蔡宝昌	南京中医药大学
30873172/C180204	电磁场促进药物经皮渗透的研究	包家立	浙江大学

（吴　进）

2008 年国家自然科学基金重点资助项目

项目编号	项目名称	负责人	依托单位
50830107/E031002	肿瘤靶向药物及 siRNA 联合传输多功能纳米载体研究	帅心涛	中山大学
50830103/E031002	聚合物胶束作为药物多功能载体的研究	史林启	南开大学
30830118/C1907	有效中药复方功效的指征性物质基础研究	刘建勋	中国中医科学院西苑医院
20836005/B060301	分子仿生调控药物结晶的作用机制与过程强化研究	李　韡	天津大学
30830088/C150501	我国部分地区 HIV 耐药毒株的分子进化及复制适应性研究	李敬云	军事医学科学院
30830021/C1304	牛虻与其宿主相互作用的分子机制及其作为传统抗血栓中药的物质基础	赖　仞	中国科学院昆明动物研究所
30830116/C1905	中药材生长过程中化学成分动态变化与生物活性的相关性研究	孔令义	中国药科大学
30830117/C1906	药用真菌猪苓资源可持续利用的基础研究	郭顺星	中国医学科学院
30830102/C161002	局部基因诱导免疫耐受与局部用药防治异体复合组织移植急慢性排斥反应机制与应用研究	郭树忠	第四军医大学
30830121/C1911	基于整合调节的中药配伍多目标优化方法学研究	程翼宇	浙江大学
30830119/C190703	冬凌草甲素和毛萼乙素靶向治疗 AML-M2b 型白血病作用机制及最佳联合靶向治疗方案的研究	陈赛娟	上海交通大学

（吴　进）

2008 年重大研究计划科学基金

项目编号	项目名称	负责人	依托单位
90813030/C1802	调节 Keap1/Nrf2 信号途径的小分子化合物及其应用研究	杨晓明	军事医学科学院
90813006/B020601	发展以 Bcl-2 蛋白家族为靶标的细胞凋亡有机小分子调控剂	王任小	中国科学院上海有机化学研究所
90813010/B0207	群体感应信号分子及其类似物对铜绿假单胞菌致病性和生物膜形成的诱导与抑制作用	汪联辉	复旦大学
90813037/C180203	基于活性小分子探针的蛋白标记普适性新方法研究	南发俊	中国科学院上海药物研究所
90813017/B0504	以沙坦类药物为探针研究血管紧张素 II 受体 AT1 的分子间相互作用机制	姜　凌	中国科学院武汉物理与数学研究所

（吴　进）

2008 年国家杰出青年科学基金

项目编号	项目名称	负责人	依托单位
30825022/C0701	细胞生物学和药理学	周　军	南开大学
30825014/C090302	临床精神病学和生物精神病学	张志珺	东南大学
30888001/C0501	结构生物学	施一公	清华大学
50888001/E031002	载体和缓释材料	申有青	浙江大学
20825518/B0501	分析化学	梁鑫淼	中国科学院大连化学物理研究所
30825041/C1801	脂筏参与白念珠菌耐药性形成的机制研究	姜远英	第二军医大学

（吴　进）

2008 年国家创新研究群体科学基金

项目编号	项目名称	负责人	依托单位
30821006/C1802	天然药源分子及其新作用特点	谭仁祥	南京大学
30821002/C0902	精神药物成瘾和记忆机制	马　兰	复旦大学

（吴　进）

2008 年国际（地区）合作与交流技术

项目编号	项目名称	负责人	依托单位
20821140537/B03	新结构介孔材料的合成、功能化及其应用	赵东元	复旦大学
20831160506/B0207	钙信号传导调控酶 CD38 拮抗剂的化学合成与功能研究	张礼和	北京大学
30811130467/C0302	蛋白水解酶系统作为癌症标记和癌症治疗的靶标	黄明东	中国科学院福建物质结构研究所

（吴　进）

2008 年专项基金项目

项目编号	项目名称	负责人	依托单位
30824801/C1801	中国药理学报	吴民淑	中国科学院上海药物研究所

（吴　进）

2008 年国家自然科学基金联合资助项目

项目编号	项目名称	负责人	依托单位
U0832602/L02	云南特有香茶菜属植物中抗癌活性成分及其作用机制研究	孙汉董	中国科学院昆明植物研究所
10876004/A06	高分子组装法制备新型分子间炸药的基础研究	罗运军	北京理工大学
U0832001/L02	以 HIV 包膜蛋白为靶点的病毒进入抑制剂及其分子机制	刘叔文	南方医科大学
U0832005/L02	基于癌基因 G-四链体结构为靶点的抗癌新药的发现与作用机制研究	古练权	中山大学
U0832008/L02	采用分子药理学技术对岭南黄皮叶活性成分的基础研究	陈乃宏	中国医学科学院

（吴　进）

2008 年青年科学基金

项目编号	项目名称	负责人	依托单位
30800731/C110411	马铃薯晚疫病菌 A2 交配型的流行对隐性基因控制的苯酰菌胺抗药性的影响及其抗性机制	朱书生	云南农业大学
20801040/B0104	对端粒 G-四联体具有稳定作用的金属配合物的设计、合成及性质研究	朱莉娜	天津大学
30800775/C110605	利用细菌群体感应为靶标筛选食药用真菌抗菌活性成分的研究	朱　虎	中国石油大学(华东)
30801405/C180105	新型 CDC25 抑制剂发现及其抗肿瘤活性的机制研究	周宇波	中国科学院上海药物研究所
40801116/D010507	阴-非混合表面活性剂强化植物吸收土壤中有机氯农药的机制	周溶冰	杭州电子科技大学
30801411/C180105	23-羟基白桦酸协同增敏抗肿瘤药的药效及机制的研究	周　芳	中国药科大学
30801284/C170702	串联基因干扰逆转头颈鳞癌多药耐药表型的研究	钟　琦	首都医科大学
30801416/C180107	基于 GLUT4 转运的抗 2 型糖尿病药筛模型的建立和应用	郑　丽	中国科学院生物物理研究所
30801223/C1701	子宫内膜癌细胞中 IGFs 与胰岛素增敏药、雌孕激素及其受体调控关系的研究	张　岩	北京大学
20804032/B040303	具有靶向功能的新型两亲性可降解树枝状大分子键合药研究	张雪飞	湘潭大学
20804021/B040303	新型含酶抑制活性和生物黏附性两亲高分子的合成及其在鼻腔给药中的应用	张新歌	南开大学
30801421/C180110	应用活细胞影像分析技术研究肝药物转运体 OATP1B1 的调节剂及其机制	张　伟	中南大学
20807040/B070702	壳聚糖金属配合物对有机磷农药磷酸酯键的水解作用及机制研究	张　莉	中国海洋大学
20807007/B0702	污水处理过程中 β-受体阻断剂手性对映体的迁移转化行为及生态效应研究	张　晶	北京市预防医学研究中心
20802086/B020402	针对神经退行性疾病新型天然药物先导结构的优化与生物活性研究	张　琛	中国科学院上海药物研究所
30800473/C140401	HERG 基因突变体 L539fs/47 功能分析和药物干预研究	张爱峰	西安交通大学
30801530/C190702	丹参防治血管内膜病变的生物力药理学研究	游　云	中国中医科学院中药研究所
30801403/C180104	β-内酰胺类抗生素对铜绿假单胞菌耐药性及适应性的影响及其机制	姚　芬	汕头大学
30801349/C171005	转录因子 CUTL1 在胃癌多药耐药中的作用及机制研究	杨志平	第四军医大学
30801348/C171005	Sorcin 蛋白在胃癌耐药细胞中的相互作用网络研究	杨铁轩	重庆医科大学
30801542/C190709	黄芩汤在生理和病理状态下代谢特征研究及对细胞色素 P450 酶的影响	杨伟鹏	中国中医科学院中药研究所
30801070/C160201	抗胆碱药对术后老年病患精神状态的影响及作用机制研究	杨　楠	中国医学科学院
30801423/C180111	应用响应曲面模型量化分析麻醉药物间药效学相互作用	杨　璐	北京大学
30800302/C090104	托莫西汀治疗注意缺陷多动障碍反应预测有关的基因多态研究	杨　莉	北京大学
20804003/B040303	维生素 C 为亲水片段的智能纳米药物输送材料合成及相关性质研究	杨　晶	北京化工大学
20802059/B020401	中药成分开发中关键反应步骤机制研究	杨海君	西南科技大学
30801551/C1909	中药鼻腔给药系统脑靶向性 PK-PD 结合模型研究	晏亦林	广东食品药品职业学院
30800291/C1009	乳腺癌预后分型分子标志基因的筛选及验证	徐晓晶	上海华冠生物芯片有限公司
30801519/C190602	荒漠区濒危药用植物资源调查多级监测体系研究	谢彩香	中国医学科学院
30801513/C1905	中药强极性组分质量控制方法与技术	肖远胜	中国科学院大连化学物理研究所
20801044/B01	螺旋及手性金属-药物配合物的合成、结构和性质研究	肖冬荣	西南大学
30800927/C1504	拟除虫菊酯类农药非职业暴露对男性生殖内分泌功能的影响	夏彦恺	南京医科大学
50802040/E020603	受体介导的碳纳米管基靶向药物载体的合成及其在肿瘤靶向治疗中的应用研究	武　伟	南京大学
30801224/C1701	HDAC 抑制剂逆转卵巢癌化疗耐药关键分子的筛选及其靶向阻遏	吴　鹏	华中科技大学
30801073/C160202	脊髓突触后背柱神经元在全麻药抑制内脏痛中的作用	王　云	首都医科大学
30801461/C190105	应用蛋白质组学与信息学技术研究黄芪丹参方的配伍机制	王　毅	浙江大学
50802017/E020603	多肽药物 PEG 修饰及功能化有序介孔炭微球控缓释机制	王秀芳	广东药学院
30801431/C180202	地衣化学成分及抗真菌和逆转真菌耐药活性研究	王小宁	山东大学
30800194/C050204	多效价半乳糖基化 combretastatin A-4 的合成及其作为靶向抗肝癌前药的研究	王述声	安徽大学
20805048/B051303	应用金属组学方法研究铂类抗肿瘤药物与生物体内分子的相互作用	王　萌	中国科学院高能物理研究所
20806004/B060201	微通道反应器内纳米药物颗粒的制备及性能研究	王洁欣	北京化工大学
30801501/C190402	Jagged1-Notch 信号通路对蜕膜调节性 T 细胞的诱导作用及中药干预研究	王海燕	复旦大学

（续表）

项目编号	项目名称	负责人	依托单位
30801514/C1905	利用协同效应逆向筛选中药中肿瘤多药耐药逆转剂	汪俊松	中国药科大学
20805054/B050903	中药有效物质研究新尝试——基于尿液成分的多样性分析	唐意红	中国科学院上海药物研究所
30801451/C180206	电旋转技术用作抗肿瘤药物筛选方法的研究	唐静成	首都医科大学
30801069/C160201	挥发性吸入麻醉药对体外循环大鼠认知功能的影响及其机制研究	苏殿三	上海交通大学
30801511/C1905	用血清药物化学的方法研究药对黄连干姜对功能性消化不良胃排空作用的物质基础	史琪荣	北京军区总医院
30801543/C190709	基于 COCKTAIL 探针药物法和 UPLC-MS/MS 的温肾咳喘片药物动力学研究	石忠峰	广东药学院
30800181/C050103	人血清白蛋白和药物以及药物－药物间的相互作用研究	石小莉	中国科学院福建物质结构研究所
30800495/C140402	CXCR4“同胞”新受体 CXCR7 在急性白血病表达和功能研究	施　均	中国医学科学院
30801548/C190802	应用谱效相关分析研究芍药甘草汤的相使配伍特征	沈　岚	上海中医药大学
30801520/C190603	符合中医药特点的附子功效组分及质控方法研究	邵　峰	江西中医学院
30801456/C180208	新型温度/pH 双敏自组装嵌段共聚物及其载药系统的研究	乔明曦	沈阳药科大学
30801452/C180206	基于复杂反胶束逆流色谱系统的抗肿瘤活性天然蛋白分离新技术与新方法研究	彭金咏	大连医科大学
20803034/B030204	蛋白质专一性极化力场在蛋白质药物相互作用研究中的应用	梅　晔	南京大学
30801554/C191002	蒙药阿给（小白蒿）SSR 遗传多样性研究及相关技术体系的建立	刘　越	中央民族大学
30801510/C1905	基于递进式三层结构的汤剂药效物质基础成分实验方法研究	刘　洋	北京中医药大学
30801407/C180105	CLIP170 对抗肿瘤药物紫杉醇敏感性的调节	刘　敏	南开大学
30801557/C1911	基于皮肤、血液同步微透析技术的中药经皮给药研究的新方法	刘继勇	第二军医大学
40801086/D010503	土壤铝氧化物界面酰胺类农药的多相水解转化机制	刘承帅	广东省生态环境与土壤研究所
20805026/B050903	轮廓谱快速筛查的质谱新方法及其在中药与临床代谢组学分析中的应用	梁琼麟	清华大学
20802054/B0206	在转录后水平上抑制炎症因子基因表达的药物筛选方法和构效关系研究	梁　广	温州医学院
30801540/C190709	基于药物代谢组学的四妙丸抗类风湿性关节炎药效物质基础研究	李遇伯	天津中医药大学
30801531/C190702	丹皮有效成分不同比例治疗冠心病作用机制研究	李贻奎	中国中医科学院西苑医院
30801550/C1909	表征中药提取液特征参数的建立及实验研究——当归补血汤的实验研究	李　楠	成都中医药大学
30801515/C1905	中药藿香正气水作用于肠道的药效物质基础研究	李　康	广东药学院
30800938/C150501	我国主要 HIV 流行毒株新型耐药突变位点的发现及鉴定	李韩平	军事医学科学院
20802050/B0204	从传统中药中提取的抗癌天然产物的全合成研究	雷晓光	天津大学
30800035/C010603	不同 MLST 型 VRE 菌株 van 基因传播机制研究	瞿婷婷	浙江大学
20806043/B060203	长效载药微粒的微观结构及降解对释药动力学的作用机制	蒋国强	清华大学
30801465/C190201	基于单病例随机、目标成就评量治证候类中药临床疗效评价方法学	黄宇虹	天津中医药大学
20803019/B030803	中药活性成分与生物大分子相互作用的微量热及光谱学研究	胡艳军	湖北师范学院
30801410/C180105	Nrf2 在肿瘤耐药中的作用及其机制研究	胡　容	中国药科大学
30800036/C010603	ArlS-ArlR 双组分信号转导系统对表皮葡萄球菌生物膜的调控机制研究	韩　聪	复旦大学
30801376/C171009	microRNA 调控 DNA 损伤关卡治疗乳腺癌干细胞化疗耐药的研究	龚　畅	中山大学
30801444/C180204	个体化间质化疗用阿霉素原位凝胶在肿瘤内药动学数学模型的研究	高子彬	河北科技大学
30800320/C090202	抗抑郁药对突触前 Sigma1 受体的新作用及机制研究	傅迎美	上海市精神卫生中心
30801536/C190707	基于均匀设计的健脾活血方抗酒精性肝损伤不同作用途径的主效应中药研究	冯　琴	上海中医药大学
30801350/C171005	去除双微体药物的研究及其在双微体阳性肿瘤中的应用	范义辉	哈尔滨医科大学
30801556/C1911	基因芯片用于中药作用机制研究的数据重现性问题分析	范骁辉	浙江大学
30800448/C140305	硫氧还蛋白（Trx）硝基化/亚硝基化平衡在决定硝酸酯类药物长期疗效中的关键作用	范　谦	首都医科大学
30801552/C1909	中药含油水体的理化性质与组成对膜富集挥发油过程的影响研究	樊文玲	南京中医药大学
20805031/B050104	移动超分子界面理论、方法及其在违禁药物分析中的应用	樊柳荫	上海交通大学
30800514/C140404	筛选与细胞周期检测点相关的胃癌干细胞特异性标志物的研究	杜昱蕾	第四军医大学
20802077/B0206	亚型选择性 ERRa 小分子激动剂及其降糖活性研究	丁　克	中国科学院广州生物医药与健康研究院
30801549/C1909	新型抗肿瘤多药耐药长循环脂质体的研究	戴俊东	北京中医药大学
30800793/C120104	鲎素能否诱导细菌产生抗药性及其相关机制分析	代建国	深圳职业技术学院
30801427/C180201	全新结构的抗微管候选药物 IMB105 水溶性衍生物的设计合成与作用机制研究	陈晓芳	中国医学科学院
30801545/C190710	中药莪术干扰血管生成引起妊娠禁忌产生的分子机制	陈文星	南京中医药大学

（续表）

项目编号	项目名称	负责人	依托单位
30801558/C1911	新型芯-壳结构复合纳米印记聚合物的研制及其在丹参血清药物化学研究中的应用	陈立娜	南京医科大学
30801521/C190603	高效液相偶联自由基捕获检测系统用于中药抗氧化效应评价及其物质基础研究	陈　君	中国药科大学
30801553/C1909	中药跨屏障经耳入脑的转运特性及机制	陈　钢	广东药学院
30800171/C050102	人源钙调素依赖性Ⅰ型蛋白激酶结构和功能的研究	查满武	中国科学院上海生命科学研究院
30801560/C1911	面向功效的中药数据集市的多维分析和数据挖掘	曹　宜	南京中医药大学
30801229/C1701	孕激素受体B亚型共调节因子在子宫内膜癌孕激素耐药机制中的作用	艾志宏	上海交通大学

（吴　进）

2008 年地区科学基金项目

项目编号	项目名称	负责人	依托单位
30860037/C020604	酸叶胶藤特异次生产物抗白血病活性成分研究	朱向东	江西农业大学
30860369/C190602	民族药大果木姜子的化学型及其形成模式研究	周　涛	贵阳中医学院
30860303/C1701	WWOX 基因在卵巢上皮癌临床铂类耐药机制的研究	张洁清	广西壮族自治区肿瘤防治研究所
20862018/B020402	两种滇产樟科热带民族药用植物化学及抗糖尿病作用研究	杨靖华	云南大学
30860366/C1905	基于体内直接作用物质的茈草药效物质基础研究	王永林	贵阳医学院
30860387/C191002	贵州苗药芭蕉根抗糖尿病药效物质基础研究	王祥培	贵阳中医学院
30860391/C191002	蒙药草乌诃子汤炮制工艺及减毒增(存)效原理的研究	图　雅	内蒙古民族大学
30860392/C191002	藏药渣驯炮制前后矿相及毒效关系研究	童　丽	青海医学院
30860351/C190201	流感病毒核蛋白基因转染及其在中草药研究中的应用	孙　坚	南昌大学
30860370/C190603	基因和环境因子对艾纳香药材质量形成机制的影响研究	庞玉新	中国热带农业科学院
30860353/C190201	NF-κB 信号通路介导的白血病多药耐药机制及解毒化瘀药靶向干预研究	马武开	贵阳中医学院
30860362/C190402	在美沙酮维持 HIV 感染者中开展中医药治疗的研究	马克坚	云南省中医中药研究所
30860386/C191002	蒙药额尔敦-乌日勒抗动脉粥样硬化的分子机制研究	麻春杰	内蒙古医学院
30860373/C190701	延胡索和左旋延胡索乙素抗吗啡精神依赖的比较研究	罗素元	遵义医学院
30860012/C010301	一种新型 Ser/Thr 蛋白激酶 YihE 促进细菌抗药的机制	鲁　涛	云南大学
30860357/C190203	云南白药诱导大鼠骨髓间充质干细胞成骨分化的机制研究	李玛琳	昆明医学院
30860376/C190704	斑马鱼胰岛 β 细胞再生中药活体筛选	孔德明	贵阳中医学院
30860388/C191002	黎药-海南钩枝藤抗癌物质基础研究	康胜利	海南医学院
30860350/C190105	定性均匀设计与中医补气生血方剂配伍研究	黄丽萍	江西中医学院
30860382/C1909	中药浸膏及其固体制剂吸湿热力学和动力学研究	何　雁	江西中医学院
30860371/C190604	叶形态-脉序图谱鉴定中药的方法研究及其支持平台的建立	何报作	广西中医学院
30860383/C191001	蒙药忠伦阿汤对胶原诱导性关节炎大鼠模型的影响	董秋梅	内蒙古医学院
70863006/G0308	农村药品流通安全监管长效机制的研究-以江西为例	陈和利	江西中医学院

（吴　进）

2008 年国家基础科学人才培养基金

项目编号	项目名称	负责人	依托单位
J0830837/J0108	中国药科大学药学创新性人才综合培养实验平台	姚文兵	中国药科大学
J0830836/J0108	北京大学药学基地	刘俊义	北京大学

（吴　进）

2008 年海外及港澳学者合作研究基金

项目编号	项目名称	负责人	依托单位
30828018/C0706	内质网功能障碍诱导的细胞凋亡的化学生物学研究	袁钧瑛	中国科学院上海药物研究所
30828033/C190701	中药活性成分防治苯丙胺类毒品滥用成瘾的作用机制研究	翁建霖	南方医科大学
30828003/C130505	昆虫阳离子通道分子生物学和药理研究	董　珂	浙江大学

（吴　进）

药品专利

2008 年公开的中国药品发明专利申请概况 据国家知识产权局专利局信息中心的中国专利数据库统计,2008 年公开的中国药品发明专利申请数为 18 394 件,比 2007 年下降了 10.5%。下面按不同分类作进一步的分析。

1 根据专利申请人的类别分类统计

国内申请人与国外申请人的发明专利申请的比较 按申请人的国别分类,国内申请人的发明专利申请数为 12 729 件,比 2007 年下降了 16.1%,外国人申请的发明专利申请数为 5 665 件,比 2007 年增加了 5.1%,见表 1。

国内发明专利申请职务发明与非职务发明的比较 在 12 729 件国内发明专利申请中,职务发明专利申请数为 6 926件,比 2007 年下降了 7.2%,非职务发明专利申请数为 5 803件,比去年下降了 25.7%,非职务发明仍然主要集中在天然药物领域,见表 2。在职务发明中,申请较多的依次是企业、大学、研究所、医院,见表 3。

外国人申请的中国发明专利的分类比较 外国人的发明专利申请总数为 5 665 件,申请最多的仍然是美国,申请数占外国人申请总数的 35.6%,其次是日本、瑞士、德国、法国、英国、瑞典、荷兰、比利时、意大利、加拿大、丹麦、韩国等,见表 4。

表 1 2008 年公开的国内发明专利申请与国外发明专利申请的比较

	含有机成分的药品发明专利申请(件)	含无机成分的药品发明专利申请(件)	天然药物发明专利申请(件)	含肽或抗原或抗体的生物药品发明专利申请(件)	纯药品制剂和药用辅料发明专利申请(件)	化妆品等其他发明专利申请(件)
国内申请人	2 796	153	8 012	855	275	638
国外申请人	3 269	51	242	990	396	717

表 2 2008 年公开的国内发明专利申请职务发明与非职务发明的比较

	含有机成分的药品发明专利申请(件)	含无机成分的药品发明专利申请(件)	天然药物发明专利申请(件)	含肽或抗原或抗体的药品发明专利申请(件)	药品制剂和药用辅料发明专利申请(件)	化妆品等其他发明专利申请(件)
国内职务申请	2 326	77	3 194	717	237	377
国内个人申请	470	76	4 818	138	38	263

表 3 2008 年公开的国内职务发明专利申请单位类型的比较

	含有机成分的药品发明专利申请(件)	含无机成分的药品发明专利申请(件)	天然药物发明专利申请(件)	含肽或抗原或抗体的药品发明专利申请(件)	药品制剂和药用辅料发明专利申请(件)	化妆品等其他发明专利申请(件)
企业	1 194	39	1 708	219	69	165
大学	690	25	541	274	136	135
研究所	324	10	767	158	27	39
医院	54	1	92	30	4	20
两个以上类型申请人	61	2	65	27	1	14
其他	3	0	21	9	0	2

表 4 2008 年公开的中国发明专利申请排在前 10 位国家的药品专利申请分类比较

	含有机成分的药品发明专利申请(件)	含无机成分的药品发明专利申请(件)	天然药物发明专利申请(件)	含肽或抗原或抗体的药品发明专利申请(件)	药品制剂和药用辅料发明专利申请(件)	化妆品等其他发明专利申请(件)	申请总计(件)
美国	1 073	18	62	439	150	272	2 014
日本	388	3	51	89	43	125	699
瑞士	379	5	10	56	15	35	500
德国	230	4	13	44	36	68	395
法国	145	1	9	34	23	82	294
英国	148	5	10	42	21	24	250
瑞典	215	2	7	12	12	2	250
荷兰	58	1	9	25	10	45	148

（续表）

	含有机成分的药品发明专利申请(件)	含无机成分的药品发明专利申请(件)	天然药物发明专利申请(件)	含肽或抗原或抗体的药品发明专利申请(件)	药品制剂和药用辅料发明专利申请(件)	化妆品等其他发明专利申请(件)	申请总计(件)
比利时	106	1	1	34	1	1	144
意大利	64	1	6	20	7	13	111
加拿大	61	1	5	35	3	5	110
丹麦	49	0	3	43	7	2	104
韩国	36	1	24	10	12	19	102

2　根据专利申请的专业技术类别分类统计

按治疗类别分类，药品发明专利申请中排前10位的依次是抗肿瘤药2 249件，消化道或消化系统疾病用药2 232件，抗感染药2130件，代谢疾病用药1 931件，神经系统疾病用药1 827件，心血管系统疾病用药1 740件，皮肤疾病用药1 341件，止痛剂、退热药或抗炎剂1 293件，呼吸系统疾病用药1 169件，生殖或性疾病用药1 004件。与去年相比，抗肿瘤药由去年第三位上升为第一位。心血管系统疾病用药由去年第四位下降到第六位。

含有机成份的药品发明专利申请　按治疗类别分类，含有机成份的药品发明专利申请中排前10位的依次是抗肿瘤药1 399件，神经系统疾病用药1 143件，抗感染药1 053件，代谢疾病用药1 008件，心血管系统疾病用药860件，消化道或消化系统疾病用药705件，止痛剂、退热药或抗炎剂613件，皮肤疾病用药550件，呼吸系统疾病用药430件，骨骼疾病用药394件。与去年相比，去年第四位的心血管系统疾病用药和第五位的代谢疾病用药位置互换。

含无机成份的药品发明专利申请　按治疗类别分类，含无机成份的药品发明专利申请中排前10位的依次是治疗皮肤疾病的药物298件，代谢疾病用药247件，神经系统疾病用药224件，消化道或消化系统疾病用药220件，抗感染药174件，骨骼疾病用药138件，呼吸系统疾病用药115件，止痛剂、退热药或抗炎剂109件，生殖或性疾病用药105件，心血管系统疾病用药90件。与去年相比，消化道或消化系统疾病用药由去年第一下降为第四。

含天然药物发明专利申请　按治疗类别分类，含天然药物发明专利申请中排前10位的依次是消化道或消化系统疾病用药1 622件，代谢疾病用药1 100件，皮肤疾病用药1 006件，心血管系统疾病用药952件，抗感染药903件，神经系统疾病用药901件，止痛剂、退热药或抗炎剂798件，呼吸系统疾病用药780件，生殖或性疾病用药773件，骨骼疾病用药681件。与去年相比，生殖或性疾病用药由去年第一下降为第九。

含肽或抗原或抗体的生物药品发明专利申请　按治疗类别分类，含肽或抗原或抗体的药品发明专利申请中排前10位的依次是抗肿瘤药375件，抗感染药372件，免疫或过敏性疾病用药196件，代谢疾病用药150件，心血管系统疾病用药124件，血液或细胞外液疾病用药117件，消化道或消化系统疾病用药114件，神经系统疾病用药91件，骨骼疾病用药85件，皮肤疾病用药75件。与去年相比，消化道或消化系统疾病用药由去年第四下降为第七。

药品制剂发明专利申请　涉及药品制剂发明专利申请共6 489件，其中只含中药成分的制剂占2 043件，只含有机化学成分制剂占1 597件，只含无机成分的制剂有36件，只含肽、抗体或抗原的制剂有1 074件，含两种以上不同类型成分的复合药物有968件，纯药品制剂发明专利申请占771件。按剂型类别分类，依次是丸剂或片剂1 215件，其中持续释放片剂为108件，包糖衣的丸剂或片剂55件，包有机包衣的丸剂或片剂7件；颗粒剂1 209件，其中冻干粉222件；胶囊剂796件，其中微型胶囊58件，持续释放胶囊25件，毫微胶囊12件；溶液制剂650件，软膏367件，分散液273件，其中脂质体144件；乳剂134件，气雾剂108件；栓剂68件。含中药成分的制剂主要以颗粒、胶囊和丸剂片剂为主；含有机化学成分制剂主要以片剂、胶囊和颗粒为主；含肽、抗体或抗原的制剂主要以颗粒、冻干粉和片剂为主。

3　药品发明专利申请的特点

（1）从整体来看，国内的申请在天然药物领域和无机成分药品的数量上超过国外申请，而在有机成分药品、生物药品、药用辅料和纯药物制剂方面的专利申请数量都低于国外申请。

（2）在药品领域方面，国内职务发明专利申请首次超过非职务发明专利申请，国内职务发明专利申请与非职务发明专利申请比例由去年的1:1.05转为今年的1.19:1。其中在含有机成份的药品发明专利申请方面，国内职务发明与非职务发明的比例为4.95:1，与去年1.73:1的比例相比，国内职务发明申请呈上升趋势。在天然药物发明的专利申请方面，国内职务发明与非职务发明的比例为1:1.51，与去年1:1.47的比例相比，国内职务发明申请呈下降趋势。在含肽或抗原或抗体的生物药方面，国内职务发明与非职务发明的比例为5.20:1，与去年4.23:1的比例相比，国内职务发明申请呈上升趋势。说明国内制药企业和科研院所研究热点以有机成分的药品和生物药品为主。

（3）在职务发明中，来自企业的专利申请占49.0%，与去年的51.1%相当。其次是大学和研究所的专利申请，其中企业与研究所高校的专利申请比例为1.09:1，与去年1.07:1的比例相当，说明我国的科研院所已形成重视专利保护的态度。

（4）国内生物药品的专利申请数量仍然低于国外的专利申请，说明在这个领域，国内与国外仍存在差距。但是，国外药品非有效成分的发明专利申请和纯药品制剂的发明专利申请，都高于国内申请，在新制剂和新辅料的开发方面我们仍处于下风。值得关注的是在天然药物的开发方面，美国又超过日本，在各药物领域都申请了大量专利，这一动向值得我们关注，并加以研究对策。

（5）在药品的开发方面，西药和生物药主要集中在抗肿瘤药、神经系统疾病用药和抗感染药方面，而中药主要集中在治疗消化道用药和代谢疾病用药方面。

（6）药品剂型的开发，目前主要集中在中药，中药制剂占药品制剂发明总量的37%，比去年的51.2%有所下降；西药制剂占药品制剂发明总量的29%，与去年的29.2%相当，生物制剂占药品制剂发明总量的19%，比去年的3.8%大幅上升。制剂开发仍集中在颗粒剂、丸剂或片剂、溶液和胶囊剂型上。（张伟波）

2008年公告授权的中国药品发明专利概况 据国家知识产权局专利局信息中心开发的中国专利数据库统计，2008年公告的授予专利权的中国药品发明专利数为5 852件，比2007年下降了20.3%。

国内与国外申请人获权的发明专利的比较　按专利权人的国别分类，国内专利权人的发明专利数为4 901件，几乎与2007年的数量持平。外国专利权人获权的发明专利数为1 761件，比2007年的增加了7.6%，见表5。

国内获权的发明专利职务发明与非职务发明的比较　在4 091件国内发明专利中，国内职务发明专利数为2 199件，比去年2 342下降了6.1%；非职务发明专利数为1 892件，也比去年3 296件下降了42.6%，非职务发明主要集中在天然药物领域，见表6。

在职务发明中，获权较多的依次是企业、大学、研究所和医院，并且共同申请的数量增加，见表7。

国外专利权人的中国发明专利的分类比较　外国人获得的发明专利总数为1 761件，专利权人涉及42个国家，获权最多的仍然是美国523件，申请数占外国人申请总数的30.0%，其次是日本、瑞士、德国、法国、英国、瑞典、荷兰、意大利、加拿大、韩国和印度等，见表8。

表5　2008年公告获权的国内与国外发明专利的比较

	含有机成分的药品发明专利（件）	含无机成分的药品发明专利（件）	天然药物发明专利（件）	含肽或抗原或抗体的药品发明专利（件）	药品制剂和药用辅料发明专利（件）	化妆品等其他发明专利（件）
国内专利权人	927	57	2 452	303	164	188
国外专利权人	1 016	20	73	304	96	252

表6　2008年公告获权的国内发明专利职务发明与非职务发明的比较

	含有机成分的药品发明专利（件）	含无机成分的药品发明专利（件）	天然药物发明专利（件）	含肽或抗原或抗体的药品发明专利（件）	药品制剂发明和药用辅料专利（件）	化妆品等其他发明专利（件）
职务发明专利	735	34	952	242	111	125
个人发明专利	192	23	1 500	61	53	63

表7　2008年公告获权的国内职务发明专利单位类型的比较

	含有机成分的药品发明专利（件）	含无机成分的药品发明专利（件）	天然药物发明专利（件）	含肽或抗原或抗体的药品发明专利（件）	药品制剂和药用辅料发明专利（件）	化妆品等其他发明专利（件）	总计
企业	353	8	674	79	38	37	1 189
大学	208	20	145	76	54	54	557
研究所	112	1	70	60	11	19	273
医院	23	4	39	11	3	7	87
两种类型以上的专利权人	35	1	20	9	5	5	75
其他	4	0	4	7	0	3	18

表8　2008年公告获权的中国发明专利排在前10位国家的药品专利分类比较

	含有机成分的药品发明专利（件）	含无机成分的药品发明专利（件）	天然药物发明专利（件）	含肽或抗原或抗体的药品发明专利（件）	药品制剂和药用辅料发明专利（件）	化妆品等其他发明专利（件）	药品专利总计（件）
美国	286	6	14	113	39	65	523
日本	176	6	15	33	20	54	304

（续表）

	含有机成分的药品发明专利(件)	含无机成分的药品发明专利(件)	天然药物发明专利(件)	含肽或抗原或抗体的药品发明专利(件)	药品制剂和药用辅料发明专利(件)	化妆品等其他发明专利(件)	药品专利总计(件)
瑞士	131	0	3	20	7	14	175
德国	82	1	5	23	5	71	187
法国	44	0	4	5	5	37	95
英国	53	0	1	21	5	4	84
瑞典	57	0	2	6	2	1	68
荷兰	18	0	1	10	1	28	58
意大利	26	0	2	6	2	3	39
加拿大	19	1	1	11	1	0	33
韩国	12	0	8	3	1	6	30
印度	16	1	8	2	0	0	27

（张伟波）

2008 年国家知识产权局专利局公告授权的各类药品专利信息

专利号	发明专利名称	专利权人
一、含有机成分的药品发明专利		
1　专利权人为国内企业		
200510109596	一种含银杏内酯 B 药物组合物及其制备方法与用途	阿尔贝拉医药(中国)有限公司
200510111265	甾醇类化合物及总甾醇提取物在制备抗抑郁药物中的应用	爱思开生物医药科技(上海)有限公司、SK 株式会社
200510038205	一种治疗慢性咽炎、慢性扁桃体炎的中药有效部位山香园总黄酮的制备方法	安徽科创中药天然药物研究所有限责任公司
200480034144	提高乙醇代谢和减轻宿醉效应的物质和方法	奥加生物药业(I. P. 1)有限公司
200410096055	一种注射用过氧化碳酰胺冻干制剂、其制备方法及其用途	巴里莫尔制药(通化)有限公司
200510017263	一种治疗咽炎的药物及其制备方法	白山市长白山制药有限责任公司
200410043476	含有难溶解性主药之持续释放配方	宝龄富锦生技股份有限公司
200510123577	错位双链寡核苷酸在制备治疗禽流感病毒感染的药物中的应用	北京百林康源生物技术有限责任公司
200310100426	环糖基氨基酸及其制备方法和防治重金属中毒的用途	北京北医投资管理有限公司医药科技开发分公司
200610076344	一种复方药物组合物及其制备方法及用途	北京大北农动物保健科技有限责任公司
200510103592	一种含福多司坦的口服药物组合物	北京德众万全药物技术开发有限公司
200410000310	一种利拉萘酯凝胶组合物及其制备方法	北京德众万全药物技术开发有限公司
200410000311	一种难溶性药物微丸的制备方法及包含该微丸的制剂	北京德众万全药物技术开发有限公司
200410048069	一种难溶性药物的控释制剂	北京德众万全药物技术开发有限公司
200510125999	一种辅助提高人体免疫力的片剂产品	北京东方兴企食品工业技术有限公司
200410009712	(反式)-2-脱氧-2-(氟亚甲基)-4-R 酰胞苷化合物及其制备方法	北京东华康明生物科技有限公司
200610058534	一种可用于治疗病毒性肝炎的药物组合物及其制备方法	北京国丹药物技术开发有限公司、吉林省一心制药有限公司
200610058535	一种治疗肝炎的药物组合物	北京国丹药物技术开发有限公司、吉林省一心制药有限公司
200610081305	一种用于治疗微血管循环障碍疾病的药物组合物及其制备方法	北京国丹药物技术开发有限公司、吉林省一心制药有限公司
200610076268	一种用于恶性胸腹腔积液的脂肪乳组合物及其制备方法	北京国丹药物技术开发有限公司、吉林省一心制药有限公司
200510105183	多烯磷脂酰胆碱大输液及其制备方法	北京国仁堂医药科技发展有限公司
200610104366	多烯磷脂酰胆碱软胶囊及其制备方法	北京国仁堂医药科技发展有限公司
200310102272	左西孟旦冷冻干燥组合物	北京海合天科技开发有限公司
200410070180	含有丹参素钠的注射组合物	北京琥珀光华医药科技开发有限公司
200410056654	治疗肿瘤和血管再狭窄的微管稳定剂埃坡霉素	北京华昊中天生物技术有限公司
03103031	一类新型埃坡霉素化合物及其制备方法和用途	北京华昊中天生物技术有限公司
200510002898	松果菊苷的制药新用途	北京华医神农医药科技有限公司
03102147	氨甲环酸氯化钠注射液的制备方法	北京佳登技贸公司、杨立新

（续表）

专利号	发明专利名称	专利权人
200410029615	亲水性聚合物-雷公藤提取物的结合物及其药物组合物	北京键凯科技有限公司
03826010	含有紫草醌类化合物作为活性成分的药物	北京金本草中药科技发展有限公司
03123994	顺式藁本内酯的提取方法及其药用用途	北京九龙制药有限公司
200510086811	一种提睾酮制剂	北京康比特威创体育新技术发展有限公司
200510073296	一种细辛脑口腔崩解片及其制备方法	北京科信必成医药科技发展有限公司
200610065051	卡左双多巴口腔崩解片	北京科信必成医药科技发展有限公司
200510132089	石杉碱甲口腔崩解片及其制备方法	北京科信必成医药科技发展有限公司
200610109674	克霉唑凝胶剂及其制备方法	北京科信必成医药科技发展有限公司
200510055345	一种千金藤素口腔崩解片及其制备方法	北京科信必成医药科技发展有限公司
200610140520	一种天麻素口腔崩解片及其制备方法	北京科信必成医药科技发展有限公司
02104648	含有白藜芦甙的组合物及其用途	北京龙兴科技股份有限公司
02104307	一种改善骨质疏松的组合物	北京龙兴科技股份有限公司
200510011697	茚地那韦口服速释制剂及制备方法	北京明新高科技发展有限公司、北京博健伦科技有限公司
200510011696	司他夫定口服速释制剂及制备方法	北京明新高科技发展有限公司、北京博健伦科技有限公司
200410042572	作为 hPPARα 和 hPPARγ 激动剂的烷酰基取代的酪氨酸衍生物	北京摩力克科技有限公司
200410033624	取代的二氧戊环衍生物及其用于制备神经调节剂的用途	北京摩力克科技有限公司
200510086532	前列地尔制剂及其制备方法	北京赛生药业有限公司
200510086530	一种香菇多糖注射用冻干粉针剂及其含量测定方法	北京赛生药业有限公司
03153831	一种分枝杆菌多糖复合物及其制备方法	北京首医科技有限公司、郭建强
z200410096834	氨氯地平和阿替洛尔的复方降压制剂	北京双鹤药业股份有限公司
200510085043	一种黄酮在制备促尿酸排泄药物的用途	北京唐氏中药研究中心
03120984	治疗脑血管病的药用组合物	北京同源医药科技有限公司
200410030747	一种难溶性药物凝胶制剂制备方法	北京万全阳光医药科技有限公司
200610098606	一种用于肠道清洁的药物组合物	北京昭衍博纳新药研究有限公司
200510074840	利用纳米技术制备川芎嗪及川芎嗪的盐滴丸	北京振东光明药物研究院
200510074842	足叶乙苷滴丸及其制备工艺	北京振东光明药物研究院
200410074488	愈创木酚甘油醚滴丸	北京正大绿洲医药科技有限公司
200510064499	氢溴酸高乌甲素滴丸及其制备方法	北京正大绿洲医药科技有限公司
200510132609	奥美拉唑滴丸及其制备方法	北京正大绿洲医药科技有限公司
200510066001	盐酸吡格列酮滴丸及其制备方法	北京正大绿洲医药科技有限公司
200510056857	千金藤素滴丸及其制备方法	北京正大绿洲医药科技有限公司
200510075168	甘草甜素滴丸及其制备方法	北京正大绿洲医药科技有限公司
03156282	槐角黄酮有效部位、生产方法及其应用	北京中申专利科技有限公司、魏先华
03119841	增强蛋白类疫苗免疫效果的含 CpG 单链脱氧寡核苷酸	长春华普生物技术有限公司
200510024968	一种丙泊酚注射液的制备工艺	常州市第四制药厂有限公司
02130686	高免疫抑制活性的水溶性雷公藤内酯醇衍生物及其应用	成都达远药物有限公司、W&K 国际公司
03135776	乌索烷型三萜皂苷在制备升高白细胞和（或）血小板药物中的应用	成都地奥制药集团有限公司
200510020479	一种苯并呋喃化合物及其制备方法和应用	成都地奥制药集团有限公司
200510020579	乌头胺在制药中的用途	成都高新区智爽天然产物科技有限责任公司
200310100813	一种治疗心脑血管病的药物组合物	成都和康药业有限责任公司
200310100812	一种治疗心脑血管病的药物组合物	成都和康药业有限责任公司
200610020235	一种治疗心脑血管病的注射用药物及其制备方法	成都和康药业有限责任公司
200310104130	治疗上呼吸道感染的药物	成都和康药业有限责任公司
200610020656	具有抗炎作用的药物组合物	成都厚发科技开发有限公司
200510020106	甘露聚糖肽注射剂及其制备方法	成都利尔药业有限公司
200510109597	一种含红花总黄酮药物组合物及其制备方法与用途	多布瑞菲医药有限公司
200480003312	褪黑激素在制备治疗局部缺血性中风的药物中的用途	港大科桥有限公司、欧亚生物科技有限公司
200410039592	2 多糖中药口服制剂及其制备方法	高普、北京普惠天悦生物科技有限公司
200510037438	普卢利沙星的制备方法	广州白云山制药股份有限公司广州白云山化学制药厂
200510035203	含高良姜素的药物及其制备方法	广州汉方现代中药研究开发有限公司

（续表）

专利号	发明专利名称	专利权人
200510043235	一种含硫普罗宁的冻干组合物及其制备方法	广州名冠医药科技有限公司
200410155585	壬苯醇醚泡沫剂的制备方法和质量控制方法	贵州宏宇药业有限公司
200610200224	一种用醋酸氯已定制成的阴道泡沫剂及其制备方法	贵州宏宇药业有限公司
200610170477	降血脂口服液及其制备方法	哈尔滨华雨制药集团有限公司
200410104481	一种双唑泰栓剂及其制备工艺	哈尔滨欧替药业股份有限公司
200610103560	一种含乳酸卡德沙星的口服制剂	哈药集团制药总厂
200410000912	一种银杏内酯冻干粉针剂及其制备方法	海口龙南医药科技开发有限公司
200610043441	硝基化合物及其在培美曲塞制备中的应用	海南天源康泽医药科技有限公司
200610042256	葡膦酰胺结晶及其制备方法与应用	海南天源康泽医药科技有限公司
200610049613	原人参二醇冻干乳剂及其制备方法	杭州创新中药标准化研究所有限公司
03106506	2-氨基-2(2-(4-辛基苯基)乙基)-1,3-丙二醇在制备预防或治疗免疫性肝损伤药物中的应用	杭州华东医药集团生物工程研究所有限公司
03109933	黄芩提取物在制备抗食道癌药物中的应用	杭州华东医药集团生物工程研究所有限公司
200610049248	一种氨酚伪麻那敏口腔崩解片的制备方法	杭州民生药业集团有限公司
200410038987	治疗感冒的氨酚伪麻那敏口腔崩解片及其制备方法	杭州民生药业集团有限公司
200410008121	一种经皮给药系统	杭州民生药业集团有限公司
200510037699	防滑脱阴道药物释放体系及其制造工艺和在制药中的应用	杭州容立医药科技有限公司、陈国庆
200310116786	有效杀伤肿瘤细胞的针对 PLK1 mRNA 的小干扰核糖核酸分子(SiRNA)、其混合物及用途	杭州新瑞佳生物医药技术开发有限公司
200610050187	一种积雪苷外用无菌粉剂及制备方法	杭州茵诺邦医药科技有限公司
200410015746	乙酰胆碱酯酶抑制剂在制备治疗帕金森病药物中的应用	和泓生物技术(上海)有限公司
200410066324	氮杂癸间五烯基酮类化合物的用途	和泓生物技术(上海)有限公司
200610001833	一种治疗白癜风、银屑病的中药制剂及其制备方法	河南辅仁药业集团有限公司
200510045431	一种埃坡霉素缓释植入组合物及应用	菏泽睿鹰制药集团有限公司
200510045196	一种埃坡霉素 B 脂质体制剂及应用	菏泽睿鹰制药集团有限公司
200620021957	硝酸甘油贴膜	黑龙江澳逸药业有限公司
02132635	复方聚维酮碘外用药	黑龙江成功药业有限公司
200510067956	自玉足海参中提取玉参多糖的方法	黑龙江红豆杉药业有限责任公司
200510010055	盐酸克林霉素阴道泡腾片及其制备方法	黑龙江龙桂制药有限公司
200610011735	一种用于治疗心脑血管疾病的粉针剂及其制备方法和应用	黑龙江省珍宝岛制药有限公司、方同华、周雪峰
200610011623	一种用于治疗心脑血管疾病的胶囊及其制备方法和应用	黑龙江省珍宝岛制药有限公司哈尔滨分公司、方同华、王春生
200410043716	治疗心律失常的滴丸的制备方法	黑龙江乌苏里江制药有限公司、于喜水、王有志
200310110520	奥硝唑泡腾片	湖南九典制药有限公司
200610136867	奥美拉唑肠溶微丸及其制备方法	湖南康普制药有限公司
200310110494	可调节血压和血脂的葛胶囊及制备工艺	湖南省强生药业有限公司
03146651	醛糖还原酶抑制剂,其制备方法和用途	华北制药集团有限责任公司
02822635	用于改进产乳类动物泌乳的含半胱胺组合物	华扩达动物科技(I.P.)有限公司
02818059	用于家禽饲养和产卵特定用途的包括巯乙胺的组合物	华扩达动物科技(I.P.5)有限公司
200410051224	毛橘红总黄酮及其提取方法和用途	化州市绿色生命有限公司
200410013138	一种羟基喜树碱片剂的制备方法及制备口服药的应用	黄石李时珍药业集团武汉李时珍药业有限公司
200610072226	冬凌草甲素包合物及含有该包合物的药物制剂	吉林省一心制药有限公司
200510132221	谷维素组合物及其制备方法	济南百诺医药科技开发有限公司
200510043485	非那雄胺高浓度溶液及用途	济南百诺医药科技开发有限公司
200610085407	一种马来酸替加色罗口服制剂	江苏奥赛康药业有限公司
200610088307	一种精制奥沙利铂的方法	江苏奥赛康药业有限公司
200510134254	α-(吗啉-1-基)甲基-2-甲基-5-硝基咪唑-1-乙醇在制备抗滴虫、抗阿米巴原虫药物的用途	江苏豪森药业股份有限公司
200510077315	拉唑类衍生物及其盐和用途	江苏豪森药业股份有限公司
200410037524	甾体类衍生物	江苏豪森药业股份有限公司
200510005357	马来酸氨柔比星盐及其制备方法和用途	江苏豪森药业股份有限公司
200510098619	包含氨氯地平和血管紧张素Ⅱ受体抑制剂的组合物	江苏恒瑞医药股份有限公司

（续表）

专利号	发明专利名称	专利权人
200410042929	异甘草酸有机胺盐及其制备方法和用途	江苏恒瑞医药股份有限公司
200410042362	头孢烯类化合物磷酸酯及其制备方法和用途	江苏恒瑞医药股份有限公司
200410049965	甘草酸和苦参素的复合盐及其制备方法和用途	江苏恒瑞医药股份有限公司
200610041255	爱普列特缓释制剂	江苏联环药业股份有限公司
200510095096	一种叶黄素复合软胶囊	江苏瑞迪生科技有限公司
200510039135	1,2,4 噁二唑-苯氧烷基取代的异噁唑衍生物、其制备方法和应用	江苏吴中苏药医药开发有限责任公司
200610040214	无定形阿德福韦酯的制备方法及其药物组合物	江苏吴中苏药医药开发有限责任公司
200510094006	肌醇硫酸酯铝及其制备方法和口服组合物、应用	江苏吴中苏药医药开发有限责任公司
200410044805	含有阿德福韦酯的滴丸剂及其制备方法	江苏吴中中药研发有限公司
200310100378	治疗慢性鼻炎的左旋咪唑	江苏先声药物研究有限公司
200410078471	治疗慢性鼻炎的阿苯达唑新剂型	江苏先声药物研究有限公司
200410078474	治疗鼻息肉和鼻息肉病的阿苯达唑新剂型	江苏先声药物研究有限公司
200410041923	异甘草酸镁凝胶剂及其制备方法和应用	江苏正大天晴药业股份有限公司
200510038651	黄芪甲苷脂肪乳及其制备工艺	江苏正大天晴药业股份有限公司
200510094998	一种注射用多烯磷脂酰胆碱冻干粉针剂及其制备方法	江苏正大天晴药业股份有限公司
200510041101	*N*,*N*′-二乙酰胱氨酸二精氨酸盐构型异构体及其用途	江苏正大天晴药业股份有限公司
03153760	一种新的硫普罗宁冻干粉针	江西欧氏药业有限责任公司
200610096531	青蒿多糖有效部位及其制备方法和在制药中的应用	金陵药业股份有限公司
200510041110	琥珀酸亚铁缓释制剂及其制备方法	金陵药业股份有限公司南京金陵制药厂
200610047837	一种盐酸川丁特罗气雾剂	锦州九泰药业有限责任公司
200610045936	一种治疗消化性溃疡的兰索拉唑钠的制备方法	锦州九泰药业有限责任公司
200610027889	一种抗癌药物组合物及其制备方法	鞠洪福、上海福嘉医药科技开发有限公司
200480026262	对苯甲醛-*O*-*β*-*D*-阿洛吡喃糖苷在制备治疗神经源性疼痛的药物中的用途	昆明贝克诺顿制药有限公司
200610010756	新型水溶性Pt(Ⅱ)抗癌配合物及其制备方法	昆明贵研药业有限公司
200610010907	灯盏花乙素注射制剂及其制备方法	昆明龙津药业有限公司
200610010923	灯盏花乙素注射制剂及其制备方法	昆明龙津药业有限公司
200410079535	含叶黄素和(或)胡萝卜素亚麻酸的配方产品及其制备方法	昆明翔昊科技有限公司
200610048780	草乌甲素巴布剂	昆明制药集团股份有限公司
200410056936	天麻素衍生物,其制备方法,药物组合物及其用途	昆明制药集团股份有限公司
200310110756	大黄藤素粉针剂及其生产方法	昆明紫健生物技术有限公司
200310110755	大黄藤素氨基酸输液及其生产方法	昆明紫健生物技术有限公司
200310110965	治疗过敏性鼻炎和哮喘的制剂	昆明紫健生物技术有限公司
200310104071	一种防治肿瘤的脂肪乳输液及生产方法	昆明紫健生物技术有限公司
200310104070	一种防治肿瘤的微囊及生产方法	昆明紫健生物技术有限公司
200410027929	一种用于抗病毒治疗的泛昔洛韦缓释胶囊及其生产方法	丽珠医药集团股份有限公司
200610030163	一种防治乳腺增生的药用壳聚糖纤维及其制备和应用	利芳建医药科技咨询(上海)有限公司
200610027459	一种防治乳腺增生的药用蛋白质纤维及其制备和应用	利芳建医药科技咨询(上海)有限公司
200610117952	防治乳腺增生药用面料的制备方法及其应用	利芳建医药科技咨询(上海)有限公司
200510045614	左炔诺孕酮硅胶棒药物填充方法	辽宁绿丹药业有限公司
200610043267	一种治疗血磷酸盐过多症的药物及其制备方法	辽宁诺康生物制药有限责任公司
200410057363	酒石酸托特罗定的分散片剂型	鲁南制药集团股份有限公司
200410030824	单硝酸异山梨酯缓释片	鲁南制药集团股份有限公司
200510080657	一种具有保肝作用的静脉注射用粉针及其制备与质量控制方法	鲁南制药集团股份有限公司
200410090724	氯雷他定的外用制剂	鲁南制药集团股份有限公司
200410047856	治疗高血脂症的组合物	鲁南制药集团股份有限公司
200410090728	盐酸阿夫唑嗪分散片	鲁南制药集团股份有限公司
200610151931	磷酸川芎嗪滴丸生产方法	南昌弘益科技有限公司
200610151932	水飞蓟素滴丸生产方法	南昌弘益科技有限公司
200610115166	穿心莲内酯滴丸生产方法	南昌弘益科技有限公司
200610115150	灯盏花素滴丸生产方法	南昌弘益科技有限公司
200610038525	一种微粉化马来酸多潘立酮药物组合物及其制备方法	南京长澳医药科技有限公司

（续表）

专利号	发明专利名称	专利权人
200610038922	可用于静脉途径给药的硫酸软骨素及其制备方法	南京长澳医药科技有限公司
200610038526	马来酸多潘立酮的合成方法	南京长澳医药科技有限公司
200610039693	托拉塞米冻干制剂及制备方法	南京海辰药业有限公司
200510041556	氨酚曲马多咀嚼片及其制备方法	南京海陵中药制药工艺技术研究有限公司
200610040707	肝素钠副产物中分离提纯硫酸皮肤素和低分子硫酸乙酰肝素的方法	南京健友生物化学制药有限公司
200610038268	一种由灯盏花素和冰片组成的复方注射制剂及其制备方法	南京康琅医药科技有限公司
200610085786	萘哌地尔在制备促进泌尿系统结石排出的药物中的应用	南京美瑞制药有限公司
200410086215	一种奥硝唑阴道泡腾片制剂及其制备方法	南京圣和药业有限公司
200610083198	左旋吗啉硝唑在制备抗寄生虫感染药物中的用途	南京圣和药业有限公司
200410100003	一种复方氨基酸与维生素胶囊制剂及其制备方法	南京圣和药业有限公司
200510037677	一种氯雷他定颗粒剂及其制法	南京亿华药业有限公司
200410097155	吡咯烷衍生物,其制备方法及含有该化合物的药物组合物	南京宇道科技开发有限公司
200610019488	一种球状颗粒牛磺酸及其制备方法	潜江永安药业股份有限公司
200610045418	一种医用粉雾剂及其应用	青岛博益特生物材料有限公司
200610042257	阿奇霉素水溶性盐的组合物	山东诚创医药技术开发有限公司
200510045597	一种阿奇霉素的可溶性盐及其制备方法	山东诚创医药技术开发有限公司
200510042436	一种抗实体肿瘤的药物组合物	山东蓝金生物工程有限公司、孔庆忠
200510042435	一种抗癌药物组合物	山东蓝金生物工程有限公司、孔庆忠
200410036099	一种含抗代谢类药物的抗癌药物组合物	山东蓝金生物工程有限公司、孔庆忠
200510042262	一种含四嗪类化合物的抗实体肿瘤药物组合物	山东蓝金生物工程有限公司、孔庆忠
200410023914	水溶性的黄豆苷元药物组合物及其制备方法	山东绿叶天然药物研究开发有限公司
200410049484	一种水飞蓟素软胶囊及其制备方法	山东绿叶天然药物研究开发有限公司
200510054634	人参皂苷 C-K 在制备治疗或预防肝纤维化的药物中的应用	山东绿叶天然药物研究开发有限公司
200410046419	长春西汀冻干粉针制剂及其制备工艺	山东绿叶制药有限公司
200410097130	泮托拉唑或其盐的口服肠溶微丸及其制备工艺	山东绿叶制药有限公司
200410023508	大剂量的羟基红花黄色素 A 或其可药用盐的制药应用	山东瑞阳制药有限公司
200310110369	一种新的尼莫地平组合物	山东瑞阳制药有限公司
200610043211	一种去甲斑蝥素薄膜衣片及其制备方法	山东山大康诺制药有限公司
200610044432	一种复方甘草酸及其盐的分散片剂及其制备方法	山东山大康诺制药有限公司
200610108877	一种药用组合物	山东轩竹医药科技有限公司
200310115324	绞股蓝总甙分散片及其制备方法	山西亚宝药业集团股份有限公司
200510096039	聚桂醇注射液及其制备方法	陕西天宇制药有限公司
200610041874	一种治疗高脂血症的丹蓝微丸胶囊药物的制备方法和应用	陕西新药技术开发中心
200410059672	一种稳定的氢溴酸高乌甲素冻干粉针剂及其制备方法	汕头市八达制药有限公司
200610035153	注射用盐酸多西环素冻干制剂及其制备工艺	汕头市健信药品有限公司
200610034592	三磷酸胞苷二钠输液及其制备工艺	汕头市健信药品有限公司
200510105664	化合物、菌株、及应用该菌株生产该化合物的方法	汕头市双骏生物科技有限公司、 海逸生物科技私人有限公司
200410008046	来自牛樟芝菌丝体的化合物和混合物或组合物及其用途	善笙生物科技股份有限公司
200510110074	一种酸敏感型药物的快速崩解片剂	上海艾力斯医药科技有限公司
200510024109	一种包含酸不稳定药物的微细颗粒及其制剂	上海艾力斯医药科技有限公司
03116044	维生素 C 缓释小丸及其制备方法和用途	上海爱的发制药有限公司
03141925	穿心莲内酯软胶囊制剂及其制备方法	上海博泰医药科技有限公司
03141927	黄芪总苷注射剂制剂及其制备方法	上海博泰医药科技有限公司
02155003	一种治疗心脑血管疾病的中药有效部位复方制剂及其制备方法	上海博泰医药科技有限公司
03116421	银黄软胶囊制剂及其制备方法	上海博泰医药科技有限公司
200510110019	羟苯磺酸钙胶囊及制备工艺	上海朝晖药业有限公司、 上海复星医药(集团)股份有限公司
200610147537	含有抗感染药物组合物的局部药用制剂及其制备方法	上海慈瑞医药科技有限公司
200610024291	一种复方香菇多糖制剂及其制备方法	上海慈瑞医药科技有限公司
200610024290	抗肿瘤的复方香菇多糖制剂及其制备方法	上海慈瑞医药科技有限公司
200410016472	N^4-氧羰基胞嘧啶衍生物及制备方法与应用	上海迪赛诺医药发展有限公司、

（续表）

专利号	发明专利名称	专利权人
		上海迪赛诺化学制药有限公司
200310108850	用于上载抗肿瘤药物的脂质体载体及其制备方法和应用	上海复旦张江生物医药股份有限公司
03127070	多脂磷伞 Pa-I·H 菌株及培育多脂磷伞的方法和以其活性成分制成的药物	上海高科联合生物技术研发有限公司
200610077570	协同抗肿瘤的野黄芩甙元和黄芩甙药物组合物	上海格鲁奥丽生物医药技术有限公司
200610024221	一种含苦参碱类生物碱的热敏凝胶剂及其制备方法	上海华拓医药科技发展有限公司
200510023427	银耳杂多糖及其提取物、制备方法和用途	上海辉文生物技术有限公司
200510030756	一种化合物在制备抗真菌药物中的应用	上海人类基因组研究中心
200510110010	一种化合物在制备抗真菌药物中的应用	上海人类基因组研究中心
200380110691	吡啶酮衍生物及其应用	上海睿星基因技术有限公司
200610028435	一种氟代芳香烃化合物的制备方法	上海万溯化学有限公司
03129631	抗艾滋病药去羟肌苷的肠溶微粒组合物及制备方法	上海现代药物制剂工程研究中心
200510110924	一种制备前列地尔脂质体的方法	上海现代药物制剂工程研究中心有限公司
200710036395	丙酸培氯米松水雾剂	上海现代药物制剂工程研究中心有限公司
200510110624	枸橼酸莫沙必利胶囊及其制备方法	上海秀新臣邦医药科技有限公司
200480026793	广防风苷 A、及含有其的广防风根提取物制剂及其制备方法	上海药港生物技术有限公司
200610097524	青霉素 V 钾分散片及其制备方法	上海中瀚投资集团宁国邦宁制药有限公司
200610027507	20(*S*)-原人参二醇在制备抗抑郁药物中的应用	上海中药创新研究中心
200510082697	一种含虎杖苷的药物组合物及其应用	深圳海王药业有限公司
200510130502	I 晶型 3,4′,5-三羟基芪-3-β-*D*-葡萄糖苷	深圳海王药业有限公司
200510101820	癸酰乙醛复合物及其药用组合物	深圳海王药业有限公司、深圳海创医药科技发展有限公司
200610057948	含有冰片、麝香的药物组合物	深圳市生物谷科技有限公司
200610001806	一种含有咖啡酰奎宁酸的药物组合物	深圳市生物谷科技有限公司
200610152903	一种用于戒毒的长效缓释制剂及其制备方法和用途	深圳市思沃生命科学技术有限公司
200510046382	一种米诺地尔溶液及其搽片的制备方法	深圳市天和医药科技开发有限公司
200510046134	一种克林霉素磷酸酯的溶液剂及其搽片的制备方法	深圳市天和医药科技开发有限公司
200510021739	一种莫西沙星胶囊剂及其制备方法	深圳市天一时科技开发有限公司
200610032942	一种稳定的多西他赛注射剂	深圳万乐药业有限公司
200610063151	氯吡格雷硫酸盐的固体制剂及其制备方法	深圳信立泰药业股份有限公司
200510102145	含可待因和氯苯那敏的口服液体缓释制剂及其制备方法	深圳致君制药有限公司
200610032935	头孢克肟口腔崩解片及其制备方法	深圳致君制药有限公司
200510047376	酮咯酸氨丁三醇外用膏剂及制备方法	沈阳明华制药有限公司
200510047331	一类用于治疗各种同心脏血供相关的疾病的复方药	沈阳守正生物技术有限公司
200510046076	一种治疗低钾血症低镁血症的电解质补充剂及其应用	沈阳药联科技创新有限公司
200610000230	一种抗厌氧菌化合物	沈阳中海生物技术开发有限公司
200510124240	阿比朵尔及其盐的静脉给药制剂及制备方法	沈阳中海生物技术开发有限公司、湖北华恒医药有限公司
200510012288	对羟基苯甲酸及其类似物在制备预防和治疗皮肤黏膜病毒性感染药物中的应用	盛华(广州)医药科技有限公司
200510012287	羟基苯甲酸酯及其类似物在制备预防和治疗病毒性感染药物中的应用	盛华(广州)医药科技有限公司
200510102355	丁苯酞静脉乳剂及其应用	石药集团恩必普药业有限公司
200410012486	一种盐酸曲马多冻干粉针剂及其制备方法	石药集团欧意药业有限公司
200510012313	一种解热镇痛阿斯匹林复合肠溶制剂及其制备方法	石药集团欧意药业有限公司
200610048188	可快速崩解的阿托伐他汀钙片剂及其制备方法	石药集团欧意药业有限公司
200410075068	丁苯酞自乳化释药体系及其制备方法和应用	石药集团中奇制药技术(石家庄)有限公司
200410036628	丁基苯酞类同系物在制备治疗抗血小板聚集和抗血栓药物中的应用	石药集团中奇制药技术(石家庄)有限公司
03159222	阿比朵尔缓释片及其制备方法	石药集团中奇制药技术(石家庄)有限公司
03159638	阿比朵尔在制备预防和治疗乙型肝炎、HIV 病毒药物中的用途	石药集团中奇制药技术(石家庄)有限公司
200510065440	左旋氨氯地平和阿托伐他汀的药物组合物	石药集团中奇制药技术(石家庄)有限公司
200510080887	一种微囊化头孢呋辛酯的药物组合物	石药集团中奇制药技术(石家庄)有限公司
200610021256	阿比朵尔颗粒剂	四川百利药业有限责任公司

（续表）

专利号	发明专利名称	专利权人
200620036396	替扎尼定及其衍生物的新剂型	四川科瑞德制药有限公司
200610005271	一种丹参酮乳剂及其制备方法	四川思达康药业有限公司
03158373	含有钙通道阻滞药地尔硫草稀释后供静脉注射的注射液	苏州长征-欣凯制药有限公司
200610040654	一种苯磺酸氨氯地平的制备方法	苏州东瑞制药有限公司
200510122973	孟鲁司特口腔崩解片制剂及其制备方法	苏州东瑞制药有限公司
200410027074	多司马酯分散片及其制备办法	孙明杰、广州威尔曼新药开发中心有限公司、王霆
200410097044	多柔比星脂质体及其制备方法和用途	台湾东洋药品工业股份有限公司
200410047547	分离自藤黄树脂并具有抑制肿瘤/癌细胞生长活性的化合物以及包含其的药物组合物	台湾森本生物科技开发股份有限公司
03816832	咪唑并(1,2-A)吡啶-3-乙酰胺类的制备方法	台湾神隆股份有限公司
200410100613	藻类酶水解物及其制造方法	台盐实业股份有限公司
03142399	二氢吡咯[2,3-d]嘧啶-4-酮衍生物，其制备方法及其制药用途	天津倍方科技发展有限公司、天津天士力集团有限公司
03134852	一种替莫唑胺控释给药系统	天津帝士力投资控股集团有限公司
200310103186	一种新的晶状埃地双酯及其组合物	天津帝士力投资控股集团有限公司
200510013292	可抑制细胞释放肿瘤坏死因子的哌啶-2,6-二酮衍生物	天津和美生物技术有限公司
200310106919	具有抗癌活性的阿霉素衍生物及其制备方法和应用	天津和美生物技术有限公司
200510130096	一种盐酸法舒地尔口服制剂	天津红日药业股份有限公司
200510013903	一种含烷酰基雷莫司琼的药物组合物及其应用	天津康鸿医药科技发展有限公司
200510015295	盐酸替罗非班冻干粉针注射剂及其制备方法	天津南开允公医药科技有限公司
200510014584	用于治疗肉鸡腹水症的复方药物	天津瑞普生物技术集团有限公司
200610014162	含有薁磺酸钠的灌肠剂	天津市顶硕科贸有限公司
200610015691	治疗高血压药物	天津市中央药业有限公司、天津药物研究院
200510014394	孕激素组合物及其缓释栓装置及该装置的制备	天津市中意畜牧科技发展有限公司
200510016031	2-(3-氰基-4-异丁氧基苯基)-4-甲基-5-噻唑甲酸和聚乙烯吡咯烷酮玻璃态固溶体及其制备方法	天津泰普药品科技发展有限公司
200310107301	一种治疗冠心病心绞痛的药物	天津天士力制药股份有限公司
200310107310	一种治疗惊厥、癫痫的药物	天津天士力制药股份有限公司
03125087	一种黄杨宁滴丸及其制备工艺	天津天士力制药股份有限公司
200410064384	含有人参皂苷的纳米乳剂及其制备方法和用途	天津天士力制药股份有限公司
03144310	一种治疗心脑血管疾病的中药组合物	天津天士力制药股份有限公司
200410018759	一种含有人参多糖的药用组合物	天津天士力制药股份有限公司
200610016686	氟罗沙星注射液及其制备方法	通化东日药业股份有限公司
200510038126	一种供静脉注射用复合维生素 B 粉针剂及其制备方法	无锡凯夫制药有限公司
200610072600	一种七叶皂苷及其制备方法	武汉爱民制药有限公司、李信炯
200710137514	七叶皂苷的药物组合物及其制备方法和其制药用途	武汉爱民制药有限公司、李信炯
200510019667	壳聚糖-免疫 RNA 复合物制剂及其制备方法	武汉共同科技有限公司
200510123573	一种法可林眼用药物制剂	武汉五景药业有限公司
200510018440	一种抑制血小板凝聚的注射用粉针及其制备方法	武汉远大制药集团股份有限公司
200610019291	一种口颊片制剂及其制备方法	武汉远大制药集团有限公司
200610019090	硫普罗宁氨基酸盐及其制备方法	武汉远大制药集团有限公司
200610041778	尼可地尔冻干粉的制备方法	西安力邦医药科技有限责任公司
200610042832	鞘磷脂异丙酚脂肪乳制剂及其制备方法	西安力邦制药有限公司
03151481	来氟米特在制备抗 SARS 病毒药物上的应用	欣凯医药化工中间体(上海)有限公司
200610049243	一种掩味恩诺沙星的生产方法	新昌国邦化学工业有限公司
200510023352	含有盐酸曲马多和对乙酰氨基酚的口崩片及其制备方法	信谊药厂
200510051550	包含补骨脂酚的用于治疗妇女骨质疏松症的医药组合物	杏辉药品工业股份有限公司
200510010873	偏诺皂苷类化合物固态分子分散制剂	云南白药集团股份有限公司
200510010874	偏诺皂苷类化合物固态分子分散制剂	云南白药集团股份有限公司
200510010859	偏诺皂苷类化合物液态分子分散制剂	云南白药集团股份有限公司
200510010928	偏诺皂苷类化合物的透皮吸收制剂	云南白药集团股份有限公司
200410079556	治疗脑中风疾病的药物制剂及其制备方法	云南白药集团股份有限公司

（续表）

专利号	发明专利名称	专利权人
200410079566	偏诺皂苷在制备增强造血功能的药物中的应用	云南白药集团股份有限公司
200510011036	治疗妇科血症及炎症的药物制剂	云南白药集团股份有限公司
200510011034	灯盏花素泡腾干混悬剂及制备方法	云南昊邦制药有限公司
200610167910	一种抗肿瘤的药物组合物及其制备工艺	云南天秀植物科技开发有限公司
200410102895	一类含异环共轭烯酮的齐墩果烷三萜衍生物及其医药用途	浙江海正药业股份有限公司
200610000195	含有大豆油的多拉菌素注射液	浙江海正药业股份有限公司
200410102894	苯丙烯酸苯丙烯酯和苯丙酸苯丙酯类化合物及其制备方法和制备药物的用途	浙江海正药业股份有限公司
200510061045	一种含谷氨酰胺的复方组合物及其制药用途	浙江杭州鑫富药业股份有限公司
200510130979	替米沙坦分散片及其制备方法	浙江泰利森药业有限公司
02104210	醋酸甲地孕酮软胶囊组合物	浙江万联药业有限公司
200510022503	含对乙酰氨基酚的软胶囊组合物	浙江万联药业有限公司、陈云芳
200610038794	含葡萄糖酸锌、布洛芬和马来酸氯苯那敏的软胶囊组合物	浙江万联药业有限公司、陈云芳
200410083434	耐β-内酰胺酶的头孢菌素酯化合物及其盐	浙江永宁制药厂
200410053986	米力农注射用组合物及其制备方法	浙江震元制药有限公司
200410067367	头孢类抗生素的制备方法	浙江震元制药有限公司、上海卢湾区光陆技贸有限公司
200610040788	含有曲尼司特的滴眼液及其制备方法	中国药科大学制药有限公司
02132984	高纯度榄香烯抗癌药物的制备方法	中国远大国际集团有限公司
03121399	制造兽药马杜霉素铵、伊维菌素或地克珠利预混剂的新工艺	中牧实业股份有限公司、朱高群
200610058330	一种工业化生产盐酸克林霉素棕榈酸酯的方法	重庆凯林制药有限公司
200510057284	银杏酮酯口腔崩解片及其制备方法	重庆康刻尔制药有限公司
200510057283	三七皂苷口腔崩解片及其制备方法	重庆康刻尔制药有限公司
200510134599	一种组成稳定的血卟啉衍生物及其制备方法和注射剂	重庆市华鼎现代生物制药有限责任公司
200510060114	一种丙帕他莫与丁螺环酮的组合物	重庆医药工业研究院有限责任公司
200510057349	一种稳定的青蒿素及青蒿素衍生物的药物组合物	重庆医药工业研究院有限责任公司、上海复星医药（集团）股份有限公司
200510057449	一种稳定的帕洛诺司琼注射液及其制备方法	重庆医药工业研究院有限责任公司、上海复星医药（集团）股份有限公司
200410097283	培美曲塞二钠的一种新晶型及其制备方法	重庆医药工业研究院有限责任公司、上海克隆生物高技术有限公司
200510071591	氢溴酸东莨菪碱鼻腔喷雾剂	珠海丽波医药科技有限公司
200610083841	维生素A脂质体人工泪滴眼液	珠海丽波医药科技有限公司
200610032640	一种含阿莫西林的药物组合物及其制备方法	珠海联邦制药股份有限公司
2　专利权人为国内大学		
200610057534	α-(2,4-二氯苯基)-1H-咪唑-1-乙醇在制备治疗肝炎的药物中的用途	北京大学
200410006197	粉防己碱与防己诺啉碱在制备改善睡眠药品或保健品中的应用	北京大学
200610057535	(2S-顺)-(+)-2,3-二氢-3-羟基-2-(4-甲氧苯基)-1,5-苯并硫氮杂䓬-4(5H)-酮在制备治疗肝炎的药物中的用途	北京大学
03156098	三糖和五糖寡糖抗原，它们的合成方法以及在制备抑制排斥反应的药物中的用途	北京大学
200610170282	具有抗HIV活性的取代1,2,3-三唑并嘧啶新化合物，制备方法及用途	北京大学
200610113539	含天然高分子的水凝胶及其辐射制备方法	北京大学
200610165253	一种制备微粉化阿奇霉素的方法	北京化工大学
200410042876	聚酸类川芎嗪酯及其制备方法	北京理工大学
200410096778	安息香类贫铀促排剂、其制备方法和用途	北京师范大学
200410080211	一种中药组合物制剂的制备方法	北京中医药大学
200410080210	一种中药组合物	北京中医药大学
200610045945	甲基异硫脲阳离子作为连接基的脱氧核糖核酸双嵌入剂	大连理工大学
200610046227	芳杂环基咪唑并萘酰亚胺类化合物及其应用	大连理工大学
200510119145	锦灯笼多糖在制备治疗糖尿病药物和保健品中的应用	东北师范大学
200610097446	一种三环类化合物及其在制药中的应用	东南大学

（续表）

专利号	发明专利名称	专利权人
03138400	多糖硫酸酯作为制备抗流感病毒药物的应用	福州大学
200610200598	酞菁硅配合物及其复合物以及它们的制备和应用	福州大学
200310108790	一种含有水飞蓟素的滴丸剂	复旦大学
200510023273	一种鼻腔用尼莫地平凝胶剂	复旦大学
200410016684	灯盏花素干混悬剂	复旦大学
200610024410	苄氧基取代色氨酸衍生物、制备方法及应用	复旦大学
200510028379	*N*,*N*-二甲胺酰基-2,3-二呋喃基-6-氨基喹噁啉，其制备方法与应用	复旦大学
200610029770	2-烷基硫-5-烷基-6-(1-氰基芳甲基)取代尿嘧啶类化合物及其制备方法和用途	复旦大学
200610029180	一种具有抗肿瘤活性的化合物及其制备方法	复旦大学
200710036587	核酸分子 RTN4BSR6 及其在制备抗癌药物中的应用	复旦大学
200410051925	取代苯亚甲基环戊酮类衍生物及其应用	广东药学院
200510033323	一种辣椒素传递体的制备方法	广东药学院
200510101825	一种用于治疗外感高热和急慢性肝损伤的中药成分组合物及制备方法	广州中医药大学
200610035808	牛磺酸在制备含有葛根素的注射剂中的应用	广州中医药大学
200510010387	复方盐酸西替利嗪凝胶剂	哈尔滨医科大学
200610088090	一种高效分离葛根素的方法及装置	合肥工业大学
200610017742	大黄素、芦荟大黄素提取方法及其应用	河南中医学院
200610019675	毛喉鞘蕊花提取物鞘蕊素在肿瘤生长和增殖抑制剂中的应用	湖北中医学院
200610027391	烷氧基萘和萘醌类吡喃碳糖苷化合物及其制备方法	华东理工大学
200510026784	萘酰亚胺衍生物及其用途	华东理工大学、大连理工大学
200610123902	萘普生-2-芳基吗啉乙酯及其制备方法与应用	华南理工大学
200510101678	羧甲基裂褶多糖的制备方法及其在化妆品或抗肿瘤药物中的应用	华南理工大学
200610124805	莲原花青素用于制备防治老年痴呆药物的用途	华中农业大学
200510119075	抗辐射损伤药物	吉林大学
200610016659	稀土杂多化合物抗病毒药物	吉林大学
200610036605	姜酚肟在制备抗血小板聚集药物中的应用	暨南大学
200610123395	育亨宾和小檗碱混合在制药中的应用	暨南大学
200510086602	液相多、聚糖纳米硒及其制备与保存	暨南大学
200510100020	火棘提取物及其制备方法和应用	暨南大学
200510095762	一种黄酮苷元微胶囊的制备方法	江南大学
200610097159	一种红景天苷纳米脂质体悬浮液的制备方法	江南大学
200610038353	一种浅色高纯聚苯乙烯磺酸钠阳离子交换树脂的制备方法	江苏工业学院
200410060790	光致变色全氟环戊烯类二芳基乙烯希夫碱化合物及其制备方法	江西科技师范学院
200510018991	一种含葡萄吡喃糖苷基团的蒽醌苷类化合物及其用途	江西中医学院
200510044809	樟芝菌丝体中脂肪酸提取物及其应用	莱阳农学院
200610046797	一种制备牛蒡子苷及其苷元的方法	辽宁中医药大学
200510125976	胡椒酯酰类化合物在制备降血脂药物或保健品中的应用	内蒙古大学
200410085365	赖氨酸盐酸盐微胶囊包衣方法	内蒙古自治区畜牧科学院
200510037525	抗感染改性蒙脱土及其制备方法	南方医科大学
200610085745	脱铁蛋白－铂类抗癌药物复合物及其制备方法	南京大学
200510038632	烟曲霉文丙在治疗免疫性肠炎及相关免疫性疾病中的应用	南京大学
200510038096	齐墩果酸及其衍生物、制法及用途	南京大学
200510095308	黄芪甲苷环糊精包合物、制剂及制备方法	南京工业大学
200610037717	阿奇霉素肠溶微球及其制备方法	南京工业大学
200510124045	用于预防反刍动物捻转血矛线虫病的 DNA 疫苗	南京农业大学
200510039175	β-环糊精/阿莫西林包合物及其与克拉维酸钾的组合物及制备方法	南京师范大学
200610085781	一种内酯单体化合物在制备治疗肝癌药物中的应用	南京中医药大学
200610038861	明党参多糖硫酸酯化物和制备方法及其应用	南京中医药大学
200510015172	纳米肝靶向生物降解药物载体材料的制备方法	南开大学
200510122436	羧酸肌酐胍催化合成聚丙交酯及聚丝氨酸吗啉二酮	南开大学
200610014049	二苯并、二萘并吡喃和二苯并、二萘并螺吡喃类化合物及制备	南开大学

（续表）

专利号	发明专利名称	专利权人
200610052584	一种λ-卡拉胶寡糖在制备血管增生的抑制剂中的应用	宁波大学
200510045475	吲哚-2,3-二酮在制备心脑血管疾病药物中的应用	青岛大学
200410004758	巴西苏木红素的新用途	清华大学
200610114226	一种具有抗血管新生协同作用的中药有效成分组合配方	清华大学
200610044416	槲皮素固体脂质纳米粒制剂及其制备方法	山东大学
200610043244	3-苄基-5-(2-硝基苯氧甲基)-γ-丁内酯的制药用途	山东大学
200510044870	含有磺酰基二苯基乙烯桥化合物及其制法和药物应用	山东大学
200610042184	一组六元碳环核苷类似物及其合成方法和在抗病毒方面的应用	山东大学
200610068406	一种不潮结的粉末磷脂产品及其制备方法	山东师范大学
200610045292	槲皮素衍生物及其制备方法与应用	山东师范大学
200610012576	一种黄芩苷滴丸及其制备方法	山西大学
200610041837	一种治疗直肠癌的化疗乳剂	陕西师范大学
200310109204	一种皮肤表面局部麻醉镇痛凝胶剂及用途	上海第二医科大学
200310109205	多功能皮肤表面麻醉镇痛凝胶制剂的制备方法	上海第二医科大学
200610029377	一种医药用超细微胶囊化辣椒素及其制备方法	上海工程技术大学
200610024276	能够有效治疗脑癌的胡桃楸多糖制剂及其制备方法	上海交通大学
200610028319	具有功能性纳米载药涂层的血管支架	上海交通大学
200610148232	一类用于制备抗肿瘤药物的叶酸衍生物及其盐	上海交通大学
200510029981	野木瓜皂甙在制备治疗对K562细胞具有抑制活性的药物能够治疗的肿瘤的药物中的应用	上海师范大学
200510029129	药根碱在制备促胃动力药物中的应用	上海中医药大学
200510023551	一种长叶蜈蚣藻多糖提取物、其制备方法及用途	上海中医药大学
200310105194	口服水飞蓟素缓释制剂及其制备方法	沈阳药科大学
200410021151	伊曲康唑软胶囊及其制备方法	沈阳药科大学
03133854	苦参素渗透泵型控释制剂及其制备方法	沈阳药科大学
200410020427	以HPMC为基质的加替沙星眼用凝胶剂及其制备方法	沈阳药科大学
03133367	甲磺酸多沙唑嗪缓释制剂	沈阳药科大学
200310105138	阿昔洛韦药物树脂生物粘附缓释液体制剂及其制备方法	沈阳药科大学
02144633	葫芦素脂质体组方及其制剂	沈阳药科大学
03111535	大豆异黄酮苷组合物及其制备方法和用途	沈阳药科大学
03110803	5-羟基-3-羧酸酯吲哚类衍生物及其制备方法	沈阳药科大学
03133846	抱茎苦荬菜内酯及其衍生物组合物和它的制备方法及其应用	沈阳药科大学
200510053618	4-喹唑啉酮衍生物及其在抗肿瘤药物中的应用	首都师范大学
200410074203	去氢胡秃子碱衍生物、其合成方法及其应用	首都医科大学
200410098430	2,5-二取代-1,3-二氧环类化合物,它们的合成及作为PKC抑制剂的应用	首都医科大学
200410074206	2-取代-4,4,5,5-四甲基-1-氧咪唑啉、及其合成和应用	首都医科大学
200410074210	2-取代苯基-4,4,5,5-四甲基-1,3-二氧基咪唑啉,它们的制备及在药物制备中的应用	首都医科大学
200510021746	液液两相提取高含量茄尼醇浸膏的方法	四川大学
200510022235	槲皮素长效脂质体粉针剂及其制备方法	四川大学
200610014485	1-(4-羟基-3-甲氧基苯基)-7-(4-羟苯基)-3,5-二羟基庚烷的用途	天津大学
200610014400	7-(4-羟苯基)-1-苯基-4-烯-3-庚酮的用途	天津大学
200610014401	5-羟基-1-(4-羟苯基)-7-苯基-3-庚酮的用途	天津大学
200510014737	可注射凝胶化及原位凝胶化术后防粘连材料及制备方法	天津大学
200610013725	β-环糊精聚合物的胆汁酸吸附剂的制备方法	天津大学
200510013555	*N*-[2-(芳氧基)乙基]-2-(芳硫基)苄胺衍生物及制备方法和应用	天津大学
200410060500	含有氮氧键的无环核苷膦酸酯类化合物、其制备方法及其应用	天津大学
200410060499	二烷基、二芳基四取代杂环化合物、其制备方法及其应用	天津大学
200610015591	委陵菜有效成分黄酮化合物提取分离方法和应用	天津医科大学
200510027777	两性霉素B缓释微球及其制备方法	同济大学
200610051719	一个具抑制肿瘤细胞生长活性的艾里莫芬双内酯天然产物	温州医学院
200610051718	具抑制肿瘤细胞生长活性的艾里莫芬双内酯及用途	温州医学院

（续表）

专利号	发明专利名称	专利权人
200510018246	一种治疗骨髓炎的药物及制备方法	武汉大学
200410061049	一种治疗青光眼的凝胶剂及其制备方法	武汉大学
200510018613	一种抗呼吸道病毒的药物及用途	武汉大学
200610019077	A-失碳-5α-雄甾烷-2-酮-17β 醇酯及其制备方法和用途	武汉大学
200610018145	交联茯苓多糖及其制备方法和用途	武汉大学
200610019300	一种苦参碱磁性微球的制备方法	武汉理工大学
200510019980	猪苓多糖硫酸酯的制备方法	武汉理工大学
200610019302	苦参碱脂质体滴丸及其制备方法	武汉理工大学
200510124582	1,4-萘二酚用于制备防治生殖道感染的外用杀精避孕药物用途	西安交通大学
200610042992	具有抗炎性作用及改善血液流变性和抑制血栓形成的药物	西安交通大学
200510096453	汉防己甲素固体脂质纳米粒及其制备方法	西安交通大学
200410026205	β-(3,4-二羟基苯基)-α-羟基丙酸异丙酯及其合成方法	西安交通大学
200510043105	红毛新碱 B 化合物及其用于制备抗心肌缺血药物的用途	西安交通大学
200610041663	塔斯品碱的制备方法以及在制备治疗肿瘤药物中的应用	西安交通大学
200610042787	β-(3,4-二羟基苯基)-α-羟基丙酸冰片酯、其合成方法和用途	西北大学
200610043054	一种丁香酚纳米乳药物及其制备方法	西北农林科技大学
200610042998	甘草根瘤菌菌株发酵液的石油醚萃取物中分离的化合物	西北农林科技大学
200610090097	一种抗辐射蕨麻多糖的制备方法	西北师范大学
200610019267	一种壳寡糖盐酸盐的制备方法	孝感学院
200510072549	从肉苁蓉中制备尿囊素和尿囊素提取物以及它们的应用	新疆医科大学
200610037631	阿昔洛韦注射液中阿昔洛韦的增溶方法	扬州大学
200610011025	甾体咪唑盐类化合物及其制备方法	云南大学、昆明医学院
200610010750	一种活性化合物石豆兰二聚菲乙及其应用	云南师范大学
200610010751	一种活性化合物石豆兰二聚菲甲及其应用	云南师范大学
200610049778	白头翁素透皮凝胶剂	浙江大学
200610049711	白头翁素透皮吸收贴片	浙江大学
200510060925	水溶性药物的可降解聚合物微胶囊注射制剂及其制备方法	浙江大学
200610050351	加兰他敏衍生物及制备方法和用途	浙江大学
200410052976	咪唑-2-酮类化合物及其制备方法和用途	浙江大学
200610004076	非甾体抗炎药联苯乙酸的制备方法	浙江大学
200510060758	光学活性咪唑芳香醇类衍生物制备方法	浙江大学
200610051607	利用弱极性大孔树脂制备桔梗总皂苷提取物的方法及用途	浙江大学
200610053815	抑制人类乳头瘤病毒 11 型的小干扰 RNA 分子及其应用	浙江大学
200510062041	一种马来酸依索拉啶胃滞留片	浙江工业大学
200410036331	大蒜素微胶囊及其制备方法	中国海洋大学
200410023926	褐藻胶低聚糖作为益生元的应用	中国海洋大学
200410035643	阿司匹林的抗氧化型衍生物及其应用	中国海洋大学
200610065625	一种 9-蒽酮内酯类化合物及其制备方法和用途	中国海洋大学
200510104755	二吲哚基甲烷及其制备方法	中国海洋大学
200410036116	一种羧甲基壳聚糖铋锌钾及其制备方法和应用	中国海洋大学
200510079887	喹唑啉生物碱类化合物及其制备方法和用途	中国海洋大学
200610042119	一种生产低粘度褐藻胶的方法	中国海洋大学
200610088015	橙皮素衍生物及其制备方法	中国科学技术大学
200610026576	一种注射用姜黄素冻干脂质体及其制备方法	第二军医大学
200610030917	香豆素类化合物在制备诱导神经干细胞定向分化药物中的应用	第二军医大学
200510110482	一种氟尿嘧啶纳米粒制剂及其制备方法	第二军医大学
200610024744	一种外用复方凝胶及其制备方法	第二军医大学
200510023525	山奈酚衍生物用于制备防治痴呆药物的用途	第二军医大学
200610026825	化合物(2S)-5,7,2′,6′-四羟基-6,8-二异戊烯基-二氢黄酮的提取工艺及其应用	第二军医大学
200610031038	扇形狗牙花吲哚类生物碱及其在制备戒毒药物中的用途	第二军医大学
200610116322	盐酸美达苏平化合物及其用途	第二军医大学

（续表）

专利号	发明专利名称	专利权人
200510111136	具有抗生育和抗真菌活性的四氢异喹啉类化合物或其盐类	第二军医大学
200410016229	高喜树碱类化合物及其制备方法和用途	第二军医大学
200610024750	白薇总皂苷及其皂苷化合物在抗炎药物中的应用	第二军医大学
200410099270	白首乌皂苷化合物、总皂苷及其在治疗胃肠道疾病药物中的应用	第二军医大学
200510026879	皂苷类化合物或其苷元在制备治疗神经元损伤药物中的应用	第二军医大学
200610026789	一类青葙皂苷类化合物及其在医药领域的应用	第二军医大学
200610024199	一种两性霉素 B 纳米制剂	第二军医大学
200610054251	用于治疗由幽门螺杆菌感染引起的疾病的制剂	第三军医大学
03114407	中药多糖作为结肠递药载体的应用	第四军医大学
200510110082	海螵蛸多糖 CPS-1 及其制备方法和用途	第二军医大学
200410094129	用于阴道炎的植物雌激素类药物组合物	中国人民武装警察部队医学院
200410094131	大黄蒽醌衍生物及其制备方法和以该衍生物为活性成份的药物组合物	中国人民武装警察部队医学院
200610039475	含壳聚糖衍生物的多西他塞脂质体、冻干制剂及制备方法	中国药科大学
200610038662	联苯双酯固体分散体、其制备方法及含其的缓释制剂	中国药科大学
200610038639	一种含有头孢克肟的泡腾片及制法	中国药科大学
200610038640	含新鱼腥草素钠和 Solutol HS15 的药物组合物	中国药科大学
200610096452	一种以 5-羟色胺 3 受体拮抗剂和 H_1 受体拮抗剂为活性成分的药用组合物及其制药用途	中国药科大学
03113261	取代的四氢异喹啉衍生物、其制备方法及含有它们的药物组合物	中国药科大学
200610096573	磷酸川芎嗪缓释微丸及制备方法	中国药科大学
200410044878	具有抑制一氧化氮合成酶作用的甲氨蝶呤衍生物	中国药科大学
200710019806	NO 供体型氢化可的松衍生物、其制备方法及其抗炎用途	中国药科大学
200610098266	一种奥美拉唑速释固体制剂及其制备方法	中国药科大学
200610040354	香豆素衍生物、其制备方法及作为 α_1 受体拮抗剂的用途	中国药科大学
200610037850	一种制备大环内酯类半合成抗生素泰利霉素的方法	中国药科大学
200610038663	一种水溶性抗癌药物缓释纤维制剂及其制备方法	中国药科大学
200610037881	取代苯甲酰基胍衍生物、其制备方法及其医药用途	中国药科大学
200510034017	斑蝥素衍生物在制备抗肿瘤药物中的应用	中山大学
200610035922	环淫羊藿甙元作为制备防治器官移植排斥反应药物的应用	中山大学
200510036982	(-)-表没食子儿茶素没食子酸酯固体分散体及其制备方法与应用	中山大学
200510036980	(-)-表没食子儿茶素没食子酸酯-钙络合物固体分散体及其制备方法与应用	中山大学
200510036981	(-)-表没食子儿茶素没食子酸酯-锌络合物固体分散体及其制备方法与应用	中山大学
200610036484	喹啉二酮衍生物及其在制备抗菌药物中的应用	中山大学
200510037139	酚类化合物及其制备方法与抗肿瘤应用	中山大学
200610034180	槲皮素类化合物及其糖苷的金属配合物及其应用	中山大学
200610095099	赖氨酸-壳聚糖树脂及其制备方法	重庆大学
200610054268	贯叶连翘中金丝桃苷和金丝桃素的制备方法	重庆大学
200610054312	三乙烯四胺作为一种抗肿瘤辅助药物的应用	重庆工商大学
3　专利权人为国内研究所		
03156495	2-(α-羟基戊基)苯甲酸盐及其制法和用途	北京天衡药物研究院
200310113611	穿心莲内酯三马来酸半酯及其盐和它们的药物组合物	北京医工生物技术研究所、曹志宇
200410104164	治疗 B 型肝炎的化合物及其医药组合物	财团法人工业技术研究院
200410064366	一种用于眼部的抗病毒药物组合物及其制备方法	成都三明药物研究所
200510017493	一种酮康唑滴眼液及其制造方法	河南省眼科研究所
200510017494	一种用于眼科的抗真菌药物组合物	河南省眼科研究所
200310110467	二氢杨梅素在制备药物中的应用	湖南省中医药研究院
200410086457	人参皂苷 Rg_2 的制备方法，其药物组合物及在制药中的应用	吉林省中医中药研究院
02133091	附子苷及同系物，其制备方法和以该化合物为活性成分的药物组合物	吉林省中医中药研究院
200610038795	I-红景天苷及其制备和在抗老年性痴呆症药物中的应用	江苏省原子医学研究所
200610039294	灰毡毛忍冬活性总皂苷提取物及其制备方法和用途	江苏省中国科学院植物研究所

（续表）

专利号	发明专利名称	专利权人
02152572	一种Bcl-2反义硫代磷酸寡脱氧核苷酸抗癌药物及其制备方法与用途	吕联煌、福建省血液病研究所
200610045556	甲磺酸多沙唑嗪缓释胶囊及制备方法	山东省医药工业研究所
200410067161	一种度洛西汀肠溶微丸胶囊及其制备方法	上海医药工业研究院
200410067160	一种度洛西汀肠溶包衣片剂及其制备方法	上海医药工业研究院
200510023355	一种含有丝裂霉素C的磁性纳米粒的制备方法	上海医药工业研究院
200610023760	齐拉西酮或其盐包合物制备方法	上海医药工业研究院
200510030354	烷醇哌嗪衍生物光学异构体或其盐及其制备药物的应用	上海医药工业研究院
200510026517	阿立哌唑晶型及其制备方法	上海医药工业研究院
200510028077	复方硝酸益康唑成膜凝胶组合物及其制药用途	上海医药工业研究院
03129659	一类异喹啉化合物及其盐的制备方法和应用	上海医药工业研究院
200710181295	一类异喹啉化合物及其盐的制备方法和应用	上海医药工业研究院
200610020133	具有清热、泻火和解毒作用的药物组合物	四川省中药研究所
200410093969	一种含盐酸氨溴索活性成分的缓释片	天津药物研究院
200510013242	一种使盐酸氨溴索颗粒剂稳定的药用组合物	天津药物研究院
200410094094	一种贝沙罗汀凝胶剂及其制备方法	天津药物研究院
200610057513	一种盐酸氨溴索复方缓释片及其制备方法	天津药物研究院
200310107200	一种含活性成分阿德福韦或其盐的固体分散物及其制备方法	天津药物研究院
200310107201	一种含活性成分阿德福韦或其盐的经注射给药的制剂及其制备方法	天津药物研究院
200610013036	环黄芪醇类衍生物以及用途	天津药物研究院
03121088	一种制备古拉替莫固体制剂的工艺及其固体制剂	天津药物研究院、海南先声药业有限公司、江苏先声药业有限公司、江苏先声药物研究有限公司
200610003564	一种含活性成分水飞蓟宾及其盐经注射给药的稳定的药物组合物	天津药物研究院、王文科
200510015271	糖皮质激素胶囊型吸入粉雾剂及其制备方法	天津药业研究院有限公司
200610049852	一种抗纤维化药物吡非尼酮的制备方法	浙江省医学科学院
200610016559	两亲性三嵌段共聚物-紫杉醇键合药及其制备方法	中国科学院长春应用化学研究所
200410011176	可生物降解聚合物的紫杉醇前药及其合成方法	中国科学院长春应用化学研究所
200410082873	一种多皱软磺酸在抗HIV-1病毒的药物中的应用	中国科学院大连化学物理研究所 中国科学院昆明动物研究所
200510002109	一种抗癌二萜类化合物静脉注射剂及其制备方法和用途	中国科学院动物研究所
03142555	棉酚及其衍生物在制备治疗骨髓瘤药物中的应用	中国科学院动物研究所、中国医学科学院药物研究所
200610033788	(Z)-3′-羟基-3,4′,5-三甲氧基二苯乙烯的水溶性磷酸酯盐及其制备方法、药物组合物和用途	中国科学院广州化学研究所
200610035894	西米特酸的提取方法	中国科学院广州化学研究所
200610047256	一种基于信号转导的海产双壳贝类幼虫变态诱导剂及应用	中国科学院海洋研究所
200410087506	一种溴酚类化合物及其制备和应用	中国科学院海洋研究所
02113653	一种预防或治疗骨质疏松症的药物及其制备方法和应用	中国科学院昆明植物研究所
200610048625	韧革菌素及其制备方法和在药物上的应用	中国科学院昆明植物研究所
200610010715	具有抗肿瘤活性的化合物，其制备方法和其应用	中国科学院昆明植物研究所
200610048824	豆腐果苷修饰物及其制备方法与应用	中国科学院昆明植物研究所、云南省药物研究所
200410079515	治疗艾滋病的药物及其应用	中国科学院昆明植物研究所、中国科学院昆明动物研究所
200610048715	盐肤木内酯A，其制备方法和其在制药中的应用	中国科学院昆明植物研究所、中国科学院昆明动物研究所
200610035603	一种降解呋喃二倍半萜角质海绵素及其制备方法和应用	中国科学院南海海洋研究所
200510033704	一种倍半萜侧扁软柳珊瑚酮及其制备方法和应用	中国科学院南海海洋研究所
200610035751	3β,5α,6β,11β-四羟基胆甾烷醇及其制备方法和用途	中国科学院南海海洋研究所
200610035912	西松烷型二萜及其制备方法和用途	中国科学院南海海洋研究所
200410099292	一种多烯紫杉醇纳米粒及其制备方法	中国科学院上海药物研究所
200410067904	取代1H-吲哚-2-酮类化合物及其制备方法和用途	中国科学院上海药物研究所
200410053101	一类茚并吲哚酮类化合物、其制备方法和用途	中国科学院上海药物研究所
200310108532	喜树碱的新衍生物、制备方法和用途	中国科学院上海药物研究所
200410025718	一类海芒果苷衍生物、其制备方法及用途	中国科学院上海药物研究所

（续表）

专利号	发明专利名称	专利权人
200410066859	一种积雪草多糖的制备方法和应用	中国科学院上海药物研究所
200410017592	抗肿瘤活性成份陵水醇、制备方法和用途	中国科学院上海药物研究所
200410089053	喜树碱衍生物、制备方法和用途	中国科学院上海药物研究所
200510065492	香豆素类化合物作为制备抗真菌药物的应用	中国科学院上海有机化学研究所
200610025352	1H-吡喃并[3,4-d][1,2,3]三氮唑-4-酮类化合物、合成方法和用途	中国科学院上海有机化学研究所
200610023956	[(取代的吡啶基)甲基]亚磺酰基-1H-苯并咪唑类化合物及其对映体的锌盐的制备方法	中国科学院上海有机化学研究所
200610117097	3-芳基-5,6-取代噻吩并嘧啶-4-羰基-2-巯基乙腈、合成方法和用途	中国科学院上海有机化学研究所
02151292	含氟1H-1,2,3-三氮唑类化合物、制备方法及其用途	中国科学院上海有机化学研究所
200410088800	一种抑制癌细胞的微生物复合多糖及其制备方法	中国科学院生态环境研究中心
200310122330	新角蒽环聚酮类抗生素的制造方法	中国科学院微生物研究所
200610146049	2-苯氧基色原酮苷类新化合物及其制备方法和用途	中国科学院新疆理化技术研究所
200510041452	植物聚戊烯醇肝损伤治疗剂	中国林业科学研究院林产化学工业研究所
200610072935	金丝桃素在制备抗RNA病毒药物中的应用	中国农业科学院兰州畜牧与兽药研究所、中国科学院近代物理研究所
200410016414	镰形扇头蜱RhcA和RhcB基因的克隆、表达和抗蜱免疫保护作用	中国农业科学院上海家畜寄生虫病研究所
200510057013	封闭TGF-β_1的反义寡核苷酸及其在制备治疗纤维化相关疾病药物中的用途	第三军医大学野战外科研究所
02130800	维甲酸或其类似物口服制剂	军事医学科学院毒物药物研究所
200410033662	含雷替曲塞的包合物及制剂	军事医学科学院毒物药物研究所
200410029597	苯环壬酯光学异构体及其用于制备药物的用途	军事医学科学院毒物药物研究所
200510074807	环己酮类饱和双环(桥环)化合物及其制备方法与用途	军事医学科学院毒物药物研究所
200310101878	1-羟甲基咪唑并[1,2-a]喹喔啉化合物及其应用	军事医学科学院毒物药物研究所
200410029596	苯环壬酯的活性代谢产物及其医药用途	军事医学科学院毒物药物研究所
200510074805	单环多取代饱和环己酮类化合物及其制备方法和用途	军事医学科学院毒物药物研究所
200510008754	取代芳亚甲基磺酰化氮杂环戊酮类化合物、其药物组合物及其制备方法和用途	军事医学科学院放射医学研究所
01124086	含肿瘤放疗增敏剂的透皮吸收组合物	军事医学科学院放射与辐射医学研究所
200310118481	用于预防或治疗阳痿和性冷淡的新吡唑并嘧啶类化合物	军事医学科学院放射与辐射医学研究所
02159418	含水溶性基团的葛根素化合物及其制法和用途	军事医学科学院放射与辐射医学研究所
200610144389	咖啡因及茶碱在制备抗乙型肝炎病毒的药物中的用途	军事医学科学院生物工程研究所
200610013675	一种提高机体耐缺氧能力的复合营养素	军事医学科学院卫生学环境医学研究所
200510044756	鲆鲽鱼类养殖的腹水病防治药品	中国水产科学研究院黄海水产研究所
200610013607	含氧化槐定碱或氧化槐定碱盐的药物组合物、制备方法及用途	中国医学科学院放射医学研究所
200510014590	高纯度蛇床子素及其制备方法和以该化合物为活性成分的药物组合物	中国医学科学院放射医学研究所
200610013485	从苦豆子中制备槐定碱、氧化槐定碱及其盐类的方法	中国医学科学院放射医学研究所
200510016408	17aα-D-高炔雌二醇-3-乙酯及其合成制备方法和以该化合物为活性成分的药物组合物	中国医学科学院放射医学研究所
200510001999	腺苷类化合物在制备医药保健品中的用途	中国医学科学院基础医学研究所
200510077782	一类嘌呤核苷酸化合物、其药物组合物及其制药用途	中国医学科学院基础医学研究所
02153924	一种识别肿瘤细胞的多肽OT3、编码OT3的多核苷酸及用途	中国医学科学院基础医学研究所
02153923	一种识别肿瘤细胞的多肽OT10、编码OT10的多核苷酸及用途	中国医学科学院基础医学研究所
200510094085	盐酸13-己基小檗碱和盐酸13-己基巴马汀制备治疗湿疹、皮炎和银屑病的药物用途	中国医学科学院皮肤病研究所
200510094088	盐酸13-己基小檗碱和盐酸13-己基巴马汀制备治疗皮肤粘膜疱疹病毒感染的药物应用	中国医学科学院皮肤病研究所
200510094087	盐酸13-己基小檗碱在制备治疗幽门螺杆菌相关的胃炎或消化性溃疡的药物中的应用	中国医学科学院皮肤病研究所
200380107864	丁二酸衍生物酯类化合物在制备治疗痴呆症的药物中的用途	中国医学科学院药物研究所
200310101890	双环醇固体分散体	中国医学科学院药物研究所
200410058309	双环醇在制备预防和(或)治疗急性酒精中毒和急慢性酒精性肝损伤药物中的应用	中国医学科学院药物研究所

（续表）

专利号	发明专利名称	专利权人
01812068	用作抗惊厥药的取代 2-苯并[c]呋喃酮	中国医学科学院药物研究所
02125160	新的三尖杉碱类的酯碱衍生物及其制法和其药物组合物与用途	中国医学科学院药物研究所
200410029930	一种三七总皂苷的双层缓释片剂及其制备方法	中国医学科学院药用植物研究所
200510073274	一种三七总皂苷胃肠道生物粘附制剂	中国医学科学院药用植物研究所
03121175	枇杷叶总三萜酸组分及其在制备抗炎、止咳药物中的应用	中国医学科学院药用植物研究所
200510112785	格尔德霉素(C-3559)在制备疱疹病毒生殖道感染药物中的应用	中国医学科学院医药生物技术研究所
200610065427	一种 C3,4 位断环三萜类化合物及其在防治艾滋病中的应用	中国医学科学院医药生物技术研究所
200410000384	2-苯羧酸酯青霉烯类化合物及其制备方法和应用	中国医学科学院医药生物技术研究所
200610056926	一组具有抑制 HIV-1/HBV 病毒复制活性的替诺福韦单酯化合物	中国医学科学院医药生物技术研究所
200610008114	一组具有上调骨形成蛋白 BMP-2 表达活性的五元不饱和杂环化合物	中国医学科学院医药生物技术研究所
4 专利权人为国内医院		
200510063147	一种用于治疗口腔溃疡的甘草锌膜及其制备方法	北京大学第三医院
02159421	穿心莲二萜内酯在制备抑制血管生成药物中的应用	北京大学第一医院
02159694	高三尖杉酯碱和三尖杉酯碱在制备抑制血管生成药物中的应用	北京大学第一医院
02159692	黄芩甙在制备抑制血管生成药物中的应用	北京大学第一医院
03141780	淫羊藿总黄酮提取物在制备延缓免疫衰老药物中的应用	复旦大学附属华山医院
200610019492	小檗碱衍生物在制备治疗 2 型糖尿病、调节血糖和血脂的药物中的应用	华中科技大学同济医学院附属同济医院
200410089431	槐果碱在药物中的应用	上海第二医科大学附属仁济医院
200310109312	氨基胍对难愈创面的防治作用	上海第二医科大学附属瑞金医院
200410053051	一种携带二氯亚甲基二膦酸的明胶微粒及制备方法	上海第二医科大学附属瑞金医院
200510110272	溪黄草有效成分 Nodosin 的用途	上海第二医科大学附属新华医院 上海交通大学医学院附属上海儿童医学中心 上海交通大学医学院附属上海儿童医学中心
200310110316	山茱萸提取物及其制备方法和用途	首都医科大学宣武医院
200610157157	*N*-芳基杂环族化合物的制药用途	四川大学华西医院
200510022359	噻萘普汀在制备治疗或预防 MDMA 神经毒性的药中的应用	四川大学华西医院
200610040966	氢化考的松灌肠剂及其制备方法	苏州市立医院
200610010987	滇重楼茎叶单体皂苷在制药中的应用	云南省肿瘤医院
200610095078	一种用于治疗慢性阻塞性肺疾病的脂质体维甲酸气雾剂	第三军医大学第一附属医院
200610054351	一种关节腔内注射治疗骨关节炎的雷公藤内酯醇复方制剂	第三军医大学第一附属医院
200610011828	3-(1-烷氧基乙基)-8-乙基-2,7,12,15,18-五甲基-13-羧酸-17-丙酸、其合成方法和光动力治疗药物	中国人民解放军总医院
200610011830	3-烯基-8-乙基-2,7,12,15,18-五甲基-13-羧酸-17-丙酸氨基酸酰胺、其合成方法及光动力治疗药物	中国人民解放军总医院
200510032072	儿茶素双层微胶囊制备方法	中南大学湘雅二医院
5 专利权人为国内其他		
03149656	抑制人肿瘤坏死因子活性的寡聚核苷酸	中国疾病预防控制中心病毒病预防控制所
03121260	一段天花病毒基因组特异的核苷酸序列	中国疾病预防控制中心病毒病预防控制所
200610017503	手性 4,4′-二甲氧基-5,6,5′,6′-二次甲二氧基联苯-2,2′-二甲酸衍生物及其制备方法	河南省科学院质量检验与分析测试研究中心
200710086548	猪繁殖与呼吸综合征病毒超强变异株 RT-PCR 试剂盒	中国动物疫病预防控制中心
6 专利权人为国内个人(略)		
7 专利权人为国外		
02824285	脲取代的咪唑并吡啶	3M 创新有限公司
02824287	酰胺基取代的咪唑并吡啶	3M 创新有限公司
02824286	亚磺酰氨基取代的咪唑并吡啶	3M 创新有限公司
00817292	新的能结合幽门螺杆菌的物质及其用途	A+科学投资公司
01820894	一氧化氮的吸入	AGA 公司
01815157	新的 4-苯基取代的四氢异喹啉类化合物及其治疗用途	AMR 科技公司
00817789	4-苯基取代的四氢异喹啉及其用于制备药物的用途	AMR 科技公司

（续表）

专利号	发明专利名称	专利权人
97197128	具有抗哮喘、抗过敏和免疫抑制/免疫调节作用的N-取代的吲哚-3-乙醛酰胺类化合物	ASTA药物股份公司
00804544	5-HT5配体在制备治疗神经变性疾病的药物中的应用	BASF公司
01125900	具有多芯结构的固体制剂	BASF公司
01813331	基于肝素、葡糖胺聚糖或类肝素的制剂以及这种制剂和制剂基质的应用	BASF公司
98802906	CM101在制备药物中的用途	C·G·赫勒奎斯特
97199179	N^6杂环取代的腺苷衍生物	CV治疗公司
02812189	制备分散体的方法	DSM IP资产有限公司
02806663	含有异黄酮和多不饱和脂肪酸组合的用于预防骨质疏松症的组合物	DSM IP资产有限公司
200510062642	包括*N*-取代的1,5-二脱氧-1,5-亚氨基-D-葡糖醇化合物的盐	G. D. 瑟尔公司
200510078517	用于治疗炎症的取代的吡唑基苯磺酰胺类化合物	G. D. 瑟尔公司
98803942	*N*-取代的-1,5-二脱氧-1,5-亚氨基-D-山梨醇化合物在制备治疗肝炎病毒感染的药物中的用途	G·D·瑟尔公司
01813823	用来治疗原发性头痛的复合维生素的应用	G·凡莱塔
02807754	GAL3受体拮抗剂在制备治疗抑郁和(或)焦虑药物中的应用及在这种方法中有用的化合物	H. 隆德贝克有限公司
03814438	使用5-羟色胺再摄取抑制剂的联合药物	H. 隆德贝克有限公司
200480009471	作为5-羟色胺再摄取抑制剂的4-(2-苯硫基-苯基)-1,2,3,6-四氢吡啶衍生物	H. 隆德贝克有限公司
200480011219	芳族羟苯基和芳族硫基苯基衍生物	H. 隆德贝克有限公司
200510125319	作为儿茶酚胺前体药物的苯乙胺和稠环变体及其用途	H. 伦德贝克公司
01813810	用于治疗CNS疾病的吲哚衍生物	H·隆德贝克有限公司
02808890	加兰他敏在制备治疗精神物质所致中枢神经系统病症药物中的应用	HF医药研究有限公司
01808936	调节细胞增生的化合物	HSC研究与开发有限合伙公司
200480024575	用作蛋白激酶抑制剂的化合物和组合物	IRM责任有限公司
200480023429	组织蛋白酶S的抑制剂	IRM责任有限公司
200480023425	作为RTK抑制剂的6-取代的苯胺基嘌呤	IRM责任有限公司
200480028450	用作蛋白激酶抑制剂的化合物和组合物	IRM责任有限公司、诺瓦提斯公司
02821738	金属酞菁区域异构体的分离	L. 莫尔特尼及阿利蒂兄弟联合股份公司
02816427	含有活性物质芬太尼的透皮治疗体系(TTS)	LTS勒曼治疗系统股份公司
200480006533	硼化金属酞菁类及其制备方法,包含它们的医药组合物及其用途	L莫尔泰尼及C德福拉泰里阿里提索萨塔迪爱瑟斯奇奥公司
02825882	用于制备醇和酚的水溶性膦酰氧基甲基衍生物的方法	MGI GP公司
98811895	用于治疗肿瘤的*N*-苄基-3-茚乙酰胺衍生物	OSI制药公司、亚利桑那大学
03140909	含有胆碱能药物或钙通道阻滞剂的局部用医药组合物	S. L. A. 药业股份公司
200480024528	改善溶解性和流动性的医药组合物	SS制药株式会社
200480011842	利用黑米提取物预防或治疗过敏性疾病的组合物及其治疗用途	TG生命工学株式会社
200380108516	α-C-苯基-*N*-叔丁基硝酮的新型两亲衍生物	TS制药公司、阿维尼翁大学
200480002656	哌嗪衍生物和它们作为合成中间体的应用	UCB法奇姆股份有限公司
200480008728	吲哚酮-乙酰胺衍生物,制备它们的方法和它们的用途	UCB公司
98811490	假多晶型2-[2-[4-[双(4-氟苯基)甲基]-1-哌嗪基]乙氧基]乙酸二盐酸化物	UCB公司
03808532	环加氧酶-2抑制剂和阿片剂的药物组合体	阿德科克因格拉姆有限公司
02829608	视黄醇衍生物、它们在治疗癌症和增强其它细胞毒性剂功效中的应用	阿登尼亚投资有限公司
03824354	核苷磷酸化酶和核苷酶抑制剂	阿尔伯爱因斯坦医科叶希瓦大学、工业研究有限公司
03815881	吗啡喃衍生物及其14位取代季铵盐、制备方法和它们的用途	阿尔卡森制药有限公司
200410097327	治疗眼、耳和鼻的抗生素组合物	阿尔康实验室公司
200380109897	哒嗪-3(2H)-酮衍生物	阿尔米拉尔实验室有限公司
03820648	奎宁环酰胺衍生物	阿尔米雷尔股份公司
03819327	奎宁环衍生物及含有相同化合物的药用组合物	阿尔米雷尔普罗迪斯制药有限公司
200380108526	用作LTD4拮抗剂的新型三环衍生物	阿尔米雷尔普罗迪斯制药有限公司
200480009876	2,3′-联吡啶类衍生物作为环加氧酶-2的抑制剂	阿尔米雷尔普罗迪斯制药有限公司

（续表）

专利号	发明专利名称	专利权人
200480008737	2-苯基吡喃-4-酮衍生物作为环加氧酶-2的抑制剂	阿尔米雷尔普罗迪斯制药有限公司
00808477	埋植凝胶组合物及其制备方法	阿尔萨公司
01818583	通过抑制通道关闭来抑制药物透皮通量减少的方法	阿尔扎公司
200480005534	用于减少脂质体诱导的补体激活的脂质体组合物	阿尔扎公司、耶路撒冷希伯来大学伊森姆研究发展公司
01810842	除虫化合物的制备方法及其新的中间体	阿方蒂农科股份有限公司
00804589	聚(ADP-核糖)聚合酶的三环抑制剂	阿古龙制药公司、癌症研究推广技术有限公司
200480002000	包括芬太尼的鼻内递送用药物组合物	阿基米德开发有限公司
02827049	用作毒蕈碱激动剂的四氢喹啉类似物	阿卡蒂亚药品公司
02827050	作为单胺受体调节剂的螺氮杂环化合物	阿卡蒂亚药品公司
200510136940	多孔药物基质及其制造方法	阿库斯菲尔公司
200480012713	克拉屈滨的口服制剂	阿莱斯贸易有限公司
200380101115	用于治疗神经变性的α_2B或$\alpha_{2B/2C}$肾上腺素能受体激动剂	阿勒根公司
200480026273	非镇静的A-2激动剂1-(2,3-二甲基-苯基)-乙基-1,3-二氢-咪唑-2-硫酮	阿勒根公司
200380101116	(2-咪唑啉-2-基氨基)喹噁啉在制备治疗痴呆症和帕金森病的药物中的用途	阿勒根公司
02811099	降血压性脂质和噻吗洛尔组合物及其使用的方法	阿勒根公司
200480002073	可生物降解的眼植入体	阿勒根公司
02812319	增强辅助生殖的芳香酶抑制剂	阿雷斯贸易股份有限公司
200480019414	苯并呋喃衍生物及其在制备治疗由细菌引起的感染的药物中的用途	阿皮德公开股份有限公司
96195605	抑制5α-还原酶活性的方法和组合物	阿奇发展公司
200480012089	包含抗血管生成剂和Src激酶抑制剂的联合产品及其制药用途	阿斯利康(瑞典)有限公司
200480019488	AZD2171与ZD6126组合的应用及包含所述组合的药物组合物和药盒	阿斯利康(瑞典)有限公司
200480025738	ZD6474及铂抗肿瘤药在制备药物中的用途	阿斯利康(瑞典)有限公司
200380101176	喹唑啉衍生物ZD6474组合吉西他滨在制备药物中的用途	阿斯利康(瑞典)有限公司
200480019517	含AZD2171和ZD1839的药物组合物和药盒以及AZD2171和ZD1839的制药应用	阿斯利康(瑞典)有限公司
03823797	作为金属蛋白酶MMP12抑制剂的2,5-二氧代咪唑烷-4-基乙酰胺及类似物	阿斯利康(瑞典)有限公司
03823193	一些新的咪唑并吡啶及其用途	阿斯利康(瑞典)有限公司
200480005423	用作抗生素药物的羟甲基取代的二氢异噁唑衍生物	阿斯利康(瑞典)有限公司
200480038236	烟碱性乙酰胆碱受体配体	阿斯利康(瑞典)有限公司
200480007101	新化合物	阿斯利康(瑞典)有限公司
200480027248	作为酪氨酸激酶抑制剂的哌啶基-喹唑啉衍生物	阿斯利康(瑞典)有限公司
03819257	作为烟碱性乙酰胆碱激动剂的芳基取代的二氮杂双环烷烃	阿斯利康(瑞典)有限公司
200480003563	包含芳化酶抑制剂、孕激素和雌激素组合的组合物及其治疗子宫内膜异位症的用途	阿斯利康(瑞典)有限公司
200480027517	用作嗜中性白细胞弹性蛋白酶抑制剂的2-吡啶酮衍生物及其用途	阿斯利康(瑞典)有限公司
200480012619	苯并咪唑衍生物	阿斯利康(瑞典)有限公司
200480004767	金刚烷衍生物,其制备方法和包含所述衍生物的药物组合物	阿斯利康(瑞典)有限公司
200480024988	作为嗜中性白细胞弹性蛋白酶抑制剂的喹喔啉衍生物及它们的用途	阿斯利康(瑞典)有限公司
03824362	抑制磷酸肌醇3-激酶β	阿斯利康(瑞典)有限公司
03818344	新的取代吲哚	阿斯利康(瑞典)有限公司
200480002123	二芳基亚甲基哌啶衍生物、其制备及其用途	阿斯利康(瑞典)有限公司
200480024987	作为嗜中性白细胞弹性蛋白酶抑制剂的喹啉衍生物及它们的用途	阿斯利康(瑞典)有限公司
200380102831	4-(苯基-哌嗪基-甲基)苯甲酰胺衍生物及其在治疗疼痛或胃肠疾病中的用途	阿斯利康(瑞典)有限公司
200380106483	对GSK3具有选择性抑制作用的新型化合物	阿斯利康(瑞典)有限公司
200480017046	抗增殖药4-苯胺基-喹唑啉衍生物	阿斯利康(瑞典)有限公司
200480026824	已知抗高脂血症剂的多晶型物	阿斯利康(英国)有限公司
02822540	哌啶衍生物及其作为趋化因子受体(尤其是CCR5)活性调节剂的用途	阿斯特拉泽尼卡公司
200480013415	二芳基亚甲基哌啶衍生物及其作为δ阿片样受体激动剂的用途	阿斯特拉泽尼卡公司
200380107833	用作趋化因子受体CCR5调节剂的新型哌啶衍生物	阿斯特拉泽尼卡公司

（续表）

专利号	发明专利名称	专利权人
200480009415	IBAT 抑制剂在治疗或预防便秘中的应用	阿斯特拉曾尼卡有限公司
03812492	改性释放的药物制剂	阿斯特拉曾尼卡有限公司
99803724	靛红和羟吲哚衍生物的制药用途	阿斯特拉曾尼卡有限公司
02824544	阿那曲唑在制备用于治疗患有早期乳腺癌的绝经后的妇女的药物方面的用途	阿斯特拉曾尼卡有限公司
03814176	MGLUR5 拮抗剂在制备治疗 GERD 的药物中的用途	阿斯特拉曾尼卡有限公司
03809162	新型晶形抗癌化合物 ZD1839	阿斯特拉曾尼卡有限公司
99807230	含有福莫特罗和布地奈德的组合物在制备预防和治疗急性气喘疾病的药物的应用	阿斯特拉曾尼卡有限公司
01809786	新的组合物	阿斯特拉曾尼卡有限公司
02806562	治疗用苯并二氢吡喃化合物	阿斯特拉曾尼卡有限公司
00816231	用于治疗心律失常的氧杂双皮丁化合物	阿斯特拉曾尼卡有限公司
03814359	苯并硫杂二氮杂䓬衍生物、它们的制备方法以及包含它们的药用组合物	阿斯特拉曾尼卡有限公司
200610007173	作为人过氧化物酶体增殖物激活受体 α（PPAR）激动剂的取代苯基丙酸衍生物	阿斯特拉曾尼卡有限公司
02822177	苯并硫杂庚英回肠胆汁酸转运抑制剂	阿斯特拉曾尼卡有限公司
03810214	作为糖原磷酸化酶抑制剂的杂环酰胺衍生物	阿斯特拉曾尼卡有限公司
03808355	作为髓过氧化物酶抑制剂的硫代黄嘌呤衍生物	阿斯特拉曾尼卡有限公司
01805845	嘧啶化合物	阿斯特拉曾尼卡有限公司
02805252	用于治疗与 GSK3 有关的病症的 2-芳基氨基-嘧啶	阿斯特拉曾尼卡有限公司
03805309	具有糖原磷酸化酶抑制活性的吲哚酰胺衍生物	阿斯特拉曾尼卡有限公司
03813840	2,5-二取代的 3-巯基戊酸	阿斯特拉曾尼卡有限公司
03811739	作为抗增殖剂的 4-苯胺基喹唑啉衍生物	阿斯特拉曾尼卡有限公司
00814145	嘧啶衍生物	阿斯特拉曾尼卡有限公司
03814319	作为 PPARα 和 γ 调节剂的苯甲酸衍生物	阿斯特拉曾尼卡有限公司
200480007457	EP_4 受体拮抗剂	阿斯特兰德英国有限公司
02825601	化合物在制备用于治疗移植排斥的药物中的应用	阿特罗吉尼克斯公司
99806022	制备（*R*）-α-（2,3-二甲氧基苯基）-1-[2-（4-氟苯基）乙基]-4-哌啶甲醇的方法	阿旺蒂斯制药公司、赛诺菲－阿旺蒂斯德国有限公司
200480006886	免疫调节杂环化合物	阿维德克斯有限公司
99815788	用作 PDGF-受体和（或）LCK 酪氨酸激酶抑制剂的喹啉和喹喔啉化合物	阿温蒂斯药物公司
99815790	喹啉和喹喔啉化合物	阿温蒂斯药物公司
98105328	用于治疗痴呆的组合制剂	阿文蒂斯药物德国股份公司
01818268	CB1 受体拮抗剂与西布茶明的组合形式、其药物组合物及其在制备治疗肥胖病的药物中的应用	阿文蒂斯药物股份有限公司
01806643	含有氮杂环丁烷衍生物的药物组合物，新的氮杂环丁烷衍生物及其制备方法	阿文蒂斯药物股份有限公司
00817595	氮杂吲哚类化合物	阿文蒂斯药物有限公司
03822356	β-L-2′-脱氧胸苷的结晶形及非晶形	埃迪尼克斯（开曼）有限公司
200480018422	制备无定形的血小板凝集抑制剂药物的方法	埃吉斯药物工厂
02818975	取代的烷基氨基哒嗪酮衍生物、其制备方法和含有这种衍生物的药用组合物	埃吉斯药物工厂
200480016298	作为葡糖苷酰鞘氨醇抑制剂的 2-（羟基甲基）-3,4,5-三羟基-1-偶苯酰哌啶衍生物	埃科特莱茵药品有限公司
200480016299	用作葡糖苷酰鞘氨醇合酶（GCS）的 2-（羟基甲基）-1-[（4-（戊氧基）苯基）甲基]-3,4,5-哌啶三醇	埃科特莱茵药品有限公司
02815539	新型苯并稠杂环	埃科特莱茵药品有限公司
01820481	新颖的磺酰胺类化合物及其作为内皮素受体拮抗剂的应用	埃科特莱茵药品有限公司
00802515	双磺胺	埃科特莱茵药品有限公司
01806326	1,2,3,4-四氢异喹啉的衍生物	埃科特莱茵药品有限公司
02827776	作为尿压素Ⅱ受体拮抗剂的 4-（哌啶基-吡咯烷基-烷基-脲基）-喹啉类化合物	埃科特莱茵药品有限公司

（续表）

专利号	发明专利名称	专利权人
200380103469	嘧啶-磺酰胺及其作为内皮素受体拮抗剂的应用	埃科特莱茵药品有限公司
200480007856	四氢异喹啉基乙酰胺衍生物作为阿立新受体拮抗剂的应用	埃科特莱茵药品有限公司
200480019265	磺酰胺衍生物在制备用于预防和（或）治疗食物摄取性疾病的药物中的用途	埃斯特韦实验室有限公司
00802818	可介导细胞间通信的护肤组合物	埃文产品公司
03810955	HIF羟化酶抑制剂	埃西斯创新有限公司
02830081	作为治疗剂的4-(1-(磺酰基)-1H-吲哚-2-基)-4-(羟基)-环己-2,5-二烯酮化合物及其类似物	癌症研究技术有限公司
02805995	由大麻提取物制成的药物组合物	癌症研究所斯尔斯亚协会
02829976	用于提供谷氨酰胺的方法和组合物	艾博特公司
00808320	改进的药物制剂	艾博特公司
03157906	红霉素衍生物的缓释制剂	艾博特公司
01811711	二氮杂二环中枢神经系统活性剂	艾博特公司
02809382	可用于治疗性功能障碍的苯并咪唑	艾博特公司
200380107885	抗感染剂	艾博特公司
200410002863	用于治疗乙型肝炎的β-L-2′-脱氧-核苷	艾丹尼克斯（开曼）有限公司、法国国家科学研究中心、蒙彼利埃第二大学
01813233	用于治疗丙型肝炎病毒的方法和组合物	艾登尼科斯（开曼）有限公司、卡利亚里大学研究院
02814774	吡喃并吲唑类化合物及其用于制备治疗青光眼药物的用途	艾尔科公司
200480011928	具有抗病毒性能的取代二氢喹唑啉	艾库里斯有限及两合公司
01812040	治疗阿尔茨海默氏症的化合物	艾兰制药公司、法玛西雅厄普约翰公司
03824988	乙酰基2-羟基-1,3-二氨基烷烃	艾伦药物公司、法玛西和厄普约翰有限责任公司
98807911	咪唑基-环缩醛类	艾文蒂斯药品有限公司
200480004351	用于治疗病理性眼血管生成的糖皮质激素制剂	爱尔康公司
200380107558	利美索龙治疗干眼病的用途	爱尔康公司
02820106	包含金属离子螯合剂的抗微生物组合物	爱克加股票上市公司
03164924	色胺与α-氨基酸的偶合产物，其制备方法及其在神经美容领域中的应用	爱克希莫尔公司
200380109723	哮喘和过敏性炎症调节剂	安姆根有限公司
02829843	口服兽药传递系统和（或）饲料添加剂传递系统、其制备方法及用途	安娜玛丽亚．瑟凯
200480000351	稳定的口服固体药物组合物	安斯泰来制药有限公司
200580000063	腹泻为主大肠激惹综合征的治疗制剂	安斯泰来制药有限公司
200380102889	含乙酸酰基苯胺衍生物作为活性成分的膀胱活动过度的治疗药物	安斯泰来制药有限公司
03806244	氨基甲基取代的噻唑并苯并咪唑衍生物	安斯泰来制药有限公司
200480011344	4,4-二氟-1,2,3,4-四氢-5H-1-苯并氮杂䓬衍生物或其盐	安斯泰来制药有限公司
200480022258	酰胺衍生物	安斯泰来制药有限公司、株式会社创药技术研究所
01821418	法莫替丁注射液	安斯泰来制药株式会社
200480040577	作为酪蛋白激酶Iε抑制剂的取代的1H-吡咯并[3,2-b,3,2-c和2,3-c]吡啶-2-甲酰胺以及相关类似物	安万特药物公司
02824840	含有氮杂环丁烷衍生物的药物组合物	安万特医药股份有限公司
200480026128	二甲氧基多西他赛丙酮化物及其制备方法	安万特医药股份有限公司
03805873	具有抗癌活性的取代的吲唑	安万特医药股份有限公司
02818460	化合物	安万特医药股份有限公司
200480021800	芳基-杂芳族化合物、含有它们的组合物及其用途	安万特医药股份有限公司
03821491	喹啉基丙基哌啶衍生物以及其作为抗微生物剂的应用	安万特制药股份公司
99803589	托吡酯药物组合物	奥尔托-麦克内尔药品股份有限公司
03808471	作为有效的α_2-肾上腺素受体拮抗剂的多环化合物	奥赖恩公司
200510077730	治疗肌肉萎缩的寡核苷酸药物	奥林格斯技术有限公司
01818272	取代的吡唑在制备用于治疗变应性疾病的药物组合物中的应用	奥索-麦克尼尔药品公司
99816157	三阶段口服避孕药	奥索-麦克尼尔药品公司
02810482	含有葡萄糖重吸收抑制剂和维生素A类-X受体调节剂的联合治疗	奥索-麦克尼尔药品公司
02826898	作为黑素皮质素受体调节剂的1,2,4-噻二唑鎓衍生物	奥索-麦克尼尔药品公司
01816702	非-咪唑芳氧基哌啶	奥索-麦克尼尔药品公司

（续表）

专利号	发明专利名称	专利权人
03815610	含有环索奈德的无菌水性混悬剂	奥坦纳医药公司
200480027592	作为可诱导的 NO 合成酶抑制剂的咪唑并吡啶衍生物	奥坦纳医药公司
200480027807	氨基吡啶衍生物作为可诱导的 NO-合酶抑制剂	奥坦纳医药公司
200480027833	作为诱导型 NO-合酶抑制剂的咪唑并吡啶类衍生物	奥坦纳医药公司
200480008345	环苯并咪唑化合物	奥坦纳医药公司
02806385	用于透析治疗的碳酸氢盐基溶剂	巴克斯特国际公司
200480017760	呋咱并苯并咪唑类化合物	巴斯利尔药物股份公司
200480017013	黄烷酮化合物及其应用	百佳株式会社
00818858	治疗用合成寡核苷酸	拜昂尼科生命科学有限公司
00816439	作为腺苷受体拮抗剂的多环烷基嘌呤	拜奥根 IDEC 马萨诸塞公司
00815567	具有药理活性的二羧酸衍生物	拜尔公司
200380109445	*N*-(取代的芳基甲基)-4-(二取代的甲基)哌啶和吡啶	拜尔农科股份公司
200380106750	*N*-(取代的芳基甲基)-4-(二取代的甲基)哌啶和哌嗪	拜尔农科股份公司
00816369	具有血管生成抑制活性的取代的哒嗪	拜尔药品公司
200510127109	具有血管生成抑制活性的取代的吡啶和哒嗪	拜尔药品公司
200510127110	具有血管生成抑制活性的取代的吡啶和哒嗪	拜尔药品公司
200410028655	用取代杂环脲抑制 RAF 激酶	拜尔有限公司
02818897	烟酸杂环酰胺及类似的嘧啶衍生物作为杀虫剂	拜尔作物科学有限公司
02824518	合成氧取代的苯并环庚烯的方法及其在制备组织选择性雌激素时作为有用中间产物的应用	拜耳先灵医药股份有限公司
03119940	用作磷酸二酯酶抑制剂的 2-苯基取代的咪唑并三嗪酮	拜耳医药保健股份公司
00805769	含七碳脂肪酸甘油三酯的营养补充剂或药物制剂	贝勒研究院
03809958	取代的 3-氨基-噻吩并[2,3-b]吡啶-2-羧酸酰胺化合物及其制备方法和用途	贝林格尔．英格海姆药物公司
96198959	苯基脒衍生物，其制法及其作为医药组合物的用途	贝林格尔·英格海姆公司
02818797	病毒聚合酶抑制剂	贝林格尔·英格海姆加拿大有限公司
200480006887	组织蛋白酶 S 抑制剂	贝林格尔·英格海姆药物公司
00814677	用作半胱氨酸蛋白酶的可逆抑制剂的螺旋杂环化合物	贝林格尔·英格海姆药物公司
00814675	潘生丁或单哌潘生丁在制备用于治疗及预防血纤维蛋白依赖性微循环障碍药物中的用途	贝林格尔英格海姆法玛两合公司
01818315	包含噻托铵盐溶液的可吸入制剂	贝林格尔英格海姆法玛两合公司
03818594	1 -甲基 - 2 - (4 -脒基苯基氨甲基) -苯并咪唑 - 5 -基 -羧酸 - (*N* -2 -吡啶基 -*N* -2 -羟基羰基乙基) -酰胺的新颖前药，其制法及其作为药物制剂的用途	贝林格尔英格海姆法玛两合公司
03807643	适于吸入的粉末制剂	贝林格尔英格海姆法玛两合公司
02805475	黄嘌呤衍生物，其制法及其作为药物组合物的用途	贝林格尔英格海姆法玛两合公司
03806516	噻托溴铵的结晶微粉体	贝林格尔英格海姆法玛两合公司
01814635	双环杂环、含这些化合物的药物组合物，其用途及制备方法	贝林格尔英格海姆法玛两合公司
00810720	抑制 IAPP 的化合物或其可药用酯或其可药用盐的制药应用	贝卢斯健康(国际)有限公司
01817407	2-、3-、4-或 5-取代的 N_1-(苯磺酰基)吲哚及其治疗用途	比奥维特罗姆股份公开公司
00808673	一种释放改良型药用制剂	比彻姆药品(PTE)有限公司
200480007032	用于免疫活性或防治癌症的包含从酿酒酵母 IS2 中得到的可溶性葡聚糖低聚物的组合物及其制备方法	碧欧普罗吉有限公司、天然 F&P 公司
03818075	含水 2,6-二异丙基苯酚药物组合物	变换药品公司
02808670	淀粉样斑块聚集抑制剂和诊断成像剂	宾夕法尼亚州大学理事会
02820659	原人参萜二醇和原人参萜三醇及其作为协同抗癌剂的应用	博新药业股份有限公司
03819192	用于治疗癌症之皂甙或皂甙配基组合物	博新药业有限公司
03809158	矿物吸收促进剂	不二制油株式会社
200380104563	传输物质穿过血脑屏障的人工低密度脂蛋白载体	布朗歇特洛克菲勒神经科学研究所
03823743	取代的氮杂吲哚氧代乙酰哌嗪衍生物的组合物和抗病毒活性	布里斯托尔-迈尔斯斯奎布公司
02807826	取代的氮杂吲哚氧代乙酰哌嗪衍生物的组合物和抗病毒活性	布里斯托尔-迈尔斯斯奎布公司
01807162	协同治疗癌症的方法和组合物	布里斯托尔-迈尔斯斯奎布公司

（续表）

专利号	发明专利名称	专利权人
00818028	抗糖尿病制剂以及方法	布里斯托尔-迈尔斯斯奎布公司
200380108229	用作激酶抑制剂的吡咯并三嗪化合物的制备方法	布里斯托尔-迈尔斯斯奎布公司
97192535	法呢基蛋白转移抑制剂	布里斯托尔-迈尔斯斯奎布公司
03810977	氟羟吲哚的磷酸酯前体药物	布里斯托尔-迈尔斯斯奎布公司
02806415	作为促肾上腺皮质素释放因子受体配体的4-(2-丁基氨基)-2,7-二甲基-8-(2-甲基-6-甲氧基吡啶-3-基)吡唑并[1,5-a]-1,3,5-三嗪，它的对映异构体及可药用盐	布里斯托尔-迈尔斯斯奎布药品公司
98806051	作为因子Xa抑制剂的新的脒模拟物	布里斯托尔－迈尔斯斯奎布药品公司
200510092717	可注射的美沙酮、部分类鸦片激动剂或类鸦片拮抗剂微粒组合物及其用途	布鲁克伍德药品公司
200480030316	癌基因治疗药物	财团法人新产业创造研究机构
03822696	以拉坦前列素为有效成分的稳定的滴眼液	参天制药株式会社
03823948	含有效成分拉坦前列素的澄明滴眼剂	参天制药株式会社
03823302	由Rho激酶抑制剂和前列腺素类物质构成的青光眼治疗剂	参天制药株式会社
01810232	角膜上皮伸展促进剂	参天制药株式会社、印斯拜尔药品股份有限公司
02829602	药物组合物	长濑化成株式会社
02816354	在外科或治疗性治疗哺乳动物的方法中或在诊断方法中使用的高支化支链淀粉	超分子非肠道胶体有限公司
03823120	抗真菌剂及配合了抗细菌剂的洗涤用组合物	持田制药株式会社
99802493	用作基质金属蛋白酶抑制剂的化合物	达尔文发现有限公司
03811347	肺癌治疗药	大日本住友制药株式会社
01821755	新型β-内酰胺化合物及其制备方法	大日本住友制药株式会社
200480022168	生产酰亚胺化合物的方法	大日本住友制药株式会社
01814613	五元环化合物	大日本住友制药株式会社
01810823	毛发生长组合物	大正制药株式会社
03801735	止痒剂	大正制药株式会社、佐藤史卫
200380107538	口服营养组合物	大塚制药株式会社
200380101750	2,3-二氢-6-硝基咪唑并[2,1-b]噁唑化合物	大塚制药株式会社
02809964	医药用组合物	大塚制药株式会社
00131787	苯并杂环衍生物	大塚制药株式会社
200480007188	来源于王棕(Roystonea regia)果实的用于治疗和预防前列腺增生和前列腺炎的药物组合物及方法	戴尔莫实验室股份有限公司
02828316	包含甲硝唑的含水组合物	道制药科学公司
02826260	用于缓解儿科哮喘症状的沙丁胺醇吸入溶液、系统、试剂盒和方法	德艾公司
200480006944	皮下给药系统、其制备方法及其治疗胆碱能缺乏障碍的用途	德比欧药物研究有限公司
02827411	取代的二环[3.3.1]壬烷-2,4,9三酮作为活性药物成分	迪尔基因国际有限公司
03811137	有效的选择性阿片受体调制剂化合物的用途	迪欧加药品公司
200480000691	包含妥洛特罗的贴剂	帝国制药株式会社
200480000671	用于口腔粘膜的含有芬太尼的贴片	帝国制药株式会社
03823386	用于抑制瘢痕瘤形成的外用制剂	帝国制药株式会社
02118546	环胺衍生物及其作为药物的用途	帝人医药株式会社
200510052604	苯并咪唑衍生物	帝人株式会社
03814528	具有CCR3拮抗作用的4,4-二取代的哌啶衍生物	帝人株式会社
01822542	评估施用自身或者其代谢中间物被UGT1A1酶代谢的化合物引起严重毒性的方法	第一化学药品株式会社
03823233	含有双泛酰硫乙胺的粒状物	第一制药株式会社
200480006550	吡唑衍生物	第一制药株式会社
200510073706	极迟抗原-4抑制剂	第一制药株式会社
200480014727	苯并咪唑衍生物取代的苯并吡喃衍生物，其药用盐，它们的制备方法和含有它们的药物组合物	东部韩农化学株式会社
98801274	含有4,5-环氧吗啡喃衍生物的稳定的药物组合物	东丽株式会社
02807257	精神神经疾病治疗药	东丽株式会社

（续表）

专利号	发明专利名称	专利权人
200480008318	新型的姜烯酚化合物及包括该化合物的酪氨酸酶活性抑制剂	东亚合成株式会社
02827029	2-芳基-丙酸及含有它们的药物组合物	冬姆佩制药股份公司
99812451	*N*-(2-芳基-丙酰基)-磺胺类化合物及其药物组合物	冬姆佩制药股份公司
200480006867	磺酸，其衍生物及含有它们的药物组合物	冬姆佩制药股份公司
200380107685	治疗嗜中性白细胞依赖性炎症疾病的手性芳香酮	冬姆佩制药股份公司
01807355	用非天然前列腺素治疗脱发的组合物和方法	杜克大学
96197116	共轭雌激素药物组合物及其应用方法	杜拉梅德药品有限公司
02823183	神经退行性及心血管疾病之治疗药物	杜燕生、杜如昱
200380107983	诊断和治疗间质性肺病的方法	儿童医院医疗中心
200380105141	一种稳定 HIFα 的制剂在制备治疗糖尿病的药物中的应用	法布罗根股份有限公司
200510059746	吉吡隆代谢物在制备改善哺乳动物不良心理状态的组合物上的应用	法布瑞-克雷默制药有限公司、爱德华·H·鲁迪格、约瑟夫·P·耶维克
01821803	海鞘素-743 在制备用于治疗肿瘤的药剂中的应用	法马马有限公司
00805771	依匹乐酮晶形	法马西亚公司
97180149	改进的药物组合物	法玛西雅厄普约翰美国公司
200510128624	2,4-二甲基-1H-吡咯-3-甲酰胺衍生物的苹果酸盐的晶体、其制备方法和其组合物	法玛西雅厄普约翰美国公司
200480028736	吡咯取代的吲哚满酮化合物的盐和多晶型物	法玛西雅厄普约翰有限责任公司
00812733	芳基甲基-羰基氨基-噻唑衍生物及其作为抗肿瘤剂的用途	法玛西雅意大利公司
02814952	治疗眼干综合症的包含 N-乙酰-半胱氨酸的眼科组合物	法米基股份公司
00814912	选择性抑制 COX-2 并衍生于吲哚链烷醇的新酯以及衍生于吲哚链烷胺的新酰胺	范德比尔特大学
200480017680	吲唑衍生物用于制备治疗神经病性疼痛药物的用途	方济各安吉利克化学联合股份有限公司
200480017264	2H-[1,3]-噁嗪并[3,2-A]吲哚衍生物在制备治疗神经性疼痛的药物中的用途	方济各安吉利克化学联合股份有限公司
200480010436	具有止痛活性的吲唑	方济各安吉利克化学联合股份有限公司
200480021453	*N*-[3-(3-取代的-吡唑并[1,5-*a*]嘧啶-7-基)苯基]-磺酰胺类及其组合物和相关方法	菲尔若国际公司
200480009530	改性阿拉伯树胶及其用途	菲利普斯水性胶体研究有限公司、三荣源有限公司
03815053	运动内酯化合物	菲塞股份有限公司
200480011778	用作 IP 拮抗剂的咪唑啉-2-基氨基苯基酰胺	弗·哈夫曼-拉罗切有限公司
02808730	NK-1 受体拮抗剂对抗良性前列腺增生的用途	弗·哈夫曼-拉罗切有限公司
200480030923	作为 MAO-B 抑制剂的苯并氮杂䓬衍生物	弗·哈夫曼-拉罗切有限公司
03821952	4-吡咯烷基-苯基-苄基醚衍生物	弗·哈夫曼-拉罗切有限公司
200480004406	非核苷逆转录酶抑制剂	弗·哈夫曼-拉罗切有限公司
200480039720	作为甘氨酸转运体 1 和甘氨酸转运体 2 抑制剂的二氮杂-螺哌啶衍生物	弗·哈夫曼-拉罗切有限公司
200480004399	哌啶-苯磺酰胺衍生物	弗·哈夫曼-拉罗切有限公司
200480022977	作为 CRF 拮抗剂的四氢喹唑啉衍生物	弗·哈夫曼-拉罗切有限公司
03810997	作为 5-HT6 调节剂的苯并噁嗪衍生物及其用途	弗·哈夫曼-拉罗切有限公司
02824934	*D*-脯氨酸的前药	弗·哈夫曼-拉罗切有限公司
200380107969	作为促肾上腺皮质激素释放因子拮抗剂的吲唑衍生物	弗·哈夫曼-拉罗切有限公司
200480012294	作为 α-1 肾上腺素能激动剂的甲基吲哚和甲基吡咯并吡啶	弗·哈夫曼-拉罗切有限公司
200480009801	作为腺苷受体配体的 7-([1,4]二噁烷-2-基)-苯并噻唑衍生物	弗·哈夫曼-拉罗切有限公司
200480015666	作为谷氨酸受体拮抗剂的咪唑衍生物	弗·哈夫曼-拉罗切有限公司
200380105298	3H-喹唑啉-4-酮衍生物	弗·哈夫曼-拉罗切有限公司
97113432	氟代维生素 D_3 类似物	弗·哈夫曼-拉罗切有限公司
200480035305	COMT 抑制剂	弗·哈夫曼-拉罗切有限公司
03803184	作为 α-1 激动剂的取代吲哚	弗·哈夫曼-拉罗切有限公司
200480005842	用作 5-HT_6 调节剂的 2,5-取代的四氢异喹啉	弗·哈夫曼-拉罗切有限公司
200380105386	取代的苯并噁嗪酮及其用途	弗·哈夫曼-拉罗切有限公司
200480006572	咪唑-4-基-乙炔基-吡啶衍生物	弗·哈夫曼-拉罗切有限公司
200480001961	苯并噁唑衍生物及其作为腺苷受体配体的用途	弗·哈夫曼-拉罗切有限公司

（续表）

专利号	发明专利名称	专利权人
200480033874	氨基烷基酰胺取代的环己基衍生物	弗·哈夫曼-拉罗切有限公司
200480011781	作为腺苷受体配体的2-咪唑-苯并噻唑	弗·哈夫曼-拉罗切有限公司
02824017	作为毒蕈碱受体拮抗剂的氨基四氢萘衍生物	弗·哈夫曼-拉罗切有限公司
200480009627	PDE4D在筛选治疗动脉粥样硬化的药物中的用途	弗·哈夫曼-拉罗切有限公司、解码遗传EHF公司
200380100910	可经胃肠服用的制剂及其制备药物中的用途	弗雷泽纽斯卡比德国有限公司
200610071094	吡嗪并(氮杂)吲哚衍生物	弗纳里斯研究有限公司
98803748	用于预防糖尿病并发症中的治疗干涉的化合物	福克斯契思癌症中心
03813857	改善脑功能的药物组合物及其用途	富山化学工业株式会社
02817259	吡嗪核苷酸/吡嗪核苷类似物及其医药用途	富山化学工业株式会社
01101232	喹诺酮羧酸衍生物或它们的盐类	富山化学工业株式会社
200510133812	用于制备吡嗪衍生物的中间体	富山化学工业株式会社
99812820	新型化合物及其医药用途	富山化学工业株式会社
02827953	维生素D类似物	盖尔德马研究及发展公司
02825489	联苯基甲基-噻唑烷二酮及其类似物以及它们作为PPAR-γ激活剂的用途	盖尔德马研究及发展公司
200480013008	制备包含微剂量活性成分的制剂的方法	盖尔德玛公司
99804903	胆汁酸和胆汁酸衍生物的脂肪酸衍生物	盖尔梅德国际有限公司
03823879	治疗痔疮的组合物	盖伊·L·卡罗尔
200380105772	用于生产腹膜透析药物的医用溶液的制备方法	甘布罗伦迪亚股份有限公司
200380105781	用于生产腹膜透析药物的医用溶液的制备方法	甘布罗伦迪亚股份有限公司
01823768	含有植烷二元醇胺的治疗痤疮的组合物	高丽雅娜化妆品股份有限公司
99809257	抗病菌沾染组合物	高露洁-棕榄公司
02821565	阴道给药治疗骨盆痛和不孕症的抗节律障碍剂	哥伦比亚实验室(百慕大群岛)有限公司
02825976	包含3-(3-二甲基氨基-1-乙基-2-甲基-丙基)苯酚并能提供活性成分的延迟释放的药物	格吕伦塔尔有限公司
01822347	1-苯基-3-二甲基氨基丙烷化合物用于治疗尿失禁的用途	格吕伦塔尔有限公司
01819682	含有曲马朵和双氯芬酸的盐的悬浮液的胃肠外给药剂型	格吕伦塔尔有限公司
02822779	用于治疗尿失禁的选择的阿片样物质与毒蝇碱拮抗剂的组合	格吕伦塔尔有限公司
00819265	取代的氨甲基-苯基-环己烷衍生物	格吕伦塔尔有限公司
03820197	2-吡咯烷-2-基-[1,3,4]-噁二唑衍生物和其作为抗抑制药的用途	格吕伦塔尔有限公司
01816606	取代的1-氨基丁-3-醇衍生物	格吕伦塔尔有限公司
02805246	被取代的丙烷-1,3-二胺衍生物及其药物用途	格吕伦塔尔有限公司
98125318	取代杂环的苯并环烯烃及其作为具有镇痛作用的物质的用途	格吕伦塔尔有限公司
03813460	干粉吸入组合物	葛兰素集团有限公司
200480019774	包含左甲状腺素钠的药物制剂	葛兰素集团有限公司
02825761	作为催产素拮抗剂的取代的二酮哌嗪类	葛兰素集团有限公司
200410042015	含有二甲聚硅氧烷的阿昔洛韦组合物	葛兰素集团有限公司
03822371	含拉莫三嗪的缓释制剂	葛兰素集团有限公司
01822706	氧化氮合酶抑制剂磷酸盐	葛兰素集团有限公司
02813866	杂双环CRF拮抗剂	葛兰素集团有限公司
03825043	吡唑并[3,4-b]吡啶化合物及其作为磷酸二酯酶抑制剂的用途	葛兰素集团有限公司
00815860	化合物	葛兰素集团有限公司
200480017834	取代的二酮哌嗪及其作为催产素拮抗剂的用途	葛兰素集团有限公司
200480027057	对5HT1-型受体具有亲和性的喹啉和喹唑啉衍生物	葛兰素集团有限公司
02828224	作为因子Xa抑制剂的吡咯烷-2-酮类	葛兰素集团有限公司
200380106014	作为组胺 H_1 和(或) H_3 拮抗剂或组胺H3反向拮抗剂的取代的哌嗪类、(1,4)二氮杂䓬类和2,5-二氮杂双环(2.2.1)庚烷类	葛兰素集团有限公司
03816092	非甾类抗炎物质、组合物及其使用方法	葛兰素伊斯特拉齐瓦基森塔萨格勒布公司
03808809	活性维生素D化合物在制备用于治疗和预防甲状旁腺机能亢进的药物中的应用	骨疗国际公司
200510065756	抗变态反应剂、含有它的药品、食品或化妆品及它们的制备方法	龟甲万株式会社
01811403	双胍衍生物在制备具有瘢痕形成作用的医药产品中的应用	国家科研中心
200480026760	非生物的肝素拮抗剂	国家研究委员会

（续表）

专利号	发明专利名称	专利权人
200480007393	核苷酸脂质酯衍生物	海德堡医药有限责任公司
200510138139	仙人掌提取物和由其分离的化合物在制备保护神经细胞的药物中的应用	韩国科学技术研究院
200410095447	作为T-型钙通道阻滞剂的3,4-二氢喹唑啉衍生物及其制备方法	韩国科学技术研究院
200480030940	含有联苯双酯和水飞蓟素的口服微乳剂组合物	韩美药品株式会社
200310120747	伪石蒜碱的医药用途	和记黄埔医药企业有限公司
01813192	具有神经保护作用的7-β-羟基类固醇	亨特-弗莱明有限公司
02106846	外用组合物	花王株式会社
03824967	血液流动性改善剂	花王株式会社
03824086	*N*-乙酰葡糖胺衍生物及其用途	花王株式会社
01816692	油/脂组合物	花王株式会社
200310124581	提高甾体化合物稳定性的药物释放组合物	华生实验室公司
02809912	5,8,14-三氮杂四环[10.3.1.0$^{2.11}$.0^{49}]-十六-2(11),3,5,7,9,-五烯的酒石酸盐	辉瑞产品公司
200510128846	糖皮质激素受体调制剂	辉瑞产品公司
200480006651	吡啶氧基甲基和苯并异噁唑氮杂二环衍生物	辉瑞产品公司
200480037674	作为PDE2抑制剂的吡啶并[2,3-d]嘧啶-2,4-二胺	辉瑞产品公司
02824312	治疗化合物的柠檬酸盐及其药物组合物	辉瑞产品公司
02820885	3-氮杂二环(3.1.0)己烷衍生物作为类阿片受体拮抗剂	辉瑞产品公司
200380102219	嘌呤化合物及其作为大麻素受体配体的用途	辉瑞产品公司
200380104275	作为PPAR活化剂的苯基取代的哌啶化合物	辉瑞产品公司
200480011467	可用于治疗高血压的5,7-二氨基吡唑并[4,3-d]嘧啶	辉瑞大药厂
200610004588	2-氨基羰基-9H-嘌呤衍生物的制备方法及其中间体	辉瑞大药厂
03817919	含有瑞帕霉素羟基酯的胃肠外制剂	惠氏公司
03822013	口服制剂	惠氏公司
02818023	具有抗精神病药活性的2-(氨甲基)-四氢-9-氧杂-1,3-二氮杂-环戊二烯并[a]萘基衍生物	惠氏公司
02818008	具有抗精神病药活性的2-(氨甲基)-四氢-9-氧杂-1,3-二氮杂-环戊二烯并[a]萘基衍生物	惠氏公司
02810261	用于治疗忧郁症的芳基-8-氮杂二环[3.2.1]辛烷	惠氏公司
200480011592	喹啉3-氨基苯并二氢吡喃衍生物	惠氏公司
200480016450	二环吲哚基衍生物以及其作为5-羟色胺能活性剂的应用	惠氏公司
03814341	用作抗精神病和抗肥胖药物的1,2,3,4,7,8-六氢-6H-[1,4]二氮杂庚因并[6,7,1-IJ]喹啉衍生物	惠氏公司
03814338	用作抗精神病和抗肥胖药物的[1,4]二氮杂庚因并[6,7,1-IJ]喹啉衍生物	惠氏公司
02824879	作为雌激素制剂的取代的6H-二苯并[c,h]色烯	惠氏公司
03821470	抗抑郁的杂环稠合的苯并二噁烷甲胺的吲哚烷基衍生物	惠氏公司
01807201	三环蛋白激酶抑制剂	惠氏公司
200480009426	作为5-羟色胺-6配体的杂环-3-磺酰基吲唑	惠氏公司
03814349	用作抗精神病和抗肥胖药物的[1,4]二氮杂芳辛并[7,8,1-hi]吲哚衍生物	惠氏公司
02827818	作为雌激素药物的取代苯并噁唑和类似物	惠氏公司
200410002029	联芳基磺酰胺及其使用方法	惠氏公司
200480021010	作为5-羟色胺-6配位体的*N*-磺酰基杂环吡咯基烷基胺化合物	惠氏公司
200510082252	三环蛋白激酶抑制剂	惠氏公司
01807202	作为蛋白激酶抑制剂的3-氰基喹啉、3-氰基-1,6-二氮杂萘和3-氰基-1,7-二氮杂萘	惠氏公司
02815639	用于骨诱导蛋白的磷酸钙传递载体	惠氏公司、埃特克斯公司
00806426	取代的3-氰基-[1.7],[1.5]和[1.8]-二氮杂萘酪氨酸激酶抑制剂	惠氏控股有限公司
200480021713	慢性闭塞性肺病治疗剂与使用该治疗剂的慢性闭塞性肺病的治疗方法	活效制药股份有限公司
00814757	用于治疗恶性肿瘤的药物	活跃生物技术有限公司
200610084709	三苯基烯烃衍生物和它们作为选择性雌激素受体调制剂的用途	霍尔莫斯医疗有限公司

（续表）

专利号	发明专利名称	专利权人
03802126	GSK-3β 抑制剂在制备增加骨生成的药物中的应用	霍夫曼-拉罗奇有限公司
01813519	新型药物组合物	霍夫曼-拉罗奇有限公司
03811131	可以用作 CDK4 选择性抑制剂的二氨基噻唑类化合物	霍夫曼－拉罗奇有限公司
200380101074	手性的嘧唑-芳基丙酸衍生物和它们作为 PPAR 激动剂的应用	霍夫曼-拉罗奇有限公司
03815914	嘧唑衍生物及其作为胰岛素敏化剂的应用	霍夫曼-拉罗奇有限公司
200480016731	作为 CB1 受体反激动剂的 2-酰氨基苯并噻唑	霍夫曼-拉罗奇有限公司
200480006687	作为新 MDM2-p53 抑制剂的取代的哌啶类	霍夫曼-拉罗奇有限公司
200380106978	作为选择性 KDR 和 FGFR 抑制剂的吡啶并[2,3-D]嘧啶衍生物	霍夫曼-拉罗奇有限公司
01815027	7-氧代吡啶并嘧啶	霍夫曼-拉罗奇有限公司
03818688	作为 P-38MAP 激酶抑制剂的 6-烷氧基-吡啶并-嘧啶	霍夫曼-拉罗奇有限公司
200380102848	具有抗癌活性的嘧啶并[4,5-D]嘧啶衍生物	霍夫曼-拉罗奇有限公司
200480004722	用作 PEPCK 抑制剂的磺酰胺取代的黄嘌呤	霍夫曼-拉罗奇有限公司
02826422	作为磷酸酶抑制剂的嘧啶并三嗪	霍夫曼-拉罗奇有限公司
200480032563	苯并[b][1,4]二氧杂环庚三烯衍生物	霍夫曼-拉罗奇有限公司
02814267	作为前列腺素类化合物激动剂的 2-吡咯烷酮衍生物	霍夫曼-拉罗奇有限公司
200480008328	嘧唑衍生物，它们的制造和作为药物制剂的用途	霍夫曼-拉罗奇有限公司
200380108269	CB1 受体反激动剂	霍夫曼-拉罗奇有限公司
200480022677	作为 NPY 拮抗剂的噻唑衍生物	霍夫曼-拉罗奇有限公司
200480016245	1.3.4-三氮杂-非那烯和 1,3,4,6-四氮杂非那烯衍生物	霍夫曼-拉罗奇有限公司
02804834	6-取代的吡啶并嘧啶类化合物	霍夫曼-拉罗奇有限公司
200380105956	噻吩异羟肟酸衍生物的对映异构体及其作为 HDAC 抑制剂的应用	霍夫曼-拉罗奇有限公司
200480009916	作为胰高血糖素受体拮抗剂的取代的 3-氰基噻吩乙酰胺	霍夫曼-拉罗奇有限公司
200480030576	三芳基咪唑	霍夫曼-拉罗奇有限公司
200480023017	2-氨基-5-苯甲酰基噻唑 NPY 拮抗剂	霍夫曼-拉罗奇有限公司
200480029835	谷氨酰胺果糖-6-磷酸酰胺转移酶(GFAT)抑制剂	霍夫曼-拉罗奇有限公司
03805419	双环吡啶和嘧啶 P38 激酶抑制剂	霍夫曼-拉罗奇有限公司
200480003729	*N*-单乙酰代邻苯二胺类、其稠合杂环衍生物及其作为制备药剂的应用	霍夫曼-拉罗奇有限公司
03804823	用作 NPY 受体拮抗剂的噻唑衍生物	霍夫曼-拉罗奇有限公司
02810401	作为神经肽 Y 受体的配体的喹啉衍生物	霍夫曼-拉罗奇有限公司
200380108268	新 CB1 受体反激动剂	霍夫曼-拉罗奇有限公司
01808617	对(磺酰基)芳基和杂芳基类化合物	霍夫曼-拉罗奇有限公司
03803280	作为 NPY 拮抗剂的喹啉衍生物	霍夫曼-拉罗奇有限公司
01813053	作为金属蛋白酶抑制剂的吡咯烷衍生物	霍夫曼-拉罗奇有限公司
98810155	芳酰基苯丙氨酸衍生物	霍夫曼-拉罗奇有限公司
00810700	氯胺 T 在治疗皮肤、粘膜、器官和组织之疾病中的应用	霍斯特·拉普、弗里德贝特·黑克
03817383	聚(钾和钠的苯乙烯磺酸盐)，其制备及其用途	基酶有限公司
00807536	作为毒素结合剂和抗菌试剂的阴离子聚合物	基酶有限公司
01124714	神经氨酸苷酶抑制剂	吉里德科学公司
200510065979	药用制剂	吉里德科学公司
200510099916	含核苷酸类似物的组合物及其合成方法	吉里德科学公司
98807435	含核苷酸类似物的复合物或盐及其合成方法	吉里德科学公司
97197460	核苷酸类似物	吉里德科学公司
02807890	作为磷酸二酯酶 4 抑制剂的三氟甲基嘌呤	记忆药物公司
03823905	磷酸二酯酶 4 抑制剂	记忆药物公司
03817233	作为磷酸二酯酶 4 抑制剂的 6-氨基-1H-吲唑及其药物组合物和用途	记忆药物公司
02807010	用作磷酸二酯酶 4 抑制剂的苯胺衍生物	记忆药物公司
200410078405	嘧啶核苷和嘧啶核苷酸前体的制药用途	加利福尼亚大学董事会
98811359	含超低剂量雌激素的制剂，贴剂及试剂盒	加利福尼亚大学董事会、凯撒基金健康计划公司、珀曼恩特医疗集团公司、伯莱克斯实验室公司
01822738	喜树碱衍生物	加利福尼亚太平洋医学中心、威斯特天主教保健中心
99809512	质子泵抑制剂的前药	加利福尼亚州大学董事会、美国政府退武军人事务部、温斯顿药物有限责任公司

（续表）

专利号	发明专利名称	专利权人
01822729	含包合配合物的组合物	加州理工学院、嵌入治疗公司
02822873	测定联合疗法中使用的苏拉明的化学敏感化剂量的方法和组合物	杰西·L·S·奥、M·吉尔劳姆·温特杰斯
02824526	ω干扰素在制备治疗温血动物对象中病毒性疾病的药物中的用途	精达制药公司
200380104415	温感敷剂	久光制药株式会社
03820684	贴剂	久光制药株式会社
200480012391	紫外线屏蔽性贴剂	久光制药株式会社
200480002526	预防或治疗子宫内生长迟缓和妊娠毒血症的药物	橘生药品工业株式会社
200480012295	稠合杂环衍生物、含该衍生物的医药组合物及其医药用途	橘生药品工业株式会社
03824499	吡唑衍生物、含该衍生物的医药组合物、其医药用途及用于制备的中间体	橘生药品工业株式会社
02814975	含氮的杂环衍生物、含有该衍生物的药物组合物、其药物应用以及用于该衍生物制备的中间体	橘生药品工业株式会社
200480004235	氨基醇衍生物、含有所述氨基醇衍生物的药物组合物及其应用	橘生药品工业株式会社
01816839	5-脒基-2-羟基苯磺酰胺衍生物，含有它的药用组合物以及制备它们用的中间体	橘生药品工业株式会社
00818825	制备生物利用度改善的麦角生物碱持续释放药物组合物的方法及其组合物	聚合化学股份公司
200380110368	氨基环己基醚化合物和它们的用途	卡迪欧梅制药公司
200380102693	内过氧化物在制备治疗由黄病毒科病毒（包括丙型肝炎病毒、牛病毒性腹泻病毒和猪瘟病毒）引起的感染的药物中的应用	凯敏食品公司
00814800	包含腺苷受体激动剂或拮抗剂的药物组合物	坎-菲特生物药物有限公司
200480039334	多发性硬化症的治疗剂	坎-菲特生物药物有限公司
200480019098	用于干扰素治疗的方法和组合物	坎基股份有限公司
200380103335	芳基磺酰胺	坎莫森特里克斯公司
02823996	制备治疗免疫炎性疾病的联合药物的用途	康宾纳特克斯公司
02818718	用于制备17-烯丙基氨基格尔德霉素（17-AAG）以及其它袢霉素的方法	康福玛医药公司
200480008148	降低血中低分子量含氮化合物浓度的改善病情用食品	康利隆日本公司
200480017548	血管内皮鞘氨醇-1-磷酸受体拮抗剂在制备药物中的应用	康涅狄格大学
99815378	癌细胞疫苗	抗原表达公司
200480010853	新的半乳糖寡糖组合物及其制备	科拉萨多公司
03813331	抗糖皮质激素在用于提高电休克治疗疗效的药物制备中的用途	科塞普特治疗公司
200380110723	用作抗高血糖剂的ω-取代的萘氧基氨基烷烃衍生物及其制备	科学和工业研究理事会
01812738	糖原合酶激酶GSK-3的杂环抑制剂	科学研究高等机关
01814954	CDC25磷酸酶抑制剂	科学研究和应用咨询公司
00810715	2-芳基亚氨基-2,3-二氢噻唑和它们作为生长激素释放抑制因子受体配体的用途	科学研究和应用咨询公司
02826366	苯并噻唑-和苯并噁唑-4,7-二酮衍生物及其作为CDC25磷酸酯酶抑制剂的用途	科学研究和应用咨询公司
02830127	对溴苯甲酰甲基溴在制备预防和（或）治疗哮喘的药物中的应用	科学与工业研究委员会
02830007	天然来源的葡萄糖苷酶抑制剂	科学与工业研究委员会
03826466	孜然芹提取物与胡椒碱在制备强化抗感染剂的生物效力的药物中的用途	科学与工业研究委员会
03810548	2′-对-羟基苯甲酰基莫司诺斯酸的肝脏保护活性	科学与工业研究委员会
01823924	用于治疗癌的新草本化学组合物	科学与工业研究委员会、阿里亚 维迪雅 萨拉公司
01823501	从紫葳科植物 Stereospermum personatum 得到的抗氧化剂（+）-环橄榄树脂素	科学与工业研究委员会、阿亚韦德亚萨拉
03824147	基质细胞衍生因子-1介导缺血性心肌病中干细胞归巢及组织再生	克里夫兰诊所基金会
03804547	可用作ATM抑制剂的吡喃酮	库多斯药物有限公司
01818357	2,3-二氮杂萘酮衍生物	库多斯药物有限公司、梅布瑞有限公司
03809229	包含一氧化氮供体和阿片样物质止痛剂的组合物和方法	昆士兰大学
00803202	治疗精神性和神经性疾病的高纯乙基EPA及其他EPA衍生物	拉克斯戴尔有限公司
03826537	作为毒蕈碱受体拮抗剂的取代的氮杂双环己烷衍生物	兰贝克赛实验室有限公司
200480014471	作为毒蕈碱受体拮抗剂的氮杂双环衍生物	兰贝克赛实验室有限公司
200480026731	包括治疗剂的腔内假体及其用途	兰色医药设备有限公司

（续表）

专利号	发明专利名称	专利权人
98811660	新型三环化合物和其作为药物的用途；其制备方法和包含该化合物的药物组合物	雷迪实验室有限公司
03804432	新抗菌化合物、其制备方法和含有它们的药物组合物	雷迪实验室有限公司
03815152	一种制备包括无定形艾美拉唑及其盐在内的光学纯或光学浓缩的亚砜化合物的方法	雷迪实验室有限公司、雷迪实验室公司
00815918	含有丁丙诺啡的镇痛组合物	雷克特本克斯尔保健（英国）有限公司
200380110201	加强细胞生长抑制药凋亡作用的5-取代核苷的用途	雷斯普罗泰克特有限公司
01817796	含有至少一种维生素D或一种维生素D类似物和至少一种皮质类固醇的局部组合物	里奥制药有限公司
01819244	氰基胍前药	里奥制药有限公司
200480014657	化合物用于制备预防药物诱导的细胞毒性药物的用途	里斯普蒂康公司
200380100991	包含无定形活性物质的稳定药物制剂	力奇制药公司
02829849	含有3-甲基-1-苯基-2-吡唑啉-5-酮的透皮吸收制剂	立德化学株式会社
200510112855	二环类雄激素和孕甾酮受体调节化合物和方法	利甘德药品公司
02827021	用于降低细胞活性的方法和药物制剂	利库德天然产品工业有限公司
200480014278	酪氨酸激酶抑制剂在治疗糖尿病中的用途	罗伯特·佩尔·黑格奎斯特、尼尔斯·里查德·韦尔什
200480017197	减少淀粉样沉积、淀粉样神经毒性和小胶质增生的药物	罗斯坎普研究有限公司
99808142	全反式视黄酰胺和神经酰胺降解抑制剂的制药用途	洛杉矶儿童医院
03802062	包含多酚的营养药物制剂及在制备治疗癌症药物中的用途	马蒂亚斯·拉特
02803018	新抗坏血酸化合物，合成方法及其应用	马蒂亚斯·拉特
200510113687	抗坏血酸化合物，合成方法及其应用	马蒂亚斯·拉特
03823314	多足酮的全合成	马尔药品公司
99803223	利用抑制剂制备治疗与RTK机能亢进相关的紊乱的药物	马普科技促进协会
01819901	用于降低血浆脂蛋白（a）和心血管疾病危险因素的组合物和其制药用途	马赛厄斯·拉思
200480018431	组织蛋白酶半胱氨酸蛋白酶抑制剂	麦克弗罗斯特（加拿大）公司
200480018346	8-（3-联芳基）苯基喹啉磷酸二酯酶-4抑制剂	麦克弗罗斯特加拿大有限公司
03819318	有丝分裂驱动蛋白抑制剂	麦克公司
01820729	制剂抗生素化合物的方法	麦克公司
200480014567	二芳基取代的吡唑类代谢型谷氨酸受体-5调节剂	麦克公司
200480017117	Akt活性抑制剂	麦克公司
200480020500	羟基吡啶CGRP受体拮抗剂	麦克公司
200480018501	用于治疗阿尔茨海默病的N-烷基苯基甲酰胺β分泌酶抑制剂	麦克公司
200480016445	有丝分裂驱动蛋白抑制剂	麦克公司
200480016537	趋化因子受体活性调节剂杂环基环戊基四氢异喹啉和杂环基环戊基四氢吡啶并吡啶	麦克公司、默沙东有限公司
200380108513	用于烟草依赖性和戒断治疗的化合物	麦克莱恩医院
200410082641	包含咖啡碱的固体剂型	麦克内尔-PPC股份有限公司
02823372	具有不同形状内核和外壳的剂型	麦克内尔-PPC股份有限公司
200410011657	(-)(3-三卤代甲基苯氧基)(4-卤代苯基)乙酸衍生物在制药中的应用	麦它波莱克斯股份有限公司、戴厄泰克斯股份有限公司
03818578	制备无菌高分子量透明质酸制剂的方法	梅迪多姆实验室股份有限公司
01805836	麻醉制剂	梅尔洛制药有限公司
02821429	具有NK-2拮抗活性的线性碱性化合物及其制剂	梅尔西药品生物化学研究公司
200380102686	阿糖胞苷单磷酸盐药物前体	美达贝斯制药有限公司
00815812	乌头属生物碱经皮给药系统	美国爱科赛尔制药有限公司
200480005153	用作免疫调节剂和抗癌药的卤代雷公藤内酯醇衍生物	美国泛华医药公司
200380102497	对钙通道α-2-δ亚基具有亲合力的脯氨酸衍生物	美国辉瑞有限公司
02824411	呋喃核糖酸酰胺衍生物的晶形：一种人类腺苷$A_{2\alpha}$受体激动剂	美国辉瑞有限公司
02811625	治疗HIV的吡唑衍生物	美国辉瑞有限公司
01821302	有杀真菌活性的化合物及其制备和使用方法	美国陶氏益农公司
200480000012	保护心脏的δ类阿片受体激动剂和该激动剂在制备药物中的应用	蒙特库克生物科学公司
02810843	基于核酸的化合物及其使用方法	米珍尼克斯公司

（续表）

专利号	发明专利名称	专利权人
99816054	使用樱桃分离物提供抗氧化的、植物性或营养性益处的方法	密执安州大学
98803970	防护和处理人皮肤经时性衰老的方法和组合物	密执安州立大学董事会
200380102834	乌索脱氧胆酸在制备治疗与出血相关的神经系统损伤的药物中的用途	明尼苏达大学评议会
200480028454	1,4-二羟基-2-萘甲酸的制造方法	明治乳业株式会社
200380109106	营养组合物	明治乳业株式会社
200510129622	三环三唑并苯并氮杂草衍生物、用于制备该衍生物的方法和抗变态反应剂	明治制果株式会社
200380109937	新型化合物和其用途	命运之神药品有限公司、索尔维亚斯股份公司
02824530	不饱和的1-氨基-烷基环己烷 NMDA、5HT3 和神经元烟碱性受体拮抗剂	莫茨药物股份两合公司
03805181	组织蛋白酶半胱氨酸蛋白酶抑制剂	默克弗罗斯特加拿大有限公司、艾克西斯药品公司
200380102578	用于治疗高眼压症的眼用组合物	默克公司
200480016115	CGRP 受体拮抗剂	默克公司
200480017544	二肽基肽酶-IV 抑制剂的磷酸盐	默克公司
200380101617	用于治疗或预防糖尿病的 β-氨基杂环二肽酰肽酶抑制剂	默克公司
200380108228	苯丙氨酸衍生物作为二肽基肽酶抑制剂用于治疗或预防糖尿病	默克公司
200480012853	药物组合物及其制备治疗动脉粥样硬化、血脂异常及相关病症药物中的用途	默克公司、麦克弗罗斯特加拿大有限公司
02812226	1-[4-(5-氰基吲哚-3-基)丁基]-4-(2-氨甲酰-苯并呋喃-5-基)-哌嗪盐酸盐的多晶型物	默克专利股份有限公司
200480009656	可用于治疗胰岛素耐受综合征相关病症的2,4-二氨基-3,6-二氢-1,3,5-三嗪类化合物的拆分方法	默克专利有限公司
200410082638	雄-5-烯-3β,17β-二醇的药物组合物及其用途	内部研究股份有限公司
98813146	依赖于 CYP2A 酶的制药用途	尼柯根股份有限公司
02818332	有效治疗肿瘤和其它需要除去或破坏细胞的疾病的肽	尼莫克斯股份有限公司
200480034659	环戊基衍生物	纽朗制药公司
200380108890	用作抗偏头痛剂的 α-氨基酰胺衍生物	纽朗制药有限公司
00808105	吲哚衍生物	纽里姆药品(1991)有限公司
200480019606	作为促性激素释放激素受体拮抗剂的嘧啶-2,4-二酮衍生物	纽罗克里生物科学有限公司
200480019502	作为促性激素释放激素受体拮抗剂的嘧啶-2,4-二酮衍生物	纽罗克里生物科学有限公司
02827086	改善受体作用的制剂	努特里奇亚有限公司
02151338	生物碱的反应方法、反应产物及其应用	挪威奇·华兹
02816000	增强的透皮给药系统	诺芬药品公司
200480014819	作为抗癌剂的杂芳基-稠合的嘧啶基化合物	诺华疫苗和诊断公司
03819172	羟考酮盐酸盐多晶型物	诺拉姆科有限公司
03817415	α-肾上腺素能受体拮抗剂的稳定配方及其用途	诺瓦乐医药公司
200480003907	抑制肿瘤生长的药物	诺瓦利克斯制药公司
200480006905	包含脂肪酸和氨基酸的组合物	诺瓦提斯公司
01819068	用于治疗心血管疾病的含有肾素抑制剂的协同性药物联合形式	诺瓦提斯公司
02816895	包含鲁米考昔的药物组合物	诺瓦提斯公司
02814104	含特比萘芬的药物组合物及其应用	诺瓦提斯公司
03812844	取代的氰基吡咯烷和含有它们的组合制剂用于治疗高脂血症和相关疾病的用途	诺瓦提斯公司
03810864	缬沙坦代谢物用于制备抑制血小板凝集药物的用途	诺瓦提斯公司
02815926	异噁唑并吡啶酮类化合物及其在治疗帕金森氏病中的用途	诺瓦提斯公司
02816446	包含子囊霉素的眼用组合物	诺瓦提斯公司
02823296	具有 mGluR5 拮抗活性的乙炔衍生物	诺瓦提斯公司
200480021110	用于治疗骨转移瘤、肿瘤生长和肿瘤诱导的骨丢失的组织蛋白酶 K 抑制剂和二膦酸盐/酯的组合	诺瓦提斯公司
01809781	唑来膦酸盐在生产用于治疗骨代谢疾病的药物中的用途	诺瓦提斯公司
200480008451	霉酚酸、其盐或前体药物的胃肠外制剂	诺瓦提斯公司
200510007707	缬沙坦的盐	诺瓦提斯公司
200480019234	苯磺酰氨基化合物和含有这些化合物的药物组合物	诺瓦提斯公司
01805091	药用组合物	诺瓦提斯公司

（续表）

专利号	发明专利名称	专利权人
200510055552	药物组合物	诺瓦提斯公司
200380106300	作为PDE4抑制剂的[1,7]二氮杂萘	诺瓦提斯公司
200480027309	用作放射指示剂和显象剂的吡啶基乙炔类化合物	诺瓦提斯公司
03823213	新的嘧啶胺衍生物及其用途	诺瓦提斯公司
01815539	*N*-苯基-2-嘧啶胺衍生物	诺瓦提斯公司
03823878	用作治疗醛固酮介导的病症的药物的有机化合物	诺瓦提斯公司
200380103157	4-氨基-5-苯基-7-环己基-吡咯并[2,3-d]嘧啶衍生物	诺瓦提斯公司
00803824	可自发分散的N-苯甲酰基-星形孢菌素组合物	诺瓦提斯公司
02810813	2{[N-(2-氨基-3-(杂芳基或芳基)丙酰基)-氨基酰基]-氨基}-烷基硼酸衍生物	诺瓦提斯公司
200480027793	氨基链烷醇衍生物	诺瓦提斯公司
200480015229	作为1-磷酸鞘氨醇受体调节剂的氨基-丙醇衍生物	诺瓦提斯公司
03811974	作为肾素酶活性抑制剂的酰胺衍生物	诺瓦提斯公司
200380107416	埃坡霉素衍生物	诺瓦提斯公司
200380102933	N-磺酰氨基噻唑	诺瓦提斯公司
200480002907	吲哚基马来酰亚胺衍生物	诺瓦提斯公司
02810002	噁唑并嘧啶和呋喃并嘧啶化合物以及它们作为抗肿瘤药物的用途	诺瓦提斯公司
200480011886	与毒蕈碱性M3受体结合的奎宁环衍生物	诺瓦提斯公司
200480002163	可用作LFA抑制剂的二氮杂环庚烷衍生物	诺瓦提斯公司
99803672	依普西龙组合物	诺瓦提斯公司
03815657	与细胞凋亡蛋白抑制剂结合的SMAC蛋白的肽抑制剂	诺瓦提斯公司
200380102932	可用作抗痛觉过敏剂的喹唑啉酮衍生物	诺瓦提斯公司
02823065	杂环化合物和它们的使用方法	诺瓦提斯公司
200380104845	邻氨基苯甲酰胺衍生物和其药学用途	诺瓦提斯公司
02820782	用于治疗恶性疾病、包含双膦酸类化合物、COX-2抑制剂和紫杉醇的组合的药物组合物	诺瓦提斯公司、艾伦·利普顿、洛伊斯·马里·威特斯
03805530	包含埃坡霉素衍生物和烷化剂的组合	诺瓦提斯公司、纽卡斯尔大学
03818644	埃坡霉素衍生物	诺瓦提斯公司、斯克里普斯研究所
03822711	4-吡啶基甲基-酞嗪衍生物在制备治疗骨髓增生异常综合征的药物中的用途	诺瓦提斯公司、亚利桑那州董事会代表的亚利桑那州立大学
02807607	含有抗真菌剂的局部用组合物	诺瓦提斯消费者保健股份有限公司
200380107379	用维生素D类化合物制备治疗骨髓发育不良综合症药物的方法	诺瓦西股份有限公司
02824001	含活性维生素D化合物的药物组合物	诺瓦西股份有限公司
02809019	二聚体异黄酮类	诺沃根研究股份有限公司
200380106733	四氢喹啉衍生物及其作为FSH受体调节剂的用途	欧加农股份有限公司
200380106698	四氢喹啉衍生物	欧加农股份有限公司
99811734	包含(7α,17α)-17-羟基-7-甲基-19-去甲-17-孕-5(10)-烯-20-炔-3-酮的高纯度组合物	欧加农股份有限公司
200510118666	包含(7α,17α)-17-羟基-7-甲基-19-去甲-17-孕-5(10)-烯-20-炔-3-酮的高纯度组合物	欧加农股份有限公司
200380103950	可用于治疗雄激素受体相关疾病的吲哚类化合物	欧加农股份有限公司
02812168	伤害感受肽化合物	欧罗赛铁克股份有限公司
03825297	用于治疗疼痛的治疗剂	欧洲凯尔特公司
03822958	*N*-取代的氢吗啡酮及其用途	欧洲凯尔特股份有限公司
200480017769	雌激素成分在制备用于治疗及预防肌与骨疼痛中的组合物中的应用	潘塔希生物科学股份有限公司
03821744	用于癌症治疗的含有雌四醇衍生物的药物组合物	潘塔希生物科学股份有限公司
03812315	提取自螺旋藻的新的抗逆转录病毒的硫脂、其制备方法，含有其的组合物及其作为HIV病毒逆转录酶抑制物的用途	彭阔基、于贝尔·迪朗-沙泰尔
03811140	新颖咪唑化合物，其制备方法和其作为药物的用途	皮埃尔法布雷医药公司
200480008077	用于治疗肺动脉高血压的雌二醇代谢物	匹兹堡大学
200380105942	咪唑衍生物及其作为多巴胺-β-羟化酶的周围选择性抑制剂的用途	坡特拉有限公司
01818874	在工业规模上纯化α-羟基酸的方法	普拉克生化公司

（续表）

专利号	发明专利名称	专利权人
200480039455	1-氮杂-2-氧杂-二苯并[e,h]薁的制备以及它们用于制备治疗和预防中枢神经系统疾病和障碍的药物制剂的用途	普利瓦研究院有限公司
200480004978	作为红细胞生成刺激剂的中链长脂肪酸类、甘油酯类和类似物	普罗米蒂克生物科学公司
99812541	制备治疗线粒体性疾病的组合物的方法	普罗神经细胞有限公司
99816804	来自苦瓜的油、其制备方法和用途	普什帕康纳
200480005371	包含高效长效 β_2^- 激动剂和其它活性成分的药物组合物	奇斯药制品公司
03804976	福莫特罗超细制剂	奇斯药制品公司
200480004729	用于治疗神经变性疾病的1-苯基烷羧酸衍生物	奇斯药制品公司
03825097	具有激酶抑制活性的异喹啉衍生物和包含异喹啉衍生物的药剂	麒麟麦酒株式会社
02816121	喹啉衍生物和喹唑啉衍生物以及含有这些化合物的药物组合物	麒麟医药株式会社
03812270	羟基吗啉酮衍生物及其医药用途	千寿制药株式会社
02808041	视觉功能障碍改善剂	千寿制药株式会社、田边三菱制药株式会社
200380104795	治疗炎性疾病的前列腺素 D2 受体拮抗剂	千禧药品公司
02817137	抗癌剂及其制备方法	前田浩
03807513	制备营养制剂的方法	切姆斯托普有限公司
200380102030	杂环化合物及以其为有效成分的抗肿瘤药	全药工业株式会社
02812284	杂质量降低的嵌段共聚物、聚合载体、呈聚合形式的药物制剂及其制备方法	日本化药株式会社、樱井靖久
200380100277	4-氧代喹啉化合物及其用途	日本烟草产业株式会社
98804042	胆固醇酯转移蛋白活性抑制剂	日本烟草产业株式会社
02800154	诊断组织增生活性或者治疗增生性疾病的药物	日本医事物理股份有限公司
03821699	含有草尿酸衍生物的肾衰竭用剂	日本脏器制药株式会社
200480007878	用于靶向药物送递和持续药物释放的静脉内纳米颗粒	日本株式会社 LTT 生物医药
200480015542	3-亚烷基肼基取代的杂芳基化合物以及含有其的药物	日产化学工业株式会社
02813746	过敏性眼疾病治疗剂	日研化学株式会社
03811179	TGF-α 表达抑制剂	日研化学株式会社
99806466	含有泊洛沙姆和其它杀微生物剂的局部制剂，以及施用器	瑞克尔科感染公司
200380109928	作为磷酸二酯酶4抑制剂的酞嗪衍生物	萨宝集团公司
03810488	神经保护性螺甾烯醇药用组合物	萨马里坦药品公司、乔治敦大学
96192486	应用去甲司来吉兰的方法和医药组合物	萨默塞特药品有限公司
03818371	作为 p38 激酶抑制剂的芳基胺取代的二环杂芳族化合物	塞尔技术 R&D 有限公司
200480006016	2-(丁基-1-磺酰氨基)-*N*-[1(R)-(6-甲氧基吡啶-3-基)丙基]苯甲酰胺、其作为药物的用途以及包含所述化合物的药物制剂	塞诺菲安万特德国有限公司
200480005448	含有酸性、主要是杂环基团的1,3-取代的环烷基衍生物，其相应的产生方法以及所述衍生物的制药用途	塞诺菲-安万特德国有限公司
03819542	IκB 激酶抑制剂在制备用于治疗疼痛的药物中的用途	塞诺菲-安万特德国有限公司
03815349	血管肽酶抑制剂在制备治疗肾病药物中的应用	塞诺菲-安万特德国有限公司
200480033483	五氟硫基苯甲酰基胍、它们的制备方法、它们作为药物或诊断剂的用途和含有它们的药物	塞诺菲-安万特德国有限公司
200480008497	具有改善的生理学性质的新的二苯基2-吖丁啶酮、其制备方法、包含所述化合物的药物和所述化合物的用途	塞诺菲-安万特德国有限公司
200480005498	作为用于治疗2型糖尿病和动脉粥样硬化的PPAR调节剂的3-甲基-2-(3-(2-苯基-噁唑-4-基甲氧基)环己烷羰基-氨基)丁酸衍生物和相关化合物	塞诺菲-安万特德国有限公司
200480007871	取代的4-苯基四氢异喹啉、其制备方法、其制备药物的用途和含有这类化合物的药物	塞诺菲-安万特德国有限公司
200480004212	取代的六氢吡嗪并(1,2-a)嘧啶-4,7-二酮衍生物，其制备方法及其作为药物的应用	塞诺菲-安万特德国有限公司
200380105711	新型芳族氟代糖苷衍生物、包含所说化合物的药品以及其应用	塞诺菲-安万特德国有限公司
03816532	新的噻吩基糖苷衍生物、其制备方法、包含该化合物的药物及其用途	塞诺菲-安万特德国有限公司
200480005437	作为用于治疗2型糖尿病和动脉硬化症的PPAR调节剂的3-(2-苯基-噁唑-4-基甲氧基)环己基甲氧基乙酸衍生物和相关化	塞诺菲-安万特德国有限公司

（续表）

专利号	发明专利名称	专利权人
200480005476	作为 PPPAR 调节剂用于治疗 2 型糖尿病和动脉粥样硬化的 4-(3-(2-苯基噁唑-4-基甲氧基)-环己氧基)-丁酸衍生物及相关化合物	塞诺菲-安万特德国有限公司
200480022087	取代的噻唑-苯并异噻唑二氧化物衍生物、其制备方法和其用途	塞诺菲-安万特德国有限公司
200480030646	泵阿米德衍生物、其制备方法与在治疗癌中的用途	塞诺菲-安万特德国有限公司
03824142	二环类激素敏感性脂酶抑制剂	塞诺菲-安万特德国有限公司
200480005447	二芳基环烷基衍生物、它们的产生方法以及它们作为药物的用途	塞诺菲-安万特德国有限公司
200480005477	作为 PPAR 受体调节剂的具有支侧链的芳基环烷基衍生物，它们的制备方法和它们作为药物的用途	塞诺菲-安万特德国有限公司
200380102805	用于选择性抑制胶原酶的新的嘧啶-4,6-二甲酸二酰胺	塞诺菲-安万特德国有限公司
200480021520	氨基喹啉衍生物和它们作为腺苷 A_3 配体的用途	塞诺菲-安万特股份有限公司
99812466	使用多巴胺重摄取抑制剂的方法和包含它们的组合物	塞普拉科有限公司
02810976	包含谷胱甘肽代谢之效应子及 α-硫辛酸的肾替代疗法用药物	塞热姆沃克贝恩堡股份公司
97180323	新的免疫治疗剂亚酰胺/酰胺类	赛尔金有限公司
99803664	2-(2,6-二氧哌啶-3-基)-异二氢吲哚衍生物、其制法及其作为炎性细胞因子抑制剂的用途	赛尔金有限公司
03816595	莫达非尼药物组合物	赛福伦公司
200380102600	含莫达非尼化合物的药物溶液及其在制备治疗不同疾病的药物中的用途	赛福伦公司
01820766	莫达非尼和环糊精的络合物	赛福伦公司
02821304	依贝沙坦在制备用来预防或治疗肺动脉高压的药物中的应用	赛诺菲 安万特
03807736	1,2,3-取代的中氮茚衍生物、FGF 抑制剂、制备它们的方法和含有它们的药物组合物	赛诺菲 安万特
02825335	3-杂芳基-3,5-二氢-4-氧-4H-哒嗪并[4,5-b]吲哚-1-羧酰胺衍生物，其制备及治疗用途	赛诺菲 安万特
02821968	多晶型利莫那班，其制备方法及含有它的药物组合物	赛诺菲 安万特
03821817	酰氧基吡咯烷衍生物，其制备及其在治疗学上的应用	赛诺菲-安万特
00805508	新的吗啉衍生物，其制备方法和含有它们的药物组合物	赛诺菲-安万特
03813006	三联苯衍生物，它们的制备及包含它们的药物组合物	赛诺菲-安万特
200610004383	嘧啶酮衍生物和 3-酮酯	赛诺菲安万特、三菱制药株式会社
200480011000	取代的 2-(二氮杂-双环-烷基)-嘧啶酮衍生物	赛诺菲安万特、三菱制药株式会社
03807938	1-[烷基],1-[(杂芳基)烷基]及 1-[(芳基)烷基]-7-(嘧啶-4-基)-咪唑并[1,2-a]嘧啶-5(1H)-酮衍生物	赛诺菲-安万特、三菱制药株式会社
200610004626	嘧啶-5-(1H)-酮衍生物	赛诺菲-安万特、三菱制药株式会社
97198537	用于口服给药的含丙戊酸药物微球	赛诺菲-安万特公司
96198496	1,2,4-苯并三嗪氧化物制剂	赛诺菲-安万特美国有限责任公司
00817783	喹唑啉酮类化合物及应用	赛特凯恩蒂克公司
03814066	化合物、组合物和方法	赛特凯恩蒂克公司、史克比彻姆公司
03822706	用于增强认知能力的含有花生四烯酸或其与二十二碳六烯酸的组合的组合物	三得利株式会社
200480017691	外用组成物	三得利株式会社
200580005219	含有高分子多酚组分的脂肪酶活性抑制剂、茶提取物及其制造方法	三得利株式会社
01822639	血液脂质改善剂组合物	三共株式会社
03823705	含有 HMG-CoA 还原酶抑制剂的药物组合物	三共株式会社
00812455	结晶性 1-甲基碳青霉烯化合物	三共株式会社
02807933	嘧啶核苷衍生物的晶形	三共株式会社
02806978	治疗细胞因子介导的疾病的吡咯衍生物	三共株式会社
200480009001	寡糖衍生物	三共株式会社
03805925	氨基醇衍生物或膦酸衍生物以及含有它们的药物组合物	三共株式会社
200610002504	氨基醇衍生物	三共株式会社
02808471	水溶性三唑抗真菌剂	三共株式会社
99805578	环胺化合物	三共株式会社、宇部兴产株式会社
02817992	抗血栓药和吡唑啉酮衍生物的组合药物	三菱制药株式会社
97198738	含 Rho 激酶抑制剂的药物制剂	三菱制药株式会社

（续表）

专利号	发明专利名称	专利权人
02808975	新的苄基哌啶化合物	三菱制药株式会社
200380100827	异喹啉化合物及其医药用途	三菱制药株式会社
01808687	新型环状酰胺衍生物	三菱制药株式会社
01808059	丙型肝炎治疗药	三菱制药株式会社、日本国立感染症研究所
200480005814	脂联素表达促进剂	三荣源有限公司
200480028280	α-糖基异栎素及其制造中间体和副产物的制备方法	三荣源有限公司
200480010780	用于抑制 HIV 复制的甘氨酰胺衍生物	三肽公司
03816116	新颖的噻吩脒、其组合物和治疗补体-介导疾病与病症的方法	三维药物公司
200610108394	阿戈美拉汀的新晶形Ⅳ、它的制备方法和包含它的药物组合物	瑟维尔实验室
200510075392	α 晶形的雷奈酸锶、其制备方法和含有它的药物组合物	瑟维尔实验室
200480017867	培哚普利特丁胺的新晶形	瑟维尔实验室
200510131600	苯并噻二嗪化合物及其制备方法和含有它们的药物组合物	瑟维尔实验室
200480014886	噻二嗪衍生物及其用作正 AMPA 受体调节剂的用途	瑟维尔实验室
200610058074	盐酸伊伐布雷定的 βd-晶形、其制备方法和含有它的药物组合物	瑟维尔实验室
200610058078	盐酸伊伐布雷定的 γ-晶形、其制备方法和含有它的药物组合物	瑟维尔实验室
200610058077	盐酸伊伐布雷定的 γd-晶形、其制备方法和含有它的药物组合物	瑟维尔实验室
200510087845	新的吡咯烷和噻唑烷化合物、它们的制备方法和包含它们的药物组合物	瑟维尔实验室
00118157	取代的吡啶或哌啶化合物，它们的制备方法和含有它们的药物组合物	瑟维尔实验室
200380101347	新的取代的[1,4]苯并二氧杂环己烯并[2,3-e]异吲哚化合物、其制备方法和包含它们的药物组合物	瑟维尔实验室
200380105101	作为芳香酶抑制剂的 1-N-苯胺基-1H-咪唑衍生物	沙拉麦斯实验公司
98805597	具有促孕激素和雄性激素之混合活性的非甾体(杂)环取代的酰基苯胺	舍林公开股份有限公司
200410059029	避孕组合物	舍林股份公司
01809939	新固体形式的中孕酮 11β-[4E-(羟基亚胺基甲基)-苯基]-17α-甲氧基甲基-17β-甲氧基-雌-4,9-二烯-3-酮	舍林股份公司
00806978	6-链烯基-、6-链炔基-和 6-环氧-EPOTHILONE 衍生物，它们的制备方法及用途	舍林股份公司
01816803	通过烟碱性受体激动剂和单胺能物质的联合作用治疗情感性精神障碍	神经研究公司
200480019895	2-甲氧基甲基-3-(3,4-二氯苯基)-8-氮杂双环[3.2.1]辛烷酒石酸盐	神经研究公司
200480015575	8-氮杂双环[3.2.1]辛烷衍生物及其用于制备单胺神经递质再摄取抑制剂的用途	神经研究公司
200580004139	作为烟碱样乙酰胆碱受体配体的二氮杂双环芳基衍生物	神经研究公司
200380101252	用于治疗阿尔茨海默氏病的双结合位点乙酰胆碱酯酶抑制剂	神经药物有限公司
02816696	用作 GABAA 受体配体的杂芳基取代的稠合双环杂芳基化合物	神经原公司
01812432	透明质酸低聚糖级分及含有该物质的药品	生化学工业株式会社
01818840	含有电子转移剂磷酸盐衍生物的制剂	生命健康科学有限公司
01806445	前列腺癌、脱发和其他雄激素过多综合征的治疗和诊断中的雄激素受体抑制剂	生物物理公司
200480004992	抗毒蕈碱药物的用途	圣保罗州研究奖励基金会、圣保罗州联邦大学
200480003937	调控生存素表达的寡聚化合物	圣塔里斯·法尔马公司
03818339	新的环烷二酮衍生物、它们的制备方法和它们的药物应用	施瓦茨医药股份有限公司
200480010982	罗替戈汀鼻内组合物	施瓦茨制药股份公司
200480021791	罗替戈汀用于生产治疗抑郁症的药物的用途	施瓦茨制药有限公司
02806761	肽类化合物用于治疗非神经性炎性疼痛的新用途	施瓦茨制药有限公司
03816025	治疗不宁腿综合症的经皮给药方式	施瓦茨制药有限公司
200480009176	(*R*)-3,3-二苯丙胺单酯的透皮给药	施瓦茨制药有限公司
200380102214	取代的 4-氨基-1-(吡啶甲基)哌啶和相关化合物	施万制药
200480006528	联苯衍生物	施万制药
200480016600	作为毒蕈碱性受体拮抗剂的 1-(烷氨基烷基-吡咯烷-/哌啶基)-2,2-二苯基乙酰胺衍生物	施万制药
200510129619	交联的糖肽-头孢菌素抗生素	施万制药

（续表）

专利号	发明专利名称	专利权人
01821806	药物或化妆品组合物及抑制朗格汉斯细胞迁移的 PKC 抑制剂和 MMP 抑制剂的应用	实验室发展科学公司
01813340	血小板生成素模拟物	史密丝克莱恩比彻姆公司
03803806	用作 p38 抑制剂的烟酰胺衍生物	史密丝克莱恩比彻姆公司
200510116318	用噻唑烷二酮和二甲双胍治疗糖尿病	史密丝克莱恩比彻姆有限公司
98804550	含扑热息痛的吞咽片剂	史密丝克莱恩比彻姆有限公司
200510128590	一种噻唑烷二酮衍生物以及其制备抗糖尿病药的应用	史密丝克莱恩比彻姆有限公司
02826769	5-(4-(2-(*N*-甲基-*N*-(2-吡啶基)氨基)乙氧基)苄基)噻唑烷-2,4-二酮苯磺酸盐，它的制备方法，其多晶型物Ⅰ、Ⅱ、和Ⅲ和它作为药物活性成分的用途	史密斯克莱·比奇曼公司
96195062	作为生物活性化合物的 1,3-丙二醇衍生物	斯卡里斯塔有限公司
97197431	油酰胺水解酶的抑制剂	斯克里普斯研究学院
01805259	吗斯酮胺口服缓释制剂	斯勒博医药品有限公司
200380108373	吡咯并苯并二氮杂䓬	斯皮罗根有限公司
200410061600	用于治疗肿瘤疾病的组合物及其应用	斯坦尼斯劳 R·伯辛斯基
02823606	用于减少细胞毒性化疗的毒副作用的含有氨基酸与核黄素的制剂	斯坦尼斯劳 R·伯辛斯基
200510075895	非甾族氨基磺酸酯化合物在制备用于治疗肿瘤的药物中的应用	斯特里克斯有限公司
200480013919	类固醇硫酸酯酶抑制剂的雌激素衍生物	斯特里克斯有限公司
200480019127	热稳定的结晶盐酸表柔比星及其制造方法	狻洛克斯股份有限公司
200380103225	用于细胞增殖性障碍的二氢吲哚酮与化疗剂的联合的制药用途	苏根公司
200380107025	具有 5-羟色胺受体亲和性的四环 3-取代的吲哚类化合物	苏文生命科学有限公司
03814602	对血清素受体具有亲和力、可用作治疗剂的新型四环芳基磺酰吲哚、其制备方法及其药物组合物	苏文生命科学有限公司
200480023566	Bifeprunox 甲磺酸盐的稳定的多晶型物	索尔瓦药物有限公司
02801777	具有 CB_1-拮抗活性的 4,5-二氢-1H-吡唑衍生物	索尔瓦药物有限公司
200480010690	4-(4-反式-羟基环己基)氨基-2-苯基-7H-吡咯并[2,3d]嘧啶氢甲磺酸盐及其多晶型物	索尔瓦药物有限公司
97199621	对映异构纯的碱性芳基-环烷基-羟基羧酸酯，其制备方法及其在药品中的应用	索佛特克两合公司
02825047	治疗中枢神经系统病症的方法和组合物	塔加西普特公司、佐治亚州研究院医科大学公司
200480025492	治疗白癜风的组合物	胎盘组织治疗中心
01810707	睡眠促进用组合物	太阳化学株式会社
02804982	2-(取代-氨基)-苯并噻唑磺酰胺 HIV 蛋白酶抑制剂	泰博特克药品有限公司
03823022	HIV gp41-衍生肽的改善用药的药物组合物	特里梅里斯公司
02815999	制备他汀类的钙盐形式的方法	特瓦制药工业有限公司
03808207	阿托韦兹他汀半钙结晶以及制备阿托韦兹他汀半钙形式 IX 的方法	特瓦制药工业有限公司
03824416	Ⅰ晶型、Ⅱ晶型、Ⅲ晶型泛昔洛韦及其制备方法	特瓦制药工业有限公司
02805070	在口腔中迅速崩解的片剂	田边三菱制药株式会社
00809617	肝脏疾病的预防治疗药	田边三菱制药株式会社
200480027923	氨甲酰型苯并呋喃衍生物	田边三菱制药株式会社
03811791	苯并呋喃衍生物	田边三菱制药株式会社
02820837	4-咪唑啉-2-酮化合物	田边制药株式会社
03812260	新哌啶化合物	田边制药株式会社
200380105623	皮肤外用材料及使用其的外用止痒剂和去皱用品	田中雅也
02814497	4-[(4-噻唑基)苯氧基]烷氧基-苄脒衍生物用于治疗骨质疏松症的应用	同和药品工业株式会社
200480023400	咪唑并吡啶衍生物	万有制药株式会社
03815343	新型的苯并咪唑衍生物	万有制药株式会社
200480003850	2-吡啶甲酰胺衍生物	万有制药株式会社
00811040	从亚麻籽壳制得的未发酵凝胶成分	威斯康星旧生研究基金会
03814616	(20*S*)-1α-羟基-2α-甲基和 2β-甲基-19-去甲-维生素 D3 及它们的用途	威斯康星校友研究基金会
200480026946	治疗骨质稀少或雄性骨质疏松的 2-亚烷基-19-去甲-维生素 D 衍生物	威斯康星州男校友研究基金会
00806776	嘧啶并[6,1-a]异喹啉-4-酮衍生物	韦尔纳利斯有限公司
02809904	抗病毒化合物	韦罗金有限公司

（续表）

专利号	发明专利名称	专利权人
200380109449	用于治疗或预防黄病毒感染的化合物	维勒凯姆制药股份有限公司
200410031740	Tau-Tau 结合的抑制	维斯塔实验室有限公司
02822973	紫衫醇的2-羟基丙基-β-环糊精包合配合物	维亚尼克斯公司
200610005093	*R*-硫辛酸的氨基丁三醇盐的变性体及其制备方法	维亚特里斯两合公司
200480012108	含有甲基维生素 B_{12} 的冻干制剂及其制备方法	卫材 R&D 管理有限公司
02808637	测定通过抑制整联蛋白表达所介导的血管生成抑制剂的作用的方法	卫材 R&D 管理有限公司
03812103	作为 c-Jun N-末端激酶抑制剂用于治疗神经变性疾病的7-氮杂吲哚类化合物	卫材 R&D 管理有限公司
200480005570	亚砜衍生物或其盐的非定形态的制备方法	卫材 R&D 管理有限公司
200510080404	2-亚氨基吡咯烷衍生物	卫材 R&D 管理有限公司
200380109519	稠合的1,3-二氢-咪唑环化合物	卫材 R&D 管理有限公司
03805850	含氮杂环化合物及含有其的药物	卫材 R&D 管理有限公司
02821134	病毒感染预防、治疗剂	卫材 R&D 管理有限公司、西园晃、鹈岛雅子
200510125477	半胱氨酸衍生物	味之素株式会社
200480013609	用于治疗情绪功能障碍的糖胺聚糖	翁贝托·科尔内列
200380105291	治疗下泌尿道症状的 α-2-δ 配体	沃纳-兰伯特公司
200380104702	治疗纤维肌痛及其它病症用的加巴喷丁类似物类	沃纳-兰伯特公司
200480016391	利用湿法造粒制备的稳定的阿托伐他汀组合物	沃纳-兰伯特公司
03819514	杂联芳基衍生物作为基质金属蛋白酶抑制剂	沃纳-兰伯特公司
200480014312	未经制粒制备的包含阿伐他汀的药物组合物	沃尼尔·朗伯有限责任公司
200480024150	用于治疗精神分裂症的[1,8]萘啶-2-酮类和相关化合物	沃尼尔·朗伯有限责任公司
02806971	螺三环衍生物及其作为磷酸二酯酶-7抑制剂的应用	沃尼尔·朗伯有限责任公司
01807578	氨基甲酸酯天冬氨酸特异性半胱氨酸蛋白酶抑制剂及其用途	沃泰克斯药物股份有限公司
98809355	具有神经原活性的化合物	沃泰克斯药物股份有限公司
00818255	天冬氨酸特异性半胱氨酸蛋白酶抑制剂及其用途	沃泰克斯药物股份有限公司
200380109285	4-氧代-3-(1-氧代-1H-异喹啉-2-基乙酰氨基)-戊酸酯和酰胺衍生物及其作为天冬氨酸特异性半胱氨酸蛋白酶抑制剂的用途	沃泰克斯药物股份有限公司
01822135	可用作蛋白激酶抑制剂的吡唑化合物	沃泰克斯药物股份有限公司
200380104172	用于治疗神经病的哌嗪和哌啶衍生物	沃泰克斯药物股份有限公司
01822102	可用作蛋白激酶抑制剂的吡唑化合物	沃泰克斯药物股份有限公司
01822105	可用作蛋白激酶抑制剂的吡唑化合物	沃泰克斯药物股份有限公司
200480003086	促旋酶抑制剂及其用途	沃泰克斯药物股份有限公司
03809665	丝氨酸蛋白酶、特别是丙型肝炎病毒 NS3-NS4 蛋白酶的抑制剂	沃泰克斯药物股份有限公司
03816478	包衣制剂的制备方法	武田药品工业株式会社
200380110043	体重增加抑制剂	武田药品工业株式会社
200480008798	噻吩并嘧啶化合物及其用途	武田药品工业株式会社
200380104419	固体制剂	武田药品工业株式会社
99802952	环烯衍生物、其制造方法和用途	武田药品工业株式会社
97192700	三环化合物及其制备和用途	武田药品工业株式会社
200510091606	三环化合物及其制备和用途	武田药品工业株式会社
200480003952	匹伐他汀钙的晶形	西巴特殊化学品控股有限公司
200480021631	取代的2,4-双(烷基氨基)嘧啶或-喹唑啉作为抗菌剂的用途	西巴特殊化学制品控股公司
200380104697	2-取代的4-杂芳基-嘧啶在制备药物中的用途	西克拉塞尔有限公司
200380103318	嘧啶化合物	西克拉塞尔有限公司
200480025728	可抑制蛋白激酶的噻唑并、噁唑并和咪唑并喹啉化合物	西克拉塞尔有限公司
200480014939	二苯基甲烷衍生物作为酪氨酸酶抑制剂的用途	西姆莱斯有限责任两合公司
200380106440	3,5-二取代-[1,2,4]-噁二唑及类似物和其用途	西托维亚公司
200380107201	结合有泰妥拉唑与消炎剂的药物组合物	希德姆制药、三菱制药株式会社
200380106699	具有降低血清葡萄糖和降低血清脂质活性的 α-苯硫基羧酸和 α-苯氧基羧酸的用途	希格马托制药工业公司
03812544	喜树碱20位酯	希格马托制药工业公司、研究和治疗肿瘤国家研究所
200480007148	具有抗肿瘤活性的喜树碱的7-亚氨基衍生物	希格马托制药工业公司、研究和治疗肿瘤国家研究所

（续表）

专利号	发明专利名称	专利权人
02808557	使用稀土化合物制备预防肾结石疾病药物的用途	希拉国际许可有限公司
01817365	改善胞间传输的二氧戊环类似物	希拉生物化学股份有限公司
200380103178	受体酪氨酸激酶抑制剂的制药用途及相关检测方法	希龙公司
200480038213	包含 VP/VA 共聚物和非水性载体的透皮喷雾药物组合物	希普拉有限公司
03811093	（+）-2-[1-(3-乙氧基-4-甲氧基苯基)-2-甲磺酰基乙基]-4-乙酰氨基异吲哚啉-1,3-二酮的制药用途	细胞基因公司
02805375	用作整合蛋白抑制剂的含环丁烯基团的苯基丙氨酸烯酰胺衍生物	细胞技术研究及开发有限公司
200380107087	腺苷 $A_{2\alpha}$受体拮抗剂的应用	先灵公司
00137356	缓释的口服给药组合物	先灵公司
03810618	式(I)化合物在制备治疗化学激活物中介的疾病的药物中的应用	先灵公司
00808529	诱导癌细胞死亡和肿瘤消退的方法	先灵公司
03813780	用作组胺 H_3 拮抗剂的 1-(4-哌啶基)苯并咪唑酮	先灵公司
02807740	生物利用度提高的抗真菌组合物	先灵公司
02820328	咪唑并(4,3-E),1,2,4-三唑并(1,5-C)嘧啶类化合物作为腺苷 $A_{2\alpha}$受体拮抗剂	先灵公司
200410032473	糠酸毛他松在制备治疗呼吸道和肺部疾病药物中的用途	先灵公司
95191360	糠酸毛他松用于制备药物的用途	先灵公司
03815193	用于治疗肥胖的作为选择性黑色素浓缩激素受体拮抗剂的螺取代的哌啶化合物	先灵公司
02806900	MCH 拮抗剂及其在制备治疗肥胖症的药物方面的用途	先灵公司
02820666	作为凝血酶受体拮抗剂的喜巴辛类似物	先灵公司
200480017518	可用于抑制 G 蛋白功能的三环酰胺代谢物及治疗增生性疾病的方法	先灵公司
200610004929	腺苷 $A_{2\alpha}$受体拮抗剂	先灵公司
03812456	黄嘌呤磷酸二酯酶 V 抑制剂多晶型物	先灵公司
200480006057	取代的 2-吖丁啶酮化合物、其制剂及其治疗高胆甾醇血症的用途	先灵公司
02823935	作为 CCR5-拮抗剂用于治疗 AIDS 和相关的 HIV 感染的药用盐的制备	先灵公司
200380108667	用于治疗雄激素依赖性疾病的 3 型 17β-羟基类固醇脱氢酶抑制剂	先灵公司
03824997	作为细胞周期蛋白依赖性激酶抑制剂的吡唑并嘧啶	先灵公司、法马科皮亚公司
01818121	作为抗肿瘤剂的法呢基蛋白质转移酶抑制剂	先灵公司、法马科皮亚公司
95195887	分子表达功能抑制剂	小山省三
03811495	羧酸化合物和含有所述化合物作为活性成分的药物制剂	小野药品工业株式会社
200480024365	吡唑并嘧啶化合物的甲磺酸盐、其结晶及其制备方法	小野药品工业株式会社
200480011873	微晶	协和发酵工业株式会社
200480010488	吲唑衍生物	协和发酵工业株式会社
02817534	羧酸门控的硝基氧(CGN)化合物和组合物以及使用其的方法	辛西姆技术有限公司
200480014816	阿奇霉素与柠檬酸的加成盐及其制备方法	新特提卡化学股份有限公司
03813696	苯并吡喃酮化合物、其组合物以及其治疗方法	信号药品公司、诺瓦蒂斯有限公司
03820548	吲哚美辛外用剂	兴和株式会社
200480024894	2-[4-[2-(苯并咪唑-2-基-硫代)乙基]哌嗪-1-基]-N-[2,4-二(甲基硫代)-6-甲基-3-吡啶基]乙酰胺的制药用途	兴和株式会社
200480014146	羧酸化合物及含有该化合物的医药	兴和株式会社
200480025146	PPAR 活性化化合物及含该化合物的医药组合物	兴和株式会社
02817140	环状胺化合物	兴和株式会社
200480019168	2,4-二(三氟乙氧基)吡啶化合物以及含有该化合物的药物	兴和株式会社
200480026055	7-(4-取代-3-环丙基氨基甲基-1-吡咯烷基)喹诺酮羧酸衍生物	杏林制药株式会社
02814234	作为 NMDA 受体拮抗剂的哌啶衍生物	匈牙利吉瑞大药厂
99808009	法舒地尔盐酸盐缓释口服制剂	旭化成制药株式会社
200480015756	3 环系化合物	旭化成制药株式会社
03808999	取代苯基链烷酸衍生物及其用途	旭化成制药株式会社
200480003566	肽缀合物	学校法人庆应义塾、三菱制药株式会社
03807036	作为蛋白酪氨酸磷酸酶调节剂的取代亚甲基酰胺衍生物	雪兰诺实验室有限公司
03812936	特别用于椎间盘突出治疗的药物制剂	雅克·泰龙

（续表）

专利号	发明专利名称	专利权人
03816448	用于药物诱导的神经病的药物组合物	雅玛山酱油株式会社
01816946	促炎基因产物转录之调制	亚文塔克有限公司
200510137839	用咖啡酸苯乙酯衍生物、辣椒素和树脂毒素抑制 NF-κB	研究发展基金会
99815816	具有广谱抗菌作用的含有咪唑并[4,5-b]吡啶鎓甲基的头孢烯化合物	盐野义制药株式会社
98813861	甾族化合物衍生的抗生素	杨伯翰大学
200480009182	新的氨基甲酰基磷酸酯和硫代氨基甲酰基磷酸酯以及包含它们的药物组合物	耶路撒冷希伯来大学伊萨姆研发公司
200510097825	用于治疗胃病的含有抗溃疡药和粘膜保护剂的药物组合物	一洋药品株式会社
03816621	结晶的2,5-二酮-3-(1-甲基-1H-吲哚-3-基)-4-[1-(吡啶-2-甲基)哌啶-4-基]-1H-吲哚-3-基]-1H-吡咯单盐酸盐	伊莱利利公司
03809460	用于止痛的十氢异喹啉-3-羧酸的酯衍生物	伊莱利利公司
200480010817	作为选择性β-雌激素受体激动剂的取代的苯并吡喃化合物	伊莱利利公司
02809321	用作放射增敏剂和化疗增敏剂的芳基和杂芳基脲 CHK1 抑制剂	伊莱利利公司
200380103892	维生素 D 受体调节剂	伊莱利利公司
01816572	黄酮类化合物制备药物的用途	伊穆法姆公司
200580007795	包含多孔载体和至少一种吡咯烷酮的骨移植材料、其生产方法和植入物	伊尼恩公司
200480011428	四环苯甲酰胺衍生物及其用法	伊诺泰克制药公司
200480011423	异喹啉衍生物及其使用方法	伊诺泰克制药公司
200480025752	回收植物脂质组合物的方法	伊士曼化工公司
02804566	二甲基苯氧基烷胺用于制备抗耳鸣药物的用途	伊索麦克斯有限公司
02815352	用作抗肿瘤剂的 C-2 甲基化的紫杉醇衍生物	因德纳有限公司
97195531	6,7－氧化的甾族化合物及其用途	茵弗莱采姆药物有限公司、不列颠哥伦比亚大学、艾伯塔大学
200380109188	具有抗癌活性的类固醇化合物	优尼拜尔斯金股份有限公司、布鲁塞尔私立大学
99806190	呋喃酮的生产	尤尼瑟驰有限公司
200510092066	核苷代谢的抑制剂	犹太大学阿尔伯特爱因斯坦医学院、工业研究有限公司
01822721	预防或治疗子宫内膜异位症的药物	有限会社栃木临床病理研究所
200510127253	甲羟戊酸衍生物	有限会社尾源研究所
03821816	黑色素消除制剂	有限会社绪方研究
200610006336	1-乙酰氧基-3-(取代苯基)丙烯化合物	宇部兴产株式会社
200510074335	抑制 HIV TAT 反式激活作用的化合物	约翰斯．霍普金斯大学
98812571	口服给药治疗利什曼病的含有米替福星的固体药物组合物	赞塔里斯有限公司
01820445	二苯基乙烯化合物的新的杂环类似物	泽瑞克斯公司
01818101	三肽酶抑制剂	詹森药业有限公司
03818592	作为载脂蛋白 B 分泌抑制剂的 N-芳基六氢吡啶取代的联苯基羧酰胺	詹森药业有限公司
99814988	控释加兰他敏组合物	詹森药业有限公司
03824990	用于治疗 ORL-1 受体介导疾病的羟基烷基取代的1,3,8-三氮杂螺[4,5]癸-4-酮衍生物	詹森药业有限公司
200480020148	作为糖原合酶激酶 3 抑制剂的三唑并嘧啶衍生物	詹森药业有限公司
02805243	作为抗抑郁药的异噁唑啉衍生物	詹森药业有限公司
02823014	抗组胺药快速降低高颅内压的用途	詹森药业有限公司
03805921	用作组蛋白脱乙酰化酶抑制剂的哌嗪基、哌啶基和吗啉基衍生物	詹森药业有限公司
03816488	作为 PDFG 受体抑制剂的 *N*-取代的 3-氨基苯并环戊二烯并吡唑及药用组合物和用途	詹森药业有限公司
02821916	用作糖原合酶激酶 3β 抑制剂的氨基苯甲酰胺衍生物	詹森药业有限公司
03805952	用作组蛋白去乙酰酶抑制剂的磺酰基衍生物	詹森药业有限公司
200380102447	用于皮肤贴膏的粘合剂组合物及其制造方法	昭和电工株式会社
02822809	三环-[5.2.1.$0^{2,6}$]-癸-9-基-黄原酸酯的纯立体异构体的制备和由其制成的药物	照隅制药株式会社
02825553	用于治疗皮脂溢和痤疮的、基于亚油酸乙酯和柠檬酸三乙酯的组合物	整体护肤有限责任公司
01814924	FBP 酶抑制剂与抗糖尿病药联合用于治疗糖尿病	症变治疗公司、三共株式会社

（续表）

专利号	发明专利名称	专利权人
02813426	肝脏X受体激动剂	芝加哥大学
200510052965	甾类皂苷及其衍生物在制药中的用途	植物药物公共有限公司
00813606	5-β 皂草苷配基和假皂草苷配基衍生物及其在制备治疗痴呆的药物中的用途	植物药物公共有限公司
200510005943	细菌质粒	制药中心有限公司
01814858	红霉素衍生物的制备方法	中外制药株式会社
02805216	用作代谢调节剂的为丙二酸单酰辅酶A脱羧酶抑制剂的吡咯	中外制药株式会社
03804792	治疗糖尿病的组合物	钟渊化学工业株式会社
02809256	辅酶Q作为活性成分的经粘膜给药的组合物	钟渊化学工业株式会社
02824009	还原型辅酶 Q_{10} 的稳定方法	钟渊化学工业株式会社
200380105230	含丙泊酚的脂肪乳剂	株式会社大塚制药工场
200480003625	围术期血糖值上升抑制剂	株式会社大塚制药工场
200480003342	阻碍二肽基肽酶Ⅳ的化合物	株式会社三和化学研究所
03160099	抑制血糖升高用组合物	株式会社山田养蜂场
200380107840	含有人参皂甙F1作为活性成分用于控制Bcl-2表达的试剂	株式会社太平洋
03825714	用于产生透明质酸的含有人参皂甙化合物K的促进剂	株式会社太平洋
01804353	硫脲衍生物以及包含该衍生物的药物组合物	株式会社太平洋
03812943	糖尿病治疗药	株式会社医药分子设计研究所
01822716	炎症性细胞因子产生游离抑制剂	株式会社医药分子设计研究所
200480020226	皮肤色素沉着的治疗剂	株式会社医药分子设计研究所
200480004781	伊立替康盐酸盐的同质多晶的制造方法	株式会社益力多本社
98809239	紫杉烷衍生物	株式会社益力多本社
00814020	皮肤免疫功能调节剂	株式会社资生堂
03817148	具有提高的溶出度的药物组合物	转化医药公司
200380105479	用于对抗HIV抗性株的二氧戊环基胸腺嘧啶及其组合物	佐治亚大学研究基金会、埃默里大学
二、含无机成分的药品发明专利		
1　专利权人为国内企业		
200510082991	一种治疗伤科疾病的药物及其制备方法	大连美罗中药厂有限公司
200510068319	一种治疗高血压的药物组合物	广州市施柏医药科技有限公司
200510045345	根除幽门螺旋杆菌的多单元组合物	济南百诺医药科技开发有限公司
200720024371	一种蒙脱石结肠定位释放胶囊	济南康众医药科技开发有限公司
200720017191	一种蒙脱石结肠定位释放片	济南康众医药科技开发有限公司
200720017190	一种蒙脱石结肠定位释放胶囊	济南康众医药科技开发有限公司
2　专利权人为国内大学		
02138404	褪黑素纳米硒及其制备方法	安徽大学
200510020488	用生物大分子模板调控形貌与粒径制备纳米雄黄胶体及纳米雄黄的方法	广西师范大学
200510010462	覆盖有砷氧化物薄膜的血管支架的制备方法	哈尔滨工程大学
200610024909	三氧化二砷在离子交换蛋白中的应用	上海交通大学医学院
200510020084	白矾在制备治疗性传播疾病的阴道用药物中的应用	武汉大学
200610053172	一种补硒剂的制备方法	浙江大学
200610050318	负载型分子碘的补碘剂及制备方法和用途	浙江大学
200610053173	缓释型碘补充剂的制备方法	浙江大学
200610053117	一种生物活性铂金属簇的制备方法和用途	浙江大学
200610050081	控缓释型铁的补铁剂及其制备方法和用途	浙江大学
200610050321	负载型超细铁粉的补铁剂及制备方法和用途	浙江大学
200610053169	一种缓释型补铁剂的制备方法	浙江大学
200610050085	控缓释型锌的补锌剂及制备方法和用途	浙江大学
200610050323	负载型超细锌粉的补锌剂及制备方法和用途	浙江大学
200610050322	负载型超细铜粉的补铜剂及制备方法和用途	浙江大学
200610053168	基于阳离子交换树脂的锌补充剂的制备方法	浙江大学
200610050244	载铜硅酸盐抗菌剂的制备方法和用途	浙江大学

（续表）

专利号	发明专利名称	专利权人
200610050245	载锌硅酸盐抗菌剂的制备方法和用途	浙江大学
200610050082	控缓释型铜的补铜剂的制备方法	浙江大学
200610024198	一种可生物降解的止血粉	第二军医大学
3　专利权人为国内研究所		
200510061697	排铅助长片及其制备方法	浙江省医学科学院
4　专利权人为国内医院		
200410033644	注射用硫酸铝，用于治疗膀胱肿瘤的注射用硫酸铝注射液	中国人民解放军总医院
200410024287	一种治疗面部皮炎脱敏的面膜	莱芜钢铁集团有限公司医院
200610123040	一种口服复方降脂药	南方医科大学珠江医院
200510023714	一种三氧化二砷控释洗脱支架	上海市第一人民医院
5　专利权人为国内其他（无）		
6　专利权人为国内个人（略）		
7　专利权人为国外的		
200480022356	增补制剂	J·O·汤姆森
200480008053	具有分子识别能力的二氧化钛复合体	TOTO 株式会社
01809337	空间位阻的铂配位化合物与非铂抗癌剂的组合及其应用	阿诺麦德股份有限公司
02817903	稳定的包含亚氯酸盐的口腔护理组合物	宝洁公司
03808352	治疗血管疾病的方法	贝思·伊斯雷尔·迪科尼斯医药中心、联邦高等教育系统匹兹堡大学
200480014255	包含过氧化氢和疏水性二氧化硅的粉状混合物、其制备和用途	德古萨股份公司
00813548	非肠道顺铂乳剂	高塔姆·文诺德·达夫塔里
200480025544	协同抗微生物眼用组合物	汉帕·L·卡拉乔齐恩
02827826	铝和六亚甲基四胺复合物及其应用	基姆逊有限公司
200610108549	具有止痛作用的药物组合物、贴剂及软膏剂	黎约翰仲曾
200480003138	用于透析的固体制剂及其制备方法	玛奈克股份有限公司
03803240	用于治疗胃肠疾病的稳定药物组合物	麦克尼尔-PPC 股份有限公司
00805258	含有微溶性ⅡA 族络合物的酸性溶液的加合物	米奥尼克斯公司
01807224	药物凝胶组合物	奇尔特恩药物有限公司
200480015096	局部用药血压组合物	塞缪尔·L·德塞
02822262	用于治疗皮下软组织疼痛的锶化合物	桑托索尔夫公司
200480004536	过氧化物阴离子分解剂	席堤克株式会社
03800954	具有抗血栓性之含铂的陶瓷组成物及含其之物品	小室俊夫
02808656	二氧化碳外用剂调制用组合物	新化学人股份有限公司
02144281	口服用吸附剂和含有上述口服用吸附剂的药物组合物	株式会社吴羽
三、天然药物发明专利		
1　专利权人为国内企业		
200510130540	一种药物组合物、其制备方法及其用途	阿尔贝拉医药控股（通化）有限公司
200510041051	治疗糖尿病的药物及其制备方法	安徽济人药业有限公司
200410014967	黄芪提取物咀嚼片及黄芪提取物的制备方法	安徽科创中药天然药物研究所有限责任公司
200510104616	一种从石榴籽中提取多酚的方法	安徽乳泉石榴酒业有限公司
200610047722	北豆根提取物及其制剂和用途	鞍山制药有限公司
03112315	乳增宁及中药组合物在制备治疗黄褐斑病药物中的应用	蚌埠丰原医药科技发展有限公司
200610012453	一种治疗伤风咳嗽的药物及其制备工艺	保定中药制药有限公司
200610098694	用于气滞寒凝胃痛的药物组合物及其制备方法和用途	保定中药制药有限公司
200410012612	一种明目洗眼浴眼液及其制备方法	北海国发海洋生物产业股份有限公司
200510090722	一种抗肝炎病毒的中药制剂及其制备方法	北京百世利康医药科技有限公司
200610099352	大豆异黄酮提取物、其制备方法和包含它的药物组合物	北京宝泰宁堂生物技术有限公司
200510007230	一种具有降糖作用的药物组合物及其制备方法	北京北大维信生物科技有限公司
200510005001	一种治疗颈、腰椎病中药的肠溶包衣组合物	北京北大药业有限公司
200610000153	益母草滴丸及其制备方法	北京勃然制药有限公司

（续表）

专利号	发明专利名称	专利权人
01134565	海葵毒素新基因的克隆、表达及生物活性	北京博奥环宇生物技术有限公司
02159076	一种治疗心脑血管疾病的复方丹参微囊制剂及其制备方法	北京采瑞医药有限公司
02157379	一种治疗心脑血管疾病的复方丹参制剂的质量控制方法	北京采瑞医药有限公司
200610002164	一种中药复方药物组合物及其制备方法和用途	北京大北农动物保健科技有限责任公司
200610057185	一种参芪扶正注射剂的制备方法	北京国丹药物技术开发有限公司
200610057188	复方柴胡灌肠液制剂及其制备方法	北京国丹药物技术开发有限公司
200610057187	茵栀黄滴眼剂及其制备方法	北京国丹药物技术开发有限公司
200610001822	华蟾素包衣微丸及其制备方法	北京国药龙立生物医药新技术有限公司
200610161983	芪苓解毒制剂及其制备方法	北京国元堂医药研究所有限公司
200510086671	丹七软胶囊的制备方法	北京汉典中西药研究开发中心
200510086668	丹七胶囊的制备方法	北京汉典中西药研究开发中心
200510086669	参苓白术颗粒及其制备方法	北京汉典中西药研究开发中心
200510086670	补中益气颗粒的制备方法及其制备的补中益气颗粒	北京汉典中西药研究开发中心
200610087592	一种治疗面部痤疮的中药复方制剂及其制备方法	北京华神制药有限公司
200510086232	一种抗疲劳保健品及制备方法	北京健科玉谷食品有限公司
200610201003	一种治疗伤科疾病的中药组合物及其制备方法和质量控制方法	北京凯瑞创新医药科技有限公司
200510002243	一种用于治疗肝病的滴丸及其制备方法	北京科信必成医药科技发展有限公司
200510090254	延胡索滴丸	北京科信必成医药科技发展有限公司
200610072822	一种青叶胆滴丸的制备方法及其所得产品	北京科信必成医药科技发展有限公司
200510124227	薄荷素油滴丸及其制备方法	北京科信必成医药科技发展有限公司
200510072047	一种心力丸口腔崩解片及其制备方法	北京科信必成医药科技发展有限公司
200610065740	一种采用茶叶提取物制备中药滴丸的方法及其产品	北京科信必成医药科技发展有限公司
200510002275	一种耐缺氧抗疲劳的保健食品及其制备工艺	北京科信必成医药科技发展有限公司
200610089287	从欧洲红豆杉枝叶中提取分离10-去乙酰基巴卡汀Ⅲ的方法	北京诺瑞医药技术有限公司
200610000635	一种具有益气养阴、活血复脉功效的片剂及制备方法	北京申科联华科技有限公司
200510098724	一种感冒清热泡腾片及其制备方法	北京同仁堂健康药业股份有限公司
200610090786	一种治疗心脑血管疾病中药制剂	北京同御康泰科技有限公司
200510116890	具有治疗肝病功能的药物组合物及制备方法和应用	北京万赛生物医药技术发展有限公司
200610114548	一种治疗前列腺增生的中药制剂	北京万寿通医药科技有限公司
200610114542	一种健胸丰乳的中药制剂	北京万寿通医药科技有限公司
200610114541	一种健胸丰乳的中药制剂	北京万寿通医药科技有限公司
200610114549	一种治疗前列腺增生的中药制剂	北京万寿通医药科技有限公司
200610114546	一种治疗脑积水的中药制剂	北京万寿通医药科技有限公司
200510090129	银杏叶提取物及其制备方法和应用	北京星昊医药股份有限公司
200410070104	胡芦巴提取物及其制备方法和应用	北京星昊医药股份有限公司
200510124222	一种用于治疗冠心病类的滴丸剂及其制备方法	北京亚东生物制药有限公司
200510011743	一种治疗冠心病心绞痛的药物	北京燕京中科生物技术有限公司
200510076630	复方苦参滴丸及其制备方法	北京正大绿洲医药科技有限公司
200410096036	川贝枇杷滴丸及其制备方法	北京正大绿洲医药科技有限公司
200510090145	砂仁驱风滴丸	北京正大绿洲医药科技有限公司
200310115168	莪术油滴丸及其制备方法	北京正大绿洲医药科技有限公司
200510008620	灯盏地龙滴丸	北京正大绿洲医药科技有限公司
200510055617	一种治疗心脾两虚的灵芪加滴丸	北京正大绿洲医药科技有限公司
200510063472	一种用于肿瘤辅助治疗的痛可宁滴丸及其制备方法	北京正大绿洲医药科技有限公司
200510097970	复方红豆杉滴丸及其制备方法	北京正大绿洲医药科技有限公司
200510087059	一种以战骨为原料的健骨滴丸及其制备方法	北京正大绿洲医药科技有限公司
200410090956	一种用于治疗妇女病的口服滴丸制剂	北京正大绿洲医药科技有限公司
200510075170	一种治疗肝炎的肝苏滴丸及其制备方法	北京正大绿洲医药科技有限公司
200510008618	一种用于治疗多种癌症的消癌平滴丸	北京正大绿洲医药科技有限公司
200510073253	珍菊降压滴丸及其制备方法	北京正大绿洲医药科技有限公司
200510072174	一种治疗各种鼻炎的鼻宁滴丸及其制备方法	北京正大绿洲医药科技有限公司
200510072178	金银花滴丸及其制备方法	北京正大绿洲医药科技有限公司

（续表）

专利号	发明专利名称	专利权人
200510072177	余甘子滴丸及其制备方法	北京正大绿洲医药科技有限公司
200510063468	补骨脂滴丸及其制备方法	北京正大绿洲医药科技有限公司
200510063470	一种治疗肿瘤、乙肝的康艾滴丸及其制备方法	北京正大绿洲医药科技有限公司
200510063471	一种以丹参、红花制备而成的丹红滴丸及其制备方法	北京正大绿洲医药科技有限公司
200410088414	丹参降香冠心滴丸	北京正大绿洲医药科技有限公司
200510051494	刺五加滴丸及其制备方法	北京正大绿洲医药科技有限公司
200510063356	护肝滴丸及其制备方法	北京正大绿洲医药科技有限公司
200510075162	一种用于降低转氨酶的五酯滴丸及其制备方法	北京正大绿洲医药科技有限公司
200510072175	一种用于治疗感冒的伤风净滴丸及其制备方法	北京正大绿洲医药科技有限公司
200410103551	一种用于治疗支气管炎的滴丸及其制备方法	北京正大绿洲医药科技有限公司
200510004953	一种治疗细菌感染性疾病的口服滴丸及其制备方法	北京正大绿洲医药科技有限公司
200510073251	复方甘草滴丸及其制备方法	北京正大绿洲医药科技有限公司
200510085276	一种以白屈菜为原料的胃痛平滴丸及其制备方法	北京正大绿洲医药科技有限公司
200510008621	四黄泻火滴丸及其制备方法	北京正大绿洲医药科技有限公司
200510072176	大黄通便滴丸及其制备方法	北京正大绿洲医药科技有限公司
200510004949	金莲花滴丸及其制备方法	北京正大绿洲医药科技有限公司
200510051493	枣仁安神滴丸及其制备方法	北京正大绿洲医药科技有限公司
200510008622	一种治疗热毒内蕴的双山滴丸及其制备方法	北京正大绿洲医药科技有限公司
200510004945	白花蛇舌草滴丸及其制备方法	北京正大绿洲医药科技有限公司
200510075163	一种退黄保肝的舒肝宁滴丸及其制备方法	北京正大绿洲医药科技有限公司
200510090143	一种具有利尿通淋作用的口服滴丸及其制备方法	北京正大绿洲医药科技有限公司
200410097161	一种治疗风湿病的风湿宁滴丸及其制备方法	北京正大绿洲医药科技有限公司
200510004954	一种具有清热解毒，消炎止痢作用的滴丸及其制备方法	北京正大绿洲医药科技有限公司
200510072179	勒马回滴丸及其制备方法	北京正大绿洲医药科技有限公司
200510008617	一种治疗风寒阻络类病症的根痛平滴丸	北京正大绿洲医药科技有限公司
200410103553	一种用于治疗支气管病的口服滴丸及其制备方法	北京正大绿洲医药科技有限公司
200510085275	复方曼佗罗滴丸及其制备方法	北京正大绿洲医药科技有限公司
200510055385	复方锁阳滴丸及其制备方法	北京正大绿洲医药科技有限公司
200510072180	速效牙痛滴丸及其制备方法	北京正大绿洲医药科技有限公司
200510080652	乌鸡白凤滴丸及其制备方法	北京正大绿洲医药科技有限公司
200510051499	龟芪参滴丸及其制备方法	北京正大绿洲医药科技有限公司
200510066217	大规格六味地黄滴丸及其制备方法	北京正大绿洲医药科技有限公司
200510071117	银菊清咽滴丸及其制备方法	北京正大绿洲医药科技有限公司
200510008619	一种用于清热解毒的喉舒滴丸及其制备方法	北京正大绿洲医药科技有限公司
200510056855	一种用于止咳平喘的喘洛通滴丸及其制备方法	北京正大绿洲医药科技有限公司
200410090957	养阴清肺滴丸	北京正大绿洲医药科技有限公司
200410088417	一种具有清热解毒作用的口服滴丸制剂	北京正大绿洲医药科技有限公司
200510055386	一种滋补肝肾的天麻醒脑滴丸及其制备方法	北京正大绿洲医药科技有限公司
200510090140	血尿滴丸及其制备方法	北京正大绿洲医药科技有限公司
200410103554	复方满山红滴丸及其制备方法	北京正大绿洲医药科技有限公司
200410103552	一种用于镇咳去痰的枇杷滴丸及其制备方法	北京正大绿洲医药科技有限公司
200510071111	一种止咳祛痰滴丸及其制备方法	北京正大绿洲医药科技有限公司
200410097167	一种治疗脑炎、肝昏迷的醒脑静滴丸及其制备方法	北京正大绿洲医药科技有限公司
200510073252	十滴水滴丸及其制备方法	北京正大绿洲医药科技有限公司
200510063467	复方麝香滴丸及其制备方法	北京正大绿洲医药科技有限公司
03826824	蚕砂提取物	北京中亚深蓝生物技术开发有限公司
200510069489	一种治疗缺血性脑中风的药物及其制备方法	北京中医药大学药厂
200410037185	一种川芎挥发油软胶囊及其制备方法	长春大政药业科技有限公司
200410011222	黄虎前列胶囊及其制备方法	长春海外制药集团有限公司
200610016968	一种治疗急性角膜炎、缓解视疲劳的中药制剂及其制备工艺	长春三九生物制药股份有限公司
200610103385	一种紫花前胡素的生产方法	长沙高新技术产业开发区博海生物科技有限公司
200610031501	一种治疗畜禽消化道疾病的药物	长沙金方堂生物科技有限公司

（续表）

专利号	发明专利名称	专利权人
200510032062	博落回总生物碱盐及其制备方法和应用	长沙世唯科技有限公司
200510031452	黄芩特定部位提取物及其制备方法与应用	长沙世唯科技有限公司
200610031846	玉米叶提取物的制备方法	长沙世唯科技有限公司、湖南九汇现代中药有限公司
200410022706	一种具有免疫调节作用的药物组合物及其制备方法	成都地奥制药集团有限公司
03135452	大黄及其提取物在制备降低餐后血糖的药物中的用途	成都地奥制药集团有限公司
200410040013	一种药物组合物及其制备方法和用途	成都地奥制药集团有限公司
200310104187	一种鹰蕉油制备方法和含有它的药物	成都高新区开元药业有限公司
200610020397	具有抗病毒和解热作用的药物组合物及其制备方法	成都厚发科技开发有限公司
200310101113	一种以薄荷素油为原料药制成用于治疗胆囊疾病的软胶囊	成都华森药物高新技术有限公司
200510073191	一种中药组合物及其制备方法	成都华神集团股份有限公司制药厂
200610020365	一种治疗肝病的药物组合物及其制备方法和用途	成都科瑞德医药投资有限责任公司
200510022251	治疗感冒的药物及其制备方法	成都诺迪康生物制药有限公司
200510022379	一种治疗高血压的药物组合物及其制备方法和用途	成都市圣惠堂中药科技有限公司
200510020760	一种治疗血证的分散片及其制备方法和用途	成都腾翔健康实业有限公司
200510021192	一种小金微丸及其制备方法	成都永康制药有限公司
200510022230	一种治疗痛风及痛风性关节炎的药物	成都中汇制药有限公司
200610020661	一种具有预防或治疗急慢性肝病的药物组合物	成都自豪药业有限公司
200610056832	一种治疗疼痛的药物组合物及其制备方法	承德颈复康药业集团有限公司
200610065499	活血润肠药物及其制备方法	承德颈复康药业集团有限公司
200410103604	治疗颈椎病的药物组合物及制备方法	承德颈复康药业集团有限公司
200510105489	一种治疗呼吸系统疾患的中药组合物及其制备方法	大连美罗中药厂有限公司
200610047244	海参健胃组合物及其制备方法	大连太平洋海龙科技有限公司
200610163287	增强免疫力、对胃粘膜损伤有保护功能的保健食品及其制备方法	东北虎药业股份有限公司
200610163286	一种具有减肥及抗氧化功能的保健食品	东北虎药业股份有限公司
200720119210	锯叶棕果实提取物软胶囊	东莞劲芳生物医药孵化器有限公司
200510102773	一种脾提取物、其制备方法及其用途	多布瑞菲医药有限公司
200410086213	一种红花药物组合物、其制备方法及其用途	菲尔斯·杜克制药(通化)有限公司
200510001994	治疗急、慢性鼻炎的药物组合物及其制备方法	佛山德众药业有限公司
200610035588	一种治疗风热感冒的中药组合物及其制备方法	佛山冯了性药业有限公司
200410013496	一种治疗感冒的复方贯众阿司匹林	福建三爱药业有限公司
200510032212	五酯分散片及其制备工艺	福寿堂制药有限公司、胡起玮
200610031715	一种降糖甲肠溶胶囊及其制备方法	福寿堂制药有限公司、胡起玮
200510134684	穿根藤总甾醇及其药物组合物和应用	福州屏山制药有限公司
200410000135	一种治疗前列腺疾病的纯中药口服制剂及其制备方法	甘肃独一味生物制药股份有限公司
200610042689	一种治疗慢性萎缩性胃炎的中药组合物及其制备方法	甘肃河西制药有限责任公司
200510096478	灵芝螺旋藻片剂及其制备方法	甘肃凯源生物技术开发中心
200510096477	苦荞螺旋藻片剂及其制备方法	甘肃凯源生物技术开发中心
200510096481	用于解酒的葛根螺旋藻片剂及其制备方法	甘肃凯源生物技术开发中心
200510080694	一种止痛的藏药外用制剂及其制备方法	甘肃奇正藏药有限公司
200610041754	一种治疗白脉病的软膏剂及制备方法	甘肃奇正藏药有限公司
200510080698	一种治疗高脂血症的藏药制剂及其制备方法	甘肃奇正藏药有限公司
200610043044	一种中药丸剂的制备工艺	甘肃奇正藏药有限公司
200510082936	一种治疗头昏目眩和血压不调的藏药制剂	甘肃奇正藏药有限公司
200510080696	一种主治急慢性扭挫伤,风湿、类风湿疾病的藏药药物及其制备方法	甘肃奇正藏药有限公司
200510101987	一种治疗心脑血管疾病的丹葛元药物组合物及其制备方法	广东大光药业有限公司
200510101011	一种治疗和预防血栓症的血栓解药物组合物及其制备方法	广东大光药业有限公司
200510100848	蛇脂冰肤软膏的制备方法	广东皮宝制药股份有限公司
200410046126	一种复方丹参冻干粉针剂及其制备方法	广东天之骄生命科技有限公司、天津天士力制药股份有限公司
200510034575	一种治疗急性咽炎风热证的中药制剂及其制备方法	广西纯正堂制药厂
200510075045	一种消肿止痛气雾剂及其制备方法	广西花红药业有限责任公司、上海复星医药(集团)股份有限公司

（续表）

专利号	发明专利名称	专利权人
200510025689	一种组合物在制备治疗冻疮疾病药物中的应用	广西花红药业有限责任公司、上海复星医药（集团）股份有限公司
200610018317	止咳化痰的中药制剂及其生产方法	广西金页制药有限公司
200510036624	治疗妇女带下量多、宫颈糜烂的阴道用中药制剂及其生产方法	广西康华药业有限责任公司
200510118913	一种治疗妇科疾病、皮肤病的药制龟苓制剂及其生产方法	广西灵峰药业有限公司
200510056686	一种治疗妇科炎症的药物及其生产方法	广西灵峰药业有限公司
200510118907	一种治疗肾阳虚证的天檀制剂及其生产方法	广西灵峰药业有限公司
200510125224	芒果叶干浸膏复方制剂的质量控制方法	广西南宁允上医药科技开发有限公司
200710123150	一种清热祛湿、利水通淋、消炎止痛、排石的中药制剂、制备方法及应用	广西万通制药有限公司
200610076926	治疗泌尿系统疾病的药物组合物	广西梧州三鹤药业有限公司
200610048680	一种治疗泌尿系疾病的药物的质量控制方法	广西梧州三鹤药业有限公司
200510019447	安神养血口服液	广西医科大学制药厂
200510098589	治疗口腔炎症的中药制剂及其制备方法	广州白云山和记黄埔中药有限公司
200510086209	鸦胆子油毒性成分的去除方法	广州白云山明兴制药有限公司
200510011369	一种消炎解毒的中药组合物及其制备方法和用途	广州白云山制药股份有限公司
200510036194	一种精制灵芝孢子油及其制备方法	广州汉方现代中药研究开发有限公司
200410077552	一种治疗忧郁症的药物和制备方法	广州汉方现代中药研究开发有限公司
200510100936	一种复方抗病毒喷雾剂及其制备方法	广州暨南大学医药生物技术研究开发中心
200610033044	一种能清咽润喉的中药颗粒及其制备方法	广州佳德医药科技有限公司
200510121420	一种能提高人体缺氧耐受力的口服液及其制备方法	广州佳德医药科技有限公司
200610036467	跌打万花油巴布剂和制备方法	广州敬修堂（药业）股份有限公司
200410052397	祛湿清肠毒口服剂及其制备方法	广州康采恩医药有限公司
200510075306	一种地乌总皂苷的制备方法	广州康和药业有限公司
200510036468	一种主治子宫肌瘤的中成药和制备、质量控制方法	广州潘高寿药业股份有限公司
200410027334	一种解表、去湿、和中的中药及其生产工艺	广州王老吉药业股份有限公司
200510121312	应用膜分离技术对夏桑菊提取液精制的新工艺	广州星群（药业）股份有限公司
200310112430	天然β-胡萝卜素微胶囊及其制备方法	广州优宝工业有限公司
200510037074	一种治疗内出血的中成药及其制备方法	广州中一药业有限公司
200510037073	一种治疗白内障的中成药及其制备方法	广州中一药业有限公司
200510101242	一种治疗鼻咽部炎症药物的制备方法	广州中一药业有限公司
200510037076	一种治疗乳腺增生的中成药及其制备方法	广州中一药业有限公司
200510037075	一种治疗痛症的中成药及其制备方法	广州中一药业有限公司
03150879	知母总酚的提取物及其制备方法和用途	广州中一药业有限公司
02149632	治疗胃肠型暑湿感冒的药物及其制备方法	广州中医药大学科技产业园有限公司
200510200707	治疗高血压症的杜仲降压制剂的质量控制方法	贵阳德昌祥药业有限公司
200510003100	治疗骨质疏松症的仙灵骨葆软胶囊及制备方法	贵阳利多药物技术开发有限公司
200610050970	一种补充维生素和微量元素的中药口服制剂	贵阳润丰制药有限公司
200610051281	一种用于治疗乳腺增生的外用药及其制备方法	贵阳新天药业股份有限公司
200510200670	加味藿香正气滴丸制剂及其制备方法	贵阳云岩西创药物科技开发有限公司
200510081662	生脉注射制剂及其制备方法	贵阳云岩西创药物科技开发有限公司
200510200659	一种治疗冠心病、脑动脉硬化的中药制剂及其制备方法	贵州安泰药业有限公司
200510200496	治疗龋齿的中药制剂及其制备方法	贵州奥特药业有限公司
200610050990	胃痛宁分散片制剂及其制备方法	贵州百灵企业集团制药有限公司
200610050957	维C银翘分散片及其制备方法	贵州百灵企业集团制药有限公司
200510200820	复方黄芩烷胺糖浆及其制备方法	贵州柏强制药有限公司
200610200449	治疗妇科炎症的妇炎净膜及其制备方法	贵州柏强制药有限公司
200510200819	黄芩烷胺颗粒及其制备方法	贵州柏强制药有限公司
200510003154	治疗心悸的软胶囊及其制备方法	贵州地道药业有限公司
200510200120	一种消肿止痛的胶囊及其制备方法	贵州恒霸药业有限责任公司
200510200720	小儿热速清泡腾片	贵州宏奇药业有限公司
200510200725	小儿泻速停泡腾片及其制备方法	贵州宏奇药业有限公司
200610051039	一种无糖型芪斛楂颗粒的制备方法	贵州宏奇药业有限公司

（续表）

专利号	发明专利名称	专利权人
200510200895	治疗阴道炎的泡腾片及其制备方法	贵州宏奇药业有限公司
200610200161	痛经软膏及制备方法和质量控制方法	贵州绿太阳制药有限公司
03117993	板蓝根软胶囊及其制备方法	贵州三力制药有限责任公司
200510200585	治疗妇女更年期综合症的中西药复方制剂及其制备方法	贵州神奇集团控股有限公司
200410040659	小儿柴桂退热泡腾颗粒及其制法	贵州同济堂制药股份有限公司
200510003111	治疗广泛性焦虑症的中药制剂及其制备方法	贵州同济堂制药股份有限公司
200610201222	朝藿定C对照品的制备方法及其产品	贵州同济堂制药有限公司
200410155355	骨康颗粒	贵州维康药业有限公司
200410021923	治疗咽喉肿痛、口舌生疮的中药制剂及其制备方法	贵州益佰制药股份有限公司
200510200658	银杏达莫注射制剂的质量控制方法	贵州益佰制药股份有限公司
200510003290	板蓝根口服制剂的质量控制方法	贵州益佰制药股份有限公司
200610200514	治疗口腔溃疡的中药制剂及其制备方法	贵州益佰制药股份有限公司
200510003313	一种中药制剂的质量控制方法	贵州益佰制药股份有限公司
200510003314	复方荭草制剂的质量控制方法	贵州益佰制药股份有限公司
200510003312	舒筋定痛制剂的质量控制方法	贵州益佰制药股份有限公司
200510003269	复方胆通固体制剂的质量控制方法	贵州益佰制药股份有限公司
200510106255	治疗心脑血管疾病的复方灯盏细辛制剂及其制备方法和应用	贵州益佰制药股份有限公司
200510003291	一种逍遥制剂的质量控制方法	贵州益佰制药股份有限公司
200510003293	小儿咳喘灵制剂的质量控制方法	贵州益佰制药股份有限公司
200510200500	清开灵制剂的制备方法	贵州益佰制药股份有限公司
200510003234	一种中药制剂的质量控制方法	贵州益佰制药股份有限公司
200510003311	补血当归制剂的质量控制方法	贵州益佰制药股份有限公司
200510200882	滋阴补肾的口服制剂的质量控制方法	贵州益佰制药股份有限公司
200510003315	一种中药制剂的质量控制方法	贵州益佰制药股份有限公司
200510003054	滋肾养肺的中药口服制剂及其制备方法	贵州益佰制药股份有限公司
200510003292	一种小儿高热不退的中药制剂质量控制方法	贵州益佰制药股份有限公司
200510003268	一种治疗乙型肝炎的药物制剂及其制备方法	贵州益佰制药股份有限公司
200510003343	中药制剂的质量控制方法	贵州益佰制药股份有限公司
200510200483	克咳制剂及其制备方法	贵州益佰制药股份有限公司
200510003271	一种小儿退热的中药制剂及其制备方法	贵州益佰制药股份有限公司
200510090043	清开灵注射液或注射粉针剂的质量控制方法	贵州益佰制药股份有限公司
200510003273	一种治疗血栓的药物制剂及其制备方法	贵州益佰制药股份有限公司
200510003270	千柏鼻炎固体制剂的质量控制方法	贵州益佰制药股份有限公司
200410068944	一种治疗白细胞减少症的制剂及其制法	桂林三金药业股份有限公司
200410057398	一种治疗心脑血管疾病的制剂及其制备方法和质量控制方法	桂林三金药业股份有限公司
200610000651	一种治疗心脑血管疾病的制剂及其制备方法和质量控制方法	桂林三金药业股份有限公司
200410073628	三金片的制备方法	桂林三金药业股份有限公司
200610020958	一种追风膏及其制备方法	桂林天和药业股份有限公司
200510010084	治疗银屑病颗粒剂的制备方法	哈尔滨大洋制药股份有限公司
200510117425	一种治疗脑动脉硬化症的药物组合物及其制备方法	哈尔滨儿童制药厂
200610009712	肠道微生态制剂及其制备方法	哈尔滨美华生物技术股份有限公司
200510002392	一种制备用于治疗骨疾病的药物组合物注射液的方法	哈尔滨圣泰制药股份有限公司
200510127400	逐瘀通脉滴丸	哈药集团三精千鹤制药有限公司
200410013651	治疗下肢静脉血栓形成和血栓性浅静脉炎的药物	哈药集团制药六厂、何秀芬
200510010016	用于静脉给药的丹参粉的制备方法	哈药集团中药二厂
03103613	一种治疗疱疹病毒引起的疾病的中药药物组合物及其制备方法	海南亚洲制药有限公司
200610109721	一种延缓衰老、提高免疫力的药物组合物及其制备方法	邯郸制药有限公司
200610052552	一种用于治疗暑湿型感冒的复方制剂及其制备方法	杭州前进药业有限公司
200710061408	一种治疗糖尿病的药物组合物及制备方法	河北富格药业有限公司
200410012277	一种治疗慢性疲劳综合症的药物及其制作方法	河北世济唐威药业有限公司
200510056716	一种治疗急性尿路感染的药物及其制备方法	河北以岭医药研究院有限公司
200510055258	一种治疗糖尿病周围神经病变的药物及其制备方法	河北以岭医药研究院有限公司

（续表）

专利号	发明专利名称	专利权人
200510012978	一种伏生紫堇总碱及其制备方法和其药物组合物	河北智源医药科技有限公司、石家庄华康制药有限公司
200610018007	利用微粉技术生产消食养胃片的制备方法	河南康鑫药业有限公司
200510017356	一种用于治疗脑血管疾病的中药制剂及制备方法	河南帅克制药有限公司
200710053818	治疗风湿、类风湿的全无毒中药组合物	河南太龙药业股份有限公司
200710053822	一种用于治疗乳腺增生病的中药组合物	河南太龙药业股份有限公司
200610128322	从植物药材千层塔中提取石杉碱乙的工艺	河南太龙药业股份有限公司豫中制药厂
200610060249	一种戒毒药及其制备方法	河源市恒康生物开发有限公司
200510106223	一种五指毛桃粉及其制备方法	河源市金源绿色生命有限公司
200410027566	一种五指毛桃粉及其制备方法	河源市金源绿色生命有限公司
200510033060	五指毛桃汤料	河源市金源绿色生命有限公司
200510108158	注射用骨瓜多肽药物组合物及其制备方法	黑龙江迪龙制药有限公司
200510108157	注射用鹿瓜多肽药物组合物及其制备方法	黑龙江迪龙制药有限公司
200410043746	中风速溶栓	黑龙江省济仁药业有限公司
200410043998	一种注射用刺五加冻干粉针剂的制备方法	黑龙江省完达山制药厂
200710098492	一种银杏叶提取液/物的制备方法	黑龙江省珍宝岛制药有限公司
200710117640	一种制备刺五加提取液/物的方法	黑龙江省珍宝岛制药有限公司
200710099394	一种注射用血塞通冻干粉针制剂的制备方法	黑龙江省珍宝岛制药有限公司
200710099116	一种黄芪注射液的制备方法	黑龙江省珍宝岛制药有限公司
200610011079	一种由鲜灯盏花中提取灯盏花素的方法	红河千山生物工程有限公司
200410012710	一种治疗牙周炎的中药组合物及其制备方法	湖北丽益医药科技有限公司
200410012711	一种治疗急性胆囊炎的中药组合物及其制备方法	湖北丽益医药科技有限公司
02134375	一种治疗女性更年期综合征的中药组合物及其制备方法	湖北清大药业科技有限公司
200510032463	一种障眼明胶囊及其制备工艺	湖南长沙宝鉴生物工程有限公司
200610031734	舒筋活血胶囊及其制备工艺	湖南长沙宝鉴生物工程有限公司
200510031849	一种滋阴强生口服液药品的生产方法	湖南长生生物工程股份有限公司
200610003494	一种治疗肾衰的药物组合物及其制备方法	湖南达嘉维康医药有限公司
200610000923	一种抗氧化、防治老年性痴呆症的复方制剂及其制备方法	湖南福湘生物技术有限公司
200610001750	一种具有抗氧化、防治老年性痴呆症、低胆固醇保健蛋	湖南福湘生物技术有限公司
200410047121	一种治疗冠心病的中药	湖南汉森制药股份有限公司
200510032578	降糖通络中药制剂	湖南九典制药有限公司
200410022869	一种治疗脾胃不和、可开胃健脾的药物	湖南九典制药有限公司
200510032016	一种银杏茶制剂及其生产工艺	湖南九汇现代中药有限公司
200410046682	滋肾健脑药及其制备工艺	湖南新汇制药有限公司
200410046681	浓缩型猴头健胃药的制备工艺	湖南新汇制药有限公司
200410069787	复方中成药“二胡欢藤”	华晶基因技术有限公司
200510086806	一种治疗腹泻病的中药组合物	惠州九惠药业有限公司
200610017172	治疗血小板减少、贫血的药物及制备方法和质量控制方法	吉林敖东力源药业股份有限公司
200610017173	一种治疗慢性肝炎的药物及制备方法和质量控制方法	吉林敖东力源药业股份有限公司
200510115124	一种返魂草提取物，它的提取方法及制剂	吉林华康药业股份有限公司
200510105233	一种药物组合物及其制备方法和质量控制方法	吉林华康药业股份有限公司
200610000649	益肾健骨胶囊的质量控制方法	吉林华康药业股份有限公司
200510098729	一种用于治疗跌打损伤药物组合物的质量控制方法	吉林华康药业股份有限公司
200710086425	一种含鹿胎的祛黄褐斑药物和功能食品及其制备方法	吉林省东丰药业股份有限公司
200610017013	一种健脾补肾养心安神的中药及其制备方法	吉林省健今药业股份有限公司
03102465	一种抗老年痴呆药物、其制备方法及其用途	吉林威威药业股份有限公司
200610068880	麝香酮和三七总皂苷复方口服制剂	济南宏济堂制药有限责任公司
200410041212	一种治疗妇科血瘀症疾病的药物的制备方法	江苏康缘药业股份有限公司
200510072287	一种中草药药物组合物及制备方法	江苏康缘药业股份有限公司
200510134299	一种注射剂的指纹图谱鉴别方法	江苏康缘药业股份有限公司
03132118	一种治疗尿失禁的药物及其制备方法	江苏康缘药业股份有限公司
200610001043	一种加味藿香软胶囊的质量控制方法	江苏康缘药业股份有限公司

（续表）

专利号	发明专利名称	专利权人
03132116	一种治疗血管神经性头痛的滴丸制剂	江苏康缘药业股份有限公司
200510008655	一种具有清热解毒作用的双花感康注射液的质量控制方法	江苏康缘药业股份有限公司
200510063387	一种中药提取方法	江苏天士力帝益药业有限公司
200510041480	一种山茱萸提取物及其制备工艺	江苏吴中苏药医药开发有限责任公司
200410041733	治疗冠状动脉硬化性心脏病的组合植物药提取物及提取方法	江苏中康药物科技有限公司
200510018949	六神固体制剂及其制备方法	江西本草天工科技有限责任公司
200510019439	急支固体制剂	江西本草天工科技有限责任公司
200410013081	一种治疗妇科疾病的中药及其制备工艺	江西华太药业有限公司
200510087272	一种婴儿健脾快速分散固体制剂及其制备方法	江西汇仁药业有限公司
200510115129	一种化痔片的质量控制方法	江西汇仁药业有限公司
200510132499	一种避瘟胶囊的质量控制方法	江西汇仁药业有限公司
200510087285	一种金锁固精快速分散固体制剂及其制备方法	江西汇仁药业有限公司
200510087286	一种乙肝扶正快速分散固体制剂及其制备方法	江西汇仁药业有限公司
200510132389	逍遥快速分散固体制剂及其制备方法	江西汇仁药业有限公司
200510087279	一种麻仁润肠快速分散固体制剂	江西汇仁药业有限公司
200510087276	一种通幽润燥快速分散固体制剂	江西汇仁药业有限公司
200510087278	一种女科十珍快速分散固体制剂	江西汇仁药业有限公司
200510132388	知柏地黄快速分散固体制剂及其制备方法	江西汇仁药业有限公司
200510087282	一种坤宝快速分散固体制剂及其制备方法	江西汇仁药业有限公司
200510087284	一种健身安胎快速分散固体制剂及其制备方法	江西汇仁药业有限公司
200510087283	一种金嗓散结快速分散固体制剂及其制备方法	江西汇仁药业有限公司
200510087275	一种小儿消食健胃快速分散固体制剂	江西汇仁药业有限公司
200510087281	一种坤顺快速分散固体制剂	江西汇仁药业有限公司
200410078888	六味地黄膏的质量控制方法	江西江中药业股份有限公司
200410015806	复方夏天无制剂的制备方法	江西天施康中药股份有限公司
200510103260	一种治疗绝经期前后诸症的片剂及其制备方法	江西心正药业有限责任公司
200610039285	烫水蛭配方颗粒的制备方法	江阴天江药业有限公司
200510053956	草珊瑚的膜技术分离精制方法	江中药业股份有限公司
02138627	消斑软膏及其制备方法	金陵药业股份有限公司技术中心
200510083041	小牛血清去蛋白凝胶和小牛血清去蛋白眼用凝胶	锦州奥鸿药业有限责任公司
200510083040	小牛血清去蛋白胶囊及其制备方法	锦州奥鸿药业有限责任公司
200510132478	小牛血清去蛋白口腔膏及其制备方法	锦州奥鸿药业有限责任公司
200610080520	一种提取纯化小牛血清去蛋白提取物的方法	锦州奥鸿药业有限责任公司
200510046063	一种治疗颈椎病的中药制剂	锦州九天药业有限责任公司
200410030169	新的微生物鼠李糖乳杆菌 GM-020 及其治疗肥胖的用途	景岳生物科技股份有限公司
200410038566	新的微生物株类干酪乳杆菌 GM-080 及其治疗过敏相关疾病的用途	景岳生物科技股份有限公司
200510134263	一种可提高中药颗粒防潮性能的生产工艺	九芝堂股份有限公司
200410018240	一种治疗子宫内膜异位症的中药制剂及制备方法	卡南吉医药科技(上海)有限公司
200610033686	一种超临界 CO_2 萃取灵芝孢子油的方法	开平市健之源食品有限公司
200510130305	骨疏康制剂及其制备方法	康辰医药股份有限公司
200610048694	一种创面保护治疗涂抹剂	昆明创邦医疗器械有限公司
200610010927	治疗肾功能衰竭的药物及其制备方法	昆明禾润药物开发有限公司
200610010791	雪莲果功能饮料及其制备工艺	昆明瑞鹏生态农业科技有限公司
200610010772	雪莲果全粉的制备工艺	昆明瑞鹏生态农业科技有限公司
200610001351	一种喜马拉雅大黄提取物及其应用	拉萨乌孜食品饮料发展有限公司
200610001353	一种拉萨大黄提取物及其应用	拉萨乌孜食品饮料发展有限公司
200610001352	一种西藏大黄提取物及其应用	拉萨乌孜食品饮料发展有限公司
200610001355	一种藏边大黄提取物及其应用	拉萨乌孜食品饮料发展有限公司
200510043151	一种治疗风湿、类风湿性疾病的药物组合物及制备工艺	兰州和盛堂制药有限公司
200610042670	一种治疗肾阳虚衰,气虚血亏的中药组合物及其制备工艺	兰州和盛堂制药有限公司
200510042606	一种用于扶正补血的中药组合物及其制备方法	兰州太宝制药有限公司
200610041787	百合系列保健功能营养淀粉及制作方法	兰州甜甜百合有限公司

（续表）

专利号	发明专利名称	专利权人
200510124535	一种具有改善心脑功能的生物制剂	兰州中科创新科技开发有限公司
00126553	治疗脚汗、脚臭、脚气的外涂药剂及其制备方法	李滇、李性钠、云南禄丰108民族工业制品厂
200510076974	复方五指柑胶囊的制备方法	丽珠集团利民制药厂
200510134277	一种中药组合物的新用途	丽珠医药集团股份有限公司
200510100522	一种中药组合物在制备治疗妇科炎症药物中的应用	丽珠医药集团股份有限公司
200610001538	治疗禽流感的中药组合物、制备方法及其用途	丽珠医药集团股份有限公司
200510114943	治疗功能性消化不良的药物组合物及其制备方法	丽珠医药集团股份有限公司
200610001539	治疗禽流感的药物组合物、制备方法及其用途	丽珠医药集团股份有限公司
200610075913	一种治疗慢性肝炎的中药及其制备方法	辽宁本溪三药有限公司、王永炎、本溪国家中成药工程技术研究中心
200510008493	一种治疗气滞胃痛的中药及其制备方法	辽宁本溪三药有限公司、王永炎、本溪国家中成药工程技术研究中心
200510114423	一种治疗湿热痹的中药及其制备方法	辽宁本溪三药有限公司、王永炎、本溪国家中成药工程技术研究中心
200510130075	一种治疗瘀血痹的中药及其制备方法	辽宁本溪三药有限公司、王永炎、本溪国家中成药工程技术研究中心
200610200908	双树脂法制备高质量的银杏叶活性成分提取物	辽宁大生药业有限公司
200510126433	一种治疗关节炎的中药组合物和其制备方法	辽宁好护士药业(集团)有限责任公司
200610045983	一种治疗肾炎风热证的中成药及制备方法	辽宁好护士药业(集团)有限责任公司
200510011140	一种治疗风湿或类风湿的中药组合物及其制备方法	辽宁好护士药业(集团)有限责任公司
200510126435	一种治疗关节炎的中药组合物及其制备方法	辽宁好护士药业(集团)有限责任公司
200510136744	乳癖消软胶囊及其制备方法	辽宁好护士药业(集团)有限责任公司
200610134807	治疗乳腺疾病的热敷药贴和药膏贴及其制备方法	辽宁路虎进出口贸易有限公司
200510001951	一种治疗中风病的药物及制备方法	鲁南制药集团股份有限公司
200410074598	一种治疗心脑血管疾病的中药组合物及其制备方法	鲁南制药集团股份有限公司
200510001949	一种治疗乳腺增生的中药组合物	鲁南制药集团股份有限公司
200510084216	一种具有止咳平喘作用的组合物及其制备方法	鲁南制药集团股份有限公司
200610080425	一种治疗高脂血症的蒙药保利尔及其制备方法	内蒙古蒙药股份有限公司
200410090638	蒙药水泛丸的制造方法及设备	内蒙古蒙药股份有限公司
200410038066	炙甘草颗粒剂及其制备方法	内蒙古伊泰医药科技开发有限责任公司
200510075630	用于结肠炎的中药及其制备工艺	南昌弘益科技有限公司
200510048113	一种矿物黑泥湿疹膏的生产配方	南风化工集团股份有限公司
200510012110	一种从通关藤中提取的静脉给药制剂	南京圣和药业有限公司
200610038346	一种治疗失眠症的药物组合物及其制备方法	南京同仁堂药业有限责任公司
200510038279	葛根汤合剂制造工艺	南京星银药业有限公司
200610037641	一种用于治疗消化性溃疡和慢性胃炎的中药组合物及其制备方法和其用途	南京易亨制药有限公司
200610040595	蚂蚁超临界萃取物的包合物及其制备工艺	南京中山制药有限公司
200610038090	王氏保赤丸作为制备治疗高血脂症、高粘滞血症、高血糖、高血压药物的应用	南通精华制药股份有限公司
200410096174	一种治疗感冒及上呼吸道感染的药物组合物、其制备方法及其用途	诺氏制药(吉林)有限公司
200510095801	香杉芝菌丝体活性物质的制备方法及其组成物	葡萄王生技股份有限公司
200410035646	一种治疗中风病的口服中药组合物	青岛国风药业股份有限公司
200610042078	一种中药及其制备方法和用途	青岛浩普医药研究有限公司
200510200351	一种中药组合物的质量控制方法	仁和(集团)发展有限公司
200510200352	一种中药组合物及其制备方法和质量控制方法	仁和(集团)发展有限公司
200510200518	一种治疗脾肾两虚症的药物组合物及其制备方法和质量控制方法	仁和(集团)发展有限公司
02149301	下乳涌泉颗粒	山东百草药业有限公司
200410081398	一种用于治疗心律失常的中药制剂及其制备方法	山东步长制药有限公司
200410091257	阿胶膏及其制备方法	山东东阿阿胶股份有限公司
200610069002	即食阿胶及其制备方法	山东福胶集团东阿镇阿胶有限公司
200510044082	阿胶饴糖及其制备方法	山东福胶集团有限公司

（续表）

专利号	发明专利名称	专利权人
200510012880	一种治疗肛肠疾病的外用中药制剂	山东鲁泰环中制药有限公司
200310121146	一种治疗便秘的药物组合物及其制剂和制备方法	山东绿叶制药集团有限公司
200510045095	一种治疗肺结核病的中药组合物及其制备方法	山东润华药业有限公司
200510048222	一种用于补肾的药物及其制备方法	山西康威制药有限责任公司
200510036694	一种治疗风寒湿痹症疼痛的药物及其制备方法	山西康意制药有限公司
200510036693	一种治疗风湿关节炎及跌打损伤疼痛的药物及其制备方法	山西康意制药有限公司
200610090929	沙棘黄酮循环超声波提取方法	山西顺天制药有限公司
200310102284	治疗子宫内膜异位症经期腹痛的中药组合物及其制备方法	山西亚宝药业集团股份有限公司
200310102283	一种治疗产后及流产并发症的中药组合物及其制备方法	山西亚宝药业集团股份有限公司
200610042888	明目胶囊及其制备工艺	陕西九州生物科技股份有限公司
200610042890	一种治疗痛风的胶囊及其制备工艺	陕西九州生物科技股份有限公司
200410073188	一种治疗内科虚症的中药制剂	陕西康惠制药有限公司
200510042690	一种治疗骨折的中药复方制剂	陕西盘龙制药集团有限公司
200510124503	一种治疗胆道疾病的中成药胶囊	陕西盘龙制药集团有限公司
200610042751	一种治疗盆腔炎的药物组合及其制剂	陕西三正药业有限公司
200510042892	一种用于治疗低血压的中药	陕西天宁制药有限责任公司
200310109475	复方哈士蟆油免疫胶囊及其制备方法	上海丰康科技开发有限公司
200510110642	一种热敏凝胶制剂及其制备方法	上海华拓医药科技发展有限公司
200610024778	抗蛋白尿中药、制备方法和用途	上海巨洲医药科技有限公司
200510079323	一种治疗更年期综合症的中药组合物及其制备方法	上海绿谷(集团)有限公司
200510025583	贝母生物碱提取物在制备肿瘤药物中的应用	上海诺德生物实业有限公司
200480005146	原发性癌和转移性癌相关的核酸	上海三维生物技术有限公司
03150897	用于原发性肝癌基因治疗的腺病毒载体及使用方法	上海三维生物技术有限公司
200510024050	一种以ω3脂肪酸为主要成份的复方胶囊及其制备工艺	上海硕晟生物科技有限公司
200510029236	一种减轻激素副作用的中药组合物	上海新药研究开发中心
200410053000	一种具有降血糖功能的保健品及制备方法	上海杏灵科技药业股份有限公司
03150544	山楂总酚酸部位的制备工艺和应用	上海永恒生物科技有限公司
200410017325	一种抗病毒的中药制剂及其制备方法	上海玉森新药开发有限公司
200510029816	一种治疗慢性肾功能不全的药物及其制备方法	上海玉森新药开发有限公司
200510029817	一种治疗过敏性疾病的中药有效部位提取物及其提取工艺	上海玉森新药开发有限公司
200510026086	一种断血流泡腾片的制备方法	上海玉森新药开发有限公司
03156466	治疗妇科病的外用中药制剂及其制造方法	深圳波斯迪药业有限公司
200410077797	一种海洋生物活性组合物及其用途	深圳海王药业有限公司
200410070463	艾纳香总黄酮提取物固体分散体	深圳海王药业有限公司
200410096276	金银花软胶囊制剂及其制备方法	深圳海王药业有限公司
200510056727	射干总黄酮提取物及其制备方法和其在药物制备中的应用	深圳海王药业有限公司
200510100722	一种牛膝软胶囊及其制备方法	深圳海王药业有限公司、深圳海创医药科技发展有限公司
200510037406	一种治疗胃溃疡的药物及其制备方法与应用	深圳市东方泰格生物医药有限公司
200510036273	一种治疗急慢性胆囊炎、胆石症的药物及其制备方法与应用	深圳市东方泰格生物医药有限公司
200510036635	一种治疗胃脘疼痛的药物及其制备方法与应用	深圳市东方泰格生物医药有限公司
200510037738	一种玄参总苷提取物及其制备方法和在制药中的应用	深圳市凯尔腾科技有限公司
200510036730	一种治疗阴道炎的中药组合物及其制备方法	深圳市康正德实业发展有限公司
200510075663	一种治疗心血管疾病的中药制剂及其制备方法	深圳市生物谷科技有限公司
200510002611	一种治疗中风的药物组合物	深圳市生物谷科技有限公司
200510132563	含有冰片的药物组合物	深圳市生物谷科技有限公司
200610149632	积雪草总苷在制备防治膜性肾病药物中的应用	神威药业有限公司
200610134941	芦荟凝胶浓缩液的提取方法	沈阳宝岩生物科技发展有限公司
00107778	一种具有抗内毒素作用的药品	沈阳飞龙制药有限公司
200510047299	一种治疗跌打损伤的中药及其加工工艺	沈阳红药制药有限公司
200510047381	苦碟子注射液的质量控制方法	沈阳双鼎制药有限公司
200510046455	一种治疗鼻炎的中药及其生产方法	沈阳双鼎制药有限公司

（续表）

专利号	发明专利名称	专利权人
200410008687	治疗肝病的龙胆软胶囊	沈阳天瑞生物科技开发有限公司
200510047163	一种治疗乳腺囊性增生及乳腺炎的中药及其糖衣片的制备方法	沈阳中药制药有限公司
200510120529	葛根茶及其生产方法	十堰市竹山武当山珍葛根开发有限公司
200410086103	丹参川芎嗪冻干粉针剂及制备方法	石家庄欧意药业有限公司
200510124029	一种改进花红软胶囊及其制备方法	石药集团欧意药业有限公司
200510123933	一种藿香祛暑软胶囊及其制备方法	石药集团欧意药业有限公司
200610020931	一种治疗药物流产后阴道出血的药物及其制备方法	四川宝光药业股份有限公司
200610020930	一种治疗胃病的药物及其制备方法	四川宝光药业股份有限公司
200510021078	治疗泌尿道疾病的中药组合物	四川禾正制药有限责任公司
200510020402	注射用黄芪皂苷的制备方法	四川科伦药业股份有限公司
200610021928	治疗骨质疏松的药物及其制备方法	四川美大康药业股份有限公司
200410059650	银黄眼用制剂及其制备方法	四川三精升和制药有限公司
200510021962	治疗肝炎的中药制剂及其制备方法	四川泰华堂制药有限公司
200510021750	治疗妇科疾病的中成药及其制备方法	四川泰华堂制药有限公司
200610021646	一种止咳化痰、和胃止呕的保宁半夏颗粒及其生产方法	四川滕王阁制药有限公司
200510057076	九味羌活浓缩丸的制备方法	太极集团重庆中药二厂
200510057075	黄连上清浓缩丸的制备方法	太极集团重庆中药二厂
200510057074	橘红丸浓缩丸的制备方法	太极集团重庆中药二厂
200610012864	一种红花注射液制备方法	太原华卫药业有限公司
200510123575	一种治疗耳聋的药物制剂及其制备方法	唐山景忠山药业有限公司
03130478	菊花镇痛药物制剂	天津宝洁生物制品有限公司
200410019878	一种益肾固冲调经止血药物	天津宏仁堂药业有限公司
200510015113	一种血府逐瘀胶囊的制备方法及其质量标准	天津宏仁堂药业有限公司
200510115449	含有草木犀成分的组方及其制剂	天津康鸿医药科技发展有限公司
200310122041	一种药物组合物在制备抗阿司匹林抵抗药物中的应用	天津市天士力制药股份有限公司
200310122037	一种药物组合物在制备抗阿司匹林抵抗药物中的应用	天津市天士力制药股份有限公司
200310122042	一种药物组合物在制备抗阿司匹林抵抗药物中的应用	天津市天士力制药股份有限公司
200510053985	含金银花提取物和黄芩提取物的冻干制剂及其制造方法	天津市轩宏医药技术有限公司、深圳市资福药业有限公司
03119496	补肾通淋口服制剂及制备方法	天津太平洋制药有限公司
03119592	一种治疗痛风病的药物及其制备方法	天津天士力现代中药资源有限公司
200310107297	一种治疗冠心病心绞痛的药物	天津天士力制药股份有限公司
200410019838	一种滴丸剂在制备治疗阿司匹林抵抗药物中的应用	天津天士力制药股份有限公司
200310122038	一种药物组合物在制备治疗阿斯匹林抵抗的药物中的应用	天津天士力制药股份有限公司
200410019827	一种治疗冠心病的药物组合物	天津天士力制药股份有限公司
03104507	复方丹参滴丸在制备抑制白细胞粘附药物中的应用	天津天士力制药股份有限公司
03104504	复方丹参滴丸在制备抑制白蛋白外漏药物中的应用	天津天士力制药股份有限公司
03104505	复方丹参滴丸在制备抑制肥大细胞脱颗粒药物中的应用	天津天士力制药股份有限公司
03144300	一种治疗心脏疾病的药物组合物及其制备方法和用途	天津天士力制药股份有限公司
200310122043	一种药物组合物在制备治疗阿司匹林抵抗药物中的应用	天津天士力制药股份有限公司
03155275	复方丹参滴丸在制备治疗阿司匹林抵抗性心血管疾病的药物中的应用	天津天士力制药股份有限公司
200310107306	一种治疗冠心病心绞痛的药物	天津天士力制药股份有限公司
200410019824	一种药物组合物在制备治疗心肌细胞凋亡药物中的应用	天津天士力制药股份有限公司
200410019825	一种药物组合物在制备治疗慢性脑供血不足药物中的应用	天津天士力制药股份有限公司
03140843	一种治疗痴呆病的药物及其制备方法	天津天士力制药股份有限公司
200310107299	一种治疗胸痹心痛的药物	天津天士力制药股份有限公司
200310107300	一种止咳平喘的药物	天津天士力制药股份有限公司
200410019826	一种柴胡滴丸及其制备方法	天津天士力制药股份有限公司
200510055262	一种复方丹参滴丸质量控制方法	天津天士力制药股份有限公司
200510054696	复方丹参滴丸质量控制方法	天津天士力制药股份有限公司
200410019877	一种治疗疮疡、乳痈及红肿疼痛的药物	天津同仁堂股份有限公司
200610013829	快速吸收的护肤组合物	天津郁美净集团有限公司

（续表）

专利号	发明专利名称	专利权人
200510014980	一种治疗慢性泄泻的药物	天津中新药业集团股份有限公司达仁堂制药厂
200610015993	用于治疗胃肠道疾病的中药组合物	天津中新药业集团股份有限公司乐仁堂制药厂
200610015994	一种治疗胃肠道疾病的中药制剂	天津中新药业集团股份有限公司乐仁堂制药厂
200610017183	祛风喷剂及其制备方法	通化天添安保健品有限公司
200610083029	用于治疗中风病的药物组合物和其制备方法	通化衛京药业股份有限公司
200410102656	用于治疗和(或)预防心脑血管疾病的药物组合物及其制备方法	通化衛京药业股份有限公司
200510113104	一种治疗颈椎病的药物及其制备方法	同溢堂药业有限公司
200510106651	一种具有温肾益阳功能的药物及其制备方法	同溢堂药业有限公司
200410056836	消炎利胆滴丸及其制备工艺	芜湖绿叶制药有限公司
200510120538	预防肿瘤转移的天然药物	武汉哈福科技有限公司
200510019033	一种抗抑郁症的中药及其制备方法	武汉普百康科技发展有限公司
200610019232	亲水性凝胶透皮贴片及其制备方法	武汉市海格尔科技有限公司
200610019374	一种治疗妇科炎症的中药	武汉双龙药业有限公司
200510019875	双黄连在制备治疗动脉粥样硬化药物中的应用	武汉思达创新医药科技有限公司
200510123569	一种甲状腺素碘塞罗宁滴眼液	武汉五景药业有限公司
200610018613	一种治疗口腔溃疡及咽喉炎的药物	武汉药谷科技开发有限公司
200510018567	一种降压脉君安胶囊的制备方法	武汉中联药业集团股份有限公司
02145657	一种水苏糖蜂产品的组合物	西安大鹏生物科技股份有限公司
200410062954	一种从生地黄中提取水苏糖和生产熟地黄的方法	西安大鹏生物科技股份有限公司
200610104460	一种千金子甾醇的提取、分离方法	西安皓天生物工程技术有限责任公司
200610104459	一种汉防己甲素和汉防己乙素的制备方法	西安皓天生物工程技术有限责任公司
200510134207	一种用于制备糖尿病治疗药物的天然药物组合物	西安利君制药有限责任公司
200510096360	一种治疗急、慢性前列腺炎的中成药及其制备方法	西安千禾药业有限责任公司
200510096361	一种治疗崩漏的药物及其制备方法	西安千禾药业有限责任公司
200510096362	一种治疗崩漏、呕血及便血的药物	西安千禾药业有限责任公司
200610105379	治疗妇女生殖系统炎症的中药外用洗剂	西安仁仁药业有限公司
200510042987	注射用通脉冻干粉针剂的制备方法	西安万隆制药有限责任公司
200510022121	治疗心脑血管疾病的药物	西藏诺迪康药业股份有限公司
200610020739	风痛贴膏及其制备方法	西藏央科生物科技有限公司
200510041653	一种治疗心脑血管疾病的口服药物及其制法	咸阳步长医药科技发展有限公司
200510042657	用于治疗中风和胸痹疾病的中药制剂及其制备方法	咸阳步长医药科技发展有限公司
200510041695	一种用于治疗冠心病心绞痛的中药制剂及其制备方法	咸阳步长医药科技发展有限公司
200410022071	治疗乳腺增生的中药制剂及其制备方法	咸阳步长医药科技发展有限公司
200410022070	治疗头痛的中药制剂及其制备方法	咸阳步长医药科技发展有限公司
200410022072	治疗妇科炎症的中药制剂及其制备方法	咸阳步长医药科技发展有限公司
200410022067	治疗前列腺增生的中药制剂及其制备方法	咸阳步长医药科技发展有限公司
200510124510	一种治疗冠心病、心绞痛的中药胶囊剂的质量控制方法	咸阳步长医药科技发展有限公司
200410094763	调节血脂的中草药制剂	香港赛马会中药研究院有限公司
200510053584	一种改善睡眠质量的药及其制备方法	香港生物科技研究院有限公司
200510053922	一种抗氧化、延缓衰老的中药产品及其制备方法	香港生物科技研究院有限公司
200610039346	一种噬菌蛭弧菌制剂的生产方法	薛恒平、南京福斯特牧业科技有限公司
03135749	治疗气虚阳脱的参附骨架缓释制剂蜡质骨架片及其制备方法	雅安三九药业有限公司
03135747	治疗气虚阳脱的参附骨架缓释亲水凝胶骨架片及其制备方法	雅安三九药业有限公司
03135748	治疗气虚阳脱的参附缓释包衣制剂膜控小丸及其制备方法	雅安三九药业有限公司
03135750	治疗气虚阳脱的参附缓释包衣骨架型小丸及其制备方法	雅安三九药业有限公司
03135746	治疗气虚阳脱的参附缓释包衣微孔膜包衣片及其制备方法	雅安三九药业有限公司
03135700	一种治疗气虚阳脱的参附口服液及其制备方法	雅安三九药业有限公司
200410022496	一种治疗流产后不良反应症的中成药及其制备方法	扬子江药业集团四川海蓉药业有限公司
200510038616	一种用于明目的中药复方制剂及其制备方法	扬子江药业集团有限公司
200610039117	一种治疗骨质疏松症的中药复方制剂及其制备方法	扬子江药业集团有限公司
200510017215	用超临界萃取设备提取鹿茸中有效成份的方法	伊通满族自治县吉云鹿业发展有限公司
200610010091	生脉滴丸及其制备方法	远达药业集团哈尔滨一洲制药有限公司

（续表）

专利号	发明专利名称	专利权人
200410026644	知母提取物在制备防、治原发性高血压药物中的应用	悦康药业集团有限公司
200410074528	益脉康分散片及其制备方法	云南白药集团大理药业有限责任公司
200610048842	火麻仁蛋白在制备改善营养性贫血的保健食品中的应用	云南工业大麻股份有限公司
200610011065	一种提取雪胆素的方法	云南明镜制药有限公司
200510066418	一种治疗心脑血管疾病的中药制剂及其制备方法	云南生物谷灯盏花药业有限公司
200510011080	三七脂肝制剂及其制备方法	云南省玉溪望子隆生物制药有限公司
200610010834	一种治疗婴儿臀红症的凝胶剂及其制备方法	云南雄业制药有限公司
200610010832	一种外用止痛药物及其制备方法	云南雄业制药有限公司
200610010797	一种治疗喘咳的中药组合物及其制备方法	云南云河药业有限公司
200610010853	云南红药片的质量控制方法	云南植物药业有限公司
200510004940	鲜益母草制剂的制备工艺	浙江大德药业集团有限公司
200510200578	用于小儿化痰的中药制剂及其制备方法	浙江大德药业集团有限公司
200510200577	治疗眩晕症的药物制剂及其制备方法	浙江大德药业集团有限公司
200510200764	银杏叶口腔崩解片及制备方法和质量控制方法	浙江大德药业集团有限公司
200510200610	治疗咽喉炎的药物制剂及其制备方法	浙江大德药业集团有限公司
200510060555	一种蜂胶软胶囊内容物	浙江蜂之语蜂业集团有限公司
200510117299	木豆叶及其提取物用于制备治疗骨性关节炎药物的用途	浙江海正药业股份有限公司
03114825	银杏叶提取物的制备方法	浙江康恩贝制药股份有限公司
200610200737	治疗跌打损伤、风湿痹痛的外用舒筋制剂及其制备方法	浙江天一堂集团有限公司
200610017654	一种治疗缺血性中风及中风后遗症的中药及其制备方法	郑州复升药业有限公司
200510048453	阴痒洗剂	郑州羚锐制药有限公司
200510008658	一种治疗上呼吸道感染的中药组合物及其制备方法	重庆大易科技投资有限公司
200510008657	一种治疗痛经的药物组合物及其制备方法	重庆大易科技投资有限公司
200510056760	一种治疗心血管疾病的药物组合物及其制备方法	重庆大易科技投资有限公司
200510056759	一种治疗高血脂症及冠心病的药物组合物及其制备方法	重庆大易科技投资有限公司
200510056758	一种治疗白细胞减少的中药组合物及其制备和质量控制方法	重庆大易科技投资有限公司
200510070735	一种药物组合物及其制备方法和质量控制方法	重庆大易科技投资有限公司
200510056762	一种治疗性功能障碍的药物组合物及其制备方法	重庆大易科技投资有限公司
200510056761	一种治疗小儿厌食的中药组合物及其制备和质量控制方法	重庆大易科技投资有限公司
200610054164	一种治疗男性肾功能不全的药物	重庆科瑞南海制药有限责任公司
02133616	一种银杏叶提取物冻干粉针剂的制备方法	重庆莱美药业股份有限公司
03135597	一种治疗子宫肌瘤和子宫内膜异位症的复方中药及制备方法	重庆莱美药业股份有限公司
02113819	一种治疗子宫内膜异位症的中药	重庆莱美药业股份有限公司
02134078	一种用于静脉注射的雪莲冻干粉针剂及制备方法	重庆莱美药业股份有限公司
200610001823	一种跌打七厘片的制备方法	重庆希尔安药业有限公司
200510057064	一种柴胡软胶囊及其制备方法	重庆医药工业研究院有限责任公司
200510057432	一种用于治疗肝炎的药物组合物及其制备方法	重庆医药工业研究院有限责任公司、上海复星医药(集团)股份有限公司
200510056447	注射用人参茎叶总皂甙冻干粉针剂及制备方法	珠海经济特区生物化学制药厂
200510056446	一种注射用祖师麻冻干粉针剂及其制备方法	珠海经济特区生物化学制药厂
200510020465	一种治疗男性不育生精复方中药制剂	遵义廖元和堂药业有限公司
2　专利权人为国内大学		
200410098581	树莓叶提取物的有效部位和其组合物及其应用	北京市农林科学院
200510021020	一种益气健脾的药物组合物及其制备方法和用途	成都中医药大学
200610046178	一株严格厌氧海洋细菌的活性提取物及其制法和用途	大连交通大学
200510024615	一种具降血压作用的桑椹活性提取物及其制备方法、用途	复旦大学
200510121362	一种复方中药多糖制备方法及其用途	广东工业大学
200610146636	一种治疗糖尿病并发症的药物组合物及其制备方法	广西中医学院
200510036622	具有抗癌、抗菌作用的余甘子提取物的中药制剂的生产方法	广西中医学院
200610034579	促骨髓间充质干细胞生长的龟板提取物及其制备方法和应用	广州中医药大学
200410077232	抑制丝裂原活化蛋白激酶 p38 亚族的组合物及其应用	广州中医药大学
200510035200	一种治疗急性胃肠炎症和抗流感病毒的复方制剂	广州中医药大学

（续表）

专利号	发明专利名称	专利权人
200510120608	一种治疗失眠、功能性消化不良和便秘的中药组合物及其制备方法	广州中医药大学
200610086846	治疗高血压病的中药制剂及制备方法	贵阳中医学院
200410049348	石斛茎部萃取物、其制备方法及应用	国立阳明大学
200610020026	鹅不食草挥发油在制备肿瘤生长和增殖的抑制剂中的应用	湖北中医学院
200510101321	三萜烯糖苷天然甜味抑制剂的提取方法	华南理工大学
200510126407	一种防治禽流感病的中药组合物	华南农业大学
200510017076	胡芦巴提取物及其制备方法和应用	吉林大学
200610016800	一种治疗慢性咽炎的药物	吉林大学
200610016799	一种治疗冠状动脉粥样硬化性心脏病的药物	吉林大学
200510045066	一种葛根活性成分柱色谱洗脱液的综合处理方法	济南大学
200510100347	决明子在制备促进排铅作用药品或保健品中的应用	暨南大学
200510033826	可可茶提取物用于制备抗动脉硬化药物的应用	暨南大学
200610035738	槟榔或其水提物在制备促进排铅作用保健品中的应用	暨南大学
200610036018	一种改善胃肠功能的中药制剂及其制备方法	暨南大学
200610018403	治疗乳腺增生性疾病的纯中药药物及制备方法	江汉大学
200610039842	一种具有抗高血压作用的植物乳杆菌 CW006	江南大学
200510038531	一种无花果果渣中抗癌活性部位的提取分离方法	江苏大学
200610040202	大黄硫黄凝胶剂的制备方法	江苏大学
200510123010	复方降脂滴丸的制造方法	江苏大学
200610040722	全蚕粉中降血糖活性物质的分离方法	江苏科技大学
200610010804	苦胆草抗肺纤维化的应用	昆明医学院
200510044806	一种抗肝癌的樟芝胶囊及其制备方法	莱阳农学院
200510044807	樟芝菌丝体发酵提取物在制备抗辐射损伤药物中的应用	莱阳农学院
200510044808	一种樟芝菌丝体发酵提取物及其应用	莱阳农学院
200410021133	一种防治骨质疏松症的纳米中药	辽宁中医学院
200410029566	首乌苷粗提物及其在制备治疗脂肪肝药物中的应用	吕圭源、浙江中医学院
200410052029	苦豆子总碱在制备治疗溃疡性结肠炎药物中的应用及结肠靶向制剂的制备方法	南方医科大学
200610039662	高丽参提取物在预防和治疗肌肉萎缩性疾病中的应用	南京大学
200410014276	一种海藻抗氧化活性成分的制备方法	南京农业大学
200510040908	中药双黄连的环糊精超分子化组合物	南京师范大学
200510095432	一种治疗慢性支气管炎的中药组合物及其制备方法	南京中医药大学
200410013964	一种治疗类风湿性关节炎的清络通痹制剂及其制备方法	南京中医药大学
200310112807	一种治疗慢性乙型病毒性肝炎的复方制剂及其制备方法	南京中医药大学
200510039040	一种治疗急性痛风的药物组合物及其提取方法	南京中医药大学
200510122992	一种治疗哮喘的中药贴膏剂及其制备方法	南京中医药大学
200610041370	治疗骨质疏松症的复方制剂及其制备方法	南京中医药大学
200510122258	一种蚕沙总生物碱及其制备方法	南开大学
200610129355	高极性聚苯乙烯吸附树脂的制备方法及在分离博落回生物碱中的应用	南开大学
200610114487	一种集成化提取分离中药有效成分的方法及装置	清华大学
200410022281	一种茄根提取物及其制备方法和用途	三峡大学
200310114642	一种治疗类风湿关节炎的中药组合物	山东中医药大学
200510012416	一种预防和治疗肿瘤的制剂及其制备方法	山西大学
200510108012	一种微乳制剂及其制备方法	山西中医学院
200610023280	从中药肉桂中提取 α-葡萄糖苷酶抑制剂的方法	上海大学
200610023458	用于治疗咳喘病的麻黄与地龙组合物及其制备方法	上海交通大学
200510024164	一种治疗胆汁淤积、肝纤维化的药物及制备方法	上海中医药大学
200510029128	黄连、吴茱萸药对提取物在制备防治癌症药物中的应用	上海中医药大学
200410093218	一种能改善肺纤维化的中药制剂	上海中医药大学
200510110121	治疗咳喘的中药组合物	上海中医药大学
200510027086	桂枝甘草龙骨牡蛎制剂在制备防治抑郁症药物中的应用	上海中医药大学、邹军、童瑶、倪力强
200410021468	桑白皮提取物的生产工艺	沈阳药科大学

（续表）

专利号	发明专利名称	专利权人
200410020562	血竭及血竭总黄酮溶液型制剂及其制备方法	沈阳药科大学
03111644	中药复方附子理中缓控释制剂及其制备方法	沈阳药科大学
200610022478	一种预防与治疗慢性肝纤维化和肝硬化的中药制剂	四川大学
200610129423	金龙胆草总皂苷的制备方法	天津大学
200610013204	附子颗粒的制备方法	天津大学
200510014550	超临界萃取葡萄籽油及树脂吸附提取原花青素的方法	天津大学
200610013396	一种真菌来源的生物活性物质和提取方法及其医药用途	天津师范大学
200610014371	一种治疗脂肪肝的药物组合物及制备方法和应用	天津中医药大学
200410099008	治疗肝纤维化和肝硬化的药物及其制备方法	同济大学
200410012714	一种甙类化合物制剂及制备方法	武汉化工学院
200510019518	十全大补丸挥发油——β-环糊精包合物及其制备工艺	武汉理工大学
200610018624	复方中药抗癌散及其制备方法	武汉理工大学
200610018790	一种用于艾灸的药物及其制备方法	武汉理工大学
200510041628	小儿退热中药巴布剂贴布及其制备方法	西北大学
200510041630	即溶膜封装的粉剂创伤贴及其制备方法	西北大学
200610001016	一种降血脂产品的制备方法	西北师范大学
200310110705	磷酸钙/中药复合骨替换材料及其制备方法	西南交通大学
200410031359	一种养心安神药物及其制备方法	香港理工大学
200410031360	一种治疗更年期综合症的药物及其制备方法	香港理工大学
200510031580	一种治疗乳腺增生的中药复方分散片及其制备方法	湘潭大学
200510031579	香砂养胃咀嚼片的制备方法	湘潭大学
200610003997	醒酒保肝胶囊及其用葡萄皮制备醒酒保肝胶囊生产方法	新疆医科大学
200410070843	一种治疗慢性胃炎、胃癌的药物及其制备方法	徐州师范大学
200410058531	一种治疗失眠、提高睡眠质量的药物及其制备方法	徐州师范大学
200610086169	中华补血草用于制备抗肿瘤药物的用途	盐城师范学院、江苏大学
200610010859	一种用细胞工程技术获得的抗紫外线制剂	云南大学
200510048709	利用微生物转化三七产生的抗菌活性物质及其应用	云南大学
200610052004	猫人参叶挥发油在制药中的应用	浙江大学
200610052224	一种提高生产田基黄总黄酮收率的方法	浙江大学
200410016634	一种复方中药提取物组合物及其制备方法	浙江大学
200610049718	一种治疗口腔溃疡的中药外用药的制备方法	浙江大学
200610154822	一种治疗精索静脉曲张的中药制剂	浙江大学
200610050272	一种冬虫夏草发酵菌粉的制备方法	浙江大学
200510062134	黄秋葵冻干粉的制备方法	浙江大学
200610049640	多基因转染肿瘤细胞株及其瘤苗的制备方法	浙江大学
200510050467	一种用于治疗急性肾衰的药物组合物	浙江大学、江志祥
200610052574	一枝黄花油在制备抗肿瘤的药物中的应用	浙江理工大学
200610052575	获得榄香烯的方法	浙江理工大学
200610065626	一种改善记忆的中药	中国海洋大学
200410099268	一种用于治疗肝脏疾病的中药组合物及其制备方法	第二军医大学
200510030675	细薄星芒海绵总三萜提取物及其制备方法和用途	第二军医大学
200510041627	一种治疗高脂血症的口服药物	第四军医大学
200410015229	一种防治动脉硬化及调节血脂植物药及制造方法	第一军医大学
200410010690	九香虫提取物及提取方法,及其医药用途和制剂	军需大学
200310122015	镇痛药物组合物及其巴布剂	武装警察部队医学院
02144302	一种防治糖尿病的植物提取物及其制备方法与药物用途	中国药科大学
200610038661	红腺忍冬茎叶提取物、其医药用途及药物组合物	中国药科大学
200610097230	一种保健食品及其制备方法	中国药科大学
200510095180	一种丹参和三七制剂的质量控制方法	中国药科大学
200510019818	纳米龙血竭胶囊及其制备工艺	中南民族大学、广西中医学院
200410051860	鳄鱼血在制备抗肿瘤抗病毒提高免疫力的药物及保健食品中的应用	中山大学
200510106260	密腺小连翘在制备减肥食品中的应用	中山大学

（续表）

专利号	发明专利名称	专利权人
200510106259	密腺小连翘在制备抗抑郁的食品中的应用	中山大学
200510106261	密腺小连翘在制备减肥药物中的应用	中山大学
200410091835	一种治疗哮喘的中药巴布剂及其制备方法	中山大学
3　专利权人为国内研究所		
02139417	一种复方葛根素制剂	北京大学安康药物研究院
02139416	一种鱼金制剂及其制备方法	北京大学安康药物研究院
200610056991	一种治疗视神经萎缩的中药组合物及其制备方法	北京市眼科研究所
200510135930	一种感冒清热咀嚼片及其制备方法	北京因科瑞斯生物制品研究所
200510059793	降脂颗粒组合物及其制备方法	北京昭翰医药科技研究所
03146573	中草药萃取物在抗肠病毒中的用途	财团法人工业技术研究院
02160899	保肝组合物及其制备方法	财团法人工业技术研究院
200610039329	用于防治感冒的药佩	常熟市赛华佗中草药研究所
200510021173	一种治疗慢性心力衰竭、低血压的药物组合物及其制备方法和用途	成都迪康药物研究所
200410071541	一种眼用药物组合物及其制备方法和用途	成都三明药物研究所
200610065497	黄芩茎叶粉针剂及其制备方法	承德医学院中药研究所
200410012353	复方甘草含片及其制备方法	承德医学院中药研究所
03127010	一种具有杀灭病毒作用的中药制剂及生产工艺	东北师范大学遗传与细胞研究所
200510036483	含丹参脂溶性成分的口服组合物	广州市医药工业研究所
200410064999	一种治疗慢性肝炎的药物	合肥恒星药物研究所
200410013941	一种治疗心动过缓的中药	合肥恒星药物研究所
200410012299	一种治疗糖尿病周围神经病变的中药——麻痛消	河北省中医药研究院高血压糖尿病研究所
200410092407	一种治疗糖尿病视网膜病变的中药	河北省中医药研究院高血压糖尿病研究所
200510107323	用于治疗脂肪肝的中药制剂及其制备方法	河南省医学科学研究所
200510022071	一种抗疲劳的保健食品及其制备方法	拉萨市高原生物研究所
200510123003	肿节风冻干粉针剂、肿节风大容量注射剂及其制备方法	南京虹桥医药技术研究所
200510042517	益心酮分散片及其制备方法	山东省医学科学院药物研究所
200610042334	一种降血脂的药物及其制备方法	山东省中医药研究院
200610070208	消除运动疲劳、提高运动成绩的中药组合物及其制备方法	山东省中医药研究院
200410054161	一种减肥降脂的中药制剂	上海方心科技研究所
200410066896	一种用于治疗和预防糖尿病及其血管病变的中药制剂	上海方心科技研究所
200510111449	一种治疗颈椎病的中药巴布剂及其制备方法	上海方心科技研究所
200310108461	一种具有降脂减肥作用的中药组合物及制备方法	上海市中药研究所
200510024335	刺蒺藜提取物的新用途	上海医药工业研究院
02112108	一种用于抗骨质疏松的中药制剂	上海医药工业研究院
200410066398	一种中药挥发油自微乳化纳米组合物及制备方法	上海医药工业研究院
200410018432	半夏泻心汤制剂及其制备方法和应用	上海医药工业研究院
200610027609	灵芝孢子精油复方软胶囊制剂及其制备工艺	上海永昊生物医药研究所
02158370	红曲霉突变株及其于制备具降血压活性发酵产物之用途	食品工业发展研究所
200510021334	保健茶及其质量控制方法	四川省草原研究所
200610020509	治疗心脑血管疾病的药物组合物	四川省中药研究所
200510021621	南葶苈子油在制备具有脑神经调节功能组合物中的应用	四川省中医药研究院
200510136034	用于治疗慢性前列腺炎的前列舒清中药制剂及其制备方法	天津市曹开镛中医男科研究所、曹开镛、曹利东、熊英
200410020104	一种用于治疗流感病毒感染的中药制剂及其制备方法	天津药物研究院
200510013253	一种达原饮滴丸及其制备方法	天津药物研究院
200410019465	一种治疗感冒清热的中成药甘露消毒胶囊及其制备工艺	天津药物研究院
200610084295	雪莲前列宁制剂	新疆维吾尔自治区维吾尔医研究所
200510011060	一种具有减肥降脂功能的组合物	云南省天然药物中心
200410030595	东紫苏提取物以及在制药中的应用	云南省药物研究所
200510050001	含积雪草水溶性有效组分的中药缓释制剂及其制备方法	浙江省医学科学院
200410053184	一种治疗妇女绝经期综合症的药及其制备方法	浙江省中药研究所
200510107415	一种治疗慢性萎缩性胃炎的中药组合物	中国科学院长春应用化学研究所
02145579	抗骨质疏松症组合物	中国科学院西北高原生物研究所

（续表）

专利号	发明专利名称	专利权人
200510106071	一种多伞阿魏药用组合物的提取方法	中国科学院新疆理化技术研究所
200410058598	六味地黄汤中糖苷类活性部位 LWD-b 及其制备方法	军事医学科学院毒物药物研究所
200410009817	一种抗抑郁和治疗低体温症的中药	军事医学科学院基础医学研究所
200410018770	具有放射保护和抗肿瘤作用的减毒沙门氏菌药物组合物	中国医学科学院血液学研究所、中国医学科学院血液学研究所泰达生命科学技术研究中心
200410103987	一种防治禽流感的药物及其制备方法	中国医学科学院药用植物研究所
200410103985	降低血糖和妇女更年期综合症的药物的用途	中国医学科学院药用植物研究所、中国医学科学院基础医学研究所
200610085763	一种活性人参脆片及其制备方法	中华全国供销合作总社南京野生植物综合利用研究院
200610200350	治疗不孕不育症的中药制剂及制备方法和质量控制方法	遵义生殖医药研究所
4　专利权人为国内医院		
200610113946	一种治疗白癜风的中药制剂	保定华仁白癜风医院
200410040253	胰岛素分泌细胞提取物及其在干细胞诱导分化中的应用	成都军区昆明总医院、潘兴华
200720190389	一种压制中药饮片或中药材	成都中医药大学附属医院
200510021205	一种治疗抑郁症的药物组合物及其制备方法	成都中医药大学附属医院
200610140290	一种治疗甲状腺机能亢进症的中药栓塞剂及其制备方法	大庆龙南医院
200510018665	治疗脂肪肝与酒精肝的制剂及其制备方法	福州市传染病医院
200510018563	火麻油软胶囊制剂及其生产方法	广西医科大学第一附属医院
200510011397	一种治疗慢性盆腔炎的中药组合物及其制备方法	广州中医药大学第二附属医院
200410033954	一种治疗子宫内膜异位症的中药组合物及其制备方法	广州中医药大学第二附属医院
200610033752	一种治疗风湿病的药物及其制备方法	广州中医药大学第一附属医院
200510018923	一株耐亚胺培南绿脓杆菌噬菌体及其用于治疗耐亚胺培南绿脓杆菌感染的用途	华中科技大学同济医学院附属同济医院
200510018924	一种作用于产超广谱 β-内酰胺酶大肠杆菌噬菌体	华中科技大学同济医学院附属同济医院
200510047877	一种治疗强直性脊柱炎的外用中药	辽宁中医学院附属医院
200610128311	治疗前列腺增生的药物	灵宝市商业医院
200610128312	治疗乳腺静脉炎的药物	灵宝市商业医院
200610044509	一种药物及其制备方法和在外敷治疗关节炎中的应用	青岛大学医学院附属医院
200410022359	一种抗缺氧的药物组合物及其制备方法	色达县藏医院
200610044406	一种治疗乳腺增生病的药物及其制备方法	山东中医药大学附属医院
200510111348	一种治疗鼻炎的香薰固相制剂	上海交通大学医学院附属新华医院
200410018097	治疗绝经期综合症的中药组合物及其应用	上海市闵行区中心医院
200510028635	一种治疗肺结核的药物及其制备方法	上海中医药大学附属龙华医院
200610024563	一种治疗痛证的中药复方制剂及其制备方法	上海中医药大学附属曙光医院
200510023846	一种防治骨质疏松症的药物制剂及其制备方法	上海中医药大学附属曙光医院
200510046222	琥珀丸	沈阳市骨科医院
200610065312	一种中药组合物	首都医科大学附属北京同仁医院
200610002021	一种治疗抑郁症的药物组合物及其制备方法和应用	首都医科大学宣武医院
200410022559	荔枝果皮提取物及其制备方法和用途	四川大学华西医院
200510125583	夜交藤的新用途	四川大学华西医院
200610020620	一种治疗口腔溃疡的药物组合物及其制备方法和用途	四川大学华西医院
200610057532	一种复方降糖中药、其制备方法及用途	卫生部北京医院
200310104098	一种药物组合物及其制备方法和用途	乡城县藏医院
200510044836	治疗脱发再生的中药外用搽剂	张七一、青岛市市立医院
03122940	烧伤外用药及其制备方法	郑州市第一人民医院
200720102433	驴皮阿胶代血浆生产装置	中国人民解放军北京军区白求恩国际和平医院 256 临床部
200410050453	抗白血病的中药制剂复方黄黛片及其制备方法	中国人民解放军第 210 医院
200510070677	一种从中草药中筛选、分离的活性组分或活性物质在制备治疗脓毒症药物中的应用	第三军医大学第一附属医院
200410040823	一种治疗出血性脑挫裂伤的中药组合物	第三军医大学第一附属医院
200610104754	一种治疗红血丝的药物	中国人民解放军第三医院

（续表）

专利号	发明专利名称	专利权人
200410086578	一种具有降血脂及治疗过敏性鼻炎作用的药物及制备方法	中国人民解放军总医院
5　专利权人为国内其他		
200610170981	丹酚酸 B 的分离制备方法	山东省分析测试中心
200610076228	一种短棒状杆菌制剂或无细胞短棒状杆菌制剂的用途	中国药品生物制品检定所
6　个人(略)		
7　专利权人为国外		
02827195	枳椇的不溶于低级醇的提取物和从中分离的多糖	(株)生命之树、山林厅林业研究院
98804165	具有食欲抑制剂活性的药物组合物	CSIR 公司
03811208	啤酒花酸作为抗微生物剂的改良应用	S·S·斯坦纳公司
200480012829	新产品	SCA 卫生产品股份公司
200480014375	新产品	SCA 卫生产品股份公司
03802822	局部抗炎组合物和减少炎症的方法	阿尔蒂科公司
03178401	双歧杆菌和含有它们的制品	阿尔法．瓦瑟曼公司
200380104511	一种提取生物活性物质的方法	阿纳托利·马特维耶维奇·诺维克、维克托·彼得罗维奇·塔马努克
03803533	用于在免疫缺陷患者体内恢复免疫响应的组合物和方法	埃克斯西特治疗公司
99804123	含有鸢尾黄素的射干提取物在制备雌激素型对器官有选择性而无趋子宫作用的药物中的应用	白奥诺里卡股份公司
02811462	一种包含含钙包衣和干燥植物提取物的药物制剂	白奥诺里卡制药股份公司
95190039	抗病毒粉末、抗病毒提取物和含有该粉末和(或)该提取物的制剂	保芦将人
99807052	减毒瘟病毒	贝林格尔·英格海姆维特梅迪卡有限公司
02820787	在创伤治疗中可用作生物活性物质的角质细胞	贝林格尔英格海姆法玛两合公司
200480017736	局部用的指甲重构组合物	波利化学公司
200510114195	植物提取物用于制备治疗骨吸收增加性疾病的药物的用途及其组合物	伯尔尼大学
200480005850	用于治疗与年龄相关的疾病的组合物与方法	大卫·S·康、中希·金伯利·康
03823190	含有人参和亚马逊香无患子提取物的组合物	法马顿股份有限公司
03817409	用于控制蛛形纲动物的种间外激素驱斥性和种间激素引诱性的组合物	菲德利尼公司
01823069	具有抗炎活性和抗动脉粥样硬化活性的藿香提取物以及含有从所述提取物中分离和提纯的椴素的组合物	韩国生命工学研究院
03145774	山茱萸提取物及其用途	和记黄埔医药企业有限公司
02828536	增强肾功能的组合物及方法	基博生物技术公司
02819339	用于诊断和治疗肿瘤的微生物和细胞	吉恩勒克斯公司
200720304808	利用发热袋的贴膏式艾灸器	金晶模
02826764	用于保护脑细胞和提高记忆力的包含花椒皮提取物的组合物	金星震
02805977	细菌易位抑制剂以及细菌易位抑制方法	卡尔皮斯株式会社
03818380	二噁英类物质排除促进剂	卡尔皮斯株式会社
02829021	含有黄花假杜鹃提取物的药物组合物及其制备方法	科学和工业研究委员会
01112435	从一种印度蚯蚓体腔液中得到的引起精子不能游动的蛋白	科学和工业研究委员会
03816570	银杏提取物用于增加肌肉质量而减少脂肪质量的用途	科学研究和应用咨询公司
03819974	具有抗癌特性的植物来源蛋白质:海特卡品	科学研究和应用咨询公司
02830173	草药软饮料	科学与工业研究会
01801640	获自植物 *Humboldtia decurrens* 的抗糖尿病剂及其制备方法	科学与工业研究会、斯里奇特拉蒂鲁纳尔医学科学技术学院、喀拉拉沙究德卡斯茨和沙究德特里布斯研究、培训和发展研究所
02830108	由五桠果制备抗氧化剂的方法	科学与工业研究委员会
200380101231	用粉红银豆植物提取物治疗糖尿病	科学与工业研究委员会
02802456	植物来源的营养丰富的盐的制备	科学与工业研究委员会
00820077	萎叶提取物从人外周血单核细胞中诱导 IFNγ 的方法及其应用	科学与工业研究委员会
200480022997	用于治疗或预防高血糖症或用于稳定血糖的酵母细胞壁	拉斯夫雷公司
200480020930	含姜黄组成物	雷金欧制药股份有限公司
200380110595	含异黄酮的槐角提取物的制备方法	雷克斯基因生物科技有限公司
01819514	含松树花粉或松树花粉提取物的皮肤外用制剂	李氏生物有限公司

（续表）

专利号	发明专利名称	专利权人
200510055431	排毒调理水、调理丸及其制备方法	廖炫
200510116332	用于细胞核转移的静止细胞群体	罗斯林学院（爱丁堡）、英国农渔业及食品部、生物技术及生物科学研究委员会
02812950	口蹄疫病毒疫苗	美国政府农业部
200480014519	用于精子染色的方法	孟山都技术公司
200480016143	胶囊化的精油	内盖夫研发局属本古里昂大学
200480041425	乳酸产生细菌和肺功能	纽迪西亚公司
01820134	性类固醇拮抗剂和性类固醇激动剂的制药用途	诺伍德免疫有限公司
03823833	益生细菌：发酵乳杆菌	普罗拜奥米克斯有限公司
02818854	包含酵母细胞壁的组合物在控制球虫感染中的应用	全技术公司
200510076747	干燥物及其制造方法	日本脏器制药株式会社
03810783	长期储存血液和血液组分的方法	萨伏汀有限公司
01822395	分离的纯合干细胞，由其衍生的分化细胞，以及制备和使用上述细胞的材料和方法	斯坦姆荣公司
200380102858	以来自含蛋白结合型色氨酸的植物的粉增强性欲和性能力	苏珊·P.·赫德森、克雷格·J.·赫德森
02804117	益生菌的联合	瓦利奥有限公司
02808956	免疫增强剂	味之素株式会社
200580003824	含蘑菇成分的水及其生产方法和含蘑菇成分的水产品	吴允贞
98804389	甲胎蛋白表达细胞的腺病毒载体及其使用方法	细胞基因体系公司
99805098	含有病毒的组合物以及浓缩病毒制剂的方法	先灵公司
200480042278	沙棘种子提取物	学校法人日本大学、王珏
02809891	抗皮肤老化的药物和化妆品组合物	因德纳有限公司
200510132031	可有效预防和治疗哮喘的健康饮料的制造方法	尹英淑
02813031	软胶囊剂	涌永制药株式会社
02132176	化学防癌食物制品	约翰斯．霍普金斯医学院
200480000915	大肠杆菌菌株 DSM 6601 的无质粒的克隆	制药中心有限公司
03825375	与人髓细胞白血病相关的基因和多肽	肿瘤疗法科学股份有限公司
03812428	治疗和（或）预防花粉症用的组合物	株式会社凤凰堂
200380109594	美白剂、皮肤外用剂和化妆品	株式会社日冷生物科学
03148259	改善咽下障碍用组合物	株式会社山田养蜂场本社
03815464	具有降低的血凝活性的药物载体组合物或基因载体组合物	株式会社载体研究所
200480025858	抗氧剂、美白剂以及配合其的皮肤外用剂	株式会社资生堂、江口文阳

四、含肽或抗原或抗体的药品发明专利

1 专利权人为国内企业

专利号	发明专利名称	专利权人
200510103133	一种益生菌复合酶的生产方法	保罗生物园科技有限公司
200410032158	基因工程重组抗 CEA 抗 CD3 抗 CD28 线性单链三特异抗体	北京安波特基因工程技术有限公司
02123637	一种干细胞复合药物、其制备方法及其用途	北京北医基因科技投资有限公司
01134935	预防和治疗人前列腺癌的重组蛋白疫苗	北京迪威华宇生物技术有限公司
200610076271	一种胸腺五肽与干扰素的组合物	北京国丹药物技术开发有限公司、吉林省一心制药有限公司
03100444	重组人粒细胞巨噬细胞集落刺激因子凝胶剂及其制备方法	北京迈德康医药技术有限公司
200510105792	携带人胸腺素 β4 基因的重组质粒	北京诺思兰德生物技术有限责任公司
200510086531	注射用薄芝糖肽冻干粉针剂及其制备方法	北京赛生药业有限公司
200410009248	高浓度胸腺肽溶液的制备方法及大规格胸腺肽制剂	北京赛生药业有限公司
200410009460	高纯度胰激肽原酶的制备方法及其药物制剂	北京赛生药业有限公司
200410009422	高纯度蛇毒激肽原酶的制备方法及其药物制剂	北京赛生药业有限公司
200410009433	高纯度蛇毒纤溶酶的制备方法及其药物制剂	北京赛生药业有限公司
03109150	一种重组假丝酵母尿酸氧化酶的制备方法	北京双鹭药业股份有限公司
200410046035	TNFα 高亲和力嵌合抗体及其用途	北京天广实生物技术有限公司
200510055009	调节性 T 细胞耗损剂在制备药物中的用途	博尔诚（北京）科技有限公司
200480001127	Saposin C-DOPS：一种抗癌新药	常州南云科技有限公司
200510040823	Exendin4 多肽片段	常州制药厂有限公司

（续表）

专利号	发明专利名称	专利权人
200410046237	肿瘤细胞专一表达免疫调节因子 GM-CSF 的溶瘤性腺病毒重组体的构建及其应用	成都康弘生物科技有限公司
200410081387	阿霉素的衍生物及其制备方法和用途	成都南山药业有限公司
200510047801	截短胰高血糖素样肽 1(sGLP-1)、制法及其应用	大连帝恩生物工程有限公司
200610072229	长效人促红细胞生成素融合蛋白及其制备和纯化方法	东莞太力生物工程有限公司
200610127956	人尿激肽原酶在制备治疗糖尿病合并脑梗死药物中的应用	广东天普生化医药股份有限公司
200610000200	纯化的乌司他丁及其制备方法和含有该乌司他丁的药物组合物	广东天普生化医药股份有限公司
200610124014	用于恶性肿瘤治疗的免疫调节制剂	广州市恺泰生物科技有限公司
200610010107	口服鹿瓜多肽组合物及其制备方法	哈尔滨吉尔生物科技有限公司
03150834	艾滋病重组腺病毒疫苗	杭州浙大康泰生物技术有限公司
200510017087	蛋白酶抑制剂在保护肝细胞功能中的应用	吉林圣元科技有限责任公司
200510016871	制备重组抑酶肽的方法	吉林圣元科技有限责任公司
200710099163	白眉蛇毒血凝酶及其提取方法与应用	锦州奥鸿药业有限责任公司
200610058376	糖肽组合物	聚和国际股份有限公司
200480032406	包含异亮氨酰-缬氨酰-苏氨酰-天冬酰胺酰-苏氨酰-苏氨酸的生物活性肽	康哲医药研究(深圳)有限公司
200310121294	含有组胺酸及丙胺酸的二肽的用于降低尿酸的组合物	利统股份有限公司
200610038601	包含有肽类药物的纳米复合物滴眼液及其制备方法	南京凯瑞尔纳米生物技术有限公司
200610051738	冻干混悬性粉针剂及其制备方法	宁波市三生药业有限公司
03141520	抗 SARS 病毒的单克隆抗体、其编码序列及应用	上海单抗制药技术有限公司、泰世基因公司
200510111883	酶复合稳定剂	上海复星长征医学科学有限公司
200310108033	一组抗菌肽及其制备方法和应用	上海高科联合生物技术研发有限公司
200310107984	一种足部消毒剂	上海高科生物工程有限公司
200310107983	一种用于足部消毒的生物制剂	上海高科生物工程有限公司
200310107908	树突状细胞肿瘤疫苗及其制法和用途	上海海欣生物技术有限公司
200510105541	半胱胺及其衍生物在制备提高疫苗抗体效价药物中的应用	上海华扩达生化科技有限公司
03150751	一种口蹄疫双价多肽疫苗及其制备方法和用途	上海华谊生物技术有限公司
200410025249	肿瘤坏死治疗单抗-白细胞介素 2 的融合蛋白及其制法和用途	上海美恩生物技术有限公司
200380110915	磷酸激酶及其应用	上海睿星基因技术有限公司
200410058006	含活性尿激酶原的组合物、其冻干方法及冻干制剂	上海天士力药业有限公司
03806762	ErbB-3 用于肿瘤治疗的方法和组合物	上海泽生科技开发有限公司
200510024158	重组抗 EGFR 单克隆抗体	上海张江生物技术有限公司
200310108440	全人源肿瘤坏死因子抗体,其制备方法以及药物组合物	上海中信国健药业有限公司
03123562	一种治疗性乙型肝炎的疫苗制剂、其制备方法及其用途	深圳康泰生物制品股份有限公司
200510103201	一种人粒细胞巨噬细胞集落刺激因子喷雾剂及其制备方法	深圳市孚沃德生物技术有限公司
200510071577	一种干扰素阴道泡腾片及制备方法	深圳市海王英特龙生物技术股份有限公司
200510047332	一种复方止血药	沈阳守正生物技术有限公司
200510047334	一种定向突变的基因工程巴曲酶及用途	沈阳守正生物技术有限公司
200410056071	超抗原融合蛋白及其应用方法	生宝生物科技股份有限公司
200410042552	神经生长因子在制备有效减轻体重的药物中的应用	舒泰神(北京)药业有限公司
02140983	序列号 2 的生物活性肽	泰哲医药研究(深圳)有限公司
03125104	蝮蛇血凝酶在制备抗水蛭素类药物出血的药物中的用途	天津天士力制药股份有限公司
03116052	促肝细胞生长素注射液及制备方法和应用	威海赛洛金药业有限公司
200510123574	一种还原型谷胱甘肽眼用药物制剂	武汉五景药业有限公司
200310122242	一种治疗溃疡性结肠炎的药物	西安亨通光华制药有限公司
200310122250	一种治疗口腔溃疡的药物	西安亨通光华制药有限公司
200310122247	一种治疗支气管哮喘的药物	西安亨通光华制药有限公司
200310122253	一种治疗真菌性皮炎的药物	西安亨通光华制药有限公司
200310122245	一种口服制剂	西安亨通光华制药有限公司
200410030756	人睫状神经营养因子的衍生物多肽及其制备方法和应用	西南生物工程产业化中试基地有限公司
03114042	一种老年性痴呆疫苗及其制备方法	姚志彬、中山大学中山医学院科技开发中心、中炬高新技术实业(集团)股份有限公司
99815528	结核分枝杆菌之超氧化物歧化酶	永信药品工业股份有限公司

（续表）

专利号	发明专利名称	专利权人
200610048840	火麻仁球蛋白在制备抗缺氧功能食品中的应用	云南工业大麻股份有限公司
200610048839	火麻仁球蛋白在制药中的应用	云南工业大麻股份有限公司
200310111956	人CEA基因疫苗、其构建方法及其在制备防治肿瘤疫苗中的应用	中山大学中山医学院科技开发中心、广西圣保堂药业有限公司、广西圣保堂药业有限公司
03101153	缺失型人白细胞介素11微小化变异体	重庆富进生物医药有限公司
200610152928	人用狂犬病裂解疫苗	重庆智仁生物技术有限公司
200510033869	一种乙肝核酸疫苗、其制备方法及其应用	珠海联邦制药股份有限公司
2 专利权人为国内大学		
200510066417	环孢素微球制剂治疗眼内炎症	北京大学
200510134208	提高蚓激酶口服吸收生物利用度的方法	北京大学
200510086708	具有促红细胞生长因子活性的蛋白质及其用途	北京大学
200510071809	一种肿瘤抗原蛋白质和肿瘤抗原肽	北京大学
200510011816	一种肿瘤抗原蛋白质和肿瘤抗原肽	北京大学
200410080065	一种传染性法氏囊病基因工程亚单位疫苗的制备方法和应用	长江大学
200510040733	甲型肝炎-戊型肝炎联合疫苗及其制备方法	东南大学
200510074534	蛇毒半胱氨酸蛋白酶抑制剂抗肿瘤侵袭与转移作用及应用	福建医科大学
200510018754	连接蛋白转导结构域及辅助蛋白的生物活性蛋白、它的制备方法和应用	福州大学
200510023956	抗肿瘤化合物哥纳香环肽乙和异构体及其制备方法	复旦大学
200610028022	重组Ag85B-Rv3425卡介苗	复旦大学
200410054028	一种能抑制口蹄疫病毒复制与感染的siRNA及其制备方法和应用	复旦大学
200610019587	转铁蛋白(Tf)-神经生长因子(NGF)偶联物的制备方法	广西医科大学
200610010526	内皮抑制素小分子多肽及编码该多肽的核苷酸序列和互补链	哈尔滨医科大学
200410103563	新的α-芋螺毒素肽,其编码多核苷酸及用途	海南大学
200610012606	棕点湍蛙抗病毒多肽及其在制药中的应用	河北师范大学
200610012608	棕点湍蛙抗微生物多肽及其在制药中的应用	河北师范大学
200610031864	敬钊毒素-V	湖南师范大学
200410089498	鳗弧菌无标记基因缺失减毒菌株及其应用	华东理工大学
200510026847	含有HIV转导结构域的生存素突变体及制备方法和应用	华东理工大学
200510019808	日本血吸虫双价DNA疫苗及制备方法	华中科技大学
200510127521	一种胸腺素α1和干扰素的融合蛋白	吉林大学
200510100228	重组VPAC2型受体特异激动剂RMROM及其表达方法与应用	暨南大学
200510100229	重组VPAC2型受体特异激动剂RMBAY及其表达方法与应用	暨南大学
200610035105	特异性抗人肝癌噬菌体单链抗体HscFv4-16基因及其应用	暨南大学
200510100750	双重靶效应基因嵌合重组体及其构建方法和应用	暨南大学
200610076857	抗肿瘤寡肽及其制备方法和应用	南京大学
200610085779	一种抑制明胶酶A活性的多肽和制备方法及其应用	南京医科大学
200610044672	人sDR5蛋白在制备治疗乙型病毒性肝炎药物中的应用	山东大学
200510111913	钠通道调制剂BmKαⅣ基因及其克隆、重组蛋白表达方法	上海大学
200510110611	一种UreG蛋白及其制备方法和用途	上海第二医科大学
200510029278	甲状旁腺激素缓释微球	上海交通大学
200510025777	分泌肿瘤坏死因子-α的重组卡介苗及其构建方法	上海交通大学
200610005577	黄精凝集素Ⅱ蛋白在制备治疗或预防艾滋病的药中的应用	四川大学
200510038732	抗人GL50单克隆抗体的制备及其应用	苏州大学
200510038730	抗人B7-1分子单克隆抗体及其应用	苏州大学
200510038733	抗人4-1BBL单克隆抗体制备及其应用	苏州大学
200610019272	一种治疗慢性宫颈炎的栓剂	武汉大学
200610019144	抑癌蛋白及其基因和用途	武汉大学
200610019743	一种生产乙肝和丙肝病毒PreS-E1-E2疫苗的酵母菌株及制备方法	武汉大学
200610042741	钠泵膜外区多肽及其在制备调节钠泵活性药物中的应用	西安交通大学
200510049106	人参皂甙纳米微粒及其制备方法和用途	浙江大学
200510062000	人工合成胰岛素模拟肽及其应用	浙江大学
200610050164	多肽有机化合物及其在异种移植中的应用	浙江大学

（续表）

专利号	发明专利名称	专利权人
200310108622	重组鹅白细胞介素-2蛋白的制备方法及其用途	浙江大学
200610052289	抗人CD19鼠免疫球蛋白可变区基因及用途	浙江大学
200610007868	一个Arf6激活蛋白及其编码基因与应用	中国科学技术大学
200510132381	一种过敏性反应抑制剂	中国农业大学
200510108339	激发机体产生FMDV抗体的融合蛋白的应用	中国农业大学
200510132382	一种治疗和(或)预防乙肝的药物	中国农业大学
200510109444	源于梨孢菌的控制真菌附着胞成熟与致病力的基因MgPTH12及其用途	中国农业大学
200510030674	一种防治肝胆病围术期肺水肿的扩容利尿剂	第二军医大学
200610027311	激发人体抗结核杆菌的保护性免疫反应的抗原表位及其用途	第二军医大学
200610024202	一种用哺乳动物细胞高效分泌表达丙型肝炎病毒包膜蛋白E2的方法	第二军医大学
200310122654	人骨髓基质细胞来源的线粒体转运蛋白分子及其编码序列和用途	第二军医大学
200510057193	壳聚糖-海藻酸钠包裹幽门螺杆菌全菌蛋白微球及制备方法	第三军医大学
200610054048	抗EHEC O157志贺样毒素ⅡA亚单位单克隆抗体5F3轻、重链可变区基因及应用	第三军医大学
200610054061	幽门螺杆菌尿素酶B亚单位的Th表位肽、其编码DNA、疫苗及其应用	第三军医大学
200610039298	血管生成抑制多肽及其制备方法和应用	中国药科大学
200610040762	一种人白细胞介素21的核苷酸序列及生产成熟的人白细胞介素21的方法和应用	中国药科大学
200410046981	一种抗血吸虫病的童虫细胞型疫苗	中南大学
200510036165	一种抗菌三肽及其化学修饰物与应用	中山大学
200510121037	一种抗菌肽及其编码序列和用途	中山大学
200510024002	华支睾吸虫I类醛脱氢酶，其编码核酸及其应用	中山大学
200510024004	华支睾吸虫蛋白酶体亚单位C3，其编码核酸及其应用	中山大学
200410077623	文昌鱼双甲基精氨酸水解酶AmphiDDAH基因及其应用	中山大学
3　专利权人为国内研究所		
200410098214	HER-2模拟抗原表位及含有该表位的肽	北京市肿瘤防治研究所
200310115389	一种新的乳腺癌相关蛋白及其特异性多克隆抗体	北京市肿瘤防治研究所
200310115388	一种新的乳腺癌相关蛋白及其特异性多克隆抗体	北京市肿瘤防治研究所
200410081646	含前S1、前S2和S抗原决定簇的乙肝表面抗原复合颗粒	成都生物制品研究所
200510052022	聚乙二醇修饰后具有体内生理活性的重组促红细胞生成素	成都生物制品研究所
200580000677	羧端含前S2免疫决定簇的乙肝表面抗原融合基因及蛋白质	成都生物制品研究所
02136559	新型人Rab GTP酶，其编码序列及用途	第二军医大学免疫学研究所
02136521	新型人死亡抵抗蛋白，其编码序列及用途	第二军医大学免疫学研究所
03151428	人钙离子/钙调蛋白依赖性蛋白激酶Ⅱ抑制性蛋白α，其编码序列及用途	第二军医大学免疫学研究所
200510028991	一种胰岛素经鼻给药液体制剂	上海医药工业研究院
200510025055	预防和治疗脓毒症的蛇毒来源的蛋白质	上海医药工业研究院
200410020080	重组干扰素卡介苗菌株及其制备方法	天津市泌尿外科研究所、韩瑞发、刘春雨、姚智、韩育植、马腾骧
03116862	一种戊型肝炎病毒嵌合基因疫苗	浙江省医学科学院
99117588	抗幽门螺杆菌鸡卵黄免疫球蛋白产品及其应用	中德联合研究院
200610016767	β2-微球蛋白的抗原表位及应用	中国科学院长春应用化学研究所
200410039458	一种抗SARS病毒的基因疫苗及其用途	中国科学院动物研究所、北京华大基因研究中心
03154153	豆薯抗肿瘤蛋白	中国科学院福建物质结构研究所
03143382	南瓜蛋白的抗肿瘤活性及其应用	中国科学院福建物质结构研究所
200510102193	化合物MG-132在制备治疗白血病药物中的应用	中国科学院广州生物医药与健康研究院
200510102192	化合物PS-341在制备治疗急性髓性白血病药物中的应用	中国科学院广州生物医药与健康研究院
200610010932	棕点湍蛙胰岛素释放促进肽	中国科学院昆明动物研究所
200610010770	无指盘臭蛙胰岛素释放促进肽和在制药中的应用	中国科学院昆明动物研究所
200610010931	无指盘臭蛙丙精肽、基因和变异体	中国科学院昆明动物研究所
02110857	人CYLD基因及其编码产物在制备诊断试剂中的用途	中国科学院上海生命科学研究院
200410047385	一种人Pif1基因、其编码蛋白及其应用	中国科学院上海生命科学研究院
200510046475	scFvC6.5-sTrail融合基因和蛋白及制备	中国科学院沈阳应用生态研究所

（续表）

专利号	发明专利名称	专利权人
200510046474	scFvC6.5-TNF-α 融合基因和蛋白及制备	中国科学院沈阳应用生态研究所
200510114234	抗 HIV 病毒的多肽及其编码基因与应用	中国科学院生物物理研究所
200510114233	一种抗病毒的融合蛋白及其编码基因与应用	中国科学院生物物理研究所
200510098452	一个人源的 Nanog 基因及其编码蛋白与应用	中国科学院遗传与发育生物学研究所
200510041945	O 型口蹄疫病毒多基因复制缺陷型腺病毒活载体疫苗及制备方法	中国农业科学院兰州兽医研究所
03131498	胸腺素 α_1 的聚乙二醇化衍生物	军事医学科学院毒物药物研究所
200610089099	抗肿瘤多靶点复合抗原及其编码基因与应用	军事医学科学院基础医学研究所
200510069032	HER2/neu 与 Herstatin 相互作用的活性片段及其编码基因与应用	军事医学科学院基础医学研究所
200510112695	一种低抗原性重组葡激酶突变体及制备方法	军事医学科学院基础医学研究所
200510112697	一种高活性、低抗原性葡激酶衍生体及制备方法	军事医学科学院基础医学研究所
200510016595	新的融合毒素蛋白质及其应用	军事医学科学院军事兽医研究所
200510002000	胸腺素 α 原基因的新用途	军事医学科学院生物工程研究所
200610007229	一株无 pX01 和 pX02 质粒的炭疽杆菌菌株及其用途	军事医学科学院生物工程研究所
200310117068	人血清白蛋白与白细胞介素 2 的融合蛋白及其编码基因	军事医学科学院生物工程研究所
200510000273	一种十二肽、含有该十二肽的复合物，其制备方法及在制备肝癌治疗药物中的应用	军事医学科学院微生物流行病研究所
03146590	新的呼肠病毒、其抗体、疫苗及它们的用途	军事医学科学院微生物流行病研究所
200410083900	一种新型 RGD 葡激酶双功能分子，其制备方法及用途	军事医学科学院微生物流行病研究所
200410039004	犬静脉注射白蛋白、其制备方法以及犬静脉注射白蛋白制剂	军事医学科学院野战输血研究所
03154566	含腺病毒 E4orf4 蛋白的靶向性抗肿瘤融合蛋白	中国医学科学院基础医学研究所
200410038398	一种人 FL 多核苷酸及其与人 GM-CSF 联合基因治疗恶性肿瘤的用途	中国医学科学院基础医学研究所
200310115150	一种用于治疗获得性免疫缺陷综合征的重组靶向融合蛋白	中国医学科学院基础医学研究所、中国医学科学院输血研究所、中国医学科学院实验动物研究所
03130418	抗 KDR 单克隆抗体的重链和轻链可变区基因及其应用	中国医学科学院血液学研究所
200610048769	新型疫苗佐剂	中国医学科学院医学生物学研究所
4　专利权人为国内医院		
200610078615	一种胎盘因子及其制备方法与应用	北京大学人民医院
200510087027	表达重组全长人肝再生增强因子的基因及重组全长人肝再生增强因子的制备方法和用途	北京地坛医院
200410099386	自组装发光导电纳米药物晶体和超薄膜及其制备方法	复旦大学附属中山医院
200610034964	重组免疫治疗蛋白及其表达方法与应用	广州医学院第二附属医院
03109886	具有粘附功能的幽门螺杆菌膜孔素	南方医院
200510023815	一种重组融合蛋白及其制备方法及用途	上海长海医院
200510030297	一种含有聚乙烯醇 PVA 124 的组合物及其应用	上海第二医科大学附属第九人民医院
00105799	一种新的 11 肽及其制备方法和用途	首都医科大学宣武医院
200510084311	人源化 CTLA-4 单链抗体与人穿孔素通道形成肽 P34 的重组免疫毒素	四川大学华西医院
200510135192	乙肝疫苗的制备方法及用途	第三军医大学第三附属医院
200510057125	重组人 A20 蛋白及其用途	第三军医大学第三附属医院
5　专利权人为国内其他		
200410016062	SARS 冠状病毒全病毒疫苗	国家人类基因组南方研究中心、广东省疾病预防控制中心
200410043597	SARS 病毒 S 蛋白及其疫苗和用其筛选药物的方法	国家人类基因组南方研究中心、广东省疾病预防控制中心、广州市疾病预防控制中心、中国人民解放军军需大学
200610025386	磷酸吡哆醛内交联血红蛋白纳米囊及其制备方法	上海市血液中心
02117198	一种眼镜蛇神经毒素蛋白的融合可溶表达、重组毒素的酸解释放及其生产纯化方法	中国药品生物制品检定所
6　专利权人为国内个人（略）		
7　专利权人为国外		
00814480	新型生物活性糖蛋白	“爱多法姆”生产联合企业股份有限公司
96194693	胰高血糖素样肽-2 及其治疗应用	1149336 安大略公司

（续表）

专利号	发明专利名称	专利权人
01823956	制备脊椎动物淋巴细胞和生产结合蛋白的方法	4-抗体股份公司
200580008666	用于治疗性干预的 Y2/Y4 选择性受体激动剂	7TM 制药联合股份有限公司
02822215	能够表达结构 HCV 抗原的重组 MVA	GSF 环境及健康研究中心有限公司
03807463	肺病治疗药物	GTC 生物治疗学公司
200380102855	含有 3-位环孢菌素衍生物的毛发生长促进剂	LG 生活健康株式会社
95197928	生产流感血凝素多价疫苗的方法	MG-PMC 有限公司
200380109180	调节血管生成的 α5β1 整合素的嵌合的和人源化的抗体	PDL 生物制药股份有限公司
02819274	具有骨诱导和骨传导特性的装置	SCIL 技术股份有限公司
200380109331	因子Ⅷ多肽	SK 化学株式会社
200380109456	针对肿瘤坏死因子的抗体及其用途	阿布格尼克斯公司
02817377	微晶肽混悬剂的持续释放	阿达纳生物科学有限公司
02826797	可注射的长效组合物	阿尔扎有限公司
200480019626	结合红细胞生成素受体的新肽	阿费麦克斯公司
97198351	用于主动免疫的疫苗制剂，其应用和制备方法	阿肯萨斯大学
03802830	含有生长素释放肽的药物组合物	阿斯比奥制药株式会社、寒川贤治
03802674	美拉加群在制造治疗 I 型糖尿病的药物中的用途	阿斯特拉曾尼卡有限公司
00809144	包含低分子量凝血酶抑制剂及其药物前体的药用制剂	阿斯特拉曾尼卡有限公司
00802696	新透析法	阿斯特拉曾尼卡有限公司
98813475	新化合物	阿斯特拉曾尼卡有限公司
200480002090	治疗性多肽，其同源物、其片段及其在调节血小板介导的聚集方面的应用	埃博灵克斯股份有限公司
00807783	结合人 IL-12 的人抗体及其生产方法	艾博特股份有限两合公司
03100958	体外抑制人 TNFα 活性的方法	艾博特生物技术有限公司
01820250	新型人 β2 整联蛋白 α 亚基	艾科斯有限公司
99808650	IL-2 选择性激动剂和拮抗剂	艾库里斯有限及两合公司
200310114127	促胰岛素肽和营养物的用途，肠胃外营养组合物和药物	艾米林制药公司
02817170	多克隆抗－HIV 山羊血清作为治疗剂的用途	艾姆斯科有限公司
98808967	制备烷氧基呋喃酮胺衍生物的方法、通过该方法得到的化合物和这些化合物的用途	艾文蒂斯药品公司
03822986	新型清蛋白	爱丁堡大学董事会、戴塔生物技术有限公司
94191894	来自杀菌性通透性增强蛋白的功能区的生物活性肽及其应用	爱克索马技术有限公司
00818100	重组融合蛋白的二聚体、三聚体、四聚体或五聚体的二聚物或寡聚物	安保喜有限公司
00805017	抑制胰高血糖素的方法	安米林药品公司
98808063	用于产生 CD8T 细胞免疫应答的试剂盒及其用途	奥克森治疗有限公司
200380104131	去除前激肽释放酶的、血浆来源的白蛋白组分	奥克塔法马股份有限公司
200480003864	白蛋白溶液及其制备方法	奥克塔法马股份有限公司
01815645	包含免疫原性微颗粒的组合物	奥斯汀研究院
02828569	促进心脏组织修复的凝血酶衍生肽	奥索洛吉艾斯有限公司
200480028999	利用小肽使药用蛋白制剂稳定化	巴克斯特国际公司、巴克斯特医疗保健股份有限公司
02818207	干燥止血组合物及其制备方法	巴克斯特国际有限公司、巴克斯特健康护理股份有限公司
02824398	核蛋白“Shoca”——一种 wnt 信号传导途径的成分	巴塞尔州大学儿童医院
200410080297	血小板增进蛋白及其应用	百瑞全球有限公司
00811664	用抗 CD20 抗体治疗累及骨髓的非霍奇金淋巴瘤患者	拜奥根 IDEC 公司
200510062687	包括施用抗-CD20 抗体的 B-细胞淋巴瘤联合疗法	拜奥根 IDEC 公司
97199906	可溶性 β-淋巴毒素受体和抗淋巴毒素受体的抗体以及抗淋巴毒素配体的抗体的用途	拜奥根 IDEC 马萨诸塞公司
99815695	高水平表达活性淋巴毒素-β 受体免疫球蛋白嵌合蛋白的方法以及它们的纯化方法	拜奥根 IDEC 马萨诸塞公司
03802364	促肾上腺皮质激素释放因子 2 受体激动剂	宝洁公司
200480002922	具有低量四聚体的聚合血红蛋白溶液及制备方法	北原实验室有限公司
02823475	改变个体的瘦体重和骨特性的组合物和方法	贝勒医学院
200480008773	用作 C 型肝炎病毒蛋白酶抑制剂的药物组合物	贝林格尔·英格海姆国际有限公司

（续表）

专利号	发明专利名称	专利权人
03806164	用于抑制NS3(C型肝炎)的具有取代喹啉的羟基脯氨酸醚的三肽	贝林格尔·英格海姆国际有限公司
01805141	gM-阴性EHV突变体	贝林格尔·英格海姆维特梅迪卡有限公司
200410008041	整联蛋白α4亚单位的拮抗剂在制备治疗纤维变性的药物中的用途	比奥根艾迪克MA公司
00814288	BAFF受体(BCMA),一种免疫调节剂	比奥根艾迪克MA公司、阿波泰克R&D股份有限公司
03810404	抗原特异性免疫耐受的诱导	比奥马林药物公司、哈伯-乌克拉研究及教育学院
00805735	HIV肽,抗原,疫苗组合物,检测HIV所诱导的抗体的免疫测定试剂盒及方法	比奥诺尔免疫有限公司
00813769	用于刺激细胞因子分泌和诱导免疫应答的组合物	不列颠哥伦比亚大学
03824137	辛卡利特制剂	布拉科国际有限公司
200380109935	用于蛋白质生产的哺乳动物细胞培养方法中产物质量提高	布里斯托尔-迈尔斯斯奎布公司
01822110	丙型肝炎三肽抑制剂	布里斯托尔－迈尔斯斯奎布公司
01811111	新酶基因及其表达产物	大塚制药株式会社
01818118	EPI-HNE蛋白质悬浮液,其制备方法,其派生的干粉气溶胶,含有所述悬浮液或气溶胶的药物组合物及其应用	德比奥药物股份有限公司
99806761	TAO蛋白激酶及其使用方法	德克萨斯大学董事会
200480013728	具有肝素结合活性的新的抗微生物肽	德玛根股份公司
02807813	红细胞生成素改善化疗诱导的体内毒性	东卡罗莱娜大学
97117912	与细胞凋亡有关的疾病的预防和(或)治疗药剂	东菱药品工业株式会社
200480013106	人体生长激素的缓释性微粒制剂及其制造方法	独立行政法人科学技术振兴机构、独立行政法人物质·材料研究机构、格兰尼探索研究所
03808858	治疗阿尔茨海默氏病的免疫学方法及组合物	多伦多大学董事局
96199011	内皮细胞增殖抑制剂及其应用方法	儿童医学中心公司
03806081	硒酵母产物,制备硒酵母产物的方法以及所述产物在制备食品、膳食补充品或药品中的用途	法尔诺公司
200480005179	用于治疗白血病和淋巴瘤的阿普立定组合	法马马有限公司
200480013401	用于瞬时性治疗的具有短半衰期的C1抑制剂	法明知识产权股份有限公司
200480011354	固体剂型药物组合物及其制造方法	凡林有限公司
01800599	GBS毒素受体的制药用途	范德比尔特大学
00803564	聚丙烯酰胺凝胶在哺乳动物的机体组织中形成胶囊的应用、培养细胞的方法和治疗肿瘤和糖尿病的方法	范赛尔生物技术有限公司
97194902	结合纤连蛋白ED-B结构域的抗体及其构建和应用	菲罗根有限责任公司
02812038	利用HMG片段作为抗炎症试剂	费因斯坦医学研究学院、通用医院有限公司、匹兹堡大学
200480005201	用于皮下施用的基于神经节苷脂的疫苗组合物	分子免疫中心
200480018243	针对FIV感染的免疫接种材料和方法	佛罗里达大学研究基金公司
00805084	通过光化学内化作用在抗原呈递细胞表面上表达抗原的方法	福多库尔联合股份有限公司
02814241	治疗病毒感染的靶向给药组合物及方法	福克医药公司
03816282	疫苗组合物	格拉索史密斯克莱生物学股份有限公司、血清疫苗研究生产中心芬雷学院
200480012112	包含靶向部分和触发免疫反应部分的抗肿瘤剂	格林维尔医院系统公司
99809954	来自端粒酶的抗原性肽	格姆瓦克斯有限公司
97181651	与受体结合的肽和化合物	葛兰素集团有限公司
200380104985	疫苗	葛兰素集团有限公司
03817198	具有数目减少的VNTR重复单位的MUC-1抗原	葛兰素集团有限公司
02823087	疫苗	葛兰素集团有限公司
200380109729	HPV-16和HPV-18L1 VLP疫苗	葛兰素史密丝克莱恩生物有限公司
03819487	免疫原性组合物	葛兰素史密丝克莱恩生物有限公司、葛兰素集团有限公司
98811378	肺炎衣原体的基因组序列和其多肽,片段以及其用途特别是用于诊断、预防和治疗感染	根瑟特公司
03803357	哺乳动物促乳素变体	国家健康医学研究所
98813442	霍乱弧菌疫苗候选物及其构建方法	国家科学研究中心

（续表）

专利号	发明专利名称	专利权人
200480033164	可中和的 HGF 表位和与其结合的中和抗体	国立癌中心
00807312	α-半乳糖苷酶缺陷的治疗	核转移治疗公司
200610055044	利用单价抗原-结合蛋白抑制病毒感染	荷兰联合利华有限公司
02813885	皮肤处理	荷兰联合利华有限公司
95102946	聚酰胺-寡核苷酸衍生物、其制法和用途	赫彻斯特股份公司
02102302	牛乳腺炎疫苗的制备方法	恒信环球农业科技有限公司
200480020275	用于预防大肠杆菌病的禽类大肠杆菌疫苗	惠氏公司
200380101816	抗 GDF-8 的中和抗体及其用途	惠氏公司、剑桥抗体科技有限公司
200480009274	针对胰岛素样生长因子 I 受体的抗体及其应用	霍夫曼-拉罗奇有限公司
99802310	人 IL-12 抗体	霍夫曼-拉罗奇有限公司
200410030256	稳定等渗的冻干蛋白质制剂	基因技术股份有限公司
96194347	具有更长半衰期的变异多肽	基因技术股份有限公司
97198947	抗 ErbB2 抗体	基因技术股份有限公司、德克萨斯州大学系统董事会
00810866	使用抗-ErbB2 抗体治疗前列腺癌	吉尼泰克公司、斯隆-凯特林癌症研究院
00812493	治疗感染性疾病和免疫系统疾病的化合物及其使用方法	吉尼西斯研究及发展有限公司
99808109	影响肿瘤坏死因子受体释放酶活性的因子	加利福尼亚大学董事会
02816102	结合至 C5 和 C5A 但不阻止 C5B 形成的补体途径抑制剂	建南德克公司
02810505	分泌性细菌效应蛋白的药物用途	健康保护代理公司
01823950	包含环孢菌素的药物制剂及其用途	杰格特克公司
00814590	用于抗 ErbB2 抗体治疗的制剂	杰南技术公司
02826018	糖蛋白组合物	杰南技术公司
01810372	多价抗体及其应用	杰南技术公司
200410056797	促胃动素同系物抗体	津莫吉尼蒂克斯公司
01819833	ω 干扰素在制备用于治疗丙型肝炎的药物中的用途	精达制药公司
95108955	重组的感染性不分节段的负链 RNA 病毒	卡尔-克劳斯．肯蔡尔曼
200480022213	酪蛋白水解物及其生产过程与应用	卡尔皮斯株式会社
200480022344	生物体内非分解性肽、血管紧张素转换酶抑制剂、药物和功能性食品	卡尔皮斯株式会社
200380104899	肿瘤靶向剂及其应用	卡尔扬-CTT 有限公司
02821542	药物组合物，制备和分离其的方法，及其在制备预防性治疗损害和癌的药物中的应用	开普敦大学
03806256	具有抗增殖活性和(或)可增强核酸损伤剂或治疗的效果的肽和肽模拟物	坎巴斯有限公司
97197609	多价 DTP-POLIO 疫苗	康诺特实验室有限公司
96195229	无细胞百日咳疫苗和其制备方法	康诺特实验室有限公司
00816590	感染性克隆	康斯乔最高科学研究公司
01818133	兔出血性疾病疫苗及抗原	康斯乔最高科学研究公司、福特·道奇·维特林纳里亚股份有限公司
200480017595	甲硫氨酸酶在制备治疗卡氏肺囊虫感染的药物中的用途	抗癌公司
99810334	用于治疗和诊断前列腺癌的组合物和方法	科里克萨有限公司
99815723	用于治疗及诊断衣原体感染的化合物和方法	科里克萨有限公司
01814904	用于治疗和诊断卵巢癌的组合物及方法	科里克萨有限公司
200510052830	肺炎链球菌抗原	科特克斯(OM)有限公司
98803901	菠萝蛋白酶成分	科特克斯(英国)有限公司
02827587	用于改善血清脂类分布和预防动脉粥样硬化的含水解蛋白质和植物甾醇的组合物	拉伊西奥比尼考有限公司
02150665	检测或定量芬太尼或其类似物的代谢物的方法和试剂盒	兰多克斯实验室有限公司
02805917	胸腺素 β4(Tβ4)、类似物、异构体及其它衍生物在制备治疗眼睛和周围组织失调的药物中的应用	雷金纳克斯生物制药公司
00805910	肿瘤疫苗	理化学研究所、细胞医药股份有限公司
02829329	包含红细胞生成素的稳定的药物组合物	力奇制药公司
200480008971	预防和治疗蜂窝组织炎的组合物	利珀特克公司
01810688	乙型肝炎核心抗原的融合蛋白	利兹创新有限公司大学
98809116	重组的猪腺病毒载体	联邦科学和工业研究组织、猪研究开发公司

（续表）

专利号	发明专利名称	专利权人
95195268	编码羊腺病毒(OAV287)的DNA及其作为病毒载体的应用	联邦科学及工业研究组织
00802284	埃滋蛋白的调节/伸展肽	鲁珀特·唐纳德·霍姆斯
99806448	分离的结合MHCI类和MHCII类分子的同NY-ESO-1的氨基酸序列相关的肽及其应用	路德维格癌症研究院
99806361	多肽激素磷酸盐沉着因子	伦敦大学专科学院
200480006172	粘液瘤病毒在治疗癌症和慢性病毒感染中的用途	罗巴斯研究机构
01817571	蛋白C或活化的蛋白C-样分子	马克西根公司、马克西根控股公司
01822685	方法	玛蒂尔达和特伦斯·肯尼迪风湿病学信托学会
98804152	抗人抗原受体的新的生产方法及其用途	麦可麦脱股份公司
200410011940	用于预防和(或)治疗粥样动脉硬化的组合物	脉管生物生长有限公司
200480010595	1型干扰素拮抗剂在制备治疗患有炎症性肠病的患者的药物中的用途	梅达雷克斯公司
02822715	CpG制剂及相关方法	梅瑞尔有限公司、萨斯喀彻温大学
01807849	蜱传黄病毒的全长感染性cDNA克隆	美国国有健康与人类服务部
02809538	表达修饰的HIV包膜、GAG和POL基因的MVA	美国国有健康与人类服务部、埃莫里大学
99807402	用于口蹄疫的合成肽疫苗	美国联合生物医学公司
03820179	大肠杆菌热不稳定毒素作为鸟类和家禽的佐剂的用途	美国陶氏益农公司
03802782	利用肌动蛋白结合肽促进毛发生长的方法和组合物	美国政府健康及人类服务部
200480028978	制备多糖-蛋白轭合物疫苗的方法	美国政府健康及人类服务部
00810120	减毒的人-牛嵌合副流感病毒(PIV)疫苗	美国政府健康及人类服务部
00813165	前列腺特异膜抗原的人类单克隆抗体	米德列斯公司
03824037	降低细胞ATP水平的药剂在制备药物中的应用	密执安州立大学董事会
99804972	策略性修饰的乙肝核心蛋白及其衍生物	免疫合成物公司
03809918	RS7抗体	免疫医疗公司
03145498	gp350/220的非剪接变异体	免疫医疗疫苗公司
03820184	香烟烟雾影响的改善	免疫再生生物科学有限公司
99814192	链球菌C5a肽酶疫苗	明尼苏达大学董事会
200410057706	抗原特异性IgE抗体产生抑制剂	明治乳业株式会社
97181377	肽基免疫治疗剂	明治乳业株式会社
00808641	含肉毒神经毒素的治疗剂	莫茨药物股份两合公司
00808966	T细胞介导的免疫的改善	莫纳希大学
99812456	表达以及分泌制管张素和endostatin的免疫融合物	默克专利股份公司
03815178	草花粉过敏原Phl p4的DNA序列和用重组方法进行的制备	默克专利股份公司
03814927	包含寡肽和醚化环糊精的液体制剂	默克专利有限公司
200380101059	双特异性抗ERB-B抗体及其在肿瘤治疗中的用途	默克专利有限公司
200380106522	与GD2结合的小鼠14.18抗体的人源化抗体(H14.18)以及其与IL-2的融合	默克专利有限公司
01811772	人乳头状瘤病毒治疗	尼文塔生物制药公司
01808488	蛋白质	牛津格莱克科学(英国)有限公司
200510066836	胞内劳森氏菌在McCoy细胞中的培养	诺博实验室股份有限公司
200510064375	药物组合物	诺瓦提斯公司
200380103249	包含奥曲肽微粒的药物组合物	诺瓦提斯公司
03817047	来自节杆菌的Hsp70	诺瓦提斯公司
200480026125	治疗性结合分子	诺瓦提斯公司
200480007463	在人转移性肿瘤细胞中表达的糖蛋白抗原SIMA135	诺瓦提斯公司、斯克里普斯研究所
200380109622	抗Nogo A的抗体("11C7")及其药物用途	诺瓦提斯公司、苏黎士大学
00810228	FVIIa或组织因子拮抗剂在调节基因表达和细胞迁移或趋化中的应用	诺沃挪第克健康护理股份公司
97126193	制备单克隆抗体的方法、单克隆抗体、药物组合物和诊断试剂	欧加农股份有限公司
02823478	用于治疗中风的非神经毒性纤溶酶原激活因子	帕昂德国有限公司
200410006074	低溶血性的抗菌胜肽及其使用方法	沛进生物科技股份有限公司
03802448	新的抗IGF-IR抗体及其应用	皮埃尔法布雷医药公司
99809134	从苦瓜中提取降血糖多肽的方法及其产物和用途	普什帕康纳
02821709	*L*-甲硫氨酸在无HSA的制剂中用作NESP/EPO的稳定剂	麒麟-安姆根有限公司

（续表）

专利号	发明专利名称	专利权人
02813064	抗 CD40 单克隆抗体	麒麟医药株式会社
01817296	调节磷酸代谢，钙代谢，钙化和维生素 D 代谢的多肽及其编码 DNA	麒麟医药株式会社
00809624	保守的奈瑟球菌抗原	启龙股份公司
02822187	奈瑟球菌蛋白质的杂合和串联表达	启龙有限公司
200380102404	角膜疾病治疗剂	千寿制药株式会社
97197221	与 α4β7 整合蛋白相作用的人化免疫球蛋白	千禧药品公司
02826970	新的血管内皮细胞生长抑制剂同种型	乔治敦大学
00806541	Neutrokine-α 和 Neutrokine-α 剪接变体	人体基因组科学有限公司
99805939	肽组合物和制剂及其使用	人造结缔组织股份有限公司
200410003874	介导细胞吸附和信号传递的细胞表面分子	日本烟草产业株式会社
200480011799	包含锌的缓释组合物、其制剂及其制备方法	日本株式会社 LTT 生物医药
200380103796	经修饰的生物相关物质、其制备方法、及中间体	日油株式会社
00137481	油佐剂疫苗	日油株式会社、财团法人化学及血清疗法研究所
00811070	血管紧张素转化酶抑制剂在制备预防或降低充血性心衰的药物中的用途	萨诺费－阿文蒂斯德国有限公司
200510124755	用作层粘连蛋白/巢蛋白相互作用抑制剂的低分子量肽衍生物	萨诺费-阿文蒂斯德国有限公司
01822885	用于选择性癌症治疗的特异性人抗体	萨文特医药公司
02826794	抗树突细胞的人单克隆抗体	塞尔德克斯医疗公司
200480013365	含有作为疫苗辅药的磷酸铁的疫苗组合物	赛诺菲巴斯德有限公司
200480015952	包装的病毒样颗粒	赛托斯生物技术公司
200480011269	血管紧张素转化酶抑制肽	三得利株式会社
200480014328	聚合物改性剂和药物组合物	三共株式会社
02829803	抗 IL-6 抗体、组合物、方法和用途	森托科尔公司
200380100628	蛋白酶抑制剂	森永乳业株式会社
200480019914	改良的重组人干扰素-β-1b 多肽	舍林股份公司
03815702	作为抗凝剂的新的靶向组织因子的血栓调节蛋白融合蛋白	舍林股份公司
02823178	微生物感染的治疗	神经技术药物公司
98811731	产生免疫的药物组合物及其在制备预防和治疗致淀粉样病的药物中的用途	神经实验室有限公司
96196145	人 B7.1 和(或)B7.2 特异的猴源单克隆抗体灵长动物化形式，药用组合物	生物基因 IDEC 公司
96197943	用于人治疗的重组抗 CD4 抗体	生物基因 IDEC 公司
03824895	全葡聚糖颗粒在抗癌药物中的应用	生物聚合物工程有限公司、路易斯维尔大学研究基金会
200380105922	*N*-乙酰半乳糖胺-4-硫酸酯酶前体，以及生产和纯化所述酶的方法	生物马林药物股份有限公司
00817413	改变跨细胞膜转运的化合物及其用途	生物转换系统有限公司
200380107843	用于癌症治疗的经修饰的细胞因子	圣拉斐尔德尔蒙特塔博基金中心
200480031220	糖肽膦酸酯衍生物的盐酸盐	施万制药
95197701	用于治疗 IL-5 介导的疾病的重组 IL-5 拮抗剂	史密丝克莱恩比彻姆公司、史密丝克莱恩比彻姆有限公司
00814349	疫苗	史密丝克莱恩比彻姆生物有限公司
00815424	联合疫苗组合物	史密丝克莱恩比彻姆生物有限公司
200410069442	一种佐剂组合物	史密丝克莱恩比彻姆生物有限公司
00807261	CASB618 多核苷酸和多肽及其用途	史密丝克莱恩比彻姆生物有限公司
200480018708	免疫毒素在制备治疗头颈鳞状上皮细胞癌或膀胱癌药物中的应用	苏黎世大学
99810739	稳定的肉毒毒素液体制剂	索尔斯蒂斯神经科学公司
98804169	抑制凝血的抗体及其使用方法	塔挪克斯公司
99805256	补体活化的抑制剂	泰诺士公司
99806431	关于肽合成的方法以及组合物	特莱默里斯公司
03821390	硼酸盐及其在制备治疗血栓形成药物中的应用	特里根有限公司
01815071	包含病毒唑的疫苗及其使用方法	特里帕普股份公司
99813735	抑制 IGF-I 和-II 的 GH-RH 拮抗性相似物	图兰恩教育基金管理人
200380108818	胃泌素组合物和制剂及其使用和制备方法	瓦拉塔药品公司

（续表）

专利号	发明专利名称	专利权人
03816228	在乳腺癌和膀胱癌中差异表达的基因及编码多肽	瓦西尼斯公司、罗切斯特大学
200480016470	用作新颖烷基化剂的水溶性磺酰肼前药	维奥恩药品公司
02822461	具有固定的血小板结合剂的血管闭塞固相试剂	维日克斯医药公司
03824451	粒细胞集落刺激因子或粒细胞集落刺激因子受体的抑制剂的用途	沃尔特及伊莱萨霍尔医学研究院
00802985	宿主细胞中重组多肽的区室化	沃纳·卢比茨
02813816	桥连二环的丝氨酸蛋白酶抑制剂	沃泰克斯药物股份有限公司
200380103650	抗猪胸膜肺炎的减毒活疫苗	西班牙海博乐生物大药厂
200480001950	用于生产重组多克隆蛋白质的方法	西福根有限公司
200480024201	能够结合转化生长因子β1(TGF-β1)的肽	西玛生物医学信息公司
200480012163	冠状病毒和SARS-COV的蛋白酶抑制剂及其应用	西托维亚公司
03814643	具有抗整合素活性的氟-烷基-环肽衍生物	希格马托制药工业公司
03808716	一种防止管制物质滥用的持续释放的药学化合物	希拉有限责任公司
200410085847	稳定化的含多肽的液体药物组合物	希龙公司
200510072807	脑膜炎奈瑟球菌抗原和组合物	希龙公司、基因组研究所
200380108700	培哚普利	希普拉有限公司
03815043	人CD22特异性抗体及其治疗和诊断应用	细胞技术研究及开发有限公司
03817686	抗胰岛素样生长因子受体(IGFR)的人源中和抗体	先灵公司
02826290	关节炎的治疗药	协和发酵工业株式会社
02820882	人CDR-移植抗体及其抗体片段	协和发酵工业株式会社
95193629	真核生物中原卟啉原氧化酶酶活力的操作	辛根塔参与股份公司
200380102758	治疗或预防肺炎球菌感染的组合物及其用途	新纳儿美国公司
200310102846	二硫键交联的糖蛋白激素类似物及其制备和应用	雪兰诺实验室有限公司
02808173	修饰蛋白、人工毒素及其制备方法	研究发展基金会
200380108238	用于犬和人埃利希病的免疫诊断的P153和P156抗原及其用途	研究发展基金会
01806602	共聚物1和相关肽和多肽及其处理过的T细胞在神经保护性治疗中的用途	耶达研究及发展有限公司
01806591	共聚物1和相关肽和多肽及其处理过的T细胞在保护CNS细胞避免谷氨酸毒性中的用途	耶达研究及发展有限公司
96196658	FAS受体和其它蛋白质功能的调节物	耶达研究与发展有限公司
97199225	GLP-1或其类似物在治疗心肌梗死中的应用	伊莱利利公司
200380107764	肽及含有所述肽的药物组合物	伊藤火腿株式会社
01822108	粉末制剂及其制备方法	伊藤火腿株式会社
200380102832	导入GANP基因的转基因哺乳动物及其应用	医能高选工学
01803978	获得可增强特异交叉反应性的抗原结构的方法	遗传工程与生物技术中心
03814126	ANTH1嵌合拮抗剂	遗传工程与生物技术中心
02814350	编码可诱导抗病毒效应的蛋白质的嵌合链	遗传工程与生物技术中心、彼德罗扩利热带医学院
02828269	用于治疗人乳头状瘤病毒相关性癌症和其他上皮性肿瘤的肽	遗传和生物技术工程中心
00805538	用于关节软骨愈合和修复的骨软骨移植物的制备方法和组合物	遗传研究所公司
96193884	抗蛋白酶K降解的脑膜炎奈瑟氏球菌表面蛋白	益得生物医学公司
200510003749	新颖的链球菌抗原	益得生物医学公司
200510053993	白细胞介素-1受体拮抗剂的细胞内同种型	应用研究系统ARS股份公司
02817575	人绒毛膜促性腺激素和黄体生成激素在控制性超排卵中的应用	应用研究系统ARS股份公司
03816094	免疫原性组合物	英特威国际有限公司
99810311	多价人—牛轮状病毒疫苗	由卫生与公众服务部代表的美利坚合众国
01814907	原肌生长抑制素肽及其使用方法	约翰斯·霍普金斯大学医学院
01814908	生长分化因子受体、其激动剂和拮抗剂及其使用方法	约翰斯·霍普金斯大学医学院
200610099824	通过给予生长激素释放化合物或其拮抗剂来治疗肿瘤	赞塔里斯股份公司
02823490	含有LHRH拮抗剂的注射液	赞塔里斯有限公司
00807953	一种泌尿生殖系统疾病的治疗系统	曾根公司
02806185	平滑肌细胞增殖的调节	詹森药业有限公司
200410085665	低分子化的激动剂抗体	中外制药株式会社
99805209	一种包含IL-6拮抗剂活性成分的炎性肠道疾病的预防或治疗剂	中外制药株式会社、岸本忠三

（续表）

专利号	发明专利名称	专利权人
200480016103	用于神经元再生和功能恢复的σ配体	株式会社爱慕知科学
98102329	含有高质量生理活性的家兔发痘组织的制造方法	株式会社富吉摩托普拉泽兹
03819389	HLA-A24 限制性癌抗原肽	株式会社国际癌症免疫研究所、中外制药株式会社、大日本住友制药株式会社
200480008931	多肽	株式会社林原生物化学研究所
200380105916	乙型肝炎病毒的耐药性的识别方法	株式会社先端生命科学研究所
97199744	可溶性多肽	住友电气工业株式会社
200380108552	球虫疫苗及其制造和使用方法	佐治亚州大学研究基金会

五、药品制剂和药用辅料的发明专利

1　专利权人为国内企业

专利号	发明专利名称	专利权人
200410074463	一种含眼科用抗增殖性药物的海藻酸钠微胶珠和凸膜及制备方法	北京宏医耀科技发展有限公司
200410054849	胃肠复合型胶囊及其制备方法和应用	北京华安佛医药研究中心有限公司
200820079581	组合胶囊	北京华安佛医药研究中心有限公司
200310101688	聚乙二醇氨基酸 N-内环羰酐活性衍生物及其药物键合物和凝胶	北京键凯科技有限公司
200510055203	择时缓释微丸及其制剂	北京科信必成医药科技发展有限公司
03149697	一组抗 HBV 感染及防治乙型肝炎的核苷酸序列及其应用	北京三诺佳邑生物技术有限责任公司
200720187229	阿司匹林双嘧达莫双释胶囊微片	北京星昊医药股份有限公司
200720094097	一种药贴	长春英平医疗器械有限公司
200510047203	药用水溶性微胶囊及生产方法	大连三仪动物药品有限公司
200610019626	一种可压缩颗粒甘露醇的制备方法	广西南宁化学制药有限责任公司
200720116575	一种肠道给药栓	黑龙江天宏药业有限公司
200720088228	薄膜衣腰痛片	湖北广仁药业有限公司
200720083330	全方位弹性圆角型贴膏剂	湖北康源药业有限公司
200620076318	软型药物缓释口腔贴膜	江苏阳生生物工程有限公司
200410038822	一种口腔速溶制剂及其生产方法	量子高科（北京）研究院有限公司
200710200502	一种软胶囊囊皮组合物	辽宁大生药业有限公司
200610115808	滴丸制备方法	南昌弘益科技有限公司
200610038600	包含有脂溶性化合类药物的纳米复合物滴眼液及其制备方法	南京凯瑞尔纳米生物技术有限公司
200610096440	高速药片激光打孔机	南京瑞驰电子技术工程实业有限公司
200610096734	实验用药片激光打孔机	南京瑞驰电子技术工程实业有限公司
200510042429	一种抗癌药物组合物	山东蓝金生物工程有限公司、孔庆忠
200610045530	一种微晶纤维素乳糖的制备方法	山东聊城阿华制药有限公司
200720071794	扶正化瘀片	上海现代中医药技术发展有限公司
200720071796	扶正化瘀片	上海现代中医药技术发展有限公司
200610061698	一种从粘稠液体中除去有机溶剂的方法	深圳万乐药业有限公司
03178458	脂质体悬浮液制造方法及含该法所制脂质体悬浮液的产物	台湾东洋药品工业股份有限公司
02136779	携载基因支架及其制备方法和应用	微创医疗器械（上海）有限公司
200510120550	一种可透血脑屏障的脂质体和以该脂质体为载体的药物组合物及其制备方法	武汉海特生物制药股份有限公司
200720031784	便于贮存和携带的离子导入药贴	西藏宇妥藏药研究有限公司
200720139667	复合式贴布	芯和商务有限公司
200410008479	使用多孔磷灰石的稳定的和遮盖味道的药物制剂形式	杏力奈米生技股份有限公司
200720043539	贴剂	云南白药集团无锡药业有限公司
200510049432	水分散性类胡萝卜素粉的制备方法	浙江新和成股份有限公司
200610054331	水溶性磺烷基醚-β-环糊精的合成工艺	重庆通量精细化工有限公司

2　专利权人为国内大学

专利号	发明专利名称	专利权人
200510063388	注射用的整合素配体修饰的载抗癌药的长循环脂质体	北京大学
200610078773	由聚肽-b-聚四氢呋喃-b-聚肽三嵌段共聚物制备纳米及微米级自组装体的方法	北京理工大学
200610067161	ABA 型聚肽-b-聚四氢呋喃-b-聚肽三嵌段共聚物的合成	北京理工大学
200410042842	一种药丸密封用蜡组合物	北京石油化工学院

（续表）

专利号	发明专利名称	专利权人
200510112403	一种可降解的温敏性物理水凝胶及其制备方法	复旦大学
200610033822	一种医用聚氨酯避孕堵栓剂材料	广东药学院
200610031106	叶酸-淀粉纳米颗粒与其制备方法及应用	湖南大学
200610028932	聚丙烯酸/聚肽接枝共聚物及其制备方法和应用	华东理工大学
200610025767	含有偶联剂的聚氧乙烯配体及其合成方法	华东师范大学
200510036638	化学反应气压式微胶囊药物释放方法及其装置	华南理工大学
200510126413	一种青梅果汁泡腾片及其制备工艺	华南农业大学
200510018293	分子凝胶透皮药物制剂及其制备方法	华中科技大学
200410013339	可注射的药物缓释载体及其制备方法	华中科技大学
200610040084	一种透明质酸-壳聚糖交联生物相容材料的制备方法	江南大学
200510037848	用作难溶性药物载体的聚维酮-磷酯-胆酸盐三元组合物	江苏大学
200510122442	可溶解的交联聚乙烯醇聚氨酯及其合成方法	南开大学
200410024892	用于基因及多肽药物粘膜给药的脂质复合物及其制备方法	上海交通大学
200610028318	程序性释放多种药物的壳聚糖纳米粒子及其制备方法	上海交通大学
200610028316	氨基酸改性壳聚糖亲核 NO 供体及其合成方法	上海交通大学
200410016423	磁性微粒与量子点的核-壳式纳米复合粒子的制备方法	上海交通大学
200710038083	聚(酰胺-胺)-聚(L-苄基-谷氨酸酯)纳米粒子的制备方法	上海交通大学
200510030444	载药缓释微/纳米球消化道支架的制备方法	上海交通大学
03111657	难溶性药物透皮吸收制剂及其制备工艺	沈阳药科大学
03111470	一种制备脂质体的新方法	沈阳药科大学
200610021556	靶向性纳米药物载体及其制备方法	四川大学
200610013520	温敏聚异丙基丙烯酰胺-聚精氨酸缀合物转基因载体的制备	天津大学
200310109289	一种生物降解聚合物药物微球的制备方法	同济大学
200410066457	一种油溶性药物缓释微球的制备方法	同济大学
200610116045	两亲性荧光靶向纳米胶束及其制备方法	同济大学
200610029897	一种可生物降解聚酯磁性复合微球的制备方法	同济大学
200510019884	一种透皮制剂水凝胶基材及其制备方法，和以其为基材的药物	武汉大学
200510018524	壳聚糖季铵盐纳米粒子及其制备方法和用途	武汉大学
200610018146	茯苓多糖作为崩解剂在制备药物片剂中的应用	武汉大学
200610019354	一种微流芯片及利用微流芯片制备聚合物微球的方法	武汉大学
200510020091	一种聚电解质多糖纳米粒子及其制备方法	武汉大学
200610018656	药物载体羧甲基壳聚糖纳米粒子及载药的/羧甲基壳聚糖纳米粒子的制备方法	武汉大学
200610019465	超声辅助制备聚合物纳米/微米球的方法	武汉大学
200510019212	一种魔芋复合空心胶囊的制备方法	武汉工业学院
200610018350	一种药物载体羧甲基壳聚糖纳米粒的制备方法	武汉理工大学
200610018351	一种海藻酸钠/壳聚糖共混凝胶粒的制备方法	武汉理工大学
200510062156	一种药物的单层芯渗透泵片的制备方法	浙江大学
200510060926	油溶性药物的可降解聚合物微胶囊注射制剂及其制备方法	浙江大学
200610051601	表面修饰疏水改性壳寡糖聚合物载药胶团及其制备方法	浙江大学
200510049806	稳定微粒化药物添加剂的制备方法	浙江大学
200610048995	pH 敏感溶蚀性聚丙烯酰氧肟酸酯及其合成方法	浙江大学
200410093044	一种制作空心胶囊的组合物及其制备方法	浙江工业大学
200610000702	万寿菊中富含叶黄素的油树脂的超临界 CO2 萃取方法	中国农业大学
200510029784	双重靶向抗肝纤维化药物载体拟糖蛋白纳米粒及其制法	第二军医大学
200610033342	一种原位快速形成可注射超分子结构水凝胶的制备方法及其应用	中山大学
200620111977	一种缓释电子胶囊	重庆大学
200620112050	一种释药电子胶囊	重庆大学
3　专利权人为国内研究所		
200610084646	生物分解性聚合微胶粒组合物和药学组合物	财团法人工业技术研究院
02135661	磁引导抗癌药剂的制备方法	德州科隆载体研究所
200510044516	一种对生命活性物质有保护作用的糖类组合	山东省生物药物研究院、山东商业职业技术学院

（续表）

专利号	发明专利名称	专利权人
200610016993	水溶性环糊精-C60超分子包合物的制备方法	中国科学院长春应用化学研究所
200610036955	一种纤维状磁性药物及其制备方法	中国科学院广州化学研究所
02104201	寡聚或多聚亚基蛋白质分离纯化的方法	中国科学院过程工程研究所
200510046322	一种红藻多糖植物膳食纤维药用硬胶囊的制备方法	中国科学院海洋研究所
200610026472	含偶氮苯基团的胆固醇衍生物及其用途	中国科学院上海有机化学研究所
200510065906	难溶性药物组合物渗透泵控释制剂	中国医学科学院药物研究所
4 专利权人为国内医院		
200710062813	甘草酸盐修饰壳聚糖/羧化壳聚糖复合载药纳米粒的制备方法	广州中医药大学第二附属医院
200510110750	一种促进骨再生的微胶囊及其应用	上海第二医科大学附属第九人民医院
200510057266	抗急性髓性白血病的GM-CSF靶向药物脂质体及制备方法	重庆医科大学附属第二医院
5 专利权人为国内其他（无）		
6 专利权人为国内个人（略）		
7 专利权人为国外个人		
99814002	多颗粒改进释放组合物	伊兰公司，PLC
00802748	增强药物功效的组合物	阿尔凯米亚肿瘤学私人有限公司
200480030018	治疗肽的清蛋白结合型衍生物	诺沃挪第克公司
02820203	使用超临界流体制备活性物质与多孔载体的相互作用复合物的方法	皮埃尔法布雷医药公司
00809487	含短效催眠剂或其盐的定时双释剂型	赛诺菲-安万特
200380107729	用制备PIT乳液包胶活性脂溶性物质的方法及制得的乳液	考斯尼森斯公司
03817841	含有至少一种亲水嵌段的嵌段共聚物基的湿介质粘合剂组合物	阿托菲纳公司
200410055286	新颖的粉末聚合物、其制备方法及其作为增稠剂的用途	化工产品开发公司（S. E. P. P. I. C.）
200480021316	含地西泮的经鼻微乳	SK株式会社
200480002975	超声造影剂及其制备方法	伯拉考国际股份公司
200380101975	控释组合物	莱博法姆公司、莱博法姆欧洲有限公司、莱博法姆（巴巴多斯）有限公司
00817393	稠化体系的制片方法	汉高两合股份公司
200480030714	基于交联的亲水性聚合物的给药方式	LTS勒曼治疗系统股份公司
03807177	用于持续，不变且独立释放活性化合物的基质	欧洲凯尔蒂克公司
00813501	相变制剂的药物传递	沙斯公司
02821774	多泡乳液局部给药系统	海尔斯波因特有限公司
98811818	共冷冻干燥法制备肽/脂类络合物	琼-路易斯·达索克斯
200380104168	脂质体制剂	吉里德科学公司
99815281	一种吸入给药系统	弗兰克G·皮尔基威克兹
200380104175	借助梯度的脂质体中药物装填的方法	吉里德科学公司
200380104235	借助梯度的脂质体中药物装填的方法	吉里德科学公司
00815666	制备水性包被小球粒的方法	史密丝克莱恩比彻姆公司
200480002718	用于包裹光动力学疗法治疗剂的陶瓷纳米微粒及其使用方法	纽约州立大学研究基金会
98813618	生产咀嚼分散片的方法	史密丝克莱恩比彻姆公司
200480021663	改进的硬脂酸盐组合物及制备方法	马林克罗特公司
02823430	有镶嵌部分的组合剂型	麦克内尔-PPC股份有限公司
00803517	可食用的包衣组合物	FMC有限公司
99811446	采用HPMC胶囊进行肠和结肠传递	沃纳-兰伯特公司
96194768	新型的非突发的持续释放聚（丙交酯/乙交酯）的微球	美国政府陆军部
98812475	用于控释药物传递装置的速率控制膜	阿尔扎有限公司
99816489	粘膜传递的组合物及方法	拉维法姆实验室公司
01805605	肠递送用组合物	佩罗斯美国公司
200410042002	含半乳甘露聚糖聚合物和硼酸盐的眼用组合物	阿尔康实验室公司
01812725	提高抗微生物剂口服吸收的组合物和方法	卡比斯特制药公司、国际健康管理合作公司、犹他大学研究基金会
01822245	糖基化/半乳糖基化肽、双官能接头和核苷酸单体/多聚体的缀合物以及相关的组合物和使用方法	细胞工厂治疗公司

（续表）

专利号	发明专利名称	专利权人
200510071996	透皮促进剂甘油三醋酸酯	沃特森实验室公司
200480022791	用于口服传递 GLP-1 化合物或 MC4 激动剂肽的化合物、方法和制剂	爱密斯菲尔科技公司
03818898	眼科给药体系	佛罗里达大学研究基金会有限公司
200410045171	接种有用于治疗糖尿病的产胰岛素细胞的可植入式囊	生命扫描有限公司
02814966	核酸传递系统	斯克里普斯研究学院、莱兰斯坦福初级大学评议会
00809953	制备可溶片剂的方法和设备	巴特尔纪念研究院
01815556	含有包胶的阿斯巴甜和焦磷酸钠的口香糖配制物	WM. 雷格利 JR. 公司
200380107698	含有表面改性有机分子的乳液	3M 创新有限公司
03805435	抗微生物的覆体物品	伯纳德技术公司
200380111009	用于组织填充的交联透明质酸及其制备方法和应用	安尼卡医疗有限公司
99813591	用于改善芬太尼和舒芬太尼给药的方法和装置	沙斯公司
99808380	线型环糊精共聚物	加利福尼亚技术学院
03812345	非病毒类基因送递系统	FMC 生物聚合物联合股份有限公司
200480002996	薄型含水敷剂	帝国制药株式会社
02811941	经肺给药用干燥粉末吸入系统	大塚制药株式会社
200480027693	用于口腔内快速崩解的片剂的组合物	富士化学工业株式会社
200480022554	用于制备药物超微粒子的方法和装置	卫材 R&D 管理有限公司
01809853	制剂的稳定化方法	大塚制药株式会社
01131289	经皮吸收制剂	日东电工株式会社
02813352	用于分析试剂的载体颗粒胶乳和分析试剂	积水化学工业株式会社
03811068	速溶性膜剂	救急药品工业株式会社
02816317	用于抑制转移或预防恶性肿瘤复发的含有多糖偶联物的药物组合物	田边三菱制药株式会社
00815477	含核酸的复合物	盛 英三、田畑 泰彦
200480002945	磁性细胞及其使用方法	卫材 R&D 管理有限公司、越智光夫
200480021784	咀嚼性胶囊及其制造方法	森永乳业株式会社
200410029640	液滴排出装置和微胶囊制作方法	精工爱普生株式会社
200410088713	医用粘着片类及其制造方法	日东电工株式会社
02818030	海藻糖或麦芽糖醇和金属离子化合物的缔合物	株式会社林原生物化学研究所
200410083555	外用组合物	株式会社资生堂
03809875	冷感组合物、冷感辅助组合物及它们的用途	高砂香料工业株式会社
03808313	碱式碳酸镁及其制备方法和用途	日铁矿业株式会社
200480024881	环状麦芽糖基麦芽糖以及环状麦芽糖基麦芽糖合成酶和它们的制造方法及其用途	株式会社 林原生物化学研究所
200480029280	皮肤贴敷用压敏粘合剂片	日东电工株式会社、株式会社钟化
01818648	含有嵌段共聚物的口服药物组合物	阿斯特拉曾尼卡有限公司
02813941	包衣的方法和设备	阿斯特拉曾尼卡有限公司
02825363	合成的无机纳米微粒作为载体在眼用和耳用的药物中的应用	爱尔康公司
00818447	一种制备含淀粉的模制体的方法	瑞士卡普斯法律及许可证股份公司
02818752	聚乙二醇化和双糖基化的红细胞生成素	弗·哈夫曼-拉罗切有限公司
02805066	含有防火剂的香料或调味剂微胶囊	芬美意有限公司
03813525	口腔崩解片及其制备方法	维塔科学有限公司
03807564	包含褪黑激素的药物制剂	纽里姆药品(1991)有限公司
00814447	疫苗组合物及其制药用途	特瓦制药工业有限公司
200510129598	用于胞内释放药理活性化合物的用作阳离子脂质的 *L*-肉碱或烷酰基 *L*-肉碱的酯	希格马托制药工业公司
200380108276	用于吸入的含有微粒化结晶活性组分的无菌含水悬浮液的制备	奇斯药制品公司
03822384	干粉吸入组合物的制备方法	诺顿·希尔思凯尔有限公司
03803737	用于药物控释的口服剂型	葛兰素集团有限公司
03812356	避孕套	富图拉医药发展有限公司
02807156	含有引起勃起的组合物的避孕套	富图拉医药发展有限公司
200380104974	细胞裂解物的药用组合物及其生产和使用方法	细胞移种有限公司

（张伟波）

科研机构简介

中国科学院广州生物医药与健康研究院 中国科学院广州生物医药与健康研究院是隶属于中国科学院的具有独立法人资格的科学研究机构。该院是2004年4月正式由中国科学院、广东省人民政府和广州市人民政府三方共建。研究院实行理事会领导下的院长负责制。

该院现有在职员工260多人，其中科研人员197人，90%以上为博士和硕士，主要学术带头人均是从海外归来的优秀科学家，其中25名研究员多数曾在世界一流大学、科研机构特别是跨国制药企业担任过教授或高级研究职务，具有10年以上的海外留学和工作经历。此外该院还有在读研究生共187名。该院下设院务办公室、科研教育处、事业发展处、人事处、资产财务处、后勤处、基建办公室等7个管理职能部门，建立了再生生物学与干细胞研究、化学生物学研究、感染与免疫研究三个研究所，建立了实验动物中心、公用仪器中心、信息情报中心三个支撑中心，建设了临床前研究平台、非人灵长类动物疾病模型平台、RNA干扰技术平台、抗体技术平台、药物化学技术平台、药物分子设计及结构优化技术平台、疫苗载体技术平台、分子诊断平台、药物毒理技术平台和天然药物发现技术平台十大技术平台。并拥有呼吸疾病国家重点实验室(共建)和中科院再生生物学重点实验室。

在共建三方的支持下，研究院新园区建筑面积33 200 m^2的一期工程将在2009年10月全面竣工。该院拥有一批先进的仪器设备，如激光共聚焦显微镜、放射性同位素及化学发光测定仪、ELISPOT READER、流式细胞仪、LC-MSMS系统、多肽合成仪、制备兼分析型液相色谱、超速离心机、大容量冷冻离心机、荧光定量PCR仪、LEICA显微镜、基因芯片操作平台、全自动血液分析仪、x-ray衍射仪等。研究院建设有广东省科技图书馆广州生物医药与健康研究院分馆，可享用广东省科技图书馆近40万册的中外文图书及近8 000种的中外文期刊，拥有中外文电子资源及科技类文献信息数据库22个，另外还购买了美国《Chemical Abstract》数据库SciFinder。

研究院正朝着成为生物医药和健康领域具有自主创新和国际竞争能力的研究机构目标而努力。近几年来，该院承担了各级各类研究课题130多项，发表了80余篇高质量的科技论文，申请了45项发明专利，一些有市场前景的药物已经开始成果转化。该院还与中国科技大学共建了“医药生物技术系”。

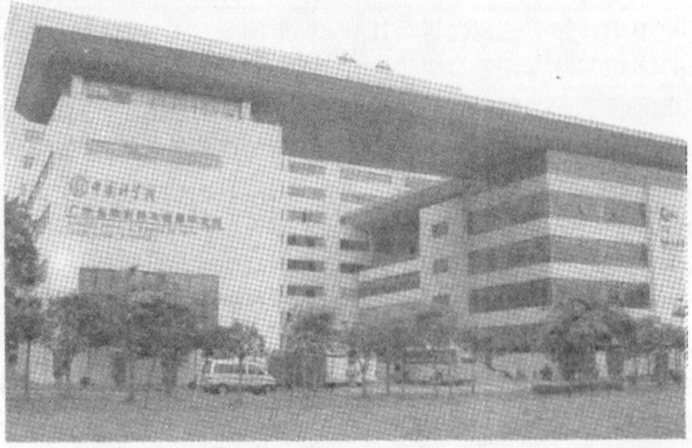

研究院正面图

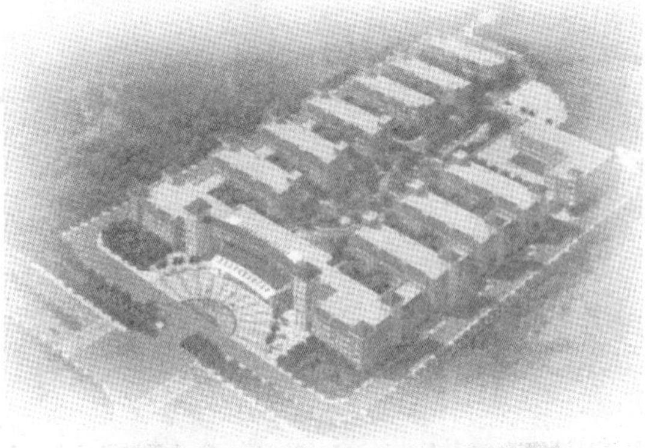

研究院科学城新园区鸟瞰设计图

地　址：广州市科学城国际企业孵化器A区
邮政编码：510663　电　话：020-32290260

（黄洲萍）

清华大学中药现代化研究中心 清华大学中药现代化研究中心的前身为该校中药方剂化学实验室，1994年正式成立，目前隶属于清华大学生命科学与医学研究院，该中心也是教育部中医药现代化网上合作研究中心的主持单位和清华大学生命有机磷与化学生物学教育部重点实验室的核心实验室之一。

该中心现有教授2人，副教授、讲师、助理研究员4人，在站博士后6人，在读博士生22人，硕士生20人。

中心现有实验室建筑面积超过600 m^2，配有细胞培养室。实验室配备了价值300多万美元的国际先进的仪器设备，与AGLIENT，WATERS，VARIAN，BECKMAN，ABI和P&G等国际知名公司合作共建了示范实验室，已经过国家计量监督管理局计量认证，并成为国际AOAC协会开展植物药比对研究的国际合作实验室。该中心图书资料利用清华大学图书馆，馆藏总量已超过344万册(件)，各类数据库380余个，缩微资料2万种，音像资料和多媒体光盘2.5万余件，中外文全文电子期刊4.4万余种，中外文电子书近114万册；另外于2006年7月成立了医学与生命科学图书馆。

10余年来，中心以中药复方的现代研究与开发为重点，将现代科学技术与传统中医药理论相结合，发挥中药学与化学、生命科学、信息学等多学科交叉的优势，充分吸收和利用现代仪器分析技术以及系统生物学等先进科技成果，勇于创新，积极探索具有特色的中药现代化发展之路。中心共承担和完成国家973,863科技攻关计划，国家自然科学基金重大项目及国际合作重点项目等近30项，取得丰硕的科研成果，获得国家科技进步奖二等奖3项，省部级科技成果奖9项以及中国分析测试协会科技奖6项。其中如"中药现代化发展战略研究"(1999年)、"复方丹参方的物质基础和作用机制研究"(2005年)、"方剂组分活性跟踪与配伍方法的建立与实践"(2006年)获国家科学技术进步奖二等奖；"现代仪器分析方法研究基因工程药物质量"2003年获江苏省科技进步奖二等奖；"清开灵注射液多环节阻抑脑缺血级联反应药效物质与作用机制研究"2004年获教育部提名国家科技进步奖一等奖；"柴苓汤及其有效成分治疗实验性肾炎的研究"2004年获中华中医药学会科技进步奖二等奖和中华中医药学会科技进步奖一等奖；"保健食品与中药有效成分检测技术研究和应用"2005年获国家质量监督检验检疫总局科技兴检奖二等奖；"方剂组分配伍关键科学问题的基础研究"2006年获天津市自然科学奖一等奖；"化学计量学方法在复方药物光谱和色谱分析中应用研究"1994年获全军科技进步奖二等奖等。此外该中心还在国内外学术期刊上发表论文528篇，SCI收录215篇，被SCI他人引用1 858次，撰写研究专著4部，译著1部，申请发明专利35项，已获授权15项。

地　址：北京市清华大学生命科学楼1-39室

邮政编码：100084　电　话：010-62781688　62772263

（罗国安）

中国人民解放军中药研究所　中国人民解放军中药研究所于2006年3月由总后勤部卫生部批准成立，是在解放军302医院中医药研究所基础上组建的集科研、开发、教学和生产于一体的综合性中药科研机构。现为国家中医药管理局临床中药学重点学科，中华中医药学会中成药分会主任委员单位，全军中药专业委员会主任委员单位。该所隶属于解放军第302医院，解放军总后卫生部。

该所现有科技人员10名，其中正高3人，副高3人；在读硕士和博士研究生40余人；下设中药化学室、中药制剂室、药物分析室、药理实验室、临床药理临床药学室、实验动物室、中试实验室及大生产车间。该所拥有一个与临床紧密结合、学科专业配套、药物研制三级规模配套（小试、中试、大生产）的中药研究技术平台，该所实验室面积600 m^2，中试和生产车间共3 500 m^2，仪器设备总价值1 000万余元；包括生物热活性检测系统、串连四级杆质谱、超高效液相色谱、CO_2超临界萃取仪、多功能提取过滤浓缩一体化设备等仪器。该所图书资料依靠302医院的图书馆，该馆藏书4万余册，中外文期刊杂志350种。

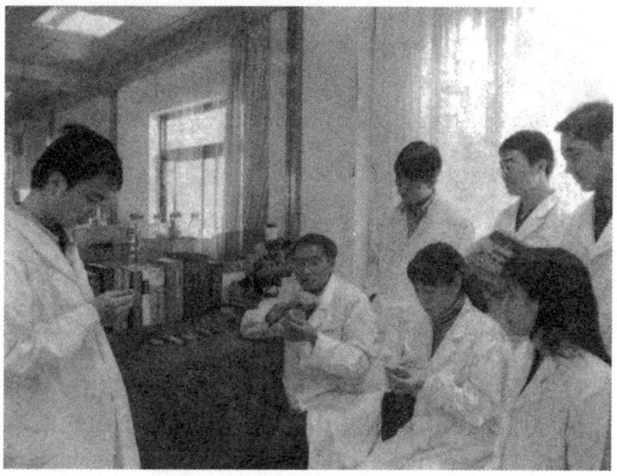

中药研究所肖小河所长讲解中药材

该所主要从事创新药物与中药现代化研究，包括：①中药质量评价与控制研究；②中药寒热药性评价研究；③军队特需药物的研究与开发；④肝病创新药物的研究与开发。该所先后主持承担国家重点项目10余项。主持新药研制项目6个，获国家新药证书1个，国家新药临床批文3个。在国内外重要刊物上发表学术论文近200篇。获省部级二等奖以上奖项5项。其中"道地药材三维定量鉴定与生产适宜性评价的系统研究"2006年获国家科技进步奖二等奖，该项目创建了基于计算机三维重建和模式识别的中药材三维定量鉴定方法，实现了鉴定数字化和可视化；为中药质量标准化和生产规范化发展提供了技术支撑，对中药鉴定学和栽培学及其相关学科的发展具有推动作用。此外"治疗肝纤维化新药—复方鳖甲软肝片的研制"2001年获军队科技进步奖二等奖；"中国姜黄属植物生药学研究与中药鉴定数字可视化"2003年获中华中医药学会科技奖一等奖；"藏药蕨麻抗肝炎药效物质基础的研究与评价"2004年获中华中医药学会科技奖二等奖；"波棱瓜子抗肝炎的药效物质基础研究及评价"2006年获中国中西医结合学会二等奖。

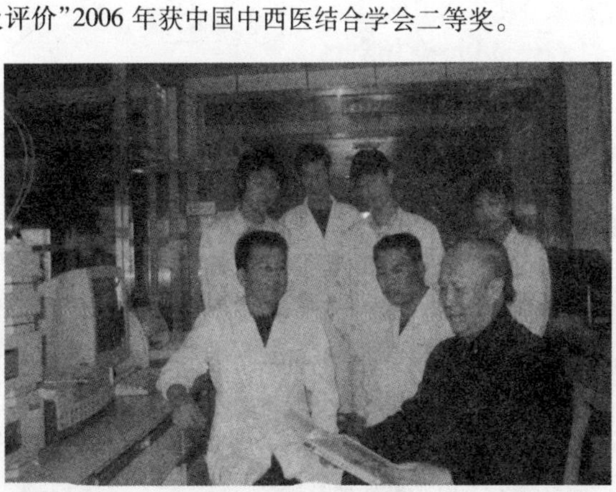

蔡光明副所长等在实验中

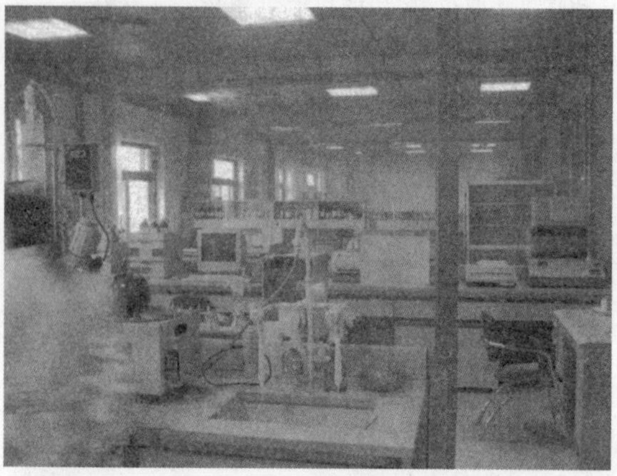

研究所实验室概貌

地　址:北京市西四环中路100号解放军302医院内

邮政编码:100039　电　话:010-66933325　66933322　66933323　66933324

（金　城）

天士力集团有限公司研究院　天士力集团有限公司研究院是天士力集团的科研开发部门,其前身是成立于1994年的天使力联合制药公司开发部,2000年正式更名为天津天士力集团有限公司研究院。2001年成立了企业博士后科研工作站,2002年成立了国家级企业技术中心,2008年被科技部认定为103个创新型企业试点单位之一。近年来该院与国内外多家科研机构和知名大学展开的产学研合作,共成立了4所各具特色的联合研究中心或联合实验室。

该院现有管理和技术人员达324人,将任职资格分为助理研究员18人、研究员50人、高级研究员25人、资深研究员8人、专家研究员4人、首席专家1人,现有博士及在站博士后45人,硕士168人。该院下设现代中药研究所、化学药品研究所、生物药品研究所、药理毒理研究所、药物分析研究所、食品研究所、水科学研究所、临床医学部、注册与法规研究部,以及GAP药源基地科研中心等科研机构,此外还有现代中药数字化提取中试中心、多剂型中试中心、现代制药机械与工程研究中心等中试中心。

研究院拥有多种高档精密仪器设备,如50-1000升反应釜24台,各类色谱仪器30多台,包括高效液相色谱仪、气相色谱仪、气相色谱-质谱联用仪,液相色谱-质谱联用仪等。配备多种检测器:可变波长紫外检测器、二极管阵列紫外检测器、荧光检测器、示差折光检测器、蒸发光检测检测器等。配备多种离子源:电子轰击离子源、大气压化学离子源、电喷雾离子源等。此外还配置顶空进样器、程序升温蒸发进样口、温控自动进样器等装置。研究院图书资料室拥有图书789册,期刊231种,两个中文全文期刊数据库,Dialog检索系统等多种电子信息数据库资源。

研究院研发领域涵盖现代中药、化学原料药及制剂、生物制剂、健康食品与保健品、健康酒及高科技水产品。成立至今,在研的药品、食品、水项目共90余项,共获批27个新药生产批件,其中中药14个,化学药13个;8个保健食品生产批件、42个新药临床批件。申请专利共959件,其中发明842件,实用新型45件,外观设计72件;授权专利共173件,其中发明96件,实用新型32件,外观设计45件;PCT申请共30项,其中已有15项在20余个国家和地区授权。科研成果获奖项目有“复方丹参滴丸现代药学系列研究”1999年获国家科技进步奖三等奖,“复方丹参滴丸指纹图谱分析与质量控制技术”2005年获天津市科技进步奖二等奖,“养血清脑颗粒降压作用及机制研究”2005年获天津市科技进步奖三等奖,“新型抗癌药替莫唑胺原料及胶囊的研制与开发”2007年获天津市科技进步奖二等奖。

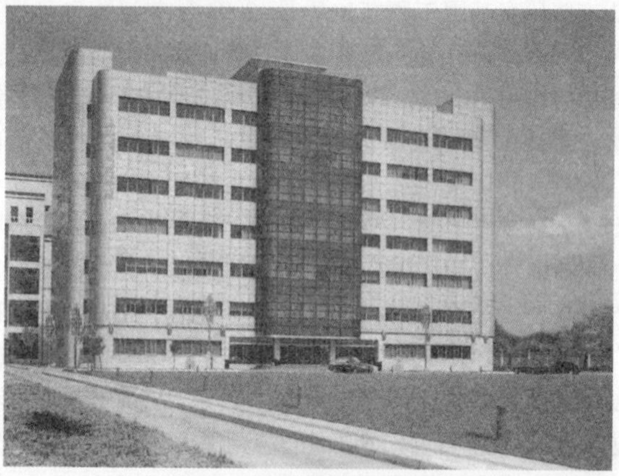

天士力集团有限公司研究院外景

地　址:天津市北辰区普济河东道2号天士力现代中药城

邮政编码:300410　电　话:022-26736540

（李认书）

辽宁省药物研究院　辽宁省药物研究院始建于1958年,原名为辽宁省药物研究所,曾改名为辽宁省医药工业研究院,2008年8月正式命名为辽宁省药物研究院。曾隶属于辽宁省卫生厅、沈阳药学院、辽宁省医药管理局,现隶属于辽宁省食品药品监督管理局,是辽宁省直属新药研究科研机构,社会公益性科研事业单位。

该院现有职工70人,其中专业技术人员54人,包括正高级人员14人,副高级人员7人。研究院下设综合办公室、科技开发部、技术咨询部3个职能科室;并设化学药物研究室、天然药物研究室、生物化学研究室、药物基础研究室、药理毒理研究室、剂型研究室、新产品研究室等7个研究室。

该院拥有较先进的仪器设备,如:高效液相色谱仪、傅立叶红外光谱仪、紫外分光光度计、超声循环提取设备、CO_2超临界萃取装置仪等。在图书资料方面,收藏有从1960年出版的《化学药品辞典》起至今,共有专业工具书779册,其中国外专业工具书籍 170 册,国家药典 74 册,国家药品标准 147 册。1979 年起至今,共收藏期刊合订本 2 382 册。

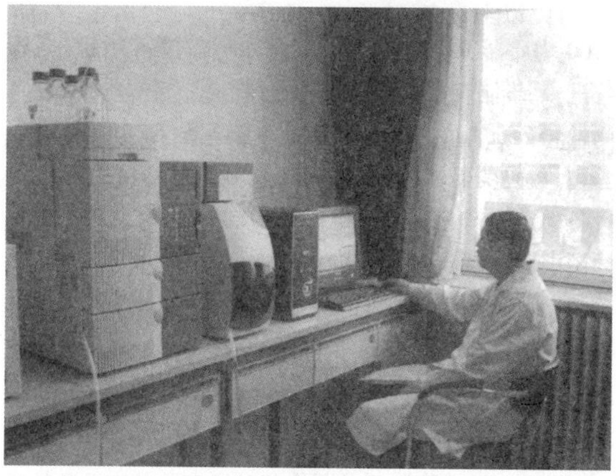

实验人员在使用岛津 2010A 高效液相色谱仪

该院的科研方向为:中药、化学药品新药研究以及现代制药工程技术的研究。并以创新药物、现代中药、自主知识产权药物、现代制药工程技术为主体,仿创结合的研究方向。从 1980 年至 2005 年该院获得国家及省部级奖励多项:"驱绦虫新药—鹤草酚"获国家发明奖三等奖;"红参加工工艺及质量的研究"获国家医药管理局科技进步奖二等奖;"胃必治"获全国星火计划成果金奖;"高聚金葡素系列产品的研制"获全国火炬高新技术金奖;"泌石通胶囊"获国家中医药管理局科技进步奖三等奖;"治疗心脑血管新药—碟脉灵的研究"、"鹅去氧胆酸柱层析分离的工业化应用"、"抗癌药物鸦胆子油的研究"、"植物非甾体抗炎药物研究"获得辽宁省政府科技进步奖二等奖;"复方木鸡冲剂治疗甲胎蛋白低浓度持续阳性者的研究"、"国产卡拉胶(角叉菜)的研究"、"复方环磷酰胺片"、"盐酸环丙沙星注射液"获得辽宁省政府科技进步奖三等奖;"恶丙嗪原料及片剂"及"高聚生"获得辽宁省医药科技进步奖一等奖、"环丙沙星滴眼液"获得辽宁省医药科技进步奖二等奖;"抗病毒胶囊"获得辽宁省医药科技奖进步奖三等奖。此外该院前身辽宁省药物研究所在 1978 年曾获"全国科学大会"重大贡献奖。该院已发表学术论文 600 余篇,出版药学著作 4 册,获专利 5 个。

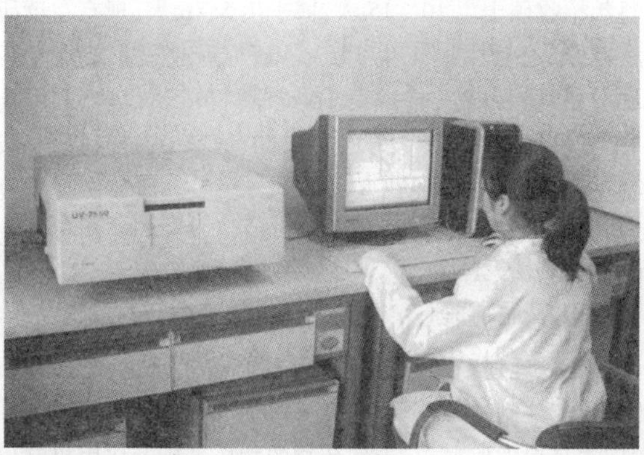

实验人员在使用岛津 UV2550 紫外分光光度计

地　址:沈阳市东陵区长青街 58 号

邮政编码:110015　电　话:024-24222532

(刘利国)

内蒙古自治区中蒙医医院国家蒙药制剂中心　内蒙古中蒙医医院制剂室于 1958 年成立,1991 年被国家中医药管理局指定为"国家蒙药制剂中心",是在内蒙古重点建立的唯一民族药制剂中心,隶属于内蒙古自治区中蒙医医院,是蒙药生产-研制-供应为一体的制剂单位。

该中心现有职工 31 人,其中专业技术人员 22 人,副高以上 5 人,中级以上专业技术人员 15 人。下设传统蒙药、中药、新剂型车间,成药包装车间和药物实验室、药品质量检验室等。制剂楼 2 500 m^2,配备有气相色谱仪、液相色谱仪、红外光谱仪等 60 多台先进仪器,并拥有制剂设备 35 台。医院图书馆藏书 5 万余册、中外文期刊 140 余种。

该中心以剂型改革与原材料炮制规范化为主要科研方向,为了更好的挖掘传统蒙药,研制新产品,对传统蒙药进行筛选,对方药组成,临床疗效组织专家论证,选出 40 多个临床有效方剂,研制生产出优质蒙药制剂,用现代制剂新理论、新技术、新工艺对其进行剂型改革,并实现规范化、标准化符合现代用蒙药的要求,受到不同民族患者的喜爱。2008 年产值突破 1 400 万元。获得的科研成果有"蒙医药治疗萨病(脑血管病)临床观察 240 列研究"1986 年获卫生部科技成果乙级奖;"蒙药通拉嘎 601 治疗原发性血小板减少性紫癜及再生障碍性贫血研究"1991 年获内蒙古自治区科技进步奖二等奖;"蒙药勃起Ⅰ号治疗阳痿的临床研究"1994 年获内蒙古自治区科技进步奖三等奖。其他如"抗心衰 1 号口服液"治疗慢性充血性心力衰竭、"心康胶囊"与"降脂灵"治疗心肌炎及高血脂症、"慈莲丸"治疗乳腺增生与乳腺纤维瘤、"鼻炎一、二号"治疗慢性鼻炎与过敏性鼻炎、"五味甘露药浴剂"治疗风湿类风湿、关节疼痛等都取得了显著的疗效,共研制出 10 多种剂型、300 多个品种的中蒙药制剂。

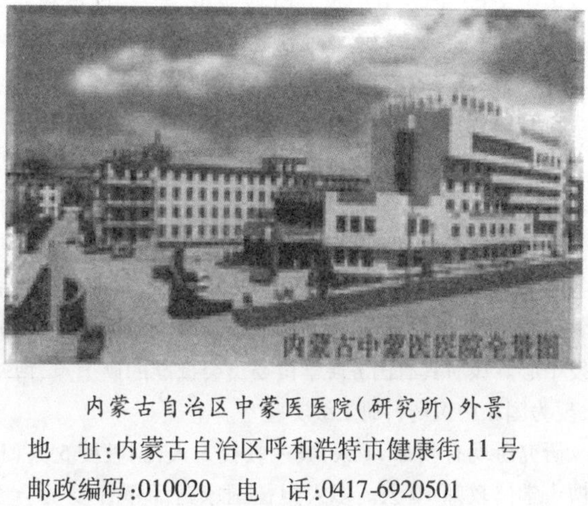

内蒙古自治区中蒙医医院(研究所)外景

地　址:内蒙古自治区呼和浩特市健康街 11 号

邮政编码:010020　电　话:0417-6920501

(孟克巴牙尔　包玉祥)

浙江大学现代中药研究所 浙江大学现代中药研究所于2005年底由浙江大学药学院从事中药研究的教师整合组建而成。

该所现有职工14人,专职教师10人,其中教授2人,副教授8人,具有博士学位的教师8人。另有博士及硕士研究生共25人。下设中药资源与中药化学、中药药理学、中药分析与代谢、中药制药工程等四个研究室。

浙江大学现代中药研究所配备有下列仪器设备:Agilent 1200高效液相色谱仪、Waters 2695高效液相色谱仪、BUCHI中压制备液相色谱仪、Agilent 6890气相色谱仪、Agilent 6890/5973i气相色谱-质谱联用仪、日立U-3010紫外-可见分光光度计、Waters Acquity UPLC-Quattro Premier液相色谱-质谱联用仪、OLYMPUS AU400全自动生化分析仪、LBY-N6B自动清洗血流变仪、BIOPAC数据采集分析系统以及中药提取、浓缩设备,动态罐组逆流提取设备和真空带式干燥设备等。图书资料利用浙江大学图书馆紫金港校区医学分馆,馆内藏书52余万册,其中期刊3 700余种,12.8万册;基础分馆藏书38.2万册,中外期刊约1 800种。

该所的研究方向为基础研究与应用研究相结合,一方面注重学科前沿的研究,另一方面重视中药新药的研发等应用研究。主要有中药资源学、中药药理学、中药质量控制、中药药效物质基础研究、中药安全性评价、中药药代动力学、中药新药研发、中药制药工程等。

研究所近年来承担国家"973"计划项目、"十一五"国家科技支撑计划项目、国家自然科学基金重大研究计划项目等,取得了显著的成绩,并为多家中药制药企业攻克了技术难题。科技成果获奖项目有国家科技进步奖1项,其他省部级科技成果奖10余项。如"中药质量计算分析技术及其在参麦注射液工业生产中应用"2004年获国家科技进步奖二等奖,"参麦注射液物质基础及现代中药质量控制技术"2003年获浙江省科技进步奖二等奖,"中药材质量智能辨识与评价技术"2004年获浙江省科技进步奖三等奖。此外该所发表论文60余篇,其中SCI、EI收录40余篇,申报和获得国家发明专利共计10项。

地 址:浙江省杭州市西湖区余杭塘路388号

邮政编码:310058 电 话:0571-88208455

(吴永江)

浙江大学药物制剂研究所 浙江大学药物制剂研究所依托于浙江大学药剂学学科于1999年组建,目前已发展成为集药物制剂、生物药剂、制剂工程为一体的药物制剂研究开发中心。该所具有国务院学位委员会批准的硕士点、博士点,现为国家中医药科研二级实验室。

研究所现有教师11人,其中教授5人,副教授5人,具有博士学位教师10人。多人担任国家药品审评委员会委员、中国药学会药物制剂专业委员会委员及药学学术刊物编委等职务。

研究所装备有先进的药物新制剂制造及评价设备,其中价值万元以上设备65台件,10万元以上设备16台件,如PT4000均质器、高压均质机、冷冻干燥机、喷雾干燥机、悬浮造粒机、一步制粒机、压片机、高速离心机、超滤器、动态光散射测量和Zeta电位测定仪、凝胶渗透色谱仪,二氧化碳恒温培养箱、数码荧光倒置显微镜,高效液相色谱仪、溶出仪等,总设备固定资产超过1 000万元。该所分享浙江大学图书馆的图书、期刊资源,基础分馆现收藏图书38.2万册,订阅期刊约1 800种;医学分馆共有藏书52余万册,其中期刊3 700余种,12.8万册,图书17.8万种,39.6万册,线装书5 000余册,其中善本图书有82种637册。

研究所的科研方向为重点开展药物的控制释放、分子生物药剂学、纳米药物制剂及载体基础研究及其产业化技术开发,并在近年来取得了相当多的研究成果,部分成果已经产业化,获得了良好的经济与社会效益。获奖项目如"细胞浆靶向壳寡糖硬脂酸嫁接物纳米载体材料的制备与应用"2007年获浙江省科学技术奖三等奖;"生物降解性聚膦腈为载体的药物控释系统研究"2003年获浙江省教育厅高等学校科研成果奖二等奖;"高等医学院校药剂学教学法改革方案"2001年获浙江省教育厅教学成果奖二等奖。此外为省内医药企业开发药物新制剂18个;自主获得国家新药证书3项,参与获得国家新药证书12项。获得国家发明专利19项;共发表学术论文近300篇,其中SCI收录论文150余篇。出版科技著作和教材3部,参编7部。

地 址:浙江省杭州市西湖区余杭塘路388号

邮政编码:310058 电 话:0571-88208434

(邱利焱)

浙江大学药物信息学研究所 浙江大学药物信息学研究所于2003年初创建,由浙江大学材料与化工学院11名教职员及30名研究生建立。

该研究所现有教师及科研人员18名,其中教授2人、副教授及副研究员4人、副主任药师1人,具有博士学位12人,每年招收硕士生10~15人,博士生5~6人,现有在读研究生40余人,其中博士生19人。研究所是国家重点学科(药物分析学)和浙江省中医药重点学科(中药化学)和中药制药工程重点实验室建设单位,并建有国家中医药科研三级实验室——"计算机辅助中药分析实验室"。研究所现下设药物ADME/T信息学、药物设计学与新药创制、药物生产全程质量控制研究室。

该研究所主要研究方向有:计算机辅助新药发现及药物设计方法学、现代中药创制理论及核心技术研究、医药分析及药品质量控制技术、药物与疾病蛋白质组及代谢组学、系统毒理学与毒理信息学、天然药物的物质基础及作用机制研究以及抗肿瘤及心血管疾病新药创制研究等。

该所拥有先进的分析仪器、分子生物学研究设备、大型计算机系统及制药工程实验装置。图书资料依靠浙江大学图书馆的丰富的藏书及期刊资源。

近年来研究所承担国家和省部级重要科研项目30余项，获国家科技进步奖二等奖1项、省部级科技进步奖7项。其中“中药质量计算分析技术及其在参麦注射液工业生产中应用”2004年获国家科技进步奖二等奖；获浙江省科学技术奖二等奖的有“参麦注射液物质基础及现代中药质量控制技术”(2003年)、“化学指纹图谱计算分析技术及在中药行业中应用”(2006年)和“中药组效关系辨析理论及其应用”(2007年)。还有“方剂组分配伍关键科学问题的基础研究”2005年获天津市自然科学奖一等奖，“复方丹参滴丸指纹图谱分析与质量控制技术”2004年获天津市科学技术进步奖二等奖。此外该所还发表学术论文200余篇，被SCI收录140余篇

地　址：浙江省杭州市西湖区余杭塘路388号

邮政编码：310058　电　话：0571-88208428

（瞿海斌）

暨南大学中药及天然药物研究所　暨南大学中药及天然药物研究所成立于2003年6月，主要进行中药新药源头创新及中药现代化研究，同时培养高层次创新性药学人才，隶属于暨南大学。

研究所现有职工14人，其中中国工程院院士1人，教授、博士生导师7人，副教授3人，实验技术人员2人，在学博士后4人，博士生25人，硕士生近40人。

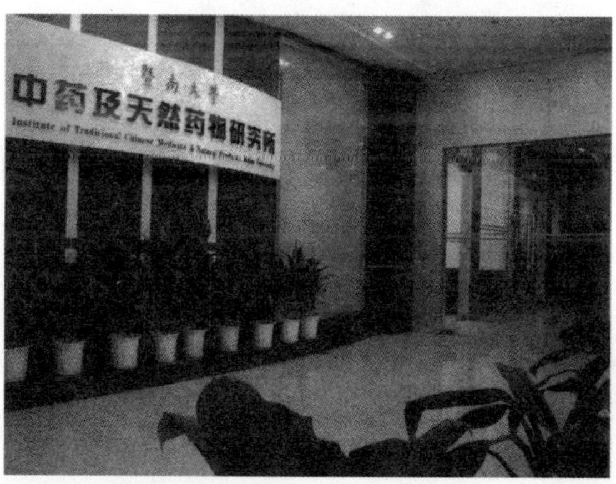

暨南大学中药及天然药物研究所

研究所设备先进，拥有国内一流的提取、分离、纯化和结构测试的高端仪器和设备，独立拥有400 MHz FT-NMR核磁共振波谱仪、LC-MS_n、紫外光谱仪、红外光谱仪、旋光测定仪、显微熔点测定仪和十余套各种品牌的高效液相色谱仪等。生物活性仪器包括流式细胞仪、ESR等生物活性测试仪器，生物显微镜、超低温冰箱、生物洁净工作台、生化培养箱等。图书资料依托于有丰富馆藏的暨南大学图书馆(校本部图书馆现有各类印刷型文献220多万册，现有中文电子图书137万多种，中外文数据库164个，其中电子期刊37 000多种。馆藏线装古籍约1万种，12万余册)。

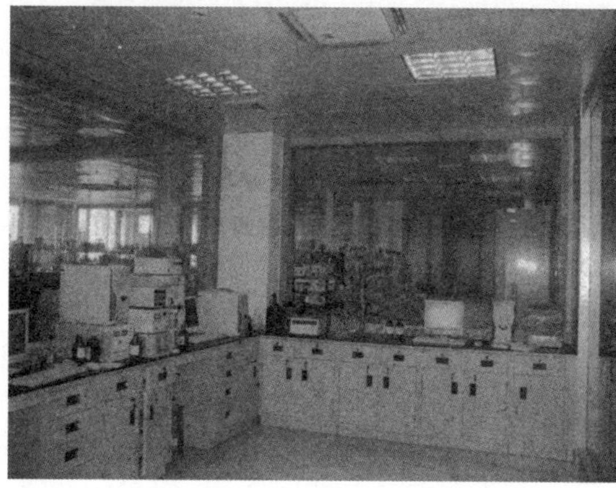

实验室

研究所目前主要从事的研究方向为：创新药物的源头研究，利用化学和生物学研究手段，研究中药及天然药物中的活性成分，为创新药物研究提供先导化合物；中药作用物质基础及中药质量标准化、规范化研究；中药药理研究，建立心血管、中枢神经、癌症、免疫等重大疾病的药效学评价模型；中药及天然药物的新药开发研究等。成立至今，研究所与企业合作并已先后成功开发出银杏叶粉针、线麻注射液、匙羹藤总皂苷胶囊等多种新药，申请发明专利40余项(授权12项)，并通过广泛的国际与地区合作研究与学术交流，有效促进了研究所的科学研究、人才培养工作。

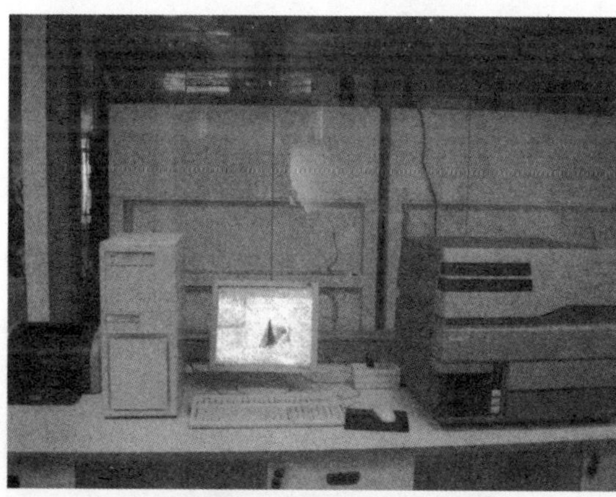

流式细胞仪

地　址：广州市黄埔大道西601号

邮政编码：510632　电　话：020-85221559

（黄映瑜）

重庆市药物种植研究所　重庆市药物种植研究所始建于1937年，是全国最早从事中药栽培研究的科研单位，为重庆市市属全额拨款的公益型全民所有制事业单位。1937

年，抗日战争爆发，国民政府中央赈济委员会在南川县设金佛山垦区，开荒种植药材。1941 年，垦区改为金佛山垦殖试验场，并开始对治疟药"常山"进行野生变家种研究，1945 年成立常山种植试验场，我国的中药材栽培研究的专业机构从此诞生。1949 年解放后种植场属西南农林部，1951 年属西南卫生部，1957 年属四川省卫生厅，名为"南川药物试验种植场"，1985 年改制建所，隶属于四川省中医药研究院，更名为"四川省中医药研究院药物种植研究所"，1997 年划转重庆直辖市，更名为"重庆市药物种植研究所"，由重庆市卫生局、重庆市科委双重管理。

该所现有职工 147 人，其中专业技术人员 71 人，有正高职称 9 人，副高 15 人，中级职称 18 人，初级 32 人。下设药用植物资源、栽培、品种选育、药物生理生化、中药土壤化学、药用动物驯养、药用菌类研究中心、信息中心等专业研究室，并建有一个收集 2 000 余种药用植物的标本园，一个收藏 20 万余份腊叶标本，1 000 余种生药的标本室，一个优质种源培育中心，一个药用动物养殖场，一个股份制合作的制药厂，一个科技开发公司等机构。

该所配备有一批较为齐全的科研设备如高效液相色谱仪，原子吸收分光光度计等，并拥有 5 万余册各类图书资料。

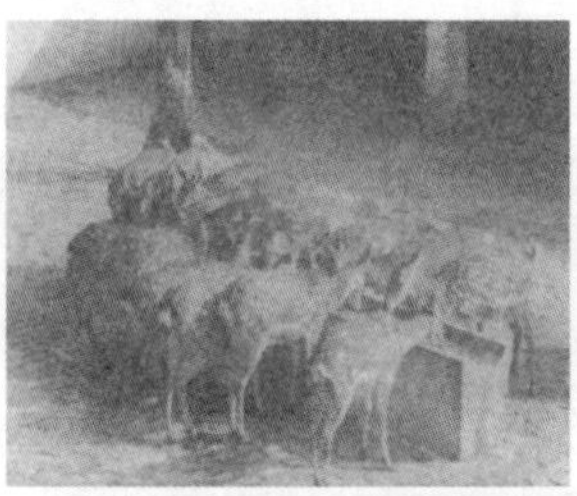

药用动物梅花鹿驯化研究

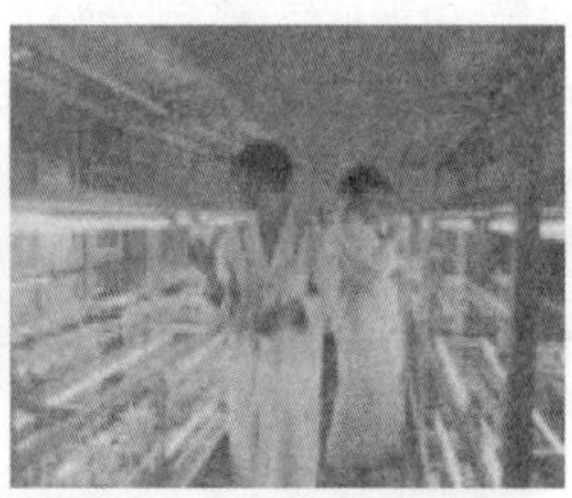

药用植物生物技术中心

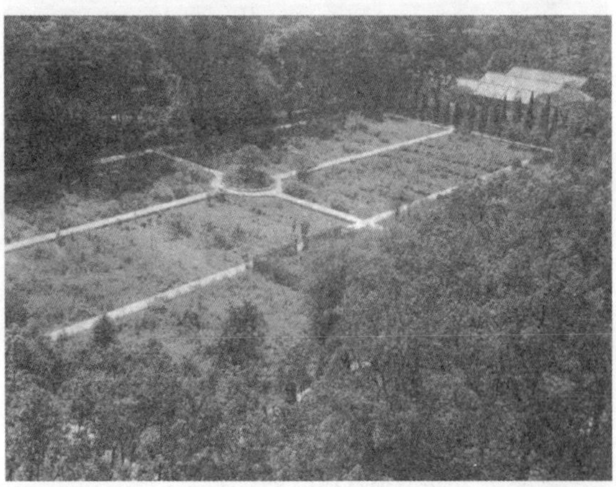

药用植物标本园

该所长期坚持为中药材生产服务的科研方向，运用传统和现代科学的方法，开展了我国传统中草药的基础理论；药用动植物资源调查、道地动植物药野生变家种、家养和病虫害防治；药用植物优良品种选育；中药材 GAP 规范化种植；提高中药材质量与产量；中药生药的质量和标准化；中药的生产与开发等研究工作。

建国 60 年来，该所的中药栽培研究工作取得了很大成绩，获得各级科研成果 123 项(次)，其中国家级成果奖 2 项，省部级成果奖 35 项。如"天麻野生变家种研究"1978 年获全国科学大会奖"提高山茱萸产量及入丘栽培试验"获 1988 年度国家科技进步奖三等奖。获省部级奖的如"斑蝥生物学特性研究"及"黄连生物学特性研究" 1990 年获国家中医药管理局科技进步奖二等奖；"川麦冬蛴螬发生规律及防治技术研究"、"酉阳青蒿选种研究" 1998 年获重庆市科技进步奖三等奖，"白颊黑叶猴生态研究" 2000 年获重庆市科技进步奖三等奖，"拮抗细菌 B—05 抗菌物质研究" 2004 年获重庆市科技进步奖三等奖，"骨碎补生物学特性及人工抚育研究" 2007 年获重庆市科技进步奖三等奖，"酉阳白术 GAP 规范化生产技术研究及示范基地建设"、"牡丹 GSP 规范化生产技术研究及基地建设" 2008 年获重庆市科技进步奖三等奖等。一部分成果已被列为全国重点推广项目，在四川的绵阳、三台，重庆的南川、石柱、奉节等地推广附子、麦冬、白芷、黄连、半夏、党参等中药材栽培技术，推广种植面积上百万亩，缓解了中药材供需矛盾，产区药农获直接经济效益上亿元。同时该所还在国内各种学术刊物发表论文 650 余篇，主编和参编《中国药用植物栽培学》、《四川省中药材栽培技术》、《药用动物养殖技术》等专著 25 部。

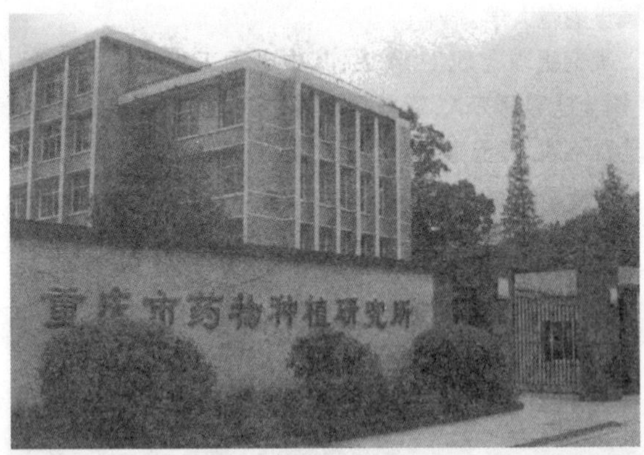

重庆市药物种植研究所

地　址：重庆市南川区三泉镇
邮政编码：408435　　电　话：023-71480004

（单云合）

西南大学现代生物医药研究所　西南大学现代生物医药研究所前身为2002 年 9 月 18 日成立的西南师范大学现代生物医药研究所，2005 年西南师大与西南农大合并成立西南大学，更名为西南大学现代生物医药研究所。

该所目前有教师近 20 人，90% 具有博士学位，其中教授 8 人，副教授 6 人，中级 6 人，招收微生物学、细胞生物学、生化与分子生物学博士及硕士研究生，以及药学方面微生物与生化药学、药物分析硕士研究生，目前在读研究生近 100 名。下设药用微生物资源室、生物信息学靶标筛选和验证室、途径工程室、药物筛选室、中药功能基因组实验室、发酵工程室、分离纯化工程室、细胞培养室、生物药物分析室等研究室。

该所实验室面积近 1 000 m^2，拥有微生物培养、生物信息学分析、细胞培养、微生物工程发酵、DNA 扩增、免疫迎迹、中药有效成分提取、药物分析等有关设备，包括 CO_2 孵箱、DNA 扩增仪、-70 ℃超低温冰箱、电泳仪、酶标仪、薄层扫描仪、电子天平、高效液相色谱仪、液质联用仪、表面等离子体共振、微生物脂肪酸鉴定系统、全自动发酵罐、蛋白纯化仪等。图书期刊主要依托药学院、生命科学院以及学校图书馆，该校图书馆拥有藏书 438 万余册，近年来图书馆现代化建设突飞猛进，数字图书馆已初具规模：建立了图书馆存储区域网；拥有磁盘阵列 32.2TB；建立起了馆藏书目数据库，拥有 Web of Science、CNKI、Elsevier、SDOS 等中外文数据库以及重点学科专家论文库等数据库 61 个；拥有终端检索机、查询计算机 600 余台。

该所的主要科研方向为：基于基因组的药用（微）生物资源的收集、开发与利用；基于功能基因组学的微生物药物的创新研究与二次开发；基于系统生物学的新药筛选模型构建与药物筛选；基于基因组的感染性疾病的药物靶标鉴别与功能研究；中药基因组学和代谢途径研究；蛋白多肽药物与手性药物以及生物药物的下游关键技术与产业化研究。近年来该所承担重大研究项目及市级课题 30 余项，发表论文 100 余篇，其中 SCI 收录 50 余篇，专著 6 部，申请专利 17 项，主持的重组人 PTH 已获国家食品药品监督管理局批准临床研究；“结核病快速诊断新措施研究”2004 年获上海市科技进步奖三等奖；该所执笔的《上海市现代生物医药知识产权战略》获得中国科协 2005 年特等奖。此外该所还与重庆大新药业股份有限公司合作组建了重庆市工业微生物制药工程中心。

地　址：重庆北碚区天生路 2 号

邮政编码：630700　电　话：023-68367108　68250520

（谢建平　胡昌华）

↗ 四川省中医药科学院　四川省中医药科学院为原四川省中医药研究院和四川省中药研究所合并组建的公益性事业单位。原四川省中药研究所成立于 1930 年，是我国建立最早的、学科配套最全的中药专业研究机构。原四川省中医药研究院成立于 1985 年，系全国七大中医药研究基地之一。现四川省中医药科学院隶属于四川省中医药管理局。

该院现有职工 992 人，其中高级研究人员 150 余名，博士后、博士、硕士研究人员 60 余名，留学归国人员、政府特殊津贴专家、四川省突出贡献优秀专家及四川省学术技术带头人等 50 余名，四川省名中医 17 名。该院下设中药资源与种植研究所、中药药学研究所、中药药理毒理研究所、中医药基础理论研究所、中医药文献信息研究所、实验动物中心、分析测试中心以及附属医院（四川省中西医结合医院、肿瘤研究所）、附属中医研究所（四川省第二中医院、针灸研究所）等科研医疗单位。

该院配备有较先进的仪器设备，如 SPF 动物屏障系统、细胞室洁净系统、Agilent G1540N-G3243A 气质联用仪、Agilent G1354A-G6410AA 液质联用仪、岛津 GC-2014 气相色谱仪、Agilent G1312B 分析型 HPLC、Waters 制备型 HPLC、岛津 AA-6800 原子吸收分光光度计、岛津双波长飞点薄层扫描仪、意大利 BT-2215ARCO 全自动生化分析仪、DIAS 图像分析系统、BECKMAN 超速冷冻离心机等先进仪器设备。该院图书馆藏书 5 万余册，中外文期刊 400 多种。

四川省中医药科学院的研究方向为运用传统和现代科学方法，开展中医药基础理论及发展战略研究；合理开发我国西南地区动植物药物资源，进行川产道地药材、民族医药和创新中药的开发研究；开展中药品质评价和标准化研究；进行中医药防治常见病、多发病及重大疾病的临床研究。

该院 1980 年以来，先后承担各级各类科研课题 500 余项，共获科技成果奖 200 余项，其中国家级、部省级以上获奖成果 97 项，厅局级 100 余项，其中举例如下：2001 年“66 种常用中药材质量标准及其对照品的研究”获国家科技进步奖二等奖（项目中该院为西南片区牵头单位）；2003 年抗肿瘤药物“紫杉醇原料药及注射液”获四川省科技进步奖一等奖；2008 年“川产道地药材姜黄（郁金）的系统研究与开发”获四川省科技进步奖一等奖；2008 年“川产道地药材川木通的质量标准化研究”获四川省科技进步奖三等奖等。该院先后开发的新药及保健品包括：泰克吉宁注射液、穿琥宁注射液、甲基斑蝥胺片、靛玉红片、强骨胶囊、风湿平胶囊、芍甘多苷胶囊、芪香益气解毒胶囊、金泽冠心片、玉泉丸、藏药亚玛众清胶囊、藏皮康霜、彝药彝肤软膏、青娜油降脂软胶囊、牦牛多肽骨素胶囊、雄狮丸、嫦娥佳丽丸等 70 余种。在国内外公开刊物发表论文 1 000 余篇，编辑出版中医药专著 50 余部。近 10 年来，在创新药物研究方面，共获临床批件和新药证书 60 余项。

地　址：四川省成都市人民南路四段 51 号

邮政编码：610041　电　话：028-85224425

（袁杰瑞）

↗ 成都中医药大学民族医药研究所　成都中医药大学民族医药研究所成立于 2001 年，成立前是成都中医药大学下设的专门从事民族医药研究的专门机构，2007 年以研究所为主体，新建研究教学型民族医药学院，成为全国唯一设立民族医药学院的中医药高等院校。

研究所现有工作人员 12 人，其中高级职称人员 4 人、中级职称人员 4 人、初级职称人员 4 人，具博士学位人员 6 人、硕士学位人员 2 人，研究所有博士研究生 7 人、硕士研究生 33 人，博士后 1 人。研究所拥有民族医学四川省重点学科、西部民族医药重点实验室、民族药资源与品质综合评价实验室、民族药资源保护与利用重点实验室、西南少数民族医药非物质文化遗产保护研究中心等科研单元，并设置有民族医药文献研究室、民族药标本室、民族药药效成分分离实验室、民族药质量分析实验室、民族药传统炮制制剂实验室、精密仪器室等功能实验室。

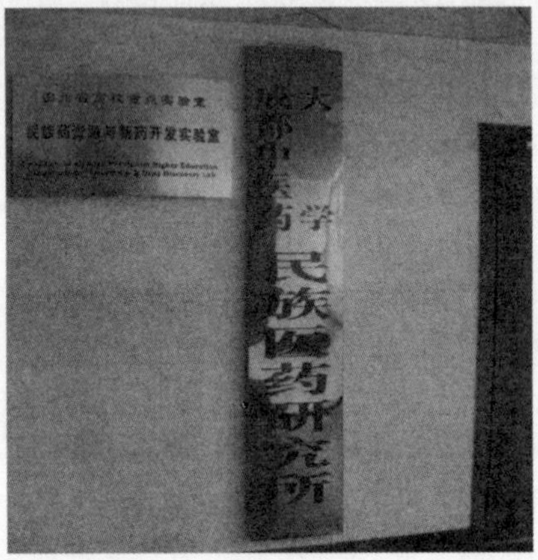

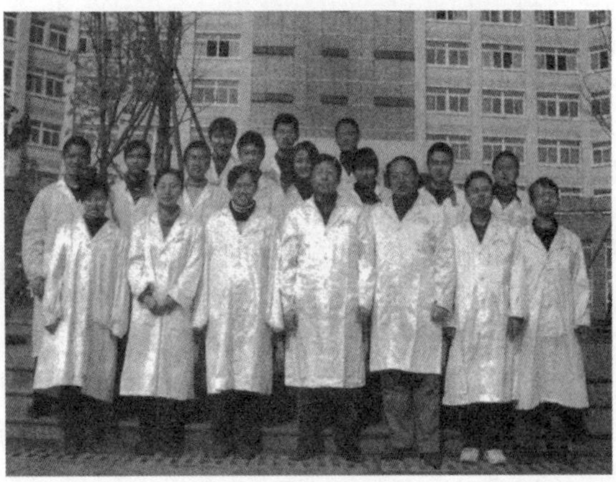

研究所工作人员

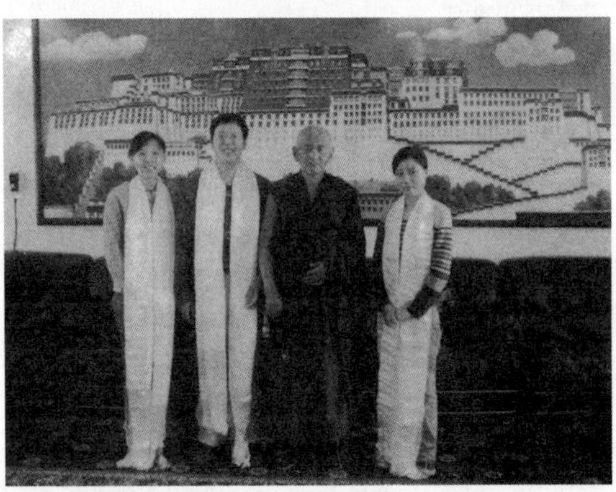

兼职导师阿嘎·旦科藏医主任医师(右2)

该所配备先进仪器设备50多台件、总值414多万元。如分析型高效液相色谱仪、轴向加压制备型高效液相色谱仪、紫外示差检测器、高效毛细管电泳仪、高效液相色谱仪-质谱检测器、电子分析天平、全球定位系统、离心浓缩仪、冷冻干燥机、药物稳定性实验箱等。研究所图书资料方面拥有特色民族医药研究书籍近千册，依托学校图书馆图书80万册、电子图书78万册、古籍图书23 569册、珍善本1 870册、孤本11种16册、中医药古籍2 010种14 458册，居全国高等中医药院校前列。

研究所在长期研究中形成了从事藏医药、彝医药和羌医药等民族医药研究、民族药资源调查与保护、民族药药效成分制备分离、民族药质量分析、民族药药效筛选及安全性评价、西南民族医药非物质文化遗产保护与传承等主要研究方向。承担重点项目科研课题66项，鉴定成果16项，获得各级科技进步奖13项，其中如“藏药翼首草(YSC)抗类风湿性关节炎有效成分及作用机制研究”2003年获四川省科技进步奖三等奖；“中药川芎GAP规范化研究”2004年获四川省科技进步奖三等奖；“应用^{45}Ca同位素技术对视神经保护中药有效成分的筛选方法研究”2006年获四川省科技进步奖三等奖；“川产道地药材川木香质量标准研究”2006年获成都市科技进步奖三等奖。此外，该所还获得国家发明专利授权2项，成功转让了8个产生重大经济效益的民族药新药，出版学术专著14种(民族医学方面6种)，参与编著统编教材20部，发表SCI期刊文章7篇，在核心期刊上发表论文58篇。在2007年，该所还获得四川省中医药管理局、四川省民族事务委员会授予的“四川省民族医药工作先进集体”称号。

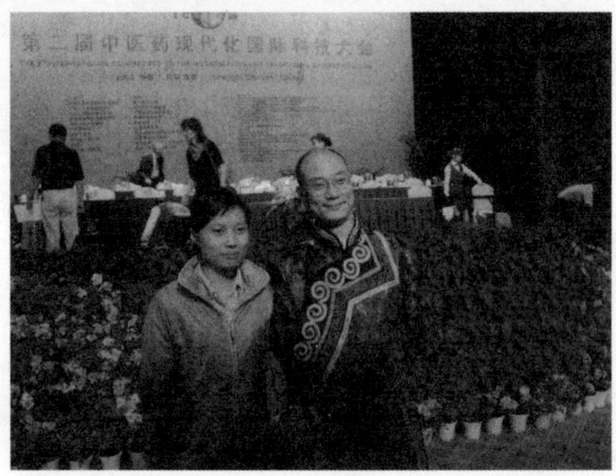

兼职工作人员主任医师杨福寿(羌族，右1)

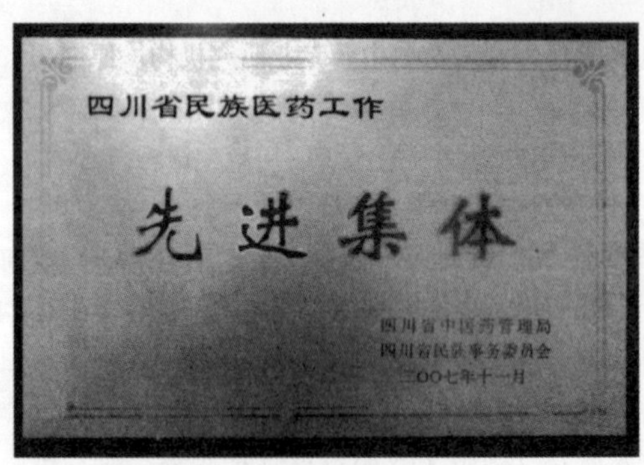

荣誉称号

地　址:四川省成都市温江区柳台大道1166号
邮政编码:611137　电　话:028-61800221　61800274

（赖先荣）

香港賽馬會中藥研究院
HONG KONG JOCKEY CLUB
INSTITUTE OF CHINESE MEDICINE

香港赛马会中药研究院　香港赛马会中药研究院成立于2001年5月,作为香港中医药的策略发展平台和政府支持的中药研发中心,推动中药业发展和中药业的现代化。该院获香港赛马会慈善信托基金承诺捐款5亿港元,支持研究开发工作。香港赛马会中药研究院是香港应用科技研究院的附属机构,由独立董事局监管。

该院共有24人,其中专业管理和科研技术人员21人,行政人员3人。下设办公室和中药研究室等机构。主要的仪器设备有制备型和分析型高效液相色谱系统及HSCCC。

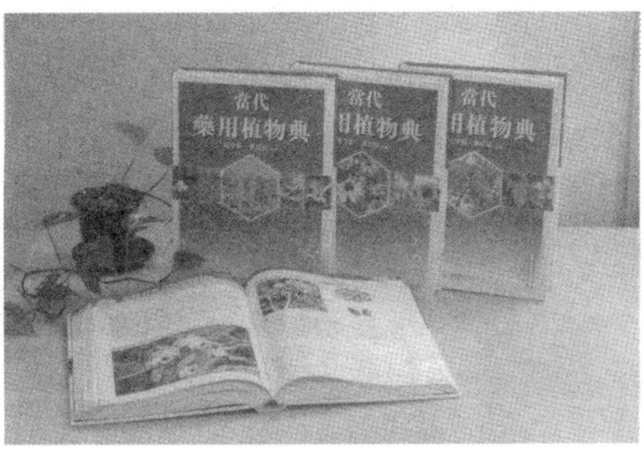

获奖成果《当代药用植物典》

该研究院的任务为推动和统筹与中药发展相关的活动,主要业务有以下个四方面:①中药标准化:该院中药研究室开展有效的质量检测及控制方法研究,包括中药材鉴定、发展分析方法、制备中药提取物、核实成份及中药天然产品的应用研究,研发及生产化学对照品等;②创新中药及天然产品:从科学循证、临床研究到产品开发,包括防治心血管疾病、妇女健康、治疗肠易激综合症、抗类风湿性关节炎及治疗糖尿病等中药产品;③信息交流:搜集及发放各地中药研发活动、最新产品和相关法规等信息,建立了信息网,定期举办论坛及学术讲座,促进中药信息交流;④成果转化:开展、统筹和管理中药领域内的研发计划和项目,推动研发成果的商品化。

该院成立后已研发的两个中药新药项目,分别为防治心血管疾病及妇女健康的新药,已获国家食品药品监督管理局批准进行临床研究,治疗肠易激综合症的中药复方初步临床研究也取得了可喜的进展,有望发展成为新药产品。

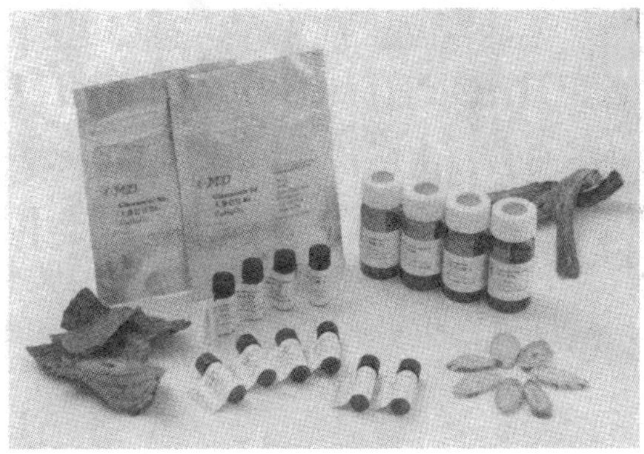

该院开发的化学对照品

2008年,该院与香港浸会大学及中药专家合作编纂、一套四册的《当代药用植物典》(简体版)荣获中国引进版优秀图书奖(科技类),是唯一在该类别获奖的香港图书。该院获得专利1项,发表论文113篇(大部分收录在国外的SCI期刊)。

该院将坚守传承与发展并重的理念,致力推动中药标准化、现代化、国际化而努力。

地　址:香港新界沙田香港科学园科技大道西2号生物资讯中心7楼703室
电　话:+852 3551 7300

（孙　晶）

药学教育

Pharmaceutical Education

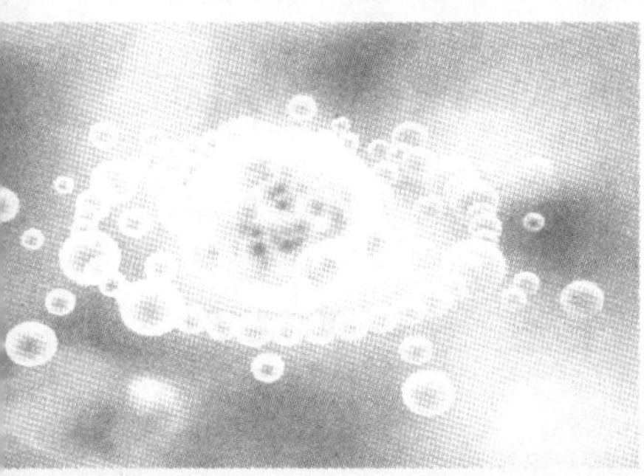
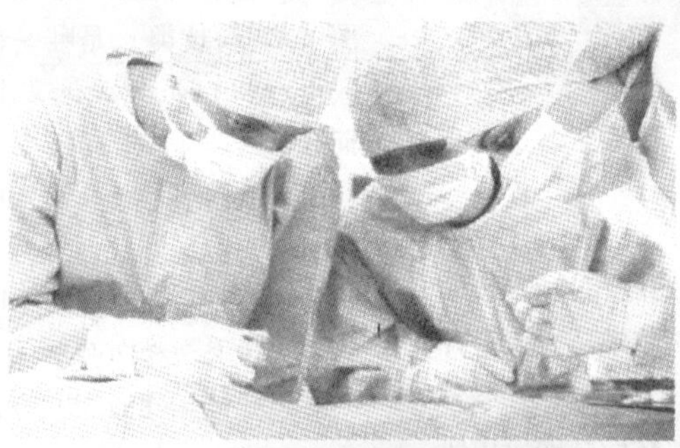
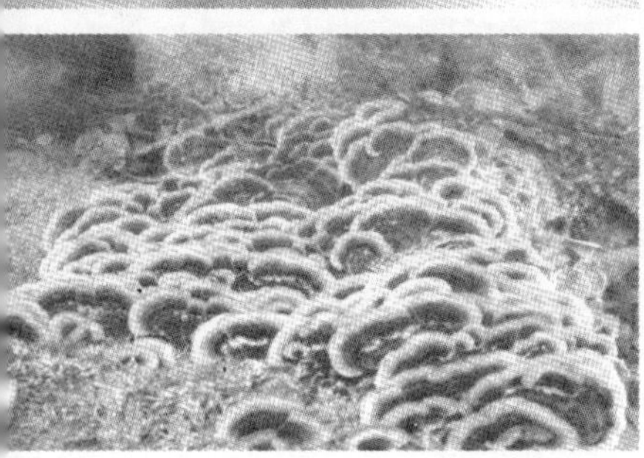
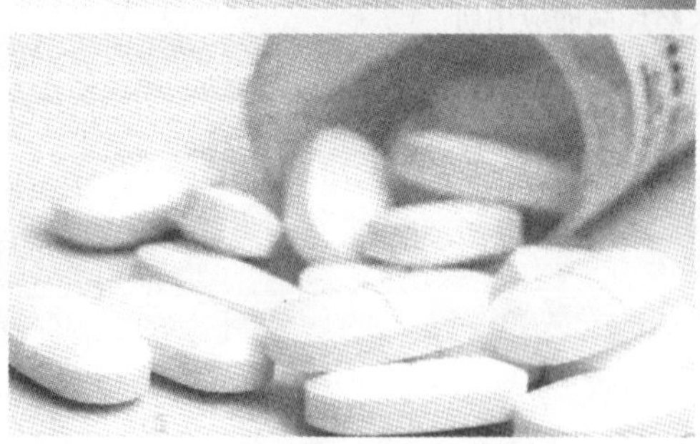
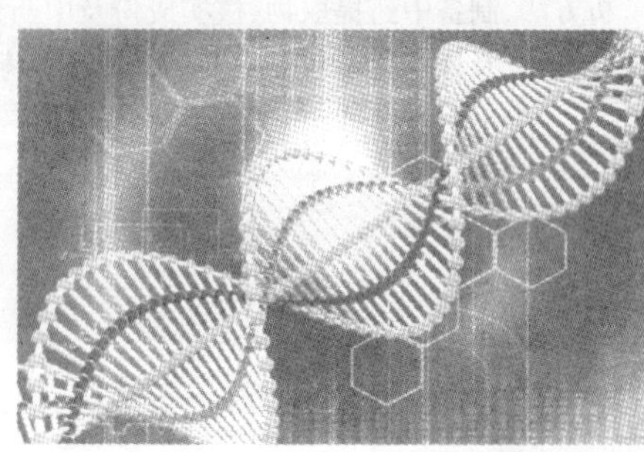

概 述

2008 年药学教育的发展 2008 年教育部提出继续深入实施高等学校教育质量与教学改革工程。全国各高等医药院校加强对教学工作的领导和管理,加强学科专业建设和结构调整,深化人才培养模式改革,探索以能力培养为核心的教学模式,加强教育教学的实践环节,创建和建设国家级实验教学示范中心,组织编写体现新知识、新理论和新技术的高质量教材;继续建设国家级精品课程和教学团队建设;推进研究生教育创新计划和研究生培养机制改革。

截至 2008 年底,全国设置药学类专业的本科院校 317 所(含解放军总后勤部及武警总队的 4 所),详见表 1。医药高等专科学校 40 所,详见表 2。高等职业技术学院(含高专)186 所,详见表 3。成人教育独立设置的高等医药院校 13 所,详见表 4。中等专业学校 323 所,详见表 5。

表 1 2008 年全国设置药学类专业的本科高等院校

学校名称	专业设置	主管部门	专业创建年份	地 址	邮编
北京大学	药学**、药学、应用药学(药学院)	教育部	1941	北京市海淀区学院路 38 号	100083
北京理工大学	制药工程(化工与环境学院)	工业和信息化部	2002	北京市海淀区中关村南大街 5 号	100081
北京化工大学	制药工程(生命科学与技术学院);制药工程(北方学院※)	教育部	2000	北京市朝阳区北三环东路 15 号	100029
北京石油化工学院	制药工程(化学工程学院)	北京市	2007	北京大兴黄村清源北路 19 号	102617
首都医科大学	药学、临床药学*(化学生物学与药学院);中药学(中医药学院);药学(燕京医学院)	北京市	2002	北京市右安门外西头条 10 号	100069
北京中医药大学	中药学、制药工程(中药学院);工商管理(管理学院);中药学(东方学院※);中药(高职部)	教育部	1960	北京市朝阳区望京东环南路 6 号	100102
中央民族大学	制药工程(生命与环境科学学院)	国家民委	2002	北京市海淀区白石桥路 27 号	100081
北京联合大学	制药工程、药物制剂技术(生物化学工程学院)	北京市	2000	北京市朝阳区垡头西里三区 18 号	100023
北京城市学院	中药学、生物技术、生物制药技术、中药(生物技术学部)	北京市教委	2006	北京市海淀区永丰高科技园区	100083
南开大学	药学(药学院)	教育部	2002	天津市南开区卫津路 94 号	300071
天津大学	药学(药物科学与技术学院);制药工程(化工学院)	教育部	1998	天津市南开区卫津路 92 号	300072
天津科技大学	制药工程(生物工程学院)	天津市	2001	天津市河西大沽南路 1038 号	300222
天津工业大学	制药工程(环境与化工学院)	天津市	2004	天津市河东区程林庄路 63 号	300160
天津理工大学	药学、制药工程(化学化工学院)	天津市	2000	天津市南开区红旗南路 263 号	300191
天津农学院	应用化学[生物制药方向](基础科学系)	天津市	2006	天津市西青区津静路 22 号	300384
天津中医药大学	药学、中药学、药物制剂(中药学院);市场营销(文理部)	天津市	1985	天津市南开区鞍山西道 312 号	300073
天津商业大学	制药工程、药事管理(生物技术与食品科学学院)	天津市	2001	天津市北辰区津坝公路东口	300314
天津医科大学	药学、药物制剂(药学院);药学、药品营销(临床医学院※);药学(职业技术学院)	天津市	1978	天津市和平区气象台路 22 号	300070
河北大学	药学、中药学(药学院);中药学、中药(医学部);药学、医药营销(卫生职业技术学院)	河北省	1996	保定市合作路 1 号	071002
河北工业大学	制药工程(化工学院);制药工程(城市学院※)	河北省	1998	天津市红桥区丁字沽一号路	300130
河北科技大学	药学、药物制剂、制药工程(化学与制药工程学院);药学、药物制剂、制药工程(理工学院※)	河北省	1993	石家庄市裕华东路 186 号	050018
华北煤炭医学院	药学*、中药学、药物制剂、生物技术(药学系);药学、中药学、药物制剂、生物技术(冀唐学院※)	河北省	1998	唐山市建设南路 57 号	063000
河北北方学院	药学(医学院);信息管理与信息系统、计算机信息管理(医学技术学院);中药(中医系)	河北省	2002	张家口市桥西区长青路 14 号	075000
承德医学院	中药学(中药学系)	河北省	2002	承德市双桥区翠桥路 20 号	067000
邯郸学院	化学制药技术(化学系)	河北省	2007	邯郸市邯山区学院北路 530 号	056005
石家庄学院	药物制剂、制药工程、化学制药技术(化工学院)	河北省	2004	石家庄高新技术产业开发区长江大道 6 号	050035

（续表）

学校名称	专业设置	主管部门	专业创建年份	地址	邮编
河北医科大学	药学、药物制剂（药学院）；中药学（中医学院）	河北省	1972	石家庄市中山东路361号	050017
河北农业大学	中药学（农学院）；制药工程、生物制药技术（生命科学学院）；制药工程（现代科技学院※）；动物药学（动物科技学院）；生物制药技术（海洋学院）	河北省	2003	保定市灵雨寺街38号	071001
山西大学	药学（化学化工学院）	山西省	2001	太原市坞城路36号	030006
太原科技大学	化学制药技术（化学与生物工程学院）	山西省	2005	太原市窊流路66号	030024
中北大学	制药工程（化工与环境学院）	山西省	2003	太原市学院路3号	030051
太原理工大学	制药工程（化学化工学院）	山西省	1996	太原市迎泽西大街79号	030024
山西农业大学	制药工程（农学院）、中药资源与开发（生命科学学院）	山西省	2005	山西省太谷县	030801
山西医科大学	药学、中药学、药物制剂（药学院）；药学、中药学、药物制剂、信息管理与信息系统（晋祠学院※）；医药营销（汾阳学院※）	山西省	1980	太原市新建南路86号	030001
长治医学院	药学（药学系）	山西省	2002	长治市解放东街161号	046000
山西中医学院	中药学、中药、医药营销（中药系）	山西省	2000	太原市晋祠路169号	030024
太原工业学院	制药工程（化学化工系）	山西省	2003	太原市迎新街	030008
山西大同大学	药学（医学院）	山西省	1958	大同市医卫街4号	037008
内蒙古科技大学	药学（包头医学院）	内蒙古自治区	2005	包头市昆区钢铁大街60号	014010
内蒙古工业大学	制药工程（化工学院）	内蒙古自治区	2002	呼和浩特市爱民路7号	010062
内蒙古农业大学	制药工程（生物工程学院）	内蒙古自治区	2006	呼和浩特市昭乌达路306号	010018
内蒙古医学院	药学、中药学、药物制剂、制药工程、市场营销、生物技术（药学院）；蒙药学（蒙医药学院）；药物制剂技术、药学、医药营销（医药应用技术学院）	内蒙古自治区	1977	呼和浩特市新华大街5号	010059
内蒙古民族大学	药物制剂、蒙药学（蒙医药学院）	内蒙古自治区	1987	通辽市霍林河大街22号	028043
赤峰学院	药学	内蒙古自治区	2007	赤峰市红山区迎宾路西段	024000
辽宁大学	制药工程（药学院）	辽宁省	2003	沈阳市皇姑区崇山中路66号	110036
大连理工大学	制药工程（化工学院）	教育部	2002	大连市甘井子区凌工路2号	116023
沈阳化工学院	制药工程、化工与制药（化学工程学院）；制药工程（科亚学院※）	辽宁省	2002	沈阳市经济技术开发区11号街	110142
沈阳农业大学	中草药栽培与鉴定（园艺学院）	辽宁省	2004	沈阳市东陵路120号	110161
中国医科大学	药学*（药学院）；药学（临床医药学院※）	辽宁省	2003	沈阳市和平区北二马路92号	110001
辽宁医学院	药学*（药学院）；医药营销（高职学院）；药学（医疗学院※）	辽宁省	2002	锦州市凌河区松坡路3段40号	121017
大连医科大学	药学、药学*（药学院）；生物技术（基础医学院）；公共事业（中山学院※）；医药营销（高等职业技术学院）	辽宁省	1993	大连市沙河口区中山路465号	116023
辽宁中医药大学	药学、中药学、药物制剂、制药工程、食品科学与工程（药学院）；中药学、制药工程（杏林学院※）；药物制剂技术、中药制药技术、药品质量检测技术、中草药栽培技术、医药营销（职业技术学院）	辽宁省	1973	沈阳市皇姑区崇山东路79号	110032
沈阳药科大学	药学、药物制剂（药学院）；制药工程、生物工程、应用化学、环境科学、生物技术（制药工程学院）；生物工程、生物技术、药学、临床药学*（生命科学与生物制药学院）；中药学、中药资源与开发、药学、食品科学与工程（中药学院）；国际经济与贸易、工商管理、市场营销、药事管理（工商管理学院）；医用电子仪器与维护、医疗器械制造与维护、药物制剂技术、中药制药技术、药学、中药、药品经营与管理、化工设备维修技术（高等职业技术学院）	辽宁省	1931	沈阳市沈河区文化路103号	110016
沈阳医学院	药学（高等职业技术学院）	辽宁省	2006	沈阳市黄河北大街146号	110034
辽宁师范大学	药学（化学化工学院）	辽宁省	2004	大连市沙河口区黄河路850号	116029
大连大学	中药学、药物制剂技术（医学院）	辽宁省	2000	大连市大连经济技术开发区	116622

（续表）

学校名称	专业设置	主管部门	专业创建年份	地址	邮编
辽宁科技学院	中药制药技术、生物技术及应用（生物与化学工程系）	辽宁省	2004	本溪市明山区文化路42号	117022
吉林大学	药学、生物工程*（药学院）；药物制剂、制药工程（生命科学学院）；中药学、药物制剂、制药工程（珠海学院※）	教育部	1993	长春市朝阳区富锦路1266号	130021
延边大学	药学、药物制剂、制药工程（药学院）	吉林省	1976	延吉市局子街1829号	133000
长春工业大学	制药工程（化学工程学院）；制药工程（人文信息学院※）；化学制药技术、中药制药技术（白城工学院）	吉林省	2002	长春市延安大街17号	130012
吉林化工学院	药物制剂、制药工程（化学与制药工程学院）	吉林省	1997	吉林市龙潭区承德街45号	132022
吉林农业大学	中药学、中药资源与开发、动物药学（中药材学院）；制药工程（生命科学学院）；中药学（发展学院※）	吉林省	1958	长春市东环路南新城大街2888号	130118
长春中医药大学	药学、中药学、药物制剂、制药工程（药学院）；市场营销、公共事业管理（人文管理学院）；生物科学（基础医学院）；生物技术	吉林省	1980	长春市净月旅游开发区博硕路1035号	130117
东北师范大学	中药资源与开发、生物技术（人文学院※）	教育部	2004	长春市净月潭旅游经济开发区博硕路1488号	130117
北华大学	药学（医学部药学院）	吉林省	2002	吉林市华山路3999号	132013
通化师范学院	中药学、药物制剂、药物制剂技术（制药与食品科学系）；生物技术及应用（生物系）	吉林省	2000	通化市育才路950号	134002
吉林农业科技学院	中药学、药物制剂、中药资源与开发、中草药栽培与鉴定、中草药栽培技术、医药营销、中药（中药学院）；制药工程、生物制药技术（动物科学学院）；中草药栽培技术（高职学院）；生物工程（生物工程学院）；	吉林省	2004	吉林市昌邑区左家学府路1号	132109
吉林医药学院	药学、药物制剂、市场营销（药学院）	吉林省	1986	吉林市吉林大街5号	132013
黑龙江大学	制药工程（化学化工与材料学院）；制药工程（生命科学学院）	黑龙江省	2002	哈尔滨市南岗区学府路74号	150080
齐齐哈尔大学	制药工程（化学与化学工程学院）	黑龙江省	2001	齐齐哈尔市文化大街30号	161006
佳木斯大学	药学、制药工程、医药营销（化学与药学院）	黑龙江省	1976	佳木斯市学府街148号	154007
黑龙江八一农垦大学	制药工程（生命科学技术学院）；动物药学（动物科技学院）	黑龙江省	2004	大庆高新技术产业开发区	163319
东北农业大学	制药工程（生命科学学院）；动物药学（动物医学学院）	黑龙江省	2003	哈尔滨市香坊区木材街59号	150030
哈尔滨医科大学	药学（药学院）；中药学、药学、中药、药物制剂技术、医药营销（大庆校区药学系）	黑龙江省	2001	哈尔滨市南岗区保健路157号	150086
黑龙江中医药大学	药学、中药学、药物制剂、中草药资源与开发、制药工程、生物技术、食品科学与工程（药学院）；中药学、药物制剂、制药工程、生物技术、中药资源与开发、食品科学与工程、药学（国际教育学院）；市场营销（人文与管理学院）；中药、中药制药技术（佳木斯学院）	黑龙江省	1972	哈尔滨市动力区和平路24号	150040
牡丹江医学院	药学、药物制剂、制药工程（药学系）；医药营销（卫生经济管理系）	黑龙江省	2003	牡丹江市爱民区通乡街3号	157011
绥化学院	制药工程、生物工程、生化制药技术（化学与制药工程系）	黑龙江省	2007	绥化市黄河南路18号	152061
哈尔滨商业大学	药学、中药学、制药工程（药学院）；制药工程（国际教育学院）；	黑龙江省	1976	哈尔滨市道里区通达街138号	150076
齐齐哈尔医学院	药学、中药学、药物制剂、制药工程（药学院）	黑龙江省	2003	齐齐哈尔市和平路249号	161042
哈尔滨理工大学	制药工程（化学与环境工程学院）	黑龙江省	2004	哈尔滨市南岗区学府路52号	150080
黑河学院	化学、化学制药技术	黑龙江省	2006	黑龙江省黑河市经济开发区	164300
复旦大学	药学*、药学（药学院）	教育部	1936	上海浦东新区张衡路826号	201203
上海交通大学	药学（药学院）；药学（医学院）	教育部	2000	上海市闵行区东川路800号	200240

（续表）

学校名称	专业设置	主管部门	专业创建年份	地　址	邮编
华东理工大学	药学、药物制剂、制药工程（药学院）	教育部	1952	上海市徐汇区梅陇路130号	200237
上海应用技术学院	制药工程（化学工程系）	上海市	2006	上海市漕宝路120号	200235
上海海洋大学	生物技术（食品学院）；食品药品监督管理（高等职业技术学院）	上海市	2001	上海市杨浦区军工路334号	200090
上海理工大学	药物制剂、食品药品监督管理（医疗器械与食品学院）	上海市	2003	上海市军工路516号	200093
上海中医药大学	药学、中药学、中药制药技术（中药学院）	上海市	1972	上海市浦东张江高科技园蔡伦路1200号	201203
上海工程技术大学	制药工程（化学化工学院）	上海市	2003	上海市长宁区仙霞路350号	200335
苏州大学	药学、中药学、生物技术（药学院）	江苏省	1996	苏州工业园区横一路苏大独墅湖校区	215123
东南大学	制药工程（化学化工学院）；制药工程（成贤学院※）	教育部	2001	南京市四牌楼2号	210096
南京理工大学	制药工程（化工学院）；制药工程（泰州科技学院※）	工业和信息化部	1997	南京市孝陵卫200号	210094
南京工业大学	药学、药物制剂、制药工程（制药与生命科学学院）；药物制剂、制药工程（浦江学院※）	江苏省	1996	南京市模范马路5号	210009
江苏工业学院	制药工程（化学化工学院）；制药工程（怀德学院※）	江苏省	2002	常州市白云路	213016
江南大学	制药工程（医药学院）	教育部	2003	无锡市惠河路170号	214036
南京林业大学	生物工程（化学工程学院）	江苏省	2003	南京市龙蟠路159号	210037
江苏大学	药学、药物制剂、制药工程（药学院）；药物制剂、制药工程（京江学院※）	江苏省	1998	镇江市学府路301号	212013
盐城工学院	制药工程（化学与生物工程学院）	江苏省	2005	盐城市黄海中路20号	224003
南京农业大学	中药学（园艺学院）；动物药学*（动物医学院）	教育部	1996	南京市卫岗1号	210095
南通大学	药学（医学院）	江苏省	2005	南通市青东路40号	226007
南京医科大学	药学*、临床药学*（药学院）；公共事业管理（医政学院）；药学*（康达学院※）	江苏省	2002	南京市汉中路140号	210029
徐州医学院	药学（药学院）；药学（华方学院※）	江苏省	2001	徐州市铜山路209号	221004
南京中医药大学	药学、中药学、药物制剂、制药工程、中药资源与开发（药学院）；国际经济与贸易、公共事业管理、电子商务、市场营销、信息管理与信息系统（经贸管理学院）；计算机科学与技术（信息技术学院）；药学、中药学、药物制剂、制药工程、国际经济与贸易、市场营销、信息管理与信息系统（翰林学院※）	江苏省	1960	南京市仙林大学城仙林大道138号	210046
中国药科大学	药学、临床药学*、药物制剂、制药工程、食品质量与安全（药学院）；中药学、中药资源与开发（中药学院）；生物工程、生物技术、海洋药学（生命科学与技术学院）；国际经济与贸易、工商管理、市场营销、经济学、药事管理（国际医药商学院）；信息管理与信息系统、环境科学（基础部）；英语（外语系）；药物分析技术、药物制剂技术、中药制药技术、化学制药技术、国际经济与贸易（高等职业技术学院）；	教育部	1936	南京市中央路童家巷24号	210009
南京师范大学	生物工程（生命科学学院）	江苏省	2000	南京市栖霞区文苑路1号	210046
徐州师范大学	制药工程（化学化工学院）；制药工程（科文学院※）	江苏省	2002	徐州市铜山新区上海路29号	221116
盐城师范学院	制药工程（化学化工学院）；生物技术（生命科学与技术学院）；制药工程（黄海学院）	江苏省	2005	盐城市开放大道50号	224002
淮阴工学院	制药工程（生命科学与化学工程学院）	江苏省	2002	淮安市北京北路89号	223001
扬州大学	药学（医学院）；制药工程（化学化工学院）；制药工程（广陵学院※）	江苏省	2000	扬州市四望亭路180号	225002
南京晓庄学院	生物科学[生物制药]（生命科学系）	江苏省	2005	南京市江宁区弘景大道3601号	211171

（续表）

学校名称	专业设置	主管部门	专业创建年份	地　址	邮编
淮海工学院	制药工程(化学工程系)	江苏省	2002	连云港市新浦苍梧路59号	222005
常州工学院	医药营销(经济与管理学院)	江苏省	2004	常州市巫山路1号	213022
浙江大学	药学、中药学、药物制剂(药学院);制药工程(材料与化学工程学院);药学(城市学院※);制药工程(宁波理工学院※)	教育部	1912	杭州市延安路353号	310058
浙江工业大学	药学、药物制剂、中药学、制药工程(药学院)、化学制药技术(浙西分校化学与制药工程系)	浙江省	1997	杭州市朝晖六区潮王路18号	310014
浙江海洋学院	药学(食品与药学学院);药学(东海科学技术学院※)	浙江省	2005	舟山市定海区气象台路51号	316004
浙江林学院	中药学(林业与生物技术学院);中药学(天目学院※)	浙江省	2002	杭州临安市环城北路88号	311300
温州医学院	药学*、中药学、制药工程(药学院);市场营销(人文与管理学院);信息管理与信息系统、计算机科学与技术(信息与工程学院);药学、中药学、生物技术、信息管理与信息系统(仁济学院※)	浙江省	2001	温州市茶山高教园区	325035
浙江中医药大学	药学、中药学、药物制剂、食品科学和工程(药学院);生物技术(生命科学学院);生物工程、制药工程(生物工程学院);计算机科学与技术(信息工程学院);市场营销(管理学院);药学、中药学、药物制剂、制药工程、生物技术、生物工程 食品科学与工程、计算机科学与技术、市场营销(滨江学院※)	浙江省	1986	杭州市滨江区滨文路548号	310053
杭州师范大学	药学、市场营销(医药卫生管理学院);制药工程(材料与化学化工学院)	浙江省	2001	杭州市下沙高教园区学林街16号	310036
湖州师范学院	制药工程、生物制药技术(生命科学学院);制药工程(求真学院※)	浙江省	2004	湖州市学士路1号	313000
绍兴文理学院	药学(化学化工学院);药学(元培学院※)	浙江省	2002	绍兴市环城西路508号	312000
台州学院	制药工程(医药化工学院)	浙江省	2002	临海市经济开发区	317000
嘉兴学院	药学(医学院)	浙江省	2000	嘉兴市嘉杭路1号	314001
中国计量学院	药学(生命科学学院)	浙江省	2004	杭州市下沙高教园区学源街	310018
浙江科技学院	制药工程(生物与化学工程学院)	浙江省	2002	杭州市学院路85号	310012
合肥工业大学	制药工程(化学工程学院)	教育部	1996	合肥市屯溪路193号	230009
安徽工业大学	制药工程	安徽省	2008	马鞍山市湖东中路59号	243002
安徽理工大学	制药工程(化学工程学院)	安徽省	2001	淮南市学院路	232001
安徽农业大学	中药资源与开发(生命科学学院)	安徽省	2002	合肥市长江西路130号	230036
安徽医科大学	药学*、中药学(药学院);生物技术(基础医学院);药学(临床医学院※)	安徽省	1997	合肥市梅山路81号	230032
蚌埠医学院	药学(药学系)	安徽省	2001	蚌埠市治淮路801号	233003
蚌埠学院	生物制药技术(食品与生物工程系)	安徽省	2005	蚌埠市大学城曹山路1866号	233030
皖南医学院	药学、中药学、药物制剂、制药工程(药学系)	安徽省	2003	芜湖市芜宁路2号	241001
安徽中医学院	药学、中药学、药物制剂、制药工程*、中药资源与开发、药学(药学院);国际经济与贸易、人力资源管理、公共事业管理、医药营销(医药经济管理学院);信息管理和信息系统、计算机科学与技术(医药信息工程学院)	安徽省	1974	合肥市史和路45号	230031
安徽新华学院	药学、药物制剂、制药工程、药物制剂技术、药品质量检测技术、药品经营与管理(药学院)	安徽省教育厅	2006	合肥国家级高新技术开发区望江西路555号	230088
黄山学院	制药工程(化学化工系)	安徽省	2004	黄山市屯溪区稽灵山路9号	245041
皖西学院	制药工程(化学与生命科学系)	安徽省	2004	六安市云露桥西月亮岛	237012
宿州学院	生化制药技术(化学与生命科学系)	安徽省	2007	宿州市汴河中路71号	234000
安徽科技学院	中药学、药物制剂(生命科学学院)	安徽省	2001	凤阳县城	233100
安徽三联学院	医药营销(经济管理系)	安徽省教育厅	1999	合肥市经济技术开发区合安路47号	230601

（续表）

学校名称	专业设置	主管部门	专业创建年份	地　址	邮编
厦门大学	药学（医学院）	教育部	2003	厦门市大学路168号	361005
华侨大学	制药工程（化工学院）	国务院侨办	2003	厦门市集美大道668号	361021
福州大学	制药工程（化学化工学院）	福建省	2001	福州市工业路523号	350002
福建农林大学	制药工程（植物保护学院）	福建省	2003	福州市金山	350002
福建医科大学	药学、药物制剂（药学院）；药学（海峡学院※）	福建省	2000	福州市台江区交通路88号	350004
福建中医学院	药学、中药学、药物制剂、制药工程、市场营销、食品科学与工程（药学系）；中药学（五洲科技学院※）	福建省	1988	福州市福州大学城	350108
莆田学院	药学（药学系）	福建省	2002	莆田市城厢区学园路中街1133号	351100
江西农业大学	中药资源与开发（园林与艺术学院）；动物药学（动物科学技术学院）；制药工程（生物科学与工程学院）	江西省	2003	南昌市昌北开发区	330045
江西中医学院	药学、中药学、药物制剂、制药工程、中药资源与开发、环境科学、应用化学（药学院）；生物工程（基础医学院）；药学（经济与管理学院）；药学、中药学、药物制剂、中药资源与开发、制药工程、生物工程、计算机科学与技术、英语（科技学院※）；药学、中药、药物制剂技术、医药营销（高等职业技术学院）	江西省	1973	南昌市湾里区云湾路18号	330004
赣南医学院	药学（药学院）	江西省	2005	赣州市医学院路1号	341000
宜春学院	药学、制药工程、生物制药技术与营销、中药制药技术（化学与生物工程学院）	江西省	2002	宜春市学府路576号	336000
井冈山大学	药学（医学院）	江西省	1993	吉安市吉福路23号	343000
江西科技师范学院	药学、制药工程（药学院）	江西省	2004	南昌市昌北开发区	330013
九江学院	药学、药品经营与管理（医学院）；生物制药技术（生命科学学院）；化学制药技术（化学化工学院）	江西省	1998	九江市前进东路551号	332005
南昌大学	制药工程（环境与化学工程学院）；制药工程、生物技术（科学技术学院※）；药学（医学院）；生物制药技术（高等职业技术学院）	江西省	2001	南昌市红谷滩新区学府大道999号	330031
山东大学	药学、制药工程（药学院）；药学（威海分校）	教育部	1925	济南市文化西路44号	250012
中国海洋大学	药学（医药学院）	教育部	1997	山东省青岛市鱼山路5号	266003
青岛科技大学	药物制剂、制药工程（化工学院）	山东省	1997	青岛市郑州路53号	266042
济南大学	药学、制药工程（医学与生命科学学院）	山东省	2002	济南市济微路106号	250022
山东轻工业学院	药学、药物制剂、制药工程（化学工程学院）	山东省	2002	济南市长清大学城	250300
山东农业大学	制药工程（植物保护学院）；制药工程（动物科技学院）；中药资源与开发（农学院）	山东省	2002	泰安市岱宗大街61号	271018
青岛农业大学	药学、制药工程（化学与药学院）	山东省	2002	青岛市城阳区春阳路	266109
潍坊医学院	药学、生物技术、市场营销	山东省	2004	潍坊市宝通西街7166号	261053
泰山医学院	药学、中药学、制药工程、化学制药技术（药学院）；市场营销（管理学院）；生物技术、生物工程（生物科学系）	山东省	2002	泰安市长城路中段	271016
滨州医学院	药学、生物技术（药学院）	山东省	2004	滨州市黄河三路522号	256603
山东中医药大学	药学、中药学、制药工程、中草药栽培与鉴定、市场营销、中药（药学院）；信息管理与信息系统（信息管理学院）；计算机科学与技术（理工学院）；中药学、制药工程、市场营销（国际教育学院）	山东省	1976	济南市经十路53号	250014
济宁医学院	药学、药物制剂、药物制剂技术（药学院）；市场营销、人力资源管理（管理学院）；生物技术（生物科学系）；计算机科学与技术（信息工程学院）	山东省	2000	济宁市建设南路45号	272013
山东师范大学	制药工程（化学化工与材料科学学院）	山东省	2004	济南市文化东路88号	250014
临沂师范学院	制药工程、生化制药技术（生命科学学院）	山东省	2005	临沂市通达路18号	276005
烟台大学	药学（药学院）	山东省	2000	烟台市莱山区清泉路32号	264005
青岛大学	药学（医学院）	山东省	2002	省青岛市登州路38号	266021

（续表）

学校名称	专业设置	主管部门	专业创建年份	地　址	邮编
山东万杰医学院	药学、医药营销	山东省	1999	淄博市博山区经济开发区	255213
中国石油大学（华东）	药学（胜利学院※）	教育部	2003	山东省东营市北二路271号	257061
郑州大学	药学、药物制剂（药学院）；制药工程（化学与能源学院）；药学（护理学院）	河南省	1992	郑州市大学路40号	450052
河南科技大学	制药工程（化工与制药学院）；动物药学（动物科技学院）	河南省	2003	洛阳市涧西区西苑路48号	471003
河南农业大学	中药学（农学院）；药物制剂（牧医工程学院）；制药工程（植物保护学院）	河南省	2002	郑州市金水区文化路95号	450002
河南科技学院	制药工程（化学化工学院）	河南省	2002	新乡市华兰大道	453003
河南中医学院	药学、中药学、药物制剂、制药工程、市场营销（药学院）；市场营销、计算机科学与技术、信息管理与信息系统（人文学院）	河南省	1959	郑州市金水大道1号	450008
新乡学院	生物制药技术（化学与化工学院）	河南省	2007	新乡市金穗大道东段	453003
新乡医学院	药学、药物制剂（药学院）；生物工程、生物技术（生命科学技术系）；药学、生物工程（三全学院※）	河南省	2002	新乡市金穗大道	453003
河南大学	药学、中药学、药物制剂（药学院）；药学、药物制剂（民生学院※）；	河南省	1958	开封市西门大街357号	475001
安阳师范学院	化工与制药（化学化工学院）	河南省	2007	安阳市弦歌大道校区	455002
南阳师范学院	制药工程（化学与制药工程学院）	河南省	2006	南阳市卧龙区卧龙路1638号	473061
南阳理工学院	中药	河南省	2008	南阳市卧龙路1439号	473004
郑州华信学院	药物制剂技术、药品经营与管理、应用化学技术（药学系）	河南省教育厅	2001	郑州市新郑高新技术开发区	451100
黄河科技学院	药学（医学院）	河南省教育厅	2004	郑州市航海中路94号	450006
武汉大学	药学（药学院）；药学、医药营销（医学院）	教育部	1993	武汉市武昌珞珈山	430072
华中科技大学	药学、中药学、生物技术（同济药学院）	教育部	1972	武汉市汉口航空路13号	430030
武汉工程大学	药物制剂、制药工程（化工与制药学院）；市场营销[医药药品营销]（职业技术学院）；药物制剂、制药工程（邮电与信息工程学院※）	湖北省	1972	武汉市洪山区雄楚大街693号	430074
武汉工业学院	药物制剂、制药工程（生物与制药工程学院）；制药工程（工商学院※）	湖北省	2002	武汉市汉口常青花园中环西路1号	430023
武汉理工大学	制药工程（化学工程学院）；制药工程、药物制剂技术、市场营销[药品方向]（华夏学院※）	教育部	2000	武汉市武昌珞狮路205号	430070
湖北工业大学	制药工程、生物制药技术（生物工程学院）	湖北省	2000	武汉市武昌南湖	430068
湖北中医学院	药学、中药学、药物制剂、制药工程、中药资源与开发、药物制剂技术、中药制药技术（药学院）；市场营销、医药营销（管理学院）；信息管理与信息系统（信息工程学院）；生物技术（医学检验与技术学院）；药学、中药学、药物制剂、制药工程、信息管理和信息系统、市场营销、中药、中药制药技术、药物制剂技术、食品营养与检测、医药营销（生物医药工程学院）	湖北省	1971	武汉市洪山区黄家湖西路1号	430065
黄冈师范学院	制药工程（化学与应用化学学院）	湖北省	2002	黄冈市黄州科技开发区新港二路146号	438000
湖北民族学院	中药学（医学院）；化工与制药（化学与环境工程学院）；中药学、化工与制药（科技学院※）	湖北省	2002	恩施市学院路39号	445000
中南民族大学	药学、药物制剂（药学院）	国家民委	2003	武汉市民院路708号	430074
黄石理工学院	药学（医学院）	湖北省	2004	黄石市桂林北路16号	435003
咸宁学院	药学*（药学院）	湖北省	1996	咸宁市温泉桂花路3号	437100
郧阳医学院	药学（药检学院）；信息管理与信息系统（公共管理学院）；药学（药护学院※）	湖北省	2002	十堰市人民南路29号	442000
武汉科技大学	药学（医学院）；制药工程（中南分校※）	湖北省	2004	武汉青山区和平大道947号	430081

（续表）

学校名称	专业设置	主管部门	专业创建年份	地址	邮编
武汉生物工程学院	中药学、制药工程、生物制药技术、药品营销与管理（制药工程系）；食品药品监督管理（生物工程系）	湖北省教育厅	2005	武汉市阳逻经济开发区汉施路1号	430415
三峡大学	药学（护理学院）	湖北省	2001	宜昌市大学路8号	443002
荆楚理工学院	生物制药技术（生物工程学院）；药物制剂技术、药物分析技术（化工与药学院）	湖北省	2005	荆门市象山大道33号	448000
湘潭大学	药学（化学学院）；制药工程（化工学院）；制药工程、药学（兴湘学院※）	湖南省	2001	湘潭市西郊羊牯塘	411105
中南大学	药学（药学院）；制药工程（化学化工学院）	教育部	1996	长沙市桐梓坡路168号	410013
湖南科技大学	制药工程	湖南省	2008	湘潭市雨湖区石码头	411207
湖南农业大学	中药资源与开发（园艺园林学院）；动物药学（动物医学院）；动物药学（东方科技学院※）	湖南省	2005	长沙市芙蓉区东湖	410128
湖南中医药大学	药学、中药学、药物制剂、制药工程、中药资源与开发、生物工程、食品科学与工程、中药（药学院）；公共事业管理、市场营销、英语、计算机科学与技术（人文信息管理学院）；药学、中药学、药物制剂、制药工程、市场营销、生物工程（湘杏学院※）	湖南省	1975	长沙市望城县含浦镇象嘴路含浦科教园	410208
湖南师范大学	药学（医学院）；制药工程（化学化工学院）；药学、制药工程（树达学院※）	湖南省	2002	长沙市岳麓区麓山路36号	410081
湖南理工学院	制药工程（化学化工系）；制药工程（南湖学院※）	湖南省	2002	岳阳市奇家岭	414000
湘南学院	药学（化学与生命科学系）	湖南省	2004	郴州市王仙岭生态公园东	423000
怀化学院	制药工程（化学与化学工程系）	湖南省	2004	怀化市迎丰东路612号	418008
南华大学	药学（药学与生命科学学院）；制药工程（化学化工学院）；药学、制药工程（船山学院※）	湖南省	2002	衡阳市常胜西路28号	421001
长沙医学院	药学、药物制剂（药学系）；	湖南省教育厅	2002	长沙市岳麓区望城坡雷锋大道九公里处	410219
中山大学	药学（药学院）；药学（新华学院※）	教育部	1995	广州大学城外环东路132号	510006
暨南大学	药学、中药学（药学院）；药学（国际学院）	国务院侨办	2001	广州市黄埔大道西601号	510632
华南理工大学	制药工程（化学与化工学院）；生物工程［生物制药］（生物科学与工程学院）	教育部	1997	广州市天河区五山路	510641
电子科技大学	生物技术（中山学院※）	教育部	2007	广东中山市石岐区学院路1号	528402
华南农业大学	制药工程（资源环境学院）；动物药学*（兽医学院）	广东省	2004	广州市天河区五山	510642
广东海洋大学	制药工程（理学院）	广东省	2002	湛江市湖光岩东	524088
广州医学院	药学、生物技术（基础学院）	广东省	2003	广州市东风西路195号	510182
广东医学院	药学（药学院）	广东省	2003	东莞市松山湖科技园西区新城大道1号	523808
广州中医药大学	药学、中药学、药物制剂、制药工程、中药资源与开发（中药学院）；国际经济与贸易（经济与管理学院）；英语（人文社科学院）	广东省	1975	广州市番禺区广州大学城外环东路232号	510006
广东药学院	药学、药物制剂、制药工程、临床药学*（药科学院）；化学工程与工艺（医药化工学院）、中药学、中药资源与开发、中草药栽培与鉴定、中药（中药学院）；生物技术、生物科学（生命科学与生物制药学院）；国际经济与贸易、电子商务、市场营销、公共事业管理、人力资源管理、物流管理、医药营销（医药商学院）；食品质量与安全、食品科学与工程（食品科学学院）；生物医学工程、计算机科学与技术、信息管理与信息系统（医药信息工程学院）	广东省	1978	广州市番禺区广州大学城	510006
韶关学院	药学（医学院）	广东省	2006	韶关市新华南路1号	512026
湛江师范学院	制药工程（化学科学与技术学院）	广东省	2003	湛江市赤坎区寸金路29号	524048
肇庆学院	制药工程（化学化工学院）	广东省	2003	肇庆市瑞州区东岗	526061
嘉应学院	药学（医学院）；生物技术及应用（生命科学学院）	广东省	2005	梅州市黄塘路146号	514031

（续表）

学校名称	专业设置	主管部门	专业创建年份	地址	邮编
佛山科学技术学院	药学（医学院）	广东省	2005	佛山市江湾一路18号	528000
广东工业大学	制药工程（轻工化工学院）	广东省	2003	广州市东山区东风东路729号	510090
南方医科大学	药学、药物制剂（药学院）；中药学、制药工程（中医药学院）、生物技术（生物技术学院）；经济学（人文社会科学学院）	广东省	1951	广州市广州大道北1838号	510515
广西大学	制药工程（化学化工学院）	广西壮族自治区	2004	南宁市大学路100号	530004
广西工学院	制药工程、生物工程（生物与化学工程系）	广西壮族自治区	2004	柳州市东环路268号	545006
广西医科大学	药学（药学院）	广西壮族自治区	2001	南宁市双拥路22号	530021
右江民族医学院	药学（药学系）	广西壮族自治区	2003	百色市右江区城乡路98号	533000
广西中医学院	药学、中药学、药物制剂、制药工程、中草药资源与开发、食品科学与工程、市场营销、药物制剂技术、医药营销（药学院）；药学、药物制剂技术、医药营销（高等职业技术学院）；药学、中药学、药物制剂（赛恩斯新医药学院※）	广西壮族自治区	1974	南宁市明秀东路179号	530001
桂林医学院	药学、药物制剂、市场营销、医药营销（药学院）；生物技术（生物技术学院）	广西壮族自治区	1976	桂林市环城北二路109号	541004
广西师范大学	化工与制药（化学化工学院）	广西壮族自治区	2006	广西桂林市育才路15号	541004
玉林师范学院	制药工程（化学与生物系）	广西壮族自治区	2006	玉林市教育中路299号	537000
广西民族大学	制药工程（化学与生态工程学院）	广西壮族自治区	2006	南宁市大学东路188号	530006
贺州学院	生物工程、化学制药技术（化学与生物工程系）	广西壮族自治区	2006	贺州市西约街169号	542800
海南大学	制药工程（海洋学院）	海南省	2003	海口市人民大道58号	570228
海南师范大学	制药工程（化学与化工学院）	海南省	2003	海口市龙昆南路99号	571158
海南医学院	药学、中药学、市场营销（药学系）	海南省	2001	海口市龙华区学院路3号	571101
海口经济学院	药物制剂技术（应用技术系）	海南省教育厅	2000	海口市国兴大道文坛路2号	570203
重庆大学	药学、制药工程（化学化工学院）	教育部	2002	重庆市沙坪坝区沙正街174号	400044
重庆邮电大学	中药学、制药工程（生物信息学院）	重庆市	2000	重庆市南岸区黄桷垭崇文路2号	400065
重庆医科大学	药学、临床药学*（药学院）；中药学（中医药学院）	重庆市	1996	重庆市渝中区医学院路1号	400016
西南大学	药学、制药工程、化工与制药（药学院）	重庆市	2002	重庆市北碚区天生路2号	400715
重庆文理学院	化学[化工与制药方向]、食品药品监督管理	重庆市	2008	重庆市永川经济技术开发区	402160
重庆理工大学	制药工程（化学与生物工程学院）	重庆市	2003	重庆市杨家坪兴胜路4号	400050
重庆科技学院	生物制药技术（生物系）	重庆市	2006	重庆市虎溪重庆大学城	401331
西南交通大学	中药学、制药工程（生命科学与工程学院）	教育部	2002	成都市二环路北一段111号	610031
成都理工大学	化工与制药（材料与化学化工学院）	四川省	2002	成都市二仙桥东三路	610059
西南科技大学	制药工程（生命科学与工程学院）	四川省	2002	绵阳市	621010
四川理工学院	制药工程（化学与制药工程学院）	四川省	2002	自贡市汇兴路学苑街180号	643033
西华大学	制药工程（生物工程学院）	四川省	2002	成都市金牛区金周路999号	610039
四川农业大学	药学、药物制剂、制药工程（动物医学院）；中草药栽培与鉴定（农学院）	四川省	2002	雅安市雨城区新康路46号	625014
泸州医学院	药学、中药学（药学院）；市场营销（人文社会科学院）	四川省	2001	泸州市忠山	646000
成都中医药大学	药学、中药学、药物制剂、制药工程、植物保护、药物制剂技术、中药制药技术（药学院）；中药学、药物制剂、制药工程、植物保护（国际教育学院）；藏药学（民族医药学院）；市场营销、医药营销（管理学院）	四川省	1959	成都市十二桥路37号	610075
宜宾学院	制药工程	四川省	2008	宜宾市五粮液大道酒圣路8号	644000
西南民族大学	中药学、药物制剂、制药工程（化学与环境保护工程学院）	国家民委	2002	成都市一环路南四段16号	610041
成都学院	药学、制药工程、生物技术及应用（生物产业学院）；药学、中药（医护学院）	四川省	2003	成都外东十陵镇	610106
四川大学	药学（药学院）；制药工程（化学工程学院）	教育部	1932	成都市人民南路三段17号	610041
成都医学院	药学、药物制剂、生物技术（药学院）	四川省	1993	成都市金牛区蓉都大道601号	610083

（续表）

学校名称	专业设置	主管部门	专业创建年份	地　址	邮编
西昌学院	生物科学[生物制药]、食品药品监督管理	四川省	2006	西昌市马坪坝	615013
贵州大学	药物制剂（化学与化工学院）；制药工程（生命科学学院）；中草药栽培与鉴定（农学院）；制药工程（明德学院※）	贵州省	2002	贵阳市花溪	550025
贵阳医学院	药学、药物制剂（药学院）；药学（神奇民族医药学院※）	贵州省	1973	贵阳市北京路4号	550004
遵义医学院	药物制剂（药学系）；生物工程、药物制剂技术（珠海校区）；药物制剂（医学与科技学院※）	贵州省	1997	遵义市大连路201号	563003
贵阳中医学院	中药学、药物制剂、制药工程（药学系）；中药制药技术、医药营销、中草药栽培技术（职业技术学院）；中药学、药物制剂（时珍学院※）	贵州省	1975	贵阳市市东路50号	550002
毕节学院	中草药栽培技术（环境与生命科学系）	贵州省	2005	贵州省毕节市环东大道中段	551700
贵州民族学院	药学（化学与环境科学学院）	贵州省	2006	贵阳市花溪区	550025
贵阳学院	生物制药技术（生物与环境工程系）	贵州省	1999	贵阳市云岩区金关巷21号	550008
云南大学	制药工程（化学科学与工程学院）	云南省	2002	昆明市翠湖北路2号	650091
昆明理工大学	制药工程（生命科学与技术学院）	云南省	2000	昆明市白龙寺296号	650224
云南农业大学	中草药栽培与鉴定（农学与生物技术学院）	云南省	2002	昆明市黑龙潭	650201
西南林学院	农学[药用植物]（资源学院）	云南省	2008	昆明市白龙寺	650224
昆明医学院	药学、药物制剂（药学院）；药学（海源学院※）；	云南省	1996	昆明市人民西路84号	650031
大理学院	药学、药物制剂（药学院）	云南省	1997	大理市下关人民南路125号	671000
云南中医学院	药学、中药学、药物制剂、制药工程、中草药资源与开发、市场营销、食品科学与工程、中草药栽培与鉴定（中药学院）	云南省	1978	昆明市关上双桥路201号	650200
玉溪师范学院	生物制药技术	云南省教育厅	2006	玉溪市凤凰路134号	653100
昆明学院	中药制药技术	云南省	2004	昆明市昆师路2号	650031
西藏大学	药学（医学院）	西藏自治区	2005	拉萨市罗布林卡南路1号	850002
西藏藏医学院	藏药学*（藏医药系）	西藏自治区	2001	拉萨市娘热路	850003
西北大学	中药学（生命科学学院）；制药工程（化工学院）；制药工程（现代学院※）	陕西省	1937	西安市环城南路西段71号	710069
西安交通大学	药学、制药工程（医学院）	教育部	1971	西安市朱雀大街205号	710061
西安理工大学	制药工程（理学院）	陕西省	2002	西安市金花南路5号	710048
陕西科技大学	药物制剂、制药工程（生命科学与工程学院）；药物制剂、制药工程（镐京学院※）	陕西省	1985	咸阳市人民西路49号	712081
西北农林科技大学	制药工程（植物保护学院）	教育部	2002	咸阳市杨陵区	712081
陕西中医学院	中药学、药物制剂、制药工程、市场营销、中药制药技术、药品经营与管理（药学院）	陕西省	1978	咸阳市陈阳寨世纪大道	712046
宝鸡文理学院	制药工程（化学化工系）	陕西省	2003	宝鸡市宝光路44号	721007
西安培华学院	药学（医学院）	陕西省	2006	西安市高新区白沙路南段2号	710065
西安医学院	药学、中药学、中药、市场营销、药物制剂技术、医药营销（药学系）；药学（高职学院）	陕西省	1994	西安市含光北路74号	710068
陕西国际商贸学院	药物制剂、中药制药技术、药学（医药学院）；医药营销（商学院）	陕西省教育厅	2002	咸阳市南郊大学园区统一西路35号	712046
延安大学	制药工程（西安创新学院※）	陕西省	2006	西安市长安区皂河路2号	710100
安康学院	中药制药技术（化学化工系）、生物技术与应用（农学与生命科学学院）	陕西省	2006	安康市育才路92号	725000
商洛学院	中草药栽培技术（生物医药工程系）	陕西省	2006	商洛市北新街东段	726000
兰州大学	药学、中药学、药物制剂（药学院）	教育部	1959	兰州城关区东岗西路98号	730000
兰州理工大学	制药工程（生命科学与工程学院）	甘肃省	2004	兰州市七里河区兰工坪路287号	730050
甘肃农业大学	中草药栽培与鉴定（农学院）	甘肃省	2003	兰州市安宁区营门村1号	730070
甘肃中医学院	中药学、药物制剂、中草药栽培与鉴定（药学系）；国际经济与贸易、公共事业管理（经济贸易与管理系）	甘肃省	1985	兰州市定西东路35号	730000

（续表）

学校名称	专业设置	主管部门	专业创建年份	地　址	邮编
西北师范大学	制药工程（生命科学学院）	甘肃省	2002	兰州市安宁东路967号	730070
天水师范学院	中药学（生命科学与化学学院）	甘肃省	2005	天水市秦州区藉河南路	741001
西北民族大学	制药工程（化工学院）	国家民委	2003	兰州市城关区西北新村1号	730030
青海大学	药学、中药学、药物制剂、藏药学（医学院）；制药工程（化工学院）；动物药学（农牧学院）	青海省	2001	西宁市昆仑路16号	810001
青海民族大学	药学、药物制剂（化学与生命科学学院）	青海省	2002	西宁市八一中路72号	810007
宁夏大学	制药工程（化学化工学院）	宁夏回族自治区	2002	银川市新市区文萃路北街217号	750021
宁夏医科大学	药学、中药学（药学系）；药学（高等职业技术学院）	宁夏回族自治区	2002	银川市胜利街692号	750004
北方民族大学	制药工程（化学工程学院）	国家民委	2007	银川市西夏区文昌街204号	750021
宁夏师范学院	药学（医学院）	宁夏回族自治区	2006	固原市文化街161号	756000
新疆农业大学	药学（药学院）；药学（科学技术学院※）	新疆维吾尔自治区	2003	乌鲁木齐市南昌路42号	830052
石河子大学	药学、中药学（药学院）；药学（高等职业技术学院）；药学（科技学院※）	新疆生产建设兵团	1984	石河子市北四路	832003
新疆医科大学	药学（药学院）；中药学（中医学院）；药学、生物技术（厚博学院※）	新疆维吾尔自治区	1978	乌鲁木齐市新医路8号	830054
第二军医大学	药学（药学院）	解放军总后勤部	1949	上海市国和路325号	200433
第三军医大学	药学（药学院）	解放军总后勤部	2007	重庆市沙坪坝高滩岩	400038
第四军医大学	药学、药物制剂、生物技术（药学系）	解放军总后勤部	2000	西安市长乐西路17号	710032
武警医学院	药学*（药学系）	武警总队	1993	天津市河东区程林庄道	300162

*专业为5制；**专业为6制；※为经教育部批准和确认的独立学院

表2　2008年设置药学类专业的医药高等专科学校

学校名称	专业设置	主管部门	专业创建年份	地　址	邮编
天津医学高等专科学校	药学、中药、药物制剂技术	天津市	1995	天津市河西区柳林路14号	300222
石家庄医学高等专科学校	药学、中药、药品经营与管理	河北省教育厅	2003	石家庄市石获南路209号	050081
沧州医学高等专科学校	药学	河北省	2004	沧州市新区高教区	061001
邢台医学高等专科学校	药学、中药	河北省	2002	邢台市桥西区钢铁北路618号	054000
长春医学高等专科学校	生物制药技术、中药制药技术、药物制剂技术、生物技术及应用、药学、药品经营管理	吉林省	1993	长春市吉林大路6177号	130031
白城医学高等专科学校	药学	吉林省	2004	白城市棉纺路27号	137000
大庆医学高等专科学校	药学	黑龙江省	2007	大庆市世纪大道卡尔加里路7号	163312
上海医药高等专科学校	药学	上海市教委	2005	上海市南汇区周祝公路279号	201318
浙江医药高等专科学校	化学制药技术、生物制药技术、药物制剂技术、药品质量检测技术、中药制药技术、食品药品监督管理、国际贸易实务、经济信息管理、医药营销、药学、中药	浙江省食品药品监督管理局	2002	宁波市高教园区鄞县大道东段888号	315100
浙江医学高等专科学校	药学	浙江省	2004	杭州市滨江高教园区滨文路481号	310053
安徽医学高等专科学校	生物制药技术、药品质量检测技术、药学、药品经营与管理	安徽省	2002	合肥市经济技术开发区芙蓉路632号	230601
安徽中医药高等专科学校	生物制药技术、药物制剂技术、中药制药技术、药品质量检测技术、药学、中药、医药营销、食品药品监督管理	安徽省	2002	芜湖市荆山西路16号	241000
安庆医药高等专科学校	生物制药技术、药学、药物制剂技术、药品经营与管理	安徽省	2007	安庆市宜城路103号	246003
泉州医学高等专科学校	药学、医药营销	福建省	2004	泉州市鲤城区县后街50号	362000
厦门医学高等专科学校	生物制药技术、药物制剂技术	福建省	2007	厦门市白鹿路24号	361003
江西中医药高等专科学校	药物制剂技术、中药制药技术、中药、医药营销	江西省	2004	抚州市赣东大道1111号	344000
山东中医药高等专科学校	中药制药技术、药学、中药、医药营销	山东省	2004	莱阳市文化路6号	265200
山东医学高等专科学校	药学、中药、药品经营与管理	山东省	2003	济南市二环南路5460号	250002
菏泽医学专科学校	药学、医药营销	山东省	1978	菏泽市牡丹区曹州路2988号	274030

（续表）

学校名称	专业设置	主管部门	专业创建年份	地址	邮编
南阳医学高等专科学校	药学、中药	河南省	2004	南阳市卧龙路1439号	473003
郑州澍青医学高等专科学校	药学	河南省教育厅	2002	郑州市二七区马寨工业苑区东方路23号	450064
漯河医学高等专科学校	药学	河南省	2004	漯河市双龙区大学路148号	462002
湖北中医药高等专科学校	中药、中药制药技术、药品经营与管理	湖北省	2002	荆州市环城东路218号	434020
湖南中医药高等专科学校	中药制药技术、药品质量检测技术、中药	湖南省	2004	株洲市芦淞区高家坳	412012
邵阳医学高等专科学校	药学	湖南省	2004	邵阳市宝庆西路18号	422000
怀化医学高等专科学校	药学、医药营销	湖南省	2000	怀化市锦溪南路148号	418000
益阳医学高等专科学校	药学	湖南省	2007	益阳市银城南路	413000
肇庆医学高等专科学校	药学	广东省	2004	肇庆市西江南路6号	526020
柳州医学高等专科学校	药学	广西壮族自治区	2003	柳州市窑埠路114号	545006
重庆医药高等专科学校	生物制药技术、药物制剂技术、中药制药技术、药学、药品经营与管理	重庆市	2006	重庆市沙坪坝区汉渝路173号	400030
重庆三峡医药高等专科学校	药物制剂技术、中药制药技术、药品质量检测技术、药学、中药、药品经营与管理	重庆市	2006	重庆市万州区百安坝天星路366号	404020
四川中医药高等专科学校	中药、中药制药技术、中草药栽培技术、医药营销	四川省	2006	绵阳市绵州南路380号	621000
黔南民族医学高等专科学校	药学	贵州省	2001	都匀市黔医路7号	558003
遵义医药高等专科学校	药学、中药	贵州省	2006	遵义市桃溪寺银河路	563004
楚雄医药高等专科学校	药学、中药	云南省	2006	楚雄市东瓜镇	675005
曲靖医学高等专科学校	药学	云南省	2006	曲靖市西山经济技术开发区	655011
保山中医药高等专科学校	中药	云南省	2007	保山市隆阳区太保公园南麓	678000
张掖医学高等专科学校	药学	甘肃省	2003	张掖市环城西路6号	734000
平凉医学高等专科学校	药学、中药	甘肃省	2003	平凉市崆峒东路195号	744000
新疆维吾尔医学专科学校	药学、维药学	新疆维吾尔自治区	1990	和田市北京西路62号	848000

表3 2008年设置药学类专业的高等职业技术学院(含高专)

学校名称	专业设置	主管部门	专业创建年份	地址	邮编
北京吉利大学	药品经营与管理、生物技术及应用	北京市教委	2001	北京中关村昌平科技园	102202
天津职业大学	生物制药技术	天津市	2000	天津市河北区志成路7号	300402
天津渤海职业技术学院	化学制药技术、药物制剂技术	天津市	2000	天津市北辰区西堤头	300402
天津开发区职业技术学院	生物技术及应用	天津市	2002	天津开发区第十三大街9号	300457
天津生物工程职业技术学院	生物制药技术、中药制药技术、化学制药技术、药物制剂技术、药物质量检验技术、药品经营与管理、中药、物流管理[医药方向]	天津市	2006	天津市开发区西区南大街175号	300462
河北化工医药职业技术学院	化学制药技术、生化制药技术、中药制药技术、药物制剂技术、医药营销、药学、中药、药品经营与管理	河北省	2002	石家庄市方兴路88号	050026
石家庄外经贸职业学院	化学制药技术、医药营销	河北省教育厅	2002	石家庄市学府路236号	050061
石家庄职业技术学院	化学制药技术、生物制药技术、药物制剂技术	河北省	1989	石家庄市中山西路长兴街12号	050081
河北工业职业技术学院	生化制药技术、药物制剂技术、医药营销	河北省	1999	石家庄市红旗大街333号	050091
石家庄科技信息职业学院	化学制药技术、药物制剂技术、生物制药技术、医药营销、药学、生物化工工艺、生物技术及应用	河北省教育厅	2004	石家庄市红旗大街南端578号	050091
沧州职业技术学院	化学制药技术、生物技术及应用	河北省	2000	沧州市运河区朝阳南路	061001
渤海石油职业学院	药学、生物制药技术	河北省	2003	河北省任丘市	062552
唐山职业技术学院	药物制剂技术、医药营销	河北省	2001	唐山市新华西道120号	063000
河北旅游职业学院	中草药栽培技术	河北省	2004	承德市开发区种子路2号	067000

（续表）

学校名称	专业设置	主管部门	专业创建年份	地　　址	邮编
山西生物应用职业技术学院	生物制药技术、中药制药技术、药品质量检测技术、食品药品监督管理、中药、药学、医药营销、医药物流管理、医药电子商务、医疗器械制造与维修（制药设备与维修）、药物制剂技术、中药保健品开发与管理、中药鉴定与质量检测、现代中药技术	山西省食品药品监督管理局	2001	太原市民航南路19号	030031
晋中职业技术学院	生物制药技术	山西省	2005	晋中市榆次区文苑街一号	030600
内蒙古北方职业技术学院	中药制药技术、医药营销	内蒙古自治区教育厅	2003	呼和浩特市新华东街59号	010010
内蒙古化工职业学院	化学制药技术	内蒙古自治区	2008	呼和浩特市乌兰察布东街699号	010010
包头轻工职业技术学院	食品生物技术[生物制药技术]	内蒙古自治区	2006	包头市东河区东兴四街	014045
锡林郭勒职业学院	医药营销	内蒙古自治区	2003	锡林浩特市那达慕街122号	026000
通辽职业学院	药学、药品经营与管理	内蒙古自治区	2004	通辽市科尔沁区霍林河大街152号	028000
呼和浩特职业学院	生物技术及应用[生物制药技术方向]	内蒙古自治区	2003	呼和浩特市赛罕路186号	010050
辽阳职业技术学院	生物制药技术	辽宁省	2000	辽阳市铁西路150号	111000
辽宁经济职业技术学院	生物制药技术	辽宁省	2002	沈阳市虎石台	110122
长春职业技术学院	生物技术及应用	吉林省	2002	长春市卫星路3278号	130033
长春东方职业学院	生物制药技术、药学	吉林省教育厅	2000	长春市净月旅游经济开发区吉林农大北四路	130118
吉林工业职业技术学院	药物制剂技术、中药制药技术、医药营销	吉林省	2002	吉林省吉林市丰满区恒山西路15号	132013
吉林农业工程职业技术学院	生物技术及应用	吉林省	2006	公主岭市四长街40号	136100
白城职业技术学院	化学制药技术	吉林省	2007	白城市白平公路50-34号	137000
长白山职业技术学院	中药制药技术、药用植物栽培加工、生物制药技术	吉林省	2008	白山市浑江大街273号	134300
黑龙江农垦职业学院	生物制药技术、药学	黑龙江农垦总局	2001	哈尔滨市利民开发区学院路3号	150025
黑龙江生物科技职业学院	生物制药技术、药物制剂技术、中药制药技术、中草药栽培技术	黑龙江省	2004	哈尔滨市利民开发区时代大街2号	150025
黑龙江生态工程职业学院	中药制药技术、中药	黑龙江省	2004	哈尔滨市利民开发区学院路77号	150025
黑龙江民族职业学院	生物制药技术	黑龙江省	2005	哈尔滨市哈平路184号	150081
哈尔滨现代公共关系职业学院	市场营销（医药营销）	黑龙江省教育厅	2005	哈尔滨市南岗区京哈公路13.5公里处	150089
哈尔滨应用职业技术学院	生物制药技术	黑龙江省教育厅	2006	哈尔滨市道里区机场路998号	150078
哈尔滨科学技术职业学院	生物制药技术、中草药栽培技术	黑龙江省	2007	哈尔滨市阿城区环城西路	150301
黑龙江旅游职业技术学院	药品质量检测技术	黑龙江省	2004	哈尔滨市南岗区学府路315号	150086
黑龙江畜牧兽医职业学院	生物制药技术、药物制剂技术、中药制药技术、药品质量检测技术、制药与制药设备维护	黑龙江省	2002	双城市迎宾路162号	150111
黑龙江农垦林业职业技术学院	生物制药技术、生物技术及应用	黑龙江省	2003	庆安县柳河风景旅游区	152443
伊春职业学院	医药营销	黑龙江省	2006	伊春市伊春区花园路4号	153000
黑龙江农业职业技术学院	生物制药技术、生物技术及应用、医药营销	黑龙江省	2001	佳木斯市胜利路52号	154007
黑龙江农垦农业职业技术学院	生物制药技术	黑龙江省	2003	哈尔滨宾西经济开发区大学城1号	150431
牡丹江大学	生物制药技术、食品药品监督管理	黑龙江省	1983	牡丹江市爱民区西地明街60号	157011
黑龙江林业职业技术学院	生物制药技术、生物技术及应用	黑龙江省	2001	牡丹江市爱民区文化街15号	157011
黑龙江农业经济职业学院	生物制药技术、药物制剂技术、中药制药技术、药品质量检测技术、药品经营与管理	黑龙江省	2002	牡丹江市西安区	157041
黑龙江粮食职业学院	生物制药技术、医药营销	黑龙江省	2007	哈尔滨市南岗区和兴三道街83号	150080
大兴安岭职业学院	药学	黑龙江省	2002	大兴安岭·加格达奇晨光街13号	165000
南通职业大学	生物技术及应用、生化制药技术、药品经营与管理	江苏省	1983	南通市青年东路139号	226007
连云港职业技术学院	化学制药技术、食品药品监督管理	江苏省	1999	连云港市新浦区晨光路2号	222006

（续表）

学校名称	专业设置	主管部门	专业创建年份	地　址	邮编
连云港师范高等专科学校	化学制药技术、生物技术及应用（生物制药方向）	江苏省	2007	连云港市苍梧路53号	222006
江苏畜牧兽医职业技术学院	生物制药技术、化学制药技术、药品质量检测技术、中药制药技术、药品经营与管理、食品药品监督管理	江苏省	2001	泰州市迎宾路3号	225300
江苏联合职业技术学院（连云港中医药分院）	中药制药技术、药物制剂技术、药物分析技术、药品经营与管理、药学、中药	江苏省	2003	连云港市新浦区海连东路38号	222006
江苏联合职业技术学院（徐州医药分院）	化学制药技术、药物制剂技术、生物制药技术、中药制药技术、药物分析技术、药学、药品经营与管理、食品药品监督管理	江苏省	2003	徐州市铜山新区共建路	221116
江苏联合职业技术学院（徐州生物工程分院）	药物制剂技术、生物制药技术、生物技术及应用	江苏省	2003	徐州市矿山西路	221006
江苏联合职业技术学院（无锡卫生分院）	生物制药技术、药物分析技术、药学	江苏省	2007	无锡市长江北路小桥下60号	214028
江苏联合职业技术学院（常州卫生分院）	药学、药品经营与管理	江苏省	2007	常州市锦绣路18号	213002
江苏联合职业技术学院（盐城技师分院）	化学制药技术	江苏省	2008	盐城市文港南路5号	224001
江苏联合职业技术学院（淮阴卫生分院）	药学	江苏省	2007	淮安市黄河西路2号	223300
泰州职业技术学院	药物制剂技术、药学、医药营销	江苏省	1998	泰州市迎春东路8号	22530
扬州工业职业技术学院	化学制药技术	江苏省	2004	扬州市华扬西路199号	225127
苏州农业职业技术学院	生物技术及应用、食品药品监督管理	江苏省	2001	苏州市西园路279号	215008
常州工程职业技术学院	生物制药技术、化学制药技术、药物制剂技术、生物技术及应用	江苏省	2002	武进区滆湖中路3号	213164
江苏食品职业技术学院	生物制药技术、食品药品监督管理	江苏省	2002	淮安市高教园区枚乘路4号	223003
苏州卫生职业技术学院	药物制剂技术、药学、药品经营与管理	江苏省	2005	苏州市书院巷20号	215002
盐城卫生职业技术学院	生物制药技术、药物制剂技术、药物分析技术、药学、药品经营与管理	江苏省	2005	盐城市建军西路156号	224006
扬州环境资源职业技术学院	药学、医药营销、生物技术及应用［制药方向］	江苏省	2003	扬州市润扬南路33号	225127
徐州工业职业技术学院	化学制药技术	江苏省	2002	徐州市九里区襄王路1号	221140
硅湖职业技术学院	生物技术及应用	江苏省	1998	苏州花桥国际商务城	215332
镇江高等专科学校	化学制药技术	江苏省	2008	镇江市学府路61号	212003
江苏农林职业技术学院	生化制药技术、生物技术及应用、食品药品监督管理	江苏省	2006	句容市句蜀路3号	212400
紫琅职业技术学院	生物技术及应用	江苏省教育厅	2000	南通市港闸经济开发区永兴路14号	226002
杭州职业技术学院	药物制剂技术、生物技术与应用	浙江省	1998	杭州市下沙高教园区学源街68号	310018
衢州职业技术学院	药品经营与管理	浙江省	2002	衢州市柯城区九华北大道	324000
嘉兴职业技术学院	食品药品监督管理、生物技术与应用	浙江省	2002	嘉兴市昌盛路1123号	314001
金华职业技术学院	生物制药技术、药学、中药、医药营销	浙江省	1998	金华市婺州街1188号	321007
台州职业技术学院	生化制药技术、药品经营与管理	浙江省	2001	台州市经济开发区学院路788号	318000
浙江经贸职业技术学院	生物制药技术	浙江省	2002	杭州下沙高教园东区学林街280号	310018
巢湖职业技术学院	药学、医药营销	安徽省	2002	巢湖市半汤路15号	238000
铜陵职业技术学院	医药营销	安徽省	2000	铜陵市宝山路85号	244000
淮南联合大学	化学制药技术、药物制剂技术、药品经营与管理	安徽省	1991	淮南市洞山西路	232038
芜湖职业技术学院	生物制药技术	安徽省	1997	芜湖市银湖北路62号	241001
民办万博科技职业学院	生物技术及应用	安徽省教育厅	2001	合肥市高新技术产业开发区创业西路1号	230031
淮南职业技术学院	药学	安徽淮南矿业集团	2000	淮南市洞山	232001

（续表）

学校名称	专业设置	主管部门	专业创建年份	地　址	邮编
亳州职业技术学院	中药、药学、药物制剂技术、生化制药技术、中药制药技术、药品质量检测技术、药品经营与管理	安徽省	2003	亳州市药都大道	236800
福州黎明职业技术学院	药物制剂技术、药品质量检测技术、医药营销	福建省教育厅	2004	福州市西二环中路218号	350002
福建卫生职业技术学院	生物制药技术、药物制剂技术、药物分析技术、药学、医药营销	福建省卫生厅	2005	福州市闽侯荆溪关口366号	350101
福建生物工程职业技术学院	生物制药技术、药物制剂技术、药物分析技术、食品药品监督管理、药品经营与管理、保健品开发与管理、中药	福建省食品药品监督管理局	2006	福州市洪山桥中店42号	350002
漳州卫生职业学院	药学、中药、药品经营与管理	福建省	2004	漳州芗城区西洋坪路12号	363000
漳州职业技术学院	生物技术及应用	福建省	2002	漳州市马鞍山路1号	363000
江西大宇职业技术学院	医药营销	江西省教育厅	2003	南昌市湾里区翠岩路200号	330004
江西护理职业技术学院	药学	江西省	2004	南昌市顺外路1228号	330029
江西城市职业学院	医药营销	江西省教育厅	2002	南昌市湾里风景区	330004
宜春职业技术学院	药学	江西省	2003	宜春市中山西路399号	336000
江西应用技术职业学院	化学制药技术	江西省	2006	赣州市红旗大道27号	341000
江西农业工程职业学院	中草药栽培技术	江西省	2004	樟树市四特大道266号	331200
山东杏林科技职业学院	药学、中药	山东省教育厅	2004	山东省济南市经十路3028号	250200
山东药品食品职业学院	生物制药技术、化学制药技术、药物制剂技术、药物分析技术、中药制药技术、中药、药品经营与管理、药剂设备制造与维护、化工设备维修技术[制药设备方向]	山东省食品药品监督管理局	2005	淄博市张店区商场西街74号	255011
莱芜职业技术学院	生物制药技术	山东省	2000	莱芜市汶源东大街9号	271100
山东经贸职业学院	医药营销	山东省	2003	潍坊市潍城区青年路2798号	261011
滨州职业学院	生物制药技术、药学、生物技术及应用	山东省	2001	滨州市渤海八路527号	256624
淄博职业学院	生物制药技术、化学制药技术、药物制剂技术、生物技术及应用、食品药品监督管理	山东省	2002	淄博新区联通路西首	255314
山东现代职业学院	中药	山东省教育厅	2003	济南市历山北路黄台	250100
山东力明科技职业学院	药学、中药、医药营销	山东省教育厅	2001	济南市市中区济微路389号	250116
淄博科技职业学院	药学、中药	山东省教育厅	2002	淄博市张店联通路西首	255314
山东商业职业技术学院	生化制药技术、生物制药技术、生物技术及应用、药品质量检测技术、医药营销	山东省	1999	济南市旅游路4516号	250103
威海职业学院	生化制药技术	山东省	2000	威海市科技新城	264210
枣庄科技职业学院	药学	山东省教育厅	2005	滕州市学院东路888号	277500
山东协和职业技术学院	中药	山东省教育厅	2004	济南市历山北路黄台	250100
济南铁道职业技术学院	生物技术及应用	山东省	2005	济南市解放路62号	250013
山东畜牧兽医职业学院	生物制药技术、药品质量检测技术	山东省	2008	潍坊市胜利东街88号	261061
聊城职业技术学院	药学	山东省	2001	聊城市花园北路133号	252000
山东胜利职业学院	药学	山东省	2006	东营市北二路504号	257097
信阳农业高等专科学校	生物制药技术、中药制药技术、中药、中草药栽培技术	河南省	1992	信阳市农专路1号	464000
郑州牧业工程高等专科学校	生物制药技术、生物技术及应用	河南省	2006	郑州市金水区北林路16号	450011
河南商业高等专科学校	医药营销	河南省	2005	郑州市英才街2号	450044
郑州职业技术学院	生物制药技术、药物制剂技术	河南省	2004	郑州市郑上路西二十里铺经济开发区	450121
信阳职业技术学院	药学、应用化工技术[生化制药方向]	河南省	2004	信阳市大庆路中段	464000
周口职业技术学院	药用植物栽培加工	河南省	2008	周口市中州路北段455号	466001
郑州铁路职业技术学院	药学、中药、药品经营与管理、医药营销	河南省	1999	郑州市二七区幸福路2号	450052
湖北职业技术学院	药学	湖北省	2003	孝感市玉泉路特1号	432100
荆州职业技术学院	生物技术及应用、医药营销	湖北省	2001	荆州市荆州大学城学苑路9号	434020
仙桃职业学院	医药营销	湖北省教育厅	2005	仙桃市纺织大道8号	433000

（续表）

学校名称	专业设置	主管部门	专业创建年份	地　址	邮编
恩施职业技术学院	生物制药技术	湖北省	2000	恩施市学院路122号	445000
湖北生物科技职业学院	生物制药技术、生物技术及应用	湖北省教育厅	2004	武汉市洪山区狮子山野芷湖1号	430070
湖北生态工程职业技术学院	生物技术及应用(生物制药方向)	湖北省	2004	武汉市江夏区纸坊大街110号	430200
鄂州职业大学	药学、医药营销	湖北省	1984	鄂州市凤凰路78号	436000
襄樊职业技术学院	生物制药技术、药学、生物技术与应用、精细化学品生产技术[化学制药]	湖北省	2001	襄樊市襄城区檀溪路72号	441021
黄冈职业技术学院	生物制药技术	湖北省	1999	黄冈市黄州南湖桃园街109号	438002
武汉职业技术学院	生物制药技术、药品经营与管理	湖北省教育厅	1999	武汉市关山大道463号	430074
武汉软件工程职业学院	生化制药技术	武汉市	2004	武汉市武昌关凤路特1号	430205
随州职业技术学院	医药营销	湖北省	2003	随州市城南新区迎宾大道中端	441300
十堰职业技术学院	生物化工工艺[生化制药技术]	湖北省	1998	十堰市北京中路38号	442000
咸宁职业技术学院	生物制药技术	湖北省	2003	咸宁市温泉开发区咸宁大道118号	437100
湖北轻工职业技术学院	生物技术与应用、医药营销	湖北省	2001	武汉市洪山区石牌岭东二路5号	430070
岳阳职业技术学院	药学	湖南省	2003	岳阳市学院路	414000
湖南环境生物职业技术学院	生物制药技术、医药营销、药学、中药	湖南省教育厅、林业厅	2001	衡阳市石鼓区望城路165号	421005
邵阳职业技术学院	生物制药技术、食品药品监督管理	湖南省	2003	邵阳市城南梅子井	422004
长沙南方职业学院	医药营销	湖南省教育厅	2003	长沙市麓山南路含浦科教园	410208
长沙航空职业技术学院	生化制药技术	空军总装备部	1998	长沙市田心桥	410124
湖南九嶷职业技术学院	医药营销	湖南省教育厅	2005	永州市冷水滩区湘永路2号	425000
湖南科技职业学院	生化制药技术	湖南省	2001	长沙市中意三路花园	410118
湖南化工职业技术学院	化学制药技术	湖南省	2003	株洲市石峰区清石广场	412004
湖南理工职业技术学院	中药	湖南省	2005	湘潭市河东大道10号	411104
常德职业技术学院	生物制药技术、药学	湖南省	2003	常德市城西常桃路7号	415000
永州职业技术学院	药学	湖南省	2000	永州市零陵区南津北路338号	425007
广州科技职业技术学院	医药营销	广东省	2004	广州市钟落潭广从九路1038号	510550
广东食品药品职业学院	生物制药技术、中药制药技术、药物制剂技术、药物分析技术、药学、中药、药品经营与管理、医药营销、食品药品监督管理、化工设备维修技术[制药设备]	广东省食品药品监督管理局	2003	广州市天河区龙洞北路321号	510520
广东岭南职业技术学院	药学、中药	广东省教育厅	2001	广州天河区东圃大观中路492号	510663
深圳职业技术学院	药学、药品经营与管理	广东省	1993	深圳市南山区西丽湖	518055
顺德职业技术学院	药学	广东省教育厅	1999	佛山市顺德区大良德胜东路	528333
广东轻工职业技术学院	生物制药技术	广东省	1999	广州市海珠区新港西路152号	510300
民办南华工商学院	药品经营与管理、医药营销	广东省总工会	2006	广州市黄埔区长洲街金洲南路9号	510720
清远职业技术学院	生物制药技术、药物制剂技术	广东省	2002	清远市清城区东城街蟠龙园	511510
中山火炬职业技术学院	生物制药技术	广东省	2008	中山火炬开发区中山港大道	528436
广西工业职业技术学院	生物制药技术、药品质量检测技术、药品经营与管理、食品药品监督管理	广西壮族自治区	2003	南宁市秀灵路37号	530001
广西农业职业技术学院	中草药栽培技术	广西壮族自治区	2007	南宁市大学东路176号	530007
桂林师范高等专科学校	生化制药技术	广西壮族自治区	2007	桂林市信义路21号	541001
海南职业技术学院	生化制药技术	海南省	2000	海口市南海大道95号	570216
重庆工贸职业技术学院	生物制药技术	重庆市	2003	重庆市涪陵区蒿枝坝工业园区	408000
重庆三峡职业学院	生物技术及应用	重庆市	2003	重庆市万州区龙宝新城开发区	404001
四川化工职业技术学院	生化制药技术、药物分析技术	四川省	2003	泸州市瓦窑坝62号	646005
达州职业技术学院	药学	四川省	2001	达州市通川区徐家坝路1号	635001
乐山职业技术学院	药学	四川省	2002	乐山市市中区肖坝路108号	614000
雅安职业技术学院	药学、中药	四川省	2002	雅安市育才路130号	625000
黔东南民族职业技术学院	药学	贵州省	2001	凯里市红洲路51号	556000
铜仁职业技术学院	药物制剂技术、中药制药技术、药品经营与管理、药学	贵州省	2002	铜仁市清水大道137号	554300
安顺职业技术学院	中药制药技术	贵州省	2001	安顺市凤西路27号	561000

（续表）

学校名称	专业设置	主管部门	专业创建年份	地　址	邮编
贵州科技工程职业学院	化学制药技术	贵州省	2002	贵阳市白云大道 247 号	550008
贵州轻工职业技术学院	生物制药技术	贵州省	2004	贵阳市南明区新村路 10 号	550000
贵阳职业技术学院	生物制药技术	贵州省	2006	贵阳市马王庙金关巷 21 号	550008
贵阳护理职业学院	药学、中药	贵州省	2007	贵阳市花溪大道北段 23 号	550003
黔西南民族职业技术学院	药学、医药营销、中草药栽培技术	贵州省	2004	贵州省兴义市文化路 36 号	562400
云南热带作物职业学院	中草药栽培技术、生物技术及应用	云南省	2004	普洱市思茅区思亭路 3 号	665000
云南农业职业技术学院	中草药栽培技术	云南省	2003	昆明市茭菱路 36 号	650031
云南北美职业学院	医药营销	云南省教育厅	2004	昆明市五华区黑林铺昭宗路 70 号	650100
云南新兴职业学院	生化制药技术、生物制药技术、中药制药技术、药物制剂技术、药品经营与管理、医药营销	云南省教育厅	2006	昆明市王大桥白沙河	650216
云南科技信息职业学院	药物制剂技术、中药制药技术、医药营销	云南省教育厅	2001	昆明市穿金路 757-1 号	650106
文山师范高等专科学校	中药制药技术	云南省	2005	文山市学府路 66 号	663000
西安海棠职业学院	中药	陕西省教育厅	2004	西安市东郊水安路 30 号	710038
陕西国防工业职业技术学院	化学制药技术	陕西省	2001	西安市户县余下中心南街 102 号	710302
陕西能源职业技术学院	药物制剂技术、医药营销	陕西省	2001	咸阳市文林路中段	712000
杨凌职业技术学院	生物制药技术、药物分析技术、药物制剂技术、中药制药技术、生物化工工艺、微生物技术及应用	陕西省	1999	陕西杨凌高新技术产业示范区渭惠路 24 号	712100
渭南职业技术学院	中药	陕西省教育厅	2005	渭南市杜化路 4 号	714000
宝鸡职业技术学院	中药制药技术、药学、中药、医药营销	陕西省	2003	宝鸡市高新技术开发区高新大道 239 号	721013
汉中职业技术学院	药学	陕西省	2005	汉中市前进东路	723000
商洛职业技术学院	药学	陕西省	2005	商洛市北新街西段	726000
铜川职业技术学院	药学	陕西省	2005	铜川市新区朝阳路西段	727031
青海卫生职业技术学院	药学	青海省	2003	西宁市七一路 340 号	810000
青海畜牧兽医职业技术学院	中草药栽培技术	青海省	2008	西宁市湟源县西大街 13 号	812100
宁夏职业技术学院	生物制药技术	宁夏回族自治区	2002	宁夏银川市金凤区黄河东路 670 号	750002
新疆现代职业技术学院	药学	新疆维吾尔自治区	2004	乌鲁木齐新市区河南东路 9 号	830011

表 4　2008 年设置药学类专业的成人医药教育高等学校

学校名称	专业设置	主管部门	地　址	邮政编码
北京医药集团职工大学	中药、医药营销	北京市教育委员会	北京市丰台区宋家庄苇子坑 148 号	100079
天津市医药职工大学	化学制药、中药制药、药学、医药经营	天津市医药集团有限公司	天津市河北区宙纬路 15 号	300142
山西职工医学院	药学	山西省教育厅	太原市双塔寺街 22 号	030012
阜新煤炭职工医学专科学校	药学	辽宁省教育厅	阜新市新华路 118 号	123000
长春职工医科大学	药学	吉林省教育厅	长春市新发路 1132 号	130051
上海医药职工大学	药物制剂、市场营销（医药贸易）、中药专业、医药营销、应用药学	上海市教育委员会	上海市愚园路 1088 弄 48 号	200050
上海职工医学院	药学	上海市教育委员会	徐汇区梅陇路 21 号	200237
江苏职工医科大学	药学	江苏省卫生厅	南京市汉中路 129 号	210029
河南卫生职工学院	药学	河南省卫生厅	郑州市新郑龙湖镇双湖大道 8 号	451191
广西卫生管理干部学院	药学、医药营销	广西壮族自治区卫生厅	南宁市桃源路 37 号	530021
重庆教育学院	化学制药技术、药品经营与管理	重庆市教育委员会	重庆市南岸区学府大道 9 号	400067

表5　2008年设置药学类专业的中等专科学校

学校名称	专业设置	主管部门	地　址	邮政编码
北京市卫生学校	药剂、中药、医药装备	北京市卫生局	北京市宣武区南横西街94号	100053
北京市医药器械学校	药剂、中药、医学生物技术[生物制药技术]、产品质量监督检验[药品质量监督检验]、医药装备、电子商务[医药电子商务]、卫生保健[医药保健]、制药机械	北京联合大学	北京市朝阳区北苑路6号	100012
北京现代职业学校	医药商品经营	北京市教委	北京市崇文区永内东街7号	100075
北京市宣武区第三职业学校	药剂、中药、中药制药、中药营销	北京市教委	北京市宣武区南菜园建功北里10号	100053
北京市海淀区卫生学校	医药商品经营	海淀区政府	北京市海淀区清河永太庄北路	100085
首都铁路卫生学校	药剂	北京市教委	北京市丰台区花乡张家路口107号	100070
北京市中医学校	中药、药剂	北京市中医管理局	北京市通州区 九棵树东路128号	101101
北京市昌平卫生学校	药剂	北京市昌平区卫生局	北京市昌平区东环路南段东侧	102200
天津市红星职业中等专业学校	制药、药品营销	天津市红桥区教育局	天津市红桥区丁字沽三号路45号	300131
天津市药科中等专业学校	制药、中药、医药商品经营、生物技术制药、药物制剂、制药设备、中药制药技术、药品经营与管理、生物技术应用、化学制药技术	天津市医药集团公司	天津市北辰区刘家子千里堤西	300400
天津市中山志成职专	中药、中药制药	天津市河北职业教育集团	天津市河北区铁东路盐索桥张兴庄大道57号	300402
天津市武清卫生学校	药剂	天津市卫生局	天津市武清区雍阳西道88号	301700
石家庄中天中等专业学校	药学	石家庄市教育局	石家庄市	050000
华北制药中专学校	抗生素生产工艺、药物制剂、药学、制药工程、药品市场营销、生物制药、中药制药、制药设备与维修、化学与制药工程	华北制药集团	石家庄市建华南大街110号	050031
石家庄卫生学校	药学、药剂、中药	石家庄市	石家庄市西部大学园区杏苑路3号	050200
石家庄华医医学中等专业学校	药学	河北省教育厅	石家庄市汇丰路18号	050227
石家庄冀联医学中等专业学校	中药	石家庄市	石家庄市和平西路西	050071
河北省沙河市卫生学校	中药	沙河市	沙河市太行西街	054100
沧州渤海中等专业学校	中药、制药与营销	沧州市	沧州市开发区渤海路9号	061000
廊坊市卫生学校	药学、药剂	廊坊市	廊坊市建国道214号	065000
秦皇岛水运卫生学校	医药商品经营	秦皇岛市	秦皇岛市海港区东港路33号	066002
安国中医药职业中等专业学校	中药	安国市	安国市东山	071200
山西省中医学校	药学	太原市	太原市迎泽区双塔寺街14号	030012
晋中市卫生学校	药剂	晋中市、山西医科大学晋中学院	晋中市榆次区经济技术开发区	030600
阳泉市卫生学校	药剂、中药	阳泉市	阳泉市南大街东段	045000
太原市卫生学校	药剂	太原市教育局	太原市南内环街南二巷12号	030012
大同市第一卫生学校	药剂	大同市	大同市新建南路医卫街6号	038302
大同市第二卫生学校	药剂	大同市	大同市城区南关东街	037000
山西运城市卫生学校	药剂	运城市卫生局、山西医科大学运城学院	运城市红旗西街311号	044000
长治卫生学校	药剂	长治市	长治市城区城北街11号	046011
内蒙古医学院卫校	药学、医药营销	内蒙古医学院	呼和浩特市新华大街52号	010017
呼和浩特市卫生学校	药学	内蒙古自治区、市	呼和浩特市果园西路	010050
内蒙古卫生职业技术学校	药学	呼和浩特市	呼和浩特市新城区兴安北路158号	010000
内蒙古乌兰察布市卫生学校	药剂、药品营销、制药技术	乌兰察布市	乌兰察布市集宁区文化路50号	012105
包头市卫生学校	药剂	包头市卫生局	包头市青山区康乐小区	014030
鄂尔多斯市卫生学校	药剂	鄂尔多斯市	鄂尔多斯市鄂托克东街1号	016105
内蒙古大兴安岭卫生学校	药剂、中药、化学制药、医药商品经营、药物制药	牙克石市	牙克石市光明路西1号	022150
内蒙古东方科技职业技术学校	药剂	赤峰市	赤峰市	024227

（续表）

学校名称	专业设置	主管部门	地　址	邮政编码
兴安职业技术学院医学分院·兴安盟卫生学校	蒙药药剂、中药药剂	兴安职业技术学院	乌兰浩特市乌查路 160 号	137400
内蒙古扎兰屯农牧学校	中草药栽培	扎兰屯市	扎兰屯市明月街 7 号	162650
呼伦贝尔市卫生学校	蒙药、药剂	呼伦贝尔市卫生局	扎兰屯市雅鲁街 10 号	162650
中国医科大学附属卫生学校	药剂与药品营销	辽宁省卫生厅、中国医科大学	沈阳市和平区北二马路 92 号	110001
辽宁中医药大学附属卫生学校	药剂	辽宁中医药大学	沈阳市苏家屯区乔松路 2 号	110101
沈阳市医药学校	中药、药物制剂、药品营销与管理、生物技术制药	沈阳市教育局	沈阳市沈河区小北关街慈悲寺巷 6 号	110013
辽宁省医疗器械学校	药物制剂、制药机械制造与维修、药物分析检验、中药商品经营、医药商品经营	辽宁省食品药品监督管理局	沈阳市铁西区北一西路 11-1 号	110026
沈阳医学院附属卫生学校	药剂	沈阳医学院	沈阳市黄河北大街 146 号	110031
沈阳市中医药学校	中药、医药营销	沈阳市卫生局	新民市新柳街铁北西路 15 号	110300
辽阳中医药学校	中药、药剂	辽宁省	辽阳市文圣区北哨街 30 号	111000
铁岭市卫生学校	药剂	铁岭市卫生局	铁岭市岭东街 21 号	112000
抚顺市卫生学校	药剂	抚顺市	抚顺市高山路 3 号	113006
鞍山师范学院附属卫生学校	药剂	鞍山师范学院	鞍山市园林路 60 号	114001
营口市卫生学校	药剂与药品营销	辽宁省	营口市站前区学府路南 20 号	115000
大连铁路卫生学校	药剂、医药营销、生物制品技术	大连大学	大连市中山区鲁迅路 24 号	116001
大连医科大学附属卫校	药剂	辽宁省卫生厅		
大连医科大学			大连市沙河口区中山路 465 号	116027
本溪市卫生学校	药剂	本溪市	本溪市明山区峪明路 214 号	117022
本溪市化学工业学校	中药制药、化学制药、制药工艺	本溪市	本溪市文化路 89 号	117022
丹东市中医药学校	药剂、中药、制药工艺技术、药品分析检验	丹东市卫生局	丹东凤城市凤北路 139 号	118100
朝阳市卫生学校	药剂	朝阳市	朝阳市朝阳大街二段 4 号	122000
长春医药化工工业技工学校	生物制药、化学制药、药品营销	长春市劳动和社会保障局	长春市长春市绿园区迎宾路副五号	130000
吉林省医药职工中等专业学校	药物制剂、药品营销、中药制药	吉林省经委	长春市二道河子区民丰街 154 号	130033
吉林职工医科大学·吉林卫生学校	药剂	吉林省教育厅 吉林省卫生厅	吉林市珲春街210 号	132011
吉林市工贸职业中等专业学校	中药制药、医药经营	吉林市教育局	吉林市农林街 37 号	132011
四平市卫生学校	药剂	四平市卫生局	四平市铁西区海丰大街 3001 号	136000
四平医护卫生学校	药剂	四平市	四平市中央西路 3538 号	136000
辽源市卫生学校	药学、药剂、制药工程、医药物流	辽源市教育局、卫生局	辽源市人民大街 29 号	136200
白城卫生职工中等专业学校	药剂	白城市	白城市白平公路 4 号	137000
珲春卫生职工中等专业学校	药剂	珲春市卫生局	珲春市河南街	133300
哈尔滨市卫生学校	药剂	哈尔滨市教育局	哈尔滨市道理区森林街 30 号	150010
哈尔滨市医药工程学校	制药工艺、药品营销、制药机械、生物技术制药、中药制药、药物分析检验、	哈尔滨市教育局	哈尔滨市道外区八区二巷 1 号	150020
哈尔滨轻工业学校	中药生产与销售	哈尔滨市教育局	哈尔滨市文治二道街 13 号	150040
黑龙江省中医药学校	中药药剂、中药营销、中药制药	黑龙江省卫生厅	哈尔滨市兰西正阳路北	151500
黑龙江省医药技工学校	制药、中药、药品、药物分析检验、药品营销、医药商品经营、制药机械、制药设备安装与维修	黑龙江省食品药品监督管理局	五常市文化路 97 号	150200
黑龙江省伊春卫生学校	药剂	黑龙江省卫生厅、伊春市	伊春市复兴路 3 号	153000
黑龙江省卫生学校	药剂、药品营销	黑龙江省卫生厅	哈尔滨市香坊区香安街 72 号	150036
黑龙江医药卫生职业学校	药剂	黑龙江省	哈尔滨市香坊区文政街 6 号	150040
绥化市职业技术教育中心学校	生物制药	绥化市	绥化市绥兰路 4.5 公里	152000
黑龙江鹤岗卫生学校	药剂	黑龙江省卫生厅	鹤岗市南山区国防路 8 号	154100

（续表）

学校名称	专业设置	主管部门	地　址	邮政编码
黑龙江省林业卫生学校	医药营销、药品管理与营销	黑龙江森工总局	佳木斯市中山路育林街3号	154007
牡丹江市卫生学校	药品营销	牡丹江市	牡丹江市东圣林街99号	157009
牡丹江医药技工学校	化学制药、中药制药、生物制药、药学、药物制剂技术	牡丹江市劳动和社会保障局	牡丹江市阳明区裕民路制药社区	157013
齐齐哈尔市卫生学校	药剂	齐齐哈尔市	齐齐哈尔市健康街118号	161005
上海交通大学医学院附属卫生学校	药剂	上海交通大学医学院	上海市南汇区周祝公路279号	201318
上海市医药学校	药剂、化学制药工艺、中药、生物技术制药、电子商务、机电技术应用[制药设备应用]、医药商品经营、现代物流[医药]	上海医药(集团)有限公司	上海市浦东新区沈家弄路700号	200135
上海市卫生学校	药剂、医学生物技术	上海市卫生局	上海市徐汇区梅陇路21号	200237
上海市药剂学校	药剂、中药、药学、药品营销专门化	上海市卫生局	上海市普陀区延长西路583号	200065
南京市医药中等专业学校	药学、中药、药物制剂、药物分析与检验、生物制药技术、物流管理[医药物流]、制药工艺、药物制剂技术	南京市食品药品监督管理局	南京市江宁区东山街道泉水社区大泉水208号	211103
南京市莫愁中等专业学校	药物制剂技术、药品质量检测技术、药剂、食品与药品检验	南京市教育局	南京市建邺区南湖安国村58号	210017
南京六合卫生学校	药学、药品营销	南京市	南京市六合区雄州镇公园路29号	211500
常州市卫生高等职业技术学校	药学、药品经营与管理	江苏省卫生厅	常州市锦绣路18号	213002
常州市武进卫生职工中等专业学校	药物制剂、药物营销	常州市	常州市新北区青龙乡三里村	213021
常州医药技工学校	药物制剂、药品营销、药物分析	常州市劳动和社会保障局	常州市天宁区	213018
无锡卫生高等职业技术学校	生物制药技术、药物分析技术、药学、药剂、医药商品与经营	无锡市	无锡市长江北路小桥下60号	214028
无锡市行知技工学校	药学、中药、生物制药、制药与经营	无锡市教育局、无锡市劳动和社会保障局	无锡新区新安北望亭国道路1号	214135
苏州市医药科技学校	药学、药剂、药品营销、中药鉴定与调制、药品购销与管理	苏州食品药品监督管理局	苏州市宝带西路1108号	215009
苏州市医药化工技工学校	药物制剂、中药鉴定与调制、药品营销	苏州市劳动和社会保障局	苏州市宝带西路1108号	215009
靖江卫生学校	药剂、制药与经营	靖江市	靖江市	214500
徐州生物工程高等职业学校	生物技术应用、生物制药技术、药物制剂技术、药品经营与管理	徐州市	徐州市三环西路	221006
江苏省徐州医药高等职业学校	生物制药技术、化学制药技术、中药制药技术、药物制剂技术、药物分析技术、生产过程自动化技术[药物制剂]、药学、药品经营与管理	江苏省食品药品监督管理局	徐州市铜山新区北京北路63号	221116
连云港中医药高等职业技术学校	中药制药技术、药物制剂技术、药物分析技术、药品经营与管理、中药、药学	连云港市	连云港市海连东路38号	222006
淮阴卫生高等职业技术学校	药学	江苏省卫生厅	淮安市黄河西路2号	223300
沭阳卫生学校	药学	沭阳县	沭阳县	223600
宿迁市卫生学校	药学	宿迁市	宿迁市湖滨新城合欢路6号	223800
盐城生物工程高等职业技术学校	生物制药技术	江苏省教育厅	盐城市亭湖经济开发区	224051
姜堰卫生学校	药剂	姜堰市	姜堰市城关	225500
南通体臣卫生学校	药学、药剂、药品经营与管理	南通市	南通市青年东路150号	226007
杭州第一技师学院	中药、药剂	杭州市劳动和社会保障局	杭州市西溪路719号	310023
浙江省永康卫生学校	药剂	金华市	永康市下园朱190号	321300
温州职工中等卫生学校	药学	温州市	温州市信河街蛟翔巷107号	325000
湖州中等卫生专业学校	药剂	湖州市	长兴县雉城镇清文路38号	313100

（续表）

学校名称	专业设置	主管部门	地　址	邮政编码
嘉兴职工中等卫生学校	药剂	平湖市卫生局	平湖市解放西路79号	314200
浙江省海宁卫生学校	药物制剂技术、药剂、中药	海宁市	海宁市文苑南路201号	314400
金华职工中等卫生学校	药剂	金华市	东阳市中山路80号	322100
丽水卫生学校	药剂	丽水学院医学院	丽水市灯塔街1号	323000
桐乡市卫生学校	药学、药剂	桐乡市	桐乡市梧桐镇凤鸣路1213号	314500
淮南市医药职业中专学校	药物制剂、中药制药、药品营销、药物分析检验、生物制药、医药机械、医药管理药学、抗生素生产工艺	淮南市	淮南市	232001
宿州卫生学校	药剂	宿州市	宿州市东二铺宿褚路卫校新区	234000
阜阳医药管理学校	医药营销、药物制剂、中药	阜阳市食品药品监督管理局	阜阳市颍上南路568号	236032
亳州市中药科技学校	中药、中药制剂、药品营销、药品检验、药剂	亳州市	亳州市利辛路28号	236800
六安卫生学校	药剂、药物制剂技术、药品营销	六安市	六安市皋城东路9号	237000
福建省龙岩卫生学校	临床药学	龙岩市	龙岩市新罗区陵园路90号	364000
闽东卫生学校	药学、药剂	福安市	福安市坂中满春街65号	355017
福建闽北卫生学校	药剂	建阳市	建阳市西桥南路	354200
福清卫生学校	药剂	福州市卫生局	福清市融城镇清荣大道110号	350300
江西省医药学校	药剂、制药工艺、药物分析与检验、中药、中药制药、生物制药、制药机械、化学制药、药品营销、医药信息管理	江西省医药集团公司	南昌市南莲路76号	330001
南昌市卫生学校	药剂	南昌市	南昌市上营坊社区9号	330006
九江市卫生学校	药剂	九江市	九江市十里大道1272号	332007
景德镇市卫生学校	药剂	景德镇市	景德镇市珠山区太平巷	333000
赣州卫生学校	药剂	赣州市卫生局	赣州市经济开发区高校园区	341000
赣州市科技学校	药剂	赣州市教育局	赣州市经济技术开发区迎宾大道	341000
上饶市卫生学校	药剂	上饶市	上饶市书院路88号	334000
上饶医药技工学校	中药学、中药制药、医药营销	江西省人力资源和社会保障厅	上饶市旭日南大道50号	334000
吉安市卫生学校	药学	井冈山大学	吉安市吉福路23号	343009
永丰职业中专	药物化工	永丰县	永丰县城桥南	331500
萍乡市卫生学校	药剂	萍乡市	萍乡市萍安南大道牛角坪	337000
济南卫生学校	药学、中药、药剂	济南市卫生局	济南市槐荫区道德北街87号	250022
山东省人口学校	药学	山东省计划生育委员会	济南市玉函路75号	250002
济阳卫生职业学校	药剂、中药	济阳县	济南市济阳县城纬八路432号	251407
山东省德州卫生学校	药剂	德州学院	德州市德城区三八路36号	253014
山东省滨州卫生学校	药剂	滨州市	滨州市渤海八路527号	256609
山东省潍坊卫生学校	药学、药剂	潍坊市	潍坊市奎文区鸢飞路360号	261041
潍坊医药职业中等专业学校	药品营销、中药营销、化学制药、中药、药学	潍坊市	潍坊市潍城经济开发区	261057
诸城市卫生学校	药剂、药学	诸城市卫生局	诸城市南关路230号	262200
益都卫生学校	药学、药剂	潍坊市	青州市玲珑山南路4318号	262500
莱阳卫生学校	药学、药剂、制药工艺	烟台市卫生局	莱阳市鹤山路63号	265200
青岛卫生学校	药学、药剂	青岛市	青岛市福州南路66号	266071
青岛第二卫生学校	药学、药剂	青岛市	胶州市北京东路5号	266308
泰安卫生学校	药学、药品管理与营销	泰安市	泰安市迎胜东路8号	271000
莱芜市卫生职工中专	药剂	莱芜市	莱芜市鹏泉西路康乐街8号	271100
山东中药技术学院	中药、中药经营、药品营销、中药资源开发及利用、现代物流、中药制药、药物制剂技术、化学制药、现代生物医药、药品质量检测技术、制药设备	山东省人力资源和社会保障厅	泰安市高新技术开发区	271016
济宁卫生学校	药剂	济宁市	济宁市中区环城西路	272031

（续表）

学校名称	专业设置	主管部门	地　址	邮政编码
曲阜中医药学校	中药、中药制剂、药品营销	曲阜市	曲阜市岐黄街2号	273100
菏泽医药职业中等专业学校	医药营销、药物制剂、中药、药学	菏泽市食品药品监督管理局	菏泽市康庄西路38号	274000
菏泽医药学校	药学、医药营销	菏泽市	菏泽市康庄西路29号	274000
山东省菏泽卫生学校	药剂	菏泽市	单县文化路2号	274300
临沂卫生学校	药学、药剂	临沂市	临沂市解放路东段卫校巷15号	276002
临沂市中医药职工中等专业学校	药学	临沂市卫生局	临沂市育才路6号	276000
山东煤炭卫生学校	药剂	山东省教育厅	枣庄市薛城区	277011
郑州市卫生学校	药学	郑州市	郑州市航海中路84号	450005
郑州黄河医学中专	药剂、药学	郑州市	郑州市化工路西段	450066
郑州市中牟卫生职业中专	药剂	河南省卫生厅、教育厅	郑州市建设路北段	451450
新乡市第一卫生学校	药剂	新乡市	新乡市西台头	453700
河南省焦作市卫生学校	药剂、药学	焦作市卫生局	焦作市建设西路55号	454001
焦作市中医药学校	中药、中药制药、中药营销、中药药剂	焦作市卫生局、河南省中医药管理局	焦作市学生路	454150
河南省卫生学校	药学、药剂、药剂（药品营销）	河南省卫生厅	安阳市北关区盘庚街67号	455000
安阳市中医药学校	药学、中药	安阳市	安阳市彰德路5号	455000
安阳市医药技工学校	药学、中药	安阳市	安阳市殷都区文源路19号	
河南省鹤壁中等专业学校	中药栽培与炮制	鹤壁市	鹤壁市淇滨开发区华山路南段145号	456250
濮阳市卫生学校	药学、药剂	濮阳市	濮阳市开州路中段	457000
许昌卫生学校	药剂	许昌市	许昌市魏都区五里岗路1号	461000
漯河卫生中等专业学校	药剂	河南省教育厅	漯河市人民东路4号	462000
驻马店市卫生学校	药剂	驻马店市	驻马店市中华大道518号	463000
周口市卫生职业中专学校	药学	周口市	商水县健康路东段	466100
平顶山市卫生学校	药剂	平顶山市	平顶山市光明路南段16号	467001
河南煤炭卫生学校	药剂	河南省煤炭厅	平顶山市东工人镇	467013
平顶山市中医药学校	药剂、中药、中草药栽培技术	河南省	汝州市丹阳中路39号	467500
洛阳市卫生学校	药剂	洛阳市	洛阳市西工区红山路5号	471001
洛阳市第二卫生学校	中药、药剂	洛阳市	洛阳市洛龙区南刘村	471000
洛阳市中医药学校	中药、药剂	河南省中医药管理局	洛阳市嵩县城关开发区	471412
三门峡市卫生学校	药学、药剂	三门峡市	三门峡市西神泉路中段	472143
邓州市卫生学校	药剂	邓州市	邓州市北环路	474150
南阳中医药学校	中药、中药营销、中药制药	河南省教育厅	南阳市卧龙路1439号	473061
河南省医药学校	化学制药工艺、药物制剂工艺、中药制药工艺、微生物制药工艺、药物分析检验、中医药学、医药商品经营、计算机应用、法律［药事法规］、医药经贸、制药机械与维修、生物制药、市场营销、保健品及经营、中药、药用电子仪器、药用动植物生产、医药物流、化学制药技术、药物制剂技术、中药制药技术	河南省教育厅	开封市体育路14号	475001
开封市卫生学校	药剂	开封市	开封市滨河路中段28号	475003
河南医药技师学院	化学制药、中药制药、药品经营、抗生素生产工艺、药品检验、药物制剂、药厂装备与维修、食品药品检验	河南省人力资源和社会保障厅	开封市禹王台区机场北路东段	475003
商丘卫生中等专业学校	药学	商丘市	商丘市花园西街25号	476000
信阳职业技术学院中专部（信阳市卫生学校）	药剂	信阳职业技术学院	信阳市大庆路中段	464000
武汉大学医学院职业技术学院附属卫生学校	药剂	武汉大学、湖北省卫生厅	武汉市汉阳区紫阳路7号	430030

（续表）

学校名称	专业设置	主管部门	地 址	邮政编码
武汉市第一轻工业学校	制药与检测技术	武汉工业国有控股集团有限公司	武汉市汉阳区黄金口43号	430051
湖北省医药学校	药物制剂工艺、生物制药技术、化学制药工艺、药物分析技术、制药机械、药学、医药市场营销	湖北省食品药品监督管理局	武汉市洪山区南湖周家湾168号	430064
湖北科技学校	药剂、药品营销	湖北省教育厅	武汉市武昌紫阳路275号	430064
武汉市蔡甸区卫生学校	药剂	武汉市	武汉市蔡甸区秦府岭齐联里1号	430100
武汉市黄陂区卫生学校	药剂	武汉市教育局	武汉市黄陂区前川街百锦街63号	430300
武汉市第二卫生学校	药剂、药品营销	武汉市	武汉市新洲区齐安大道384	430400
江汉大学卫生职业技术学院中专部	药剂	江汉大学卫生职业技术学院	武汉市江岸区球场路145号	430016
天门市卫生学校	生物制药技术	天门市卫生局	天门市竟陵东湖	429006
黄冈卫生学校	药剂、药学、药品营销	黄冈市卫生局	黄冈市黄冈大道19号	438000
咸宁卫生卫校	药剂	咸宁市卫生局	咸宁市温泉咸宁大道138号	437100
宜昌卫生学校	药学、药剂、药品营销	三峡大学护理学院	宜昌市云集路16号	443000
湖北省制药工业技工学校	药品营销、药物制剂、中药、化学制药	湖北省食品药品监督管理局	襄樊市霁月路1号	441000
十堰市医药卫生学校	药学、药剂	十堰市	十堰郧县城关镇步行街12号	442500
十堰市医学科技学校	药学、药剂	十堰市卫生局	湖北丹江口市丹赵路145号	442700
恩施州卫生学校	中药、药剂、药品营销	恩施市	恩施市五峰山路56号	445000
长沙市医药中专学校	药学、药品营销、药剂、中药	长沙市食品药品监督管理局	长沙市岳麓区观沙岭工业园观峰路26号	410013
湖南省医药学校	药物制剂、药品营销、生物制药、药物分析与检验、医药学、中医药学、中药营养保健、中药、制药机械制造与维修、药学、应用生物技术、生物工程、精密医疗器械	湖南省食品药品监督管理局	长沙市雨花区体院路510号	410014
长沙市卫生学校	药剂	长沙市	长沙市星沙经济技术开发区明月路39号	410100
湖南医药职业中等专业学校	药学、中药、药剂、医药商品经营、药品经营与管理、制药机械	湖南省教育厅	长沙市远大三路丁家岭	410019
湖南前进医药职工中等专业学校	药剂	长沙市教育局	长沙市天心区中意一路1261号	410114
长沙市湘麓中等职业学校	药学、中药、中药药剂、医药市场营销	长沙市教育局	长沙市芙蓉区马坡岭将军山	410125
娄底市卫生学校	药剂、药品营销	娄底市卫生局	娄底市长青中街70号	417000
南华大学医学专科部·核工业卫生学校	药剂、药学	南华大学、核工业集团总公司	衡阳市珠晖区东风南路336号	421002
广州卫生学校	药剂、中药	广州医学院	广州市人民北路604号	510182
广州市医药职业学校	药物制剂、药品营销、药物分析检验、中药制剂、中药营销、生物技术制药	广州市教育局	广州市白云区石井凰岗凤凰大道298号	510430
广东省食品药品职业技术学校	药物制剂、生物制药、中药制剂、中药、药物检验、医药营销、食品药品机械	广东省食品药品监督管理局	广州市天河区大观中路大观街639号	510663
广东黄埔卫生职业技术学校	药品营销	广东省	广州市黄埔区长洲街长江路339号	510720
广州增城卫生职业技术学校	药剂、药品营销	广州增城区	广州增城区荔城镇东桥东路12号	511316
汕头市卫生学校	药剂、中药	汕头市	汕头市达濠区岩石海旁路12号	515073
汕头中医药技工学校	中药、药剂、中药调剂、医药营销	汕头市劳动和社会保障局	汕头市金新北路下蓬	515000
惠州卫生学校	药学、药剂	惠州市教育局	惠州市桥东东坡亭惠新中街64号	516002
河源市卫生学校	药学、药剂	河源市	河源市龙川县老隆镇隆师路37号	517300
珠海市卫生学校	药剂、医学生物技术[生物制品技术]	珠海市卫生局	珠海市拱北粤华路210号	519020
潮州卫生学校	药剂	潮州市	潮州市湘桥区桥东砚峰路西侧	521041

（续表）

学校名称	专业设置	主管部门	地　址	邮政编码
揭阳市卫生学校	药剂	揭阳市	揭阳市榕城区西关路 351 号	522000
湛江卫生学校	药剂、中药	湛江市	湛江市赤坎区寸金路 37 号	524037
湛江中医学校	中药、药剂	湛江市	湛江市麻章城区瑞平路	524094
茂名卫生学校	药剂	茂名市	茂名市健康南路 9 号	525000
广东省新兴中药学校	中药、药剂、药学	云浮市卫生局	云浮市新兴县城果园路	527400
连州市卫生学校	药剂	连州市	连州市洋湄路 6 号	513400
佛山市南海区卫生职业技术学校	中药、药剂	佛山市南海区卫生局	佛山市南海区桂城海三路岗公园内	528200
江门中医药学校	药剂、中药、中药制药、中药营销、中药药膳	江门市	江门市龙湾路 4 号	529000
台山市卫生职业技术学校	药剂	台山市卫生局	台山市台城镇台海路礼边	529000
阳江市卫生学校	药剂、医药营销	阳江市	阳江市江城区东山南路 14 号	529500
梅州市卫生职业技术学校	药剂、药学	嘉应学院医学院	兴宁市兴城米寨	514526
广西药科学校	药学、药剂、中药、生物制药、现代物流管理[医药营销]、电子商务[医药信息]、精细化工工艺	广西壮族自治区区	南宁市兴宁区昆仑大道 8 号	530021
南宁市时珍药物职业学校	中药、药剂	中国医学科学院药用植物研究所广西分所	南宁市新城区长岗路 189 号	530023
南宁市卫生学校	药剂、药品营销	南宁市	南宁市石柱岭二路 3 号	530031
南宁市第二卫生学校	药剂	南宁市卫生局	南宁市黎塘镇金龙大道 232 号	530409
南宁医药技工学校	药物制剂技术、中药制药技术、生物制药技术、化学制药技术、药品经营、中药经营、制药设备技术	南宁市劳动和社会保障局	南宁市明秀东路 78 号	530001
广西中医学校	药剂	广西中医学院	南宁市东葛路 61 号	530022
百色市民族卫生学校	药剂	广西壮族自治区卫生厅	百色市城乡路 111 号	533000
钦州市卫生学校	药剂	钦州市卫生局	钦州市四马路南关一巷	535000
贵港市卫生职业技术学校	药剂	贵港市	贵港市建设西路 55 号	537100
来宾市卫生学校	药剂	来宾市	来宾市新兴路 227 号	545708
北海市卫生学校	药剂	北海市	北海市银滩大道 99 号	536100
玉林市卫生学校	药剂	玉林市	玉林市教育中路 55-3 号	537000
北流市卫生学校	中药、药剂、药品营销	玉林市卫生局	北流市清湖路 3 号	537400
桂林市卫生学校	药剂	桂林市卫生局	桂林市民主路万寿巷 10 号	541002
梧州市卫生学校	药剂	梧州市卫生局	梧州市白云路 2 号	543000
广西桂东卫生学校	药剂	梧州市卫生局	广西苍梧县城龙城路 118 号	543100
柳州市卫生学校	药剂	柳州市	柳州市箭盘路 28 号	545006
柳州市制剂医药技工学校	药物制剂、药物检验、医药商品经营	广西壮族自治区人力资源和社会保障厅	柳州市和平路 119 号	545007
河池卫生学校	药剂	河池市	河池市中山路 534 号	547021
海南农垦卫生学校	药剂、制药工艺、药品营销	海南省农垦总局	海口市白水塘路 48 号	570311
海南省卫生学校	药剂	海南省卫生厅	海口市秀英区秀华路 32 号	570311
海南省第二卫生学校	药剂、药品营销、制药技术、中药制药	海南省卫生厅	五指山市爱民路	572200
海南省第三卫生学校	药剂、中药药剂	海南省卫生厅	琼海市嘉积镇富海路 69 号	571400
海口市中医药学校	中药、药剂	海口市	海口市海甸二西路 18 号	570208
海南食品药品技工学校	药物制剂、医药贸易	海南省人力资源和社会劳动保障厅	海口市城西路 41 号	571101
儋州市中等卫生职业技术学校	药剂	儋州市	儋州市那大镇人民中路 130 号	571700
乐东黎族自治县中等职业卫生技术学校	药剂、药品营销	乐东黎族自治县	乐东黎族自治县抱由镇	572500
重庆医科大学卫生学校	药学	重庆市卫生局、重庆医科大学	重庆市渝中区长江二路 176 号	400016
重庆市第三卫生学校	药剂	重庆市	重庆市涪陵区乌江路 11 号	408000

（续表）

学校名称	专业设置	主管部门	地　址	邮政编码
重庆市医药科技学校	药学	重庆市食品药品监督管理局	重庆市南岸区弹子石二村97号	400061
重庆市医药经贸学校	药学、药剂、医药商品、市场营销	重庆市医药股份有限公司	重庆市渝中区大黄路101号	400042
重庆市护士学校	药剂、制药与营销	重庆市	重庆市巴南区鱼洞镇	401320
重庆市工业学校	化学与生物制药、药物分析与检验	重庆市经委	重庆市渝中区红岩村	400043
重庆市长寿卫生职工中等专业学校	药剂、药品营销	重庆市	重庆市长寿区凤园路24号	401220
重庆合川市渝南职业中学	药剂	合川市教委	合川市大石镇长安路476号	401546
重庆市化医高级技工学校	药学	重庆市经委	重庆市江北区建新北路三村1号	400020
重庆立本职业学校	药品营销与管理、药剂	沙坪坝区教委	重庆市沙坪坝区新桥百家坡	400037
重庆市巴南卫生学校	制药与营销	重庆市	重庆市巴南区鱼洞石子坪249号	401320
重庆市医药科技学校	药剂	綦江县	綦江县古南镇沱湾支路4号附1号	401420
四川省卫生学校	药学、药剂	四川省卫生厅	成都市龙泉驿区龙都南路173号	610100
成都铁路卫生学校	药剂	中铁二局集团	成都市马家花园路16号	610031
四川省食品药品学校	中药、中药制药技术、药品营销、药物制剂、医药电子商务、医药物流、食品安全与检测、保健品生产营销、药品零售与连锁、中药炮制	四川省食品药品监督管理局、成都中医药大学峨眉学院	四川省峨眉山市名山南路34号	614201
四川省凉山卫生学校	药剂	凉山州卫生局	西昌市三岔口南路106号	615000
达州中医学校	中药	达州市卫生局	达州市通川区健民路55号	635000
广安市广安区中等卫生职业技术学校	应用药学	广安市	广安市浓洄街道翠屏路22号	638001
内江医科学校	中药 、中药制药、药剂	内江市卫生局	内江市新江路二巷8号	641100
四川省自贡卫生学校	药学、药剂、中药	自贡市	自贡市流井区雨台山路43号	643000
宜宾市卫生学校	药剂	宜宾市教育局	宜宾市翠屏区文星街109号	644000
贵州中医药学院附设贵州中医药职业学校	中药	贵州省	贵阳市三桥下五里大洼路一号	550008
贵州宏信药业职业技术学校	中药制药、药品营销、药厂设备维修	贵阳市劳动和社会保障局	贵阳市花溪大道螺丝冲	550000
昆明市卫生学校	药剂	昆明市卫生局	昆明市新闻路卢家营260号	650032
云南中医药中等专业学校	中药、中药制药、药剂、医药营销、生物化工(生物技术制药)	云南省	昆明市北郊黑龙潭花鱼沟	650204
文山州卫生学校	药剂	文山壮族苗族自治州	文山县环城西路	663000
云南省思茅卫生学校	药剂	思茅市	思茅市边城东路29号	665000
临沧市卫生学校	药剂	临沧市卫生局	临沧市	677000
红河州卫生学校	药剂、药学	红河州教育局	红河州蒙自县南湖南路	661100
西安大明职业学校	医药生物技术、制药机械、医药装备、药学、中药制药	西安市	西安市西门里早慈巷24号	710001
西安市化工医药技工学校	药物制剂、医药化工、中药制剂、生物技术制药、中西药营销、中药调剂、药品营销	西安市	西安市自强西路8号	710014
陕西航空医科职业技术学校	药学、药剂	西安市	西安市北郊渭滨中路徐家湾北村	710021
陕西医科职业学校	药剂	西安市	西安市北郊徐家湾渭滨中路	710021
西安市卫生学校	药剂	西安市	西安市友谊东路463号	710054
西安交通大学医学院附设卫生学校	药物制剂	西安交通大学医学院	西安市小寨西路196号	710061
西安育才医科职业学校	药学、药剂、药品管理与营销	西安市	西安市南郊电子城欧亚路中段3号	710065
陕西科技卫生学校	药剂、医药生物技术	西安市	西安市南郊东仪路162号	710065
西安生物医药技术职业学校	生物制药工程、医药企业管理、医药市场营销、医药电子商务、中药国际贸易、应用药学技术、现代中药技术	西安市	西安市鱼化寨鱼斗路251号	710077

（续表）

学校名称	专业设置	主管部门	地　址	邮政编码
西安利君医药技工学校	药物制剂、药物分析、化学制药、生物制药、医药市场营销、制药设备维修	陕西省人力资源和社会保障厅	西安市西郊沣镐西路181号	710077
西安医药科技职业学校	药剂、医药营销	西安市	西安市三桥后围寨工业园区1号路	710086
户县卫生职业学校	药剂	西安市	西安市户县娄敬路93号	710300
周至县卫生职业学校	药剂	西安市	西安市周至县哑柏镇西大街10号	710406
咸阳市卫生学校	药剂、药品营销	咸阳市	咸阳市毕原西路10号	712000
陕西国际商贸学院附属中等职业技术学校	现代中药技术、医药营销	陕西国际商贸学院	咸阳市大学园区统一西路35号	712046
武功县中等卫生职业学校	药剂	咸阳市	武功县普集镇部城路北端	712200
延安市卫生学校	药剂、中药	陕西省教育厅	延安市延安市枣园路5号	716000
榆林市卫生学校	药剂	榆林市	绥德县张家砭	718000
陕西育才专修学院	药剂、中药	宝鸡市	宝鸡市陈仓大道中段	721004
宝鸡市恒康医药技术学校	制药、药物制剂	陕西恒康药业集团	宝鸡市宝福路85号	721001
甘肃省卫生学校	药剂、药品营销	甘肃省	兰州市东岗西路60号	730000
兰州市卫生学校	药剂	兰州市	兰州市城关区第一新村103号	730000
甘肃省医药学校	药学、中药、药剂、药物制剂、药物分析、药品营销	甘肃省经委	兰州市城关区嘉峪关东路647号	730020
甘肃省中医学校	中药、药剂、中药炮制技术	甘肃省卫生厅	兰州市七里河区安西路390号	730050
武威卫生学校	药剂	武威市	武威市市民路22号	733000
定西市卫生学校	药剂、中药制药	定西市	定西市城关镇大同巷7号	743000
灵台县卫生职业技术学校	药剂	灵台县卫生局	灵台县城南街158号	744400
天水市卫生学校	药剂、中药、药品营销、制药技术、医学生物技术	天水市	天水市精表路40号	741000
庆阳市卫生学校	药物制剂、医药营销、药品管理与营销	庆阳市	庆阳市西峰区	744500
陇南市卫生学校	中药、药剂	陇南市	陇南市武都区汉王镇	746041
青海省黄南州职业技术学校	藏药加工、药剂	黄南州卫生局	黄南州同仁县隆务镇隆务中街路32号	811300
青海省玉树州职业技术学校	中药	玉树州卫生局	玉树州结古镇新建路290号	815000
昌吉卫生学校	药剂、中药、药品营销	昌吉州	昌吉市延安北路342号	831100
喀什卫生学校	维药	喀什地区卫生局、教育局	喀什市解放南路180号	844000
伊宁卫生学校	药剂、药品营销	伊犁哈萨克自治州	伊宁市青年街8号	835000

根据2008年底全国48所高等药学院校（中国药科大学、沈阳药科大学、广东药学院、天津医科大学、河北医科大学、华北煤炭医学院、山西医科大学、内蒙古医学院、第二军医大学、徐州医学院、新乡医学院、桂林医学院、海南医学院、重庆医科大学、贵阳医学院、山西中医学院、辽宁中医药大学、长春中医药大学、黑龙江中医药大学、南京中医药大学、安徽中医学院、江西中医学院、广西中医学院、云南中医学院、北京大学、延边大学、吉林化工学院、哈尔滨商业大学、佳木斯大学、复旦大学、上海交通大学、苏州大学、徐州师范大学、南京农业大学、浙江大学、绍兴文理学院、南昌大学、山东大学、山东轻工业学院、武汉工程大学、中南民族大学、中南大学、中山大学、四川大学、西南交通大学、西安交通大学、青海大学、长春医学高等专科学校）和2所药物研究机构（中国医学科学院药物研究所、中科院上海药物研究所）（下同）调查表的统计，2008年共招收药学类本、专科生21 111名；在校药学类本、专科学生76 274名，2008年毕业的本、专科生共17 725名。招收药学类函授生10 949名，在校在读学生35 014名，毕业学生12 372名。招收攻读药学、中药学等学科的博士、硕士学位研究生3 992名；在校在读博士、硕士研究生11 152名；毕业2 870名。各类药学生情况详见表6。

表6　2008年高等药学院校（系）和药物研究机构学生基本情况

类　别	毕业生数	招生数	在校生数
研究生	2 870	3 992	11 152
本专科生	17 725	21 111	76 274
函授生	12 372	10 949	35 014

注：药学生包括药学类、化工与制药类及其他有关类别；研究生包括药学博士、硕士研究生人数。

第四届高等学校教学名师奖　2008年8月22日，教育部、财政部印发《关于表彰第四届高等学校教学名师奖获奖教师的决定》（教高［2008］7号），决定对北京大学温儒敏等

100名高等学校教师予以表彰。医药院校中受表彰的有:沈阳药科大学崔福德、黑龙江中医药大学李冀、哈尔滨医科大学吴坤、南方医科大学赵克森、解放军第三军医大学应大君。

教育部批准第二批大学生创新性实验计划项目 2008年9月24日,教育部、财政部联合下发《关于批准第二批大学生创新性实验计划项目的通知》(教高函[2008]16号)。公布了国家大学生创新性实验计划项目实施高校名单,北京中医药大学成为全国第二批入围的60所高校之一。国家大学生创新性实验计划是"质量工程"的重要组成部分,根据教育部、财政部的总体规划,将安排1.5亿元专项资金用于资助15 000个学生项目(1万元/学生项目)开展研究性学习和创新性实验。

2008年度国家精品课程建设项目 2008年9月29日,教育部、财政部印发《关于批准2008年度国家精品课程建设项目的通知》(教高函[2008]22号)。批准2008年度国家精品课程普通高校650门。其中普通高等学校本科课程400门,高职高专课程200门、网络教育课程50门,军队院校(含武警)课程19门。药学类本科国家精品课程有:安徽医科大学李俊的《临床药理学》,江西中医学院龚千锋的《中药炮制学》,辽宁中医药大学翟延君的《中药鉴定学》,山东大学徐文方的《药物设计学》,中国药科大学高向东的《生物制药工艺学》,张尊建的《药物分析》,邵蓉的《药事法规》,浙江中医药大学连建伟的《方剂学》,遵义医学院喻田的《麻醉药理学》,中南大学罗一鸣的《有机化学(生物医药类)》;高职高专国家精品课程有:广东食品药品职业学院吴海侠的《药事管理实务》、山西生物应用职业技术学院张虹的《药品质量检测技术综合实训》、浙江医药高等专科学校王和平的《中药炮制技术》、浙江医学高等专科学校俞月萍的《药理学》、山西生物应用职业技术学院梁延寿的《中药制剂检验技术》、广东食品药品职业学院莫小路的《药用植物识别技术》;网络教育国家精品课程有:中国医科大学蔡际群的《药理学》;军队院校(含武警)国家精品课程有:第二军医大学缪朝玉的《药理学》。

2008年度双语教学示范课程建设项目 2008年9月28日,教育部、财政部联合下发《关于批准2008年度双语教学示范课程建设项目的通知》(教高函[2008]20号),批准北京大学《定量分析化学》等100门课程为2008年度双语教学示范课程。药学类的有:天津大学赵康教授主讲的《药物化学》、中国药科大学尤启冬教授主讲的《药物化学》、哈尔滨医科大学杨宝峰教授主讲的《药理学》。双语教学示范课程建设项目每门课程资助经费10万元。

第五批"国家理科基础科学研究和教学人才培养基地" 2008年3月12日,教育部公布第五批"国家理科基础科学研究和教学人才培养基地"名单。北京大学药学专业点入选。

教育部财政部共建国家级教学团队 2008年9月28日,教育部、财政部联合下发《关于立项建设2008年国家级教学团队的通知》(教高函[2008]19号)。确定清华大学"结构力学系列课程教学团队"等300个教学团队为2008年国家级教学团队。医药学类院校有:首都医科大学王晓民主持的生理学教学团队、沈阳药科大学吴春福主持的药理学教学团队、哈尔滨医科大学杨宝峰主持的药理学教学团队、黑龙江中医药大学匡海学主持的中药化学教学团队、中国药科大学姚文兵主持的药学生物基础课程群教学团队、成都中医药大学万德光主持的中药品质教学团队。

教育部、财政部批准第三批高等学校特色专业建设点 2008年9月28日,教育部、财政部联合印发《关于批准第三批高等学校特色专业建设点的通知》(教高函[2008]21号)。批准北京大学汉语言文学等691个专业点为第三批高等学校特色专业建设点。其中药学类院校有:河北北方学院、河北医科大学、徐州医学院、安徽医科大学、咸宁学院、四川大学、贵阳医学院、大理学院、新疆医科大学药学专业;天津中医药大学、辽宁中医药大学、上海中医药大学、中国药科大学、江西中医学院、西北大学的中药学专业;中国药科大学药物制剂专业;天津大学、沈阳药科大学、吉林大学、哈尔滨商业大学、武汉工程大学、广州中医药大学制药工程专业;甘肃中医学院中草药栽培与鉴定专业。项目资助经费每个建设点20万元。

药学学科专业发展战略研讨会 2008年3月22~23日,教育部药学类教育指导委员会在浙江大学药学院召开"药学学科专业发展战略研讨会"。会议就撰写我国"药学学科专业发展战略研究报告"和"高等学校药学本科专业规范"进行研讨和分工。中国药科大学、北京大学药学院、沈阳药科大学、复旦大学药学院、浙江大学药学院及广东药学院的专家出席会议。

"药学学科专业发展战略研究报告"和"高等学校药学本科专业规范"是受教育部委托,对我国药学学科(专业)教育的历史现状、国外发展情况及发展态势、在国民经济发展中的地位和作用以及人才需求状况等进行战略性思考,进一步明确我国药学本科专业的培养目标、培养要求和专业基本教学条件,指导制定培养方案,并为药学学科(专业)评估提供依据。

2008年普通高等学校本科教学工作水平评估结果 2008年教育部对87所普通高等学校进行本科教学水平评估,71所高校评估结论为优秀,16所高校评估结论为良好。

医药类院校有：天津医科大学、大连医科大学、浙江中医药大学、皖南医学院、潍坊医学院、济宁医学院、广州中医药大学、广西医科大学评估结论为优秀。

（徐晓媛　高如忠　樊陈琳）

高等药学教育

2008 年高等药学院校（系）及专业

2008 年全国高等药学院校概况　截至 2008 年底，全国设置有药学、中药学、药物制剂、制药工程等药科类专业的全国普通高等学校共 543 所，其中，本科院校 317 所（药科大学 2 所，独立药学院 1 所，医科大学及医学院 49 所，中医药大学及中医学院 23 所，综合性院校 98 所，理工、化工、工业、科技等大学及学院 73 所，农业、林业、海洋大学及学院 28 所，师范大学及师范学院 24 所，商业大学及学院 3 所，邮电大学 1 所，计量学院 1 所，民族大学及民族学院 10 所，解放军总后勤部及武警总队的 4 所）；医学高等专科学校 40 所；独立设置的高等（含高专）职业技术学院 186 所。

543 所高校的分布：华北地区 70 所，其中北京 10 所，天津 14 所，河北省 22 所，山西省 12 所，内蒙古自治区 12 所；东北地区 66 所，其中辽宁省 15 所，吉林省 19 所，黑龙江省 32 所；华东地区 163 所，其中上海市 9 所，江苏省 41 所，浙江省 21 所，安徽省 26 所，福建省 14 所，江西省 15 所，山东省 37 所；华中地区 82 所，其中河南省 23 所，湖北省 33 所，湖南省 26 所。华南地区 45 所，其中广东省 26 所，广西壮族自治区 14 所，海南省 5 所。西南地区 68 所，其中重庆市 11 所，四川省 20 所，贵州省 17 所，云南省 18 所，西藏自治区 2 所。西北地区 45 所，其中陕西省 22 所，甘肃省 9 所，青海省 4 所，宁夏回族自治区 5 所，新疆维吾尔自治区 5 所。部队院校 4 所。

543 所高校的管理体制：教育部主管的 35 所，工业和信息化部主管的 2 所，国家民委主管的 5 所，国务院侨办主管的 2 所，新疆生产建设兵团主管的 1 所，解放军总后勤部及武警总队主管的 4 所，省、直辖市、自治区主管的 494 所。

2008 年新增设药学、制药工程类等专业的高校　2008 年经教育部批准增设药学类、制药工程类本科专业的普通高等学校（含教育部批准和确认的独立学院）共 31 所。其中：

药学专业（代码 100801）：济南大学、山东万杰医学院、右江民族医学院。

中药学专业（代码 100802）：哈尔滨商业大学、河南大学。

药物制剂专业（代码 100803）：吉林农业科技学院、安徽新华学院、武汉工业学院、长沙医学院、南方医科大学、贵州大学、昆明医学院。

制药工程专业（代码 081102）：安徽工业大学、江西农业大学、武汉科技大学中南分校※、湖南科技大学、南方医科大学、宜宾学院。

生物技术专业（代码 070402）：济宁医学院、重庆医科大学、长春中医药大学。

环境科学专业（代码 071401）：中国药科大学、昆明医学院海源学院※。

化工与制药专业（代码 081103W）：沈阳化工学院、湖北民族学院科技学院※。

生物工程专业（代码 081801）：新乡医学院三全学院※。

动物药学专业（代码 090602S）：吉林农业大学。

临床药学专业（代码 100808S）：首都医科大学、沈阳药科大学、南京医科大学、广东药学院、重庆医科大学。

药事管理专业（100810S）：天津商业大学

注：※为经教育部批准和确认的独立学院

2008 年高等院校设置药学类、制药工程类等本科专业点情况　截至 2008 年底高等院校本科药学专业点为 172 个，中药学专业点 88 个，药物制剂专业点 89 个，制药工程专业点 199 个，化工与制药专业点 7 个，动物药学专业点 11 个，中草药栽培与鉴定专业点 10 个，藏药学专业点 2 个，中药资源与开发专业点 21 个，应用药学专业点 1 个，临床药学专业点 7 个，海洋药学专业点 1 个，药事管理专业点 3 个，蒙药学专业点 2 个，维药学专业点（3 年制）1 个，详见表 1。另有一些医药院校设置了非药学类专业，详见表 2。

表 1　2008 年设置有药学类、化工与制药类等专业的高等院校

专业名称（代码）	专业点数	设置有该专业的高校
药学（100801）	172	北京大学**、首都医科大学、南开大学、天津大学、天津理工大学、天津中医药大学、天津医科大学、河北大学、河北科技大学、华北煤炭医学院*、河北北方学院、河北医科大学、山西大学、山西医科大学、长治医学院、内蒙古科技大学、内蒙古医学院、中国医科大学*、辽宁医学院*、大连医科大学、辽宁中医药大学、沈阳药科大学、辽宁师范大学、吉林大学、延边大学、长春中医药大学、北华大学、吉林医药学院、佳木斯大学、哈尔滨医科大学、黑龙江中医药大学、牡丹江医学院、哈尔滨商业大学、齐齐哈尔医学院、复旦大学*、上海交通大学、华东理工大学、上海中医药大学、苏州大学、南京工业大学、江苏大学、南通大学、南京医科大学*、徐州医学院、南京中医药大学、中国药科大学、扬州大学、浙江大学、浙江工业大学、浙江海洋学院、温州医学院*、浙江中医药大学、杭州师范大

（续表）

专业名称（代码）	专业点数	设置有该专业的高校
		学、绍兴文理学院、中国计量学院、安徽医科大学*、蚌埠医学院、皖南医学院、安徽中医学院、安徽新华学院、厦门大学、福建医科大学、福建中医学院、莆田学院、江西中医学院、赣南医学院、宜春学院、井冈山学院、江西科技师范学院、九江学院、南昌大学、山东大学、中国海洋大学、山东轻工业学院、青岛农业大学、潍坊医学院、泰山医学院、滨州医学院、山东中医药大学、济宁医学院、烟台大学、青岛大学、济南大学、山东万杰医学院、郑州大学、河南中医学院、新乡医学院、河南大学、黄河科技学院、武汉大学、华中科技大学、湖北中医学院、中南民族大学、黄石理工学院、咸宁学院*、郧阳医学院、武汉科技大学、湘潭大学、中南大学、湖南中医药大学、湖南师范大学、湘南学院、南华大学、长沙医学院、中山大学、暨南大学、广州医学院、广东医学院、广州中医药大学、广东药学院、嘉应学院、佛山科学技术学院、南方医科大学、广西医科大学、广西中医学院、桂林医学院、右江民族医学院、海南医学院、重庆大学、重庆医科大学、西南大学、四川农业大学、泸州医学院、成都中医药大学、成都学院、四川大学、成都医学院、贵阳医学院、贵州民族学院、昆明医学院、大理学院、云南中医学院、西藏大学、西安交通大学、西安培华学院、西安医学院、兰州大学、青海大学、青海民族学院、宁夏医科大学、新疆农业大学、石河子大学、新疆医科大学、天津医科大学临床学院※、河北科技大学理工学院※、华北煤炭医学院冀唐学院※、山西医科大学晋祠学院※、中国医科大学临床医药学院※、辽宁医学院医疗学院※、南京医科大学康达学院※、南京中医药大学翰林学院※、浙江大学城市学院※、绍兴文理学院元培学院※、温州医学院仁济学院※、浙江海洋学院东海科学技术学院※、浙江中医药大学滨江学院、安徽医科大学临床医学院※、江西中医学院科技学院※、河南大学民生学院※、新乡医学院三全学院※、郧阳医学院药护学院※、湘潭大学兴湘学院※、湖南师范大学树达学院※、南华大学船山学院※、湖南中医药大学湘杏学院※、中山大学新华学院※、广西中医学院赛恩斯新医药学院※、贵阳医学院神奇民族医药学院※、昆明医学院海源学院※、新疆农业大学科学技术学院※、石河子大学科技学院※、新疆医科大学厚博学院※
中药学（100802）	88	首都医科大学、北京中医药大学、北京城市学院、天津中医药大学、河北大学、华北煤炭医学院、承德医学院、河北医科大学、河北农业大学、山西医科大学、山西中医学院、内蒙古医学院、辽宁中医药大学、沈阳药科大学、大连大学、吉林农业大学、长春中医药大学、通化师范学院、吉林农业科技学院、哈尔滨医科大学、黑龙江中医药大学、齐齐哈尔医学院、哈尔滨商业大学、上海中医药大学、苏州大学、南京农业大学、南京中医药大学、中国药科大学、浙江大学、浙江工业大学、浙江林学院、温州医学院、浙江中医药大学、安徽医科大学、皖南医学院、安徽中医学院、安徽科技学院、福建中医学院、江西中医学院、泰山医学院、山东中医药大学、河南农业大学、河南中医学院、河南大学、华中科技大学、湖北中医学院、湖北民族学院、武汉生物工程学院、湖南中医药大学、暨南大学、广州中医药大学、广东药学院、南方医科大学、广西中医学院、海南医学院、重庆邮电大学、重庆医科大学、西南交通大学、泸州医学院、成都中医药大学、西南民族大学、贵阳中医学院、云南中医学院、西北大学、陕西中医学院、西安医学院、兰州大学、甘肃中医学院、天水师范学院、青海大学、宁夏医科大学、石河子大学、新疆医科大学、北京中医药大学东方学院※、华北煤炭医学院冀唐学院※、山西医科大学晋祠学院※、辽宁中医药大学杏林学院※、吉林大学珠海学院※、吉林农业大学发展学院※、南京中医药大学翰林学院※、温州医学院仁济学院※、浙江林学院天目学院※、浙江中医药大学滨江学院※、江西中医学院科技学院※、湖北民族学院科技学院※、湖南中医药大学湘杏学院※、广西中医学院赛恩斯新医药学院※、贵阳中医学院时珍学院※
药物制剂（100803）	89	天津中医药大学、天津医科大学、河北科技大学、华北煤炭医学院、石家庄学院、河北医科大学、山西医科大学、内蒙古医学院、内蒙古民族大学、辽宁中医药大学、沈阳药科大学、吉林大学、延边大学、吉林化工学院、长春中医药大学、通化师范学院、吉林医药学院、吉林农业科技学院、黑龙江中医药大学、牡丹江医学院、齐齐哈尔医学院、华东理工大学、上海理工大学、南京工业大学、江苏大学、南京中医药大学、中国药科大学、浙江大学、浙江工业大学、浙江中医药大学、皖南医学院、安徽中医学院、安徽科技学院、安徽新华学院、福建医科大学、福建中医学院、江西中医学院、青岛科技大学、山东轻工业学院、济宁医学院、郑州大学、河南农业大学、河南中医学院、新乡医学院、河南大学、武汉工程大学、湖北中医学院、中南民族大学、武汉工业学院、湖南中医药大学、长沙医学院、广州中医药大学、广东药学院、南方医科大学、广西中医学院、桂林医学院、四川农业大学、成都中医药大学、西南民族大学、成都医学院、贵阳医学院、遵义医学院、贵阳中医学院、贵州大学、大理学院、云南中医学院、昆明医学院、陕西科技大学、陕西中医学院、兰州大学、甘肃中医学院、青海大学、青海民族学院、河北科技大学理工学院※、华北煤炭医学院冀唐学院※、山西医科大学晋祠学院※、吉林大学珠海学院※、南京工业大学浦江学院※、南京中医药大学翰林学院※、江苏大学京江学院※、浙江中医药大学滨江学院※、江西中医学院科技学院※、河南大学民生学院※、武汉工程大学邮电与信息工程学院※、湖南中医药大学湘杏学院※、广西中医学院赛恩斯新医药学院※、遵义医学院医学与科技学院※、贵阳中医学院时珍学院※、陕西科技大学镐京学院※
制药工程（081102）	199	北京理工大学、北京化工大学、北京石油化工学院、北京中医药大学、中央民族大学、北京联合大学、天津大学、天津科技大学、天津工业大学、天津理工大学、天津商业大学、河北工业大学、河北科技大学、石家庄学院、河北农业大学、中北大学、太原理工大学、山西农业大学、太原工业学院、内蒙古工业大学、内蒙古农业大学、内蒙古医学院、辽宁大学、大连理工大学、沈阳化工学院、辽宁中医药大学、沈阳药科大学、吉林大学、延边大学、长春工业大学、吉林化工学院、吉林农业大学、长春中医药大学、吉林农业科技学院、黑龙江大学、齐齐哈尔大学、佳木斯大学、黑龙江八一农垦大学、东北农业大学、黑龙江中医药大学、牡丹江医学院、绥化学院、哈尔滨商业大学、齐齐哈尔医学院、哈尔滨理工大学、华东理工大学、上海应用技术学院、上海工程技术大学、东南大学、南京理工大学、南京工业大学、江苏工业学院、江南大学、江苏大学、盐城工学院、南京中医药大学、中国药科大学、徐州师范大学、

（续表）

专业名称（代码）	专业点数	设置有该专业的高校
		盐城师范学院、淮阴工学院、扬州大学、淮海工学院、浙江大学、浙江工业大学、温州医学院、浙江中医药大学、杭州师范大学、湖州师范学院、台州学院、浙江科技学院、合肥工业大学*、安徽理工大学、皖南医学院、安徽中医学院*、黄山学院、皖西学院、安徽新华学院、安徽工业大学、华侨大学、福州大学、福建农林大学、福建中医学院、江西中医学院、宜春学院、江西科技师范学院、南昌大学、江西农业大学、山东大学、青岛科技大学、济南大学、山东轻工业学院、山东农业大学、青岛农业大学、泰山医学院、山东中医药大学、山东师范大学、临沂师范学院、郑州大学、河南科技大学、河南农业大学、河南科技学院、河南中医学院、南阳师范学院、武汉工程大学、武汉工业学院、武汉理工大学、湖北工业大学、湖北中医学院、黄冈师范学院、武汉生物工程学院、湘潭大学、中南大学、湖南中医药大学、湖南师范大学、湖南理工学院、怀化学院、南华大学、湖南科技大学、南方医科大学、华南理工大学、华南农业大学、广东海洋大学、广州中医药大学、广东药学院、湛江师范学院、肇庆学院、广东工业大学、广西大学、广西工学院、广西中医学院、玉林师范学院、广西民族大学、海南大学、海南师范大学、重庆大学、重庆邮电大学、西南大学、重庆工学院、西南交通大学、西南科技大学、四川理工学院、西华大学、四川农业大学、成都中医药大学、西南民族大学、成都学院、四川大学、宜宾学院、贵州大学*、贵阳中医学院、云南大学、昆明理工大学、云南中医学院、西北大学、西安交通大学、西安理工大学、陕西科技大学、西北农林科技大学、陕西中医学院、宝鸡文理学院、兰州理工大学、西北师范大学、西北民族大学、青海大学、宁夏大学、北方民族大学、北京化工大学北方学院※、河北科技大学理工学院※、河北工业大学城市学院※、河北农业大学现代科技学院※、辽宁中医药大学杏林学院※、沈阳化工学院科亚学院※、吉林大学珠海学院※、长春工业大学人文信息学院※、东南大学成贤学院※、南京理工大学泰州科技学院※、南京工业大学浦江学院※、南京中医药大学翰林学院※、江苏大学京江学院※、扬州大学广陵学院※、徐州师范大学科文学院、江苏工业学院怀德学院※、浙江大学宁波理工学院※、湖州师范学院求真学院※、浙江中医药大学院滨江学院※、南昌大学科学技术学院※、江西中医学院科技学院※、武汉理工大学华夏学院※、武汉工业学院工商学院※、武汉工程大学邮电与信息工程学院※、武汉科技大学中南分校※、湖南师范大学树达学院※、湘潭大学兴湘学院※、南华大学船山学院※、湖南中医药大学湘杏学院※、湖南理工学院南湖学院※、南华大学船山学院※、贵州大学明德学院※、西北大学现代学院※、延安大学西安创新学院※
生物技术（070402）	32	华北煤炭医学院、华北煤炭医学院冀唐学院※、内蒙古医学院、大连医科大学、沈阳药科大学、长春中医药大学、哈尔滨医科大学、黑龙江中医药大学、南京医科大学、中国药科大学、温州医学院、温州医学院仁济学院※、浙江中医药大学、浙江中医药大学滨江学院※、安徽医科大学、赣南医学院、潍坊医学院、泰山医学院、滨州医学院、济宁医学院、新乡医学院、新乡医学院三全学院※、湖北中医学院、广州医学院、广东药学院、南方医科大学、桂林医学院、海南医学院、成都医学院、重庆医科大学、宁夏医科大学、新疆医科大学厚博学院※
生物工程（081801）	13	沈阳药科大学、中国药科大学、浙江中医药大学、浙江中医药大学滨江学院※、江西中医学院、江西中医学院科技学院※、泰山医学院、新乡医学院、新乡医学院三全学院※、湖南中医药大学、湖南中医药大学湘杏学院※、遵义医学院、遵义医学院医学与科技学院※
化工与制药（081103W）	7	沈阳化工学院、安阳师范学院、湖北民族学院、湖北民族学院科技学院※、广西师范大学、西南大学、成都理工大学
动物药学专业（090602S）	11	河北农业大学、吉林农业大学、黑龙江八一农垦大学、东北农业大学、南京农业大学*、江西农业大学、河南科技大学、湖南农业大学、湖南农业大学东方科技学院※、华南农业大学*、青海大学
中草药栽培与鉴定（100804W）	10	沈阳农业大学、吉林农业科技学院、山东中医药大学、广东药学院、四川农业大学、贵州大学、云南农业大学、云南中医学院、甘肃农业大学、甘肃中医学院
藏药学（100805W）	2	成都中医药大学、西藏藏医学院*
中药资源与开发（100806W）	21	山西农业大学、沈阳药科大学、东北师范大学人文学院※、吉林农业大学、吉林农业科技学院、黑龙江中医药大学、南京中医药大学、中国药科大学、安徽农业大学、安徽中医学院、江西农业大学、江西中医学院、江西中医学院科技学院※、山东农业大学、湖北中医学院、湖南农业大学、湖南中医药大学、广州中医药大学、广东药学院、广西中医学院、云南中医学院
应用药学（100807W）	1	北京大学
临床药学（100808S）	7	首都医科大学*、沈阳药科大学*、哈尔滨医科大学*、中国药科大学*、南京医科大学*、广东药学院*、重庆医科大学*
海洋药学（100809S）	1	中国药科大学
药事管理（100810S）	3	中国药科大学、沈阳药科大学、天津商业大学
蒙药学（100811W）	2	内蒙古医学院、内蒙古民族大学
维药学（100852W）	1	新疆维吾尔医学专科学校

**为6年制、*为5年制；※为经教育部批准和确认的独立学院

表 2 2008 年经教育部批准设置或备案新增的非药学类专业高等医药院校

专业名称(代码)	设置有该专业的高校
经济学专业(020101)	中国药科大学、南方医科大学
国际经济与贸易(020102)	沈阳药科大学、中国药科大学、南京中医药大学、安徽中医学院、广州中医药大学、广东药学院、甘肃中医学院
保险(020107W)	江西中医学院、江西中医学院科技学院※
法学(030101)	北京中医药大学、首都医科大学、天津医科大学、天津医科大学临床学院※、华北煤炭医学院、华北煤炭医学院冀唐学院※、大连医科大学、哈尔滨医科大学、温州医学院、温州医学院仁济学院※、安徽医科大学、皖南医学院、山东中医药大学、滨州医学院、潍坊医学院、南方医科大学、广州医学院、泸州医学院*、贵阳医学院、贵阳医学院神奇民族医药学院※、贵阳中医学院时珍学院※、昆明医学院
社会工作(030302)	山西医科大学、山西医科大学晋祠学院※、齐齐哈尔医学院、福建医科大学、泰山医学院、黑龙江中医药大学、广西医科大学、桂林医学院
体育教育(040201)	广州中医药大学、成都中医药大学
社会体育(040203)	泸州医学院、遵义医学院、山东中医药大学、成都中医药大学、贵阳医学院
运动人体科学(040204)	长治医学院
汉语言文学(050101)	陕西中医学院
汉语言(050102)	天津中医药大学、上海中医药大学、新疆医科大学、新疆医科大学厚博学院※
对外汉语(050103)	天津中医药大学、成都中医药大学
古典文献(050105)	天津中医药大学、黑龙江中医药大学
英语(050201)	北京中医药大学*、天津医科大学、华北煤炭医学院*、华北煤炭医学院冀唐学院※、山西医科大学、山西医科大学晋祠学院※、内蒙古医学院、辽宁中医药大学、长春中医药大学、南京医科大学、南京中医药大学、中国药科大学、温州医学院、温州医学院仁济学院※、浙江中医药大学、浙江中医药大学滨江学院※、江西中医学院、江西中医学院科技学院※、赣南医学院、山东中医药大学、潍坊医学院、泰山医学院、滨州医学院、河南中医学院、新乡医学院、新乡医学院三全学院※、湖北中医学院、湖南中医药大学、长沙医学院、广州中医药大学、广东医学院、南方医科大学、重庆医科大学、成都中医药大学、泸州医学院、川北医学院、贵阳医学院、贵阳医学院神奇民族医药学院※、遵义医学院、遵义医学院医学与科技学院※、陕西中医学院、新疆医科大学、福建医科大学、广西医科大学、右江民族医学院、济宁医学院、桂林医学院、昆明医学院海源学院※
俄语(050202)	泰山医学院
日语(050207)	长春中医药大学、温州医学院、温州医学院仁济学院※
音乐学(050401)	长治医学院、江西中医学院、江西中医学院科技学院※
艺术设计(050408)	大连医科大学、大连医科大学中山学院※、沈阳医学院何氏视觉科学学院※
信息与计算科学(070102)	遵义医学院、遵义医学院医学与科技学院※
应用物理学(070202)	泰山医学院
应用化学(070302)	沈阳药科大学、江西中医学院、江西中医学院科技学院※、泰山医学院
生物科学(070401)	长春中医药大学、温州医学院、温州医学院仁济学院※、浙江中医药大学、浙江中医药大学滨江学院※、蚌埠医学院、广东药学院、成都中医药大学、海南医学院
生物信息学(070403W)	南方医科大学、哈尔滨医科大学*
生物科学与生物技术(070405W)	中国医科大学、中国医科大学临床医药学院※
海洋科学(071001)	温州医学院
电子信息科学与技术(071201)	泰山医学院、宁夏医科大学
环境科学(071401)	沈阳药科大学、温州医学院、温州医学院仁济学院※、江西中医学院、江西中医学院科技学院※、中国药科大学、昆明医学院海源学院※
心理学(071501)	天津中医药大学
应用心理学(071502)	天津中医药大学、华北煤炭医学院、华北煤炭医学院冀唐学院※、承德医学院、长治医学院、内蒙古医学院*、吉林医药学院、黑龙江中医药大学、齐齐哈尔医学院、南京中医药大学、温州医学院、温州医学院仁济学院※、安徽医科大学*、皖南医学院、安徽中医学院*、福建医科大学、福建中医学院、江西中医学院、江西中医学院科技学院※、赣南医学院、滨州医学院、潍坊医学院、山东中医药大学、济宁医学院、新乡医学院、湖北中医学院、湖南中医药大学、广州医学院*、广东医学院、广州中医药大学、南方医科大学、广西中医学院、泸州医学院*、成都中医药大学、成都医学院、贵阳中医学院、贵阳中医学院时珍学院※、陕西中医学院、牡丹江医学院*、海南医学院、云南中医学院
统计学(071601)	潍坊医学院、泰山医学院、滨州医学院、南方医科大学
高分子材料与工程(080204)	泰山医学院
电子信息工程(080603)	南方医科大学
通信工程(080604)	泰山医学院

（续表）

专业名称(代码)	设置有该专业的高校
计算机科学与技术(080605)	南京中医药大学、温州医学院、安徽中医学院、江西中医学院、江西中医学院科技学院※、山东中医药大学、泰山医学院、济宁医学院、河南中医学院、湖南中医药大学、长沙医学院、广州中医药大学、广东药学院、南方医科大学、云南中医学院、大连医科大学中山学院※、温州医学院仁济学院※
生物医学工程(080607)	首都医科大学*、天津医科大学*、长治医学院、中国医科大学*、中国医科大学临床医药学院※、吉林医药学院、哈尔滨医科大学、南京医科大学、徐州医学院、温州医学院、温州医学院仁济学院※、皖南医学院、福建医科大学、江西中医学院、江西中医学院科技学院※、山东中医药大学、泰山医学院、新乡医学院、新乡医学院三全学院※、广州医学院、广东医学院、广东药学院、南方医科大学、桂林医学院、重庆医科大学*、泸州医学院、川北医学院、贵阳医学院、贵阳医学院神奇民族医药学院※、安徽医科大学、广西医科大学
环境工程(081001)	泰山医学院
化学工程与工艺(081101)	泰山医学院、广东药学院
食品科学与工程(081401)	沈阳药科大学、辽宁中医药大学、辽宁医学院、辽宁医学院医疗学院※、黑龙江中医药大学、浙江中医药大学、浙江中医药大学滨江学院※、福建中医学院、广西中医学院、云南中医学院、湖南中医药大学
食品质量与安全(081407W)	中国药科大学、安徽医科大学、广东药学院、成都中医药大学
植物保护(090103)	成都中医药大学
预防医学(100201)	广东药学院
卫生检验(100202S)	南京医科大学、安徽医科大学、湖北中医学院、广东药学院、成都中医药大学
营养学(100204S)	沈阳医学院、上海中医药大学、徐州医学院、蚌埠医学院、重庆医科大学
临床医学(100301)	广东药学院*
护理学(100701)	广东药学院
信息管理与信息系统(110102)	华北煤炭医学院、华北煤炭医学院冀唐学院※、山西医科大学、山西医科大学晋祠学院※、长治医学院、内蒙古医学院、中国医科大学、中国医科大学临床医药学院※、哈尔滨医科大学、牡丹江医学院、南京中医药大学、中国药科大学、温州医学院、温州医学院仁济学院※、皖南医学院、安徽中医学院、蚌埠医学院、山东中医药大学、泰山医学院、滨州医学院、济宁医学院、河南中医学院、湖北中医学院、郧阳医学院、广东医学院、广东药学院、广西医科大学、广西中医学院、海南医学院、重庆医科大学、泸州医学院、成都医学院、昆明医学院海源学院※、新疆医科大学、宁夏医科大学、
工商管理(110201)	北京中医药大学、北京中医药大学东方学院※、沈阳药科大学、中国药科大学、长沙医学院、成都中医药大学
市场营销(110202)	天津中医药大学、天津医科大学临床医学院※、内蒙古医学院、辽宁中医药大学、长春中医药大学、吉林医药学院、中国药科大学、南京中医药大学、浙江中医药大学、浙江中医药大学滨江学院※、温州医学院、温州医学院仁济学院※、福建中医学院、潍坊医学院、泰山医学院、山东中医药大学、济宁医学院、河南中医学院、湖北中医学院、湖南中医药大学、广东药学院、广西中医学院、桂林医学院、海南医学院、成都中医药大学、泸州医学院、云南中医学院、长沙医学院、宁夏医科大学、黑龙江中医药大学
人力资源管理(110205)	泰山医学院、济宁医学院、广东药学院、安徽中医学院
旅游管理(110206)	泰山医学院
电子商务(110209W)	南京中医药大学、广东药学院
物流管理(110210W)	广东药学院
公共事业管理(110302)	首都医科大学*、北京中医药大学*、北京中医药大学东方学院※、天津中医药大学、天津医科大学、天津医科大学临床医学院※、华北煤炭医学院、华北煤炭医学院冀唐学院※、山西医科大学、山西医科大学晋祠学院※、内蒙古医学院、辽宁医学院、辽宁医学院医疗学院※、大连医科大学、大连医科大学中山学院※、辽宁中医药大学、沈阳医学院、沈阳医学院何氏视觉科学学院※、长春中医药大学、吉林医药学院、哈尔滨医科大学、黑龙江中医药大学、牡丹江医学院、齐齐哈尔医学院、上海中医药大学、南京医科大学、南京中医药大学、徐州医学院、温州医学院、温州医学院仁济学院※、浙江中医药大学、浙江中医药大学滨江学院※、安徽医科大学、安徽医科大学临床医学院※、安徽中医学院、皖南医学院、福建医科大学、福建中医学院、江西中医学院、江西中医学院科技学院※、赣南医学院、潍坊医学院、滨州医学院、济宁医学院、泰山医学院、河南中医学院、新乡医学院、新乡医学院三全学院※、湖北中医学院、郧阳医学院药护学院※、湖南中医药大学、广州医学院、广东医学院、广州中医药大学、广东药学院、南方医科大学、广西中医学院、广西医科大学、海南医学院、重庆医科大学、泸州医学院、成都中医药大学、川北医学院、成都医学院、遵义医学院、遵义医学院医学与科技学院※、昆明医学院、昆明医学院海源学院※、云南中医学院、陕西中医学院、西安医学院、宁夏医科大学、新疆医科大学、新疆医科大学厚博学院※
劳动与社会保障(110303)	天津中医药大学、华北煤炭医学院、温州医学院、泰山医学院、潍坊医学院、济宁医学院、广东医学院、海南医学院、泸州医学院、贵阳中医学院、贵阳中医学院时珍学院※、昆明医学院、昆明医学院海源学院※、滨州医学院

备注：*为5年制；※为教育部批准或认可的独立院校

2008年高等药学院校(系)、药物研究机构基本情况 根据48所高等药学院校(系)及2所药物研究机构调查表的统计,2008年共有教师3 992名,技术人员1 052名,在读博士生2 163名、硕士生8 989名,在校本科生68 581名、专科生7 693名,在读函授生35 014名,进修生等2 409名。详见表3。

表3 2008年高等药学类院校(系)、药物研究机构基本情况

统计项目	药科大学独立药学院	医科大学、医学院药学院系	中医药大学及学院中药院系	其他高校药学院系、研究所	医药高等专科学校	合计
院校(系)数	3	12	9	25	1	50
教师数	1 405	659	776	1 107	45	3 992
实验技术员数	408	176	157	302	9	1 052
在校博士生数	894	101	118	1 050		2 163
在校硕士生数	3 619	824	1 784	2 762		8 989
在校本科生数	30 891	7 407	16 668	13 615		68 581
在校专科生数	4 278	893	1 661	135	726	7 693
在校函授生数	22 644	3 268	3 230	5 872		35 014
进修生	10	1	4	1 096		1 111
其他				1 298		1 298

2008年高等药学院校(系)本、专科学生基本情况 据2008年48所高等药学院校(系)统计,招收本科生17 566名,在校本科生68 581名,毕业生14 922名,详见表4。招收药学类专科生3 545名,在校专科生7 693名,毕业专科生2 803名,详见表5。招收药学函授生10 949名,在校在读函授生35 014名,毕业函授生12 372名。详见表6。

表4 2008年高等药学院校(系)本科生情况

专业名称	专业点	毕业生人数	招生人数	在校生人数
药学	38	4 984	4 965	21 413
中药学	21	2 642	2 632	11 022
药物制剂	26	1 324	2 080	7 228
制药工程	23	1 998	2 024	8 224
药学(基础药学理科基地班)	2	84	93	372
生物技术(国家生命科学与技术人才培养基地)	2	98	93	386
药事管理	2	33	94	305
海洋药学	1	60	63	251
临床药学	6	190	208	926
应用药学	1		38	148
中药资源与开发	9	373	399	1 538
中草药栽培与鉴定	2		101	240
生物工程	4	394	436	1 475
生物技术	5	441	494	1 927
生物科学	1		64	251
生物医学工程	1		63	250
国际经济与贸易	3	262	336	1 242
市场营销	8	423	747	2 608
工商管理	2	158	178	684
食品科学与工程	6	51	289	887
食品质量与安全	2		202	640
英语	1	58	105	399
经济学	1	29	61	201
环境科学	2	28	52	194
应用化学	4	187	228	765
电子商务	1		94	223
计算机科学与技术	1	342	382	1 385
信息管理与信息系统	2	179	374	1 050
化学生物学	1		30	30
化学工程与工艺	3	342	297	1 233

（续表）

专业名称	专业点	毕业生人数	招生人数	在校生人数
公共事业管理	1	242	210	627
人力资源管理	1		134	457
合计	183	14 922	17 566	68 581

表5　2008年高等药学院校(系)专科生情况

专业名称	专业点	毕业生人数	招生人数	在校生人数
药学	8	558	1 051	2 224
中药	4	323	562	1 010
生物制药技术	1	44	40	125
化学制药技术	1	46	59	158
药物制剂技术	4	370	532	999
药物分析技术	1	91	115	333
中药制药技术	3	181	90	355
生物技术及应用	1	36	50	74
药品经营与管理	2	106	139	295
国际经济与贸易	2	175	115	321
医药营销	5	140	543	1 056
医药贸易	1	136		
医用电子仪器维护	1	71	72	212
医疗器械制造维护	1	69	71	183
化工设备维修	1	54	106	245
其他	4	403		103
合计	40	2 803	3 545	7 693

表6　2008年高等药学院校(系)函授生情况

专业名称	专业点	毕业生人数	招生人数	在校生人数
药学	18	11 270	10 320	32 906
中药学	7	782	591	1 804
药物制剂	1	33		14
制药工程	1	87	11	50
公共事业管理	1			26
市场营销	3	122	17	121
医药营销	1			13
国际经济与贸易	2	78	10	80
合计	34	12 372	10 949	35 014

2008年高等药学院校(系)本专科毕业生就业情况　据2008年底48所高等药学院校(系)统计,本科毕业生继续深造的占毕业生总人数的18.38 %,去医药企业的占54.09%,未落实单位的占4.32%,专科毕业生(含高职)继续升学的占9.76%,去医药企业的占79.50%,未落实单位的占2.36%,2008年高等药学院校(系)本、专科毕业生就业情况详见表7、表8。

表7　2008年部分高等药学院校(系)本科毕业生就业情况

专业名称	统计人数	分布在各就业部门毕业生人数									
		升学	出国	高校	科研院所	医疗	医药企业	机关	部队	其他	未落实单位
药学	4 405	767	76	24	123	464	2 289	86	20	344	212
药学(基础药学理科基地班)	84	65	5				13			1	
药学(英语)	57	20	5				27			3	2
药学(日语)	58	25	12				16			1	4
药学(临床药学)	314	21		2	1	76	138			65	11
海洋药学	60	27	5				25	1		2	
中药学	2 449	388	17	21	77	203	1 363	44	4	246	86

（续表）

专业名称	统计人数	分布在各就业部门毕业生人数									
		升学	出国	高校	科研院所	医疗	医药企业	机关	部队	其他	未落实单位
中药学(日语)	29	8	3				11			4	3
中药资源开发	433	73	3	5	15	27	231	5	0	63	11
药物制剂	1 245	234	20	20	41	87	685	15	2	95	46
药事管理	100	11	1		1	2	64	2	1	15	3
制药工程	2 060	421	25	32	117	101	1 094	32	4	143	91
生物技术	440	112	14	8	8	14	217	4	2	50	11
生物技术(国家生命科学与技术人才培养基地班)	98	73	1			2	16	2		3	1
生物工程	394	113	6	1	11	3	196	4		35	25
化工与制药	61						59			1	1
信息管理与信息系统	60	9	1				44			6	
食品科学与工程	51	7					18			23	3
国际经济与贸易	262	23	2		3		207	1		12	14
英语	58	7	1		2		47			1	
经济学	29	8	1				19			1	
应用化学	187	27				14	108	8		17	13
医药信息学	61	1					37			19	4
环境科学	28	11					14		1	1	1
市场营销	423	29	5		2	19	314	1		20	33
工商管理	158	20	3	2		3	106	1		10	13
合计	13 604	2 500	206	115	401	1 015	7 358	206	34	1 181	588

表 8　2008 年高等药学院校专科(含高职)毕业生就业情况

专业名称	统计人数	分布在各就业部门毕业生人数									
		升学	出国	高校	科研院所	医疗	医药企业	机关	部队	其他	未落实单位
药品经营与管理	106	23					73			10	
药物制药技术	368	26		1	1	19	305			12	4
药物分析技术	91	4				1	85				1
药学	426	25				37	327	1		31	5
国际经济与贸易	175	17				3	137	1		8	9
医药营销	174	32				1	134			1	6
医疗器械制造与维护	69	1					56			7	5
医用电子仪器与维护	71	1					58			3	9
生物制药技术	44						44				
生物技术及应用	36						36				
化学制药技术	46	1				1	41	1		1	1
化工设备维修技术	54	2					48			2	2
中药制药技术	270	24		3		10	225		1	6	1
中药	231	55				1	149			18	8
合计	2 161	211		4	1	73	1 718	3	1	99	51

（高如忠　樊陈琳　徐晓媛）

专业介绍与教学计划

临床药学专业(沈阳药科大学)专业代码:100808S

业务培养目标:以药学、临床医学为基础,系统地掌握临床药学的基础理论、基本知识和基本技能,具有良好的科学素养和从事临床药学研究、新药评价和用药监测的初步能力,能够在医院、药房、高等医药院校、医药科学研究机构、药品流通企业、药检与药事管理等单位从事临床合理用药、治疗药物监测、新药临床评价、临床药学研究和临床药学教育的高级临床药学专门人才。

业务培养要求:毕业生应具有良好的思想品德、社会公德和职业道德;掌握药学、临床医学等相关学科的基础理论、基本知识和基本技能。掌握临床药学的基础理论、基本知识和基本技能,包括药理学、药物分析学、药物化学、药剂学等药学各主要分支学科的基础理论、基本知识和基本技能,了解临床医学的基本知识;了解临床药学领域科学新进展及相临学科的新知识。掌握临床合理用药、治疗药物监测和药物评价的基本原理与实验技能;熟悉医疗机构药事管理的法规政策,初步具有经济、管理和其他社会科学知识;受到临床药学实践和临床药学研究方法的初步训练,具有从事临床药学研究和临床用药指导与评价的初步能力;具有运用信息技术和相关数理基础知识与技能分析处理本专业有关问题的能力;能够比较熟练地阅读和翻译本专业的英文科技文献和相关资料;具有良好的临床沟通交流技能;具有良好的继续学习的能力。

主干学科:化学、药学、临床医学

主要课程:有机化学、分析化学、生物化学与分子生物学、微生物学与免疫学、人体解剖生理学、病理生理学、药理学、药物化学、药剂学、药物分析、诊断学基础、内科学基础、外科学总论、儿科学、妇科学、体内药物分析、药物毒理学、生物药剂学、药物代谢动力学、临床药物代谢动力学、临床药物治疗学、临床药理学、临床药品不良反应与评价。

主要实践性教学环节:医院实习和毕业论文,共计1年

修业年限:5年

授予学位:理学士

食品科学与工程专业(广东药学院)专业代码:081401

业务培养目标:本专业培养面向食品及食品原辅料生产加工和流通企业,高职高专院校和轻工食品科研单位,食品药品监督管理、质量技术监督、出入境检疫检验、工商、海关等部门,能从事食品的生产和经营管理、产品研究与开发、工程设计、品质控制、分析检验、市场营销、教学及科研、质量和安全管理等工作,具有一定的科学研究能力和实践创新能力的技术与管理复合应用型人才。

业务培养要求:毕业生应具有良好的政治思想素质、较高的文化素质、健康的身体心理素质,具有一定的人文社会科学知识和外语水平、很好的计算机应用能力、扎实的专业基础理论,掌握科学的思维方法和研究方法,具有严谨的科研精神和态度,能够在食品工艺和工程规划的设计、食品加工与贮藏设备的选型和检测、食品成分的分析、食品品质的控制、食品生产过程的技术经济分析及组织管理、市场流通营销等方面具有独立工作的能力,能够根据课题研究目标或工业开发目标的要求,运用已具有的食品专业知识和相关的生物、化学等知识进行产品的开发,在与食品相关的其他领域具有自我发展的能力。知识结构要求如下:①基本素质—通识教育课:思想政治理论课、职业道德教育、英语、体育、计算机应用基础、大学生就业指导课、大学生心理健康教育。②基础知识—基础课:高等数学、工程制图与CAD、机械基础、物理学、无机化学、有机化学、分析化学、物理化学与胶体化学、生物化学、概率论与数理统计。③专业知识—专业课:食品化学、食品工程原理、食品微生物学、营养与食品卫生学、食品加工与保藏原理、食品工艺学、食品机械与设备、食品分析、食品法规与标准、食品工厂设计与环境保护、食品生物技术。④实践能力—实践教学:军训、思想政治理论课、实践教学课、综合素质学分、课程设计、专业综合实验、教学实习、毕业实习(包括参观实习、生产实习和毕业论文或毕业设计)等。⑤特色—方向、特色课程:基础课程教学使学生具备宽厚的食品科学与工程学科基础知识;专业课程教学使学生对从食品原材料的生产到食品加工、贮藏、流通等各个环节所涉及的食品工程、工艺、机械设备、分析检测、质量与安全等知识都有全面的学习;通过课程设计、专业综合实验、教学实习、毕业实习等集中实践环节锻炼和培养学生的动手能力、综合运用知识的能力和科技创新能力;在专业选修课方面,根据该校学科群的优势设置功能性食品、食品工艺、食品安全与生产管理等特色课程模块。

主干学科:化学、生物学、食品科学与工程。

主要课程:有机化学、生物化学、食品化学、食品工程原理、油脂精炼与加工工艺学、食品微生物学、营养与食品卫生学、食品分析、谷物科学原理、食品工厂设计与环境保护、食品加工与保藏原理、食品机械与设备。

主要实践性教学环节:入学教育与军训、思想政治理论课实践教学课、课程设计、专业综合实验、教学实习、毕业实习、毕业论文(设计)、科技创新活动等。

修业年限:基本学制4年,实行弹性学制

授予学位:工学学士

临床药学专业(重庆医科大学)专业代码:100808S

业务培养目标:培养德、智、体全面发展的,适应我国社会主义经济建设和现代化医药卫生事业发展需要的,具有扎实的药学基本理论和较为熟练的临床药物应用能力;掌握一定的医学基础理论及具有初步的临床疾病诊断能力;能协助临床医师安全、有效、合理、经济地使用药物;帮助医师提高患者及其家属对临床用药的依从性的高级临床药学人才。

业务培养要求:①热爱社会主义祖国,拥护中国共产党的领导;热爱医药卫生事业,愿为国家富强、民族昌盛而奋斗,为人民医药卫生事业而献身;遵纪守法,勤奋务实;具有健康的体魄,良好的思想品质、心理素质和职业道德。②能参与临床药物治疗工作,具有发现、解决、预防潜在的或实际存在的用药问题的能力,掌握与患者、医务人员沟通的技能。③具有初步的临床药物治疗方案设计与药物疗效评价的能力。④能阅读和分析临床用药的病历。具有初步阅读和分析与疾病相关的基本生化指标和影像学报告的能力。⑤掌握基本常用药品的药理作用、主要适应证、药动学、不良反应、注意事项和构效关系等相关知识与数据内容,并能应用于临床药物治疗。⑥具有提供药物信息咨询和宣传合理用药知识的能力。⑦具有对患者进行临床用药教育与指导的能力。⑧能够使用现代信息手段查阅医药学专业的中英文文献;善于独立思考,具有较强的自学及分析问题、解决问题

的能力。

主干学科：化学、药学、基础医学、临床医学

主要课程：有机化学、药物分析、药剂学、临床药物化学、生理、病理生理、病理解剖、生物化学、药理学、临床药理学、临床药物治疗学、内科学、外科学总论、药事管理等

主要实践性教学环节：开设实验或示教学时：公共基础课程 187，专业基础课程 242，专业课程 543，共计 972 学时，理论实践比达到 1:0.447。

修业年限：5 年

授予学位：理学学士

中药学（药物分析方向）专业（辽宁中医药大学）专业代码：100802

业务培养目标：本专业培养适合 21 世纪国家现代化建设需要，掌握中医药传统理论知识和现代生物医药技术，适应我国中医药事业发展需要，能从事中药研究、生产等多种岗位工作，具有较强适应能力和竞争能力的高级中药专门人才。本专业要求学生系统学习中药学相关的基础理论和基本知识，在知识结构上体现传统中药学与现代药学的结合，中药学与医学、生物学的结合，掌握运用现代实验研究技术、中药新药研究技术，中药分析技术在中药专业领域中具有独立工作和研究创新能力。

业务培养要求：①具有坚定的社会主义信念，强烈的爱国主义精神，高尚的职业道德，有为公共事业献身的精神和全心全意为人民服务的工作态度。②具有较广泛的人文、社会科学知识，较好的文化素质，一定的美学修养；具有人际交往、相互协作、积极进行社会实践的能力。③具有较宽的自然科学知识，一定的科学研究能力和善于思考、独立分析的创新意识，以及动手解决实际问题的操作能力。④具有系统掌握传统与现代中药学的基本理论、基本知识、基本技能，能运用中医药基本理论和技能进行中药研究的基本能力。⑤具有掌握体内药物分析、中药分析及分析仪器的维护与使用的基础理论、基本知识和基本操作技能。⑥具有一定的体育和军事基本知识，掌握科学锻炼身体的基本方法和技能，受到必要的军事训练，达到国家规定的大学生体育和军事训练合格标准，身心健康。

主干学科：中药学，化学

主要课程：无机化学、有机化学、生物化学、分析化学、光谱学、色谱学、物理化学、中药化学、中药制剂分析、体内药物分析、分析仪器维护与使用、中医学基础、中药学、方剂学、药用植物学、中药药剂学、中药鉴定学、中药炮制学、中药药理学。

主要实践性教学环节：①军训：新生统一安排在入校后，在部队营区封闭进行，时间为 2 周。以增强学生的组织纪律观念、国防观念和国家安全意识，培养艰苦奋斗的作风。②劳动：学校以各种形式不定期组织学生参加校内公益活动，培养学生劳动观念。③社会调查：由学校和所在院部根据课程安排或假期安排统一组织进行。培养和训练学生认识和观察社会能力。④课外社会实践活动：是学生将课堂理论知识实际应用的重要形式，包括不定期的组织参观、访问、社会服务、勤工俭学等实践活动。⑤社团活动：是校园文化建设和人才培养的有效手段，是实现人才培养目标的重要途径。学校鼓励和采取有效措施支持学生社团开展各种有益活动，拓展学生成长的空间，提高大学生的综合素质。⑥学术活动：学校统一组织或委托学生社团组织学生学术活动，包括学术讲座、学术研讨、参与科研、研究竞赛等多种形式，培养学生热爱科学精神，加深理解专业知识，培养学生科学素质。⑦课间见习：由学校根据教学计划统一安排在教学基地进行。达到理论与实践相结合，培养学生实践能力。⑧毕业实习：是学生在完成理论学习后对所学专业知识的综合性实践过程。使学生掌握中药学研究的基本要求，为毕业后从事中药制剂分析等工作打好基础。

修业年限：4 年

授予学位：理学士

药学专业（临床药学方向）（桂林医学院）专业代码：100801

业务培养目标：培养具有扎实的药学、临床医学基本理论知识及相关自然科学知识，具有较强的药学、医学实践和人际交流能力，具有良好的职业道德和人文素养，具有创新、创业精神，能参与临床药物监测的各项工作，指导临床合理用药，临床药物评价，从事临床药学教育、药品流通和药物开发研究工作等方面的通用型医药学人才。

业务培养要求：1. 培养具有良好的思想品质和职业道德，树立正确的世界观、人生观和价值观，确立以防病治病、维护患者的身心健康为己任的思想；掌握临床合理用药的基本理论知识，临床药物治疗方案设计、药物临床研究与评价的基本方法；掌握药物在人体内动态规律、临床药物代谢动力学及在疾病条件下变异与用药的关系，临床药效学和安全性评价研究的基础知识，熟悉药物毒理学；熟悉医学伦理及药事管理的政策、法规；了解临床药学的发展动态。毕业生应掌握实现临床合理用药所需要的实践技能，具有参与临床合理用药的工作能力。2. 掌握临床药物治疗方案设计与评价的实践技能。3. 掌握临床药物代谢动力学及在疾病条件下变异与用药的关系，临床药效学和安全性评价研究的能力。4. 具有一定的从事临床药学研究与教学工作的能力。5. 具有处方药临床合理使用方案制定和非处方药正确使用咨询与指导能力。6. 掌握文献检索、资料查询的基本方法，具有一定的科学研究和实际工作能力。7. 掌握一门外语，有较强的英语听力理解、阅读理解能力和一定的口语表达、书面表达、翻译能力。

主干学科：化学、药学、临床医学

主要课程:无机化学、有机化学、分析化学、人体解剖生理学、生物化学、微生物与免疫学、药理学、病理生理学、诊断学基础、内科学、外科学、临床药理学、临床药物化学、药物分析学、生物药剂学与药物动力学、临床药物代谢动力学、临床药物治疗学、医院药学、药事管理学、药学统计学、流行病与药物毒理学。

主要实践性教学环节:1. 军事训练安排在第一学年上学期开学前集中进行,共二周,计2学分。2. 毕业实习:毕业实习一年,包括临床诊疗实习6个月,临床药学实习6个月,共40周,计20学分。

修业年限:5年。

授予学位:医学学士。

(高如忠　樊陈琳　徐晓媛)

教材建设

教育部公布2008年度普通高等教育精品教材　2008年9月9日,教育部高等教育司下发《关于公布2008年度普通高等教育精品教材书目的通知》(教高司函[2008]194号)。为进一步加强高等教育教材建设,促进"十一五"规划教材质量不断提高,教育部高等教育司对已出版的普通高等教育"十一五"规划教材进行了评审。经出版社申报、专家评审,确定292种教材为2008年度普通高等教育精品教材。其中药学方面的有:北京大学医学出版社出版的库宝善等主编的《药理学》、高等教育出版社出版的郭巧生主编的《药用植物资源学》、刘斌等主编的《无机及分析化学》、罗跃娥等主编的《药理学》、艾继周等主编的《天然药物学》、吴剑峰等主编的《天然药物化学》;人民卫生出版社出版的查锡良主编的《生物化学》、李玉林主编的《病理学》、郑虎主编的《药物化学》、刘文英主编的《药物分析》、郑汉臣主编的《药用植物学》。

《生物药剂学与药物动力学》编委会议　2008年9月10~13日,由湖北中医学院林宁教授担任主编的新世纪全国高等中医药院校药学类专业规划教材《生物药剂学与药物动力学》编委会会议在武汉召开。黑龙江中医药大学、南京中医药大学、中国药科大学、湖南中医药大学、浙江中医药大学、长春中医药大学、广东药学院、郧阳医学院等院校的专家教授以及中国中医药出版社有关编辑参加会议。与会编委对教材编写的指导思想、质量要求、内容安排、编写任务及完成时间等进行讨论并提出具体要求。

《临床药理学》"十一五"国家级规划教材编委会议　2008年10月12~13日,由中国医科大学王怀良教授主编的全国高校《临床药理学》"十一五"国家级规划教材第二版教材编委会会议在沈阳召开。北京大学、中国协和医科大学、复旦大学、吉林大学、山东大学、西安交通大学等高校的编委出席会议。与会编委对《临床药理学》教材编写的指导思想、编写大纲、编写进度进行讨论并提出具体要求。

全国高等医药院校案例式教学研讨会暨药学、药物制剂专业案例版教材主编联席会议　2008年12月23~26日,"全国高等医药院校案例式教学研讨会暨药学、药物制剂专业案例版教材主编联席会议"在广东药学院召开,全国20余所高校41名专家和科学出版社的领导参加会议,共同探讨国内案例式教学现状,药学、药物制剂专业案例版教材的编写思路。本次药学、药物制剂专业案例版教材确定编写19部,广东药学院11位教授担任主编。

2008年出版的药学类教材　据2008年底统计48所高等药学院校(系)编写出版的药学类教材和教学参考书132部,详见表9。

表9　2008年高等药学院校(系)药学类教材出版情况

序号	教材名称	主　编	出版社	备　注
1	常见疾病40例的药膳与护理	陈　博	吉林出版集团	
2	方剂学	周永学	中国中医药出版社	普通高等教育"十一五"国家级规划教材
3	分析化学	赵怀清	人民军医出版社	
4	分析化学简明教程	胡育筑	科学出版社	普通高等教育"十一五"国家级规划教材
5	分子生物学技术在中医药研究中的应用(第二版)	方肇勤	上海科学技术出版社	普通高等教育"十一五"国家级规划教材
6	分子生药学	陈建伟	中国中医药出版社	
7	国家执业药师资格考试应试指南 中药学专业知识(二)(中药鉴定学部分)	吴启南	中国医药科技出版社	
8	化工原理实验与数据处理	王存文 孙　炜	化学工业出版社	
9	化工原理双语教学实验	孙　炜	化学工业出版社	
10	化学	刘志红	东北师范大学出版社	
11	化学实验指导	刘志红	东北师范大学出版社	
12	化学制药工艺学	王亚楼	化学工业出版社	
13	基础化学(第7版)	魏祖期	人民卫生出版社	

（续表）

序号	教材名称	主　编	出版社	备　注
14	基础化学实验	邵江娟	科学出版社	
15	基础化学学习指导与习题集	魏祖期	人民卫生出版社	
16	临床药理学(第4版)	李　俊	人民卫生出版社	普通高等教育“十一五”国家级规划教材
17	临床中药炮制学	胡昌江	人民卫生出版社	
18	酶工程	解惠铭	吉林人民出版社	
19	全国卫生专业技术资格考试习题集丛书	傅　强	人民卫生出版社	
20	染色体、基因与疾病	张俊平	科学出版社	
21	神经药理学	张庆柱	人民卫生出版社	
22	生物化学	查锡良	人民卫生出版社	普通高等教育“十一五”国家级规划教材
23	生物化学(第2版)	冯明功	科学出版社	普通高等教育“十一五”国家级规划教材
24	生物化学(第2版)	查锡良	复旦大学出版社	
25	生物碱化学	王锋鹏	化学工业出版社	
26	生物制药工艺学实验与指导	高向东	中国医药科技出版社	
27	生药学	王喜军	中国中医药出版社	
28	生药学实验讲义	秦路平	人民卫生出版社	
29	食品安全管理体系内审员培训教程	张　妍 张　甦	化学工业出版社	
30	食品安全管理体系最新标准应用实例	王　蕾	化学工业出版社	
31	手性药物分析	姚彤炜	人民卫生出版社	
32	天然药物化学	吴继洲 孔令义	中国医药科技出版社	高等医药院校药学类规划教材
33	天然药物化学图表解	舒晓宏 高慧媛	人民卫生出版社	
34	无机化学	贾桂芝	中国中医药出版社	
35	无机化学	王国清	中国医药科技出版社	高等医药院校药学类规划教材
36	无机化学	谢吉民	人民卫生出版社	
37	无机化学(第2版)	徐春祥	高等教育出版社	普通高等教育“十一五”国家级规划教材
38	无机化学实验	贾桂芝	中国中医药出版社	
39	无机化学习题集	贾桂芝	中国中医药出版社	
40	无机及分析化学实验	黄少云	化学工业出版社	
41	物理化学	詹先成	高等教育出版社	普通高等教育“十一五”国家级规划教材
42	物理化学实验	向建敏	化学工业出版社	
43	现代药学实验教程	吴　勇	四川大学出版社	普通高等教育“十一五”国家级规划教材
44	药剂学实验教程	王艳宏 管庆霞	东北林业大学出版社	
45	药剂学实验指导	崔福德	人民卫生出版社	
46	药理学	李元建	高等教育出版社	高等医药院校药学类规划教材
47	药理学	杨宝峰	人民卫生出版社	普通高等教育“十一五”国家级规划教材
48	药理学(第2版)	鹿怀兴	科学出版社	普通高等教育“十一五”国家级规划教材(高职高专)
49	药理学(第2版)	周宏灏	科学出版社	普通高等教育“十一五”国家级规划教材
50	药理学(第3版)	张　远 张　力 于信民	北京大学医学出版社	普通高等教育“十一五”国家级规划教材(全国医学高专教材)
51	药理学(英文改编版)	周宏灏	科学出版社	
52	药理学学习指南	陈建国	科学出版社	
53	药理与中药药理实验	曾　南	科学出版社	国家级中药学实验教学示范中心/中药学实践教学创新系列教材
54	药品生产质量管理工程	朱世斌 刘明言 钱月红	化学工业出版社	普通高等教育“十一五”国家级规划教材
55	药品生产质量管理工程	朱世斌	化学工业出版社	普通高等教育“十一五”国家级规划教材

（续表）

序号	教材名称	主　编	出版社	备　注
56	药品质量管理	王晓杰	化学工业出版社	普通高等教育"十一五"国家级规划教材
57	药事管理学(第3版)	杨世民	中国医药科技出版社	全国医药职业教育药学类规划教材
58	药事管理与法规	杨世民 丁　勇	人民卫生出版社	普通高等教育"十一五"国家级规划教材/卫生部"十一五"规划教材
59	药物代谢学	曾　苏	浙江大学出版社	卫生部"十一五"规划教材
60	药物分析实验方法学	傅　强	人民卫生出版社	
61	药物分析学	曾　苏	高等教育出版社	普通高等教育"十一五"国家级规划教材
62	药物合成基本技能与实验	姚其正 王亚楼	化学工业出版社	
63	药物化学(第2版)	尤启冬	化学工业出版社	普通高等教育"十一五"国家级规划教材
64	药物化学实验与指导	尤启冬	中国医药科技出版社	
65	药物色谱分析	丁　黎	人民卫生出版社	
66	药物设计学(第2版)	仇缀百	高等教育出版社	普通高等教育"十一五"国家级规划教材
67	药物现代评价方法	蒋学华	人民卫生出版社	
68	药物制剂工程	张　珩 刘永琼	化学工业出版社	
69	药物制剂技术	凌沛学	中国轻工业出版社	全国普通高等教育"十一五"国家级规划教材
70	药学(师)精选习题解析	陈有亮 傅　强	人民卫生出版社	
71	药学(师)练习题集	陈有亮 傅　强	人民卫生出版社	
72	药学(师)模拟试卷	陈有亮 傅　强	人民卫生出版社	
73	药学专业化学实验Ⅱ	王润玲	人民卫生出版社	高等学校实验改革教材
74	药学专业英语	都晓伟	中国中医药出版社	
75	药学专业知识(二)	陈有亮 李维凤	中国医药科技出版社	
76	药用植物繁育学	郭巧生	中国林业出版社	
77	药用植物图表解	王　冰	人民卫生出版社	
78	药用植物与中药鉴定实验	张　瑜	科学出版社	国家级中药学实验教学示范中心/中药学实践教学创新系列教材
79	药用植物育种学	郭巧生	中国林业出版社	
80	药用植物栽培学	罗光明 刘合刚	上海科学技术出版社	普通高等教育中医药类精编教材
81	医药分子生物学实验教程	周　勤	中山大学出版社	
82	医药国际贸易(第2版)	申俊龙 徐爱军	科学出版社	普通高等教育"十一五"国家级规划教材
83	医药商品学	甘友清	中国中医药出版社	全国普通高等教育"十一五"国家级规划教材
84	医用化学实验	余　瑜 尚京川	科学出版社	高等医药院校基础医学实验教学系列教材
85	仪器分析(第4版)	朱明华	高等教育出版社	普通高等教育"十一五"国家级规划教材
86	仪器分析实验	万其进 喻德忠 冉国芳	化学工业出版社	
87	有机化学	葛正华	科学出版社	
88	有机化学	古练权 汪　波 黄志纾	高等教育出版社	普通高等教育"十一五"国家级规划教材
89	有机化学	邢存章 赵　超	科学出版社	全国普通高等教育"十一五"国家级规划教材

（续表）

序号	教材名称	主　编	出版社	备　注
90	有机化学实验	葛正华	科学出版社	
91	有机化学实验(双语版)	袁　华 尹传奇	化学工业出版社	
92	执业药师资格考试复习用书	李　祥	化学工业出版社	
93	执业药师资格考试复习用书考前倒计(药学类)	季　晖	化学工业出版社	
94	执业药师资格考试复习用书考前倒计(中药学类)	吴德康	化学工业出版社	
95	执业药师资格考试复习用书考前倒计时(药事管理与法规)	陈永法	化学工业出版社	
96	职业药师资格考试复习用书考前倒计时(中药学类)	丁安伟	化学工业出版社	
97	制药工程设计(第1版)	王　沛	人民卫生出版社	普通高等教育"十一五"国家级规划教材
98	制药工艺学	元英进	化学工业出版社	普通高等教育"十一五"国家级规划教材
99	制药设备与工艺设计	张　珩 王存文	高等教育出版社	
100	制药生产设备应用与车间设计	张　珩 万春杰	化学工业出版社	(译著)
101	中药化学图表解	匡海学	人民卫生出版社	
102	中药鉴定学	王喜军	高等教育出版社	
103	中药炮制学	蔡宝昌	中国中医药出版社	
104	中药炮制学	贾天柱	上海科技出版社	
105	中药炮制学	陆兔林	高等教育出版社	
106	中药炮制学	杨中林	中国医药科技出版社	
107	中药炮制学实验指导	龚千锋	中国中医药出版社	
108	中药片剂制备关键技术	倪　健	化学工业出版社	
109	中药实习实训	龙　军	科学出版社	国家级中药学实验教学示范中心/中药学实践教学创新系列教材
110	中药新剂型与新技术	陆　彬	化学工业出版社	
111	中药学(中英对照)	张廷模	高等教育出版社	普通高等教育"十一五"国家级规划教材
112	中药学概论	凌沛学	中国轻工业出版社	普通高等教育"十一五"国家级规划教材
113	中药学实习实训教程	潘苏华	科学出版社	国家级中药学实验教学示范中心/中药学实践教学创新系列教材
114	中药药剂学	刘汉清	中国医药科技出版社	国家执业药师资格考试指定教材
115	中药药理学(英文版)	李海涛 蔡宝昌	黑龙江人们出版社	
116	中药药理学	沈映君 陈长勋	上海科学技术出版社	普通高等教育"十一五"国家级规划教材
117	中药药理学图表解	黄国钧	人民卫生出版社	
118	中药资源学	王文全	中国中医药出版社	普通高等教育"十一五"国家级规划教材
119	中药综合性与设计性实验	刘友平	科学出版社	国家级中药学实验教学示范中心/中药学实践教学创新系列教材
120	中医药拉丁语(第二版)	杜　勤	科学出版社	普通高等教育"十一五"国家级规划教材
121	中医药统计学	周仁郁	中国中医药出版社	
122	主管药师职称考试强化训练练习题	钟延强	第二军医大学出版社	
123	药事法教程——要点探讨、案例分析	徐　蓉	化学工业出版社	
124	有机化学实验	陆　阳	人民卫生出版社	
125	无机化学学习精要	吴巧凤 张师愚	中国中医药出版社	
126	人体解剖生理学复习指南与考研辅导	徐　峰	化学工业出版社	
127	人体解剖生理学实验	徐　峰	中国医药科技出版社	
128	生物化学学习纲要	张　嵘	人民军医出版社	

（续表）

序号	教材名称	主 编	出版社	备 注
129	无机化学	王国清	中国医药科技出版社	
130	药物化学实验	孙铁民	中国医药科技出版社	
131	物理化学学习指南	沈雪松	华中科技出版社	
132	医学有机化学	顾生玖	科技出版社	

（高如忠　樊陈琳　徐晓媛）

学位与研究生教育

研究生培养基本情况　据2008年48所高等药学院校和2所药物研究机构统计，招收攻读博士学位研究生681名，其中高等药学院校556名，药物研究机构124名；在校博士生2 163名，毕业博士生539名，获博士学位的476名。招收攻读硕士学位研究生3 311名，其中高等药学院校3 160名，药物研究机构151名，在校硕士研究生8 989名，毕业硕士研究生2 331名，获硕士学位的22 76名。2008年药学类各学科研究生培养基本情况见表10。

表10　2008年全国高等药学院校(系)、药物研究机构在校研究生情况

专业名称	硕士研究生				博士研究生			
	专业点数	毕业人数	招生人数	在校生人数	专业点数	毕业人数	招生人数	在校生人数
药物化学	29	386	550	1 482	13	145	141	462
药剂学	31	456	552	1 576	11	54	79	242
药物分析学	26	264	324	906	10	44	54	201
药理学	27	266	396	1 074	17	130	143	444
生药学	26	196	259	755	10	45	48	165
微生物与生化药学	13	135	177	471	6	24	42	123
中药学	17	199	302	857	8	33	53	137
病原生物学	1	11	15	34				
海洋药物学	1	12	6	32	1		2	10
药物经济学	1		9	13				
药物设计学	1		9	18	1	9	9	32
药物生物信息学	1	2	6	11	1		1	3
药物代谢动力学	1	13	30	75	1	8	14	39
药学信息学	2	2	7	16	1		1	3
药学	1		52	52				
药事管理学	2	15	28	67	2	9	8	32
思想政治教育	1		4	7				
临床药学	6	18	42	105	4	2	8	13
环境工程	1	1	6	9				
制药工程学	4	7	41	63	1		3	6
社会与管理药学	2	29	40	113	2		8	39
应用化学	4	18	19	76				
有机化学	2	5	15	42	1		2	17
动物学	1	2	2	6	1		2	
企业管理	2	12	18	33				
生物制药与生物医用材料	1	3		18	1		1	1
生物化学与分子生物学	5	42	60	110	1	3	3	3
生物化工	4	18	27	103				
无机化学	1		13	15				
天然药物化学	4	68	100	283	4	22	30	101
化学生物学	2	27	6	57	2	3	16	44
化学工程	1	7	32	66				
化学工艺	1	38	36	106				
分析化学	2		18	22				

（续表）

专业名称	硕士研究生				博士研究生			
	专业点数	毕业人数	招生人数	在校生人数	专业点数	毕业人数	招生人数	在校生人数
中药鉴定学	1		1	5				
中药资源学	2	4	5	25	1			3
中药药理学	2	9	18	48	1			1
中药炮制学	1	3	3	8	1		1	4
中药制剂学	2	11	20	51	1		1	2
中药生物技术学	2	10	8	21				
中药化学	2	6	15	45	1	1	1	2
中药分析学	2	15	13	37	1	1	3	7
中西医结合基础	4	21	26	70	1	3	7	27
工业催化	1		1	6				
合计	243	2 331	3 311	8 989	106	539	681	2 163

研究生就业去向 2008 年，48 所高等药学院校和 2 所药物研究机构就业博士研究生 495 名，硕士研究生 2 197 名，合计 2 692 名，就业去向情况见表 11、表 12。

表 11 2008 年高等药学院校（系）、药物研究机构硕士研究生毕业就业去向

专业名称	统计人数	就业至各部门毕业生人数									
		升学	出国	高校	科研院所	医疗	医药企业	机关	部队	其他	未落实单位
药物化学	345	27	12	30	20	24	200	7	1	12	12
药剂学	430	30	7	50	50	46	175	17	1	30	24
药物分析学	249	18	7	25	22	21	127	8	3	11	7
药理学	242	30	7	29	25	39	78	4	4	14	12
生药学	188	17	8	23	19	11	84	8		8	10
微生物与生化药学	135	19	5	10	11	5	65	6	2	7	5
中药学	199	23	2	40	28	13	73	7		10	3
天然药物化学	68	10		4	5	1	35			5	8
临床药学	18	2		4		5	5			2	
海洋药物学	12	2		1	1		7			1	
中药资源学	4						4				
中药制剂学	11			1			9				1
中药药理学	9	1					8				
中药生物技术学	10			3		1	6				
中约炮制学	3						2				1
中药化学	6					1	4				1
中药分析学	15			2	2	2	7			2	
中西医结合基础	21	1		4		4	11				1
制药工程学	7						7				
有机化学	5		1				2	1		1	
应用化学	22	3		2	11		6				
药用信息学	2			1			1				
药物生物信息学	2						2				
药物代谢动力学	13			1	1		7	2		2	
药事管理学	15			3	2	1	7			1	1
生物化学与分子生物学	44	5	2	12	11		12	2			
生物化工	18	2	1	2	4		7			1	1
社会与管理药学	29	1	2	7		1	13	4		1	
企业管理	12	1	1	2		1	4	2			1
化学生物学	27	5	8		1		12				1
化学工艺	16	2		2	12						
化学工程	18	3		2	10		3				
动物学	2			1			1				
	2 197	202	63	261	235	176	984	68	11	108	89

表 12　2008 年高等药学院校(系)、药物研究机构博士研究生毕业就业去向

专业名称	统计人数	就业至各部门毕业生人数									
		博士后	出国	高校	科研院所	医疗	医药企业	机关	部队	其他	未落实单位
药物化学	125	5	12	32	22	3	35			8	8
药剂学	44	2	1	14	2	8	10				7
药物分析学	43	5	4	13	5	3	6		1	1	5
药理学	125	5	28	27	24	11	24	2		2	2
生药学	44	3	3	21	3	2	7	3		2	
微生物与生化药学	23	2		10	1	6	1	2		1	
中药学	33	1	2	23	3	3				1	
临床药学	2			1			1				
天然药物化学	22	3		8	1		6				4
药物设计学	9	1	4				4				
药物代谢动力学	8		1	2		2	3				
药事管理学	9			6			1	1			1
化学生物学	3		1				2				
中药化学	1				1						
中药分析学	1						1				
中西医结合基础	3			3							
	495	27	56	160	62	38	101	8	1	15	27

国务院学位委员会第二十五次会议　2008 年 1 月 14 日,国务院学位委员会第二十五次会议在京举行。会议审议并原则通过了《博士、硕士学位授权审核办法改革方案》,根据授权审核办法改革方案,已有学位授予单位新增学位授权学科专业点,将严格控制申报和新增数量,进一步拓宽学位授权审核的学科专业口径,学位授权均按一级学科进行申报和审核。

国务委员、国务院学位委员会主任委员陈至立在讲话中强调:研究生教育要以增强创新能力为核心,提高研究生教育质量。一要实施研究生教育创新计划,加强科研和实践环节,创新研究生培养模式。二要深入推进研究生培养机制改革,落实以科学研究为导向的导师负责制和资助制,不断完善学位与研究生教育制度。三要加强研究生的思想道德建设和学风建设,增强研究生勤奋学习、严谨治学、为祖国科技事业奉献聪明才智的自觉性。四要进一步加强对学位授权点、研究生培养、学科建设、师资队伍等方面的质量保障体系建设,形成培养单位、政府、用人单位和社会等多层面的、健全的质量监控体系。五要制订好学位授予和人才培养学科专业目录,充分发挥其在优化人才培养结构和学科建设等方面的重要指导作用。六要进一步完善国家对优秀研究生的资助、奖励制度。

全国研究生院院长联席会年会　2008 年于 10 月 15 ~ 17 日,全国研究生院院长联席会年会在杭州举行。出席会议的有国务院学位办、浙江省教育厅的有关领导和全国 57 所研究生院的院长。年会的主题是"进一步稳步推进研究生培养机制改革"。会议听取了国务院学位办梁国雄关于"研究生培养机制改革 :思路与对策";教育部学生司陈瑞武的"2009 年研究生招生工作部署及改革的思路"的报告。

第四十三批博士后科学基金资助金获得者名单　2008 年 8 月 12 日,中国博士后科学基金会下发《关于公布第四十三批博士后科学基金资助金获得者名单的通知》。获得一等资助金(5 万元人民币)的有药学:苏州大学蒋小岗,山东大学王小宁;中药学:中国中医科学院时宇静。获得二等资助金(3 万元人民币)的有药学:北京大学张正付、徐风,中科院高能物理研究所孟洁,复旦大学李莉,上海交通大学李晓宇,上海医药工业研究院邵雷,中科院上海药物研究所张琛,中山大学李琰,暨南大学戴毅,河南辅仁药业集团有限公司徐海伟,哈尔滨医科大学任欢、张妍,华中科技大学向福,南京大学董磊,浙江大学任刚、王金朝、王丽江、吴斌,军事医学科学院何新华、刘琨;中药学:北京师范大学李磊,中国中医科学院陈燕军、史晓林、朱晶晶,深圳清华大学研究院阎玺庆,陕西师范大学白成科、崔浪军,浙江大学付红伟。

第四十四批博士后科学基金资助金获得者名单　2008 年 12 月 23 日,中国博士后科学基金会印发《关于公布第四十四批博士后科学基金资助金获得者名单的通知》,获得一等资助金(5 万元人民币)的有药学:北京协和医学院郝大程,中科院上海药物研究所阳怀宇,中南大学钱荣华;中药学:浙江中医药大学郭明。获得二等资助金(3 万元人民币)的有药学:北京大学医学部杜海燕,北京协和医学院贾效成、李标、张翠英,清华大学高荣,东华大学余灯广,中科院上海药物研究所郑昌虹,天津医科大学吴红,暨南大学包凯,中山大学冷田东,哈尔滨医科大学李春莉、潘振伟、孙世波,南京大学李环球、吴汉夔,山东大学任冬梅,浙江大学张玉峰、邹

宏斌，解放军第二军医大学马秀娟、张曦、武警部队医学院附属医院王越；中药学：北京中医药大学范伟全、张子龙，清华大学王秀坤，中国中医科学院刘大会、王志国，南京中医药大学叶永浩、浙江大学甘礼社、周珏，南京军区南京总医院蔡鹰。

2008年全国博士生学术论坛（药学） 2008年11月6～7日，由国务院学位委员会办公室、教育部学位管理与研究生教育司主办，复旦大学承办，江苏先声药业协办的2008年全国药学博士生论坛在复旦大学张江新校区举行。来自国内近40所科研院所和高等学校的近300名在读博士生（含2008年毕业博士生）参加会议。会议特邀中国科学院院士陈凯先教授和复旦大学哲学学院俞吾金教授就药物研发和药学与人文科学的关系作大会报告。27名博士生论文作大会交流，近50名博士生论文进行墙报展示。经专家评审：复旦大学药学院黄容琴的“乳铁蛋白修饰的脑靶向载基因纳米粒治疗帕金森病的研究”、浙江大学药学院刘彦卿的“人CYP2C9野生型及CYP2C9*3、CYP2C9*13和CYP2C9*16突变体重组酶的构建及代谢活性研究”论文获一等奖；复旦大学药学院董村南的“asymmetric synthesis and biological evaluation of danshensu derivatives as anti-myocardial ischemia drug candidates”、上海第二军医大学贾鑫明的“RTA2是白色念珠菌耐药性产生的新基因”、中科院上海药物所徐郑虹的“A smart nanoassembly for gene delivery: preparation and in vitro transfection”论文获二等奖；北京大学铁璐的“Epinephrine increases phosphorylation of MAP-2c in rat pheochromocytoma cells (PC12 cells) via a protein kinase C-and mitogen activated protein kinase-dependent mechanism”、北京大学药学院刘洋的“肽缀合小干扰RNA（siRNA）的两种简捷合成方法研究”、复旦大学药学院庞志清的“Brain delivery of cationic albumin conjugated biodegradable polymersomes”、山东大学药学院韩秋菊的“HBx-specific siRNA induces immunostimulatory effectsin hepatoma cells”、沈涛的“Chemical constituents from the resinous exudates of Commiphora opobalsamum and their antiproliferative effect on human prostate cancer cells”、上海计划生育研究所刘向云的“雄激素对前列腺上皮细胞有丝分裂方向的改变”论文获三等奖。

全国优秀博士学位论文 2008年8月7日，教育部、国务院学位委员会联合印发《关于批准2008年全国优秀博士学位论文的决定》（教研[2008]1号），批准100篇学位论文为2008年全国优秀博士学位论文，177篇学位论文为全国优秀博士学位论文提名论文。药学类的有：黑龙江中医药大学杨炳友的“洋金花治疗银屑病有效部位的化学成分 和药理作用研究”、中国药科大学郝海平的“丹参酮ⅡA的体内外处置与作用靶点发现”、中山大学夏敏的“花色苷对胆固醇外流和炎症反应的调控及其分子机制探讨”被批准为优秀博士论文。

第十一届中国药学会-施维雅青年药物化学奖 2008年10月18～20日，第十一届中国药学会-施维雅青年药物化学奖大会在石家庄举行，中国科学院上海药物研究所杨升平、第二军医大学药学院盛春泉、中国药科大学药学院江程、北京大学天然药物及仿生药物国家重点实验室贾彦兴、沈阳药科大学中药学院高慧媛获奖。

2008年药明康德生命化学研究奖 2008年12月8日，第二届“药明康德生命化学研究奖”颁奖典礼在北京人民大会堂举行。中国药科大学王广基获特等奖。中科院上海药物所安全评价研究中心任进、李川获一等奖。国家上海新药安全评价研究中心马璟、复旦大学朱依纯、第二军医大学陆国才，中国药科大学郭青龙获二等奖。军事医学科学院毒物药物研究所国家北京药物安全性评价研究中心王全军，第二军医大学毛煜、沈阳药科大学杨静玉、中南大学药学院姜德建、中国医学科学院鞠振宇获三等奖。

“药明康德生命化学研究奖”的设立是旨在奖励中国境内从事化学、生命科学、医学、药学以及相关科技领域的研究并取得突出成就的中国籍优秀学子和中青年科技人才。自2007年起，药明康德生命化学研究奖总奖金每年100万元。其中特等奖，每名20万元；一等奖，每名10万元；二等奖，每名5万元；三等奖，每名2万元。

2008年度国家杰出青年科学基金资助名单 2008年8月6日，国家自然科学基金委员会网公示2008年度国家杰出青年科学基金候选人名单，四川大学秦勇的《具有重要生理活性的天然产物全合成》、中国医学科学院石建功的《天然药物化学》、南开大学周军的《细胞生物学和药理学》、郑州大学常俊标的《五味子丙素简化物、同系物的合成及抗病毒活性研究》、复旦大学朱依谆的《心肌缺血保护药物的分子作用机制》研究项目荣获2008年度国家杰出青年基金资助，总额200万元，资助期4年。

2008年度江苏省研究生培养创新工程项目 2008年8月12日，江苏省学位委员会、江苏省教育厅印发《关于公布江苏省研究生培养创新工程2008年度项目评选结果的通知》（苏教研[2008]7号）。南京大学龚方苑的“黄柏内酯选择性抑制Th1细胞及其在免疫性疾病中的作用”；南京医科大学王觉进的“CRF受体对非小细胞肺癌细胞生长的影响及其机制的研究”；南京中医药大学骆殊的“黄芪多糖调节树突状细胞免疫功能的实验研究”、周腊梅的“阳和汤加减抑制AS骨破坏及对T细胞功能影响研究”、许小凤的“补肾填精方干预雷公藤多甙致卵巢储备下降大鼠颗粒细胞功能的实验研究"、衣运玲的"针刺调节慢传输便秘大鼠 cajal 间质细胞的研究"、房方的"紫石英炮制前后指纹图谱及血清化学指纹图谱的研究"、李娴的"丹皮炭止血炮制机制研究"、刘学湘的"基于白僵菌发酵的马钱子菌质减毒存效机制研究"、郁红礼的"天南星科有毒中药矾制解毒共性机制研究";苏州大学黄煜伦的"雷公藤红素纳米脂质体对脑胶质瘤体外和体内的实验研究",徐州师范大学王晓慧的"甘薯花青素对脂多糖致炎小鼠神经保护作用";徐州医学院唐丽娟的"c-Src 的亚硝基化在缺血性脑损伤中的作用及其分子机制的研究";中国药科大学丁晔的"基于肿瘤微环境及相关分子靶的新型抗癌药物研究"、倪帅健的"GLP-1 类似物及其 PEG 化衍生物的微波促进固相合成及生物活性研究"、王晶的"中药皂苷类活性成分小分子单克隆抗体的制备及应用研究"、崔楠的"基于体内外物质组策略的脉络宁复杂药效物质基础研究"、宋瑞的"基于体内外物质基础动态变化的柴胡醋制机制研究"、田浤的"原核表达系统内定点糖基化蛋白的表达及修饰研究"、邹佳宁的"SMYD3 靶向调控原癌基因 c-Met 表达机制的研究"、闵涛的"以精氨酸为肿瘤靶向配基的梳形高分子纳米材料的研究"、谭雪的"7-氮杂靛玉红衍生物合成及其抗肿瘤活性的研究"入选江苏省 2008 年度普通高校研究生科研创新计划。

2008 年高等药学院校(系)、药物研究机构硕士生、博士生导师基本情况 据 2008 年底统计,2008 年硕士生导师 1 709人,博士生导师 559 人,详见表 13。

表 13 2008 年高等药学院校(系)硕士生、博士生导师基本情况

专业名称	硕士生导师数	博士生导师数
药物化学	225	111
天然药物化学	61	30
药剂学	228	58
药物分析学	170	49
生药学	127	37
药理学	214	116
微生物与生化药学	68	30
中药学	229	42
中药资源学	2	1
中药制剂学	6	2
中药药理学	7	3
中药生物技术学	1	1
中药炮制学	4	1
中药鉴定学	2	
中药化学	3	3
中药分析学	2	2
中西医结合基础	7	5
制药工程	8	6
有机化学	29	4
应用化学	27	
药学信息学	2	2
药物生物信息学	1	2
药物设计学	2	5
药物经济学	1	1
药物代谢动力学	5	7
药事管理学	18	11
无机化学	9	
思想政治教育	2	
生物制药与生物材料	3	3
生物化学与分子生物学	31	1
生物化工	36	
社会与管理药学	9	4
企业管理	11	
内科学	24	
免疫学		1
流行病与卫生统计学	17	1
临床药学	20	8
解剖与组织胚胎学	6	
环境工程	7	
化学生物学	7	9
化学工艺	18	
化学工程	20	
海洋药物学		1
工业催化	8	
分析化学	12	
动物学	1	
病原生物学	19	1
靶向药物设计学		1
	1 709	559

2008 年药物研究机构博士研究生毕业论文题录(21)

(1)中国医学科学院药物研究所

序号	毕业论文题目	导师	研究生
1	远志和华南远志的化学成分及其生物活性研究	庚石山	李创军
2	X 射线衍射分析方法与中药材 X 射线衍射数据库系统	吕扬	龚宁波
3	微花藤和瑶山润楠的化学成分研究	石建功	甘茂罗
4	大叶水团花和小蜡树的化学成分研究	石建功	张艳玲
5	基于活性筛选和化学筛选的短萼仪花活性成分的研究	庚石山	胡友财
6	金银花水溶性化学成分研究	石建功	宋卫霞
7	手参的化学成分研究	石建功	訾佳辰
8	亮叶围涎树根中具细胞毒活性的三萜苷成分研究;少药八角根的化学成分及其生物活性研究	庚石山	马双刚
9	Exendin-4 类似物-重组胰生定多肽(EXf)抗糖尿病作用的药效学评价及其机制的初步研究	申竹芳	宋光明
10	甲异靛抗慢性髓性白血病和结肠癌 HT-29 活性及作用机制研究	陈晓光	左明新
11	新型抗抑郁药 5-HT 和 NE 重摄取双重抑制剂的设计、合成和构效关系研究	杨光中	秦芳
12	新型紫杉烷类化合物 Lx2-32c 的抗肿瘤作用及机制研究	陈晓光	王洪波

（续表）

序号	毕业论文题目	导师	研究生
13	新型 Bcr-Abl 和 Src/Abl 抑制剂抗慢性髓性白血病的实验研究	陈晓光	刘鹤
14	人参皂苷 Rg1 及代谢产物药动学、药效学及 Rg1 促智信号转导途径研究	陈乃宏	王玉珠
15	代谢综合征合并非酒精性脂肪肝炎小鼠模型的建立及银杏叶提取物治疗代谢综合征作用及其机制的探讨	刘耕陶	丛维娜
16	靶向异二聚体型核受体的药物发现研究	杜冠华	李韶菁
17	血管性疾病新型防治药物发现的研究	杜冠华	竺晓鸣
18	中药消栓通络方有效成分组及相关成分的药动学研究	杜冠华	裴利霞
19	抗帕金森病新药的发现与评价	杜冠华	成银霞
20	消栓通络方有效成分组对缺血性脑血管疾病的防治效应与机制研究	杜冠华	谭初兵
21	新型抗帕金森氏病化合物 FLZ 的药物代谢与其药效相关性的研究	刘耕陶	李丽波
22	藏药旺拉提取物 CE 和新型化合物 FLZ 对脑卒中动物的保护作用及其作用机制研究	刘耕陶	马波
23	滇桑、蚕沙化学成分及生物活性研究	于德泉	崔锡强
24	新型造血干细胞保护剂的设计与合成；OGP-5 衍生物的合成及其抗骨质疏松活性研究	王德心	韩香
25	热休克蛋白 27/70 在双环醇抗肝损伤保护机制中作用的研究	刘耕陶	鲍秀琦
26	药物 X 射线衍射分析与固体化学药物多晶型研究	周同惠	张丽
27	葡萄糖激酶激活剂的发现及 LGK-01 抗糖尿病作用研究和机制的初步探讨	申竹芳	黄卉
28	蛋白酪氨酸磷酸化介导神经递质释放的机制研究	陈乃宏	张昀
29	以功能基因 CKLF1 为靶点的化合物筛选以及相关化合物作用机制研究	陈乃宏	李刚
30	从炎症的角度研究 FLZ 防治神经退行性疾病的作用机制及胞壁酰二肽衍生物 MDP-C 免疫活性的研究	刘耕陶	庞红艳
31	2-(α-羟基戊基)苯甲酸钾盐对痴呆动物模型的治疗作用及其机制研究	王晓良	赵万红
32	过表达 α-synuclein 细胞模型的构建及其相关信号传导通路的研究	陈乃宏	金金
33	调节组织免疫微环境抑制高血压心肌肥厚和心脏纤维化	胡卓伟	蔡文锋
34	调节肾组织免疫微环境预防和逆转肾纤维化	胡卓伟	辛冰牧
35	真菌多糖 CFX 抑制黑色素瘤肺转移和 TLR2 决定乳腺癌细胞的转移能力	胡卓伟	谢文杰
36	以 5-HT 转运体为靶点的抗抑郁基础研究和临床应用基础研究	陈乃宏	刘治军
37	肿瘤转移的免疫生物学机制和免疫治疗	胡卓伟	刘含智
38	CYP450 和 P-糖蛋白与双环醇和布格呋喃的相互作用	李燕	谭玮
39	双环醇对 Con A 肝损伤小鼠及 HBV 转基因小鼠肝脏 JAK/STAT 信号转导通路影响与顺铂中毒小鼠损伤保护	李燕	于英男

（续表）

序号	毕业论文题目	导师	研究生
40	帕金森氏病相关动物模型脑组织及病人血清差异蛋白组学研究	王晓良	刘斌
41	红花化学成分及生物活性研究	张培成	姜建双
42	丁基苯酞对双孔钾离子通道 TREK-1 的作用及在低灌注脑缺血中相关药理学研究	王晓良	吉新彩
43	传统中药白背叶和鹅绒委陵菜的化学成分及生物活性研究	张培成	徐建富
44	应用质谱技术筛选激酶抑制剂	刘刚	张蕾磊
45	1. 抗肿瘤转移活性肽的设计与合成；2. ECRG-2 编码 KC14 肽的结构改造和抗癌活性研究	王德心	杨潇骁
46	HMG-CoA 还原酶抑制剂筛选方法的建立和 Atorvastatin 改善胰岛素抵抗及其机制研究	申竹芳	张宁
47	蛋白质构象以及分子间非共价相互作用的冷喷雾质谱研究	再帕尔	郭娜
48	天然产物混合物结构鉴定的 MS 与 NMR 平行动态谱和正交相关谱新型分析方法研究	再帕尔	代冬梅
49	双环醇抗纤维化作用的研究及机制探讨	刘耕陶	吴俊嫣
50	电压依赖型钾通道(Kv)在小鼠发育过程和快速老化小鼠(SAMP8)脑中的表达研究	王晓良	曹冬旭
51	金银花抗病毒有效成分双抗素类似物的合成与活性研究	于德泉	李弟灶

(2)中科院上海药物研究所

序号	毕业论文题目	导师	研究生
1	海参三萜皂苷类化合物 CU306 的抗肿瘤作用和机制研究	丁健	李明
2	拓扑异构酶Ⅱ抑制剂 MFTZ-1 的 HIF-1α 和 VEGF 抑制作用及机制研究	丁健	代梅
3	1. 缩氨基硫脲类新化合物 TSC020502 的抗肿瘤作用及其分子机制研究；2. ADAM15 蛋白抑制肿瘤转移及其机制研究	丁健	陈勤
4	组蛋白去乙酰酶 HDAC7 调节肿瘤细胞增殖机制及 HDAC 抑制剂 TrichostatinA 抗肿瘤作用机制研究	丁健	朱才华
5	EGFR 和 KIT 抑制剂筛选模型的建立与抑制剂的筛选及其抗肿瘤作用研究	丁健	孙启明
6	新型 NF-KB 抑制剂硫酸寡糖 JG3 的抗肿瘤作用及其机制研究	丁健	张靖
7	Diphyllin 及其糖苷类衍生物的抗肿瘤药效学评价及其机制研究	丁健	桂敏
8	腺苷 A1 受体转移激活表皮生长因子受体的机制研究	冯林音	谢克强
9	成瘾药物对 VTADA 神经元的影响及卵巢激素的调节作用	金国章	张叠
10	VTADA 神经元尼古丁受体的生理学和神经药理学	金国章	杨克春
11	吗啉硝唑临床前药代研究中的不同生物样品基质效应的考察及其药物浓度测定的方法学研究	李川	吕文旭

（续表）

序号	毕业论文题目	导　师	研究生
12	丹参滴丸中丹参酚酸的药代动力学研究	李　川	路　通
13	基于 LC-MS/MS 的中药三七中皂苷类成分的药物代谢及动力学研究	李　川	刘厚甫
14	一同检测大鼠血浆中六个甘草黄酮的方法学研究及吗啉硝唑的代谢物研究	李　川	李　利
15	基于活性的蛋白谱学研究方法（Activity-based protein profiing，ABPP）相关应用	李　佳	徐　杰
16	小分子化合物 AICAR 调控神经干细胞分化与增殖及其机制研究	李　佳	臧　奕
17	μ 阿片受体与 D 1 多巴胺受体异源二聚体及其功能研究	刘景根	陶亦敏
18	外侧纹状体与早期海洛因寻求行为的建立	刘景根	陆　斌
19	腺苷参与吗啡依赖小鼠海马 LTP 损伤及记忆障碍	刘景根	卢　刚
20	血管破坏药物 combretastatinA4 的抗肿瘤机制研究	楼丽广	全海天
21	多靶点酪氨酸激酶抑制剂 SHR1020 的抗肿瘤作用及机制研究	楼丽广	米　毅
22	川楝素肝脏毒性机制研究	任　进	张云海
23	马兜铃酸肾毒性的体内机制研究	任　进	肖　瑛
24	石杉碱甲对大鼠脑线粒体的保护作用及可能机制研究	唐希灿	郑春艳
25	丹酚酸 B 镁舒张血管的机制研究	王逸平	张海飞
26	17-AJB 和 YQ-325 对 NF-KB 信号通路的调控及其分子机制研究	俞　强	严守升
27	HSP 复合体和 NFkB 信号通路在肿瘤细胞生长中的功能和机制研究	俞　强	沈慎思
28	谷氨酸受体对 MLK3-JNK3 信号通路的调节及其在缺血性脑损伤中的作用	张光毅	李　婷
29	治疗实验性自身免疫性脑脊髓膜炎（EAE）药物作用机制的研究	左建平	倪　佳
30	霉酚酸和利福霉素衍生物的设计合成与生物活性研究	段文虎	左　理
31	两种药用植物和两种海绵的化学成分和生物活性研究	郭跃伟	李震宇
32	两种药用植物和两种海绵的化学成分和生物活性研究	郭跃伟	钦　松
33	四种大戟属药用植物化学成分和生物活性研究	果德安	卢志强
34	1. 两种绞股蓝抗肝星状细胞增殖活性成分研究；2. 小分子 BACE-1 抑制剂的发现和构效关系研究	胡立宏	杨正毅
35	天然 PTPlB 抑制剂的构效关系及全合成研究	胡立宏	张毅楠
36	雷公藤内酯醇结构类似物的合成与药理活性研究及全合成探索	李援朝	李小梅
37	基于芳基二酮酸及其电子等排体结构的聚焦型化合物库的设计、合成及生物活性研究	龙亚秋	曾立凡
38	天然产物瑞香素和雷帕霉素的结构改造和修饰及新型抗肿瘤候选药物的发现	南发俊	余琳千
39	双杂环非核苷类小分子抗乙肝病毒抑制剂的发现及构效关系研究	南发俊	陈海军
40	活性导向的小分子探针的设计、合成及应用	南发俊	李　新

（续表）

序号	毕业论文题目	导　师	研究生
41	孕激素受体非甾体小分子拮抗剂的设计、合成及构效关系研究	沈竞康	杜永丽
42	神经氨酸酶抑制剂的设计、合成和生物活性研究	沈竞康	赵庆杰
43	吡唑并嘧啶酮类化合物设计、合成及生物活性评价	沈竞康	刘　正
44	基于蛋白酪氨酸磷酸酯酶家族的联苯靶向化合物库研究	沈竞康	刘　章
45	几类骨质疏松和肿瘤化合物的合成和活性研究	谢毓元	吴茂江
46	新型抗结核活性化合物的设计、合成及活性研究	谢毓元	黄传满
47	四种植物化学成分的研究	宣利江	张晓晖
48	1. 截短侧耳素类抗生素前药的设计与合成；2. 碳青霉烯类抗生素的合成和构效关系研究	杨玉社	姜智腾
49	具有抗乙肝病毒活性的新型非环核苷膦酸酯肝靶向药物的设计、合成及代谢研究	杨玉社	卢　鹏
50	噁唑烷酮类抗菌药物的合成及构效关系研究	杨玉社	樊后兴
51	三种药用植物化学成分及活性研究	叶　阳	谭敏佳
52	四种药用植物化学成分研究	叶　阳	姚　胜
53	结构多样化复杂天然分子的发现与研究	岳建民	尹　胜
54	五种药用植物化学成分研究	岳建民	周志望
55	七种药用植物化学成分研究	岳建民	张传瑞
56	三种药用植物化学成分及生物活性研究	赵维民	朱应栋
57	1. 五种植物化学成分及生物活性的研究；2. 抗肿瘤活性天然产物 11，11′-dideoxy-verticillinA 结构类似物的合成研究	赵维民	孟大海
58	机器学习与分子模拟在药物设计中的应用	陈凯先	肖建锋
59	蛋白质结构和蛋白—蛋白相互作用的信息挖掘	陈凯先	沈菊文
60	幽门螺杆菌药物靶标 FabZ，FabD 及 ACP：晶体结构及催化机制研究	蒋华良	张　良
61	离子通道 AmtB 和 ASICl 动力学行为与功能关系研究	蒋华良	阳怀宇
62	抗代谢类疾病的药物设计、合成与活性研究	蒋华良	邓光辉
63	针对 B-Raf 的药物设计及小分子构象生成方法	蒋华良	张奇军
64	抗菌药物靶标 Ddl 和 Alr 的性质研究及抑制剂发现	沈　旭	武大雷
65	重要靶酶 HpDAPDC 和 hPPMIA 的结构功能研究	沈　旭	胡天岑
66	抗幽门螺杆菌药物设计重要靶标 CGS、FabD 和 FabZ 抑制剂发现及相应作用机制探讨	沈　旭	孔云华

药学院校（系）博士研究生毕业论文题录（23）

（1）中国药科大学

序号	毕业论文题目	导　师	研究生
1	吡咯类和吡啶酮类 HMG-CoA 还原酶抑制剂的设计、合成及生物活性研究	尤启冬	唐伟方

（续表）

序号	毕业论文题目	导师	研究生
2	1. 一氧化氮供体型氢化可的松衍生物的设计、合成及抗炎活性研究；2. 多靶向作用的他克林衍生物的设计、合成及抗AD活性研究	张奕华	房雷
3	肿瘤多药耐药逆转剂的设计、合成和生物活性研究	黄文龙 张惠斌	李煜
4	1. α_{1A}-AR拮抗剂Silodosinr合成；2. 尿道选择性α_1-AR拮抗剂的设计、合成及生物活性研究	黄文龙 陈国华	罗小川
5	胰高血糖素样肽-1衍生物的设计、合成及其生物活性研究	黄文龙	迟玉石
6	一氧化氮供体型丁苯酞开环衍生物及相关化合物的设计、合成与抗脑缺血活性研究	张奕华	闵真立
7	一氧化氮供体型沙利度胺类似物及相关化合物的合成与抗肿瘤活性研究	张奕华	王涛
8	新型A环9、10-位骈环的喜树碱类衍生物的设计、合成和生物活性研究	尤启冬	王胜
9	具有酪氨酸Src激酶和NO合酶双重抑制作用的抗肿瘤化合物的设计、合成和生物活性研究	尤启冬	曹鑫
10	组蛋白去乙酰化酶抑制剂的设计、合成和抗肿瘤活性研究	尤启冬	苏红
11	一氧化氮供体型烷氧基联苯类及相关化合物的设计、合成与抗肿瘤活性研究	张奕华	孔祥文
12	新型单环β-内酰胺类调血脂药物分子的设计、合成和生物活性研究	黄文龙 张惠斌	王玉斌
13	含氮黄酮类似物的设计、合成分子对接及构效关系研究	孔令义	王小兵
14	两种抗肿瘤植物——冬凌草和毛鱼藤的化学成分研究	梁敬钰	卢海英
15	羊齿天门冬的化学成分研究及美拉德反应产物的抗褐变活性成分研究	叶文才 汪豪	吴佳俊
16	1. 川楝的化学元素成分及活性研究 2. 狼毒大戟中松香烷二萜的研究	梁敬钰	张琼
17	两种白饭树属植物的生物碱类成分研究	叶文才	王国才
18	关白附的生物碱成分研究	叶文才 刘静涵	汤庆发
19	端粒酶抑制剂的研究—噻唑[5,4-6]并吡啶、苯并噻唑和噁唑[5,4-6]并吡啶类衍生物的设计、合成和端粒酶抑制活性研究	陆涛 倪佩洲	余永强
20	苯乙炔对醛的不对称加成反应研究	尤启冬	洪敏
21	甘草酸表面修饰已酰化壳聚糖纳米粒及其肝实质细胞靶向性研究	平其能	林爱华
22	转蛋白修饰的肝癌靶向脂质体的研究	平其能	李学明
23	胆酸受体介导的新型靶向肝脂质体的研究	朱家壁	陈志鹏
24	聚乙醇衍生物修饰尼莫地平囊泡的研究	朱家壁	杨丹波
25	三七总皂苷有效成分Rg1与Rb1口服吸收机制及其脂质制剂的研究	平其能	熊净
26	红景天苷抗实验性心肌缺血作用及其分子机制研究	王秋娟	颜天华
27	大黄素诱导HK-2细胞毒性的分子机制研究	张陆勇	王翠芬
28	藤黄酸对肿瘤细胞中野生型P53调控作用的研究	郭青龙	顾红燕

（续表）

序号	毕业论文题目	导师	研究生
29	高压氧预处理诱导部分肝切除大鼠血管生成和肝增殖的效应及机制研究	季晖	任萍
30	脱氧鸟嘌呤类似物美他卡韦的成药性研究	张陆勇	李战
31	CXO型趋化因子受体6在缺氧诱导乳腺癌细胞迁移中的作用研究	张陆勇	林森森
32	雷公藤甲素雄性生殖毒性研究	张陆勇	倪彬
33	雷公藤甲素的肝毒性研究	张陆勇	姚金成
34	HZ08逆转P-gp和MRP1介导的肿瘤多药耐药研究及对体内药物相互作用影响	李运曼	严方
35	西红花苷及其苷元血脂调节和胰岛素增敏机制研究	钱之玉	盛亮
36	黄芪总皂苷及其有效成分黄芪甲苷对心肌损伤的保护作用及机制研究	季晖	许晓乐
37	1. 氧化应激参与睾丸病和心肌病的分子生物学机制及药物干预研究；2. CPU86017和其手性对映体的L型钙通道阻断作用及对恶性心律失常的改善	戴德哉 王秋娟	汤晓赟
38	1. 内皮质通路与β-受体通路间的"Crosstalk"介导恶性心律失常发生的分子机制；2. CPU86017手性光学异构体药理学活性的优化	戴德哉 王秋娟	李娜
39	小波变换在药物分析中的应用	相秉仁	王艳
40	寡核苷酸的离子对色谱分析研究	胡育筑	骆雪芳
41	苯环喹溴铵在动物体内药代动力学及代谢产物的研究	刘文英 丁黎	徐勤
42	维胺酯在大鼠体内代谢动力学及其体内外代谢产物的研究	刘文英 马鹏程	曹玲
43	通光藤体内外指纹图谱与抗肿瘤活性成分群的研究	相秉仁	赵陆华
44	白藜芦醇衍生物(BTM-0512)药代动力学研究	刘文英 李焕德 向大雄	马宁
45	南德士原料、制剂的质量研究及动物体内的药代动力学研究	张正行	尹莉
46	BAPTA-AM及其代谢物体内分析方法与动物药动学研究	刘文英	郑枫
47	中国海洋微生物次级代谢产物的研究	倪坤仪 焦炳华	卢小玲
48	中药色谱指纹图谱研究中的几个关键性问题	胡育筑	姚卫峰
49	三维相关光谱和近红外光谱技术的应用	相秉仁	于丽燕
50	注射用丹红冻干粉针剂化学成分研究及药动学研究	相秉仁	詹莹
51	大承气汤物质基础体内外动态过程与配伍的关联研究	张尊建	许风国
52	随机共振模型研究及其在药物弱色谱信号检测中的应用	相秉仁	张伟
53	动物体液中氧氟沙星残留免疫分析方法的研究	刘文英	孙武勇
54	计算方法在近红外光谱分析和蛋白质天然构象预测中的应用	相秉仁	徐建平
55	胃内滞留缓释制剂的研制及体内药动学研究	王广基	尹莉芳

（续表）

序号	毕业论文题目	导 师	研究生
56	AT_1受体拮抗剂替米沙坦的机制性药动学-药效学结合模型	王广基	郝 琨
57	白藜芦醇苷和苷元的药代动力学及其转动体介导的药物相互作用研究	王广基 陈西敬	何 卉
58	丹参提取物对人细胞色素P_{450}氧化酶影响的研究	王广基	裘福荣
59	脉络宁注射液中有机酸类成分体内外处置与整合药代动力学研究	王广基	王 玮
60	黄连生物碱在糖尿病大鼠体内药代动力学研究及糖尿病导致肠道屏障P-糖蛋白表达下调对其吸收的影响	刘晓东	俞 森
61	糖尿病导致血脑屏障上P-糖蛋白下调的机制和治疗学意义的研究	刘晓东	刘海燕
62	中药多组分缓释制剂药代动力学评价体系研究	王广基	吕 华
63	中药栀子的活性成分与质量评价研究	王峥涛	付小梅
64	单麻叶千里光的化学成分与质量评价	王峥涛 张 勉 王长虹	马鸿雁
65	夏枯草、白首乌活性成分研究	李 萍	顾晓洁
66	萝藦科抗肿瘤中草药藤苦参、牛皮消的化学、活性及分析研究	王 强	周劲松
67	川麦冬须根化学成分与药效活性的相关性研究	余伯阳 朱丹妮	周一峰
68	人参毛状根体系对外源性酚类化合物的糖基化及酶学性质研究	余伯阳 刘吉华	陈 欣
69	中药菝葜的化学成分和体内代谢研究	果德安	黄惠莲
70	龙胆泻肝汤活性成分研究	王峥涛	王 芸
71	当归补血汤组方药材的鉴别与复方质量控制研究	李 萍	易 玲
72	柴胡属植物地上部分活性成分研究	王 强	张婷婷
73	两种贝母的生物碱积累规律及其内生真菌的分离鉴定	李 萍	胡晓立
74	当归补血汤药效物质基础研究新方法的建立及应用	李 萍	闻晓东
75	蟾蜍甾烯类化合物体内外吸收代谢的研究	果德安 李 萍	梁 研
76	甘草鲨烯合成酶基因的克隆及其遗传转化研究	高山林	卢虹玉
77	圆锥石头花中皂苷成分的研究	孔令义	姚 舜
78	草豆蔻抗脓毒症作用的有效成分及其机制研究	戴 岳	杨 健
79	肉苁蓉促骨细胞生长的活性成分及相关药剂学研究	杨中林	马志国
80	蒙古黄芪优良品系的选育和品质评价研究	高山林	陈兰兰
81	重组人锰超氧化物歧化酶的表达、纯化及抗肿瘤作用研究	吴梧桐	陈车生
82	杜氏藻硫酸多糖PDS的研究	王 旻	徐 莹
83	红树植物木榄叶片中黄酮类化合物及其动态变化规律的研究	王 旻 叶波平	郑燕影
84	真菌多糖YCP与免疫细胞结合特性的研究	高向东	张 华

（续表）

序号	毕业论文题目	导 师	研究生
85	丙戊酸对宫颈癌的作用	沈子龙 徐寒梅	Sami Siraj
86	SMYD3基因与肿瘤发生发展相关性研究	奚 涛	王淑珍
87	鲨肝活性蛋白的原核分泌表达及其对糖尿病小鼠的保护作用	刘景晶	吕立力
88	白花蛇舌草悬浮细胞培养及活性成分的研究	王 旻	于瑞莲
89	重组人血清白蛋白胸腺肽融合蛋白的发酵、分离纯化及其药理学研究	王 旻	张新国
90	重组尿酸酶表达与PEG修饰的研究	姚文兵	才 雷
91	肝素修饰物对人肾小球系膜细胞的保护作用	高向东	尹登科
92	大鼠Lipocalin型前列腺D合成酶溶液结构与生物学性质研究	林东海	刘家福
93	非天然氨基酸在蛋白质内定点引入的研究	高向东	陈明杰
94	H3型流感病毒血凝素模拟抗原表位的筛选及多肽疫苗的制备	邓小昭	钟 辉
95	新型抗肿瘤药物Eg5抑制剂的体外高通量筛选及其抗肿瘤活性研究	吴梧桐	杨 蕾
96	具有抗凝溶栓功能的水蛭素12肽-瑞替普酶融合蛋白(HV12p-rPA)研究	吴梧桐	余 蓉
97	一种新型的甲状旁腺素相关肽及其滴鼻剂的研究	刘景晶	施小明
98	卡介苗Hsp65的抗肿瘤作用研究	刘景晶	谢燕飞
99	白首乌抗肿瘤活性成分研究及机制探讨	刘晓东	彭蕴茹
100	银杏内酯B及其衍生物的药物代谢的动力学研究	刘晓东	汪电雷
101	鬼箭羽乙酸二酯部位及其化学成分抗2型糖尿病的作用机制研究	朱丹妮 袁胜涛 寇俊萍	方宪康
102	中国药物警戒技术体系初探	余伯阳 肖诗鹰	王 越
103	海洋放线菌及抗肿瘤活性代谢产物的研究	奚 涛	叶 亮

(2)沈阳药科大学

序号	毕业论文题目	导 师	研究生
1	吴茱萸碱诱导人黑色素瘤A375-S2及人宫颈癌HeLa细胞死亡的调控机制研究	吴立军	杨 嘉
2	中国医药企业的非市场战略——基于医药企业的实证与案例研究	黄泰康	严 明
3	5-羟基-1H-吲哚-3-羧酸乙酯、喹啉-3-羧酸乙酯类化合物的合成及抗乙肝病毒活性研究	宫 平	刘亚婧
4	噻唑并嘧啶类化合物的设计合成及生物活性研究	胡 春	郅 慧
5	基于几种重要疾病靶标的药物设计、合成以及药理活性研究	赵临襄	周 宇
6	柳穿鱼酸衍生物的设计、合成及其抗脑缺血活性研究	程卯生	马 超
7	齐墩果酸衍生物的设计、合成与生物活性研究	程卯生	闫茂才
8	苯并咪唑类化合物的设计、合成及活性研究	程卯生	杨彦辉

（续表）

序号	毕业论文题目	导 师	研究生
9	取代吲哚-3-草酸衍生物的设计、合成及抗肿瘤活性研究	程卯生	于鹏飞
10	红霉素衍生物的合成与生物活性研究	程卯生	包 凯
11	金鸡纳碱衍生物的相转移催化剂的合成及应用	程卯生	史清华
12	高剪切制粒技术的研究	王思玲	叶冠豪
13	反义脱氧寡聚核苷酸肝靶向传递系统的研究	王思玲	于凤波
14	生物分配微乳色谱法及其用于评价药物膜转运	何仲贵	刘建芳
15	羟基喜树碱脂质纳米载药系统的研究	何仲贵	刘 凯
16	抗肿瘤药物多西他赛脂质纳米载药系统的研究	何仲贵	高 坤
17	氟比洛芬纳米结构脂质载体经皮给药系统的研究	李三鸣	韩 飞
18	蚓激酶油包水型微乳口服给药系统的评价及吸收机制的研究	陈大为	程茂波
19	注射用孕二烯酮、炔雌醇生物可降解复方缓释微球的研究	陈大为	孙 毅
20	可断裂 PEG 脂质衍生物修饰囊泡/脂质体的研究	陈大为	徐 缓
21	雌二醇鼻腔给药脑靶向制剂的研究	唐 星	王晓梅
22	复方鸦胆子油亚微乳注射液的研究	唐 星	于叶玲
23	金荞麦提取物及其制剂学研究	莫凤奎	白政忠
24	盐酸普萘洛尔药物树脂复合物渗透泵口服给药系统研究	潘卫三	王 超
25	长效低毒的羟基喜树碱纳米脂质载体的研究	潘卫三	张馨欣
26	注射用温度敏感型壳聚糖原位凝胶给药系统的研究	潘卫三	李 杰
27	知母有效成分的质量控制及药代动力学研究	潘卫三	彭 缨
28	长春西汀生物可降解长效注射微球的研究与评价	潘卫三	唐 海
29	三个昆虫蛋白基因的分子克隆、表达和功能研究	崔 征	鲁 炜
30	天麻素和川芎嗪脑内作用机制与药动学研究	毕开顺	吕允凤
31	RT-A 的临床前药代动力学研究	毕开顺	林建阳
32	大花红景天质量控制和相关成分药代动力学研究	毕开顺	章 娟
33	苦碟子质量控制方法与相关成分药动学研究	毕开顺	尹 然
34	注射用冠心宁（冻干）质量控制方法与药物动力学研究	毕开顺	郭小瑞
35	五味子木脂素类成分的分析和相关成分药代动力学研究	毕开顺	邓新秀
36	刺五加化学成份积累的影响因素与相关成分药动学研究	毕开顺	孙 晖
37	大青叶化学成分与质量控制方法研究	李发美	邓湘昱
38	苯乙醇胺类化合物对映体分离和药动学立体选择性研究	李发美	杨 晶

（续表）

序号	毕业论文题目	导 师	研究生
39	化学衍生化结合质谱分析在药物代谢研究中的若干应用	钟大放	段小涛
40	神经节苷脂 GD1a 抑制小鼠骨肉瘤 FBJ 细胞转移性机制研究	山形达也	王 丽
41	土槿皮乙酸抑制肿瘤细胞增殖的机制研究	池岛乔	于静华
42	新型多胺缀合物 ANTMHspd 抗肿瘤作用及机制研究	吴英良	谢松强
43	乙醇的基因毒性及原花青素的保护作用研究	吴春福	郭 磊
44	白藜芦醇及其衍生物抑制小胶质细胞活化的作用研究	吴春福	孟雪莲
45	脾虚证肠道菌群基因指纹评价指标及相关药物的筛选方法	吴春福	彭 颖
46	催产素对甲基苯丙胺精神依赖的拮抗作用研究及机制探讨	吴春福	亓 佳
47	抗炎化合物筛选及作用机制研究	邹莉波	周宏宇
48	人参皂苷 Re 基于多靶点理论的抗阿尔茨海默病作用研究	曹颖林	陈立敏
49	β-榄香烯氨基酸及哌嗪衍生物的抗肿瘤作用和机制研究	景永奎	于志瀛
50	绿花鹿蹄草和毛冬青化学成分的研究	王金辉	周玉波
51	西洋参花蕾化学成分研究	王金辉	刘昌达
52	石见穿化学成分及其生物活性研究	华会明	王业玲
53	西洋参活性成分及其质量研究	吴立军	贾继明
54	岗梅和野独活的化学成分及生物活性研究	吴立军	雷 雨
55	三七皂苷在微生物和大鼠体内的代谢研究	吴立军	陈广通
56	文冠果果柄化学成分及其生物活性研究	李 铣	李 巍
57	甲基原薯蓣皂苷的临床前药代动力学研究	姚新生	曹秀珍
58	翠云草抗缺氧活性成分研究	姚新生	郑俊霞
59	红树林细菌 Bacillus sp 和中药毛杜仲藤活性成分研究	姚新生	唐金山
60	见血封喉和景洪哥纳香抗癌活性成分研究	姚新生	姜苗苗
61	骨碎补抗骨质疏松活性成分和心叶淫羊藿抗骨质疏松作用机制研究	姚新生	王新峦
62	淫羊藿主要黄酮成分在骨代谢中的调节作用及其机制研究	姚新生	张大威
63	蟾酥的活性成分及华蟾毒精的生物转化研究	裴月湖	乔 莉
64	合掌消的化学成分及其生物活性研究	裴月湖	陈 欢
65	红花的化学成分及生物活性研究	裴月湖	周玉枝
66	我国药品安全风险研究	李 野	王明珠
67	我国执业药师协会发展对策研究	李 野	陈 晶
68	药品知识产权保护的特殊制度研究	李 野	杨 莉
69	我国社会药学学科发展研究	黄泰康	程红霞
70	我国生物医药产业发展战略研究	黄泰康	连桂玉
71	新药研发中的药物经济学评价	黄泰康	张 洁
72	黄花蒿化学成分调控及黄酮对青蒿素药代动力学影响研究	王金辉	陈 靖
73	藤黄和双籽藤黄化学成分及抗肿瘤成分研究	华会明	王丽莉
74	中药复方卯泡方的质量控制和相关成分药动学研究	毕开顺	张金强

（续表）

序号	毕业论文题目	导 师	研究生
75	α-酮基酰胺类 Calpain 抑制剂的设计、合成与活性研究	宫 平	张 勇
76	氮杂胞苷类化合物的设计、合成及抗肿瘤活性研究	赵临襄	郭 刚
77	苯并三嗪/吡啶并三嗪类化合物的设计、合成及抗肿瘤活性研究	赵临襄	吕金铃
78	拟肽类 HTLV-1 蛋白酶抑制剂的合成及构效关系研究	程卯生	张美慧
79	重组蝎毒抗神经兴奋肽纳米粒脑靶向给药系统的研究	王思玲	马明欣
80	紫杉醇肺部靶向给药系统——壳聚糖包裹的 PLGA 纳米粒	程 刚	杨 锐
81	离子交换树脂复合物的药物传递系统与药物动力学研究	程 刚	曾环想
82	丹参提取物中有效成分的质量控制及药动学研究	孙启时	郭增军
83	五个质子泵抑制剂对映体的分离及大鼠体内药动学研究	李发美	关 瑾
84	现代分析技术在新型铂类抗癌候选药物(SM54111)研发中的应用	罗国安	苏 强
85	单硝酸异山梨酯渗透泵片的制备及其质量标准研究	罗国安	段雪艳
86	埃克替尼代谢和动物体内药物动力学研究	钟大放	关忠民
87	ANEPⅢ适配子及蛋白质功能活跃区的预测	张景海	祝 军
88	鼠尾草酸的大鼠体内药物动力学及代谢研究	吴立军	闫海霞
89	胡蔓藤的化学成分与抗肿瘤活性及钩吻素甲体内外代谢的初步研究	吴立军	华 威
90	穿心莲和旱芹的化学成分研究	邱 峰	周凯岚
91	赤芍的化学成分研究及炮制品中主要化学成分的含量测定	邱 峰	段文娟
92	纳米雄黄的制备及诱导 U937 肿瘤细胞凋亡机制研究	果德安	袭荣刚
93	欧洲越橘花色苷提取物抗氧化应激作用及其机制学研究	姚新生	宝 丽
94	黄牛木抗癌活性成分研究	姚新生	靳三林
95	我国药学服务型人才需求预测研究	吴春福	庞 挺
96	整合素为靶的紫杉醇脂质体的构建与体内外评价	孙启时	赵 慧
97	新药用资源-钩藤叶化学成分及生物活性的研究	袁 丹	马 斌

(3) 北京大学药学院

序号	毕业论文题目	导 师	研究生
1	氨基异核苷及其掺入的杂寡核苷酸和 siRNA 的合成和性质研究	张礼和	王 芳
2	用 NMR 和 AFM 研究分子结构及其自组装	崔育新	杨春晖
3	具有生物活性的核苷类似物的固相合成	张礼和	赵 鹏
4	重组水蛭素阳离子脂质体的构建、体外评价及相互作用研究	张 强	孟 萌
5	三种海洋生物的化学成分和生物活性研究	林文翰	马 克

（续表）

序号	毕业论文题目	导 师	研究生
6	卵叶远志和长毛籽远志的化学成分研究	屠鹏飞	周雨虹
7	红花的质量控制及体内过程研究	果德安	范 莉
8	中药秦皮的质量控制与体内过程研究	果德安	周 磊
9	中药淫羊藿的化学成分、质量控制及体内过程研究	果德安	赵海誉
10	款冬花化学成分及其主要成分的代谢研究	杨秀伟	刘玉峰
11	肉豆蔻主要活性成分的代谢及其药动学研究	杨秀伟	李 飞
12	羌活的化学成分及其主要成分的代谢研究	杨秀伟	张 鹏
13	鸡血藤地区代用品美丽崖豆藤和红血藤的化学成分和药理活性研究	赵玉英	尹 婷
14	益气活血中药复方配伍理论的实验研究——人参和红花复方配伍对心肌缺血的保护作用及其机制研究	屠鹏飞	李海霞
15	刘寄奴的化学成分及其生物活性研究	屠鹏飞	温 晶
16	益气活血中药复方配伍理论的实验研究——三七和红花复方配伍对心肌缺血的保护作用及其机制研究	屠鹏飞	韩淑燕
17	益气活血中药复方配伍理论的实验研究—黄芪和红花复方配伍对心肌缺血的保护作用及其机制研究	屠鹏飞	马 旭
18	麦冬须根的化学成分及其生物活性研究	屠鹏飞	段昌令
19	益气活血中药复方配伍理论的实验研究——人参-丹参复方配伍对心肌缺血和脑缺血再灌注的保护作用及其机制研究	屠鹏飞	张 可
20	银杏叶提取物对缺氧内皮细胞的保护作用及其机制研究	李长龄	陈 碧
21	*N*-(烯丙亚胺基酸-3-基)-胺基酸的合成、还原、镇痛作用和 3D-QSAR 研究	彭师奇	周银建
22	嘌呤衍生物的设计、合成、镇痛活性评价及 3DQSAR 分析	彭师奇	康贵峰
23	以 RNA 为靶的氨基糖苷类化合物的合成及其生物学评价	张礼和	徐艳丽
24	对肿瘤组织具有程序杀伤作用的新型聚合物胶束系统	张 强	汪贻广
25	多烯紫杉醇可注射原位凝胶缓释给药系统的研究	张 强	杨 扬
26	南海海绵 *Iotrochota baculifera* 次生代谢产物化学成分研究	林文翰	范国涛
27	红树植物白骨壤 *Avicennia marina* 的化学成分研究	林文翰	孙 昱
28	1. -Gal 抗原寡糖的一釜合成研究;2. 与免疫调节相关的-半乳糖基神经酰胺类似物的合成研究	叶新山	王宇航
29	2,3-脱水糖的重排反应和糖基化反应研究	叶新山	王 媛
30	以核酸为靶的基因转录调控小分子抑制剂的研究	杨 铭	庞瑞芳
31	玄参的活性成分研究及饮片和配方颗粒的质量控制研究	蔡少青	钮正睿
32	马兜铃酸类成分的肾细胞毒性、定性定量检测及质谱裂解规律研究	蔡少青	俞 捷
33	北细辛化学成分和生物活性研究	蔡少青	荆 宇

(4)复旦大学药学院

序号	毕业论文题目	导师	研究生
1	新型抗结核药物的设计、合成及生物活性的研究	叶德泳	胡延维
2	新生血管抑制剂2-ME及其香豆素骨架结构类似物的合成及生物活性研究	夏鹏	蒋皓
3	降糖药与胰淀素相互关系的研究	李端	翁鸿博
4	海洋真菌中新型抗肿瘤活性物质的研究	胡昌奇	赵玲玲
5	野老鹳草抗乙肝病毒作用及化学成分研究	周珮	李继杨
6	脑靶向树枝状高分子纳米基因递释系统的研究	裴元英 蒋晨	黄容琴
7	鞘磷脂合酶异常表达与细胞凋亡关系的探讨	吴满平	丁庭波
8	重组表达过氧化氢酶及其抗氧化生物活性的研究	周珮	史训龙
9	荧光脂质体技术研究天然产物的生物膜通透性	卢建忠	邓丹丹
10	阳离子聚磷腈衍生物的合成与修饰及其作为基因非病毒载体的研究	裴元英	杨永新
11	新型3-芳基氮杂环庚烷类化合物的设计、合成和μ/δ阿片受体活性研究	仇缀百	王星海
12	1. 覆盆子活性成分研究;2. 金雀根中二苯乙烯类成分的稳定性研究	胡昌奇	程科军
13	吲哚类和四氢异喹啉类化合物的设计、合成及生物活性研究	闻韧	周福生
14	新结构HIV及VEGF抑制剂的研究	夏鹏	唐坚
15	DCK简化结构类似物的合成及其HIV和VEGF抑制活性的探索	夏鹏	孙汝淑
16	拟青霉菌sp. 229中人参皂苷beta-葡萄糖苷酶的分离纯化及其酶学性质研究	周珮	严钦
17	稀有人参皂苷compound K的制备和活性研究	周珮	周伟
18	聚阳离子纳米脂质载体的制备及穿膜机制的研究	方晓玲	张志文
19	白蛋白纳米粒作为疏水性和亲水性药物的载体研究	陆伟跃	陈卫
20	转铁蛋白受体介导的聚合物泡囊递药系统的构建及其脑内递药特性研究	蒋新国	庞志清
21	蛋白质和DNA多组分化学发光检测新技术的研究	卢建忠	苗菊茹
22	杜仲和新疆紫草的抗补体活性成分	陈道峰	朱红薇
23	腺病毒介导载脂蛋白A-I在LPS诱导的小鼠系统性炎症和组织损伤中的保护作用	吴满平	李悦
24	1. 肉苁蓉化学成分及其生物活性的研究;2. 椭圆叶花锚化学成分的研究	胡昌奇	俞培忠
25	非核苷类HIV-1逆转录酶抑制剂二芳基三嗪及6-萘氧基、6-(α-氰基苄基)取代S-DABO类似物的设计、合成及构效关系研究	陈芬儿	熊远珍
26	载体蛋白A-I对大鼠肾缺血再灌注损伤的保护作用	吴满平	史宁
27	环维黄杨星D对心肌细胞的作用及其可能机制的研究	李端	章蕴毅

(5)四川大学华西药学院

序号	毕业论文题目	导师	研究生
1	一种新型表面高密度氨基肽类树枝状大分子化合物的合成及表征	郑虎	齐庆蓉
2	新型树枝状生物活性多肽化合物的设计、合成与体外活性	郭丽	何谷
3	新型噁唑烷酮和噁唑烷酮-碳青霉烯衍生物的设计、合成及抗菌活性研究	吴勇	王建伟
4	C_{19}-二萜生物碱转化合成紫杉醇类似物的研究	王锋鹏	邹春兰
5	1. 5-Fu-胆酸偶联物的设计、合成及靶向性初探;2. 胰岛素受体介导的肝靶向脂质体配体的设计及合成研究	吴勇	伍晓春
6	1. 亚胺的催化不对称乙基锌加成反应;2. Bronsted酸催化氮杂Diels-Alder反应合成四氢喹啉衍生物	吴勇	闫革新
7	1. 骨靶向抗肿瘤药物的设计合成及生物活性研究;2. 骨靶向抗炎药物的设计合成及体外靶向研究;3. 肾靶向脂质体配体的设计及合成	吴勇	蒋庆琳
8	(±)-Communesin F的全合成	秦勇	杨俊
9	叔丁基亚磺酰胺配体的合成及其在不对称催化中的应用	秦勇	黄治炎
10	(±)-Minfiensine的全合成	秦勇	申利群
11	1. 豆瓣绿、刮筋板、红芪化学成分和抗肿瘤活性研究;2. 基于代谢组学的中药复方治疗脓毒症大鼠药效学评价方法初步研究	黄静	李云志
12	1. 天然大环内酯埃坡霉素D(Epothilone D)的全合成;2. 脯氨酸催化醛酮的不对称α-氨羟化反应研究	翁玲玲	杨黎
13	胰岛素固体脂质纳米粒肺部给药系统的研究	张志荣	刘洁
14	精制香丹注射液的研究	张志荣	王秀丽
15	金银花中绿原酸药动学及其吸收调控机制研究	蒋学华	任静
16	连翘指标成分的药动学及其吸收调控研究	蒋学华	李芸霞
17	硫酸长春新碱联用多药耐药逆转剂的靶向给药系统研究	侯世祥	宋相容
18	AL-DIG眼用原位凝胶给药系统及作用机制的研究	侯世祥	陈秋红
19	复方丹参两步释放新型给药系统的研究	侯世祥	李元被
20	天麻素非注射脑靶向给药系统的研究	侯世祥	蔡铮
21	台阶型变温法对卡托普利氧化降解动力学的研究	詹先成	林冰
22	川西高原红景天属植物资源与品质评价	张浩	李涛
23	青藏高原多舌飞蓬及其同属植物的资源与品质评价	张浩	张志锋
24	栀子西红花苷类化学成分研究	张浩	陈阳
25	藏药波棱瓜子的栽培技术、生物活性及品质评价研究	张浩	方清茂
26	压力液体提取技术用于中药有效成分的提取和指纹图谱的研究及亚临界水色谱的初步研究	李章万	付春梅
27	11种中药单体防治糖尿病微血管病变的细胞药理学筛选及整体作用的实验研究	莫正纪	罗培

（续表）

序号	毕业论文题目	导　师	研究生
28	藁本内酯对 H_2O_2 或 Aβ(25-35)所致细胞损伤的保护作用及其药动学研究	刘　进 杜俊蓉	余　彦
29	乳化异氟醚预处理对大鼠心肌保护作用的研究	刘　进	胡朝阳
30	抗 HIV 药物 FB006M 临床前药代动力学研究	王　莉	雷　宁
31	新型 CB1 受体拮抗剂 MJ15 的药理学研究	王　莉	汤剿菱
32	MDR1 基因三个位点的 SNPs 基因型在中国汉族人群中的分布及其功能的研究	蒋学华	张　岩
33	双苄基异喹啉类生物碱对紫杉醇多药耐药性及药动学过程的体内外调控评价研究	蒋学华	杨俊毅
34	临床药学发展策略研究	蒋学华	胡　明

（6）第二军医大学药学院

序号	毕业论文题目	导　师	研究生
1	茶多酚对化疗脱发的预防作用研究	张汉明	张书锋
2	喜树碱诱导 SMMC-7721 肝癌细胞的蛋白质组学研究	郭葆玉	丁　力
3	环孢素 A 角膜给药系统的研究	高　申	陈　琰
4	脑神经生长因子鞘注缓释纳米粒研制及治疗	高　申	储　藏
5	基于阳离子聚合物/DNA 纳米复合物微针给药系统的研究	高　申	尹东锋
6	白念珠菌耐药相关蛋白 Rta2p 的生物功能及分子机制研究	姜远英	贾鑫明
7	山莨菪碱抗休克作用的 α7 尼古丁受体和 β-arrestins 抗炎机制	苏定冯	刘　冲
8	雌激素抗衰老的 SIRT1 蛋白机制研究	苏定冯	杨瑞芳
9	联苯双酯调控细胞色素 P450 同工酶保肝机制的研究	吴玉田	贾　暖
10	四逆汤化学成分和抗心肌缺血作用的研究	吴玉田	李　翔
11	生物样品高通量液相色谱分析方法学研究及其药代动力学应用	吴玉田	闻　俊
12	全新 VEGF 受体抑制剂的设计与合成研究	周有骏	陈　军
13	耳叶牛皮消化学成分和活性研究	张卫东	单　磊
14	中药蓝萼香茶菜和橄榄活性成分研究	陈海生	项昭保
15	Tyrocidine A 及其糖基衍生物的全合成研究；芒果苷类似物合成和生物活性研究	刘超美	胡宏岗
16	图纹白尼参和奇乳海参中生物活性成分研究	易杨华	袁卫华
17	基于微管蛋白小分子抗肿瘤药物的设计与合成研究	周有骏	李耀武

（7）浙江大学药学院

序号	毕业论文题目	导　师	研究生
1	瓜环作为药物载体的研究及雷公藤化学成分的研究	赵　昱	董　南
2	土震素 B 的类似物设计、合成与生物活性研究及二芳醚基哌嗪类衍生物的设计、合成与生物活性初步研究	赵　昱	阳应华
3	四类天然产物及其衍生物的抗氧化和抗肿瘤活性	赵　昱	杨雷香
4	三种菊科植物及一种瑞香科植物化学成分研究	赵　昱	王彩芳
5	蛇根木 Perakine 还原酶的表达、酶特征研究、定点突变、结晶及三维结构	赵　昱	孙莲莉
6	含氮姜黄素和类黄酮衍生物的设计、合成和抗肿瘤活性研究	胡永洲	应华洲
7	茚酮及类黄酮 AChE 抑制剂的设计、合成及生物活性研究	胡永洲	申艳红
8	菊花提取物效应成分的吸收、代谢和药物相互作用研究	曾　苏	鲁鑫焱
9	天麻素和天麻苷元的体内外代谢和脑靶向性研究	曾　苏	王　俏
10	固体脂质纳米粒口服药物载体胃肠道转运的研究	曾　苏	袁　弘
11	核受体介导的中药对药物代谢酶的诱导作用研究	曾　苏	俞春娜
12	儿童环孢素群体药动学研究以及发育对大鼠 CYP3A 和核受体表达的影响	曾　苏	倪韶青
13	中药分析处理技术的应用研究	程翼宇	李云飞
14	铁线莲属植物的化学成分研究	程翼宇	孙　凤
15	基于液质联用技术的中药化学成分鉴定方法学研究	程翼宇	张玉峰
16	淫羊藿苷及其同系物诱导小鼠胚胎干细胞体外定向分化心肌细胞构效关系及相关信号调控研究	楼宜嘉	沃燕波
17	白三烯自分泌/旁分泌环路在大鼠急性肝损伤模型中表达特征及积雪草酸的调控	楼宜嘉	马葵芬
18	阿霉素纳米制剂克服肿瘤多药耐药作用的研究	梁文权	许东航
19	β-七叶皂苷抗白血病作用研究及分子机制探讨	李连达	牛浃平

（8）中山大学药学院

序号	毕业论文题目	导　师	研究生
1	激活 PPAR-γ 对 ET-1 诱导心肌肥厚及 calcineurin/NFAT 信号通路的影响	刘培庆	鲍颖霞
2	隐丹参酮防止阿尔茨海默病的药物作用机制的研究	刘培庆	张芳艳
3	丹参酮 II 对心肌肥厚的防治作用及其机制探讨	刘培庆	高　洁
4	CYP3A5 和 MDR1 基因型及单倍型与环孢素 A 在肾移植病人中药物浓度的相关性研究	黄　民	王一西
5	银杏叶提取物及其萜类单体对细胞色素 P450 酶的影响及诱导机制的研究	黄　民	邓　颖
6	隐丹参酮非临床药代动力学研究	黄　民	潘　莹
7	硫氧还蛋白还原酶纯化、表征及以其为靶点的抑制剂研究	古练权	刘　忠
8	糖芯片的制备及其与蛋白质的相互作用研究	古练权	邹　兰
9	基于 DNA 双螺旋与 G-四链体结构为靶点的小分子配体研究	古练权	谭嘉恒
10	端粒 G-四链体小分子配体白叶藤碱衍生物设计合成及作用机制研究	古练权	卢宇靖

（续表）

序号	毕业论文题目	导　师	研究生
11	基于共轭亚油酸的奶牛营养调控及其分子机制研究	杨得坡	刘朝亮
12	共轭亚油酸酯与羟基类衍生物的合成及其生物活性研究	杨得坡	李　珍
13	环核苷酸磷酸二酯酶八型(PDE8)催化结构域的表达、复性和晶体结构研究	蔡继文	严子耳
14	水介质中糖基对甲苯磺酰肼催化的有机反应研究	蔡继文	吴　鹏

(9)河北医科大学药学院

序号	毕业论文题目	导　师	研究生
1	多沙唑嗪光学异构体降低动物膀胱排尿压的作用机制研究	任雷鸣	卢海刚
2	Walk-throuth angina, warm-up angina 和原位侧枝闭塞性心肌梗死临床特征及 K^+ 通道阻滞剂的干预作用	张永健	姜志安
3	何首乌有效成分二苯乙烯苷的降血脂作用与药物代谢动力学研究	张兰桐	王春英
4	Kir2.3 通道功能调节机制的研究	张海林	赵志英
5	蜈蚣酸性蛋白抗心肌肥厚的作用及机制研究	楚　立	赵志国

(10)西安交通大学医学院药学系

序号	毕业论文题目	导　师	研究生
1	塔斯品碱抑制血管生成的作用及初步机制研究	贺浪冲	张彦民
2	塔斯品碱抗肿瘤纳米靶向制剂的制备与分析研究	贺浪冲	卢　闻

(11)山东大学药学院

序号	毕业论文题目	导　师	研究生
1	吡咯烷类基质金属蛋白酶-2 抑制剂的设计合成及其初步活性研究	徐文方	程先超
2	岩青兰黄酮的心肌保护作用及机制研究	娄红祥	韩秀珍
3	四种苔类植物的化学成分及其生物活性研究	娄红祥	曲建博
4	基于组合化学的萜类生物碱的制备及其活性研究	娄红祥	刘小红
5	卡尼丁前体药物的设计、合成与神经保护活性研究	徐文方	贡肖魏
6	核转录因子 STAT3 活化途径的阻断及促凋亡和逆转肿瘤耐药的实验性治疗	田志刚	张须龙
7	透明质酸铋的制备、表征及活性研究	凌沛学	金　艳
8	超低分子量肝素神经保护作用及机制研究	张庆柱	于天贵
9	超低分子量肝素抗脑缺血再灌注损伤作用及其机制研究	张庆柱	张志国
10	类黄酮细胞周期依赖性激酶抑制剂的设计、合成及其抗肿瘤活性研究	徐文方	李艳玲
11	胆木和山香圆化学成分及其生物活性研究	娄红祥	孙敬勇
12	流感病毒神经氨酸酶抑制剂的设计	徐文方	张　杰
13	环酰亚胺类肽金属蛋白酶抑制剂的设计、合成及其抗肿瘤活性研究	徐文方	李乾斌
14	氧腈酶催化合成手性药物中间体的研究	吉爱国	方　方

(12)上海交通大学药学院

序号	毕业论文题目	导　师	研究生
1	大型海藻细胞/组织光生物反应器培养工程参数的研究	齐翰实	陈思晔
2	兴安藜芦抗肿瘤活性成分的发现及结构修饰	张卫东	汤　建
3	去甲斑蝥酸钠聚己内酯微球的制备、表征和释药机制	郭圣荣	王少兵
4	麻黄-地龙药对的药效物质基础和作用机制研究	贾　伟	褚襄萍
5	气质联用的代谢组学分析方法的研究及其在肠癌研究中的应用	贾　伟	邱云平
6	促红细胞生成素可降解缓释微球的研究	金　拓	耿　燕
7	新型生物可降解基因传递系统的研究	金　拓	徐　松
8	紫草素结构修饰及抗肿瘤作用的研究	李绍顺	周　文
9	紫草素及萘醌类衍生物的合成及抗肿瘤活性的研究	李绍顺	赵立明
10	新型血管生成抑制剂——沙利度胺类衍生物的设计、合成及其生物活性研究	毛振民	范柏林
11	新型抗叶酸类肿瘤药物的设计、合成及生物活性研究	毛振民	朱高军
12	糖基改造的新型核苷化合物研究	傅　磊	陈　尧
13	神经元烟碱 $\alpha_4\beta_2$ 受体亚型对淀粉样蛋白加工的影响	殷　明	聂惠贞
14	细胞膜表达 F1F0-ATP 合成酶肿瘤相关性、单克隆抗体制备及抗肿瘤活性	殷　明	张　霞
15	D-型氨基酸氧化酶参与脊髓水平慢性疼痛中枢敏感化	殷　明	赵文娟
16	三株植物内生菌次级代谢产物的研究	赵凤生	胡德军
17	封闭连续细胞培养生产流感病毒工艺过程关键技术的研究	齐翰实	罗凤山
18	银杏提取物对高脂饮食诱导大鼠干预作用的系统生物学研究	贾　伟	李后开
19	山豆根干预四氯化碳所致肝损伤的代谢组学研究	贾　伟	林景超

(13)南京中医药大学药学院

序号	毕业论文题目	导　师	研究生
1	藏药镰形棘豆的抗炎活性及化学成分研究	蔡宝昌	杨　欢
2	基于活性成分肠吸收的中药淫羊藿炮制机制研究	丁安伟	陈　彦
3	四物汤类方治疗妇科血瘀证痛经的物质基础与配伍规律研究——少腹逐瘀汤的基础研究	段金廒	宿树兰
4	黄连解毒汤对高脂血症引发主动脉病变的预防作用及其机制	方泰惠	王瑞国
5	环维黄杨星 D 控释片的研制、药代动力学及其 PEG 衍生物药效学研究	方泰惠	梁　涛
6	桃仁红花药对的配伍机制研究	李　祥	邱蓉丽
7	薏苡种质资源与品质评价	吴德康	乐　巍
8	巨噬细胞固相色谱法的建立及其在虫草免疫活性物质研究中的应用	朱　荃	余　黎
9	α_1 肾上腺素受体对糖尿病大鼠心脏电活动的调控	朱　荃	陈　龙

（续表）

序号	毕业论文题目	导 师	研究生
10	中药水提液无机陶瓷膜膜污染基础数据库的建立及数据的关联分析	黄耀洲 郭立玮	潘永兰
11	中国中药饮片及保健食品作为食品补充剂的全球营销策略研究	蔡宝昌	侯丰灏（台湾）

(14)辽宁中医药大学药学院

序号	毕业论文题目	导 师	研究生
1	霉茶缓释片制备及其药效学与代谢动力学研究	贾天柱	郑国华
2	北豆根等五味中药材的质量与评价研究	张振秋	李可强
3	黄柏炮制原理研究	贾天柱	廉 连
4	霍胆丸药效物质基础和作用机制研究	康廷国	胡丽萍
5	沙棘总黄酮抗栓作用及机制研究	康廷国	程嘉艺

(15)长春中医药大学药学院

序号	毕业论文题目	导 师	研究生
1	乌头配伍禁忌药性物质基础研究	张大方	刘 智
2	蜂海绵属 Haliclona 海绵化学成分及生物活性研究	张大方	王 宾
3	三白草、藜芦及麻黄根有效部位化学成分及生物活性研究	赵大庆	王隶书

(16)黑龙江中医药大学药学院

序号	毕业论文题目	导 师	研究生
1	中药性味的可拆分性、可组合性研究——洋金花的性味研究	匡海学	李振宇
2	中药性味的可拆分性、可组合性研究——吴茱萸的性味研究	匡海学	杨志欣
3	中药性味的可拆分性、可组合性研究——麻黄的性味研究	匡海学	王艳宏
4	抗肿瘤中药青龙衣化学成分的研究	王 栋	周媛媛
5	黑龙江产狭叶荨麻的化学成分及抗炎镇痛药理作用研究	王 栋	关 枫
6	三黄泻心汤药效物质基础和药代动力学研究	马英丽	耿慧春
7	白附子抗肿瘤有效部位的化学成分及机制研究	马英丽	李艳凤
8	芩百浓缩丸主要药物百部抗支原体有效成分及其药代动力学研究	王喜军	王伟明
9	基于体内直接作用物质及其变化规律的茵陈蒿汤配伍规律研究	王喜军	孙文军
10	硬紫草抗肿瘤有效部位的制备及活性研究	王喜军	徐红英
11	炎立消结肠定位包衣片制备工艺及作用机制研究	王建明	刘 欣
12	龙胆碱抗大鼠高热惊厥作用的实验研究	刘树民	姚素媛

(17)中南大学药学院

序号	毕业论文题目	导 师	研究生
1	非对称二甲基精氨酸促动脉粥样硬化形成及口山酮治疗研究	李元建	肖红波
2	非典型抗精神病药氯氮平对 C57BL/6 雄性小鼠血糖的影响及其机制研究	原海燕	李焕德

（续表）

序号	毕业论文题目	导 师	研究生
3	降钙素基因相关肽与高血压及吴茱萸次碱的治疗作用	李 岱	邓汉武

(18)重庆医科大学药学院

序号	毕业论文题目	导 师	研究生
1	SOD 表达和线粒体功能异常可能涉及缺血/再灌注致小鼠神经元退行性变	周岐新	袁 野
2	hPPARs 天然配体筛选平台的建立与应用	周岐新	李苌清
3	加味三棱丸对子宫内膜异位症雌激素生存的影响及机制研究	徐晓玉	李 傲
4	新型的非噻唑二酮类胰岛素增敏剂 TB 的药理研究	邱宗荫	王晓琳

（高如忠　樊陈琳　徐晓媛）

师资队伍建设

概　况　2008 年各高等药学院校师资队伍建设围绕教师知识结构、职称结构、学缘结构、年龄结构、学历结构，积极引进高层次人才，选用优秀博士、硕士研究生充实教师队伍，优化教师资源配制。以提高教师队伍整体素质为核心，以培养中青年学科带头人为重点，通过培训、进修、攻读学位、出国深造、合作研究、学术交流，不断优化教师队伍结构和提高教师的教学水平。沈阳药科大学继续推行人才强校战略，积极做好高层次人才的引进与培养工作，完善以学科带头人为核心的创新团队模式，积极支持团队成员申报基金资助和其他各类人才培养奖项。支持和推荐教师申报各级各类教师奖和人才培养工程，推动学科发展建设。印发《教职工参加培训的几点修订意见》，在继续鼓励教师参加学历培训的同时，加大力度鼓励教师积极参加以提高教学和科研水平为目的的骨干教师进修班、精品课程进修班、国内外访问学者及国内外学术交流活动。培训贯彻思想政治素质和业务水平并重、理论与实践统一的方针和按需培训、学用一致、注重实效的原则。北京大学药学院设立"药学院青年教师启动基金"，有计划地为青年教师提供启动基金；为提高教师英语授课的能力，除派青年教师参加学校组织的英语培训班外，每年还派送 3～5 名青年教师出国学习，该院 90% 以上的教师都曾出国进修学习或进行学术交流和科研合作。上海交通大学药学院实行青年教师导师制，采取示范课程现场教学观摩、试讲等对新教师进行培养。选拔优秀教师到国外著名高校和研究机构交流、合作、进修。苏州大学药学院引进多名专家级学者，组建学术团队，申报到多个国家级、省级科研项目。专业基础主干课程任课教师保证每一门专业课程都有教授、副教授授课。并与青年教师建立传帮带关系，共同备课、随堂听课、定期开研讨会。科研项目要求青年教师参与。浙江大学药学院制定《教师本科教学工作考核的原则意见（讨论稿）》、《关于新教师任课资格的若干意见》，完善教授领衔开课和青年教师培养等制度。规定教授、副教授为本科生开课的最低要求:每学年主讲1门课程、授课16学时。新教师在完成培养性讲课并经考核达良好以上的可申请主讲教师资格。为引导教师加强教育教学研究,规定每年至少有一篇公开发表的教育教学研究论文作为晋升教授的必备条件之一。山东大学药学院以提高教师队伍整体素质为核心,以培养中青年学科带头人为重点,不断优化人才队伍结构,建立促进教师资源合理配置和优秀人才成长的运行机制。引进和加大培养高水平杰出人才,对引进人才建立考核制度和考核办法;积极选聘优秀博士、博士后充实师资队伍;继续选派青年骨干教师到国内外深造;制定校内专任教师到制药企业、医院和科研机构等学习交流,制药企业、医院和科研机构等人员到学校兼职授课的制度,形成一支了解社会需求、教学经验丰富、热爱教学工作的高水平专兼结合的教师队伍。武汉工程大学化工与制药学院坚持思想素质和业务素质并重,对青年教师进行培养,主要内容包括职业道德教育、能力提升和知识补充三个方面。建立新教师集中培训制度,每年定期举行新教师培训、教育理论课程培训、专业技能培训等活动,并对培训效果进行考核或测试,要求新教师在进校两年内取得国家教师资格证书并实行授课资格认证。中山大学药学院积极引入高层次人,对新进教师一律实行岗前培训,通过省教育厅组织的考试合格者方可上岗。对教师进行在职培养、脱产进修、攻读学位,提高他们的学历层次和教学水平。重视人才梯队建设,加强学术带头人和骨干教师的选拔与培养。河北医科大学药学院坚持青年教师“导师制”培养制度,与青年教师签订培养协议书,对新入校的青年教师,必须通过岗前培训—熟悉教学常规-参与教学活动-试讲,考核合格后才能承担本科生教学。对已承担本科生授课的青年教师,则带领他们参与新药研发、课题申报、项目攻关等科研工作,加强科研能力的培养。华北煤炭医学院药学系注重在职教师培养,采取在职攻读博士、硕士学位,实现45岁以下教师均具有硕士学位目标。鼓励教师参加培训、学科内部进行交流,提高教师教学水平。内蒙古医学院药学院对新进青年教师实行一对一的资深教师培养模式,通过相互听课、完善教案、试讲等措施使年轻教师尽快胜任本职工作。每学期有4门课程(专业课和专业基础课各2门)参加教学效果评价,由学校、学院两级教学督导委员会和学生听课、评教,评价结果通报全校。第二军医大学药学院制定《青年师资培养记录册》,要求各科室根据学科特点制定具体实施计划。学院已形成一支以教学名师和特级教师为引领,以博士群体和中青年教师为骨干师资队伍。山西中医学院中药系制定教师进修制度,鼓励教师在职深造、提供条件脱产学习,短期外出学习与交流,聘请知名教师为教学顾问。黑龙江中医药大学药学院制订《教师学历提升计划》、《青年骨干教师培养计划》、《教师能力建设计划》。积极引进高素质人才,2008年引进师资7人,其中博士2人。南京中医药大学药学院根据专业方向拓展要求,安排教师进修。要求教师选择学习本学科前沿课程、边缘学科课程或交叉学科课程,鼓励在职攻读研究生或参加各种形式的短期培训班。积极引进基础与专业技术人才,优化教师学历、学缘、职称、年龄和梯队结构。广东药学院举办教学名师活动及35岁以下青年教师授课竞赛活动,改进课堂教学,提高教学质量。广西中医学院药学院以学科建设为龙头,制定人才引进、培训和科研奖励政策,加大专业人才引进和师资培训力度,优化师资队伍结构。2008年引进硕士以上学历的教师15人,其中博士5人。自己培养或委托培养10名硕士及博士研究生,加强重点学科人员配置。组织开展教学示范课活动,授课教师由各二级学院历年“十佳教师”、“十佳讲课能手”、精品课程授课教师和校外名师等组成。发挥优秀教师“传、帮、带”的辐射作用。营造教师互帮互学,取长补短,教学相长的良好氛围。桂林医学院药学院举办教学公开课、观摩课。开展教师理论课和双语教学授课比赛,并经专家点评和评出一、二、三等奖。聘请校内外著名专家为年青教师授课,讲授授课技巧,提高年青教师授课水平。

2008年高等药学院校(系)师资队伍情况 据2008年底,48所高等药学院校(系)统计,共有教师3 992名,其中教授760名,占教师总数的19.04%;副教授1 156名,占28.96%;讲师1 424名,占35.67%;助教651名,占16.31%;教授、副教授占教师总数的48.00%。具有硕士、博士学位教师占教师总数的76.23 %,教师与学生之比为1:19.11。详见表14。教师中专业课教师数为3 304名,占教师总数的82.79%。详见表15。有实验技术人员1 052名,其中高级实验师223名,占实验技术人员总数的21.20 %,实验师508名,占48.29%,助理实验师247名,占23.48%,实验员74名,占7.03%,高级实验师、实验师、助理实验师、实验员之比为1:2.28:1.11:0.33。教师与实验技术人员之比为1:0.26。详见表16。

表14 2008年48所高等药学院校(系)师资队伍基本情况

统计项目	独立药学院校	医科大、医学院药学院(系)	中医药大学、中医学院药学院系	其他高校药学院系	高等专科学校药学系(专业)	合 计
院校(系)数	3	12	9	23	1	48
教师总数	1 404	659	776	1 107	45	3 991
教授	194	124	136	303	3	760
副教授	373	185	205	378	15	1 156
讲师	571	233	248	362	10	1 424

（续表）

统计项目	独立药学院校	医科大、医学院药学院（系）	中医药大学、中医学院药学院系	其他高校药学院系	高等专科学校药学系（专业）	合 计
助教	266	117	187	64	17	651
未定职称	1					1
博士学位数	501	175	151	557		1 384
硕士学位数	577	287	408	371	16	1 659

表 15　2008 年 48 高等药学院校（系）专业课教师情况

统计项目	教授	副教授	讲师	助教	合计	百分比（%）	统计项目	教授	副教授	讲师	助教	合计	百分比（%）
动物药	2		1	1	4	0.12	方剂学	12	7	14	1	34	1.03
放射药学	1	1	2		4	0.12	海洋药学	3	2	6		11	0.33
化学	2	2		2	6	0.18	化学生物学	7	11	11		29	0.88
化学制药工艺学	2				2	0.06	环境科学	3	4	4	1	12	0.36
临床药物治疗学	5	9	16	3	33	1.00	临床药学	17	18	26	2	63	1.91
生物化工	10	10	11	3	34	1.03	生物化学与分子生物学	9	25	32	4	70	2.12
生物技术	10	18	49	10	87	2.63	生物技术制药	3	2	1		6	0.18
生物信息学		1	2		3	0.09	生物药剂学与药物动力学	17	16	25	5	63	1.91
生物医学工程	1		1		2	0.06	生药学	44	65	60	13	182	5.51
食品科学与工程	1		1	4	6	0.18	天然药物化学	57	66	60	9	192	5.81
微生物与分子生物学	3	8	7		18	0.55	微生物与生化药学	26	32	45	5	108	3.27
物理化学		4	2		6	0.18	药剂学	79	101	102	26	308	9.32
药理学	101	113	133	20	367	11.11	药事管理学	27	34	49	17	127	3.85
药物分析学	63	99	89	13	264	7.99	药物合成	1	1			2	0.06
药物化学	119	126	152	46	443	13.41	药物设计学	2				2	0.06
药物生物信息学	3	2	1		6	0.18	药用植物学	23	37	47	12	119	3.60
药用植物栽培学	6	8	10	2	26	0.79	应用化学	4	6	5	1	16	0.48
制药工程学	29	39	32	15	115	3.48	中西医结合基础	6	4	3	2	15	0.45
中药分析学	13	10	21	1	45	1.36	中药化学	19	27	25	7	78	2.36
中药鉴定学	18	25	27	8	78	2.36	中药炮制学	3	18	21	2	44	1.33
中药商品学	4	12	4	2	22	0.67	中药学	33	35	32	23	123	3.72
中药药理学	14	19	13	1	47	1.42	中药制剂学	12	24	23	3	62	1.88
中药资源学	6	4	8	2	20	0.61	合计	820	1 045	1 173	266	3 304	100.00

表 16　2008 年 48 高等药学院校（系）实验技术人员情况

统计项目	独立药学院校	医科大、医学院药学院（系）	中医药大学、中医学院药学院系	其他高校药学院系	高等专科学校药学系（专业）	合 计
院校（系）数	3	12	9	23	1	48
实验技术人员总数	408	176	157	302	9	1 052
高级实验师	62	46	33	81	1	223
实验师	236	66	70	130	6	508
助理实验师	110	54	32	50	1	247
实验员		10	22	41	1	74

2008 年全国药物化学青年骨干教师培训班　2008 年 7 月，由国家自然科学基金委资助，中国药科大学和中国药学会药物化学专业委员会在南京联合举办“2008 年全国药物化学青年骨干教师培训班”。

中国科学院院士、北京大学张礼和教授，中国科学院院士、上海中医药大学陈凯先教授，中国医学科学院北京协和医科大学药物研究所郭宗儒教授，中国科学院上海药物研究所蒋华良教授，北京大学张亮仁、徐萍教授，沈阳药科大学程卯生、孙铁民教授，以及中国药科大学姚文兵、尤启冬、黄文龙、徐云根教授应邀作专题授课。授课专家围绕药物化学学科发展、课程建设、实验课程改革和实验中心建设的主题，分析国际药物化学领域的技术发展趋势及前沿动向。

（高如忠　樊陈琳　徐晓媛）

药学教育国际交流与合作

2008 年出国留学、参加会议与合作科研情况 2008 年出国攻读学位、讲学、合作科研、访问、进修、参加国际会议的教师、技术人员情况详见表 17、表 18、表 19。

表 17 2008 年高等药学院校(系)出国和回国教师情况

统计项目	攻读学位		访问和参加会议	进修与合作科研	其他	合计
	博士	硕士				
出国教师	51	7	138	78	6	280
回国教师	35	5	138	42	3	223

表 18 2008 年高等药学院校(系)出国和回国人员留学国别情况

出国人员国别统计	美国	日本	韩国	德国	澳大利亚	英国	瑞典	加拿大	新加坡	新西兰	法国	意大利	丹麦	西班牙	越来	泰国	希腊	肯尼亚	波南	荷兰	其他	合计
出国人数	93	74	42	4	24	8	2	7	2	1	3	3	1	1	1	6	2	3	1	1	1	280
回国人数	70	55	32	3	21	7	1	8	2		3	3	1	1	1	6	2	4	1	1	1	223

表 19 2008 年高等药学院校(系)出国和回国人员专业情况

统计项目	药物化学	药物分析	天然药化	药剂学	药理学	生药学	中药学	基础化学	药学	生物合成	物理化学	微生物与生化药学	生物制药	药代动力学	化工	英语	思政	微生物	计算机	合计
出国人员	62	31	23	34	48	21	22	11	2	4	3	2	1	1	10	1	1	2	1	280
回国人员	54	22	22	24	40	15	13	5	2	4	3	3	1	1	9	1	1	2	1	223

2008 年出国回国返校人员职称情况 2008 年高等药学院校(系)出国和回国人员专业和职称情况详见表 21。

表 21 2008 年高等药学院校(系)出国和回国人员职称情况

统计项目	教授	副教授	讲师	助教	合计
出国人数	112	76	80	12	280
回国人数	108	61	44	10	223

沈阳药科大学与日本磐城明星大学建立校际交流关系

2008 年 5 月 27 日,沈阳药科大学吴春福校长与日本磐城明星大学(Iwaki Meisei University)高重正明学长正式签订校际交流协议与学生交流备忘录。5 月 28 日,磐城明星大学药学部部长田中晴雄教授还与沈阳药科大学国际交流处以及有关部门就两校开展交流合作、教师交流、学生交流等工作的细节进行协商。

中美药事管理交流研讨会 2008 年 5 月 30 日,中美药事管理交流研讨会在北京大学药学院举行。来自美国康涅狄格大学的 13 名学生与北京大学药学院药事管理专业的 12 名学生就药事管理学科发展、药事管理专业的课程安排及研究方向、两国医保政策、医院的挂号费和治疗费以及各种保险制度等问题进行研讨。

第四届中美教授联合会 2008 年 6 月 12 ~ 13 日,由北京大学天然药物及仿生药物国家重点实验室承办的第四届中美(Sino-US)教授会在北京大学医学部举行。142 位国内外教授参加会议,其中旅美华人教授 42 人,国内各大院校及研究机构教授 100 人。与会教授在化学生物学、药物化学、有机合成方法学及天然产物合成等领域展开交流研讨。会议期间,中美有机化学及化学生物学教授联合会(Chinese American Chemistry, Chemical Biology Professors Association)评选出第一届"杰出青年教授奖",黄震、黄雪飞、施章杰和游书力获奖。

中国·武汉·国际中医药学术研讨会 2008 年 11 月 8 日,中国·武汉·国际中医药学术研讨会在湖北中医学院黄家湖校区举行,中国工程院院士天津中医药大学石学敏教授、韩国大田大学韩医学系主任金容辰教授、北京中医药大学东直门医院副院长田金洲教授、湖北中医学院邱幸凡教授分别作了《关于中医药研究的思考》、《关于近代韩国韩医学的发展及其教育的研究》、《轻度认知损害与证候相关性研究》、《中医药临床特色和优势》学术报告。

2008 中药制剂国际研讨会 2008 年 10 月 24 ~ 25 日,"2008 中药制剂国际研讨会"在上海举行。会议由世界中医药学会联合会中药药剂专业委员会主办,上海中医药大学承办。来自全国各地的中医药院校、科研院所的专家学者 150 余人参加研讨会。大会收到论文 81 篇,国家食品药品监督管理局药品审评中心的周跃华、上海医药工业研究院的陈庆华研究员、四川大学华西药学院的侯世祥教授、加拿大 Alberta 大学的 Raimarl benberg 博士和新加坡国立大学王源城教授分别作了题为"中药新药工艺和质量研究的特点"、"新型熔融设备在药物制剂中的应用""中药传统外用制剂的继承与发展刍议"、"生物药剂分类系统在植物药中的应用"和"中药工业化生产的改进—从实验室到工业化生产"的报告。

生物药剂分类系统与制剂开发国际学术研讨会 2008年10月23~24日,由上海中医药大学与加拿大 Alberta 大学、美国 Varian 公司联合举办的生物药剂分类系统与制剂开发国际学术研讨会在上海举行。来自全国15个省市制药企业、高校、科研院所等共112名科研人员参加研讨会。大会邀请生物药剂分类系统(Biological Classification System BCS)理论的创始人、美国药学会前主席、Michigan 大学药学院靶向分子药物中心主任 Gordonl. Amidon 博士、美国药典委员会药物制剂质量控制实验室主任 Erika Stippler 博士、南非 Rhodes 大学药学院院长 Isadore Izzy kanfer 博士、加拿大 Alberta 大学药学院 Lbenberg 博士、美国 Varian 公司在北 Carolina 分部的科学部经理 Bryan Crist 先生、国内香港中文大学 John zhou 博士、上海医药工业研究院陈庆华研究员、沈阳药科大学潘卫三教授、四川大学华西药学院蒋学华教授、德国美剂乐中国首席代表康毅博士等作专题报告。生物药剂分类系统是美国药典委员会推荐并已被 FDA 接受的用于药物制剂研发的一个新的理论,本次研讨会的目的是探讨这一理论在制剂开发及质量控制中的应用。

传统中医药实用技术国际培训班 2008年9月11日,由科技部国际合作司主办、山东中医药大学承办的"传统中医药实用技术国际培训班"开班。来自朝鲜、马来西亚、墨西哥、巴基斯坦、斯里兰卡、俄罗斯、巴拉圭等8个国家的31名学员参加了开班典礼。培训内容的重点是:中医药基础理论;常用抗病毒中草药栽培采集技术、功效和应用及中成药功用主治;中医药对疟疾、痢疾、艾滋病、流行性感冒、病毒性肝炎等发展中国家常见病、多发病的辨证论治及中医药抗 SARS;抗病毒中药有效成分的提取分离技术等传统中医药实用技术。

本次培训班是国家科技部、卫生部、国家中医药管理局"中医药国际科技合作计划"重要内容之一,旨在推动中医药进入国际医药保健主流市场。

(高如忠 樊陈琳 徐晓媛)

教学改革与研究

概 况 2008年各高等药学院校继续贯彻落实教育部提出的"深入实施高等学校本科教学质量与教学改革工程"要求,在加大教学经费投入、强化教学管理、专业建设与结构调整、教育教学改革、课程建设、实践教学、教学质量监控、教学方法改革等方面进行工作。

加大教学经费投入 中国药科大学投入教学经费1 466万元,教学设备经费1 907万元。2008年获国家级特色专业、教学团队、双语示范课程、精品课程、人才培养示范区等建设项目投入经费240万元。沈阳药科大学对2008年获国家级和省级特色专业、教学团队、中央与地方共建特色优势学科实验室项目、示范性专业、精品课程、实验教学示范中心等共投入建设经费约829.75万元。广东药学院投入244 62.9万元。北京大学药学院投入约150万元。南京农业大学投入104万元。浙江大学药学院投入18.95万元。山东大学药学院投入134.2万元,中南民族大学投入200万元。河北医科大学药学院投入325万元。内蒙古医学院投入药学专业仪器设备购置费843.37万元。第二军医大学药学院投入药学实验中心教学仪器购置费54万元。重庆医科大学药学院投入100万元左右。广西中医学院药学院投入187.96万元。云南中医学院药学院投入约100万元。中山大学药学院学院投入近600万元。

强化教学管理 中国药科大学加强毕业生成绩审核工作,对2008届毕业生成绩进行初审、复核、终审,确保毕业资格审核的准确性。对开设的450余门必修课、80余门指导性选修课、110余门公共选修课,做好排课、公选课报名、教室管理与调度等各项工作,保证教学工作的正常运行。北京大学药学院调整和制定相应的教学管理制度;成立新一届督学组,对教学档案、理论教学、实验教学及二级学科培养情况进行督导;利用教学评估软件,让学生对教师教学质量进行实时评估。吉林化工学院化学与制药工程学院设立检查小组,定期检查教学工作,及时查缺补漏,防止教学事故发生。上海交通大学药学院院教学委员会每学期召开2~3次会议,讨论和研究教学各环节中的问题,提出解决方案;学院3个教学督导组教师每学期全面听课,召开师生座谈会,监控教学过程。苏州大学药学院设立专业教学管理团队和学生管理团队,对教学实行规范管理。南京农业大学以中药学试验教学中心为基础,加强实验课程和开放实验(毕业论文与 SRT 项目研究)的教学与管理。浙江大学药学院制定《药学院教师本科教学工作考核的原则意见(讨论稿)》、《药学院关于新教师任课资格的若干意见》,规范管理,确保教学质量。绍兴文理学院药学系建立教学督导、院领导、系主任、教师听课制,学生网上评教制,并将评教结果作为年终对教师业绩的考评依据。山东大学药学院制定本科生导师制实施办法,并在08级学生中试行;为临床药学七年制学生从省立医院、齐鲁医院、千佛山医院聘任导师23人,实行双导师制(医-药)带教;聘请退休老教授担任学院的教学督导员,督导员将课堂教学和实验教学存在的问题及时反馈。中南民族大学生命科学学院实行本科导师制制度;实施三级教学督导制度和集体备课制度。中山大学药学院理顺教学管理过程中的各个环节以及理清环节间的关系,重视过程管理,加强对教师教学中期或阶段性检查工作,每学期每位院领导与本科生开一次有座谈会,听取学生对教学工作的意见和建议。河北医科大学药学院坚持院级领导听课制度、考试巡视制度;青年教师试讲过教学关制度;制定毕业生自主实习管理规定;规范实验教学的考核方法;定期召开学生教学座谈会,听取学生意见。内蒙古医学院药学院根据学校《教学管理文件》要求,结合院部实际情况,补充、完善、细化有关药学专业的教学管理制度。教学管理队伍主要由院长、副院长、教科研(教学、科研、研究生)办公室和各教研室主任组成。第二军医大学药学院坚持党委议教制度,强化专家治教,调整了院教学专家委员会和院教学督导组成员,优化教学管理机构人员年龄结构和知识结构,成为学校教学工作放心单位。辽宁中医药大学药学院在全院开展教风、学风、考风"三风教育"活动,成立教授评课团,向青年教师传授教学经验;在学生中开展评教活动,促进教师提高教学水平;开展教学示范课、观摩课、公开课等活动。长春中医药大学药学院坚持院长和专业主任及教学秘书听课制度和教学检查制度。黑龙江中医药大学药学院推进校院二级教学管理体制改革。理顺两级教学管理的关系,建立二级学院成绩网络查询系统。广西中医学院药学院制订《广西中医学院本科教学质量与教学改革工程实施方案》。教学工作实行校、院二级管理,学校负责宏观指导和经费支持,学院负责专业建设、教学运行管理、质量监控、实践教学环节管理。青海大学药学系、山西中医学院中药系、桂林医学院药学院坚持学期初、期中、期末定期教学检查,定期召开教学会议。

专业建设和结构调整 中国药科大学中药学、药物制剂专业2008年被列为国家第三批特色专业建设点,临床药学、英语专业列为江苏省特色专业建设点,药物制剂、生物工程专业为江苏省品牌专业建设点。环境科学新专业申报,被教育部批准。沈阳药科大学制药工程专业被批准为2008年"国家级特色专业"。中药学专业入选2008年省级示范性专业。申报临床药学专业获得批准。2008年,投入100万元的药事管理模拟实验室已建成并投入使用。广东药学院在办好药学类专业的同时,增设与医药类相关的信息类、生物技术类和医药贸易类等专业。学校现有23个本科专业,专业布局涵盖了医药产业的研究、生产、流通、管理等多个环节,初步构成以医药为特色、医药相关学科协调发展的专业结构体系。北京大学药学院药学专业被评为市级和国家级高等学校特色专业建设点;药学专业被评为"国家理科基础科学研究和教学人才培养基地"北京大学药学专业点,并获得了国家自然科学基金委"国家基础科学人才培养基金项目"资助180万元。吉林化学院化学与制药工程学院2008年12月成立药学系。苏州大学药学院调整培养方向,以大药学专业为主,以保证学生有较高就业率。浙江大学药学院药学专业被认定为校级特色专业,组织相关教师进一步以"质量"、"特色"为基点,对该专业的培养目标、课程设置、实验实践教育等加强网络建设,2008年学校本科教学课程中心网站药学院所开设的课程已基本完成,实现了从课程中心到学院特色专业课程以及省级、国家级精品课程的链接,加强通识课程建设,开设二门通识课程——"药物与健康"、"从神农本草到现代中药"。山东大学药学院加强省级药学教学实验中心教学体制建设;进一步加强七年制临床药学专业和制药工程专业建设;2008年药学专业被正式批准为国家级"第一类特色专业建设点";河北医科大学药学院药学专业、药物制剂专业被评为2008年河北省本科特色专业,药学专业被评为国家级第三批特色专业。该院制定了药学专业和药物制剂专业建设规划,联络河北省知名医药企事业的资深专业技术人员,成立学院教学指导委员会,指导专业建设。重庆医科大学药学院五年制临床药学专业2008年申报获准。辽宁中医药大学药学院2008年新增设药物分析方向。黑龙江中医药大学药学院中药化学、药剂学、中药鉴定学、药事管理学等学科2008年申报校级重点建设学科。中药化学教学团队入选"国家级教学团队"。筹备召开了全国中药学专业教育指导委员会关于专业认证标准制订的第一次会议,完成中药学本科专业认证标准(草案)的撰写工作。桂林医学院药学院申报药物制剂专业,并于2008年9月开始招收第一批本科生;为加强药学专业的建设,申报"社会药房"和"临床药学"两个新的专业方向、校级药学实验示范中心、校级药学专业社会药房方向服务人才培养模式创新实验区。

教育教学改革 中国药科大学深化创新创业人才培养模式改革,"生物医药创业型人才培养实验区"申报为国家质量工程"创新人才培养模式实验区"建设项目。2008年第一届校企联合培养的研究生,绝大部分留在企业创业。2008年拓展天津天士力集团等4家新的校外实践基地,2005级29名同学被推荐校企联合培养研究生。2008年校级优秀多媒体教学课件评出一等奖6项、二等奖8项。药学生物学基础课程群教学团队被推荐参加江苏省教学团队和国家级教学团队的评审并立项。该团队被评为2008年度国家教学团队建设项目。"生物医药创业型人才培养实验区"被评为2008年度国家人才培养模式创新实验区。制定《中国药科大学本科教学质量与教学改革工程项目管理办法》。设立中国药科大学教学团队的建设项目。"药学生物学基础课程群教学团队"、"生药学教学团队"、"药理学教学团队"、"药学基础化学教学团队"、"工商管理教学团队"、"大学体育教学团队"列为2008年中国药科大学教学团队建设项目。每个团队5000元专项建设经费。沈阳药科大学全面展开理科基地国家自然科学基金委基础人才培养项目"基础药学综合性与研究型教学实验室建立"的研究,建立了具有优势和特色的创新性人才培养平台和科研训练体系;进一步完善基地科研训练课程,使课程内容更贴近药学基础研究和创新药物研究前沿；整合理科基地专业主干课程的认知性实验内容，以药物研发为主线，以药物合成、药理活性筛选、药物质量分析和质量标准建立为核心，进行跨药学二级学科的综合性、设计性、研究性实验体系的设计；完成了以基地班实验教学为主要服务对象的药物分析开放实验室的建设，进一步推动教学与生产、教育与科研、学生与企业密切结合的培养体系和运行机制的改革，修订与之配套的分流培养推免生选拔制度；开展特色课程建设，进行"生物技术制药"等课程开放式研究型教学模式的实践探索；进一步完善与企业合作培养基地人才机制，聘请校外人员兼职任教指导学生完成与生产和开发课题相关的毕业论文；教师申报的教学改革与教育研究规划课题"生物工程专业人才培养模式与专业建设研究"等6项入选辽宁省教育科学"十一五"规划2008年立项，"药学人才培养模式创新实验区建设研究"等3项入选中国高等教育学会医学教育专业委员会药学教育研究会2008年立项。完成4项中华医学会医学教育分会医学教育研究立项、4项省级教学改革立项结题，撰写研究报告8份。大学英语教学改革初步形成"网络探询/网络自主学习＋课堂教学＋第二课堂"的立体化教学模式。开通外语网上互动教学平台，提高优质教学资源的利用率。实现教学资源共建共享，课堂教学与网上自学互补，促进学生英语实际应用能力的提高。广东药学院加快多媒体网络教学手段现代化与网络信息化资源建设，运用多种教学方法，激发学生的学习兴趣和学习动机。北京大学药学院继续完善六年制本-硕连读人才培养模式，在实验课教学中注重动手能力培养，在理论课教学中注重自主学习能力的培养，强化能力的考查。吉林化工学院化学与制药工程学院药物制剂专业及制药工程专业从培养应用型人才转变为培养创业型人才。上海交通大学药学院在实验教学中把教师的科研成果转化成教学实验，使教学实验具前沿性和创新性，促进科研和教学的互动。苏州大学药学院注重校企合作，与苏州工业园区国际科技园的多家高科技公司、贵州壹佰药业、辽宁诺康制药、浙江大东吴药业签定合作协议，合作科研项目、学生实习、合作培养创新型药学人才。加强与国外合作，分别与日本、韩国建立中日药物化学联合实验室、中韩药物化学联合实验室。组建科研团队2008年申报到国家级、省级科研项目共5项。注重人才培养，2008年引进教授、研究员高级人才5名。鼓励青年教师深造，目前学院的青年教师均为博士或在读博士。浙江大学药学院将以教师为中心的教学模式转变为以学生为中心的教学模式，采用传统课堂讲授和以学生自学、讨论为主的"以问题为基础"教学模式相结合，融入了强调个性化教学的自主学习教学方法。在理论课教学中着重学生能力的培养，让同学参与整个教学过程。教学改革与考试改革并举，部分课程采用考试、考查相结合的方式，从理论、实践、创新思维和表达能力等方面考核学生学习成效，采用计算机闭卷考试、开卷笔试、实验考查和自主学习等模式，全面考核学生的综合能力。理论教学与实践教学并重，加大设计性和综合性实验比重。增设自主实验，培养学生独立思考、独立操作和解决实际问题的综合能力。山东大学药学院根据人才培养目标和培养模式，进行课程体系的调整、合并、重组，更新课程的教学内容。结合专业发展与改革，更新教材内容、创新教材体系、完善教材系列。突出对学生创新思维和创新能力的培养，开设新实验，模拟科研方式进行教学；教学与科研相结合，以学科建设促进实践教学；课内课外相结合，通过科技创新活动培养学生的综合能力；校内校外相结合，利用社会资源延伸创新能力培养的平台。中山大学药学院加强低年级学生专业基础教育，加强高年级学生学科方向上的专业基础与技能的培养。青海大学药学系采取老师作报告、方法介绍、同学交流，组织知识竞赛等创造浓厚的学习氛围。为了加强学生科研动手能力，各学科增加了综合性实验的比重，并让学生参加教师的科研项目。河北医科大学药学院以开设综合设计性实验为实验教学改革方向，构建新型实验教学体系。2008年正式启动大学生早期科研训练计划。建立大学生早期科研训练基金，各学科组建"大学生科研训练活动指导小组"，指定专门教师负责实验项目的指导工作。内蒙古医学院药学院实行"强化基础，注重素质，整体优化，面向发展"的培养模式。第二军医大学药学院加强信息化教学，以课程群为单位进行资源库开发。全院已建设21门网络课程应用于本科教学。长春中医药大学药学院以"厚基础、宽口径、精技能、重个性"人才培养模式因材施教，运用案例式教学、以问题为中心教学、研讨式教学、情景教学等多种方法，提高学生学习兴趣与学习效果。广西中医学院药学院开展"课型"与教学法的研究和改革。根据课程性质、内容，采取学导式、启发式、问题式、讨论式、研究式、案例式等教学方法，调动学生学习的主动性、积极性和创造性。重视学生自学能力和创新能力的培养，积极推进研究性教学，构建以学生为中心，学生自主学习为基础的新型教学模式。桂林医学院药学院尝试学生3年级就参与教师课题进入实验室，及早培养学生实践动手能力和创新能力。

精品课程建设及改革 中国药科大学2008年共评选出校级一类精品课程8门、二类精品课程12门。获得江苏省精品课程8门。"药物分析"、"生物制药工艺学"、"药事法规"被评为国家精品课程建设项目。"药物化学"被评为国家双语教学示范课建设项目。药物生物学基础课程群教学团队"被评为国家教学团队建设项目。沈阳药科大学2008年完成5门国家级精品课程、近300学时的全程教学录像，保证优质教学资源的网上开放，实现优质教学资源共享。评选出5门本科课程、2门高职课程为2008年度校级精品课程。"化学制药工艺学"等4门本科课程和高职课程"医用电子仪器维修技术"入选省级精品课程。"药物化学"等3门用英语讲授的双语课程，"药理学"等2门用日语讲授的双语课程被评选为首批校级双语教学示范课程建设项目，药物化学和生物化学入选为辽宁省首批双语教学示范课程建设项目。北京大学药学院将六年制学生课程体系按照核心课程、非核心课程、选修课课程模块进行分类。河北医科大学药学院2008年将“药学分子生物学”纳入必修课，开设“药用植物生物技术”等选修课，对现有的3门省级精品课程进行自评自建工作。华北煤炭医学院药学系“基础化学”为省级精品课程。内蒙古医学院药学院“天然药物化学”被评为自治区精品课程，“药物化学”、“药物分析”、“医用有机化学”被评为校级精品课程。辽宁中医药大学药学院“中药鉴定学”被确定为2008年国家级精品课程。第二军医大学药学院“基础化学”和“生物药剂学与药物动力学”2门网络课程分获校网络课程二等奖和三等奖。浙江大学药学院本科教学课程中心网站实现从课程中心到学院特色课程以及省级、国家级精品课程的链接，药学院课程都上了课程中心网站并建立各门课程的网站。至2008年末共建设课程80门。对“药物化学”、“药理学”、“生物药剂学”与“药物动力学”校级精品课程进行自查。开展“临床药理学”、“现代中药工程学”、“生物化学与分子生物学”课程的双语教学。绍兴文理学院药学系将课程建设分合格课程、优秀课程、重点课程、精品课程等层次。山东大学药学院2008年“药物设计学”分别获国家级和省级精品课程，“药剂学”获校级精品课程；“药物分析”、“药物制剂”、“药物化学”、“药理学”、“新药设计与开发”、“免疫药理学课程”被列为山东大学双语教学课程。武汉工程大学化工与制药学院实施精品课程建设工程。采用系级重点课程-院级重点课程-校级精品课程-省级精品课程建设-国家精品课程分层次进行课程建设，实行项目负责制，每年投入3000～20000元的软件建设费用，硬件建设费用单独列支并优先保证。精品课程建设费用列入年度经费预算，获得精品课程称号的给予2万～10万一次性奖励。中南民族大学生命科学学院有校级精品课程“药理学”、“植物学”，院级精品课程“药剂学”。广西中医学院药学院根据学科特点进行课程重组或合并，优化课程结构，压缩总课时、压缩课堂教学时数、增加实践时数和选修课比例、增加学科发展的新知识与新理论等措施进行课程内容的改革。在教学计划中中医药课程体系为主导地位，以精品课程建设为导向，实行课程设置，现有自治区级精品课程“中药学”、“药理学”和“药物分析学”。校级精品课程“分析化学”、“中药炮制学”。桂林医学院药学院在课程设置上合理调整课程设置与课程内容，“分析化学”获得2008年广西区级精品课程。加强双语课程建设，从实验课开始，将双语教学内容不断扩大到专业课程及学科方向后期分流课程中。云南中医学院药学院以精品课程、重点课程建设为示范，分层次进行各类课程建设，现有省级精品课程2门，院级重点课程5门。重庆医科大学药学院的“药理学”、“有机化学”为市级精品课程，“药物分析”、“分析化学”、“药物化学”、“医用化学”校级优质课程。青海大学药学系以院级重点课程和省级重点课程为基点，精选教材，精练教学内容，教学内容注重先进性、新颖性、科学性，通过课程内容的改革，培养学生的创新思维能力。

↗ 加强实践教学 中国药科大学按照省级实验教学示范中心验收标准开展“药学化学基础实验教学示范中心”、“药学医学基础实验教学中心”、“中药质量类专业基础课程群实验教学示范中心”建设，全年开放146个实验项目，参与学生人数为815个人次。2008年完成50个校级大学生创新训练项目的中期检查；并从中遴选20个项目申报国家级项目，建立大学生创新训练网。制定毕业实习管理规范，加强毕业实习管理和过程监控，对2008届毕业生优秀毕业论文进行评选，《藤黄酸的结构改造与构效关系研究》等5篇论文推荐参加2008年江苏省普通高校本专科优秀毕业设计（论文）的评审。沈阳药科大学通过国家级实验教学示范中心建设，强化实验教学在人才培养中的地位，实现实验教学内容、方法、手段、队伍、管理的改革与创新的不断深化。生物学实验教学中心入选2008年实验教学示范中心。药物制剂和制药工程实验室入选中央与地方共建高校特色优势学科实验室项目，获得建设经费700万元，建立药物分析开放实验室。2008年新建先声药业东元制药有限公司等十余个本科学生实习实践基地。新增教学仪器设备215台（套），经费386万元；在人体机能和化学实验教学中心新增3个多媒体实验室，使实验课多媒体教学进一步普及，提高教学效果。广东药学院完善实践教学制度，制订实习管理、毕业论文（设计）管理及实验教学管理等办法与条例共九项。构建实践教学质量监控体系，建立毕业实习、毕业论文（设计）和实验教学质量标准。北京大学药学院药学实验教学中心2008年依托北京市教育委员会共建项目建设计划本科教育教学建设项目，加强软硬件建设，加强实验教学教材建设，进行实验教材编写工作。上海交通大学药学院本科生从1年级起，即进入课题组参与科学研究。注重培养学生的实践能力和创新精神，加深学生的专业学习，直升研究生的学生中80%选择已开展研究的专业方向。苏州大学药学院组建药学实验教学中心、实验教学团队，加强实验教学研究；对仪器设备、实验人才进行统一管理。注重实验人员的培训、继续教育，以提高实验教学水平。规定每学期高级实验师必须对学生开放实验室，并对学生进行辅导。浙江大学药学院药学实验中心加强SRTP、社会实践、专业实习、毕业实习环节管理，提高实践质量。开放实验室，鼓励本科生积极参与教师、研究生的科研活动。毕业实习，坚持一人一题的原则，教师提供实习课题→学生选择实习课题→学院组织实习质量检查→学士学位论文答辩的管理模式，导师一对一地指导实习生。使学生在实习期间通过文献查阅、开题报告、外文翻译、撰写综述、论文等环节得到系统的科研训练。山东大学药学院加强学生综合素质、创新思维和实践能力培养,实验教学以培养"技术和能力"为主。构建药物发现、药物制剂、药物分析、药物评价实验教学平台。编制实验模块,模拟科研方式组织教学,开设"基础、综合、设计和研究开放型"多层次实验内容,对学生进行综合知识运用、新药研发能力和科研素养的训练。培养药学人才从总体目标需要出发,对相关学科的实验进行整合,构建实验教学平台。与企业签署协议,新增5处本科生实习基地。青海大学药学系以中藏药实验教学科研为中心构建以四大药学专业(药物化学、药剂学、药理学、中药学)为依托的"融合"式实验教学链,以四大研究方向(中藏药种植、药效学研究、药物成分研究、新药研发)为重点的"特色"式实验教学模块;以培养全省中藏药学人才为目标的药学专业实验教学体系。河北医科大学药学院按照专业知识模块优化组合5个专业实验室。制定《河北医科大学药学实验教学中心实验室管理规则》,规范"教学实验规程、专题实习教学规程、实验设备管理、大型精密仪器使用与管理、低值易耗材料(低值耐用品)管理、实验室节水节电与安全、危险品管理、人员职责"管理。建立药学院实验中心网站,实现实验教学资源的优化;编写《药学实验技术(上、下)》和《药学标准实验操作规程》,制作药学实验规范操作录像。规范实验教学考核办法,加强实验教学研究,承担校级及省级"实验教学改革与建设"教改课题8项。内蒙古医学院药学院注重开门办学,与北京大学药学院、内蒙古自治区食品药品检验所、内蒙古伊泰药业等单位联合建立多个校外实习基地。重庆医科大学药学院获得重庆市实验教学示范中心培育建设单位。长春中医药大学药学院加大实习经费投入,制定《实习经费使用管理暂行规定》。广西中医学院药学院实验教学采取集中教学和开放式教学相结合,教师讲授和学生动手实验相结合。对基础性、验证性实验,采取集中教学,对研究性、设计性、综合性实验,采取开放式教学,逐步建立学生自我训练为主的教学模式。云南中医学院中药学院签约实践性教学基地26家。"市场营销"专业的主要实习基地为香港新世界集团福林堂有限公司和中国药材总公司云南公司等;"中草药栽培与鉴定"专业主要实习基地为云南白药集团中药材优良种源基地、红河千山生物科技有限公司、云南自然谷生物有限公司等;"中药资源与开发"专业主要实习基地为中国科学院昆明植物研究所、动物研究所、云南省药物研究所等。桂林医学院药学院本着"面向地方,服务社会"的办学宗旨,确立以"强化实验训练,提高综合素质"为指导思想,重视实验教学及相关政策落实。

教学质量监控 中国药科大学执行评教、评学制度,组织学生、教师收集评教、评学教学信息,将学生对教学、教学管理、教学条件的意见和建议反馈至相关职能部门。对试卷、毕业论文、实验教学、选修课等进行专项检查。加强考试工作的管理,在院部、教研室、学生信息员等多个层面强调考风考纪,严格执行监考人员守则。加强巡考力度,由教务处、督导组、院部教师代表组成的巡考小组,督查考试纪律。沈阳药科大学严格监控课堂教学、实验教学、试卷、实验报告、教学日历、教案、毕业论文等教学环节;严格执行期初、期中、期末三段式教学检查和平时抽查相结合,教学督导评教、学院评教和学生评教相结合,领导听课、专家听课和管理人员听课相结合,建立问题分析、问题反馈教学过程质量监控体系。北京大学药学院实现教学质量的实时监控;成立新一届督学组,对教学各个环节进行督导。吉林化工学院化学与制药工程学院建立教学质量保障体系,构建教师教学质量网络评估系统,学生评教以及教师互评体系。并且将评估结果作为教学质量系数评价依据,直接与教师课酬挂钩。上海交通大学药学院对教学计划、教学大纲、教学进度、教材、备课、课堂讲授、实验课教学、认识实习和专业实习、毕业论文(设计)、课程考核等环节提出标准和要求,开展本科教学工作评估。苏州大学药学院有专任教学督导员、学生教学信息反馈员等,定期对教师的教学提出意见和建议,并将改进情况反馈。每学期召开师生座谈会,鼓励学生评教。每学期进行期中教学检查、试卷分析,提高教学水平。浙江大学药学院坚持院领导、系主任听课制,教学指导委员会和系主任、课程建设小组组长负责制,制定课程建设小组组长职责,新教师任课资格条例,以此作质量评价依据。中山大学药学院建立本科任课教师竞岗制度,确保授课质量。执行博士研究生和硕士研究生(高年级)助教工作制度。青海大学药学系每周召开一次教研室主任例会,了解、解决教学中出现的问题;各教研室开展集体备课及业务学习活动,互相听课,取长补短,对各教学环节进行定期的检查,要求教师备课,教案书写,编制课件、授课质量、试卷命题和评阅等都必须规范,提高教学质量。河北医科大学药学院建立了教学督导组,制订了教学质量监控与评估标准,执行三级教学管理,建立学院领导听课制、考试领导巡视制、集体备课制、年青教师试讲制等。华北煤炭医学院药学系建立教学督导组,制定"教学督导组"成员深入课堂听课规定和"教学督导组"活动规定,对教学质量进行监控。内蒙古医学院药学院通过教学督导检查、教研室主任听课、学生网上评教、同行互听课等措施,监督课堂教学质量;采取教研室集体备课、新教师试讲、实验预试等措施,严把教学关;对教师教案、课件、学生毕业论文完成进度、试卷及评分进行检查,构建教学质量监控体系,通过教学督导、师生评教,对教学质量、教学管理水平进行评价分析,以对主要教学环节进行动态监控。山西中医学院中药系中药学专业主要以建立管理体系、确定监控目标、制定质量标准、执行教学检查制度、对教师的授课效果进行评估,对教学质量进行检查与监控。长春中医药大学药学院制定《本科教学环节基本要求》《本科教学管理工作基本要求》,对教师的教学方案、教材选用等提出规范要求,明确理论教学的质量标准。对教学综合管理、专业建设、课程建设、师资队伍建设、教材建设、教学运行管理、考务管理、质量控制管理、实践教学、素质教育等相关制度进行补充、修订和完善,形成系统的教学管理制度。建立评价指标,对教学质量进行的动态管理。黑龙江中医药大学药学院开展"抓学风、促教风、转变工作作风"活动,通过抓学风带动作风建设、促教风转变,营造育人氛围。广西中医学院药学院成立教学检查小组,对专业教学进行检查,规范教学、教研室建设、课程建设、教学管理、学生管理等质量标准。建立教学工作责任制,对课程讲授、课堂讨论、实验教学、见习、辅导和答疑、成绩考核与评定、毕业实习等教学环节严格按学院教学管理规定执行。云南中医学院中药学院成立教学督导小组,对教学环节进行监督、检查、评估、研究及指导。桂林医学院药学院由教学质量管理科、教研室、督导组组成教学质量监控系统,制定院领导、教学管理人员、督导员听课评课制度,特别是教学督导组,对全院教学秩序、教学质量、教学工作状态进行监督、检查、评估和指导,对教学质量进行监控检查和评价。

中国高等教育学会医学教育专业委员会药学教育研究会第三次理事大会暨2008年年会 2008年7月27~31日,中国高等教育学会医学教育专业委员会药学教育研究会第三次理事大会暨2008年年会在呼和浩特市举行。全国50多所药学类院校(系)的80余位专家及教育部高教司农林医药处、内蒙古自治区教育厅、食品药品监督管理局的负责同志参加会议。

药学教育研究会理事长、中国药科大学吴晓明校长代表研究会第一届常务理事会做工作报告,汇报四年来研究会在起草药学专业认证方案及专业规范、推动"质量工程"药学类项目建设、组织召开全国药学基础教学研讨会和全国临床药学教育发展战略研讨会、开展药学教育改革研究课题申报和中国药学教育史编写工作、组织召开理事大会和常务理事会议、办好会刊《药学教育》杂志、加强全国高等医药院校药学类规划教材编写委员会管理职能等工作,并通报了第二届药学教育研究会理事会换届情况。沈阳药科大学校长吴春福的《努力建设高水平精品课程,全面提升本科教育教学质量》,北京大学药学院刘俊义的《北京大学药学院临床药学教育工作介绍》,复旦大学药学院朱依谆的《综合性大学创新药学人才的培养》,四川大学华西药学院吴勇的《药学专业本科实验教学改革》,成都中医药大学药学院董小萍的《国家级中药学实验教学示范中心建设工作交流》,中国药科大学教务处徐晓媛的《以"质量工程"为契机,深化教学改革,提高教学质量》分别在会上作了报告,会议就各校"质量工程"药学类项目建设情况、第二届药学教育研究会理事会工作计划等议题进行分组讨论。会议期间,研究会评审专家组还对各会员单位申报的2008年药学教育改革研究课题进行立项评审。共有40项课题获批准立项,其中重点课题20项,一般课题20项。

全国高等中药教育研究会理事长会议 2008年5月7日,全国高等中药教育研究会理事长会议在武汉举行。与会代表就中药学学科二级学科的设置、中药教育的发展、中药教育的教育教学改革、毕业生就业等问题进行讨论。

全国高职高专校长联席会议第八次全体会议 2008年3月15~16日,全国高职高专校长联席会议第八次全体会议在福州召开。全国172所高职院校的代表、有关专家和教育部有关领导近500人出席会议。会上上海教科院高职教育研究中心主任马树超作了题为《解放思想,加快高职教育改革》的报告。全国高职高专院校人才培养工作水平评估委员会主任杨应崧作了题为《思考、启示、更新、验证》的报告。教育部职业技术教育中心研究所姜大源作了题为《高等职业教育课程改革与精品课程建设》的报告。

中国高职高专教育教学改革论坛 2008年10月18~20日,"2008全国高职高专教育教学改革论坛"在杭州举行。论坛的主题为:"转变观念、创新方法、改革课程"。中国高等教育学会、教育部高教司高职高专处、300多所高职高专院校代表1 300余人参加本次论坛。成都航空职业技术学院、深圳职业技术学院、无锡职业技术学院、黑龙江农业工程职业技术学院、辽宁农业职业技术学院、上海商学院等26所院校就工学结合、顶岗实习、基于工作过程的课程开发、素质教育创新与实践、实践教学的模式创新等内容进行交流。

第四届泛珠三角区域(9+2)高等中医药院校合作发展联席会 2008年11月12日,第四届泛珠三角区域高等中医药院校合作发展联席会议在云南中医学院呈贡新校区召开。国家中医药管理局、云南省政府部门以及来自泛珠三角区域高等中医药院校的有关领导和专家近50人参加会议。会议主题是"加强研究生教育交流与合作,深化研究生教育创新"。国家中医药管理局副局长于文明到会并讲话,他肯定了泛珠三角区域高等中医药院校合作发展联席会对促进区域内中医药院校的交流合作、提升各院校办学水平、建立起有区域特色的中医药高等教育人才培养模式产生了较好的促进作用。

首届中国大学生创新论坛 2008年10月25日,由教育部高等教育司主办、中南大学承办的"首届全国大学生创新论坛在湖南长沙举行,120所高校的450多名代表参加了论坛。大会共收到110份学生完成的学术报告,论坛由学生主持,教师进行点评。大学生创新性实验计划是"高等学校本科教学质量与教学改革工程"的重要内容。首批60所参与高校共上报学生项目3 095项,获得国家资助经费及学校的配套经费共8 948万元。

2008年长三角药物化学研讨会 2008年11月28～29日，“2008年长三角药物化学研讨会”在南京举行，此次研讨会由中国药科大学药物化学国家重点学科和先声药业共同承办。苏、浙、沪等地院校和企业代表160余人参加会议，会议收到论文70余篇，内容涉及国内外药物化学领域研究与开发新进展和发展趋势、基于新靶标的新药研究与开发、先导化合物的发现与优化以及药物合成新方法、新工艺等。长三角药物化学研讨会由江苏省药学会药物化学专业委员会、上海市药学会药物化学专业委员会、浙江省药学会药物化学与抗生素专业委员会共同发起并主办。

药学监护暨临床药理国际学术研讨会 2008年11月7～9日，第四次药学监护暨临床药理国际学术研讨会在南京召开，研讨会由中国药理学会药学监护专业委员会、南京市药学会主办，中国药科大学承办。来自加拿大多伦多大学、澳大利亚墨尔本大学、也门亚丁大学、香港中文大学、协和医科大学、复旦大学、中山大学、中国医科大学、第三军医大学西南医院、哈尔滨医科大学、安徽医科大学、解放军302医院、广东医学院、中国药科大学、南京医科大学、南京中医药大学以及南京市各大医院的临床药师共200余名代表参会。

研讨会主要议题有临床药物的使用、临床药房的规范和管理、医院临床药师工作开展。涉及心血管药物、抗肿瘤药物、抗糖尿病药物、消化系统药物、生殖系统药物等方面。

全国药学专业试点认证工作专家研讨会 2008年11月2～4日，全国药学专业试点认证工作专家研讨会在南京召开。研讨会由教育部高等学校药学类教学指导委员会主办、中国药科大学承办。全国11所药学类院校的代表参加会议。药学类教学指导委员会主任委员吴晓明讲话，他强调专家队伍建设在专业认证工作中的重要性，并着重指出专业认证要区别于本科教学工作水平评估，要充分发挥自身优势，指导帮助药学专业办学点切实提高办学质量。中国药科大学姚文兵作了题为“全国药学专业第一次试点认证工作回顾与反思”的报告，沈阳药科大学和中国药科大学教务处介绍了全国药学本科专业认证方案和国外药学专业认证情况。

第二届全国高等学校实验室工作论坛暨国家级实验教学示范中心建设系列报告与交流会 2008年11月2～3日，教育部在南京召开第二届全国高等学校实验室工作论坛暨国家级实验教学示范中心建设系列报告与交流会。来自全国各省(直辖市)教育行政部门负责人、国家级实验教学示范中心(建设单位)代表近700人参加会议。

教育部高等教育司副司长杨志坚在讲话中指出，高等学校实验室作为反映高等学校教育教学质量、科学研究和社会服务水平的窗口，是培养学生创新精神、实践能力和科研能力的重要支撑平台。加强高校实验室工作，加快实验室建设和实验教学改革，已经成为提升高等学校办学水平，提高学生实践动手能力和创新精神，促进高等教育协调发展的一项重要工作。

中国科学技术协会副主席、工程院院士韦钰，中国工程院院士、武汉大学校长刘经南分别作了《探究式科学教育的教育理论基础》、《提升实验室功能，促进人才培养模式创新》专题报告。

会议期间，还分别举办高校校长、省教育厅高教处长、高校实验室管理部门负责人交流会；实验教学改革与实践、实验室与实验教学管理、仪器设备与资源共享专题论坛；物理、生物、地学、植物、动物、医学基础、药学、中医等八个科类的国家级实验教学实验中心建设系列报告会。

全国医药院校计算机教学改革学术交流会 2008年6月13～15日，由教育部计算机教育指导委员会主办的全国医药院校计算机教学改革学术交流大会在上海召开。各省市医药院校代表50人参加会议。

首都医科大学马斌荣教授作了题为《医药院校计算机教学改革》的主题报告。第二军医大学雷长海、沈阳药科大学刘喆、上海中医药大学计算机教学部分别以《计算机基础与应用课程立体化教学模式的探索与实践》、《案例式情景教学在计算机文化基础教学中的应用》和《抓住教学过程中重要环节实施计算机教学的创新能力培养》为题在会上交流。

与会者还就“大学计算机基础(医药类专业)”“程序设计”课程、“数据库”教材等课程基本要求、编写大纲等议题进行研讨。

第九届全国青年药学工作者最新科研成果交流会 2008年5月26～27日，第九届全国青年药学工作者最新科研成果交流会在北京召开。此次会议由中国药学会主办、北京大学药学院承办，会议收到论文110篇，45篇大会报告、交流。论文内容包括中药和天然药物、药理等分支学科。最后评选出21名获奖者。北京大学天然药物及仿生药物国家重点实验室徐敏娟、中国科学院上海药物研究所戚新明获优秀论文一等奖。

全国高等医药院校案例式教学研讨会暨药学、药物制剂专业案例版教材主编联席会议 2008年12月23～26日，“全国高等医药院校案例式教学研讨会暨药学、药物制剂专业案例版教材主编联席会议”在广州召开，全国20余所高校41名专家和科学出版社的负责人参加会议，共同探讨国内案例式教学现状以及药学、药物制剂专业案例版教材的编写思路。

2008年江苏省高等学校品牌特色专业建设点 2008年

7月15日,江苏省教育厅以苏教高[2008]32号公布2008年江苏省高等学校品牌特色专业建设点遴选结果。在省级品牌专业建设点60个中,中国药科大学药物制剂、生物工程专业,南京工业大学制药工程专业入选;特色专业建设点137个中,徐州医学院药学专业,南京中医药大学中药资源与开发专业,中国药科大学临床药学、英语专业,江苏工业学院制药工程专业入选。

(高如忠　樊陈琳　徐晓媛)

药学教育研究与教学方法改革文献摘录

药学教育研究

▲　中国药科大学教务处在"中国高等药学教育模式的改革与展望"一文中,通过回顾建国以后中国高等药学教育人才培养模式的发展与沿革,梳理了中国高等药学教育的发展历程,对中国高等药学教育的发展提出各类学校应准确定位、办出特色。积极探索药学专业学位教育,实施高等药学教育专业认证的建议。　[中国大学教学,2008,(1):24]

▲　湖北工业大学生物工程学院在"药学研究生创新教育模式探索"一文中,作者依据药学发展趋势和国外药学研究生培养模式,就如何培养和提高药学研究生教育的创新性,提出我国药学研究生教育的创新模式:学习—实验—实践的循环式培养。提高药学研究生的多学科多位点相互渗透的基础理论知识,培养其创新思维和理念。该模式有利于我国药学研究生教育的发展和改革,为社会输送复合型、创新型高级人才。　[药学教育,2008,24(3):8]

▲　天津医学高等专科学校在"高职药学专业的人才培养模式"一文中,介绍该校药学人才总体培养目标,本着"以就业为导向","按"必须为准、够用为度、实用为先"的原则,在调查论证的基础上,构建了"专业平台+职业方向"高职高专的药学人才的培养模式。新的人才培养模式的实施,推进了专业课程建设,突出了实践技能训练,强化了学生的职业素质。　[药学教育,2008,24(3):11]

▲　沈阳药科大学在"基于能力提高的药剂学教学内容与课程体系改革"一文中,介绍了药剂学教学内容与课程体系改革的背景和思路,阐述药剂学教学内容与课程体系改革措施、实施情况、改革成效和成果推广情况。

[药学教育,2008,24(3):20]

▲　广东药学院在"医药院校创新型人才培养模式的研究"一文中,针对创新人才特点,提出医药院校创新型人才培养模式。该模式包括通识教育与专业教育结合的知识结构,多层次的本科生研究平台的技能结构,多维度的管理制度保障,富有创新氛围的校园文化。

[药学教育,2008,24(5):1]

▲　武汉工程大学化工与制药学院在"创建国家精品课程制药工艺设计的体会"一文中,作者根据多年制药工艺设计教学实践,从选题、发掘课程积淀、教学内容与教学方法改革、教材建设和教学团队建设等方面总结了创建国家精品课程的实践经验。　[药学教育,2008,24(2):7]

▲　上海交通大学药学院在"研究型大学药学专业本科生教学改革初探"一文中,作者结合药物化学教学实践,对国内研究型大学药学专业本科生教学的管理模式、教学内容、教学方法及实验教学进行了初步改革探讨,在教学管理模式上从课题组负责制向课程建设组负责制转变;在教学内容上从重点讲授药物学各论的应用型内容向重点讲授药物设计与研发的研究型内容转变;教学方式上从单一的汉语教学向多媒体、英汉结合的双语教学转变;实验教学从单一的验证性合成实验向综合性的研究型实验转变。为研究型大学的药学专业本科生教学改革提供一条可以借鉴的思路。

[药学教育,2008,24(1):18]

教学方法改革

▲　北京中医药大学中药学院在"中药化学精品课程中的计算机虚拟现实教学"一文中,重点讨论在中药化学精品课程建设过程中利用虚拟现实技术,在计算机三维互动仿真中药化学实验室中进行中药化学实验设计和实验模拟操作演示的必要性、可行性及具体实施方案。这对培养学生用理论知识指导实践工作的能力,科学运用各学科知识,合理使用科学仪器和设计科研路线具有重要意义。

[药学教育,2008,24(2):10]

▲　广东药学院生命科学与生物制药学院在"将问题教学法应用于发酵工艺学课堂教学"一文中指出,问题教学法是指以问题为中心展开教学活动的教学方法,有利于培养学生的思维能力和创新精神。本文结合生物制药专业发酵工艺学课程的教学实践,对问题教学法的内涵和意义以及实施过程进行了介绍,为发酵工艺学课程改革提供了新思路。

[药学教育,2008,24(1):37]

▲　河北医科大学药学院在"药物分析实践教学探讨"一文中,作者尝试在药物分析实践教学中,改革传统的教学组织形式,实行分层次教学,即以实验课教学为主,辅以适当的研究性学习,并形成一套考核办法,试行以来,取得了较好的效果。　[药学教育,2008,24(1):45]

▲　浙江大学药学院在"教学中培养学生解决实际问题的能力"一文中,介绍了在中药药剂学理论教学和实验中,坚持以学生为主体的教学理念,采取设计性、讨论式、启发式和注重团队合作等多种教学方法,着重培养学生解决实际问题的能力,引发学生的学习兴趣和参与感,挖掘学生的创造力,提高教学质量,培养学生综合素质。作者从教学与实验两方面对该课程的教学改革尝试,取得了一定的成效。

[药学教育,2008,24(2):28]

(高如忠　樊陈琳　徐晓媛)

职业与继续教育

"国家示范性高等职业院校建设计划"2008年度立项建设院校 根据《教育部、财政部关于实施国家示范性高等职业院校建设计划加快高等职业教育改革与发展的意见》(教高[2006]14号)及《教育部办公厅 财政部办公厅关于做好2008年度国家示范性高等职业院校建设计划项目申报工作的通知》(教高厅函[2008]18号)要求,经各地推荐,教育部、财政部联合组织专家评审,确定了北京农业职业学院等30所院校为"国家示范性高等职业院校建设计划"2008年度立项建设院校。山西煤炭职业技术学院等8所院校,作为重点培育的高等职业院校进行建设。 (方 宇)

2008年度全国执业药师远程继续教育计划 2008年4月8日,中国执业药师协会制订并发布了《2008年度全国执业药师远程继续教育计划》。该计划依据《执业药师继续教育管理暂行办法》,以《2006~2010年全国执业药师继续教育指导大纲》为指导确定课程内容,注重介绍药学发展的新理论、新知识、新技术、新方法,突出实用性、针对性。计划内容分为必修课程、选修课程和自修课程。本计划提供的课程同时适用于本年度从业药师的继续教育。《2008年度全国执业药师远程继续教育计划》继续采用函授、网授相结合的方式进行。同时,提供期刊答题、撰写论文、参加学术会议等继续教育自修方式。参加本年度继续教育的执业药师,经考核合格后,即授予全国有效的执业药师继续教育学分,并出具学分证明。 (方 宇)

2008年国家级中医药继续教育项目 2008年5月14日,国家中医药管理局中医药继续教育委员会以国中医药继教委发[2008]1号文下发了"关于公布2008年度国家级中医药继续教育项目的通知",公布657项国家级中医药继续教育项目。通知要求各项目主办单位于2008年12月31日前将项目执行完毕。为监控各项目的执行情况,国家中医药管理局中医药继续教育委员会将不定期对部分项目进行抽查,各项目主办单位须于项目执行后10个工作日内将《国家级中医药继续教育项目执行情况汇报表》和《国家级中医药继续教育项目执行情况学员调查表》经隶属部门上报中医药继续教育委员会办公室,作为评审次年国家级中医药继续教育项目的依据。各省级中医药继续教育主管部门和局直报单位要对项目执行情况进行监督检查,并于2008年12月1日前将本省、本单位国家级中医药继续教育项目执行情况的工作总结报送中医药继续教育委员会办公室。 (方 宇)

2008年全国高职高专院校药品(药学)类专业精品课程建设工作研讨会 2008年3月19~20日,由教育部高等学校高职高专药品类专业教学指导委员会和中国药科大学高等职业技术学院联合举办的"2008年全国高职高专院校药品(药学)类专业精品课程建设工作研讨会"在中国药科大学召开,来自29所院校的一百多名精品课程建设的教师代表参加了此次会议。教学指导委员会主任委员、中国药科大学副校长姚文兵致欢迎辞。教育部职业教育研究中心姜大源教授作了《职业教育课程开发理论与实践工作过程系统化课程》的专题报告。 (方 宇)

教育部2008年度职业教育与成人教育工作会议暨中等职业学校招生工作会议 2008年3月31日教育部2008年度职成教工作会议暨中职招生工作会议在北京召开。各省、自治区、直辖市、计划单列市、新疆生产建设兵团教育部门负责人,国务院职业教育工作部际联席会议有关负责人出席了会议。会议总结交流了近五年来特别是过去一年职业教育工作的成绩和经验,研究分析了职业教育改革与发展面临的新形势、新机遇,同时对2008年的职业教育与成人教育工作进行部署,明确提出2008年中等职业教育要继续扩大规模,深化改革创新,加强基础能力建设。教育部部长周济出席会议并作重要讲话,强调加快发展中等职业教育的重要性和紧迫性的认识。教育部副部长吴启迪主持会议并作会议总结。湖北、四川等9个省、市代表作了大会发言。 (方 宇)

教育部高职高专药品类专业教学指导委员会2008年工作会议暨职业教育药品(药学)类专业人才培养模式研究与实践研讨会 2008年8月9~11日,教育部高职高专药品类专业教学指导委员会2008年工作会议暨职业教育药品(药学)类专业人才培养模式研究与实践研讨会在山东药品食品职业学院召开。教育部高教司高职高专处李贤政、高职高专药品类专业教学指导委员会主任委员姚文兵、山东省食品药品监督管理局局长李民、上海市教育科学研究院职业与成人教育研究所所长马树超及来自全国医药类高职高专相关院校领导、专业负责人共60余人参加了会议。与会代表就更新现代职业教育办学理念,提高高职高专院校高技能人才的培养水平等展开研讨,进一步加强了药品类专业教学指导委员会和各相关高校的联系与交流。 (方 宇)

沈阳药科大学成人教学工作水平评估结束 根据辽宁省教育厅《关于开展成人高等教育教学工作水平评估工作的通知》精神,2008年5月28~30日,由辽宁省教育厅高校教学工作水平评估专家组对沈阳药科大学成人高等教育教学工作进行评估。评估意见为:沈阳药科大学成人高等教育工作办学指导思想明确,发展思路清晰;办学条件良好,师资队伍相对稳定;专业设置合理,办学规模适度;教学管理制度健全,质量监控体系完备;学生管理规范,思想教育工作有效;函授站管理规范,布局合理;创新教育教学模式,形成药学办学特色。同时评估专家组也对该校成人教育工作提出了中肯的建议和殷切的希望。（方　宇）

中国职业技术教育学会医药专业委员会2008年年会

2008年11月~25日中国职业技术教育学会医药专业委员会2008年年会在湖南岳阳召开。苏怀德主任做了全国医药职业技术教育研究会2008年工作报告,对2008年取得的主要成绩予以总结,表彰2008年度完成的优秀研究课题,并发布2009年度研究指南。山东中药技术学院、广东食品药品职业学院、江苏徐州医药高等职业学校代表在会上发言。

（方　宇）

致谢《中国药学年鉴》药学教育栏目通讯员:

北京大学 杜永香、天津医科大学 李薇、河北医科大学 王伟、华北煤炭医学院 黄丽艳、山西医科大学 侯晓峰、山西中医学院 段秀俊、内蒙古医学院 吕晓洁、沈阳药科大学 侯雪莲、辽宁中医药大学 黄金宇、长春中医药大学 张天柱、延边大学 秦玉娜、吉林化工学院 王亚红、哈尔滨商业大学 贾绍华、佳木斯大学 于德成、黑龙江中医药大学 谢海龙、复旦大学 常英、上海交通大学 钱秀萍、第二军医大学 丁力、南京中医药大学 黄海燕、苏州大学 孙芸、徐州医学院 徐红岩、中国药科大学 樊陈琳、徐州师范大学 吴犟、南京农业大学 唐晓清、浙江大学 朱卡林、绍兴文理学院 刘利萍、安徽中医学院 章登飞、江西中医学院 万泱、南昌大学 范杰平、山东大学 赵玉兰、山东轻工业学院 马毅、新乡医学院 申彪、武汉工程大学 梅水燕、中南民族大学 邓旭坤、中南大学 杨静、广东药学院 邵春胜、中山大学 袁月梅、广西中医学院 李斌、桂林医学院 彭慧、海南医学院 李维涅、重庆医科大学 蒋君好、四川大学 李成容、西南交通大学 张华俊、贵阳医学院 赵平、云南中医学院 杨丽霞、西安交通大学 宋杰、青海大学 范雪汝、长春医学高等专科学校 章春宇、上海药物研究所 胡仲良、中国医科院药物研究所 钟萍老师。

福建医科大学药学院

福建医科大学药学院于2000年4月开创药学本科教育，是一个具有全日制与成人教育等多种办学形式，学士－硕士－博士等多种人才培养层次，集教学、科研、开发与社会服务为一体的高等药学教育机构。设有药理学系、药物分析学系、药物化学系、药剂学系、天然药物学系和基础化学系6个学系，以及1个省级药学实验教学示范中心。此外，拥有临床药理研究所、蛇毒研究所和医药生物工程中心3个校级新药研究机构，以及1个新药产业化基地——福建省生物医药工程研究中心。近年来，学院以福建省重点高校建设为契机，获批建立了福建省高校天然药物药理学重点实验室，中央与地方共建高校药理学与毒理学基础实验室，国家中医药中药药理科研三级实验室，福建省中药药理重点研究室，以及正在筹建的福建省药物非临床安全性评价中心，形成了一个集药物化学、药理学、临床前评价为一体的开放式、综合性、现代化的新药研究创新平台。

药学院现设有药学和药物制剂2个本科专业，其中药学本科专业为福建省特色专业，下设临床药学和药物分析2个专业方向。现拥有药理学博士学位授权点和药学一级学科硕士学位授权点，以及福建省高校药理学重点学科。目前在校全日制本科生数达1000余人和博硕士研究生100余人，为医药行业培养输送了本科学生962人和博硕士研究生135人的药学专业人才。学院具有《药理学》、《药物分析》和《分析化学》3门省级精品课程，《药理学》1门省级优质硕士课程，1个省级药理学教学团队，以及省级应用型药学人才培养模式创新实验区和省级药理学研究生教育创新基地。

药学院现有教职员工89人，其中教授9人，副教授及副高级职称19人，博士生导师4人，硕士生导师17人，教师中具有博士学位者18名。目前师资队伍中有4名教授为留学归国学者，引进高级人才5人，享受国务院特殊津贴专家2人，入选福建省"百千万人才工程"4人，全国高校优秀骨干教师1人。药学院教授在药学领域享有较高的知名度，在全国性学术学会担任了中国药理学会理事、中国药理学会肿瘤药理专业委员会副主任委员、中国药理学会神经精神药理专业委员会委员等重要学术职务。

近年来，药学院在新药研发方面已形成了明显的特色和优势，重点构建了抗肿瘤药物研究、神经精神药物研究、生物肽生化药理研究、纳米生物传感器研究等稳定的研究方向，其中姜黄素抗癌作用的分子机理，褪黑素镇痛和抗吗啡依赖作用及其中枢机制，生物传感器与药物分析和疾病诊断的基础与应用研究等研究领域取得突破性进展，得到国内外同行的好评。目前正在开展国家1类抗癌新药临床前研究2个；获得具有开发成1类新药苗头的药用活性物质20多个。近5年来，获得省科技进步二等奖2项，三等奖3项，国家专利授权2项；累计发表科研论文300余篇，SCI源期刊收录论文50篇；获得包括国家863计划项目、国家自然科学基金在内的62项国家、省（部）级科研课题。药学院还成功承办了"第七届全国肿瘤药理与化疗学术会议"、"第十一届全国神经药理学术会议"和"第七届全国生物毒素学术会议"大型全国性学术会议，以及2009医学前沿论坛暨第十一届全国肿瘤药理与化疗学术会议审稿会，扩大学院的影响，增强了与国内外同仁的交流合作，受到同行专家教授的高度赞誉。

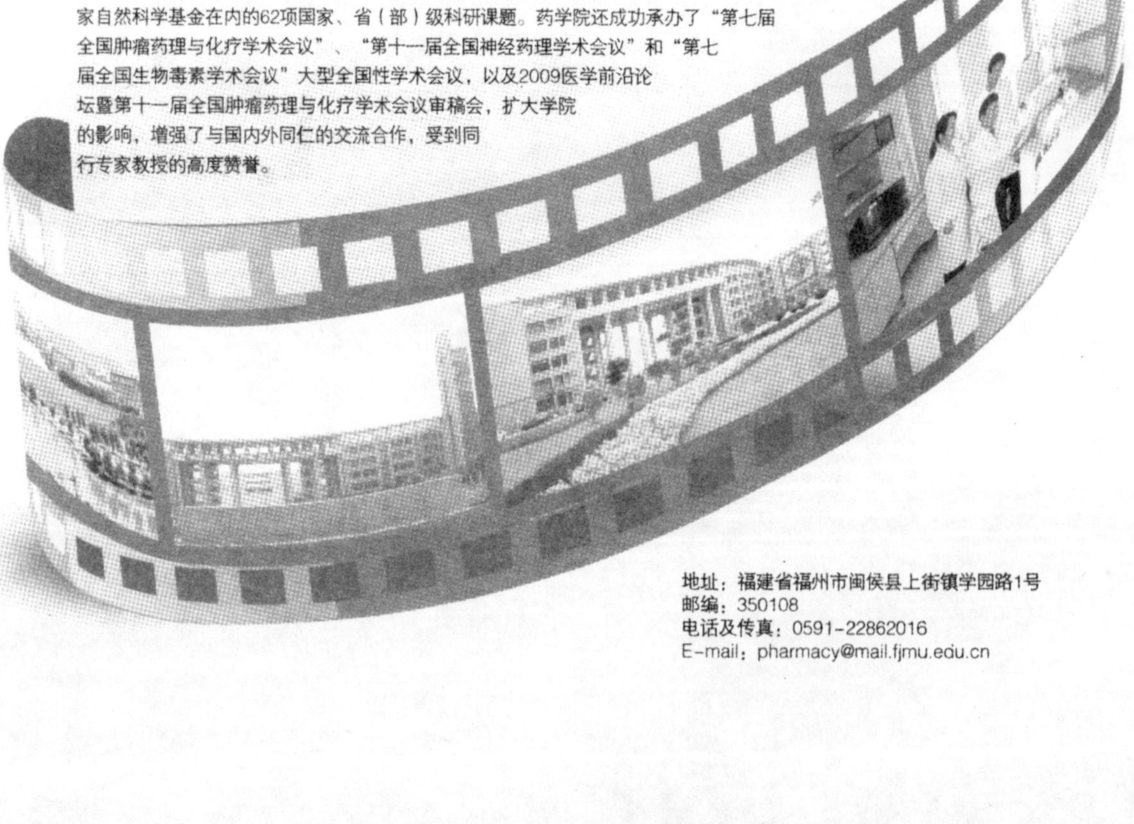

地址：福建省福州市闽侯县上街镇学园路1号
邮编：350108
电话及传真：0591-22862016
E-mail：pharmacy@mail.fjmu.edu.cn

合肥工業大學
Hefei University of Technology

抗癌新药——氟尿嘧啶植入剂

合肥工业大学研发的氟尿嘧啶植入剂是我国自主创新、拥有完整知识产权的抗癌新剂型药物，产品已形成相应的国家新标准。

氟尿嘧啶植入剂是国家食品药品监督管理局批准的第一个抗肿瘤植入剂新药，产品2003年在全世界上市，至今仍属国内外独家生产品种。

植入剂系指药物置于人体组织间质或皮下，直接在细胞外组织液中缓慢释放，长期发挥作用的制剂。

氟尿嘧啶植入剂与注射制剂最基本的差异是药物不经过血液，直接在肿瘤部位癌细胞外组织液中缓慢释放，一次给药可使肿瘤或易复发转移部位受到相当于静脉化疗几十个疗程治疗强度（AUC=C×T）的化疗。

氟尿嘧啶植入剂穿过毛细血管壁或经淋巴回流进入血液至全身的药物浓度很低，基本上避免了静脉化疗的全身性毒副作用，很晚期不能常规化疗的癌症病人也能使用。

氟尿嘧啶植入剂采用了全世界独特的制剂新工艺，应用高分子骨架及膜层技术来控制氟尿嘧啶释放速度，维持药物作用时间（360h）为癌细胞增殖周期2～10倍。抗癌植入剂在芜湖先声中人药业实现了高新技术产业化，标志着中国在药物特殊制剂研发、生产领域已部分进入世界领先水平行列。

植入剂术中区域性缓释化疗，可以抓住手术带来的“残留癌细胞进入化疗敏感期”机会窗，能在易复发区域重点给药，科学、合理、安全地帮助临床医生处理残留癌细胞，有利于降低复发率，延长患者生存期！

很多晚期肿瘤病人因为种种原因已不能进行手术、放疗、化疗和动脉介入治疗。抗癌植入剂新药以其植入区域局部浓度高、作用时间长、全身性毒副作用无的特征，对上述晚期病人大多数仍能进行治疗。

对食管癌、胃癌、大肠癌可以通过内窥镜采用特制的植入针将抗癌植入剂直接植入肿瘤部位；对肝癌、肺癌、胰腺癌可以在B超、CT等影像学引导下经皮穿刺将抗癌植入剂直接植入肿瘤区域。在基本没有全身性毒副作用的前提下，达到主要病灶癌细胞坏死、肿块缩小、病人痛疼减轻、生存质量提高、生存期延长等综合目标。

两个抗癌植入剂新药上市品种简介

氟尿嘧啶植入剂（中国）

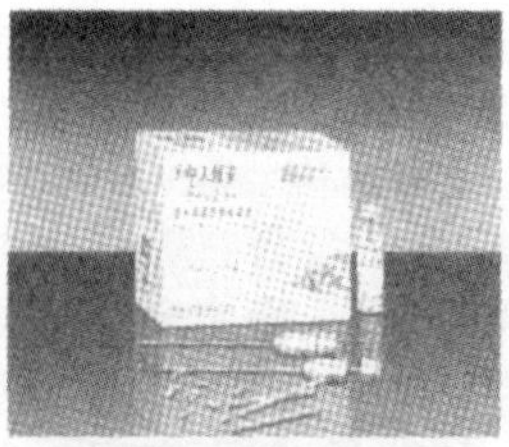

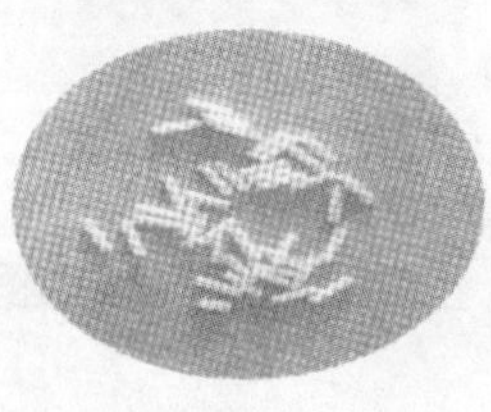

卡氮芥缓释膜片（美国）

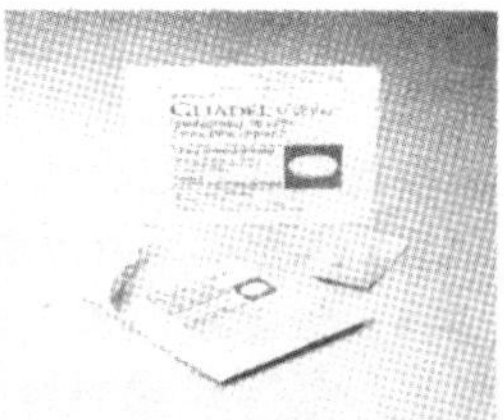

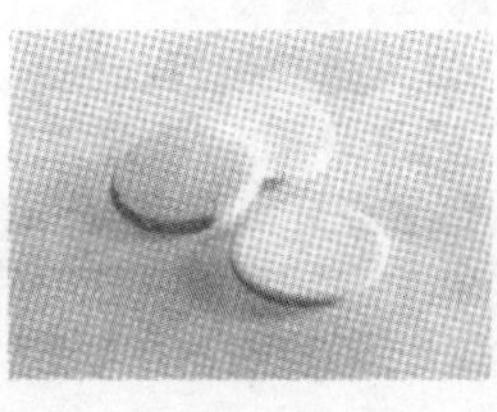

氟尿嘧啶植入剂与国外卡氮[illegible]植入剂[illegible]

名称	氟尿嘧啶植入剂（已上市）	[illegible]剂（Gliadel）（[illegible]市）
研发单位	合肥工业大学	[illegible]ulford 公司
有效药物	氟尿嘧啶	卡氮芥
缓释期	15天	2周
适应症	胃癌、大肠癌、肝癌、乳腺癌等中国常见肿瘤	脑胶质瘤
使用方式	手术中、经皮穿刺、内窥镜下三种给药方式	手术植入
每疗程费用	2000元～4000元	17万元（广州）

地址：合肥市屯溪路139号　邮编：230009　电话：0551-2905374

佳木斯大学药学院

School of Pharmceutical Science Jiamusi University

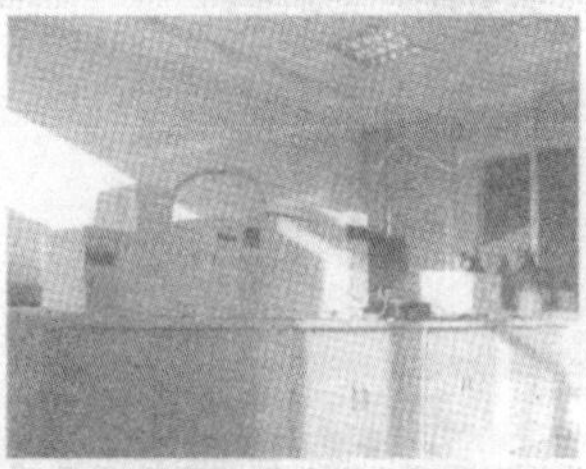

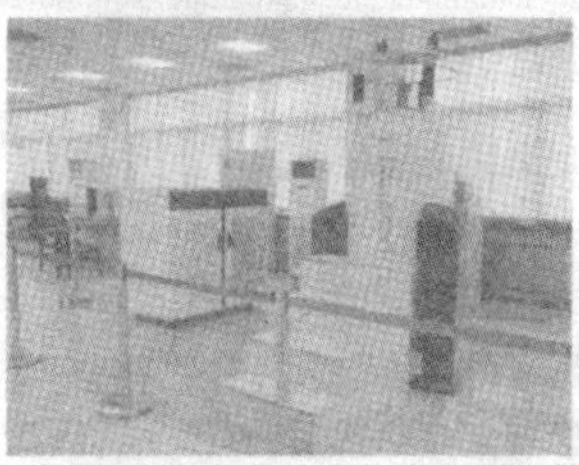

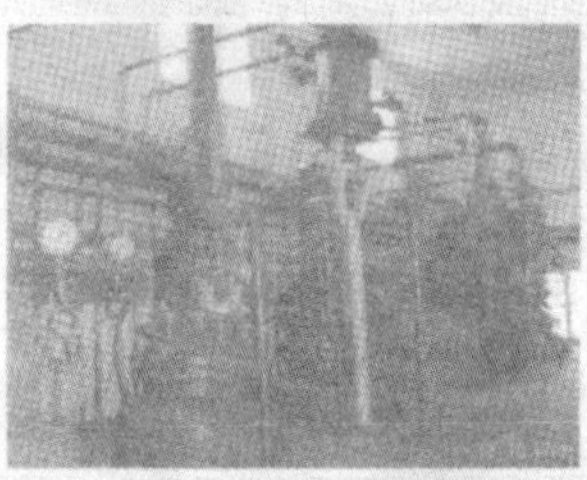

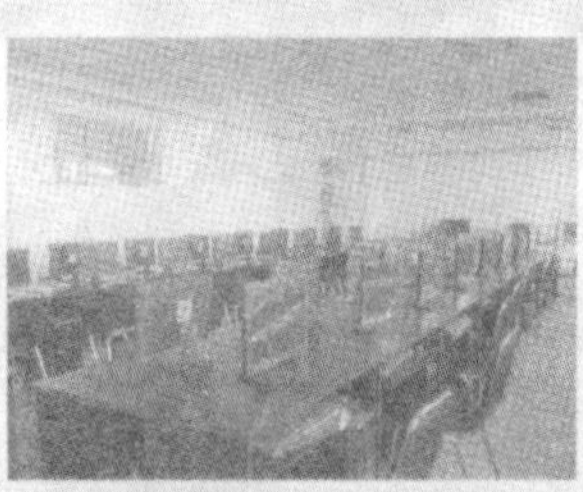

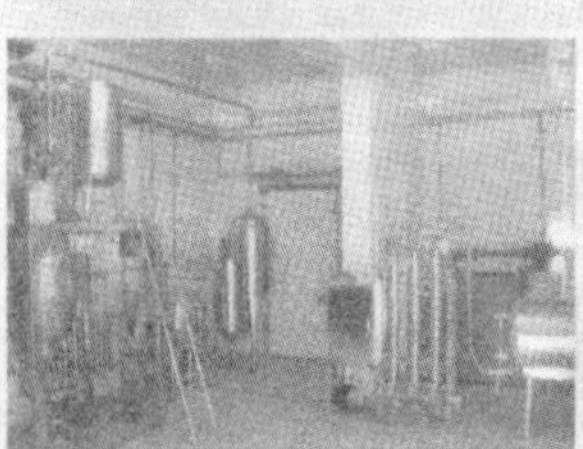

佳木斯大学药学院始建于1976年，前身为原佳木斯医学院药学系，是黑龙江省最早设置的高级药学人才培养基地。1999年与原佳木斯师范专科学校化学系、原佳木斯工学院基础化学部合并，成立佳木斯大学化学与药学院， 2009年7月更名为佳木斯大学药学院。经过三十多年的建设与发展，已成为中国药物生物技术常务理事单位，中国天然药物理事会理事单位，黑龙江省药学会常务理事单位，黑龙江省化学会理事单位，佳木斯市药学会副理事长单位，黑龙江省药学研究所所在地，是黑龙江省制药工程人才培训基地、黑龙江省化学药物的研发中心。

学院设有药学、制药工程、化学、化学工程与工艺、医药营销5个专业，药物化学、药剂学、生药学、药物分析学4个硕士学位授权点。药学、制药工程专业为省级重点专业，制药工程专业为省级特色专业，生药学为省级重点学科，药用植物学为省级精品课程，生物药制剂实验室为省高校重点实验室，药学化学实验中心为黑龙江省实验教学示范中心。

学院现有教学科研人员105人，专任教师65人，其中教授18人，副教授20人，讲师13人；实验教师33人，其中高级实验教师18人；博士学位教师15人，硕士学位教师36人。在校生1340人，其中研究生150人。建院以来为国家培养了6000余名药学、制药工程、化学、医药营销高级人才，其中很多人已成为国内外知名的专家、教授、企业家和优秀领导者。

学院教学实验面积10000m^2，设有理化测试和药物研发两大实验平台，拥有核磁共振光谱仪、液相色谱-质谱联用仪、气相色谱-质谱联用仪、红外光谱仪、原子吸收光谱仪、近红外光谱仪、高效液相色谱仪、制备液相色谱仪、气相色谱仪、薄层色谱扫描仪、元素分析仪、差热分析仪、电化学分析仪等分析仪器，仪器设备总值1600万元。

近三年，承担科研项目120余项，承担国际合作项目1项，“973项目”1项，“863项目”1项，国家自然基金项目5项，国家科技支撑项目2项，省部级课题50余项。获国家级科技进步二等奖1项、省政府科技发明奖10余项、市政府科技进步奖30余项、省教学成果奖6项，发表论文300余篇，其中被SCI、EI检索100余篇。积极开展国内外学术交流与合作，与国内28所高校和科研院所建立友好往来，与日本高知大学、韩国釜山大学、美国乔治亚大学开展国际合作项目。

学院坚持“厚德博物、笃学求索”的院训，立足龙江、面向全国，力争建成国内前列、省内一流的高水平学院。

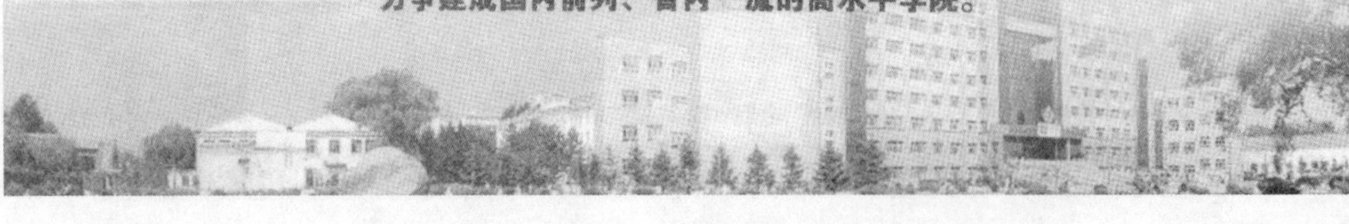

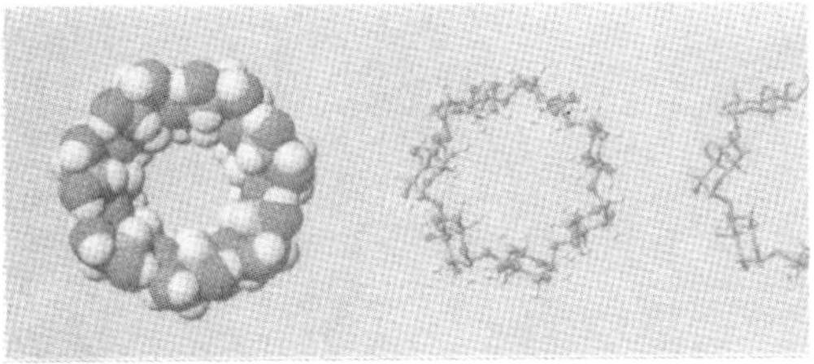

南京师范大学江苏省医药超分子材料及应用重点实验室

叶绿素酶抑制剂设计制备

－新型植物生长调节物质的创制

叶绿素酶为高等植物叶绿素系列降解反应的起始关键酶，在绿色植物生长、衰老过程中具重要作用，降低叶绿素酶活性有可能达到提高植物光合作用效率增加作物产量、改善植物观赏性的效果，然而，叶绿素酶强烈作用于底物（叶绿素），酶－底物米氏常数 K_m达10^{-6}mol/L，探索叶绿素酶活性抑制物质具有极高难度。

南京师范大学江苏省医药超分子材料及应用重点实验室依据底物结构类似原理，采用计算机辅助设计简化结构、改变分子电性及能量参数，获得系列底物结构相似的二氢卟吩小分子化合物CRZ。系统试验表明，CRZ化合物能高效抑制叶绿素酶活性，抑制率依样品浓度升高而递增，具有典型的竞争型抑制特点，0.36 mmol/L底物其IC_{50}范围：0.006～0.17 mmol/L，其活性与二氢卟吩平面4N电子密度正相关；进一步研究证明，CRZ参与了植物NO信号转导途径、还能够显著降低叶绿素酶活力、提高植物叶绿素含量，诱导盐胁迫下植物叶片SOD、CAT和POD活力的上升、同时促进脯氨酸含量升高，从而减轻干旱、盐碱等胁迫条件下植物叶片的氧化损伤，增强作物抗逆性。CRZ人畜毒性低，其盐类衍生物已广泛应用于食品着色剂，CRZ化学稳定性虽强于底物，但仍能为植物酶系快速分解，因而具有良好的安全性。

应用于多种植物作物试验证明，CRZ具有显著增强叶绿素含量、提高作物产量的效果。0.001ppm～10.0ppm溶液可用于浸种、扦插、喷洒或作物田间灌溉；2.0ppm～100ppm溶液用于树干注射，以促进种子萌发、提高发芽率、增加根长根数、促进不定根生长，加快幼苗生长、增强抗逆性、提高叶绿素含量、增加产量，延缓树叶草坪退黄落叶时间，改善花木观赏效果。主要粮食作物初步大田试验表明：使用0.3ppmCRZ溶液小麦浸种、1.6 ppm小麦苗期叶面喷洒3次，每667m^2CRZ总剂量241mg，小麦增产达20%以上；油菜苗期叶面喷洒3次（0.8ppm溶液，总剂量：120mg），增产25%；水稻1.5ppm溶液浸种、1.0ppm苗期叶面喷洒2次，CRZ总剂量160mg，增产约9%；玉米苗期叶面喷洒3次（1.0 ppm溶液），产量增加10%以上。

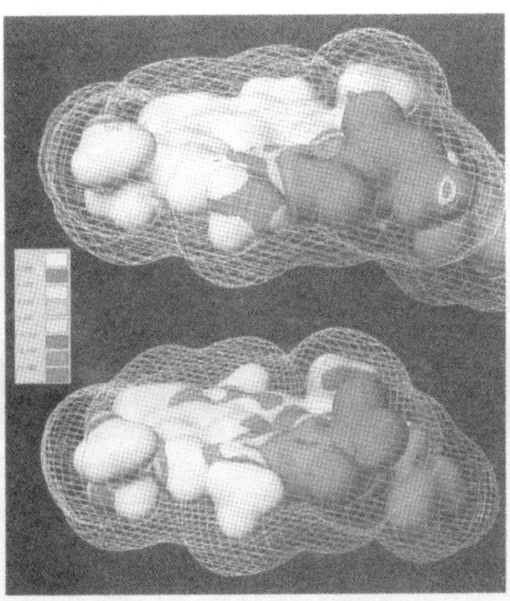

分子模拟简介：

底物结构的二氢卟吩平面4N原子及侧链甲基具有高的电子密度（0.03～0.09红～白实体面），而低电子密度分布于羧酯侧链及所连接的环平面边缘。

CRZ分子保持了底物二氢卟吩骨架结构（网格线面），其4N平面及侧链甲基保持同样的高电子密度，侧链脂羧基也具有最低电子密度。CRZ为首创的具叶绿素酶抑制活性的新型植物生长调节剂。

南京师范大学江苏省医药超分子材料及应用重点实验室

江苏省医药超分子材料及应用重点实验室
南京师范大学仙林校区 北区
邮编：210046
栖霞区文苑路1号 行知楼 北6楼
电话：025-85891591
网址：http://www.cndrugcd.net

西南交通大學

生命科学与工程学院

中国医学科学院药物研究所是1958年在原中央卫生研究院药物化学系、药用植物系及药理系基础上建立的国家级药物研究机构。经过几代科研工作者的不懈努力，药物所已经发展成为一所具有国内一流水平及国际影响力的综合实力雄厚的国家重点药物研究机构。五十年来，药物所始终坚持以创制具有自主知识产权的新药为主攻方向，走出了一条结合教学、研究、开发、产业一体化的具有药物所特色的新药创制之路。

建所初期，老一辈科研工作者迎难而上，在艰苦的条件下依靠自力更生的精神，使我国最早的新药创制工作取得良好开端。先后成功研制出我国首个抗肿瘤新药——N-甲酰溶肉瘤素；以云南萝芙木为原料的新型降压药——降压灵；我国首个强心药物黄夹甙制剂——商品名“强心灵”。

上世纪七八十年代，在一大批成长起来的中青年科研人员的努力下，药物所的新药创制工作在多种疾病领域取得突破，包括：抗中毒性休克及解痉药物——654-2，抗病毒新药——酞丁安，抗肝炎保肝新药——联苯双酯，名贵中药麝香的替代品——人工麝香，抗肿瘤新药——甲异靛、（高）三尖杉酯碱注射液、紫杉醇注射液，抗糖尿病新药——金芪降糖片，以及肌生注射液（现称灵孢多糖注射液）、金水宝胶囊、愈风宁心片和葛根素注射液等。这些成果中的多数至今仍在临床中广为使用，甚至出口至其他国家，创造了巨大的经济效益和社会效益。

九十年代中后期，药物所从实际情况出发，在新药创制工作上加大投入力量，重视人才培养和平台建设，坚持产-学-研相结合，并以市场需求和实际应用为导向，使全所的新药研发能力得到了全方位的提高。从2000年至2008年，药物所又先后获得新药证书79项，其中有些已成功转让制药企业，取得了很好的市场价值。如：一类抗肝炎新药——双环醇，转让北京协和药厂，已累计实现销售收入约4亿元人民币，已在国内广泛使用并出口乌克兰等国家；一类抗脑缺血新药——丁苯酞，转让石药集团，2008年实现销售收入约1亿元人民币。除此之外，目前我所拥有新药临床批件14项，其中一类新药7项；还有十多项创制新药处于审评的不同阶段。

2008年是药物所五十华诞，五十年来的实践证明中国医学科学院药物研究所是一支敢于攻关、善于攻关、富于创新的队伍。立足脚下，展望未来，药物研究所要在我国建设“创新型国家”的总体目标下，坚持“自主创新、重点跨越、支撑发展、引领未来”的国家科技指导方针，抓住国家“十一五”重大新药创制科技重大专项计划的重要时机，明确定位，巩固和建立与国际接轨的研究平台，坚持走“产学研”一体化的路道，不断提高我所的药物创新能力，从而带动国家创新药物研发综合实力和整体水平的飞跃，为我国医药卫生事业的可持续发展，为创造社会效益和实现人类健康贡献力量。

地址：成都市二环路北一段111号　　邮编：610031　　电话：02887603202

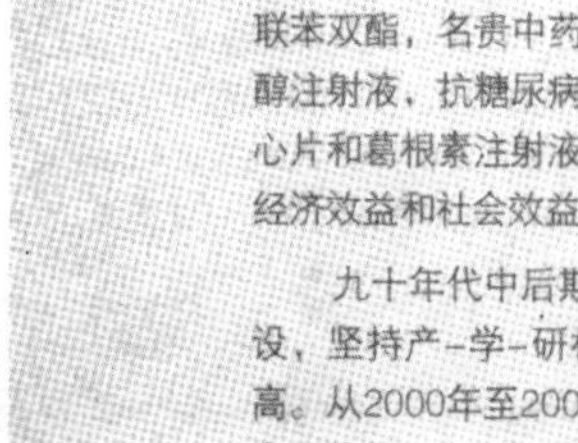
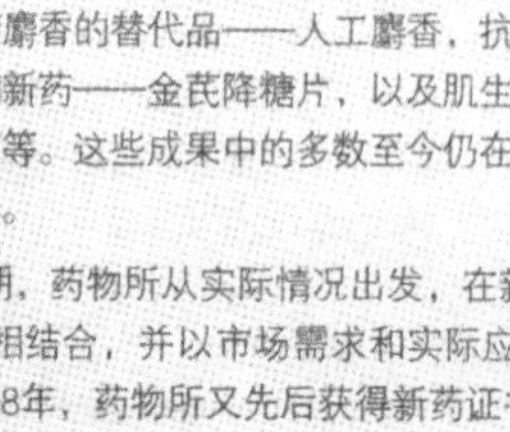
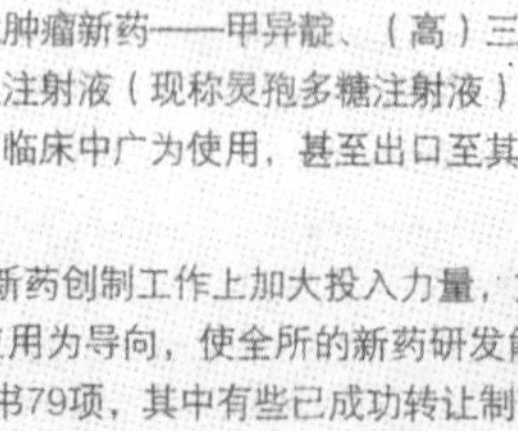
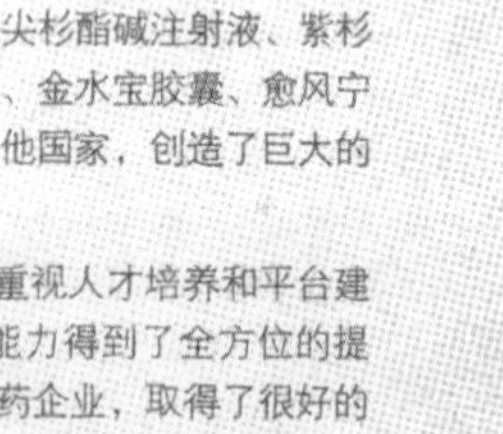

药物生产与流通

Drug Production, Supply and Distribution

中国药学年鉴 2009
CHINESE PHARMACEUTICAL YEARBOOK

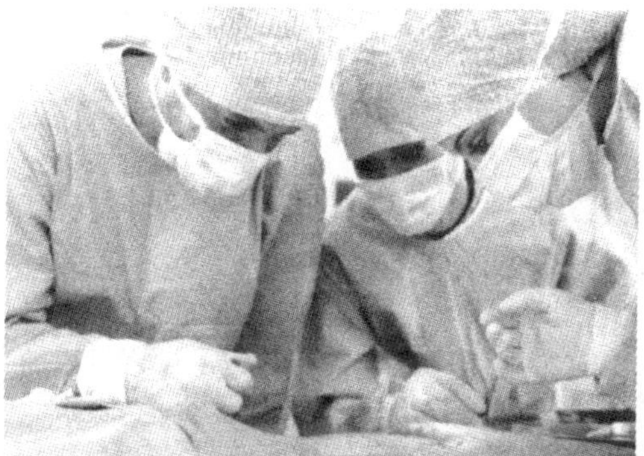
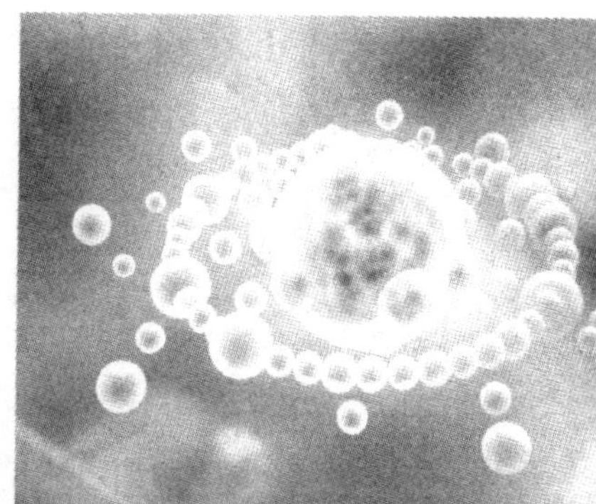
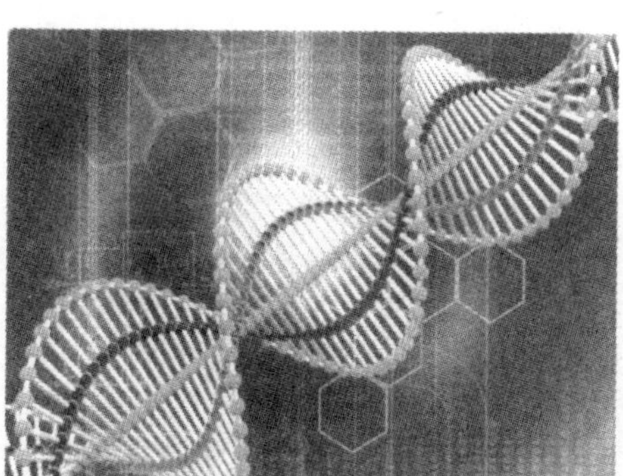
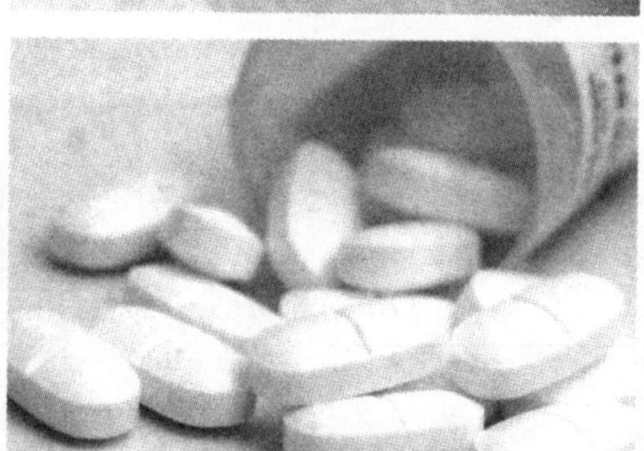
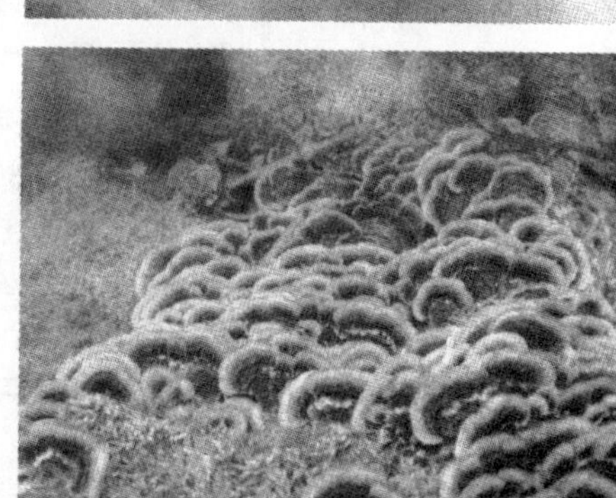

医药工业

概 况 2008年,我国医药经济在宏观经济形势严峻的背景下,依然保持了平稳快速发展,呈现出工业生产稳步增长,经济效益持续提高,药品市场购销活跃的良好态势。

医药工业生产情况 2008年医药工业累计实现总产值(现价,七大子行业,下同)8 380.72亿元,同比增长24.76%,比2007年同期增幅提高了1.04个百分点,其中,化学原料药工业累计实现1 781.97亿元,同比增长27.92%;化学药品制剂工业2 406.17亿元,同比增长27.92%;中成药工业1 705.08亿元,同比增长15.83%;生物制剂工业601.02亿元,同比增长44.74%;医疗器械工业610.39亿元,同比增长35.89%;卫生材料和中药饮片工业分别实现307.58亿元和299.61亿元,同比分别增长33.06%和26.45%。化学原料药和中成药工业的增长率低于全国平均增长率(见图1)。

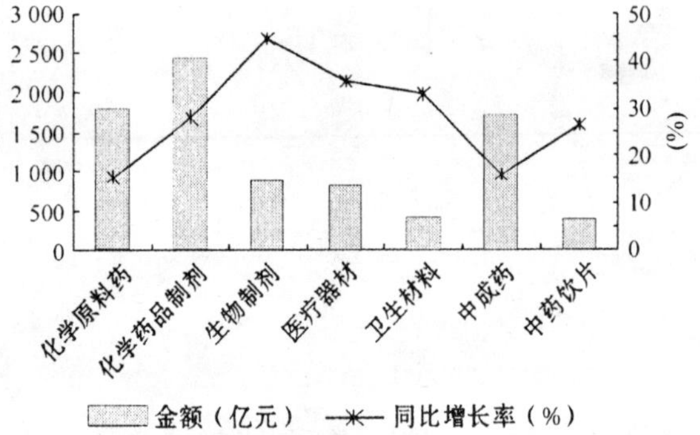

图1 2008年我国医药工业总产值及增长情况

2008年医药工业产销率从2007年的94.58%上升到95.29%,除化学原料药、化学药品制剂和生物制剂工业以外,各子行业的产销率均有小幅提升,详见表1。

表1 2008年我国医药工业产销率(%)

行业名称	2008年	2007年
化学原料药	94.78	94.81
化学药品制剂	94.38	93.91
生物制剂	95.46	94.80
医疗器械	97.32	97.06
卫生材料	97.80	97.24
中成药	95.22	93.16
中药饮片	96.32	96.21

2008年医药工业总产值排名前10位的省市占全国医药工业总产值的68.44%。在排名前10位的省市中,山东省、江苏省、河南省、四川省和北京市的同比增长速度高于全国平均水平;山东省和江苏省占全国工业总产值的比重均超过10%,详见表2。

表2 2008年全国医药工业总产值(现价)排名前10位

位次	地区	工业总产值(万元)	同比增长(%)	占比(%)
1	山东省	11 305 702	28.76	13.49
2	江苏省	10 003 681	36.75	11.94
3	浙江省	6 384 834	5.12	7.62
4	广东省	6 178 910	19.50	7.37
5	河南省	4 749 161	28.14	5.67
6	四川省	4 351 166	41.35	5.19
7	吉林省	4 007 883	48.17	4.78
8	上海市	3 536 232	5.47	4.22
9	河北省	3 497 516	20.61	4.17
10	北京市	3 339 010	28.05	3.98

医药工业销售情况 2008年我国医药工业产品销售收入7 863.38亿元,比2007年同期增长24.42%,增幅与2007年同期相比下降了1.71个百分点。除化学药品制剂工业外,其余六大子行业的增长幅度均不及2007年同期增幅水平;2008年化学原料和中成药的增长速度低于全国七大子行业整体平均增长速度。化学原料药工业销售收入1 707.00亿元,同比增长13.11%,同期增幅减少6.80个百分点;化学药品制剂工业2 250.21亿元,同比增长29.12%,同期增幅提高了3.06个百分点;中成药工业1 566.59亿元,同比增长16.00%,同期增幅减少了2.46个百分点;生物制剂和医疗器械工业分别完成794.97和789.72亿元,同比增长42.58%和34.28%,同期增幅下降了0.18和3.22个百分点(见图2)。

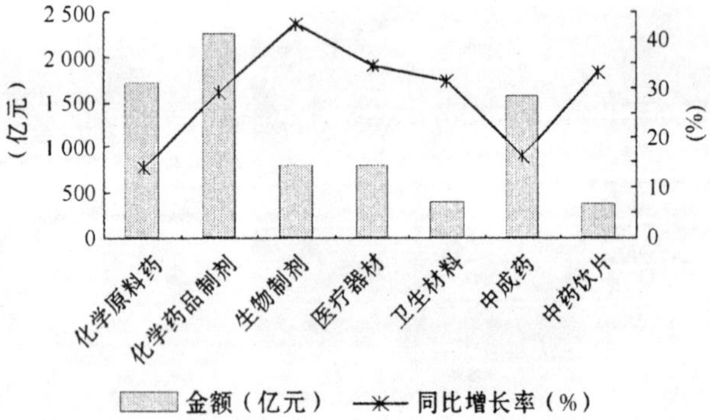

图2 2008年我国医药工业产品销售收入及增长情况

销售收入排名前10位的省市占全国医药工业销售收入的67.88%。在排名前10位的省市中,山东省、江苏省、河南省、四川省、北京市和吉林省的同比增长速度高于全国平均水平;山东省和江苏省占全国产品销售收入的13.54%和12.45%,详见表3。

表3　2008年全国医药工业产品销售收入排名前10位

位次	地区	产品销售收入（万元）	同比增长（%）	占比（%）
1	山东省	10 648 689	26.26	13.54
2	江苏省	9 789 057	34.73	12.45
3	浙江省	5 987 807	3.94	7.61
4	广东省	5 712 962	22.22	7.27
5	河南省	4 129 416	32.04	5.25
6	四川省	3 789 795	42.65	4.82
7	上海市	3 578 612	4.17	4.55
8	河北省	3 438 768	21.40	4.37
9	北京市	3 220 915	25.21	4.10
10	吉林省	3 081 509	46.94	3.92

经济效益情况　2008年，我国医药工业累计完成利润总额840.69亿元，同比增长35.37%。化学药品制剂、生物制剂、卫生材料和中药饮片行业的利润增长速度高于全国平均水平，化学原料药、中成药和医疗器械行业的利润增幅低于全国平均水平。化学原料药工业累计完成利润总额150.12亿元，同比增长33.21%；化学药品制剂工业272.28亿元，同比增长53.67%，比上年同期增幅减少了0.34个百分点；中成药工业177.65亿元，同比增长13.07%；生物制剂工业99.20亿元，同比增长39.42%；医疗器械工业81.29亿元，同比增长30.89%；卫生材料工业33.37亿元，同比增长39.75%，详见表4。

表4　2008年全国医药工业利润总额及增长情况

	利润（亿元）	2008年增长率（%）	1～11月增长率（%）	1～8月增长率（%）	1～5月增长率（%）	2007年增长率（%）
化学原料药	150.12	33.21	49.48	80.32	85.23	56.55
化学药品制剂	272.28	53.67	36.04	36.48	43.71	54.01
生物制剂	99.20	39.42	21.81	40.37	57.02	72.25
医疗器械	81.29	30.89	21.06	30.23	32.47	49.01
卫生材料	33.37	39.75	49.58	54.4	54.1	45.84
中成药	177.65	13.07	7.74	13.95	16.15	50.75
中药饮片	26.77	58.27	33.67	40.47	26.93	63.15

利润排名前10位的省市占全国医药工业利润总额的71.28%。在排名前10位的省市中，江苏省、河北省、北京市和四川省的同比增长速度明显高于全国平均水平，吉林省出现负增长；山东省和江苏省分别占全国工业利润总额的12.70%和14.69%，详见表5。

表5　2008年全国利润总额排名前10位

位次	地区	利润总额（万元）	同比增长（%）	占比（%）
1	江苏省	1 234 614	76.48	14.69
2	山东省	1 067 736	34.54	12.70
3	浙江省	698 068	25.29	8.30
4	广东省	657 637	32.50	7.82
5	河南省	454 593	30.20	5.41
6	北京市	442 509	40.82	5.26
7	河北省	440 867	52.16	5.24
8	上海市	360 747	17.78	4.29
9	四川省	344 406	62.08	4.10
10	吉林省	291 357	-19.94	3.47

2008年，全国医药工业七大子行业亏损面达18.86%，比2007年下降了0.66个百分点，其中化学原料药和医疗器械行业的亏损面稍有扩大。从销售利润率看，近年来制药行业的销售利润率逐步回升，化学药品制剂、中成药和生物制剂工业的销售利润率高于全行业平均水平。2008年，七大子行业整体销售利润率较2007年同期提升0.86个百分点，为10.69%，详见表6。

表6　2008年我国医药工业销售利润率和亏损面情况

	销售利润率（%）		亏损面（%）	
·	2008年	2007年	2008年	2007年
化学原料药	8.79	7.47	18.07	18.06
化学药品制剂	12.10	10.17	24.96	25.06
生物制剂	12.48	12.76	16.40	17.04
医疗器械	10.29	10.56	16.06	14.76
卫生材料	8.51	7.99	10.77	12.42
中成药	11.34	11.63	23.44	24.82
中药饮片	7.38	6.20	13.38	14.06

医药工业资产运营情况平　2008年，七大子行业整体总资产累计达8 465.85亿元，同比增长16.40%；总负债为4 047.70亿元，同比增长14.84%；资产负债率为47.81%，同比下降0.65个百分点；净资产利润率从2007年的16.57%上升至2008年的19.10%，企业盈利能力有所提升。

2008年七大子行业总资产周转率为0.93次，流动资产周转率为1.82次，均优于2007年同期水平。企业的资产利用率有所改善，详见表7。

表7　2008年医药工业整体资产运转情况

主要指标	2008年	2007年
资产负债率（%）	47.81	48.46
净资产利润率（%）	19.10	16.57
总资产周转率（次）	0.93	0.87
流动资产周转率（次）	1.82	1.81

2008 年制药工业百强企业情况 2008 年，制药工业（化学原料药、化学药品制剂、生物制剂、中成药、中药饮片）五大子行业销售收入 6 681.44 亿元，同比增长 22.98%，其中制药工业百强企业销售收入 2 469.37 亿元，同比增长 26.37%，比 2007 年的 20.25% 提高了 6.12 个百分点。2008 年进入百强的企业规模底线超过 8.9 亿元，比 2007 年第 100 位企业的底线增长了 36.92%。

2008 年工业百强整体集中度达 40.59%，同比上升 0.97 个百分点。2008 年，要跻身 50 强，需超过 17 亿元，同比增长 27.82%；跻身 20 强，需超过 33 亿元；跻身 10 强，需超过 42 亿元。

在百强企业中前 10 位企业的合计占比达 33.43%，同比增加 0.13 个百分点，详见表 8。2008 年度中国制药工业百强榜，详见表 9。

表 8 2008 年百强企业集中度分析

百强比重	在五大子行业中占比(%)		在百强中占比(%)	
	2007	2008	2007	2008
前 3 强	4.82	5.19	12.20	12.79
前 5 强	7.88	8.16	19.97	20.11
前 10 强	13.14	13.57	33.30	33.43
前 20 强	19.07	19.66	48.32	48.43
前 30 强	23.58	24.54	59.73	60.50
前 50 强	30.12	31.05	76.32	76.50

表 9 2008 年度中国制药工业 100 强

位次	企业名称	位次	企业名称
1	哈药集团有限公司	51	寿光富康制药有限公司
2	石药集团有限公司	52	天津天士力集团有限公司
3	上海医药(集团)有限公司	53	菏泽睿鹰制药集团有限公司
4	天津医药集团有限公司	54	康恩贝集团有限公司
5	扬子江药业集团有限公司	55	黑龙江省珍宝岛制药有限公司
6	吉林修正药业集团股份有限公司	56	河北以岭医药集团
7	广州医药集团有限公司	57	帝斯曼维生素(上海)有限公司
8	华北制药集团有限责任公司	58	福建省福抗药业股份有限公司
9	天津金耀集团有限公司	59	成都地奥制药集团有限公司
10	拜耳先灵医药有限公司	60	武汉马应龙药业集团股份有限公司
11	中国同仁堂(集团)有限责任公司	61	江中药业股份有限公司
12	西安杨森制药有限公司	62	中美天津史克制药有限公司
13	步长制药集团	63	山东罗欣药业股份有限公司
14	北京医药集团有限责任公司	64	中国(杭州)青春宝集团有限公司
15	东北制药集团有限责任公司	65	中国回音必集团有限公司
16	浙江医药股份有限公司	66	神威药业有限公司
17	杭州华东医药集团有限公司	67	江苏豪森药业股份有限公司
18	太极集团有限公司	68	山东东阿阿胶股份有限公司
19	齐鲁制药有限公司	69	蜀中药业集团
20	上海罗氏制药有限公司	70	普洛康裕股份有限公司
21	北京诺华制药有限公司	71	华瑞制药有限公司
22	江西济民可信集团有限公司	72	江苏正大天晴药业股份有限公司
23	浙江新和成股份有限公司	73	诺维信(中国)生物技术有限公司
24	浙江海正药业股份有限公司	74	江苏济川制药有限公司
25	中国生物技术集团公司	75	江苏江山制药有限公司
26	汇仁(集团)有限公司	76	贵州益佰制药股份有限公司
27	诺和诺德(中国)制药有限公司	77	桂林三金(集团)股份有限公司
28	上海实业医药投资股份有限公司(医药制造业部分)	78	山西威奇达药业有限公司
29	四川科伦药业股份有限公司	79	辽宁诺康生物制药有限责任公司
30	辉瑞制药有限公司(大连)	80	河北恒利集团制药股份有限公司
31	珠海联邦制药股份有限公司	81	河南天方药业股份有限公司
32	三九医药股份有限公司	82	苏州惠氏制药有限公司
33	江苏恒瑞医药股份有限公司	83	深圳市东阳光实业发展有限公司(制药产业部分)
34	鲁南制药集团股份有限公司	84	山东绿叶制药股份有限公司
35	山东新华医药集团有限责任公司	85	江苏苏中药业集团股份有限公司
36	阿斯利康制药有限公司	86	江苏恩华药业股份有限公司

（续表）

位次	企业名称	位次	企业名称
37	杭州赛诺菲安万特民生制药有限公司	87	苏州东瑞制药有限公司
38	丽珠医药集团股份有限公司	88	深圳致君制药有限公司
39	上海复星医药(集团)股份有限公司(医药制造业部分)	89	浙江九洲药业股份有限公司
40	先声药业有限公司	90	北京费森尤斯卡比医药有限公司
41	瑞阳制药有限公司	91	江苏联环药业集团有限公司
42	中美上海施贵宝制药有限公司	92	吉林敖东药业集团股份有限公司
43	利君制药	93	吉林万通药业集团有限公司
44	云南白药集团股份有限公司	94	安徽丰原集团有限公司(医药制造业部分)
45	江苏康缘集团有限责任公司	95	昆明制药集团股份有限公司
46	辅仁药业集团有限公司	96	九芝堂股份有限公司
47	金陵药业股份有限公司	97	杭州民生药业集团有限公司
48	山东鲁抗医药集团有限公司	98	浙江华海药业股份有限公司
49	河南省宛西制药股份有限公司	99	江苏亚邦药业集团股份有限公司
50	广东康美药业股份有限公司	100	山东鲁抗辰欣药业有限公司

医药商业

概 况

医药商业购销两旺 据统计,2008 年全国七大类医药商品购进总值为 4 238 亿元,比上年同期增长 15.45%,其中药品类为 3 162.72 亿元,同期增长 16.60%;成药类为 673.55 亿元,同期增长 8.84%。销售总值为 4 699 亿元,同期增长 16.72%,纯销售为 2 883 亿元,同期增长 17.39%。药品类总销售为 3 473 亿元,同期增长 18.29%,纯销售为 2154 亿元,同期增长 18.61%;中成药类总销售为 764 亿元,同期增长 10.09%,纯销售为 458 亿元,比同期增长 12.26%;中药材类总销售为 255 亿元,纯销售为 155 亿元,分别比上年同期增长 18.06% 和 15.67%;医疗器械类总销售为 60.23 亿元,纯销售为 42.41 亿元。

2008 年全国前 500 强医药商业企业年销售总额 4 024 亿元,占全国销售总额的 85.64%;销售规模 5 000 万元以上的医药商业企业有 491 家,年销售总额 3 998 亿,占全国销售总额的 85.08%。2008 年度医药流通百强企业的入围底线由 2007 年的 6.3 亿元提升到 7.4 亿元,销售总额超过百亿元的企业有 6 家;销售总额超过 50 亿元的有 10 家,比 2007 年增 1 家;超 30 亿元的企业 21 家,比 2007 年增 4 家;超 20 亿元的企业有 33 家,比 2007 年增 1 家;有 77 家企业销售规模超过 10 亿元,比 2007 年增加 8 家。在 2008 年百强排行榜中,企业位次上升的有 46 家;与 2007 年基本持平的有 9 家。

百强企业的累计销售规模及百强企业的规模底线均较 2007 年有显著提高。2008 年医药流通百强企业销售总额 3 162亿,占全国销售总额的 67.29%。

中国最大的三家医药商业企业,2008 年销售总额 943.75 亿元,占医药商业市场销售总额的 20.09%,比 2007 年提高 0.86 个百分点,见图 1。

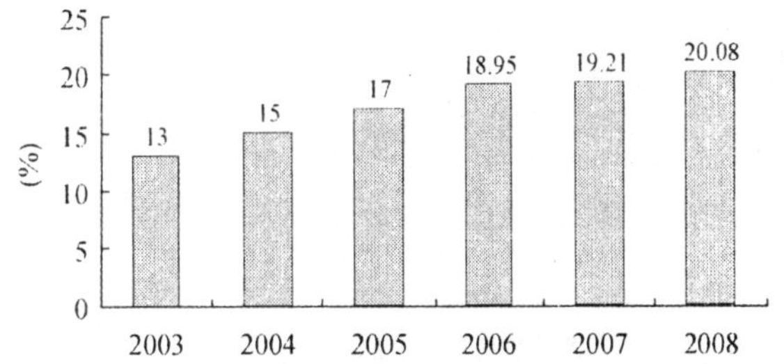

图 1 2008 年医药商业前三强企业占医药市场销售比重

2008 年前 20 强医药商业企业销售总额 2 025 亿元,占全国销售总额的 43%。其中,国药控股股份有限公司销售增幅为 23.71%;北京医药股份有限公司增幅为 22.07%;国药集团药业股份有限公司(国药控股股份有限公司控股子公司)增幅为 24.29%;乐仁堂医药股份有限公司增幅为 21.14%;哈药集团医药有限公司增幅为 33.05%;云南省医药公司增幅为 35.80%;浙江英特药业有限责任公司增幅为 23.98%;湖北九州通集团有限公司增幅为 19.64%,均高于行业发展速度。

2008 年全国医药商业平均利润率为 1.18%、毛利率为 7.07%、费用率为 6.45%。销售额前 20 名的企业占全国医药商业销售额的 43%,利润总额占比为 63%,平均利润率为 1.58%,2008 年医药商业企业销售 100 强见表 1。

表1　2008年度全国医药商业企业销售100强

位次	企业名称	位次	企业名称
1	中国医药集团总公司	51	福建惠好药业有限公司
2	上海市医药股份有限公司	52	湖南省全洲药业集团有限公司
3	九州通医药集团股份有限公司	53	江苏常州药业股份有限公司
4	南京医药股份有限公司	54	湖南博瑞新特药有限公司
5	广州医药有限公司	55	北京金象复星医药股份有限公司
6	安徽华源医药股份有限公司	56	浙江震元股份有限公司
7	北京医药股份有限公司	57	上海第一医药股份有限公司
8	重庆医药股份有限公司	58	福建省厦门医药采购供应站
9	重庆桐君阁股份有限公司	59	北京普仁鸿医药销售有限公司
10	四川科伦医药贸易有限公司	60	河北邢台市万邦医药有限公司
11	哈药集团医药有限公司	61	浙江省温州市生物药械供应有限公司
12	华东医药股份有限公司	62	上海外高桥医药分销中心有限公司
13	云南省医药有限公司	63	上海康健进出口有限公司
14	浙江英特药业有限责任公司	64	无锡山禾集团医药物流有限公司
15	乐仁堂医药集团股份有限公司	65	湖南双舟医药有限责任公司
16	中信医药实业有限公司	66	浙江嘉信医药股份有限公司
17	河北东盛英华集团	67	上海市药材有限公司
18	山东海王银河医药有限公司	68	浙江温岭医药药材有限公司
19	天津医药集团太平医药有限公司	69	河南省医药有限公司
20	天津天士力医药营销集团有限公司	70	安徽省阜阳市康泰药业有限责任公司
21	江苏亚邦医药物流中心有限公司	71	北京京卫国康医药有限公司
22	新疆新特药民族药业有限责任公司	72	河南省爱生医药有限公司
23	辽宁东北制药集团公司供销公司	73	嘉事堂药业股份有限公司
24	深圳健康元药业集团股份有限公司	74	海南泰凌生物制品有限公司
25	上海雷允上药业有限公司	75	江西仁和药业有限公司
26	宁波医药股份有限公司	76	武汉医药(集团)股份有限公司
27	湖南省长沙双鹤医药有限责任公司	77	辽宁省沈阳维康医药集团有限公司
28	山西省医药集团有限责任公司	78	安徽省阜阳医药采供站有限责任公司
29	四川省医药集团有限责任公司	79	浙江省宁波海尔施医药股份有限公司
30	中国北京同仁堂(集团)有限责任公司	80	江苏省常州市武进药业有限公司
31	浙江省医药工业有限公司	81	山东新华医药贸易有限公司
32	江苏省苏州礼安医药有限公司	82	江苏华晓医药物流有限公司
33	济南中信医药有限公司	83	天津合作领先医药集团有限公司
34	江西汇仁集团医药科研营销有限公司	84	浙江省衢州医药有限公司
35	福建鹭燕(集团)公司	85	云南东骏药业有限公司
36	北京市京新龙医药销售有限公司	86	北京华立永正医药有限公司
37	山东瑞康药品配送有限公司	87	浙江省杭州凯仑医药有限公司
38	江苏省南京华东医药有限责任公司	88	辽宁省康莱药业有限公司
39	江苏先声药业有限公司	89	上海虹桥药业有限公司
40	上海市医药保健品进出口公司	90	辽宁省医药实业有限公司
41	大连美罗药业股份有限公司	91	江苏省医药公司
42	山东临沂医药集团有限公司	92	重庆科渝药品经营有限责任公司
43	国药控股湖北新龙有限公司	93	青岛百洋医药科技有限公司
44	上海新先锋华康医药有限公司	94	河南省康信医药有限公司
45	陕西华远医药商业集团有限责任公司	95	上海申威医药有限公司
46	广西柳州医药有限责任公司	96	上海复星药业有限公司
47	北京天星普信生物医药有限公司	97	云南医药工业股份有限公司
48	深圳中联广深医药(集团)股份有限公司	98	福建省医药(集团)有限责任公司
49	浙江省台州医药有限公司	99	浙江医药股份有限公司商业公司
50	北京双鹤药业经营有限责任公司	100	山东康诺盛世医药有限公司

药品终端格局不断演变 2008年样本医院的用药金额与2007年相比增长22.37%。药品零售市场销售额1 300亿元。随着新农合的实施，第三终端呈现快速发展。我国参加新农合的人数达8.15亿。农村药品市场规模是834亿元，有98%的地级以上城市、93%的市辖区和一半以上的县级市，都不同程度地开展了社区卫生服务，2008年社会药品销售额为207亿元。

2008年药品零售连锁企业销售额前100强销售总额为521亿元，比2007年增加了71亿余元，同比增长15.85%，2008年药品零售连锁企业销售额100强见表2。

表2 2008年药品零售连锁企业销售额100强

位次	企业名称	位次	企业名称
1	深圳市海王星辰医药有限公司	51	贵州芝林大药房零售连锁有限公司
2	湖南老百姓医药连锁有限公司	52	上海养和堂药业连锁经营有限公司
3	湖北同济堂药房有限公司	53	北京好得快大药房
4	广东大参林连锁药店有限公司	54	重庆华博健康药房连锁有限公司
4	重庆桐君阁药房连锁有限责任公司	55	山东北药鲁抗有限公司
6	国药控股国大药房有限公司	56	山西长城药品零售连锁有限公司
7	重庆和平药房连锁有限责任公司	57	江苏大众医药连锁有限公司
8	云南鸿翔药业有限公司	58	嘉事堂药业股份有限公司
9	辽宁成大方圆医药连锁有限公司	59	上海余天成医药有限公司
10	上海华氏大药房有限公司	60	苏州礼安医药连锁总店有限公司
11	江西开心人控股股份有限公司	61	石家庄乐仁堂医药连锁有限责任公司
12	哈尔滨人民同泰医药连锁店	62	吉林省永新大药房连锁有限公司
13	安徽百姓缘大药房连锁有限公司	63	辽宁奇运大药房连锁有限公司
14	深圳市中联大药房有限公司	64	常州市恒泰医药连锁有限公司
15	沈阳维康医药连锁有限公司	65	昆山市百佳惠大药房有限公司
16	沈阳东北大药房连锁店	66	北京同仁堂股份有限公司同仁堂药店
17	哈尔滨宝丰医药连锁有限公司	67	重庆市万和药房连锁有限公司
18	湖南益丰大药房医药连锁有限公司	68	江苏先声连锁药店有限公司
19	云南东骏药业有限公司	69	苏州健生源医药连锁总店
20	黑龙江省金天集团金天慈济医药连锁有限公司	70	赤峰容济堂大药房连锁有限公司
21	浙江天天好大药房连锁有限公司	71	上海药房连锁有限公司
22	吉林省益和大药房有限公司	72	浙江震元医药连锁有限公司
23	山西万民药房连锁有限公司	73	郑州仟禧堂医药有限责任公司
24	吉林大药房药业股份有限公司	74	新疆新特药业连锁有限责任公司
25	九州通大药房连锁有限公司	75	杭州胡庆余堂国字号有限公司
26	北京金象大药房医药连锁有限责任公司	76	兰州惠仁堂药业有限责任公司
27	湖南时代阳光养天和大药房连锁有限公司	77	广西康全药业有限责任公司
28	上海第一医药股份有限公司	78	襄樊天济大药房连锁有限责任公司
29	四川德仁堂药业连锁有限公司	79	河北神威大药房连锁有限公司
30	北京医保全新大药房有限责任公司	80	张家口市华佗药房连锁有限公司
31	云南健之佳健康连锁店股份有限公司	81	平顶山市普生药业零售连锁有限公司
32	江西黄庆仁栈华氏大药房有限公司	82	无锡山禾集团健康参药连锁有限公司
33	南京国药医药有限公司	83	黑龙江泰华医药连锁销售有限公司
34	武汉马应龙大药房连锁有限公司	84	北京市京隆堂医药有限公司
35	广州健民医药连锁有限公司	85	四川康贝大药房连锁有限公司
36	深圳市南北药行连锁有限公司	86	苏州市粤海大药房有限公司
37	甘肃众友医药连锁有限公司	87	江西萍乡市昌盛大药房连锁有限公司
38	临沂市仁和堂医药连锁有限公司	88	上海上虹大药房连锁有限公司
39	漱玉平民大药房有限公司	89	上海一德大药房连锁经营有限公司
40	深圳市万泽医药连锁有限公司	90	石家庄新兴药房连锁有限公司
41	上海童涵春堂药业连锁经营有限公司	91	上海雷允上药品连锁经营有限公司
42	上海复星大药房连锁经营有限公司	92	烟台立健医药城有限公司
43	湖南民生堂医药有限公司	93	宜兴市天健医药连锁有限公司
44	安徽丰原大药房连锁有限公司	94	北京永安堂医药连锁有限责任公司
45	河南张仲景大药房股份有限公司	95	苏州雷允上国药连锁总店有限公司
46	广州采芝林药业连锁店	96	昆山双鹤同德堂连锁大药房有限责任公司

（续表）

位次	企业名称	位次	企业名称
47	湖南千金大药房零售连锁股份有限公司	97	南京筑康药房连锁有限公司
48	广东金康药房连锁有限公司	98	柳州桂中大药房连锁有限责任公司
49	深圳市友和医药有限公司	99	连云港康济大药房连锁有限公司
50	江西南华医药公司	100	天津医药集团连锁有限公司

2008年医药商品进出口情况 2008年，我国医药保健品进出口总额为486.93亿美元，同比增长26.15%；其中出口金额319.71亿美元，同比增长29.99%，进口金额167.22亿美元，同比增长19.4%；对外贸易顺差为152.49亿元。

西药类进出口情况 2008年，我国西药类商品（包括西药原料药、西成药和生化药，下同）对外贸易继续保持平稳发展，进出口总额为306.57亿美元，同比增长25.83%。其中，出口额为195.95亿美元，同比增长30.66%，增幅比2007年同期提高了2.47个百分点；进口额为110.62亿美元，同比增长18.10%，增幅比2007年同期下降了14.15个百分点；顺差额85.34亿美元，比2007年同期增长了51.66%。

2008年，西药原料药出口金额为175.81亿美元，同比增长29.59%，占西药类商品出口总额的89.72%；出口数量413.72万吨，同比下降了4.25%，出口平均单价同比增长了35.36%。

2008年西成药出口额为11.12亿美元，同比增长41.8%，出口数量为49.44万吨，同比增长25.15%，出口平均单价同比增长13.29%；生化药出口额9.02亿美元，同比增长39.67%，出口数量为16.87万吨，同比增长49.84%。

江苏省以41.57亿美元为西药类商品出口之首，同比增长38.76%；浙江省为38.39亿美元，排名第二，同比增长37.19%；山东省为22.63亿美元，位列第三，同比增长30.86%；上海市和河北省分别为18.09亿美元和14.09亿美元，位列第四、五位。上述5省市的出口金额之和占我国西药类商品出口总额的68.77%。

2008年我国西药类商品出口市场集中在亚洲、欧洲、北美洲，占我国出口市场的86.79%。我国对主要市场出口呈量价齐升的局面，对各大洲出口金额增幅均在20%以上。出口额排名靠前的大多是发达国家和地区。2008年，我国西药类商品出口到190个国家和地区，美国、印度、日本、德国和荷兰是我国西药类商品出口前5大贸易伙伴，占45.1%。在出口金额排名前20位的贸易伙伴中，美国、巴西、以色列、俄罗斯、澳大利亚的出口增幅均在40%以上。

2008年，原料药进口金额为63.13亿美元，同比增长5.44%，占西药类商品进口总额的57.07%，进口增幅比2007年下降了26.81%，进口数量为254.36万吨，同比下降了10.53%，进口平均单价同比增长了17.86%，原料药进口增幅下降是进口数量减少的原因。我国是世界上最大的原料药生产国和主要出口国，我国生产的原料药具有规模大、成本低、产量高的优势，随着世界原料药生产中心向亚洲转移，我国原来需要进口的一些原料药和中间体已逐渐被自产原料药替代。

西成药和生化药的进口金额分别为39.76亿美元和7.73亿美元，同比分别增长了40.11%和42.11%；进口数量分别为2.54万吨和3.86万吨，同比分别增长了31.18%和16.41%；进口平均单价分别增长了6.8%和22.58%。

中药类进出口情况 2008年，中药进出口额为17.52亿美元，同比增长14.08%，比2007年高3.5个百分点。其中，进口4.43亿美元，同比增长24.46%，比2007年高5.2个百分点；出口13.09亿美元，同比增长10.94%，比2007年高2.8个百分点，贸易顺差为8.66亿美元。

2008年，与中国开展中药贸易的国家163个，亚洲和欧洲仍是中药产品的主要进出口市场。其中，与亚洲的贸易额为11.3亿美元，同比增长11.79%，均价同比增幅为31.93%，与亚洲国家的中药贸易比重占总贸易额的64.41%。

2008年，我国中药材及饮片出口量同比下降24.56%，出口金额同比增长5.7%，单价同比增长40.12%。中药材及饮片对亚洲出口占比为81.08%。

中成药进、出口平稳增长，出口额3.54亿美元，同比增长17.67%，保健品的贸易逆差额为2 110万美元，进口增幅高于出口增幅15个百分点。

医械商品进出口情况 2008年，我国医疗器械进出口总额为162.8亿美元，同比增长28.21%。其中，出口额为110.67亿美元，同比增长了31.46%；进口额为52.16美元，同比增长了21.81%。顺差额为58.51亿美元，同比顺差增加了17.18亿美元。

2008年，我国医疗器械进出口增幅比2007年提高了7.88个百分点；其中，出口额增幅比2007年提高了8.99个百分点，进口额增幅比2007年提高了5.48个百分点。

2008年，我国医疗器械产品出口到217个国家和地区。美国、日本、德国、中国香港和英国为我国医疗器械产品前五大贸易伙伴，占比53.55%，比2007年下降了1.58个百分点。2008年我国医疗器械出口金额前20个国家中，出口至巴西是增幅最大的，为77.24%。2007年增幅最大的是比利时，2008年对其出口额增幅为44.96%。

2008年，我国从98个国家或地区进口医疗器械产品，金额为52.16亿美元，同比增长了21.81%。其中，从欧洲进口额为20.09亿美元，同比增长了22.78%，从亚洲进口额为15.45亿美元，同比增长了24.36%，从北美洲进口额为

15.43亿美元、同比增长了16.55%。主要进口国家为美国、德国、日本。其中,从美国进口额为15亿美元,同比增长了16.09%;从德国进口额为9.55亿美元,同比增长22.44%;从日本进口额为9亿美元,同比增长24.75%。从美、德、日三国进口额所占比例为64.34%,比2007年下降了0.91个百分点。进口额过亿美元的国家有10个,比2007年增加爱尔兰和新加坡两个国家;超过千万美元的国家或地区有21个,比2007年增加了两个。

2008年,我国进口的医疗器械中,有15个类别产品超过亿美元,比2007年增加了5个;有41个类别的产品超过千万美元,比2007年增加了3个。2008年我国进口的医疗器械产品以高端医疗诊治设备和实验室设备为主,弥补了我国在高端医疗设备市场的空白。

2008年,我国医院诊断与治疗设备出口额为36.16亿美元,同比增长了31.64%;医用敷料出口额为31.13亿美元,同比增长了29.40%;耗材类出口额为18.54亿美元,同比增长了30.08%。在100个编码的医疗器械产品中,有26个类别的商品超过亿美元,比2007年增加4个;有36个类别的商品超过千万美元,与2007年持平。

出口超过亿美元的有:CT出口额为2.28亿美元,同比增长了49.36%,彩色超声波诊断仪出口额为2.03亿美元,同比增长51.51%,核磁共振出口额为1.58亿美元,同比增长了79.76%,病员监护仪出口额为1.54亿美元,同比增长了26.39%,B超诊断仪出口额为1.09亿美元,同比增长了5.88%等。

2008年,我国医疗器械一般贸易出口额为65.13亿美元,同比增长了34.91%;加工贸易出口额为40.84亿美元,同比增长了23.84%,占医疗器械总出口额的36.91%,比2007年下降了2.29个百分点。我国加工贸易以广东省、江苏省、上海市、北京市及浙江省等比较发达地区为主,方式主要以OEM和跨国公司的ODM为主,主要出口到美国、日本和德国,占我国医疗器械加工贸易产品出口额的50%以上。

2008年,广东省医疗器械出口额为27.52亿美元,同比增长48.40%,全国第一,占24.87%。江苏省出口额为19.93亿美元,同比增长24.90%位居第二;上海市出口额为18.09亿美元,同比增长17.60%;浙江省出口额为16.25亿美元,同比增长36.35%;深圳市出口额为13.61亿美元,同比增长56.25%。上述地区出口的产品以中低端医疗诊治设备、医用敷料和中低值耗材类为主。

2008年,我国经营医疗器械产品出口的企业有2.13万家,出口额超过亿美元的有8家(其中5家为合资或独资企业)占0.04%,比2007年增加了4家;出口额超过千万美元的有161家,占0.76%,比2007年增加了33家;出口额超过百万美元的有1 529家,占7.22%,比2007年增加了320家。近92%的企业出口额在百万美元以下,我国医疗器械经营企业整体规模尚处于“小”、“散”起步阶段,2008年我国医药口商品进出口情况详见表3。

表3 2008年我国医药进出口情况表(单位:亿美元)

分类	进出口			进口			出口		
	进出口额	同比增长(%)	占比(%)	进口额	同比增长(%)	占比(%)	出口额	同比增长(%)	占比(%)
中药类	**17.52**	**14.08**	**3.60**	**4.43**	**24.46**	**2.65**	**13.09**	**10.94**	**4.09**
中药材及饮片	6.03	10.16	1.24	0.82	20.56	0.49	5.21	8.70	1.63
提取物	6.00	10.99	1.23	0.71	10.00	0.42	5.30	11.12	1.66
保健品	1.95	32.66	0.40	1.08	39.61	0.65	0.87	24.93	0.27
中成药	3.54	17.67	0.73	1.83	24.58	1.09	1.71	11.06	0.53
西药类	**306.57**	**25.84**	**62.96**	**110.62**	**18.10**	**66.15**	**195.96**	**30.66**	**61.29**
西药原料	238.94	22.2	49.07	63.13	5.45	37.75	175.81	29.59	54.99
西成药	50.88	40.48	10.45	39.76	40.11	23.78	11.12	41.81	3.48
生化药	16.75	41.06	3.44	7.73	42.71	4.62	9.02	39.68	2.82
医疗器械类	**162.82**	**28.21**	**33.44**	**52.16**	**21.81**	**31.20**	**110.67**	**31.46**	**34.62**
医用敷料	32.75	28.83	6.73	1.62	18.64	0.97	31.13	29.40	9.74
一次性耗材	24.54	31.83	5.04	6.00	37.54	3.59	18.54	30.08	5.80
医院诊断与治疗	78.91	24.94	16.21	42.75	19.79	25.57	36.16	31.64	11.31
保健康复用品	23.63	34.02	4.85	0.81	18.38	0.48	22.83	34.65	7.14
口腔设备与材料	2.99	37.69	0.62	0.99	36.19	0.59	2.01	38.44	0.63
合计	**486.92**	**26.15**	**100**	**167.22**	**19.4**	**100**	**319.71**	**29.99**	**100**

统计数据来源中国医药保健品进出口商会

(陶剑虹)

统计资料

表1　2008年医药工业主要经济指标排序(万元)

位次	地区	工业总产值(现价)	地区	工业增加值	地区	主营业务收入	地区	利润总额
1	山东省	11 331 311	山东省	10 669 431	江苏省	1 237 944	江苏省	1 900 760
2	江苏省	10 086 990	江苏省	9 867 525	山东省	1 070 376	山东省	1 549 677
3	浙江省	6 492 585	浙江省	6 088 708	浙江省	705 701	浙江省	1 067 078
4	广东省	6 188 948	广东省	5 722 421	广东省	657 742	广东省	972 501
5	河南省	4 750 215	河南省	4 130 460	河南省	454 656	北京市	688 584
6	四川省	4 361 555	四川省	3 796 485	北京市	446 002	四川省	646 305
7	吉林省	4 007 883	上海市	3 626 730	河北省	440 867	河南省	622 054
8	上海市	3 586 997	河北省	3 438 768	上海市	363 034	上海市	599 166
9	河北省	3 497 516	北京市	3 269 701	四川省	345 037	河北省	593 030
10	北京市	3 390 566	吉林省	3 081 509	吉林省	291 357	吉林省	426 908
11	辽宁省	3 059 098	江西省	3 002 713	天津市	253 102	湖南省	403 845
12	江西省	3 036 335	辽宁省	2 895 481	湖南省	228 981	天津市	398 865
13	湖北省	2 692 960	湖北省	2 522 255	辽宁省	228 760	江西省	395 315
14	湖南省	2 405 885	天津市	2 399 931	黑龙江省	228 520	湖北省	375 657
15	天津市	2 118 716	湖南省	2 249 930	湖北省	222 790	黑龙江省	364 589
16	陕西省	1 808 473	黑龙江省	1 863 019	江西省	212 798	辽宁省	336 065
17	黑龙江省	1 534 221	陕西省	1 508 877	云南省	128 471	陕西省	256 660
18	重庆市	1 347 890	安徽省	1 347 618	陕西省	125 415	云南省	213 957
19	安徽省	1 334 617	重庆市	1 315 559	安徽省	113 810	安徽省	179 721
20	福建省	1 198 221	福建省	1 096 114	福建省	113 178	贵州省	177 879
21	贵州省	1 193 553	广西壮族自治区	961 555	广西壮族自治区	106 587	广西壮族自治区	176 919
22	广西壮族自治区	1 090 177	贵州省	917 745	贵州省	104 275	福建省	165 425
23	云南省	957 398	云南省	826 910	海南省	94 673	海南省	135 564
24	内蒙古自治区	863 881	内蒙古自治区	784 815	重庆市	73 870	重庆市	134 749
25	山西省	747 784	山西省	654 114	甘肃省	58 450	山西省	92 793
26	海南省	487 851	海南省	449 082	山西省	51 283	甘肃省	82 366
27	甘肃省	345 333	甘肃省	287 550	内蒙古自治区	48 532	内蒙古自治区	80 057
28	宁夏回族自治区	172 554	宁夏回族自治区	160 140	西藏自治区	13 603	西藏自治区	20 512
29	青海省	125 625	青海省	100 306	宁夏回族自治区	13 234	宁夏回族自治区	16 715
30	新疆维吾尔族自治区	66 560	新疆维吾尔族自治区	59 304	新疆维吾尔族自治区	7 614	新疆维吾尔族自治区	12 174
31	西藏自治区	57 959	西藏自治区	44 144	青海省	3 170	青海省	9 294

表2　2008年医药工业总产值(万元)

地区	企业数(个)	工业总产值构成								
		合计	化学药品原药	化学药品制剂	生物生化制品	医疗仪器设备及器械	卫生材料及医药用品	制药专用设备	中成药	中药饮片
北京市	328	3 390 566	41 018	1 462 822	396 540	779 647	25 566	51 556	406 800	226 617
天津市	159	2 118 716	557 706	840 087	158 431	163 146	35 582	13 007	345 367	5 390
河北省	170	3 497 516	1 600 461	1 035 603	68 884	81 347	45 089	–	617 726	48 406
山西省	98	747 784	269 764	289 033	40 916	2 095	22 392	–	114 099	9 485
内蒙古自治区	66	863 881	498 081	196 816	33 871	1 414	2 678	–	71 617	59 404
辽宁省	312	3 059 098	932 138	690 902	286 195	467 332	60 447	35 293	309 871	176 920
吉林省	219	4 007 883	127 413	483 713	1 113 599	127 851	208	–	2 114 421	40 678
黑龙江省	97	1 534 221	13 122	1 013 424	55 450	394	5 680	1 555	444 596	–
上海市	397	3 586 997	405 614	1 449 911	453 361	823 476	136 224	50 765	137 707	129 939

（续表）

地区	企业数（个）	工业总产值构成								
		合计	化学药品原药	化学药品制剂	生物生化制品	医疗仪器设备及器械	卫生材料及医药用品	制药专用设备	中成药	中药饮片
江苏省	895	10 086 990	1 950 723	4 349 540	811 913	1 497 916	563 553	83 309	727 333	102 703
浙江省	640	6 492 585	3 135 531	1 391 093	615 239	452 228	255 704	107 751	458 582	76 457
安徽省	222	1 334 617	225 191	365 716	94 407	71 714	40 272	–	163 492	373 825
福建省	118	1 198 221	232 072	320 715	135 681	176 563	39 910	6 542	263 908	22 830
江西省	241	3 036 335	333 203	828 253	46 690	317 715	168 775	1 600	1 255 856	84 243
山东省	658	11 331 311	3 179 080	2 045 072	1 758 902	846 546	1 370 202	25 609	1 531 244	574 656
河南省	340	4 750 215	915 428	1 217 439	782 571	266 850	255 115	1 054	920 219	391 539
湖北省	326	2 692 960	794 438	585 870	250 711	90 467	306 631	1 400	578 131	85 312
湖南省	228	2 405 885	481 378	371 564	188 238	111 497	168 709	120 078	815 622	148 799
广东省	508	6 188 948	454 045	2 065 572	506 020	1 434 896	369 093	10 038	1 061 218	288 066
广西壮族自治区	163	1 090 177	50 137	157 757	50 231	74 479	19 241	500	655 324	82 508
海南省	57	487 851	32 058	361 919	9 133	2	278	–	83 987	474
重庆市	101	1 347 890	293 337	362 510	33 071	51 523	3 523	8 231	552 756	42 939
四川省	395	4 361 555	962 171	1 011 832	272 501	414 711	171 879	10 389	1 027 641	590 431
贵州省	97	1 193 553	–	120 799	23 911	–	1 765	–	1 025 878	21 200
云南省	100	957 398	26 289	261 147	47 193	–	2 645	–	493 766	126 358
西藏自治区	8	57 959	–	–	–	–	–	–	57 959	–
陕西省	180	1 808 473	174 509	715 952	252 464	36 351	13 093	463	565 812	49 829
甘肃省	40	345 333	54 806	14 273	104 566	4 333	1 513	3 287	158 679	3 876
青海省	23	125 625	18 323	30 258	–	–	6 830	–	70 214	–
宁夏回族自治区	9	172 554	160 005	3 554	2 011	–	–	–	5 164	1 820
新疆维吾尔族自治区	20	66 560	1 708	18 586	6 756	–	–	–	15 771	23 739
全国合计	**7 215**	**84 339 657**	**17 819 749**	**24 061 732**	**8 699 456**	**8 294 493**	**4 092 597**	**532 427**	**17 050 760**	**3 788 443**

表 3　2008 年医药工业销售产值（万元）

地区	企业数（个）	销售产值构成								
		合计	化学药品原药	化学药品制剂	生物生化制品	医疗仪器设备及器械	卫生材料及医药用品	制药专用设备	中成药	中药饮片
北京市	328	3 129 109	39 020	1 325 328	345 500	729 519	23 941	50 150	384 650	231 001
天津市	159	2 050 877	555 554	801 094	147 829	160 262	36 262	12 730	331 380	5 766
河北省	170	3 325 694	1 494 080	999 637	66 911	81 058	44 847	–	591 840	47 321
山西省	98	642 762	226 759	232 582	37 231	2 217	21 199	–	113 504	9 267
内蒙古自治区	66	796 943	436 123	201 413	31 166	1 382	2 251	–	64 571	60 037
辽宁省	312	2 920 267	896 089	652 870	357 336	469 360	59 801	32 703	295 709	156 399
吉林省	219	3 764 284	113 246	458 867	1 036 674	125 508	208	–	1 988 457	41 324
黑龙江省	97	1 475 629	13 271	984 215	49 283	397	5 596	1 802	421 065	–
上海市	397	3 528 564	405 651	1 399 504	445 523	800 652	162 109	48 501	137 427	129 197
江苏省	895	9 671 092	1 896 301	4 090 947	809 503	1 459 884	547 441	78 896	689 428	98 692
浙江省	640	6 121 047	2 935 217	1 305 061	587 199	434 938	242 216	100 954	440 805	74 657
安徽省	222	1 244 886	216 462	334 916	83 360	66 825	39 464	–	153 115	350 744
福建省	118	1 117 680	189 754	305 363	132 640	173 190	37 287	6 399	245 917	27 130
江西省	241	2 961 922	315 603	807 828	46 988	314 117	160 391	1 310	1 231 583	84 092
山东省	658	10 955 102	3 061 989	1 990 755	1 732 821	824 843	1 347 386	23 265	1 414 850	559 193
河南省	340	4 695 331	883 286	1 176 045	806 015	259 894	248 461	1 044	930 782	389 804
湖北省	326	2 584 006	755 559	568 653	238 624	81 818	290 396	1 344	559 280	88 332
湖南省	228	2 351 971	475 051	360 013	181 103	110 797	162 998	117 747	796 783	147 479
广东省	508	5 738 057	404 101	1 838 421	439 334	1 385 102	359 791	9 696	1 021 058	280 554
广西壮族自治区	163	988 367	41 809	140 343	51 886	62 317	17 615	500	597 866	76 031
海南省	57	455 239	30 508	328 026	7 890	–	273	–	88 143	399

（续表）

地区	企业数（个）	销售产值构成								
		合计	化学药品原药	化学药品制剂	生物生化制品	医疗仪器设备及器械	卫生材料及医药用品	制药专用设备	中成药	中药饮片
重庆市	101	1 347 724	278 633	346 994	30 538	45 910	3 389	8 063	593 222	40 975
四川省	395	4 226 275	845 903	953 707	253 559	443 144	165 027	9 317	979 819	575 799
贵州省	97	1 047 072	–	100 522	21 154	–	1 765	–	902 766	20 865
云南省	100	867 395	19 675	250 909	36 781	–	2 670	–	473 359	84 001
西藏自治区	8	47 154	–	–	–	–	–	–	47 154	–
陕西省	180	1 668 945	141 760	694 437	231 045	35 330	11 271	337	506 168	48 597
甘肃省	40	311 326	52 381	11 914	89 892	3 770	1 387	2 469	144 647	4 866
青海省	23	119 439	18 597	28 461	–	–	7 263	–	65 118	–
宁夏回族自治区	9	155 838	144 741	3 243	1 770	–	–	–	4 784	1 300
新疆维吾尔族自治区	20	59 907	1 698	17 567	4 863	–	–	–	20 406	15 373
全国合计	**7 215**	**80 369 904**	**1 6888 821**	**22 709 648**	**8 304 418**	**8 072 234**	**4 002 705**	**507 227**	**16 235 656**	**3 649 195**

表 4　2008 年部分医药企业集团按资产总额、主营业务收入及利润总额排序

位次	企业名称		
	资产总额排序	主营业务收入排序	利润总额排序
1	上海医药集团有限公司	上海医药集团有限公司	天津市医药集团有限公司
2	天津市医药集团有限公司	广州医药集团有限公司	石药集团有限公司
3	华北制药集团有限责任公司	扬子江药业集团有限公司	中国生物技术集团公司
4	石药集团有限公司	天津市医药集团有限公司	浙江医药股份有限公司
5	广州医药集团有限公司	石药集团有限公司	扬子江药业集团有限公司
6	天津天士力集团有限公司	四川科伦实业集团有限公司	华北制药集团有限责任公司
7	中国生物技术集团公司	杭州华东医药集团公司	吉林敖东药业集团股份有限公司
8	上海复星医药（集团）股份有限公司	华北制药集团有限责任公司	浙江新和成股份有限公司
9	太极集团有限公司	天津天士力集团有限公司	上海复星医药（集团）股份有限公司
10	北京同仁堂（集团）有限责任公司	东北制药集团有限责任公司	威高集团有限公司
11	东北制药集团有限责任公司	太极集团有限公司	北京同仁堂（集团）有限责任公司
12	扬子江药业集团有限公司	威高集团有限公司	广州医药集团有限公司
13	健康元药业集团股份有限公司	北京同仁堂（集团）有限责任公司	三九医药股份有限公司
14	吉林敖东药业集团股份有限公司	北京双鹤药业（集团）股份有限公司	杭州华东医药集团公司
15	联邦制药国际控股有限公司	中国生物技术集团公司	鲁南制药集团股份有限公司
16	威高集团有限公司	三九医药股份有限公司	联邦制药国际控股有限公司
17	三九医药股份有限公司	上海复星医药（集团）股份有限公司	北京双鹤药业（集团）股份有限公司
18	江西江中制药集团有限公司	联邦制药国际控股有限公司	先声药业有限公司
19	杭州华东医药集团公司	浙江新和成股份有限公司	江苏正大天晴药业股份有限公司
20	鲁南制药集团股份有限公司	健康元药业集团股份有限公司	天津天士力集团有限公司
21	北京双鹤药业（集团）股份有限公司	利君集团有限责任公司	四川科伦实业集团有限公司
22	通用天方药业集团有限公司	浙江医药股份有限公司	东北制药集团有限责任公司
23	四川科伦实业集团有限公司	鲁南制药集团股份有限公司	上海医药集团有限公司
24	浙江新和成股份有限公司	丽珠医药集团股份有限公司	利君集团有限责任公司
25	浙江医药股份有限公司	通用天方药业集团有限公司	丽珠医药集团股份有限公司
26	利君集团有限责任公司	先声药业有限公司	江西江中制药集团有限公司
27	丽珠医药集团股份有限公司	江苏正大天晴药业股份有限公司	上海现代制药股份有限公司
28	先声药业有限公司	江西江中制药集团有限公司	马应龙药业集团股份有限公司
29	杭州民生药业集团公司	杭州民生药业集团公司	通用天方药业集团有限公司
30	马应龙药业集团股份有限公司	吉林敖东药业集团股份有限公司	杭州民生药业集团公司

表5　2008年化学药品工业主要经济指标排序(万元)

位次	地　区	工业总产值	地　区	主营业务收入	地　区	利润总额	地　区	利税总额
1	江苏省	6 300 263	江苏省	6 037 435	江苏省	884 919	江苏省	1 337 566
2	山东省	5 224 152	山东省	4 890 042	浙江省	515 079	浙江省	761 699
3	浙江省	4 526 624	浙江省	4 189 474	山东省	469 562	山东省	697 980
4	河北省	2 636 064	河北省	2 654 688	河北省	290 586	河北省	383 552
5	广东省	2 519 617	广东省	2 275 672	广东省	234 159	广东省	354 420
6	河南省	2 132 867	河南省	1 898 704	河南省	222 302	上海市	321 132
7	四川省	1 874 003	上海市	1 850 227	天津市	175 454	河南省	298 763
8	上海市	1 855 525	四川省	1 599 750	上海市	171 888	北京市	275 557
9	辽宁省	1 623 040	辽宁省	1 539 368	黑龙江省	148 325	天津市	262 179
10	北京市	1 503 840	天津市	1 499 669	北京市	145 988	四川省	262 049
11	天津市	1 397 793	北京市	1 413 361	湖北省	128 300	黑龙江省	246 653
12	湖北省	1 380 308	黑龙江省	1 386 329	四川省	124 432	湖北省	206 460
13	江西省	1 161 456	湖北省	1 259 213	辽宁省	109 388	辽宁省	161 510
14	黑龙江省	1 026 546	江西省	1 130 308	湖南省	95 389	陕西省	155 817
15	陕西省	890 461	湖南省	781 253	海南省	80 849	湖南省	149 408
16	湖南省	852 942	陕西省	779 597	江西省	76 947	江西省	144 651
17	内蒙古自治区	694 897	安徽省	679 278	陕西省	67 583	海南省	110 582
18	重庆市	655 847	内蒙古自治区	625 941	内蒙古自治区	45 257	安徽省	75 671
19	吉林省	611 126	重庆市	600 803	安徽省	43 828	重庆市	74 556
20	安徽省	590 907	福建省	483 425	重庆市	43 510	内蒙古自治区	66 467
21	山西省	558 797	山西省	470 975	福建省	41 049	山西省	60 529
22	福建省	552 787	海南省	363 641	山西省	38 421	福建省	56 129
23	海南省	393 977	吉林省	358 290	吉林省	25 140	吉林省	51 091
24	云南省	287 436	云南省	256 522	云南省	21 614	云南省	40 954
25	广西壮族自治区	207 894	广西壮族自治区	174 647	宁夏回族自治区	12 540	宁夏回族自治区	15 781
26	宁夏回族自治区	163 559	宁夏回族自治区	146 176	青海省	5 601	广西壮族自治区	8 930
27	贵州省	120 799	贵州省	96 872	贵州省	3 685	青海省	8 818
28	甘肃省	69 079	甘肃省	66 600	甘肃省	1 654	贵州省	7 870
29	青海省	48 581	青海省	48 443	广西壮族自治区	479	甘肃省	4 452
30	新疆维吾尔族自治区	20 294	新疆维吾尔族自治区	18 395	新疆维吾尔族自治区	141	新疆维吾尔族自治区	2 110
31	西藏自治区	-	西藏自治区	-	西藏自治区	-	西藏自治区	-

表6　2008年化学药品原药工业主要经济指标排序(万元)

位次	地　区	工业总产值	地　区	主营业务收入	地　区	利润总额	地　区	利税总额
1	山东省	3 179 080	山东省	3 086 999	浙江省	383 382	浙江省	539 786
2	浙江省	3 135 531	浙江省	2 867 847	山东省	236 496	山东省	358 319
3	江苏省	1 950 723	江苏省	1 935 188	河北省	168 136	江苏省	281 980
4	河北省	1 600 461	河北省	1 624 121	江苏省	166 916	河北省	219 249
5	辽宁省	932 138	辽宁省	909 288	河南省	78 200	四川省	115 527
6	河南省	915 428	四川省	807 839	湖南省	63 641	河南省	105 929
7	四川省	862 171	河南省	801 987	辽宁省	57 930	湖北省	95 321
8	湖北省	794 438	湖北省	752 568	天津市	56 806	湖南省	91 363
9	天津市	557 706	天津市	709 849	湖北省	56 038	辽宁省	86 709
10	内蒙古自治区	498 081	湖南省	455 508	广东省	52 383	天津市	82 304
11	湖南省	481 378	内蒙古自治区	440 726	四川省	31 219	广东省	73 028
12	广东省	454 045	上海市	409 918	内蒙古自治区	31 191	内蒙古自治区	46 569
13	上海市	405 614	广东省	404 140	江西省	25 979	江西省	44 855
14	江西省	333 203	江西省	315 227	重庆市	17 084	上海市	28 504
15	重庆市	293 337	安徽省	299 604	上海市	13 248	重庆市	26 471
16	山西省	269 764	重庆市	272 056	陕西省	12 612	安徽省	18 639

（续表）

位次	地区	工业总产值	地区	主营业务收入	地区	利润总额	地区	利税总额
17	福建省	232 072	山西省	229 743	宁夏回族自治区	12 119	陕西省	16 597
18	安徽省	225 191	福建省	189 560	山西省	9 883	宁夏回族自治区	15 074
19	陕西省	174 509	宁夏回族自治区	142 933	吉林省	9 223	山西省	14 224
20	宁夏回族自治区	160 005	陕西省	124 656	安徽省	8 356	吉林省	13 490
21	吉林省	127 413	吉林省	65 613	福建省	5 231	福建省	9 617
22	甘肃省	54 806	甘肃省	53 189	青海省	4 466	青海省	6 361
23	广西壮族自治区	50 137	北京市	42 590	海南省	4 235	海南省	6 096
24	北京市	41 018	广西壮族自治区	41 840	北京市	628	甘肃省	2 825
25	海南省	32 058	海南省	30 508	甘肃省	480	北京市	2 746
26	云南省	26 289	云南省	19 509	广西壮族自治区	-130	广西壮族自治区	916
27	青海省	18 323	青海省	19 094	新疆维吾尔族自治区	-185	新疆维吾尔族自治区	-144
28	黑龙江省	13 122	黑龙江省	16 230	云南省	-1 891	黑龙江省	-714
29	新疆维吾尔族自治区	1 708	新疆维吾尔族自治区	1 698	黑龙江省省	-2 454	云南省	-1 715
30	贵州省	-	贵州省	-	贵州省	-	贵州省	-
31	西藏自治区	-	西藏自治区	-	西藏自治区	-	西藏自治区	-

表7 2008年化学药品制剂工业主要经济指标排序（万元）

位次	地区	工业总产值	地区	主营业务收入	地区	利润总额	地区	利税总额
1	江苏省	4 349 540	江苏省	4 102 247	江苏省	718 003	江苏省	1 055 586
2	广东省	2 065 572	广东省	1 871 532	山东省	233 066	山东省	339 661
3	山东省	2 045 072	山东省	1 803 043	广东省	181 776	上海市	292 628
4	北京市	1 462 822	上海市	1 440 309	上海市	158 640	广东省	281 392
5	上海市	1 449 911	北京市	1 370 771	黑龙江省	150 779	北京市	272 811
6	浙江省	1 391 093	黑龙江省	1 370 099	北京市	145 360	黑龙江省	247 367
7	河南省	1 217 439	浙江省	1 321 627	河南省	144 102	浙江省	221 913
8	河北省	1 035 603	河南省	1 096 717	浙江省	131 697	河南省	192 834
9	黑龙江省	1 013 424	河北省	1 027 567	河北省	122 450	天津市	179 875
10	四川省	1 011 832	江西省	815 081	天津市	118 648	河北省	164 303
11	天津市	840 087	四川省	791 911	四川省	93 213	四川省	146 522
12	江西省	828 253	天津市	789 820	海南省	76 614	陕西省	139 220
13	陕西省	715 952	陕西省	654 941	湖北省	72 262	湖北省	111 139
14	辽宁省	690 902	辽宁省	630 080	陕西省	54 971	海南省	104 486
15	湖北省	585 870	湖北省	506 645	辽宁省	51 458	江西省	99 796
16	吉林省	483 713	安徽省	379 674	江西省	50 968	辽宁省	74 801
17	湖南省	371 564	海南省	333 133	福建省	35 818	湖南省	58 045
18	安徽省	365 716	重庆市	328 747	安徽省	35 472	安徽省	57 032
19	重庆市	362 510	湖南省	325 745	湖南省	31 748	重庆市	48 085
20	海南省	361 919	福建省	293 865	山西省	28 538	福建省	46 512
21	福建省	320 715	吉林省	292 677	重庆市	26 426	山西省	46 305
22	山西省	289 033	山西省	241 232	云南省	23 505	云南省	42 669
23	云南省	261 147	云南省	237 013	吉林省	15 917	吉林省	37 601
24	内蒙古自治区	196 816	内蒙古自治区	185 215	内蒙古自治区	14 066	内蒙古自治区	19 898
25	广西壮族自治区	157 757	广西壮族自治区	132 807	贵州省	3 685	广西壮族自治区	8 014
26	贵州省	120 799	贵州省	96 872	甘肃省	1 164	贵州省	7 870
27	青海省	30 258	青海省	29 349	青海省	1 135	青海省	2 457
28	新疆维吾尔族自治区	18 586	新疆维吾尔族自治区	16 697	广西壮族自治区	609	新疆维吾尔族自治区	2 254
29	甘肃省	14 273	甘肃省	13 411	宁夏回族自治区	421	甘肃省	1 627
30	宁夏回族自治区	3 554	宁夏回族自治区	3 243	新疆维吾尔族自治区	326	宁夏回族自治区	707
31	西藏自治区	-	西藏自治区	-17	西藏自治区	-	西藏自治区	-

表8　2008年中成药工业主要经济指标排序　（万元）

位次	地　区	工业总产值	地　区	主营业务收入	地　区	利润总额	地　区	利税总额
1	吉林省	2 114 421	吉林省	1 602 284	吉林省	201 554	吉林省	291 596
2	山东省	1 531 244	山东省	1 360 662	山东省	193 285	山东省	281 916
3	江西省	1 255 856	江西省	1 271 959	河北省	127 646	广东省	216 452
4	广东省	1 061 218	广东省	1 013 969	广东省	123 970	江西省	179 633
5	四川省	1 027 641	四川省	947 057	四川省	101 431	河北省	178 232
6	贵州省	1 025 878	江苏省	831 461	贵州省	90 145	四川省	176 581
7	河南省	920 219	河南省	809 293	广西壮族自治区	89 204	贵州省	156 979
8	湖南省	815 622	贵州省	778 703	江西省	87 047	湖南省	149 551
9	江苏省	717 333	湖南省	765 057	湖南省	81 746	广西壮族自治区	141 294
10	广西壮族自治区	655 324	广西壮族自治区	596 568	江苏省	75 345	江苏省	131 120
11	河北省	617 726	重庆市	580 851	云南省	66 671	云南省	116 055
12	湖北省	578 131	湖北省	575 681	浙江省	64 713	浙江省	115 622
13	陕西省	565 812	河北省	555 241	河南省	62 351	天津市	104 377
14	重庆市	552 756	天津市	526 760	天津市	58 482	河南省	100 180
15	云南省	493 766	浙江省	456 076	黑龙江省	57 834	北京市	90 551
16	浙江省	458 582	云南省	433 271	北京市	54 471	黑龙江省	88 816
17	黑龙江省	444 596	陕西省	424 840	福建省	42 960	福建省	68 598
18	北京市	406 800	黑龙江省	414 584	湖北省	37 720	湖北省	68 176
19	天津市	345 367	北京市	395 228	陕西省	34 553	陕西省	61 692
20	辽宁省	309 871	辽宁省	296 228	重庆市	23 594	重庆市	49 232
21	福建省	263 908	福建省	246 106	甘肃省	22 724	甘肃省	37 760
22	安徽省	163 492	安徽省	142 230	辽宁省	20 566	辽宁省	33 236
23	甘肃省	158 679	上海市	141 379	西藏自治区	13 603	海南省	23 620
24	上海市	137 707	甘肃省	124 321	海南省	13 300	上海市	23 123
25	山西省	114 099	山西省	114 956	安徽省	11 096	安徽省	21 953
26	海南省	83 987	海南省	76 807	上海市	10 302	山西省	20 843
27	内蒙古自治区	71 617	内蒙古自治区	63 077	山西省	7 031	西藏自治区	20 512
28	青海省	70 214	青海省	45 776	新疆维吾尔族自治区	6 686	新疆维吾尔族自治区	8 848
29	西藏自治区	57 959	西藏自治区	44 144	宁夏回族自治区	473	内蒙古自治区	2 661
30	新疆维吾尔族自治区	15 771	新疆维吾尔族自治区	20 409	内蒙古自治区	-1 146	宁夏回族自治区	523
31	宁夏回族自治区	5 164	宁夏回族自治区	10 927	青海省	-2 831	青海省	-454

表9　2008年中药饮片工业主要经济指标排序(万元)

位次	地　区	工业总产值	地　区	主营业务收入	地　区	利润总额	地　区	利税总额
1	四川省	590 431	山东省	556 569	安徽省	41 640	四川省	68 183
2	山东省	574 656	四川省	548 586	山东省	38 567	山东省	59 059
3	河南省	391 539	河南省	374 805	河南省	36 779	安徽省	51 491
4	安徽省	373 825	安徽省	356 354	四川省	33 577	河南省	47 408
5	广东省	288 066	广东省	267 972	云南省	28 857	云南省	42 820
6	北京市	226 617	北京市	232 024	北京市	17 729	北京市	27 037
7	辽宁省	176 920	上海市	169 119	辽宁省	11 784	广东省	24 308
8	湖南省	148 799	辽宁省	155 319	广东省	10 532	辽宁省	19 894
9	上海市	129 939	湖南省	146 173	湖南省	7 565	湖南省	15 418
10	云南省	126 358	云南省	98 469	湖北省	6 446	内蒙古自治区	10 362
11	江苏省	102 703	江苏省	98 406	广西壮族自治区	6 137	湖北省	9 771
12	湖北省	85 312	湖北省	93 480	江苏省	4 744	江苏省	9 757
13	江西省	84 243	江西省	83 483	江西省	4 631	广西壮族自治区	9 536
14	广西壮族自治区	82 508	浙江省	71 002	内蒙古自治区	4 333	江西省	7 912
15	浙江省	76 457	广西壮族自治区	66 966	上海市	4 246	上海市	6 548
16	内蒙古自治区	59 404	内蒙古自治区	60 193	浙江省	2 844	陕西省	5 181

（续表）

位次	地　区	工业总产值	地　区	主营业务收入	地　区	利润总额	地　区	利税总额
17	陕西省	49 829	陕西省	46 963	陕西省	2 288	浙江省	4 804
18	河北省	48 406	河北省	44 179	福建省	1 813	福建省	3 445
19	重庆市	42 939	重庆市	39 332	河北省	1 343	河北省	2 655
20	吉林省	40 678	吉林省	33 396	吉林省	1 206	吉林省	2 494
21	新疆维吾尔族自治区	23 739	福建省	27 264	贵州省	1 111	贵州省	2 175
22	福建省	22 830	贵州省	18 907	重庆市	412	重庆市	1 258
23	贵州省	21 200	新疆维吾尔族自治区	16 164	甘肃省	280	甘肃省	468
24	山西省	9 485	山西省	9 180	新疆维吾尔族自治区	234	新疆维吾尔族自治区	423
25	天津市	5 390	天津市	5 766	宁夏回族自治区	32	宁夏回族自治区	43
26	甘肃省	3 876	甘肃省	4 865	海南省	－12	山西省	12
27	宁夏回族自治区	1 820	宁夏回族自治区	1 279	山西省	－282	海南省	－3
28	海南省	474	海南省	399	天津市	－1 155	天津市	－915
29	黑龙省省	–	黑龙江省	–	黑龙江省	–	黑龙江省	–
30	青海省	–	青海省	–	青海省	–	青海省	–
31	西藏自治区	–	西藏自治区	–	西藏自治区	–	西藏自治区	–

表 10　2008 年生物生化制品工业主要经济指标排序（万元）

位次	地　区	工业总产值	地　区	主营业务收入	地　区	利润总额	地　区	利税总额
1	山东省	1 758 902	山东省	1 662 531	山东省	154 111	山东省	210 450
2	吉林省	1 113 599	吉林省	1 004 559	上海市	105 422	江苏省	152 745
3	江苏省	811 913	江苏省	800 274	江苏省	99 322	上海市	137 494
4	河南省	782 571	河南省	621 644	河南省	85 597	河南省	112 167
5	浙江省	615 239	浙江省	598 229	北京市	84 542	北京市	110 431
6	广东省	506 020	上海市	443 173	广东省	67 389	广东省	93 031
7	上海市	453 361	广东省	407 669	吉林省	56 056	浙江省	80 566
8	北京市	396 540	北京市	391 686	辽宁省	52 116	辽宁省	75 576
9	辽宁省	386 195	辽宁省	347 029	浙江省	51 976	吉林省	66 467
10	四川省	272 501	四川省	237 908	四川省	35 451	四川省	54 816
11	陕西省	252 464	湖北省	235 869	甘肃省	33 390	湖北省	38 902
12	湖北省	250 711	陕西省	214 665	湖北省	25 515	甘肃省	38 771
13	湖南省	188 238	湖南省	177 638	黑龙江省	22 164	湖南省	31 981
14	天津市	158 431	天津市	150 894	陕西省	20 954	陕西省	31 024
15	福建省	135 681	福建省	130 699	湖南省	17 710	黑龙江省	28 186
16	甘肃省	104 566	甘肃省	83 642	福建省	17 080	福建省	24 245
17	安徽省	94 407	安徽省	64 357	河北省	13 714	河北省	17 233
18	河北省	68 884	河北省	59 110	云南省	11 105	安徽省	17 049
19	黑龙江省	55 450	黑龙江省	54 576	贵州省	9 346	云南省	13 768
20	广西壮族自治区	50 231	广西壮族自治区	46 954	安徽省	8 619	贵州省	10 733
21	云南省	47 193	江西省	46 602	江西省	7 054	江西省	8 940
22	江西省	46 690	山西省	37 047	山西省	4 618	山西省	8 287
23	山西省	40 916	云南省	35 978	广西壮族自治区	3 108	天津市	7 935
24	内蒙古自治区	33 871	内蒙古自治区	32 035	天津市	2 209	广西壮族自治区	5 802
25	重庆市	33 071	重庆市	29 980	重庆市	1 418	重庆市	2 883
26	贵州省	23 911	贵州省	21 171	内蒙古自治区	681	海南省	1 371
27	海南省	9 133	海南省	7 724	海南省	598	内蒙古自治区	1 011
28	新疆维吾尔族自治区	6 756	新疆维吾尔族自治区	4 336	新疆维吾尔族自治区	553	新疆维吾尔族自治区	793
29	宁夏回族自治区	2 011	宁夏回族自治区	1 758	宁夏回族自治区	189	宁夏回族自治区	368
30	西藏自治区	–	西藏自治区	–	西藏自治区	–	西藏自治区	–
31	青海省	–	青海省	–	青海省	–	青海省	–

表 11　2008 年医疗仪器设备及器械工业主要经济指标排序(万元)

位次	地　区	工业总产值	地　区	主营业务收入	地　区	利润总额	地　区	利税总额
1	江苏省	1 497 916	江苏省	1 470 214	广东省	182 362	广东省	230 355
2	广东省	1 434 896	广东省	1 396 818	江苏省	141 752	江苏省	211 792
3	山东省	846 546	上海市	841 824	北京市	138 774	北京市	176 742
4	上海市	823 476	山东省	818 257	山东省	62 638	山东省	100 435
5	北京市	779 647	北京市	762 779	上海市	57 999	上海市	87 932
6	辽宁省	467 332	辽宁省	467 896	浙江省	54 574	浙江省	71 199
7	浙江省	452 228	浙江市	430 357	四川省	36 540	四川省	59 638
8	四川省	414 711	江西省	306 766	河南省	28 732	河南省	35 350
9	江西省	317 715	四川省	304 817	辽宁省	26 852	辽宁省	33 463
10	河南省	266 850	河南省	197 972	江西省	18 255	江西省	29 000
11	福建省	176 563	福建省	168 636	天津市	15 714	湖南省	23 431
12	天津市	163 146	天津市	164 915	福建省	9 387	天津市	21 946
13	吉林省	127 851	湖南省	107 676	吉林省	7 387	吉林省	15 243
14	湖南省	111 497	河北省	83 703	湖北省	6 541	福建省	11 453
15	湖北省	90 467	吉林省	82 772	湖南省	6 001	湖北省	11 196
16	河北省	81 347	湖北省	82 187	安徽省	5 827	安徽省	9 322
17	广西壮族自治区	74 479	安徽省	66 612	广西壮族自治区	5 148	广西壮族自治区	7 971
18	安徽省	71 714	广西壮族自治区	58 714	河北省	3 845	河北省	5 916
19	重庆市	51 523	重庆市	44 852	重庆市	3 751	重庆市	5 239
20	陕西省	36 351	陕西省	30 887	山西省	476	陕西省	2 842
21	甘肃省	4 333	甘肃省	4 323	甘肃省	265	山西省	492
22	山西省	2 095	山西省	2 398	陕西省	162	甘肃省	467
23	内蒙古自治区	1 414	内蒙古自治区	1 382	黑龙江省	7	黑龙江省	31
24	黑龙江省	394	黑龙江省	395	海南省	-12	内蒙古自治区	27
25	海南省	2	海南省	19	内蒙古自治区	-34	海南省	-8
26	贵州省	-	贵州省	-	贵州省	-	贵州省	-
27	云南省	-	云南省	-	云南省	-	云南省	-
28	西藏自治区	-	西藏自治区	-	西藏自治区	-	西藏自治区	-
29	青海省	-	青海省	-	青海省	-	青海省	-
30	宁夏回族自治区	-	宁夏回族自治区	-	宁夏回族自治区	-	宁夏回族自治区	-
31	新疆维吾尔族自治区	-	新疆维吾尔族自治区	-	新疆维吾尔族自治区	-	新疆维吾尔族自治区	-

表 12　2008 年卫生材料及医药用品工业主要经济指标排序(万元)

位次	地　区	工业总产值	地　区	主营业务收入	地　区	利润总额	地　区	利税总额
1	山东省	1 370 202	山东省	1 360 628	山东省	149 573	山东省	196 944
2	江苏省	563 553	江苏省	551 267	广东省	39 225	广东省	53 513
3	广东市	369 093	广东省	350 862	江苏省	28 532	江苏省	50 760
4	湖北省	306 631	湖北省	274 495	江西省	18 832	湖北省	41 069
5	浙江省	255 704	浙江省	242 669	河南省	18 832	河南省	28 079
6	河南省	255 115	河南省	226 998	湖北省	18 202	江西省	24 909
7	四川省	171 879	江西省	162 023	四川省	12 975	四川省	24 172
8	江西省	168 775	湖南省	157 055	上海市	10 890	浙江省	20 571
9	湖南省	168 709	四川省	151 677	浙江省	8 882	上海市	18 497
10	上海市	136 224	上海市	132 890	湖南省	7 915	湖南省	14 730
11	辽宁省	60 447	辽宁省	59 667	辽宁省	5 293	辽宁省	7 928
12	河北省	45 089	河北省	44 847	河北省	3 733	河北省	5 442
13	安徽省	40 272	安徽省	38 787	安徽省	2 800	安徽省	4 235
14	福建省	39 910	天津市	37 071	广西壮族自治区	2 512	广西壮族自治区	3 379
15	天津市	35 582	福建省	33 585	天津市	2 254	天津市	2 983
16	北京市	25 566	北京市	25 837	山西省	1 029	山西省	2 630

（续表）

位次	地 区	工业总产值	地 区	主营业务收入	地 区	利润总额	地 区	利税总额
17	山西省	22 392	山西省	19 558	北京市	1 005	北京市	2 415
18	广西壮族自治区	19 241	广西壮族自治区	17 206	福建省	870	福建省	1 391
19	陕西省	13 093	陕西省	11 490	青海省	400	青海省	930
20	青海省	6 830	青海省	6 087	陕西省	257	黑龙江省	612
21	黑龙江省省	5 680	黑龙江省	5 333	云南省	224	陕西省	467
22	重庆市	3 523	重庆市	3 263	黑龙江省	79	云南省	360
23	内蒙古自治区	2 678	云南省	2 670	重庆市	21	贵州省	122
24	云南省	2 645	内蒙古自治区	2 187	吉林省	14	重庆市	108
25	贵州省	1 765	贵州省	2 092	贵州省	-12	甘肃省	28
26	甘肃省	1 513	甘肃省	1 344	海南省	-50	吉林省	17
27	海南省	278	海南省	492	甘肃省	-73	海南省	2
28	吉林省	208	吉林省	208	内蒙古自治区	-559	内蒙古自治区	-471
29	西藏自治区	-	西藏自治区	-	西藏自治区	-	西藏自治区	-
30	宁夏回族自治区	-	宁夏回族自治区	-	宁夏回族自治区	-	宁夏回族自治区	-
31	新疆维吾尔族自治区	-	新疆维吾尔族自治区	-	新疆维吾尔族自治区	-	新疆维吾尔族自治区	-

表 13　2008 年制药专用设备工业主要经济指标排序（万元）

位次	地 区	工业总产值	地 区	主营业务收入	地 区	利润总额	地 区	利税总额
1	湖南省	120 078	湖南省	115 078	湖南省	12 655	湖南省	19 326
2	浙江省	107 751	浙江省	100 901	浙江省	7 633	浙江省	12 617
3	江苏省	83 309	江苏省	78 468	北京市	3 493	江苏省	7 020
4	北京市	51 556	北京市	48 786	江苏省	3 330	北京市	5 851
5	上海市	50 765	上海市	48 118	辽宁省	2 761	辽宁省	4 458
6	辽宁省	35 293	辽宁省	29 974	山东省	2 640	上海市	4 440
7	山东省	25 609	山东省	20 742	上海市	2 287	山东省	2 893
8	天津市	13 007	重庆市	16 478	重庆市	1 164	重庆市	1 473
9	四川省	10 389	天津市	14 856	四川省	631	四川省	866
10	广东省	10 038	广东省	9 459	甘肃省	210	广东省	422
11	重庆市	8 231	四川省	6 690	天津市	144	甘肃省	420
12	福建省	6 542	福建省	6 399	黑龙江省	111	天津市	360
13	甘肃省	3 287	甘肃省	2 455	广东省	105	黑龙江省	291
14	江西省	1 600	黑龙江省	1 802	湖北省	66	江西省	270
15	黑龙江省	1 555	江西省	1 572	河南省	63	福建省	164
16	湖北省	1 400	湖北省	1 330	江西省	32	河南省	107
17	河南省	1 054	河南省	1 044	福建省	19	湖北省	83
18	广西壮族自治区	500	广西壮族自治区	500	广西壮族自治区	-1	广西壮族自治区	7
19	陕西省	463	陕西省	435	陕西省	-382	陕西省	-363
20	河北省	-	河北省	-	河北省	-	河北省	-
21	山西省	-	山西省	-	山西省	-	山西省	-
22	内蒙古自治区	-	内蒙古自治区	-	内蒙古自治区	-	内蒙古自治区	-
23	吉林省	-	吉林省	-	吉林省	-	吉林省	-
24	安徽省	-	安徽省	-	安徽省	-	安徽省	-
25	海南省	-	海南省	-	海南省	-	海南省	-
26	贵州省	-	贵州省	-	贵州省	-	贵州省	-
27	云南省	-	云南省	-	云南省	-	云南省	-
28	西藏自治区	-	西藏自治区	-	西藏自治区	-	西藏自治区	-
29	青海省	-	青海省	-	青海省	-	青海省	-
30	宁夏回族自治区	-	宁夏回族自治区	-	宁夏回族自治区	-	宁夏回族自治区	-
31	新疆维吾尔族自治区	-	新疆维吾尔族自治区	-	新疆维吾尔族自治区	-	新疆维吾尔族自治区	-

表 14　2008 年医药商业主要经济指标排序(万元)

位次	地　区	商品销售收入净额	地　区	资产总额	地　区	利润总额	地　区	利税总额
1	上海市	5 101 271	上海市	2 336 180	北京市	107 097	上海市	211 113
2	北京市	3 858 011	北京市	1 885 852	上海市	97 527	北京市	168 714
3	浙江省	3 758 051	浙江省	1 669 273	浙江省	57 312	浙江省	102 059
4	江苏省	3 354 218	江苏省	1 344 943	海南省	43 208	江苏省	72 906
5	广东省	2 368 022	广东省	1 103 488	江苏省	40 563	海南省	63 202
6	湖北省	1 759 970	湖北省	1 084 580	广东省	22 867	广东省	46 018
7	安徽省	1 681 638	辽宁省	655 064	天津市	17 801	天津市	27 859
8	湖南省	1 203 278	安徽省	600 789	辽宁省	12 266	辽宁省	24 457
9	天津市	1 067 067	山东省	600 212	新疆维吾尔族自治区	10 737	重庆市	21 823
10	重庆市	1 022 806	云南省	545 712	福建省	10 548	福建省	19 805
11	山东省	957 265	福建省	537 193	重庆市	8 538	湖南省	19 239
12	辽宁省	848 328	湖南省	523 020	湖南省	6 903	黑龙江省	16 976
13	福建省	906 869	重庆市	499 227	安徽省	5 555	新疆维吾尔族自治区	14 567
14	河北省	862 032	海南省	497 496	黑龙江省	5 027	安徽省	11 161
15	海南省	723 018	天津市	431 753	吉林省	3 277	吉林省	7 458
16	云南省	543 226	吉林省	322 511	江西省	1 121	山西省	5 466
17	广西壮族自治区	450 916	河北省	322 268	贵州省	-28	江西省	5 462
18	四川省	433 140	黑龙江省	255 337	宁夏回族自治区	-177	贵州省	4 633
19	黑龙江省	426 060	河南省	251 724	青海省	-242	云南省	2 949
20	江西省	412 986	贵州省	237 020	云南省	-490	湖北省	2 848
21	吉林省	404 354	广西壮族自治区	190 400	山西省	-820	河南省	1 537
22	河南省	288 826	陕西省	172 023	甘肃省	-852	四川省	1 247
23	新疆维吾尔族自治区	356 298	江西省	170 246	四川省	-1 625	宁夏回族自治区	1 010
24	陕西省	309 081	新疆维吾尔族自治区	160 639	内蒙古自治区	-2 561	青海省	376
25	贵州省	288 306	四川省	158 700	河南省	-3 409	甘肃省	337
26	甘肃省	168 386	山西省	101 031	陕西省	-3 677	内蒙古自治区	-348
27	山西省	147 637	甘肃省	88 792	广西壮族自治区	-4 070	广西壮族自治区	-729
28	内蒙古自治区	90 458	内蒙古自治区	77 727	山东省	-9 605	山东省	-1 587
29	宁夏回族自治区	67 032	宁夏回族自治区	38 780	湖北省	-9 934	陕西省	-3 436
30	青海省	50 846	青海省	36 589	河北省	-11 025	河北省	-3 510

表15　2008年全部工业企业法人单位资产总额100强

位次	企业名称	位次	企业名称
1	华北制药集团有限责任公司	51	联邦制药(内蒙古)有限公司
2	哈药集团有限公司	52	北京同仁堂科技发展股份有限公司
3	天津金耀集团有限公司	53	利君制药
4	石药集团有限公司	54	上海雷允上药业有限公司
5	天津天士力集团有限公司	55	东港工贸集团有限公司
6	上海复星医药(集团)股份有限公司	56	江中药业股份有限公司
7	太极集团有限公司	57	浙江康恩贝制药股份有限公司
8	东北制药集团有限责任公司	58	神威药业有限公司
9	扬子江药业集团有限公司	59	江苏豪森药业股份有限公司
10	长春大成集团	60	江西济民可信集团有限公司
11	健康元药业集团股份有限公司	61	九芝堂股份有限公司
12	吉林敖东药业集团股份有限公司	62	联邦制药成都有限公司
13	威高集团有限公司	63	浙江华海药业股份有限公司
14	三九医药股份有限公司	64	兰州生物制品研究所
15	浙江海正集团有限公司	65	金花企业(集团)股份有限公司
16	修正药业集团	66	山西亚宝药业集团股份有限公司
17	鲁南制药集团股份有限公司	67	双鸽集团有限公司
18	西安东盛集团有限公司	68	山东淄博山川医用器材有限公司
19	北京双鹤药业股份有限公司	69	横店集团康裕药业有限公司
20	广州白云山制药股份有限公司	70	杭州赛诺菲圣德拉堡民生制药有限公司
21	辅仁药业集团有限公司	71	新乡市华兰生物工程有限公司
22	成都地奥集团	72	菏泽睿鹰制药集团有限公司
23	浙江新和成股份有限公司	73	上海医药(集团)信谊制药总厂
24	浙江医药股份有限公司	74	山东新华医械集团
25	丽珠医药集团股份有限公司	75	桂林三金集团股份有限公司
26	河南天方药业股份有限公司	76	山东绿叶制药有限公司
27	辉瑞制药有限公司	77	安徽丰原药业股份有限公司
28	先声药业有限公司	78	马应龙药业集团股份有限公司
29	珠海联邦制药股份有限公司	79	山东寿光富康制药有限公司
30	山东鲁抗医药股份有限公司	80	帝斯曼维生素(上海)有限公司
31	北京同仁堂股份有限公司	81	江苏正大天晴药业股份有限公司
32	武汉人福高科技产业股份有限公司	82	武汉健民药业集团股份有限公司
33	齐鲁制药有限公司	83	安丘市鲁安药业有限公司
34	山东新华医药集团有限责任公司	84	上海生物制品研究所
35	宁夏启元药业有限公司	85	山东福田药业有限公司
36	瑞阳制药有限公司	86	宜都东阳光生化制药有限公司
37	华润东阿阿胶有限公司	87	北京紫竹药业有限公司
38	江苏恒瑞医药股份有限公司	88	杭州民生药业集团有限公司
39	山东药用玻璃股份有限公司	89	西南药业股份有限公司
40	通化东宝实业集团股份有限公司	90	浙江仙琚制药股份有限公司
41	四川科伦药业股份有限公司	91	江苏联环药业集团有限公司
42	浙江升华拜克生物股份有限公司	92	山西威奇达药业有限公司
43	西安杨森制药有限公司	93	中美天津史克制药有限公司
44	上海新先锋药业有限公司	94	青岛黄海制药有限责任公司
45	浙江尖峰药业有限公司	95	沈阳抗生素厂
46	汇仁集团有限公司	96	成都恩威投资集团公司
47	福建省福抗药业股份有限公司	97	北京万东医疗装备股份有限公司
48	上海新亚药业有限公司	98	中美上海施贵宝制药有限公司
49	上海罗氏制药有限公司	99	河南羚锐制药股份有限公司
50	仁和(集团)发展有限公司	100	甘肃奇正实业(集团)有限公司

表 16　2008 年全部工业企业法人单位主营业务收入 100 强

位次	企业名称	位次	企业名称
1	扬子江药业集团有限公司	51	中美天津史克制药有限公司
2	哈药集团有限公司	52	成都地奥集团
3	石药集团有限公司	53	山东淄博山川医用器材有限公司
4	长春大成集团	54	东港工贸集团有限公司
5	修正药业集团	55	安徽丰原药业股份有限公司
6	华北制药集团有限责任公司	56	江苏豪森药业股份有限公司
7	天津天士力集团有限公司	57	欧姆龙(大连)有限公司
8	东北制药集团有限责任公司	58	浙江尖峰药业有限公司
9	太极集团有限公司	59	北京同仁堂股份有限公司
10	威高集团有限公司	60	双鸽集团有限公司
11	天津金耀集团有限公司	61	广州王老吉药业股份有限公司
12	北京双鹤药业股份有限公司	62	神威药业有限公司
13	三九医药股份有限公司	63	华瑞制药有限公司
14	汇仁集团有限公司	64	山东罗欣集团有限公司
15	西安杨森制药有限公司	65	帝斯曼维生素(上海)有限公司
16	上海复星医药(集团)股份有限公司	66	北京同仁堂科技发展股份有限公司
17	浙江海正集团有限公司	67	山西威奇达药业有限公司
18	广州白云山制药股份有限公司	68	复盛实业(上海)有限公司
19	江西济民可信集团有限公司	69	九芝堂股份有限公司
20	珠海联邦制药股份有限公司	70	浙江康恩贝制药股份有限公司
21	浙江新和成股份有限公司	71	上海新亚药业有限公司
22	西安东盛集团有限公司	72	宁夏启元药业有限公司
23	健康元药业集团股份有限公司	73	福建省福抗药业股份有限公司
24	辅仁药业集团有限公司	74	山东鲁抗辰欣药业有限公司
25	上海罗氏制药有限公司	75	杭州中美华东制药有限公司
26	浙江升华拜克生物股份有限公司	76	武汉人福高科技产业股份有限公司
27	辉瑞制药有限公司	77	山东绿叶制药有限公司
28	瑞阳制药有限公司	78	安丘市鲁安药业有限公司
29	山东药用玻璃股份有限公司	79	桂林三金集团股份有限公司
30	江苏恒瑞医药股份有限公司	80	横店集团康裕药业有限公司
31	上海雷允上药业有限公司	81	正大青春宝药业有限公司
32	山东新华医药集团有限责任公司	82	江苏恩华药业股份有限公司
33	仁和(集团)发展有限公司	83	菏泽睿鹰制药集团有限公司
34	浙江医药股份有限公司	84	吉林敖东药业集团股份有限公司
35	鲁南制药集团股份有限公司	85	浙江昂利康制药有限公司
36	杭州赛诺菲圣德拉堡民生制药有限公司	86	北京费森尤斯卡比医药有限公司
37	丽珠医药集团股份有限公司	87	江苏联环药业集团有限公司
38	杭州默沙东制药有限公司	88	锐珂(上海)医疗器材有限公司
39	中美上海施贵宝制药有限公司	89	黑龙江葵花药业股份有限公司
40	利君制药	90	武汉健民药业集团股份有限公司
41	河南天方药业股份有限公司	91	上海现代制药股份有限公司
42	华润东阿阿胶有限公司	92	湖南泰尔制药股份有限公司
43	北京诺华制药有限公司	93	悦康药业集团有限公司
44	先声药业有限公司	94	马应龙药业集团股份有限公司
45	山东鲁抗医药股份有限公司	95	杭州民生药业集团有限公司
46	江苏正大天晴药业股份有限公司	96	黑龙江省珍宝岛制药有限公司
47	山东寿光富康制药有限公司	97	联邦制药成都有限公司
48	齐鲁制药有限公司	98	江苏亚邦药业集团股份有限公司
49	四川科伦药业股份有限公司	99	深圳致君制药有限公司
50	江中药业股份有限公司	100	北京同仁堂健康药业股份股份有限公司

表 17　2008 年全部工业企业法人单位利润总额 100 强

位次	企业名称	位次	企业名称
1	哈药集团有限公司	51	瑞阳制药有限公司
2	石药集团有限公司	52	乐普(北京)医疗器械股份有限公司
3	浙江医药股份有限公司	53	山东罗欣集团有限公司
4	扬子江药业集团有限公司	54	山东寿光富康制药有限公司
5	华北制药集团有限责任公司	55	杭州默沙东制药有限公司
6	吉林敖东药业集团股份有限公司	56	广州白云山制药股份有限公司
7	浙江新和成股份有限公司	57	北京同仁堂科技发展股份有限公司
8	上海复星医药(集团)股份有限公司	58	辽宁成大生物股份有限公司
9	威高集团有限公司	59	齐鲁天和惠世制药有限公司
10	杭州赛诺菲圣德拉堡民生制药有限公司	60	黑龙江葵花药业股份有限公司
11	三九医药股份有限公司	61	北京紫竹药业有限公司
12	天津金耀集团有限公司	62	广州王老吉药业股份有限公司
13	神威药业有限公司	63	北京双鹭药业股份有限公司
14	齐鲁制药有限公司	64	仁和(集团)发展有限公司
15	鲁南制药集团股份有限公司	65	牡丹江市友搏药业有限责任公司
16	帝斯曼维生素(上海)有限公司	66	江中药业股份有限公司
17	北京双鹤药业股份有限公司	67	漳州片仔癀药业股份有限公司
18	江苏恒瑞医药股份有限公司	68	泰尔茂医疗产品(杭州)有限公司
19	修正药业集团	69	山东淄博山川医用器材有限公司
20	上海罗氏制药有限公司	70	利君制药
21	先声药业有限公司	71	上海生物制品研究所
22	江苏正大天晴药业股份有限公司	72	株洲千金药业股份有限公司
23	中美天津史克制药有限公司	73	长春祈健生物制品有限公司
24	山东药用玻璃股份有限公司	74	长春大成集团
25	江西济民可信集团有限公司	75	上海科华生物工程股份有限公司
26	天津天士力集团有限公司	76	山东绿叶制药有限公司
27	珠海联邦制药股份有限公司	77	四川升和制药有限公司
28	北京泰德制药有限公司	78	常州制药厂有限公司
29	西安杨森制药有限公司	79	辽宁诺康生物制药有限责任公司
30	江苏豪森药业股份有限公司	80	北京科兴生物制品有限公司
31	辅仁药业集团有限公司	81	湖州数康生物科技有限公司
32	兰州生物制品研究所	82	北京同仁堂健康药业股份有限公司
33	东北制药集团有限责任公司	83	广州百特医疗用品有限公司
34	中美上海施贵宝制药有限公司	84	甘肃奇正实业(集团)有限公司
35	桂林三金集团股份有限公司	85	安斯泰来制药(中国)有限公司
36	华润东阿阿胶有限公司	86	山东步长药业有限公司
37	华瑞制药有限公司	87	太阳石(唐山)药业有限公司
38	浙江海正集团有限公司	88	北京天坛生物制品股份有限公司
39	成都地奥集团	89	长春长生生物科技股份有限公司
40	正大青春宝药业有限公司	90	山东鲁抗辰欣药业有限公司
41	青岛黄海制药有限责任公司	91	上海医药(集团)信谊制药总厂
42	辉瑞制药有限公司	92	上海莱士血制品有限公司
43	北京同仁堂股份有限公司	93	成都康弘药业集团
44	杭州中美华东制药有限公司	94	东港工贸集团有限公司
45	中国生物技术集团公司武汉生物制品研究所	95	深圳信立泰药业股份有限公司
46	新乡市华兰生物工程有限公司	96	海南养生堂有限公司
47	浙江升华拜克生物股份有限公司	97	山东达因海洋生物制药股份有限公司
48	吉林省吴太感康药业有限公司	98	潜江永安药业股份有限公司
49	四川科伦药业股份有限公司	99	武汉人福高科技产业股份有限公司
50	九芝堂股份有限公司	100	通用电气药业(上海)有限公司

表 18　2008 年化学药品工业企业法人单位资产总额 100 强

位次	企业名称	位次	企业名称
1	华北制药集团有限责任公司	51	帝斯曼维生素(上海)有限公司
2	哈药集团有限公司	52	江苏正大天晴药业股份有限公司
3	天津金耀集团有限公司	53	安丘市鲁安药业有限公司
4	石药集团有限公司	54	山东福田药业有限公司
5	上海复星医药(集团)股份有限公司	55	北京紫竹药业有限公司
6	东北制药集团有限责任公司	56	杭州民生药业集团有限公司
7	扬子江药业集团有限公司	57	西南药业股份有限公司
8	健康元药业集团股份有限公司	58	浙江仙琚制药股份有限公司
9	浙江海正集团有限公司	59	江苏联环药业集团有限公司
10	鲁南制药集团股份有限公司	60	山西威奇达药业有限公司
11	西安东盛集团有限公司	61	中美天津史克制药有限公司
12	北京双鹤药业股份有限公司	62	青岛黄海制药有限责任公司
13	广州白云山制药股份有限公司	63	沈阳抗生素厂
14	辅仁药业集团有限公司	64	中美上海施贵宝制药有限公司
15	浙江新和成股份有限公司	65	浙江海翔药业股份有限公司
16	浙江医药股份有限公司	66	上海现代制药股份有限公司
17	丽珠医药集团股份有限公司	67	辽宁诺康生物制药有限责任公司
18	河南天方药业股份有限公司	68	浙江京新药业股份有限公司
19	辉瑞制药有限公司	69	北京诺华制药有限公司
20	先声药业有限公司	70	江苏吴中医药集团有限公司
21	珠海联邦制药股份有限公司	71	杭州默沙东制药有限公司
22	山东鲁抗医药股份有限公司	72	西南合成制药股份有限公司
23	武汉人福高科技产业股份有限公司	73	山东罗欣集团有限公司
24	齐鲁制药有限公司	74	上海莱士血制品有限公司
25	山东新华医药集团有限责任公司	75	浙江中贝九洲集团有限公司
26	宁夏启元药业有限公司	76	吉林省吴太感康药业有限公司
27	瑞阳制药有限公司	77	横店集团家园化工有限公司
28	江苏恒瑞医药股份有限公司	78	阿拉宾度(大同)生物制药有限公司
29	四川科伦药业股份有限公司	79	深圳致君制药有限公司
30	西安杨森制药有限公司	80	江苏恩华药业股份有限公司
31	上海新先锋药业有限公司	81	四川维奥制药有限公司
32	浙江尖峰药业有限公司	82	上海三维制药有限公司
33	福建省福抗药业股份有限公司	83	浙江普洛得邦化学有限公司
34	上海新亚药业有限公司	84	维康医药集团沈阳延风有限公司
35	上海罗氏制药有限公司	85	悦康药业集团有限公司
36	联邦制药(内蒙古)有限公司	86	上海医药(集团)有限公司华联制药厂
37	利君制药	87	山东齐都药业有限公司
38	东港工贸集团有限公司	88	福建三爱药业有限公司
39	江苏豪森药业股份有限公司	89	浙江海力生制药有限公司
40	联邦制药成都有限公司	90	赢创绿源(大连)药业有限公司
41	浙江华海药业股份有限公司	91	宜昌长江药业有限公司
42	山西亚宝药业集团股份有限公司	92	江苏亚邦药业集团股份有限公司
43	双鸽集团有限公司	93	齐鲁安替制药有限公司
44	横店集团康裕药业有限公司	94	安斯泰来制药(中国)有限公司
45	杭州赛诺菲圣德拉堡民生制药有限公司	95	杭州中美华东制药有限公司
46	菏泽睿鹰制药集团有限公司	96	通用电气药业(上海)有限公司
47	上海医药(集团)信谊制药总厂	97	北京华素制药股份有限公司
48	山绿叶制药有限公司	98	北京泰德制药有限公司
49	安徽丰原药业股份有限公司	99	北京费森尤斯卡比医药有限公司
50	山东寿光富康制药有限公司	100	潜江制药

表19　2008年化学药品工业企业法人单位主营业务收入100强

位次	企业名称	位次	企业名称
1	扬子江药业集团有限公司	51	杭州中美华东制药有限公司
2	哈药集团有限公司	52	武汉人福高科技产业股份有限公司
3	石药集团有限公司	53	山东绿叶制药有限公司
4	华北制药集团有限责任公司	54	安丘市鲁安药业有限公司
5	东北制药集团有限责任公司	55	横店集团康裕药业有限公司
6	天津金耀集团有限公司	56	江苏恩华药业股份有限公司
7	北京双鹤药业股份有限公司	57	菏泽睿鹰制药集团有限公司
8	西安杨森制药有限公司	58	浙江昂利康制药有限公司
9	上海复星医药(集团)股份有限公司	59	北京费森尤斯卡比医药有限公司
10	浙江海正集团有限公司	60	江苏联环药业集团有限公司
11	广州白云山制药股份有限公司	61	上海现代制药股份有限公司
12	珠海联邦制药股份有限公司	62	悦康药业集团有限公司
13	浙江新和成股份有限公司	63	杭州民生药业集团有限公司
14	西安东盛集团有限公司	64	联邦制药成都有限公司
15	健康元药业集团股份有限公司	65	江苏亚邦药业集团股份有限公司
16	辅仁药业集团有限公司	66	深圳致君制药有限公司
17	上海罗氏制药有限公司	67	浙江海翔药业股份有限公司
18	辉瑞制药有限公司	68	重庆天圣制药有限公司
19	瑞阳制药有限公司	69	北京紫竹药业有限公司
20	江苏恒瑞医药股份有限公司	70	上海新先锋药业有限公司
21	山东新华医药集团有限责任公司	71	浙江仙琚制药股份有限公司
22	浙江医药股份有限公司	72	浙江华海药业股份有限公司
23	鲁南制药集团股份有限公司	73	安斯泰来制药(中国)有限公司
24	杭州赛诺菲圣德拉堡民生制药有限公司	74	宜昌长江药业有限公司
25	丽珠医药集团股份有限公司	75	齐鲁安替制药有限公司
26	杭州默沙东制药有限公司	76	辽宁诺康生物制药有限责任公司
27	中美上海施贵宝制药有限公司	77	北京泰德制药有限公司
28	利君制药	78	山东福田药业有限公司
29	河南天方药业股份有限公司	79	横店集团家园化工有限公司
30	北京诺华制药有限公司	80	江苏奥赛康药业有限公司
31	先声药业有限公司	81	西南药业股份有限公司
32	山东鲁抗医药股份有限公司	82	太阳石(唐山)药业有限公司
33	江苏正大天晴药业股份有限公司	83	浙江中贝九洲集团有限公司
34	山东寿光富康制药有限公司	84	浙江海力生制药有限公司
35	齐鲁制药有限公司	85	山东天力药业有限公司
36	四川科伦药业股份有限公司	86	山东潍坊盛泰药业有限公司
37	中美天津史克制药有限公司	87	广州百特医疗用品有限公司
38	东港工贸集团有限公司	88	西南合成制药股份有限公司
39	安徽丰原药业股份有限公司	89	常州四药制药有限公司
40	江苏豪森药业股份有限公司	90	上海百特医疗用品有限公司
41	浙江尖峰药业有限公司	91	浙江普洛得邦化学有限公司
42	双鸽集团有限公司	92	深圳信立泰药业股份有限公司
43	华瑞制药有限公司	93	上海强生制药有限公司
44	山东罗欣集团有限公司	94	重庆华邦制药有限公司
45	帝斯曼维生素(上海)有限公司	95	浙江京新药业股份有限公司
46	山西威奇达药业有限公司	96	迪沙药业集团有限公司
47	上海新亚药业有限公司	97	齐鲁天和惠世制药有限公司
48	宁夏启元药业有限公司	98	青岛黄海制药有限责任公司
49	福建省福抗药业股份有限公司	99	山东齐都药业有限公司
50	山东鲁抗辰欣药业有限公司	100	上海医药(集团)信谊制药总厂

表20　2008年化学药品工业企业法人单位利润总额100强

位次	企业名称	位次	企业名称
1	哈药集团有限公司	51	深圳信立泰药业股份有限公司
2	石药集团有限公司	52	山东达因海洋生物制药股份有限公司
3	浙江医药股份有限公司	53	潜江永安药业股份有限公司
4	扬子江药业集团有限公司	54	武汉人福高科技产业股份有限公司
5	华北制药集团有限责任公司	55	通用电气药业(上海)有限公司
6	浙江新和成股份有限公司	56	海南亚洲制药有限公司
7	上海复星医药(集团)股份有限公司	57	巴斯夫维生素有限公司
8	杭州赛诺菲圣德拉堡民生制药有限公司	58	福建三爱药业有限公司
9	天津金耀集团有限公司	59	宜昌长江药业有限公司
10	齐鲁制药有限公司	60	丽珠医药集团股份有限公司
11	鲁南制药集团股份有限公司	61	横店集团康裕药业有限公司
12	帝斯曼维生素(上海)有限公司	62	北京费森尤斯卡比医药有限公司
13	北京双鹤药业股份有限公司	63	深圳致君制药有限公司
14	江苏恒瑞医药股份有限公司	64	上海百特医疗用品有限公司
15	上海罗氏制药有限公司	65	杭州民生药业集团有限公司
16	先声药业有限公司	66	宁夏启元药业有限公司
17	江苏正大天晴药业股份有限公司	67	上海现代制药股份有限公司
18	中美天津史克制药有限公司	68	浙江仙琚制药股份有限公司
19	珠海联邦制药股份有限公司	69	中美合资山西普德药业有限公司
20	北京泰德制药有限公司	70	四川维奥制药有限公司
21	西安杨森制药有限公司	71	重庆华邦制药有限公司
22	江苏豪森药业股份有限公司	72	上海新亚药业有限公司
23	辅仁药业集团有限公司	73	天津红日药业股份有限公司
24	东北制药集团有限责任公司	74	山西亚宝药业集团股份有限公司
25	中美上海施贵宝制药有限公司	75	合肥立方制药有限公司
26	华瑞制药有限公司	76	广东众生药业股份有限公司
27	浙江海正集团有限公司	77	海南海灵化学制药有限公司
28	青岛黄海制药有限责任公司	78	海南通用三洋药业有限公司
29	辉瑞制药有限公司	79	山东福田药业有限公司
30	杭州中美华东制药有限公司	80	上海第一生化药业有限公司
31	吉林省吴太感康药业有限公司	81	北京诺华制药有限公司
32	四川科伦药业股份有限公司	82	齐鲁安替制药有限公司
33	瑞阳制药有限公司	83	常州四药制药有限公司
34	山东罗欣集团有限公司	84	衡阳恒生制药有限公司
35	山东寿光富康制药有限公司	85	陕西汉江药业集团股份有限公司
36	杭州默沙东制药有限公司	86	浙江花园药业有限公司
37	广州白云山制药股份有限公司	87	沈阳双鼎制药有限公司
38	齐鲁天和惠世制药有限公司	88	北京韩美药品有限公司
39	北京紫竹药业有限公司	89	广东彼迪药业有限公司
40	利君制药	90	山西威奇达药业有限公司
41	山东绿叶制药有限公司	91	海南康芝药业股份有限公司
42	常州制药厂有限公司	92	浙江尖峰药业有限公司
43	辽宁诺康生物制药有限责任公司	93	上海三维制药有限公司
44	广州百特医疗用品有限公司	94	北京嘉林药业股份有限公司
45	安斯泰来制药(中国)有限公司	95	上海强生制药有限公司
46	太阳石(唐山)药业有限公司	96	江苏恩华药业股份有限公司
47	山东鲁抗辰欣药业有限公司	97	山冻天力药业有限公司
48	上海医药(集团)信谊制药总厂	98	联邦制药(内蒙古)有限公司
49	上海莱士血制品有限公司	99	青岛华仁药业股份有限公司
50	东港工贸集团有限公司	100	西南药业股份有限公司

表21 2008年中成药工业企业法人单位资产总额100强

位次	企业名称	位次	企业名称
1	天津天士力集团有限公司	51	四川升和制药有限公司
2	太极集团有限公司	52	陕西必康制药有限公司
3	吉林敖东药业集团股份有限公司	53	宁夏多维药业有限公司
4	三九医药股份有限公司	54	甘肃扶正药业科技股份有限公司
5	修正药业集团	55	广西灵峰药业有限公司
6	成都地奥集团	56	广西金嗓子有限责任公司
7	北京同仁堂股份有限公司	57	兰州佛慈制药股份有限公司
8	华润东阿阿胶有限公司	58	哈尔滨仁皇药业有限公司
9	通化东宝实业集团股份有限公司	59	江西天施康中药股份有限公司
10	汇仁集团有限公司	60	哈尔滨圣泰制药股份有限公司
11	仁和(集团)发展有限公司	61	杭州天目山药业股份有限公司
12	北京同仁堂科技发展股份有限公司	62	济南宏济堂制药有限公司
13	上海雷允上药业有限公司	63	甘肃独一味生物制药股份有限公司
14	江中药业股份有限公司	64	浙江康莱特药业有限公司
15	浙江康恩贝制药股份有限公司	65	凤凰药业有限公司
16	神威药业有限公司	66	浙江大德药业集团有限公司
17	江西济民可信集团有限公司	67	集安益盛药业股份有限公司
18	九芝堂股份有限公司	68	杭州胡庆余堂药业有限公司
19	桂林三金集团股份有限公司	69	内蒙古亿利科技实业股份有限公司药业分公司
20	马应龙药业集团股份有限公司	70	厦门金日制药有限公司
21	武汉健民药业集团股份有限公司	71	桂林天和药业有限公司
22	成都恩威投资集团公司	72	辉南长龙生化药业股份有限公司
23	河南羚锐制药股份有限公司	73	上海和黄药业有限公司
24	甘肃奇正实业(集团)有限公司	74	吉林省通化振国药业有限公司
25	漳州片仔癀药业股份有限公司	75	吉林金泉宝山药业集团股份有限公司
26	正大青春宝药业有限公司	76	吉林华康药业股份有限公司
27	成都康弘药业集团	77	吉林省东丰药业股份有限公司
28	株洲千金药业股份有限公司	78	广西玉林制药有限责任公司
29	咸阳步长制药有限公司	79	诺氏制药(吉林)有限公司
30	成都华神集团股份有限公司	80	成都中汇制药有限公司
31	广州王老吉药业股份有限公司	81	广州陈李济药厂
32	广州中一药业有限公司	82	重庆赛诺生物药业股份有限公司
33	黑龙江乌苏里江制药有限公司	83	山西太行药业股份有限公司
34	山东沃华医药科技股份有限公司	84	哈尔滨珍宝制药有限公司
35	通化金马药业集团股份有限公司	85	黑龙江省松花江药业有限公司
36	广西梧州制药(集团)股份有限公司	86	广州潘高寿药业股份有限公司
37	四川志远广和制药有限公司	87	长白山制药股份有限公司
38	广州白云山和记黄埔中药有限公司	88	牡丹江市友搏药业有限责任公司
39	红桃K集团股份有限公司	89	浙江佐力药业股份有限公司
40	浙江康莱特集团有限公司	90	浙江天皇药业有限公司
41	紫光占汉集团股份有限公司	91	厦门中药厂有限公司
42	回音必集团浙江亚东制药有限公司	92	山东福胶集团有限公司
43	通化茂祥制药有限公司	93	辉南辉发药业股份有限公司
44	黑龙江北大荒药业有限公司	94	广西花红药业有限责任公司
45	通化万通药业股份有限公司	95	辽宁好护士药业(集团)有限责任公司
46	黑龙江省珍宝岛制药有限公司	96	广州奇星药业有限公司
47	海南养生堂有限公司	97	湖南湘泉制药有限公司
48	吉林紫鑫药业股份有限公司	98	内蒙古福瑞中蒙药科技股份有限公司
49	山西振东制药有限公司	99	陕西盘龙制药有限公司
50	黑龙江葵花药业股份有限公司	100	哈尔滨华雨制药有限公司

表22　2008年中成药工业企业法人单位主营业务收入100强

位次	企业名称	位次	企业名称
1	修正药业集团	51	湖南康源制药有限公司
2	天津天士力集团有限公司	52	湖南九汇现代中药有限公司
3	太极集团有限公司	53	漳州片仔癀药业股份有限公司
4	三九医药股份有限公司	54	广西玉林制药有限责任公司
5	汇仁集团有限公司	55	哈尔滨珍宝制药有限公司
6	江西济民可信集团有限公司	56	集安益盛药业股份有限公司
7	上海雷允上药业有限公司	57	江西百神药业集团有限公司
8	仁和(集团)发展有限公司	58	江西天施康中药股份有限公司
9	华润东阿阿胶有限公司	59	厦门金日制药有限公司
10	江中药业股份有限公司	60	诺氏制药(吉林)有限公司
11	成都地奥集团	61	甘肃独一味生物制药股份有限公司
12	北京同仁堂股份有限公司	62	上海和黄药业有限公司
13	广州王老吉药业股份有限公司	63	四川升和制药有限公司
14	神威药业有限公司	64	湖南汉森制药股份有限公司
15	北京同仁堂科技发展股份有限公司	65	湖南安邦制药有限公司
16	九芝堂股份有限公司	66	成都中汇制药有限公司
17	浙江康恩贝制药股份有限公司	67	杭州天目山药业股份有限公司
18	桂林三金集团股份有限公司	68	牡丹江市友搏药业有限责任公司
19	正大青春宝药业有限公司	69	哈尔滨圣泰制药股份有限公司
20	吉林敖东药业集团股份有限公司	70	桂林天和药业有限公司
21	黑龙江葵花药业股份有限公司	71	广州潘高寿药业股份有限公司
22	武汉健民药业集团股份有限公司	72	杭州胡庆余堂药业有限公司
23	湖南泰尔制药股份有限公司	73	紫光古汉集团股份有限公司
24	马应龙药业集团股份有限公司	74	大连美罗中药厂有限公司
25	黑龙江省珍宝岛制药有限公司	75	长沙市康尔佳制药集团有限公司
26	广州白云山和记黄埔中药有限公司	76	佛山德众药业有限公司
27	江西药都医药集团股份有限公司	77	广西源安堂药业有限公司
28	李时珍医药集团有限公司	78	江西南昌济生制药厂
29	咸阳步长制药有限公司	79	吉林一正药业有限公司
30	广州中一药业有限公司	80	上海杏灵科技药业股份有限公司
31	山东仙河药业有限公司	81	广州奇星药业有限公司
32	通化东宝实业集团股份有限公司	82	吉林华康药业股份有限公司
33	四川禾邦制药有限责任公司	83	哈尔滨仁皇药业有限公司
34	海南养生堂有限公司	84	山东沃华医药科技股份有限公司
35	成都康弘药业集团	85	浙江天皇药业有限公司
36	成都恩威投资集团公司	86	山东福胶集团有限公司
37	株洲千金药业股份有限公司	87	兰州佛慈制药股份有限公司
38	凤凰药业有限公司	88	上海津村制药有限公司
39	回音必集团浙江亚东制药有限公司	89	通化茂祥制药有限公司
40	广西金嗓子有限责任公司	90	广州陈李济药厂
41	通化万通药业股份有限公司	91	湖南大自然制药有限公司
42	河南羚锐制药股份有限公司	92	吉林省西洋参集团有限公司
43	甘肃正实业(集团)有限公司	93	吉林涌源药业股份有限公司
44	山东步长药业有限公司	94	桂龙药业(安徽)有限公司
45	上海凯宝药业有限公司	95	海南碧凯药业有限公司
46	吉林金宝药业股份有限公司	96	内蒙古福瑞中蒙药科技股份有限公司
47	山西振东制药有限公司	97	吉林金泉宝山药业集团股份有限公司
48	长白山制药股份有限公司	98	四川光大制药有限公司
49	广西梧州制药(集团)股份有限公司	99	广州敬修堂(药业)股份有限公司
50	黑龙江北大荒药业有限公司	100	山西太行药业股份有限公司

表23　2008年中成药工业企业法人单位利润总额100强

位次	企业名称	位次	企业名称
1	吉林敖东药业集团股份有限公司	51	厦门中药厂有限公司
2	三九医药股份有限公司	52	佛山德众药业有限公司
3	神威药业有限公司	53	凤凰药业有限公司
4	修正药业集团	54	长白山制药股份有限公司
5	江西济民可信集团有限公司	55	广西玉林制药有限责任公司
6	天津天士力集团有限公司	56	湖南九汇现代中药有限公司
7	桂林三金集团股份有限公司	57	北京同仁堂制药有限公司
8	华润东阿阿胶有限公司	58	桂林天和药业有限公司
9	成都地奥集团	59	湖南泰尔制药股份有限公司
10	正大青春宝药业有限公司	60	广州中一药业有限公司
11	北京同仁堂股份有限公司	61	内蒙古福瑞中蒙药科技股份有限公司
12	九芝堂股份有限公司	62	漳州水仙药业有限公司
13	北京同仁堂科技发展股份有限公司	63	回音必集团浙江亚东制药有限公司
14	黑龙江葵花药业股份有限公司	64	哈尔滨仁皇药业有限公司
15	广州王老吉药业股份有限公司	65	湖南时代阳光制药有限公司
16	仁和(集团)发展有限公司	66	杭州澳医保灵药业有限公司
17	牡丹江市友搏药业有限责任公司	67	辉南长龙生化药业股份有限公司
18	江中药业股份有限公司	68	湖南湘泉制药有限公司
19	漳州片仔癀药业股份有限公司	69	上海雷允上药业有限公司
20	株洲千金药业股份有限公司	70	黑龙江天宏药业有限公司
21	四川升和制药有限公司	71	上海和黄药业有限公司
22	甘肃奇正实业(集团)有限公司	72	紫光古汉集团股份有限公司
23	山东步长药业有限公司	73	武汉健民药业集团股份有限公司
24	成都康弘药业集团	74	沈阳红药制药有限公司
25	海南养生堂有限公司	75	江西天施康中药股份有公司
26	吉林金宝药业股份有限公司	76	四川川大华西药业股份有限公司
27	浙江康恩贝制药股份有限公司	77	兰州佛慈制药股份有限公司
28	广州白云山和记黄埔中药有限公司	78	西安正大制药有限公司
29	马应龙药业集团股份有限公司	79	浙江佐力药业股份有限公司
30	汇仁集团有限公司	80	烟台荣昌制药有限公司
31	浙江天皇药业有限公司	81	成都恩威投资集团公司
32	咸阳步长制药有限公司	82	大连美罗中药厂有限公司
33	黑龙江省珍宝岛制药有限公司	83	江西百神药业集团有限公司
34	广西梧州制药(集团)股份有限公司	84	江西南昌恒湖药酒厂
35	广西金嗓子有限责任公司	85	广州陈李济药厂
36	上海凯宝药业有限公司	86	吉林吉春制药有限公司
37	北京协和制药二厂	87	桂龙药业(安徽)有限公司
38	山东沃华医药科技股份有限公司	88	吉林一正药业有限公司
39	吉林紫鑫药业股份有限公司	89	福建归真堂药业股份有限公司
40	湖南汉森制药股份有限公司	90	陕西郝其军制药股份有限公司
41	太极集团有限公司	91	通化金马药业集团股份有限公司
42	通化东宝实业集团股份有限公司	92	广西花红药业有限责任公司
43	山西振东制药有限公司	93	杭州胡庆余堂药业有限公司
44	诺氏制药(吉林)有限公司	94	吉林亚泰制药股份有限公司
45	山东仙河药业有限公司	95	湖南康源制药有限公司
46	甘肃独一味生物制药股份有限公司	96	上海津村制药有限公司
47	集安益盛药业股份有限公司	97	吉林涌源药业股份有限公司
48	通化万通药业股份有限公司	98	湖南安邦制药有限公司
49	哈尔滨圣泰制药股份有限公司	99	哈尔滨大洋制药股份有限公司
50	广西金嗓子药业有限公司	100	山东健民药业有限公司

表 24　2008 年中药饮片工业企业法人单位资产总额 100 强

位次	企业名称	位次	企业名称
1	北京同仁堂健康药业股份股份有限公司	51	福建省南安市莲花峰药厂
2	内蒙古亿利科技实业股份有限公司甘草分公司	52	吉林林村中药开发有限公司
3	诸城市浩天药业有限公司	53	重庆三奇青蒿发展有限公司
4	集安市新开河有限责任公司	54	浙江天惠保健品有限公司
5	北京天惠参业股份有限公司	55	上海雷允上中药饮片厂
6	福州同仁堂药业有限公司	56	桓仁巨户沟森涛山参基地
7	山西傅山盛康药业有限公司	57	北京东兴堂科技发展有限公司
8	江西樟树天齐堂中药饮片有限公司	58	浙江大德堂国药有限公司
9	北京同仁堂(亳州)饮片有限责任公司	59	重庆恒星生物技术有限责任公司
10	桐庐蜂之语保健品有限公司	60	上海徐汇中药饮片有限公司
11	安徽协和成药业饮片有限公司	61	吉林省北药药材加工有限公司
12	上海童涵春堂中药饮片厂	62	长春永兴中药产业发展有限公司
13	重庆华立武陵山制药有限公司	63	上海华鹰药业有限公司
14	浙江中医药大学中药饮片厂	64	亳州市中信中药饮片厂
15	四川新荷花中药饮片有限公司	65	湖北金贵中药饮片有限公司
16	重庆慧远药业有限公司	66	北京同仁堂吉林人参有限公司
17	上海虹桥中药饮片有限公司	67	辽宁三达药材有限公司
18	上海同济堂药业有限公司	68	广西伟健药业有限公司
19	重庆大方飞越青蒿资源发展有限公司	69	重庆瑞鑫格中药饮片有限公司
20	本溪森秀药材加工有限责任公司	70	北京金崇光药业有限公司
21	上海康桥中药饮片有限公司	71	宁夏明德中药饮片有限公司
22	本溪龙宝集团参茸有限公司	72	上海德大堂国药有限公司
23	广西万通制药有限公司	73	中成中药加工工艺(天津)有限公司
24	北京华邈中药工程技术开发中心	74	上海信德中药公司饮片厂
25	上海万仕诚国药制品有限公司	75	北京卫仁中药饮片厂
26	辽宁祥云药业有限公司	76	嘉兴东方国药饮片有限公司
27	北京崇光药业有限公司	77	潍坊博康中药饮片有限公司
28	亳州市京皖中药饮片厂	78	重庆市康万佳中药饮片有限公司
29	桓仁满族自治县恒宝参药有限公司	79	北京太洋树康中药饮片厂
30	安徽海鑫中药饮片有限公司	80	海南寿南山参业有限公司
31	上海德华国药制品有限公司	81	北京祥威药业有限公司
32	安徽井泉集团中药饮片有限公司	82	北京人卫中药饮片厂
33	湖北天济中药饮片有限公司	83	湖南正源中药饮片有限公司
34	甘肃亚兰特种药材饮片生产有限公司	84	上海药房股份有限公司徐重道中药饮片厂
35	亳州永刚饮片厂有限公司	85	长沙佰佳中药饮片有限责任公司
36	上海青浦中药饮片有限公司	86	北京晨益药业有限公司
37	本溪阳光保健品有限公司	87	北京宏济药业有限公司
38	广州市药材公司中药饮片厂	88	湖南省大豪药业有限责任公司
39	郑州益圣药业有限公司	89	广西梧州云峰药业有限公司
40	上海养和堂中药饮片有限公司	90	上海余天成中药饮片有限公司
41	北京市双桥燕京中药饮片厂	91	北京市志诚堂药业有限公司
42	樟树市庆仁中药饮片有限公司	92	亳州慈济堂中药饮片有限公司
43	恒仁荣泰参茸药业有限公司	93	上海封浜中药饮片厂
44	上海华浦中药饮片有限公司	94	合肥和义堂中药饮片有限责任公司
45	亳州市凯利中药饮片有限公司	95	浙江华信中药材有限公司
46	平顶山市银可银杏制品有限公司	96	北京四方中药饮片有限公司
47	北京冠城药业有限公司	97	武汉启华药业有限公司
48	桓仁中富参业有限公司	98	重庆慈灵中药饮片厂
49	亳州千草药业饮片厂	99	甘肃冠兰中药饮片有限公司
50	抚松县大自然生物工程有限公司	100	北京松兰饮片厂

表25　2008年中药饮片工业企业法人单位主营业务收入100强

位次	企业名称	位次	企业名称
1	北京同仁堂健康药业股份股份有限公司	51	上海同济堂药业有限公司
2	福州同仁堂药业有限公司	52	上海余天成中药饮片有限公司
3	北京同仁堂(亳州)饮片有限责任公司	53	安徽井泉集团中药饮片有限公司
4	诸城市浩天药业有限公司	54	辽宁三达药材有限公司
5	安徽协和成药业饮片有限公司	55	上海青浦中药饮片有限公司
6	四川新荷花中药饮片有限公司	56	湖北天济中药饮片有限公司
7	上海虹桥中药饮片有限公司	57	辽宁祥云药业有限公司
8	安徽海鑫中药饮片有限公司	58	武汉启华药业有限公司
9	桐庐蜂之语保健品有限公司	59	浙江天惠保健品有限公司
10	亳州永刚饮片厂有限公司	60	桓仁满族自治县恒宝参药有限公司
11	上海华浦中药饮片有限公司	61	本溪阳光保健品有限公司
12	抚松县大自然生物工程有限公司	62	重庆慈灵中药饮片厂
13	上海童涵春堂中药饮片厂	63	本溪森秀药材加工有限责任公司
14	上海万仕诚国药制品有限公司	64	桓仁荣泰参茸药业有限公司
15	集安市新开河有限责任公司	65	桓仁巨户沟森涛山参基地
16	上海康桥中药饮片有限公司	66	嘉兴东方国药饮片有限公司
17	上海德华国药制品有限公司	67	上海德大堂国药有限公司
18	重庆慧远药业有限公司	68	北京市志诚堂药业有限公司
19	广州市药材公司中药饮片厂	69	北京太洋树康中药饮片厂
20	江西樟树天齐堂中药饮片有限公司	70	吉林省北药药材加工有限公司
21	浙江中医药大学中药饮片厂	71	上海封浜中药饮片厂
22	亳州市中信中药饮片厂	72	北京人卫中药饮片厂
23	上海雷允上中药饮片厂	73	重庆三奇青蒿发展有限公司
24	本溪龙宝集团参茸有限公司	74	宁夏明德中药饮片有限公司
25	亳州市凯利中药饮片有限公司	75	北京冠城药业有限公司
26	亳州市京皖中药饮片厂	76	广西梧州云峰药业有限公司
27	亳州千草药业饮片厂	77	重庆市康万佳中药饮片有限公司
28	上海养和堂中药饮片有限公司	78	北京四方中药饮片有限公司
29	湖北金贵中药饮片有限公司	79	合肥和义堂中药饮片有限责任公司
30	北京天惠参业股份有限公司	80	福建省南安市莲花峰药厂
31	北京华邈中药工程技术开发中心	81	广西伟健药业有限公司
32	北京本草方源药业有限公司	82	重庆众景中药饮片有限责任公司
33	樟树市庆仁中药饮片有限公司	83	平顶山市银可银杏制品有限公司
34	北京同仁堂吉林人参有限公司	84	湖南正源中药饮片有限公司
35	北京崇光药业有限公司	85	重庆大方飞越青蒿资源发展有限公司
36	上海信德中药公司饮片厂	86	中成中药加工工艺(天津)有限公司
37	北京祥威药业有限公司	87	浙江华信中药材有限公司
38	吉林林村中药开发有限公司	88	浙江大德堂国药有限公司
39	桓仁中富参业有限公司	89	北京宏济药业有限公司
40	长沙佰佳中药饮片有限责任公司	90	重庆恒星生物技术有限责任公司
41	广西万通制药有限公司	91	北京晨益药业有限公司
42	甘肃亚兰特种药材饮片生产有限公司	92	湖南省大豪药业有限责任公司
43	北京卫仁中药饮片厂	93	潍坊博康中药饮片有限公司
44	上海华鹰药业有限公司	94	郑州益圣药业有限公司
45	北京金崇光药业有限公司	95	重庆华立武陵山制药有限公司
46	重庆瑞鑫格中药饮片有限公司	96	甘肃岷县金当归药业有限责任公司
47	上海药房股份有限公司徐重道中药饮片厂	97	亳州慈济堂中药饮片有限公司
48	北京松兰饮片厂	98	海南寿南山参业有限公司
49	内蒙古亿利科技实业股份有限公司甘草分公司	99	甘肃冠兰中药饮片有限公司
50	北京市双桥燕京中药饮片厂	100	长春永兴中药产业发展有限公司

表26　2008年中药饮片工业企业法人单位利润总额100强

位次	企业名称	位次	企业名称
1	北京同仁堂健康药业股份股份有限公司	51	北京人卫中药饮片厂
2	福州同仁堂药业有限公司	52	宁夏明德中药饮片有限公司
3	四川新荷花中药饮片有限公司	53	广州市药材公司中药饮片厂
4	安徽协和成药业饮片有限公司	54	长沙佰佳中药饮片有限责任公司
5	北京同仁堂(亳州)饮片有限责任公司	55	重庆慧远药业有限公司
6	安徽海鑫中药饮片有限公司	56	樟树市庆仁中药饮片有限公司
7	江西樟树天齐堂中药饮片有限公司	57	上海青浦中药饮片有限公司
8	桓仁中富参业有限公司	58	重庆众景中药饮片有限责任公司
9	亳州市京皖中药饮片厂	59	上海同济堂药业有限公司
10	上海童涵春堂中药饮片厂	60	武汉启华药业有限公司
11	广西万通制药有限公司	61	上海药房股份有限公司徐重道中药饮片厂
12	集安市新开河有限责任公司	62	北京市志诚堂药业有限公司
13	内蒙古亿利科技实业股份有限公司甘草分公司	63	合肥和义堂中药饮片有限责任公司
14	桓仁巨户沟森涛山参基地	64	上海华鹰药业有限公司
15	北京天惠参业股份有限公司	65	湖北天济中药饮片有限公司
16	重庆华立武陵山制药有限公司	66	安徽井泉集团中药饮片有限公司
17	抚松县大自然生物工程有限公司	67	北京祥威药业有限公司
18	甘肃亚兰特种药材饮片生产有限公司	68	吉林省北药药材加工有限公司
19	辽宁三达药材有限公司	69	北京卫仁中药饮片厂
20	吉林林村中药开发有限公司	70	长春永兴中药产业发展有限公司
21	平顶山市银可银杏制品有限公司	71	北京太洋树康中药饮片厂
22	上海万仕诚国药制品有限公司	72	北京四方中药饮片有限公司
23	上海雷允上中药饮片厂	73	北京崇光药业有限公司
24	本溪龙宝集团参茸有限公司	74	湖南省大豪药业有限责任公司
25	上海德华国药制品有限公司	75	上海德大堂国药有限公司
26	重庆瑞鑫格中药饮片有限公司	76	上海信德中药公司饮片厂
27	桓仁满族自治县恒宝参药有限公司	77	北京金崇光药业有限公司
28	本溪森秀药材加工有限责任公司	78	潍坊博康中药饮片有限公司
29	湖北金贵中药饮片有限公司	79	北京华邈中药工程技术开发中心
30	桓仁荣泰参茸药业有限公司	80	上海封浜中药饮片厂
31	上海养和堂中药饮片有限公司	81	北京松兰饮片厂
32	上海康桥中药饮片有限公司	82	北京本草方源药业有限公司
33	浙江大德堂国药有限公司	83	嘉兴东方国药饮片有限公司
34	本溪阳光保健品有限公司	84	广西梧州云峰药业有限公司
35	浙江中医药大学中药饮片厂	85	北京晨益药业有限公司
36	亳州千草药业饮片厂	86	甘肃岷县金当归药业有限责任公司
37	辽宁祥云药业有限公司	87	重庆大方飞越青蒿资源发展有限公司
38	重庆慈灵中药饮片厂	88	上海华浦中药饮片有限公司
39	亳州市凯利中药饮片有限公司	89	重庆市康万佳中药饮片有限公司
40	广西伟健药业有限公司	90	北京宏济药业有限公司
41	浙江天惠保健品有限公司	91	海南寿南山参业有限公司
42	北京同仁堂吉林人参有限公司	92	中成中药加工工艺(天津)有限公司
43	桐庐蜂之语保健品有限公司	93	甘肃冠兰中药饮片有限公司
44	亳州永刚饮片厂有限公司	94	浙江华信中药材有限公司
45	郑州益圣药业有限公司	95	北京冠城药业有限公司
46	湖南正源中药饮片有限公司	96	洛基山(福州)药业有限公司
47	上海虹桥中药饮片有限公司	97	山西傅山盛康药业有限公司
48	北京市双桥燕京中药饮片厂	98	亳州慈济堂中药饮片有限公司
49	福建省南安市莲花峰药厂	99	福州市中药饮片厂
50	上海余天成中药饮片有限公司	100	北京东兴堂科技发展有限公司

表27 2008年生物生化制品工业企业法人单位资产总额100强

位次	企业名称	位次	企业名称
1	长春大成集团	51	中生北控生物科技股份有限公司
2	浙江升华拜克生物股份有限公司	52	大连汉信生物制药有限公司
3	兰州生物制品研究所	53	英科新创(厦门)科技有限公司
4	金花企业(集团)股份有限公司	54	锦州奥鸿药业有限责任公司
5	新乡市华兰生物工程有限公司	55	厦门北大之路生物工程有限公司
6	上海生物制品研究所	56	北京四环生物制药有限公司
7	宜都东阳光生化制药有限公司	57	绿十字(中国)生物制品有限公司
8	北京天坛生物制品股份有限公司	58	绿之韵生物工程集团有限公司
9	成都生物制品研究所	59	辽宁天龙药业有限公司
10	中国生物技术集团公司武汉生物制品研究所	60	上海复旦张江生物医药股份有限公司
11	北京双鹭药业股份有限公司	61	湖北友芝友生物科技有限公司
12	上海葛兰素史克生物制品有限公司	62	海南通用同盟药业有限公司
13	长春生物制品研究所	63	上海联合赛尔生物工程有限公司
14	北京科兴生物制品有限公司	64	上海万兴生物制药有限公司
15	上海科华生物工程股份有限公司	65	湖南景达制药有限公司
16	辽宁成大生物股份有限公司	66	上海荣盛生物技术有限公司
17	成都蓉生药业有限责任公司	67	武汉瑞德生物制品有限责任公司
18	四川远大蜀阳药业有限公司	68	辽宁卫星生物制品研究所(有限公司)
19	珍奥集团股份有限公司	69	江西博雅生物制药股份有限公司
20	长春长生生物科技股份有限公司	70	上海实业科华生物技术有限公司
21	江苏万邦生化医药股份有限公司	71	长春长庆药业集团有限公司
22	沈阳三生制药有限责任公司	72	上海中信国健药业有限公司
23	湖北省八峰药化股份有限公司	73	四环药业股份有限公司
24	浙江北生药业汉生制药有限公司	74	长春长生基因药业股份有限公司
25	湖州数康生物科技有限公司	75	厦门特宝生物工程股份有限公司
26	湖北新生源生物工程股份有限公司	76	上海克隆生物高技术有限公司
27	桂林莱茵生物制品有限公司	77	郑州邦和生物药业有限公司
28	麒麟鲲鹏(中国)生物药业有限公司	78	长春天诚药业有限公司
29	山东博士伦福瑞达制药有限公司	79	北京三元基因工程有限公司
30	艾康生物技术(杭州)有限公司	80	哈尔滨世亨生物工程药业股份有限公司
31	吉林亚泰生物药业股份有限公司	81	上海天伟生物制药有限公司
32	浙江普康生物技术股份有限公司	82	安徽省华信生物药业股份有限公司
33	黑龙江江世药业有限公司	83	北京托毕西药业有限公司
34	辽宁依生生物制药有限公司	84	上海实业联合集团长城药业有限公司
35	艾博生物医药(杭州)有限公司	85	浙江省赐富医药有限公司
36	山西康宝生物制品股份有限公司	86	上海复星医学科技发展有限公司
37	西安力邦制药有限公司	87	福建泰普生物科学有限公司
38	罗赛洛(广东)明胶有限公司	88	上海华新生物高技术有限公司
39	长春祈健生物制品有限公司	89	北京科美东雅生物技术有限公司
40	浙江天元生物药业股份有限公司	90	杭州九源基因工程有限公司
41	哈尔滨誉衡药业股份有限公司	91	河北医科大学生物医学工程中心
42	深圳市卫武光明生物制品有限公司	92	北京利德曼生化技术有限公司
43	内蒙古双奇药业股份有限公司	93	修正药业集团长春高新制药有限公司
44	武汉龙人企业集团有限公司	94	西安迪赛生物药业有限责任公司
45	浙江普洛康裕生物制药有限公司	95	吉林一心制药股份有限公司
46	上海新兴医药股份有限公司	96	白求恩医科大学制药厂
47	武汉市海格尔科技有限公司	97	北京金伟凯医学生物技术有限公司
48	北京北大维信生物科技有限公司	98	上海丽珠制药有限公司
49	长春金赛药业有限责任公司	99	马鞍山丰原制药有限公司
50	北京万泰生物药业股份有限公司	100	山东先声麦得津生物制药有限公司

表28 2008年生物生化制品工业企业法人单位主营业务收入100强

位次	企业名称	位次	企业名称
1	长春大成集团	51	中生北控生物科技股份有限公司
2	浙江升华拜克生物股份有限公司	52	上海联合赛尔生物工程有限公司
3	上海葛兰素史克生物制品有限公司	53	桂林莱茵生物制品有限公司
4	兰州生物制品研究所	54	北京利德曼生化技术有限公司
5	宜都东阳光生化制药有限公司	55	武汉武大弘元股份有限公司
6	湖北新生源生物工程股份有限公司	56	西安迪赛生物药业有限责任公司
7	上海生物制品研究所	57	上海天伟生物制药有限公司
8	中国生物技术集团公司武汉生物制品研究所	58	山东先声麦得津生物制药有限公司
9	绿之韵生物工程集团有限公司	59	杭州九源基因工程有限公司
10	新乡市华兰生物工程有限公司	60	吉林一心制药股份有限公司
11	北京天坛生物制品股份有限公司	61	湖北省八峰药化股份有限公司
12	辽宁依生生物制药有限公司	62	重庆申高生化制药有限公司
13	山东博士伦福瑞达制药有限公司	63	大连汉信生物制药有限公司
14	艾康生物技术(杭州)有限公司	64	安徽省华信生物药业股份有限公司
15	北京双鹭药业股份有限公司	65	金花企业(集团)股份有限公司
16	北京科兴生物制品有限公司	66	江西博雅生物制药股份有限公司
17	江苏万邦生化医药股份有限公司	67	桂林华诺威基因药业有限公司
18	成都生物制品研究所	68	湖南省益康生物高科技有限公司
19	辽宁成大生物股份有限公司	69	武汉龙人企业集团有限公司
20	山西康宝生物制品股份有限公司	70	辽宁天龙药业有限公司
21	艾博生物医药(杭州)有限公司	71	派宝明胶(平阳)有限公司
22	成都蓉生药业有限责任公司	72	上海复星长征医学科学有限公司
23	罗赛洛(广东)明胶有限公司	73	北京托毕西药业有限公司
24	长春普华制药股份有限公司	74	上海丽珠制药有限公司
25	四川远大蜀阳药业有限公司	75	浙江普康生物技术股份有限公司
26	长春长生生物科技股份有限公司	76	郑州邦和生物药业有限公司
27	沈阳三生制药有限责任公司	77	黑龙江迪龙制药有限公司
28	武汉市海格尔科技有限公司	78	修正药业集团长春高新制药有限公司
29	长春祈健生物制品有限公司	79	上海荣盛生物技术有限公司
30	北京北大维信生物科技有限公司	80	武汉生科生物股份有限公司
31	黑龙江江世药业有限公司	81	内蒙古双奇药业股份有限公司
32	西安力邦制药有限公司	82	湖南迪博制药有限公司
33	哈尔滨誉衡药业股份有限公司	83	上海其胜生物制剂有限公司
34	英科新创(厦门)科技有限公司	84	夏门特宝生物工程股份有限公司
35	锦州奥鸿药业有限责任公司	85	绿十字(中国)生物制品有限公司
36	湖州数康生物科技有限公司	86	上海新兴医药股份有限公司
37	麒麟鲲鹏(中国)生物药业有限公司	87	北京四环生物制药有限公司
38	长春金赛药业有限责任公司	88	哈尔滨世亨生物工程药业股份有限公司
39	长春生物制品研究所	89	吉林省西点药业科技发展股份有限公司
40	浙江普洛康裕生物制药有限公司	90	福州市迈新生物技术开发公司
41	浙江天元生物药业股份有限公司	91	湖北友芝友生物科技有限公司
42	深圳市卫武光明生物制品有限公司	92	北京三元基因工程有限公司
43	浙江伊利康生物技术有限公司	93	厦门北大之路生物工程有限公司
44	上海科华生物工程股份有限公司	94	晋城海斯药业有限公司
45	武汉海特生物制药股份有限公司	95	海南通用同盟药业有限公司
46	烟台澳斯邦生物工程有限公司	96	北京科美东雅生物技术有限公司
47	北京万泰生物药业股份有限公司	97	重庆胜凯科技有限公司
48	珍奥集团股份有限公司	98	上海复星医学科技发展有限公司
49	上海实业科华生物技术有限公司	99	福建泰普生物科学有限公司
50	上海中信国健药业有限公司	100	上海欣科医药有限公司

表29 2008年生物生化制品工业企业法人单位利润总额100强

位次	企业名称	位次	企业名称
1	兰州生物制品研究所	51	吉林一心制药股份有限公司
2	中国生物技术集团公司武汉生物制品研究所	52	湖北友芝友生物科技有限公司
3	新乡市华兰生物工程有限公司	53	浙江伊利康生物技术有限公司
4	浙江升华拜克生物股份有限公司	54	上海联合赛尔生物工程有限公司
5	辽宁成大生物股份有限公司	55	上海其胜生物制剂有限公司
6	北京双鹭药业股份有限公司	56	中生北控生物科技股份有限公司
7	上海生物制品研究所	57	郑州邦和生物药业有限公司
8	长春祈健生物制品有限公司	58	江西博雅生物制药股份有限公司
9	长春大成集团	59	安徽省华信生物药业股份有限公司
10	上海科华生物工程股份有限公司	60	杭州九源基因工程有限公司
11	北京科兴生物制品有限公司	61	武汉龙人企业集团有限公司
12	湖州数康生物科技有限公司	62	黑龙江迪龙制药有限公司
13	北京天坛生物制品股份有限公司	63	福州市迈新生物技术开发公司
14	长春长生生物科技股份有限公司	64	北京三元基因工程有限公司
15	常州千红生化制药有限公司	65	蚌埠市宏业生化制药厂
16	哈尔滨誉衡药业股份有限公司	66	上海欣科医药有限公司
17	黑龙江江世药业有限公司	67	长春博德生物技术有限责任公司
18	成都生物制品研究所	68	吉林省西点药业科技发展股份有限公司
19	宜都东阳光生化制药有限公司	69	上海新兴医药股份有限公司
20	四川远大蜀阳药业有限公司	70	上海复星长征医学科学有限公司
21	上海葛兰素史克生物制品有限公司	71	福建泰普生物科学有限公司
22	成都蓉生药业有限责任公司	72	长春翔通药业有限公司
23	沈阳三生制药有限责任公司	73	厦门北大之路生物工程有限公司
24	湖北新生源生物工程股份有限公司	74	上海景源医疗器械有限公司
25	山东博士伦福瑞达制药有限公司	75	罗益(无锡)生物制药有限公司
26	上海实业科华生物技术有限公司	76	英科隆生物技术(杭州)有限公司
27	长春生物制品研究所	77	河南普新生物工程有限公司
28	麒麟鲲鹏(中国)生物药业有限公司	78	上海中信国健药业有限公司
29	罗赛洛(广东)明胶有限公司	79	长春精优药业股份有限公司
30	浙江天元生物药业股份有限公司	80	北京托毕西药业有限公司
31	英科新创(厦门)科技有限公司	81	内蒙古双奇药业股份有限公司
32	艾博生物医药(杭州)有限公司	82	北京科美东雅生物技术有限公司
33	西安力邦制药有限公司	83	北京市意华健科贸有限责任公司
34	南京健友生物化学制药有限公司	84	辽宁依生生物制药有限公司
35	上海天伟生物制药有限公司	85	赤壁康华药用包装有限公司
36	山东先声麦得津生物制药有限公司	86	哈尔滨世亨生物工程药业股份有限公司
37	艾康生物技术(杭州)有限公司	87	武汉海特生物制药股份有限公司
38	南京康海药业有限公司	88	上海丽珠制药有限公司
39	深圳市卫武光明生物制品有限公司	89	湖南省益康生物高科技有限公司
40	山西康宝生物制品股份有限公司	90	湖南福来格生物技术有限公司
41	北京北大维信生物科技有限公司	91	绿之韵生物工程集团有限公司
42	南京思科药业有限公司	92	长春长庆药业集团有限公司
43	北京万泰生物药业股份有限公司	93	吉林英联生物技术有限公司
44	浙江普康生物技术股份有限公司	94	湖南迪博制药有限公司
45	北京利德曼生化技术有限公司	95	绿十字(中国)生物制品有限公司
46	长春金赛药业有限责任公司	96	重庆胜凯科技有限公司
47	珍奥集团股份有限公司	97	烟台澳斯邦生物工程有限公司
48	锦州奥鸿药业有限责任公司	98	上海克隆生物高技术有限公司
49	武汉市海格尔科技有限公司	99	上海实业联合集团长城药业有限公司
50	江苏万邦生化医药股份有限公司	100	济南维尔康生物制药有限公司

表30 2008年医疗仪器设备及器械工业企业法人单位资产总额100强

位次	企业名称	位次	企业名称
1	威高集团有限公司	51	浙江苏嘉医疗器械股份有限公司
2	山东淄博山川医用器材有限公司	52	必能信超声(上海)有限公司
3	山东新华医械集团	53	上海中联医疗器械有限公司
4	北京万东医疗装备股份有限公司	54	长春迪瑞实业有限公司
5	沈阳东软医疗系统有限公司	55	北京天新福医疗器材有限公司
6	泰尔茂医疗产品(杭州)有限公司	56	上海力申科学仪器有限公司
7	复盛实业(上海)有限公司	57	宁波奉天海供氧成套设备有限公司
8	乐普(北京)医疗器械股份有限公司	58	武汉国灸科技开发有限公司
9	上海高压容器有限公司	59	上海输血技术有限公司
10	上海康德莱企业发展集团有限公司	60	上海伽玛星科技发展有限公司
11	锐珂(上海)医疗器材有限公司	61	浙江华健医用工程有限公司
12	赛默飞世尔(上海)仪器有限公司	62	陕西秦明医学仪器股份有限公司
13	江西洪达医疗器械集团有限公司	63	浙江史密斯医学仪器有限公司
14	欧姆龙(大连)有限公司	64	杭州桐庐尖端内窥镜有限公司
15	北京松下电工有限公司	65	上海健保医疗电子有限公司
16	上海医疗器械厂有限公司	66	江西三鑫医疗器械集团有限公司
17	山东盛宏医药科技有限公司	67	武汉奇致激光技术有限公司
18	北京周林频谱科技有限公司	68	上海美和医疗工程有限公司
19	宁波戴维医疗器械有限公司	69	上海麦迪逊医疗器械有限公司
20	汕头市超声仪器研究所有限公司	70	郑州市华盛医疗电器有限责任公司
21	浙江欧健医用器材有限公司	71	天津德普诊断产品有限公司
22	延吉喜来建医疗器械有限公司	72	天水6913电子科技有限责任公司
23	河南圣光集团医用制品有限公司	73	长春泰尔茂医用器具有限公司
24	上海卫康光学有限公司	74	浙江龙飞实业股份有限公司
25	瑞声达听力技术(中国)有限公司	75	浙江科惠医疗器械有限公司
26	强生(中国)医疗器材有限公司	76	上海安亭科学仪器厂
27	北京博士伦眼睛护理产品有限公司	77	辽宁爱母医疗科技有限公司
28	中科生命科技股份有限公司	78	桂林市医疗电子仪器厂
29	上海双鸽实业有限公司	79	上海奥普生物医药有限公司
30	江西3L医用制品集团有限公司	80	上海光电医用电子仪器有限公司
31	上海英迈吉东影图像设备有限公司	81	上海海昌医用塑胶厂
32	江西益康医疗器械集团有限公司	82	浙江灵洋医疗器械有限公司
33	武汉楚天激光(集团)股份有限公司	83	湖南平安医疗器械有限公司
34	浙江玉升医疗器械股份有限公司	84	北京航天长峰股份有限公司医疗器械分公司
35	上海中山医疗科技发展公司	85	重庆华伦弘力实业有限公司
36	浙江康德莱医疗器械股份有限公司	86	上海康寿医疗器械有限公司
37	北京谊安医疗系统股份有限公司	87	杭州博日科技有限公司
38	上海佰加壹医药有限公司	88	上海生大医保股份有限公司
39	宁波永新光学股份有限公司	89	福建省洪诚生物药业有限公司
40	上海医疗器械(集团)有限公司手术器械厂	90	北京福田电子医疗仪器有限公司
41	瓦里安医疗设备(北京)有限公司	91	宁波鑫高益磁材有限公司
42	天津喜来健医疗器械有限公司	92	桂林市啄木鸟医疗器械有限公司
43	浙江巴奥米特医药产品有限公司	93	广州市华南医疗器械有限公司
44	福建梅生医疗科技股份有限公司	94	杭州市桐庐医疗光学仪器总厂
45	桂林优利特电子集团有限公司	95	上海爱培克电子科技有限公司
46	四川南格尔生物医学股份有限公司	96	奥普斯技术(武汉)有限公司
47	潍坊三维生物工程集团有限公司	97	湖北科贝科技有限公司
48	东芝(大连)有限公司	98	上海凯乐输液器厂
49	大连jms医疗器具有限公司	99	杭州万东电子有限公司
50	广州阳普医疗科技股份有限公司	100	天津市天堰医教科技开发有限公司

表31 2008年医疗仪器设备及器械工业企业法人单位主营业务收入100强

位次	企业名称	位次	企业名称
1	威高集团有限公司	51	松永福利器具制造(上海)有限公司
2	山东淄博山川医用器材有限公司	52	中科生命科技股份有限公司
3	欧姆龙(大连)有限公司	53	浙江史密斯医学仪器有限公司
4	复盛实业(上海)有限公司	54	浙江欧健医用器材有限公司
5	锐珂(上海)医疗器材有限公司	55	上海美和医疗工程有限公司
6	泰尔茂医疗产品(杭州)有限公司	56	上海光电医用电子仪器有限公司
7	瑞声达听力技术(中国)有限公司	57	爱科来医疗电子(上海)有限公司
8	延吉喜来建医疗器械有限公司	58	浙江灵洋医疗器械有限公司
9	山东新华医械集团	59	杭州市桐庐医疗光学仪器总厂
10	上海康德莱企业发展集团有限公司	60	天津德普诊断产品有限公司
11	沈阳东软医疗系统有限公司	61	重庆华伦弘力实业有限公司
12	北京万东医疗装备股份有限公司	62	陕西秦明医学仪器股份有限公司
13	天津喜来健医疗器械有限公司	63	上海海昌医用塑胶厂
14	北京松下电工有限公司	64	长春迪瑞实业有限公司
15	赛默飞世尔(上海)仪器有限公司	65	三贵康复器材(上海)有限公司
16	江西洪达医疗器械集团有限公司	66	杭州桐庐尖端内窥镜有限公司
17	乐普(北京)医疗器械股份有限公司	67	郑州市华盛医疗电器有限责任公司
18	上海老凤祥型材礼品配套有限公司	68	上海景源医疗器械有限公司
19	武汉楚天激光(集团)股份有限公司	69	江西红新医疗器械有限公司
20	上海高压容器有限公司	70	北京福田电子医疗仪器有限公司
21	江西益康医疗器械集团有限公司	71	桂林市啄木鸟医疗器械有限公司
22	北京博士伦眼睛护理产品有限公司	72	江西锦胜医疗器械有限公司
23	莆田仁德医疗器械厂	73	上海输血技术有限公司
24	东芝(大连)有限公司	74	浙江苏嘉医疗器械股份有限公司
25	上海医疗器械厂有限公司	75	上海凯乐输液器厂
26	必能信超声(上海)有限公司	76	上海医疗器械股份有限公司齿科材料厂
27	上海医疗器械(集团)有限公司手术器械厂	77	北京航天长峰股份有限公司医疗器械分公司
28	上海卫康光学有限公司	78	武汉市江汉医疗制药设备制造有限公司
29	河南圣光集团医用制品有限公司	79	上海奥普生物医药有限公司
30	上海健保医疗电子有限公司	80	上海麦迪逊医疗器械有限公司
31	宁波戴维医疗器械有限公司	81	宁波蓝野医疗器械有限公司
32	宁波永新光学股份有限公司	82	湖南康利来医疗器械有限公司
33	江西3L医用制品集团有限公司	83	四川南格尔生物医学股份有限公司
34	浙江康德莱医疗器械股份有限公司	84	温州市康莱方医用塑料有限公司
35	大连jms医疗器具有限公司	85	上海新黄浦置业股份有限公司医疗器械分公司
36	北京谊安医疗系统股份有限公司	86	上海爱培克电子科技有限公司
37	福建梅生医疗科技股份有限公司	87	温州市贝普科技有限公司
38	强生(中国)医疗器材有限公司	88	宁波奉天海供氧成套设备有限公司
39	桂林优利特电子集团有限公司	89	上海佰加壹医药有限公司
40	汕头市超声仪器研究所有限公司	90	上海生大医保股份有限公司
41	上海双鸽实业有限公司	91	上海执诚生物技术有限公司
42	江西三鑫医疗器械集团有限公司	92	上海减压器厂有限公司
43	上海英迈吉东影图像设备有限公司	93	潍坊三维生物工程集团有限公司
44	北京周林频谱科技有限公司	94	北京康达五洲医疗器械中心
45	浙江巴奥米特医药产品有限公司	95	宁德市东方神电子有限公司
46	浙江玉升医疗器械股份有限公司	96	杭州博日科技有限公司
47	湖南平安医疗器械有限公司	97	上海力申科学仪器有限公司
48	湖南省浏阳市医用仪具厂	98	上海华立塑料制品厂
49	广州阳普医疗科技股份有限公司	99	山东盛宏医药科技有限公司
50	宁波鑫高益磁材有限公司	100	上海胜利医疗器械有限公司

表32　2008年医疗仪器设备及器械工业企业法人单位利润总额100强

位次	企业名称	位次	企业名称
1	威高集团有限公司	51	宁波华辉医用器械有限公司
2	乐普(北京)医疗器械股份有限公司	52	上海景源医疗器械有限公司
3	泰尔茂医疗产品(杭州)有限公司	53	湖南平安医疗器械有限公司
4	山东淄博山川医用器材有限公司	54	宁波鑫高益磁材有限公司
5	赛默飞世尔(上海)仪器有限公司	55	北京福田电子医疗仪器有限公司
6	沈阳东软医疗系统有限公司	56	东芝(大连)有限公司
7	复盛实业(上海)有限公司	57	天津德普诊断产品有限公司
8	天津喜宋健医疗器械有限公司	58	汕头市超声仪器研究所有限公司
9	上海卫康光学有限公司	59	郑州市华盛医疗电器有限责任公司
10	上海安久生物科技有限公司	60	松永福利器具制造(上海)有限公司
11	浙江史密斯医学仪器有限公司	61	上海曹杨医药用品厂
12	欧姆龙(大连)有限公司	62	桂林优利特电子集团有限公司
13	延吉喜来建医疗器械有限公司	63	上海生大医保股份有限公司
14	必能信超声(上海)有限公司	64	上海执诚生物技术有限公司
15	山东新华医械集团	65	四川南格尔生物医学股份有限公司
16	北京松下电工有限公司	66	上海高压容器有限公司
17	瑞声达听力技术(中国)有限公司	67	陕西秦明医学仪器股份有限公司
18	武汉楚天激光(集团)股份有限公司	68	重庆华伦弘力实业有限公司
19	宁波戴维医疗器械有限公司	69	浙江龙飞实业股份有限公司
20	北京万东医疗装备股份有限公司	70	杭州好克光电仪器有限公司
21	上海康德莱企业发展集团有限公司	71	上海光电医用电子仪器有限公司
22	北京周林频谱科技有限公司	72	上海输血技术有限公司
23	北京谊安医疗系统股份有限公司	73	长春博迅生物技术有限责任公司
24	上海英迈吉东影图像设备有限公司	74	杭州大力神医疗器械有限公司
25	上海医疗器械(集团)有限公司手术器械厂	75	福建省洪诚生物药业有限公司
26	宁波永新光学股份有限公司	76	山东盛宏医药科技有限公司
27	上海医疗器械厂有限公司	77	上海力申科学仪器有限公司
28	浙江康德莱医疗器械股份有限公司	78	上海迅达医疗仪器有限公司
29	桂林市啄木鸟医疗器械有限公司	79	杭州光典医疗器械有限公司
30	广州阳普医疗科技股份有限公司	80	丽声助听器(福州)有限公司
31	浙江苏嘉医疗器械股份有限公司	81	北京市六一仪器厂
32	福建梅生医疗科技股份有限公司	82	中科生命科技股份有限公司
33	强生(中国)医疗器材有限公司	83	湖南康利来医疗器械有限公司
34	杭州桐庐尖端内窥镜有限公司	84	上海老凤祥型材礼品配套有限公司
35	莆田仁德医疗器械厂	85	上海安亭科学仪器厂
36	杭州京泠医疗器械有限公司	86	上海医疗器械股份有限公司齿科材料厂
37	长春迪瑞实业有限公司	87	宁波蓝野医疗器械有限公司
38	大连jms医疗器具有限公司	88	浙江玉升医疗器械股份有限公司
39	湖南省浏阳市医用仪具厂	89	上海双鸽实业有限公司
40	河南圣光集团医用制品有限公司	90	杭州博日科技有限公司
41	浙江巴奥米特医药产品有限公司	91	长春泰尔茂医用器具有限公司
42	江西3L医用制品集团有限公司	92	上海三和医疗器械有限公司
43	武汉奇致激光技术有限公司	93	上海海昌医用塑胶厂
44	爱科来医疗电子(上海)有限公司	94	上海健保医疗电子有限公司
45	潍坊三维生物工程集团有限公司	95	江西红新医疗器械有限公司
46	上海中山医疗科技发展公司	96	浙江灵洋医疗器械有限公司
47	上海爱培克电子科技有限公司	97	吉林省科英激光技术有限责任公司
48	上海形状记忆合金材料有限公司	98	武汉塞力斯生物科技有限公司
49	杭州市桐庐医疗光学仪器总厂	99	上海医疗器械九厂
50	辽宁爱母医疗科技有限公司	100	江西锦胜医疗器械有限公司

表33 2008年卫生材料及医药用品工业企业法人单位资产总额100强

位次	企业名称	位次	企业名称
1	山东药用玻璃股份有限公司	51	登士柏牙科(天津)有限公司
2	绍兴振德医用敷料有限公司	52	上海华新医材有限公司
3	山东侨牌集团有限公司	53	福州康尔威医疗器械有限公司
4	宁波兴亚橡塑集团有限公司	54	杭州江南世家药业有限公司
5	山西广生医药包装股份有限公司	55	赤壁康华药用包装有限公司
6	浙江新建纺织有限公司	56	浙江天成医药包装有限公司
7	西安环球印务股份有限公司	57	浙江周庆盖业有限公司
8	湖州金洁实业有限公司	58	广东开平金胶囊有限公司
9	重庆正川玻璃有限公司	59	浙江双鹰胶囊有限公司
10	上海强生有限公司	60	绍兴易邦医用品有限公司
11	安徽黄山胶囊有限公司	61	浙江双安医药包装有限公司
12	杭州塑料工业有限公司(药包材)	62	上海科邦医用乳胶器材有限公司
13	上海卡乐康包衣技术有限公司	63	浙江药联胶丸有限公司
14	江西蓝天玻璃制品有限公司	64	日照三奇医疗用品有限公司
15	武汉市帝元医用材料有限公司	65	武宁县林全胶囊有限公司
16	环球施普乐医药(潍坊)有限公司	66	义乌市捷康医疗用品有限公司
17	延吉大恒玻海有限公司	67	江中医药包装厂
18	上海佳田药用包装有限公司	68	武汉医用材料厂
19	上海亚澳医用保健品有限公司	69	武汉奥德利药用包装有限公司
20	淄博泓广医药玻璃有限公司	70	甘肃天辰辐照科技有限责任公司
21	丹东市金丸药用胶囊有限公司	71	杭州余杭南湖塑料制品厂
22	徕卡显微系统(上海)有限公司	72	天津杏林书院医疗器械有限公司
23	河北中亚玻璃有限公司	73	绍兴县宏达陶瓷有限公司
24	湖北金士达医用产品有限公司	74	兰溪市光大玻璃制品有限公司
25	浙江天诚咸亨胶丸有限公司	75	上海久正医用包装材料有限公司
26	九江昂泰胶囊有限公司	76	浙江大之医药胶囊有限公司
27	湖南唯康药业有限公司	77	杭州仁德医药有限公司
28	上海宏利药用包装材料有限公司	78	湖南福尔康医用卫生材料股份有限公司
29	安徽省康宁实业(集团)有限公司	79	淄博恒舟铝塑包装材料有限公司
30	上海川本卫生材料有限公司嘉兴分公司	80	绍兴市永得利胶囊有限公司
31	浙江金石包装有限公司	81	锦州兴达药用玻璃有限责任公司
32	上海医疗器械(集团)有限公司卫生材料厂	82	北京赫之源医疗器械制品有限公司
33	黑龙江科伦药品包装有限公司	83	岳阳市金寿制药有限公司
34	绍兴港峰医用品有限公司	84	岳阳民康医用材料有限公司
35	新乡华青医药卫生材料有限公司	85	山东凯利医疗器械有限公司
36	上海华舟压敏胶制品有限公司	86	安吉县阳光医药用品有限责任公司
37	湖北琪美医疗科技有限公司	87	浦江县天浩胶囊有限公司
38	绍兴福清卫生用品有限公司	88	上海强生医用塑料制品厂
39	湖北银华药用包装材料有限公司	89	宁波北仑医用橡胶厂
40	浙江华光胶囊有限公司	90	金利药包材料有限公司
41	杭州天山医药玻璃有限公司	91	江西春岚药用塑料制品有限公司
42	淄博华瑞铝塑包装材料有限公司	92	湖北金杏科技发展有限公司
43	黄石卫生材料药业有限公司	93	武汉市新洲区诚信纺织有限公司
44	武汉华泰医疗卫生科技开发公司	94	浙江安吉华埠实业有限公司
45	重庆钱龙医药包装有限公司	95	甘肃省兰洁药用制瓶有限公司
46	湖北崇阳中健医疗卫生用品有限公司	96	浙江景宁瓯江胶囊有限公司
47	武义卫生用品有限公司	97	上海久融塑料制品有限公司
48	山东淄博民康药业包装有限公司	98	四川科伦药用包装有限公司
49	上海康汇药用包装制品有限公司	99	上海惠龙医用卫生材料有限公司
50	德清县杭翔玻璃制品有限公司	100	绍兴县富源气体有限公司

表34　2008年卫生材料及医药用品工业企业法人单位主营业务收入100强

位次	企业名称	位次	企业名称
1	山东药用玻璃股份有限公司	51	岳阳市金寿制药有限公司
2	浙江新建纺织有限公司	52	湖南福尔康医用卫生材料股份有限公司
3	绍兴振德医用敷料有限公司	53	赤壁康华药用包装有限公司
4	山东侨牌集团有限公司	54	上海久正医用包装材料有限公司
5	上海强生有限公司	55	浙江天成医药包装有限公司
6	湖州金洁实业有限公司	56	黄石卫生材料药业有限公司
7	重庆正川玻璃有限公司	57	上海川本卫生材料有限公司嘉兴分公司
8	西安环球印务股份有限公司	58	武汉华泰医疗卫生科技开发公司
9	徕卡显微系统(上海)有限公司	59	武汉市新洲区域信纺织有限公司
10	杭州塑料工业有限公司	60	广东开平金胶囊有限公司
11	上海亚澳医用保健品有限公司	61	丹东市金丸药用胶囊有限公司
12	上海卡乐康包衣技术有限公司	62	日照三奇医疗用品有限公司
13	山西广生医药包装股份有限公司	63	安吉县阳光医药用品有限责任公司
14	江西蓝天玻璃制品有限公司	64	四川科伦药用包装有限公司
15	安徽黄山胶囊有限公司	65	上海宏利药用包装材料有限公司
16	绍兴福清卫生用品有限公司	66	浙江周庆盖业有限公司
17	湖北金士达医用产品有限公司	67	九江昂泰胶囊有限公司
18	绍兴港峰医用品有限公司	68	天津杏林书院医疗器械有限公司
19	宁波兴亚橡塑集团有限公司	69	淄博恒舟铝塑包装材料有限公司
20	浙江金石包装有限公司	70	重庆钱龙医药包装有限公司
21	新乡华青医药卫生材料有限公司	71	义乌市捷康医疗用品有限公司
22	杭州天山医药玻璃有限公司	72	浦江县天浩胶囊有限公司
23	绍兴易邦医用品有限公司	73	杭州江南世家药业有限公司
24	安徽省康宁实业(集团)有限公司	74	桐乡市施康制药厂有限公司
25	河北中亚玻璃有限公司	75	上海惠龙医用卫生材料有限公司
26	淄博华瑞铝塑包装材料有限公司	76	桂林天和药业伊维有限公司
27	上海华舟压敏胶制品有限公司	77	武汉市阳逻梅兰织布厂
28	淄博泓广医药玻璃有限公司	78	上海东方顺宇科技有限公司
29	延吉大恒玻海有限公司	79	武汉奥德利药用包装有限公司
30	武汉市帝元医用材料有限公司	80	浙江双安医药包装有限公司
31	上海华新医材有限公司	81	锦州兴达药用玻璃有限责任公司
32	德清县杭翔玻璃制品有限公司	82	武宁县林全胶囊有限公司
33	上海佳田药用包装有限公司	83	上海康汇药用包装制品有限公司
34	湖北崇阳中健医疗卫生用品有限公司	84	缙云县新华药物包装厂
35	湖北琪美医疗科技有限公司	85	绍兴市永得利胶囊有限公司
36	上海医疗器械(集团)有限公司卫生材料厂	86	浙江安吉华埠实业有限公司
37	浙江药联胶丸有限公司	87	上海天圆医用电子仪器厂
38	浙江华光胶囊有限公司	88	兰溪市光大玻璃制品有限公司
39	黑龙江科伦药品包装有限公司	89	上海强生医用塑料制品厂
40	上海科邦医用乳胶器材有限公司	90	武汉市新洲区双柳医用纱布有限公司
41	登士柏牙科(天津)有限公司	91	上海药用包装材料有限公司
42	杭州余杭南湖塑料制品厂	92	绍兴县宏达陶瓷有限公司
43	湖北银华药用包装材料有限公司	93	山东凯利医疗器械有限公司
44	湖南唯康药业有限公司	94	武汉华帝医药包装有限责任公司
45	武义卫生用品有限公司	95	甘肃省兰洁药用制瓶有限公司
46	武汉振德医用敷料有限公司	96	江西春岚药用塑料制品有限公司
47	江中医药包装厂	97	杭州仁德医药有限公司
48	武汉市红利医用纺织品有限责任公司	98	湖州京城气体有限公司
49	岳阳民康医用材料有限公司	99	浙江大之医药胶囊有限公司
50	武汉市友盛纱布有限公司	100	湖北金杏科技发展有限公司

表35 2008年卫生材料及医药用品工业企业法人单位利润总额100强

位次	企业名称	位次	企业名称
1	山东药用玻璃股份有限公司	51	武汉市友盛纱布有限公司
2	喜来健医疗器械有限公司	52	岳阳市金寿制药有限公司
3	浙江新建纺织有限公司	53	湖南福尔康医用卫生材料股份有限公司
4	绍兴振德医用敷料有限公司	54	赤壁康华药用包装有限公司
5	山东侨牌集团有限公司	55	上海久正医用包装材料有限公司
6	上海强生有限公司	56	浙江天成医药包装有限公司
7	湖州金洁实业有限公司	57	黄石卫生材料药业有限公司
8	重庆正川玻璃有限公司	58	上海川本卫生材料有限公司嘉兴分公司
9	西安环球印务股份有限公司	59	武汉华泰医疗卫生科技开发公司
10	徕卡显微系统(上海)有限公司	60	武汉市新洲区诚信纺织有限公司
11	杭州塑料工业有限公司	61	广东开平金胶囊有限公司
12	上海亚澳医用保健品有限公司	62	丹东市金丸药用胶囊有限公司
13	上海卡乐康包衣技术有限公司	63	日照三奇医疗用品有限公司
14	山西广生医药包装股份有限公司	64	安吉县阳光医药用品有限责任公司
15	江西蓝天玻璃制品有限公司	65	四川科伦药用包装有限公司
16	安徽黄山胶囊有限公司	66	上海宏利药用包装材料有限公司
17	绍兴福清卫生用品有限公司	67	浙江周庆盖业有限公司
18	湖北金士达医用产品有限公司	68	九江昂泰胶囊有限公司
19	绍兴港峰医用品有限公司	69	天津杏林书院医疗器械有限公司
20	宁波兴亚橡塑集团有限公司	70	淄博恒舟铝塑包装材料有限公司
21	浙江金石包装有限公司	71	重庆钱龙医药包装有限公司
22	新乡华青医药卫生材料有限公司	72	义乌市捷康医疗用品有限公司
23	杭州天山医药玻璃有限公司	73	浦江县天浩胶囊有限公司
24	绍兴易邦医用品有限公司	74	杭州江南世家药业有限公司
25	安徽省康宁实业(集团)有限公司	75	桐乡市施康制药厂有限公司
26	河北中亚玻璃有限公司	76	上海惠龙医用卫生材料有限公司
27	淄博华瑞铝塑包装材料有限公司	77	桂林天和药业伊维有限公司
28	上海华舟压敏胶制品有限公司	78	武汉市阳逻梅兰织布厂
29	淄博泓广医药玻璃有限公司	79	上海东方顺宇科技有限公司
30	延吉大恒玻海有限公司	80	武汉奥德利药用包装有限公司
31	武汉市帝元医用材料有限公司	81	浙江双安医药包装有限公司
32	上海华新医材有限公司	82	锦州兴达药用玻璃有限责任公司
33	德清县杭翔玻璃制品有限公司	83	武宁县林全胶囊有限公司
34	上海佳田药用包装有限公司	84	上海康汇药用包装制品有限公司
35	湖北崇阳中健医疗卫生用品有限公司	85	缙云县新华药物包装厂
36	湖北琪美医疗科技有限公司	86	绍兴市永得利胶囊有限公司
37	上海医疗器械(集团)有限公司卫生材料厂	87	浙江安吉华埠实业有限公司
38	浙江药联胶丸有限公司	88	上海天圆医用电子仪器厂
39	浙江华光胶囊有限公司	89	兰溪市光大玻璃制品有限公司
40	黑龙江科伦药品包装有限公司	90	上海强生医用塑料制品厂
41	上海科邦医用乳胶器材有限公司	91	武汉市新洲区双柳医用纱布有限公司
42	登士柏牙科(天津)有限公司	92	上海药用包装材料有限公司
43	杭州余杭南湖塑料制品厂	93	绍兴县宏达陶瓷有限公司
44	湖北银华药用包装材料有限公司	94	山东凯利医疗器械有限公司
45	湖南唯康药业有限公司	95	武汉华帝医药包装有限责任公司
46	武义卫生用品有限公司	96	甘肃省兰洁药用制瓶有限公司
47	武汉振德医用敷料有限公司	97	江西春岚药用塑料制品有限公司
48	江中医药包装厂	98	杭州仁德医药有限公司
49	武汉市红利医用纺织品有限责任公司	99	湖州京城气体有限公司
50	岳阳民康医用材料有限公司	100	浙江大之医药胶囊有限公司

表36 2008年医药商业重点企业资产总额100强

位次	企业名称	位次	企业名称
1	上海市医药股份有限公司	51	海南中信医药实业有限公司
2	南京医药股份(合并)	52	北京天星普信生物医药有限公司
3	广州医药有限公司	53	东北制药集团公司供销公司
4	北京医药股份有限公司	54	湖南全洲药业有限公司
5	重庆医药股份有限公司	55	上海第一医药股份有限公司
6	国药控股有限公司上海分公司	56	浙江省台州医药有限公司
7	国药控股天津有限公司	57	上海复星大药房连锁经营有限公司
8	华东医药股份有限公司	58	深圳中联广深医药(集团)股份有限公司
9	大连美罗药业股份有限公司	59	四川省医药有限公司
10	国药控股广州有限公司	60	陕西华远医药商业集团公司
11	重庆桐君阁股份有限公司	61	辽宁成大方圆医药连锁有限公司
12	国药集团药业股份有限公司	62	河北东盛英华医药有限公司
13	上海雷允上药业有限公司	63	南京医药徐州医药股份
14	福建惠好药业有限公司	64	广州九州通医药有限公司
15	哈药集团医药有限公司	65	北京金象复星医药股份有限公司
16	云南省医药有限公司	66	福建省厦门医药采购供应站
17	天津医药集团太平医药有限公司	67	上海市医药保健品进出口公司
18	浙江英特药业有限责任公司	68	北京普仁鸿医药销售有限公司
19	安徽华源医药股份有限公司	69	海南泰凌生物制品有限公司
20	北京科园信海医药经营有限公司	70	江苏武进药业公司
21	中国药材集团公司	71	广西柳州医药有限责任公司(合并报表)
22	江苏先声药业有限公司	72	云南医药工业股份有限公司
23	上海市药材有限公司	73	宁波海尔施医药股份有限公司
24	中国北京同仁堂(集团)有限责任公司	74	南京医药南京药业股份
25	新疆新特药民族药业有限责任公司	75	北京凯星医药科技开发中心
26	四川科伦医药贸易有限公司	76	北京京卫国康医药有限公司
27	武汉医药集团股份有限公司	77	江苏无锡山禾医药物流
28	深圳一致药业股份有限公司	78	国药控股江苏公司
29	湖北九州通医药有限公司	79	上海雷允上药业西区有限公司
30	石家庄乐仁堂医药股份有限公司	80	北京市京新龙医药销售有限公司
31	鹭燕(福建)集团公司	81	国药控股北京华鸿有限公司
32	北京嘉事堂药业股份有限公司	82	上海新先锋华康医药有限公司
33	吉林省北方医药有限责任公司	83	江苏江阴医药
34	国药控股北京有限公司	84	河南省医药有限公司
35	北京九州通医药有限公司	85	武汉国药(集团)股份有限公司
36	福建同春药业股份有限公司	86	云南东骏药业有限公司
37	南京医药合肥天星有限公司	87	辽宁民生康大医药有限公司
38	苏州礼安医药	88	大连奇运生药业有限公司
39	国药控股沈阳有限公司	89	上海外高桥医药分销中心有限公司
40	江西汇仁医药科研营销有限公司	90	上海九州通医药有限公司
41	浙江震元股份有限公司	91	海南洋浦海悦药业有限公司
42	山西双鹤药业有限公司	92	南京华东医药
43	山东省临沂医药集团有限公司	93	大连药材集团公司
44	长沙双鹤医药有限责任公司	94	浙江嘉信医药股份有限公司
45	江苏常州药业股份	95	浙江海派医药有限公司
46	宁波医药股份有限公司	96	上海复星药业有限公司
47	江西南华医药有限公司	97	北京双鹤药业经营有限责任公司
48	云南鸿翔药业有限公司	98	上海康健进出口有限公司
49	海南四环医药有限公司	99	浙江温岭医药药材有限公司
50	浙江省医药工业有限公司	100	福建省医药集团有限责任公司

表37　2008年医药商业重点企业商品销售收入净额100强

位次	企业名称	位次	企业名称
1	上海市医药股份有限公司	51	山东瑞康药品配送有限公司
2	南京医药股份(合并)	52	上海市医药保健品进出口公司
3	广州医药有限公司	53	南京医药徐州医药股份
4	安徽华源医药股份有限公司	54	大连美罗药业股份有限公司
5	国药控股有限公司—上海分公司	55	深圳中联广深医药(集团)股份有限公司
6	国药控股天津有限公司	56	深圳一致药业股份有限公司
7	重庆医药股份有限公司	57	国药控股湖北新龙有限公司
8	北京医药股份有限公司	58	上海新先锋华康医药有限公司
9	国药控股广州有限公司	59	国药控股江苏公司
10	华东医药股份有限公司	60	江苏先声药业有限公司
11	国药集团药业股份有限公司	61	四川省医药有限公司
12	浙江英特药业有限责任公司	62	江西南华医药有限公司
13	石家庄乐仁堂医药股份有限公司	63	广西柳州医药有限责任公司(合并报表)
14	云南省医药有限公司	64	北京天星普信生物医药有限公司
15	重庆桐君阁股份有限公司	65	浙江省台州医药有限公司
16	哈药集团医药有限公司	66	上海外高桥医药分销中心有限公司
17	胡北九州通医药有限公司	67	北京双鹤药业经营有限责任公司
18	北京科园信海医药经营有限公司	68	新疆九州通医药有限公司
19	河北东盛英华医药有限公司	69	福建惠好药业有限公司
20	山东海王银河医药有限公司	70	江苏常州药业股份
21	江苏亚邦医药物流	71	山西双鹤药业有限公司
22	天津天士力医药营销集团有限公司	72	中国药材集团公司
23	东北制药集团公司供销公司	73	河南爱生医药有限公司
24	四川利伦医药贸易有限公司	74	北京普仁鸿医药销售有限公司
25	深圳健康元药业集团股份有限公司	75	神威药业(海南)有限公司
26	国药控股北京有限公司	76	河北邢台万邦医药有限公司
27	天津医药集团太平医药有限公司	77	国药控股北京华鸿有限公司
28	新疆新特药民族药业有限责任公司	78	陕西华远医药商业集团公司
29	上海雷允上药业有限公司	79	温州医药生物药械供应有限公司
30	国药控股沈阳有限公司	80	上海康健进出口有限公司
31	苏州礼安医药	81	江苏无锡山禾医药物流
32	长沙双鹤医药有限责任公司	82	浙江嘉信医药股份有限公司
33	宁波医药股份有限公司	83	上海市药材有限公司
34	中国北京同仁堂(集团)有限责任公司	84	南京医药南京药业股份
35	河南九州通医药有限公司	85	北京京卫国康医药有限公司
36	广州九州通医药有限公司	86	宁波海尔施医药股份有限公司
37	山东省济南中信医药有限公司	87	上海第一医药股份有限公司
38	浙江省医药工业有限公司	88	北京金象复星医药股份有限公司
39	上海九州通医药有限公司	89	福建省厦门医药采购供应站
40	福建同春药业股份有限公司	90	武汉医药集团股份有限公司
41	南京医药合肥天星有限公司	91	河南省医药有限公司
42	江西汇仁医药科研营销有限公司	92	安徽省阜阳市康泰药业有限责任公司
43	北京丰科城医药有限公司	93	国药控股湖北有限公司
44	丽珠医药集团股份有限公司	94	福建九州通医药有限公司
45	云南鸿翔药业有限公司	95	山东省临沂医药集团有限公司
46	湖南全洲药业有限公司	96	海南泰凌生物制品有限公司
47	山东药山医药有限公司	97	杭州凯仑医药有限公司
48	鹭燕(福建)集团公司	98	安徽省阜阳医药采供站有限责任公司
49	南京华东医药	99	北京嘉事堂药业股份有限公司
50	北京市京新龙医药销售有限公司	100	北京九州通医药有限公司

表 38 2008 年医药商业重点企业利润总额 100 强

位次	企业名称	位次	企业名称
1	国药控股有限公司上海分公司	51	宁波医药股份有限公司
2	国药集团药业股份有限公司	52	河北东盛英华医药有限公司
3	上海市医药股份有限公司	53	中国药材集团公司
4	国药控股天津有限公司	54	安徽华源医药股份有限公司
5	华东医药股份有限公司	55	广州九州通医药有限公司
6	新疆新特药民族药业有限责任公司	56	上海雷允上药业有限公司
7	广州医药有限公司	57	山东海王银河医药有限公司
8	国药控股广州有限公司	58	重庆桐君阁股份有限公司
9	丽珠医药集团股份有限公司	59	山东省济南中信医药有限公司
10	北京科园信海医药经营有限公司	60	四川省医药有限公司
11	深圳一致药业股份有限公司	61	海南京卫药业有限公司
12	云南省医药有限公司	62	湖南全洲药业有限公司
13	上海新先锋华康医药有限公司	63	上海第一医药股份有限公司
14	石家庄乐仁堂医药股份有限公司	64	江苏亚邦医药物流
15	海南中信医药实业有限公司	65	云南白药大药房有限公司
16	国药控股北京有限公司	66	北京丰科城医药有限公司
17	北京普仁鸿医药销售有限公司	67	华东医药宁波有限公司
18	神威药业(海南)有限公司	68	北京双鹤药业经营有限责任公司
19	北京九州通医药有限公司	69	长沙双鹤医药有限责任公司
20	中国北京同仁堂(集团)有限责任公司	70	上海申威医药有限公司
21	苏州礼安医药	71	上海市医药保健品进出口公司
22	南京医药股份(合并)	72	河南九州通医药有限公司
23	江苏常州药业股份	73	浙江大德药业集团浙江医药公司
24	北京天星普信生物医药有限公司	74	南京医药合肥天星有限公司
25	上海九州通医药有限公司	75	洋浦慧谷医药有限公司
26	云南鸿翔药业有限公司	76	吉林大药房药业股份有限公司
27	上海市药材有限公司	77	北京金象复星医药股份有限公司
28	浙江英特药业有限责任公司	78	湖南益丰大药房医药连锁有限公司
29	重庆医药股份有限公司	79	上海童涵春堂药业股份有限公司
30	海南洋浦海悦药业有限公司	80	国药控股湖南有限公司
31	浙江省医药工业有限公司	81	浙江震元股份有限公司
32	海南四环医药有限公司	82	武汉医药集团股份有限公司
33	新疆九州通医药有限公司	83	江苏无锡汇华强盛连锁
34	北京医药股份有限公司	84	云南医药工业股份有限公司
35	国药控股北京华鸿有限公司	85	四川科伦医药贸易有限公司
36	辽宁成大方圆医药连锁有限公司	86	国药集团化学试剂有限公司
37	哈药集团医药有限公司	87	上海外高桥医药分销中心有限公司
38	宁波海尔施医药股份有限公司	88	云南盘龙云海药品经营有限公司
39	南京华东医药	89	江苏昆山双鹤医药
40	大连美罗药业股份有限公司	90	云南东骏药业有限公司
41	国药控股沈阳有限公司	91	广西柳州医药有限责任公司(合并报表)
42	上海先声药业有限公司	92	国药药材股份有限公司
43	北京嘉事堂药业股份有限公司	93	河南康信医药有限公司
44	江苏常州中诚医药连锁	94	国药控股湖北有限公司
45	天津医药集团太平医药有限公司	95	北京市京新龙医药销售有限公司
46	湖北九州通医药有限公司	96	海南全星药业有限公司
47	鹭燕(福建)集团公司	97	黑龙江泰华医药有限公司
48	海南康联药业有限公司	98	上海蔡同德药业有限公司
49	海南泰凌生物制品有限公司	99	国药集团上海立康医药股份有限公司
50	福建同春药业股份有限公司	100	江苏省医药公司

医院药学

Hospital Pharmacy

中国药学年鉴 2009

CHINESE PHARMACEUTICAL YEARBOOK

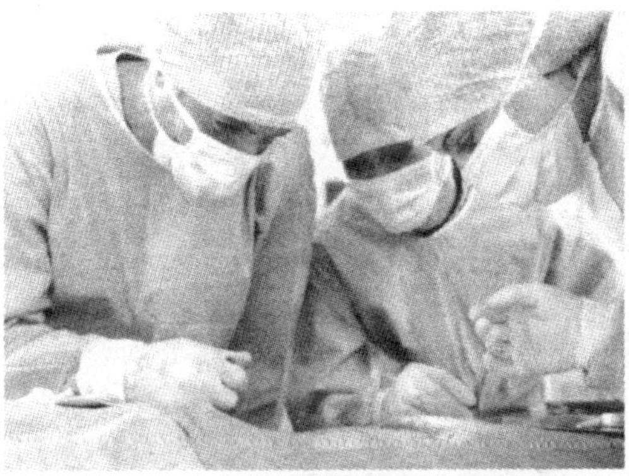
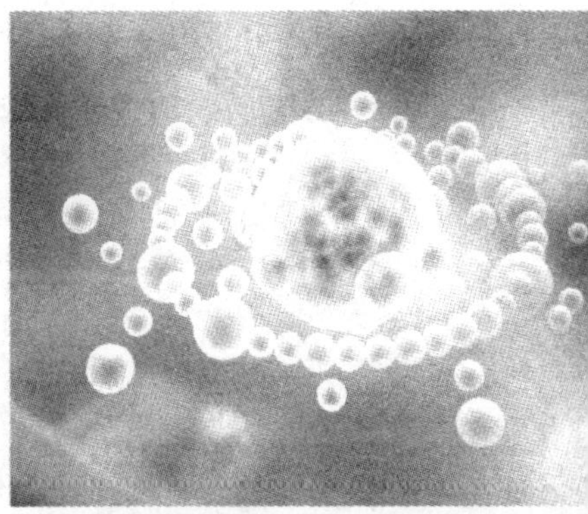
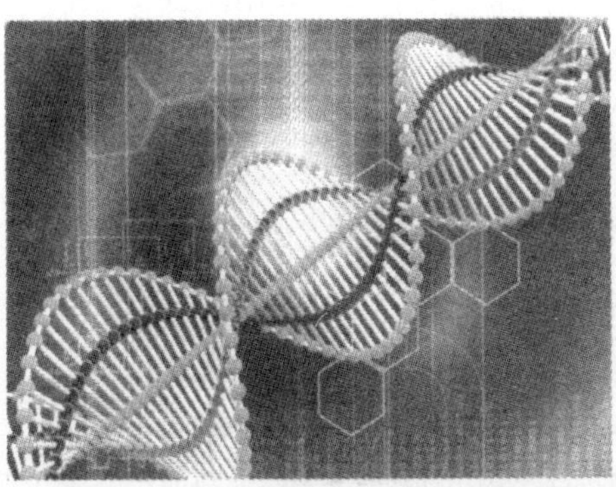
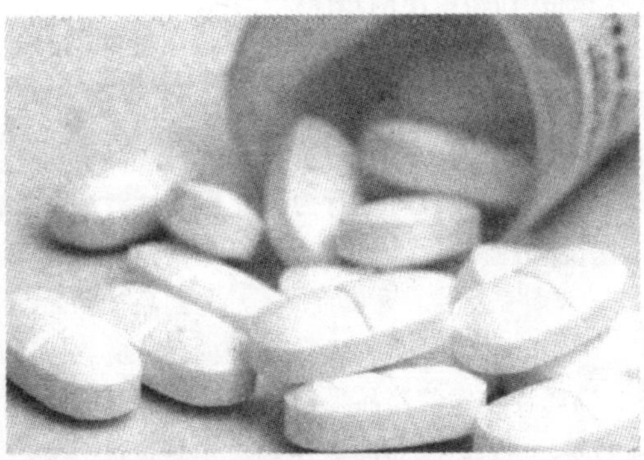
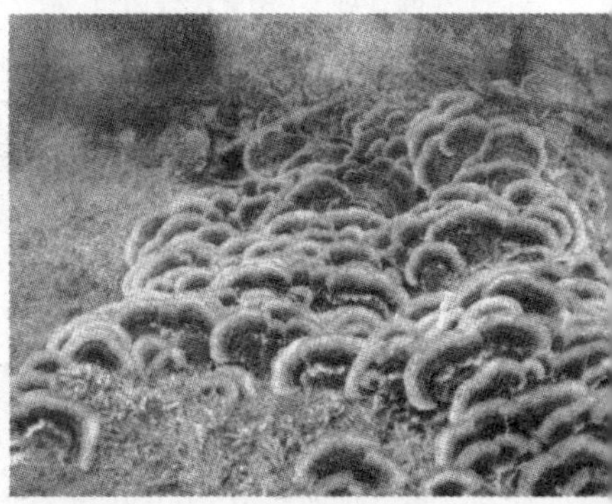

医院药剂

对药房托管法律性质的新认识 药房托管的法律性质:①药房托管不是委托行为。按照托管合同,受托经营者对药房和药库实施目标管理,这是受托经营者对医院承担的主要义务,具体包括采购药品、验收入库、与供应商结算、保质保量地向患者提供所需药品等。受托经营者的上述行为可以理解为替医院处理本属医院的事务。对于受托经营者保留部分经营利润,可以理解为医院向其支付的报酬。②药房托管不是信托行为。信托法律关系的核心是围绕信托财产展开的,信托财产最显著的特征是"独立性"。而医院药房信托的模式为:资产所有人医院作为委托人与作为受托人的受托经营者签订信托合同,并将药房与药库资产转移给受托经营者,由受托经营者为受益人(依据《信托法》第43条,受益人可以是医院或者医院与受托经营者)的利益进行管理。[中国药业,2008,17(10):11] (王 坚 张 斌 葛卫红)

医院药房托管的相关要素分析 药房托管行为涉及到的主体要素有政府、医院、托管方、制药企业等机构组织,医生、患者等个体;客体要素有药品、药学服务等。药房托管通过对客体要素的作用来调整主体要素的利益。从医院门诊医疗的诊疗流程看,该过程的主要因素包含了医院里医生、托管方药房人员以及就医的患者。建立以病人为中心的药学管理模式是医院、托管方、制药企业及医生、药房人员共同目标。医院、托管双方应完善选择机制,在考察、评估、洽谈的基础上,签署托管协议,建立责任界定、纠纷解决的程序。托管方、制药厂的互选也是重要一环,双方要建立供应商认证制度,签署质量协议,把好产品质量关。医院、托管方、制药企业等机构组织,不但自身要加强质量保证体系的建设,做好自查互查,政府部门更要加强监管力度,重视行业行为规范,强化思想道德建设。[中国医院管理,2008,28(12):53~55] (王 坚 张 斌 葛卫红)

科学优化医院药品采购流程 当前许多医院药品采购存在的问题:①国内药品经营企业数量多、规模小、布局不合理,而大型的分销企业集团或连锁经营等流通组织较少;②鉴于当前市场竞争激烈,交通运输、物流快捷有效,各医院本着降低库存成本理念,提高采购频次,造成工作量巨大,大量重复劳动;③存在电话采购耗时多,劳动强度大,出错率高及采用领取纸质计划单方式落后等缺陷。针对药品采购流程的缺陷,库房重新制定了采购流程:①通过建立药品目录库,为购买急救药品、临时用药品种、采购困难的普通药品的查找提供方便,实现快速搜索急用药品,节约购药成本,提高工作效率。同时,也便于直观比较购进价格,增强了企业间的竞争。②利用网络即时通讯软件采购药品,可以节省大量时间、成本、人力,其获取信息快、准确,送货也及时,提高工作效率。[中国药房,2008,19(34):2 669~2 671]

(王 坚 张 斌 葛卫红)

医疗机构药品动态招标采购新进展 药品动态招标采购是在政府组织的药品集中招标采购的基础上,遵循药品招标采购原则,在公开、公平、公正的前提下,由药品使用单位根据短期药品采购计划实施的随即招标采购活动。其特点是:药品采购计划为短期计划,一般不超过3个月常用量;不需要组织大型招标会议,程序简捷;采取传真或邮件的方式互发采购计划,效率较高,节省时间。药品动态招标采购与药品集中招标采购相比,其方法简单易行,便于操作,符合药品市场规律,能够有效降低药品价格,真正达到"阳光采购"的目的。[中国医院药学杂志,2008,28(12):1 018~1 019]

(王 坚 张 斌 葛卫红)

网络模式下医院药品供应链及其优化 现在医院的药品库存管理已实现了计算机化,有的还实施了电子病历系统,为准确的药品需求预测提供了必要的数据基础和良好的分析工具,为药品供应链的优化提供了基础。对药品库存控制采用数据分析和挖掘技术并对药品采购进行预测,通过建立适当的安全库存来提高满足患者药品需求的安全系数,减少缺货发生的可能性。按照供应链的实质进行药品供应链流程重组,整合医院的内部物流,把中心药库—各药房药库—药柜这样一个多级供应链结构整合为"中心药库—药柜"的二级结构,消除无效的中间环节。[中国数字医学,2008,8(4):48~49] (王 坚 张 斌 葛卫红)

抗震救灾应急药品保障 回顾与分析参加汶川抗震救灾医疗队医疗保障任务的过程。在救援过程中,经常发生部分药品较多而部分药品不足的问题。有必要在国家已制定的药材应急保障预案基础上,进一步研究修订一份比较科学的医疗队应急药品标准目录。针对:①抗震救灾急需捐赠的药品目录不全,个别品种停用的情况;②在灾区药品供应中出现的初期短缺、后期过剩的情况;③因运输能力有限造成药品品种和规格有的短缺、有的过剩的情况;④急需药品不足,不需要的药品大量过剩等问题,建议制订捐赠与接受捐赠药品规定。制定捐赠药品基本目录,明确捐赠与接受捐赠药品流程与管理,加强捐赠药品质量、品种与数量的控制,保证捐赠的药品用得上、数量足、不浪费,使有限的医疗卫生资源得到合理的利用。药师要做好医疗队药品供应管理，参与合理用药、用药指导、心理疏导等工作。[药学服务与研究，2008,8(6):401~403]　　（王　坚　张　斌　葛卫红）

医疗机构药品保障应急预案设置思考　本文分析药品保障应急预案在抢救5.12汶川地震伤员中发挥的作用，提出了进一步完善医疗机构药品保障应急预案设置的思考。应急预案设置内容应包括：①向政府提供捐赠药品范围指南；②各种灾害所需药品的遴选目录；③各种药品所需数量的估算系统；④救灾药品的采购保管发放路径；⑤捐赠药品的保管发放路径以及捐赠药品的善后处置方法等。这就需要实施应急预案时必须周密灵活、有针对性和预见性。药师一定要参与到急救小分队中去，以便更好地管理药品和对灾区各类人员进行药学监护。必须要对大型自然灾害的用药发展趋势作出预见性评估、判断，及时调整所需药品的品种和数量。根据我国《突发公共卫生事件应急条例》的指导思想，突发灾害事件的应急工作应当遵循预防为主、常备不懈的方针，贯彻统一领导、分工负责、反应及时、措施果断、依靠科学、加强合作的原则，以达到及时控制和消除突发灾害事件的危害、保障患者的生命安全和健康、维护正常社会秩序的目的。[中国药业，2008,17(22):5]

（王　坚　张　斌　葛卫红）

基于"零"库存管理机制下药品供应模式的新研究　传统的药品采购方式已经无法满足"零"库存模式下对药品配送成本的要求，这就需要对传统的药品供应模式加以改进，形成一种基于"零"库存管理机制下区域性的医院药品供应模式。研究表明新模式有如下优势：①可以整体性的对该区域所有医院的药品库存进行监控，降低该地区协议医院的库存；②充分利用配送中心良好的药品储备条件，避免各家医院重复同样的操作，提高了药品的整体采购效率，确保了药品的流通质量；③少量多次配送也可以加快药品的代谢速度，确保使用的药品都是近期生产的，并能及时地使用到市场上的新药，也规避了药品市场价格动荡和调价的风险；④有效实现药品流通渠道的扁平化，规避了中间商加价环节，提高了药品流通的速度，降低了药品费用；⑤消除了医院直接与供应商接触和医生处方药品的有意偏向等情况下滋生的回扣腐败问题，避免医生行医过程中受到外界条件的误导和引诱，规范了药品市场，清廉了行医作风。将传统的以业务领域纵向划分的产业组织结构（如仓储、保管、运输和包装等），及时调整为横向的集约化水平的产业组织结构，实现了资源和流程的优化组合。[物流技术，2008,27(2):24~25]　　（王　坚　张　斌　葛卫红）

门诊药房快速配发药品工作模式的新探索　针对工作实际，积极开拓进取，开发完善医院信息系统（HIS），采用快速配发药模式，不断深化人性化服务，使药学服务水平得到了很大提高。采用网络化管理，计算机可以对药品进行信息化管理，包括进货记录、药品使用记录（药品品种、规格、单价、数量、生产厂家、用法、病人就诊卡号、科室、临床诊断等），药品库存管理，处方管理（处方查询和统计等）及配伍审查。处方录入电子化，提高工作质量。门诊医生工作站、门诊计价收费处、门诊药房与HIS联网，均可显示有关药品基本信息。实行快速配药工作模式、快速发药模式、设置咨询窗口以及推行弹性工作制。[药学服务与研究，2008,8(3):237~239]　　（王　坚　张　斌　葛卫红）

影响医院药品调剂质量因素的新分析　为了提高医院药品调剂质量，更好地为病人服务。方法：结合基层医院工作实际，对影响调剂质量的调剂室的设施、工作人员上岗资格标准、调剂工作制度、医生处方是否规范、计算机管理、药品质量、开展药学咨询、药学服务工作、药品品种、药品价格因素等13种因素进行了分析探讨。建议国家制订调剂质量标准、制度，科学规范指导调剂工作，使调剂工作有法可依。只有提高医院药品调剂质量，才能真正做到以病人为中心的药学服务模式的转换。建立完善医疗机构药事管理制度、完善调剂管理制度，依法配备符合资质的药学技术人员尤其重要，只有用法制和制度规范调剂工作并监督实施，才能为病人提供了优质的药学服务，从而提高调剂质量，真正做到以病人为中心的医院药学服务模式的转换。[中国医药导报，2008,5(2):141~143]　　（王　坚　张　斌　葛卫红）

自动摆药设备应用于住院药房前后的工作模式和效益评价　记录和统计自动摆药机使用前后各科室病人例数和摆药频次表明服务的病人数目和工作量是相同的；记录摆药机使用前后，摆药机比药师摆药的效率要高，而护士核对药品的时间却增加了；成本分析表明，机器运行需要消耗大量耗材，且耗材与机器本身一样需要进口，因此相对手工摆药时的耗材成本要大得多。管理难度的提高：①药师的工作任务并没有减轻。尽管减少了"手工摆药"这一过程，但仍然存在许多手工环节；②人工核对药品仍是重要的工作；机器摆药虽是一个高度自动化的过程，但也有产生错误的情况；③增加了操作和管理摆药机的工作；④增加了药品清点难度。[药学服务与研究，2008,8(3):171~173]

（王　坚　张　斌　葛卫红）

静脉用药调配中心的创新　调配过程由住院药师和调配室人员共同完成。住院药师负责医嘱审核、按病房摆药、配液结束后的核对；调配室药师和护士完成患者核对、分筐、贴签和配置，配送人员负责打包统一送入病房。调配室只管理输液，其余药品由病房药局传入调配室。在药品和人员管理上有如下特点：①住院药师和调配室人员交叉分段作业，各负其责，各取所长，在时间上合理兼顾；②住院患者静脉用药相对贵重，配液室没有输液以外的药品，减少了请领和库存以及管理等环节，简化了管理流程，避免了药品库存对资金的占有；③药师审核所有医嘱的合理性，及时纠正不合理医嘱，定期整理、总结、反馈、培训；④分散于内科儿科病区、外科妇产科病区、肿瘤血液病区，使药师的服务更加专业化。发挥了药师的专业特长，确保合理用药推动临床药学发展等作用，同时也加强了职业暴露防护，提高了医院整体管理质量。[中国医院管理，2008，28(6)：53～54]

（王　坚　张　斌　葛卫红）

静脉药物配置中心不合理医嘱的处理及分析　药师在为病人提供洁净环境下统一配置输液的同时，对审核处方过程中发现的不合理用药医嘱，及时与临床医生护士进行沟通，在药物配置前及时纠正。2007 年 7 月 1 日至 2008 年 9 月 30 日，我院静脉配制中心共审核配置静脉滴注 94 268 份，其中不合理医嘱 69 份，占 0.07%，修改率 100%。不合格医嘱中给药浓度不当 11 份，占 15.9%，载体选择不当 4 份，占 5.8%，药物间有配伍禁忌 6 份，占 8.7%，药物使用方法不当 29 份，占 42.0%，护士录入医嘱错误 19 份，占 27.5%。药师利用其所掌握的药学知识，审核医嘱，在配置前纠正不合理医嘱，避免用药错误，提高临床治疗水平，促进临床合理用药。[齐鲁药事，2008，27(10)：675～676]

（王　坚　张　斌　葛卫红）

药品质量管理

对医院制剂的现状及未来发展趋势的思考　医院制剂室面临的现状：①生产不符合 GPP 要求；②制剂在市场上无供应；③临床与药剂缺乏交流；④缺少与外界药厂的交流学习机会。然而医院制剂又有其存在必要性：①国家食品药品监督管理局和卫生部一系列法规明确规定医院应根据医疗科研的实际需要及时准确的制备制剂；②医疗市场的需要；③临床医疗的需要；④医院药学科研教学方面的需要。应根据本医疗机构的需要确定医院制剂的发展方向，严格按 GPP 的要求修建制剂，切忌盲目投资和过度投资，造成不必要的人力、物力、财力的浪费。要考虑是否有特色品种，综合医院的实际拓展医疗服务的范围，也要发挥自身优势，开发特色制剂。[中国医药导刊，2008，10(5)：802～803]

（王　坚　张　斌　葛卫红）

医院中药制剂的新发展　医院中药制剂存在着不少的问题：①投入大、成本高、处境艰难；设备差、质量不稳定；②重复生产等。发展建议：①对从事制剂生产的所有操作人员，进行 GMP 和 GPP 培训，加强继续教育和业务学习，提高其素质；②投入资金完善制剂室的硬件和软件建设，配备专业技术人员和管理人员，制订以岗位责任制为中心的各项规章制度；③开发研制新中药制剂、新剂型应朝着“五效”（高效、稳效、速效、专效、长效）和“三小”（剂量小、不良反应小、毒性小）的方向发展；④为解决医院中药制剂小而全、品种繁杂、剂型较多等问题，加快实现由简单生产型向研究开发型转变，应组建区域性中药制剂中心。即在一个医院相对集中的地区选择规模较大、设备较好、条件较优越的医院，建设符合规范要求的制剂室。医院中药制剂有广阔的临床市场，老一辈医药专家几十年的临床应用经验积累，疗效确切，是开发中药新药的良好基础。要在系统继承中医药的学术思想和宝贵经验，保持中医药优势特色的基础上，切实加强自主创新，挖掘中医药的科学内涵，可采用传统古方开发出应用简便、疗效好的新药，可整理中医药文献发掘新药，可由民间方、验方、祖传秘方开发新药，可从医院研制的长期应用有效的协定处方中开发新药，亦可按中医临床“辨证施治”的原则开发新药。[中国药业，2008，17(20)：52～53]

（王　坚　张　斌　葛卫红）

医院制剂申报注册新体会　总结医院制剂注册的经验，为医院制剂申报再注册及新制剂发展提供参考。结合新出台的医院制剂相关法规及 2005 年资阳地区 6 家医疗机构制剂申报注册情况，浅析本次医院制剂注册的特点。本地区参加本次制剂注册的 6 家医疗机构共申报注册医院制剂 141 个，其中自拟标准的特色制剂 81 个，占申报制剂总数的 61.4 %；特色制剂中中药制剂 66 个，占自拟标准品种总数的 74.2 %。随着医院制剂监督管理的法规日益健全，制剂注册更加体现申报资料内容的真实性、完整性、规范性，注重质量标准的可控性。“发挥中药优势，开发特色制剂”已成为新制剂发展的方向，同时医疗机构应注重注册制剂临床疗效的研究，并加强对其毒、副作用的的收集，进一步完善质控标准，适应不断提高的制剂再注册要求。[中国药房，2008，19(22)：1 717～1 718]　（王　坚　张　斌　葛卫红）

医院制剂实行分类管理的建议　建议医院制剂分为市场补充制剂、协定处方制剂、剂型改革制剂、消毒制剂、诊断及辅助制剂。具体：①协定处方制剂、剂型改革制剂应由药监部门审查处方中各组分配伍是否合理、是否与用药目的相同等内容，合格后取得批准文号后方可生产；②市场补充制剂由国家制订统一的制剂规范，医院按规范申报，取得批准文号后方可生产，而消毒制剂、诊断及辅助制剂应在医院具有主管药师及其以上职称的药学人员指导下配制，不需要批准文号。通观我国医药市场的中成药产品，很大部分都是由医院制剂转化而来的。国家药品主管部门应在医院制剂分类管理中,将这类疗效确切、副作用小的协定处方、单方、验方、祖传秘方或少数民族药方等制剂,分别对待并加以扶持,发挥中药优势。[中国药房,2008,19(19):1 453 ~1 454]

(王 坚 张 斌 葛卫红)

应用六西格玛规范病区药品管理的实践 成立由护理部、质控部、药剂科等相关科室组成的项目小组,根据中华人民共和国药品管理法的有关规定,医疗机构必须制定和执行药品保管制度,保证药品质量。数据采集由项目小组成员负责实行,对象为全院27个病区,内容是全院各病区普通备用药(针剂)、特殊药品、麻醉、剧毒类、抢救车内药品进行检查,具体项目分:高危类药物(氯化钾、强心类药物、过敏类药物等),需冷藏、避光药物,特殊药物管理(麻醉、剧毒类药)的基数、储存、标识、点交制度及自备药物管理。全院备用药物品种达250余种,总数量达29 088,缺陷例次为82,缺陷支数为2 443支,总缺陷率达8.4%。结果表明目前的备用药管理质量有很大提高的空间。[中国农村卫生事业管理,2008,28(2):931] (王 坚 张 斌 葛卫红)

基于JCI标准病区治疗室的管理 国际医院认证联合委员会(JCI)是目前世界上唯一的在医疗服务领域建立国际统一标准,并根据该标准对世界各地医疗机构进行评审的机构。我院2005年5月~2006年6月根据JCI标准和理念,保持治疗室环境的安全可靠,对确定影响感染控制和危害健康的因素采取了合理、正确的措施,将未来潜在的风险降低到最小程度。内容包括治疗室的设置、治疗室的功能、人员管理、环境管理、治疗室的药物管理、冰箱的管理等。对治疗室药物管理中就备用药的管理、注射药物的管理、化疗药物的管理、不确定药物的管理进行了介绍。[护士进修杂志,2008,23(8):683 ~684] (王 坚 张 斌 葛卫红)

急诊科小药柜管理新问题 急诊小药柜是设在急诊科的临床药房,用于存放急诊所需的急救药品解。对急救药柜进行科学而规范的管理,不仅为危重患者抢救提供重要保障,也为护理人员安全用药提供方便。本文针对急救药柜药品管理中常见问题加以分析,并提出相应对策。常见问题主要包括药品种类与数量管理不规范、药品效期管理有漏洞、管理人员药品管理知识缺乏等。[实用医药杂志,2008,25(9):1 082 ~1 083] (王 坚 张 斌 葛卫红)

住院处方请领与处方发药系统的研究 我院研制的"医院病区住院处方请领与病区药柜及中心摆药室处方发药系统"经过几年的不断应用,特别是根据国家卫生部2007年颁布的《处方管理办法》的要求进行完善后,实现了病区住院处方请领信息的生成、完成了病区药柜及中心摆药室对住院处方请领信息的自动处理,不但严格了对药品的控制和管理,而且减轻了病区药柜及中心摆药室的工作量,提高了工作效率。[医疗卫生装备,2008,29(10):49 ~51]

(王 坚 张 斌 葛卫红)

麻醉药品、精神药品管理中存在的问题及解决对策 为严格执行《医疗机构麻醉药品、第一类精神药品管理规定》,规范日常管理工作,镇江市卫生局组织对全市20所二级以上医疗机构管理中存在的问题进行了专项调查。问题类别及医疗机构构成比(%)如下:①管理制度、组织机构未健全,占15%;②培训、考核欠完善,占25%;③未定期组织检查并记录,占40%;④发药窗口无明显标识,占75%;⑤无专人负责调配,占85%;⑥处方权医师未签名留样或留样不全,占15%;⑦处方格式不符合规定,占50%;⑧专用病历未集中保管,占30%;⑨未签署知情同意书,占15%;⑩未将剩余药品退回,占100%;⑪肿瘤患者使用麻醉药品注射剂不普及,占25%;⑫无定期对长期使用患者复诊或随诊记录,占100%;⑬库房无报警装置,占5%;⑭库房未配备保险柜,占5%;⑮手术室无防盗设施,占75%;⑯无交接班记录,占50%;⑰空安瓿无回收、销毁记录,占60%。[上海医药,2008,29(4):361 ~362] (王 坚 张 斌 葛卫红)

医院药品条码化管理系统的设计与实践 在医院的药品管理中,条码化管理仍处于探索阶段。为提高条形码技术在医院药品管理中的应用,提升医院药学管理水平,探索药品管理的标准化、规范化和现代化,我院与营口中天电脑网络有限公司共同合作研制了《WISDOM医院药品条码化管理系统网络版》。通过药品的数字条码化管理,使药品在入库、出库、调剂、发放、库存盘点、效期管理等环节实现了科学化、准确化和效率化。[中国冶金工业医学杂志,2008,25(2):216 ~217] (王 坚 张 斌 葛卫红)

药品二级库动态库存预警系统的设计与应用 医院药品分级库房管理包括对一级库(药库)、二级库(药房)、三级库(病区药柜)的药品管理。传统的二级库药品领药流程是领药员在请领药物前先自查药房存药量,然后填写领药申请单,再去药库领药。这种领药方式的缺点是凭领药员个人经验决定库存量和领药量,经常造成缺药或库存太多(压货)的情况,并且工作量大。本文根据经验设置合理的药品库存参数,设计并应用药品二级库动态库存预警系统,记录并分析新旧模式药品库存指标和工作量指标。结果:预警模式比传统模式药品平均库存更接近最适库存,而传统模式出现库存积压和缺药的情况显著多于预警模式,且预警模式在每日领药次数、领药品种数及检查库存和填写申领单时间方面均显著少于传统模式。[中国药房,2008,19(7):516]

(王 坚 张 斌 葛卫红)

药品不良反应

概　述　2008年国家药品不良反应监测中心共收到“药品不良反应/事件报告表”65 3087份，比上年同期增长19.4%。每百万人口平均病例报告数量502份，比上年同期增长19.4%。新的、严重病例报告数量84 959份，占同期报告总数的13.0%，其比例较上年同期增长34.7%。来自医务人员的报告占85%以上。报告质量有一定提高，预警能力得到增强。其中，重庆、陕西、四川、广西、内蒙古等地区病例报告数量增长迅速，与上年同期相比增长40%以上。2008年收到的可疑医疗器械不良事件报告也较前几年持续大幅增长，达40 940份，是2007年报告数量的3.3倍，同比增长230.9%。2008年国内医药期刊医务人员发表的以药品不良反应或药品不良反应监测为主题的报道近500篇，其中47.1%为对药品不良反应监测报告的统计分析，16.2%为药品不良反应的个例或病例组报道，12.9%为药品不良反应监测的工作方法或经验总结，15.6%为药品不良反应的文献综述或讲座，而8.2%为对药品不良反应或药品不良反应监测的研究分析。　（沈剑文　王大猷）

13例碘普罗胺不良反应分析　碘普罗胺是一种低渗透压非离子型注射液，将从1999～2006年CNKI中检索到符合国家药品不良反应监测中心制定判断标准的13例不良反应进行归纳分析，以期减少临床不良反应的发生。

类型	例数	构成比（%）	临床表现
过敏	8	61.5	憋气、胸闷、口唇发麻，全身皮肤潮红瘙痒。眼睑水肿，血压、心率下降，严重者出现休克症状
加重左心衰竭	2	15.4	急性左心衰竭症状加重伴胸背部疼痛，憋气、出汗
精神症状	2	15.4	哭闹、精神紧张、极度烦躁不安，随时自杀倾向
腮腺潴留	1	7.7	两侧耳根肿胀、疼痛，张口受限，咀嚼时疼痛加重

在临床使用本药时应做到：①造影前仔细询问病史、过敏史；②尽量消除患者紧张情绪；③造影前做碘皮试；④造影前静脉推注地塞米松100mg；⑤造影时及造影后密切观察，出现不良反应及时分析、鉴别，如果是碘普罗胺引起，应立即停止使用并给予相应的措施，减少不良反应的发生。［中国实用医药，2008，3（26）：134～135］　（沈剑文　王大猷）

6种喹诺酮类抗菌药物不良反应的调查分析　方法：收集2007年2～5月门诊患者服用喹诺酮类抗菌药物（诺氟沙星、氧氟沙星、左氧氟沙星、环丙沙星、氟罗沙星、芦氟沙星）所导致不良反应的临床病例，进行回顾性调查与分析。结果：6种喹诺酮类抗菌药物不良反应主要表现在消化、神经、免疫、呼吸、泌尿系统等，其中消化与神经系统的症状较多也更加突出。［中华医院感染学杂志，2008，18（11）：1 613～1 614］　（沈剑文　王大猷）

17种中药注射剂不良反应分析　方法：采用回顾性研究方法，对中国医院数字图书馆的CHKD期刊知识库1994～2005年报道的中药注射剂ADR病例进行统计分析。结果：引起ADR的主要品种为治疗心脑血管疾病和上呼吸道感染的中药注射剂，且ADR类型以全身性反应为最高，占37.52%，其次为皮肤及附件损害，占21.82%。结论应重视中药注射剂的ADR，加强中药注射剂质量再评价，提高合理用药水平。［广东药学院学报，2008，24（2）：166～168］　（沈剑文　王大猷）

19例异丙嗪注射液致过敏性休克文献分析　方法：通过检索《万方数据医药信息系统》（1998～2007年）、《中国期刊全文数据库》（1979～2007年）和王永铭主编的《药物不良反应多媒体光盘》（1960～1997年）中关于异丙嗪注射液致过敏性休克的病例报告，对其进行统计分析。结果：共检索到异丙嗪注射液引起过敏性休克19例，经积极抗休克治疗后18例恢复正常，1例死亡。结论：异丙嗪注射液引起的过敏性休克应引起临床医务人员高度重视。［中国药物应用与监测，2008，5（5）：58～60］　（沈剑文　王大猷）

41例中药注射剂ADR分析　对我院2004年1月至2006年12月临床科室上报的92份ADR中的41例中药注射剂引起的不良反应报告进行分析。中药注射剂引起的ADR占上报数的44.6%，多以变态反应为主。这可能是由于中药注射剂成分复杂，其中的动植物蛋白、鞣质等物质极易引起过敏反应；制剂中的附加剂和在进行化学合成中产生的杂质以及因药物本身的氧化、还原、分解、聚合等所形成的杂质均能成为过敏原物质而致机体过敏。ADR涉及12种中药品种，其中双黄连占24.4%，复方丹参注射液占14.6%，鱼腥草注射液占12.2%。可以看出中药注射剂不良反应较普遍，临床表现多样，在使用中应引起重视，加强其合理使用。［中国实用医药，2008，3（27）：129～130］　（沈剑文　王大猷）

42例ADR报告分析　方法：对42例ADR患者的性别、年龄及药品的种类、给药途径、临床表现等进行统计分析。结果：42例患者中抗微生物药物引起的ADR 22例（52.4%）；中药制剂引起的ADR 10例（23.8%）；给药途径以静脉滴注为主，占69.0%（29例）；主要的ADR类型为皮

肤及附件损害,占66.7%(28例)。[中国药物依赖性杂志,2008,17(4):311~314] (沈剑文 王大猷)

43例脉络宁注射液不良反应文献分析 方法:检索中国医院知识仓库CHKD期刊全文库2002~2007年收载的期刊杂志,对其中43例与脉络宁注射液ADR有关的文献报道进行分类统计及分析。结果:50岁患者以上占60.46%,原发疾病以脑梗死为最多;其次为颈椎病、血栓性脉管炎,分别占25.58%、16.28%、11.63%;其它还有高血脂、糖尿病等。最主要的为过敏,共20例,占46.51%。给药方式为脉络宁20 ml稀释后静脉滴注,有3例为超量使用(30 mL)。ADR的发生主要集中在用药过程中的前5分钟内。最主要的ADR为过敏(主要为皮肤过敏),占46.51%。其次为过敏性休克占27.90%。经停药并对症治疗后均恢复正常。结论:提倡在合理使用中药注射剂的同时,应加强用药监测。[北京中医药,2008,27(6):467~468] (沈剑文 王大猷)

46例老年人死亡与药物不良反应的相关分析 对2002年1月~2003年12月我院内科病房46例死亡病例进行用药相关分析。由ADR小组与住院医生进行讨论,并通过Naranjo表评分确定是否为ADR,将死亡时伴由药物引起的二重感染,严重的肝肾损害及心脏毒性等定为与用药拟相关死亡。有27例发生了43次ADR,发生率为58.7%。抗菌药物引起ADR的例数和药物种数最多,其次为心血管系统药物。有23例发生26次ADR,抗菌药物ADR发生率与用药种数呈正相关。23例是用地高辛患者中有4例发生中毒,发生率为17.4%。ADR发生时合并用药物5~17种,有11例为与用药拟相关死亡,8例为抗菌药物引起的严重二重感染及不可逆转的肝肾损害。医源性不合理使用抗菌药物是其发生的一个重要原因。死亡病例中病情严重合并用药多,使ADR发生率高,约24%的死亡与用药拟相关,主要为抗生素的不合理应用及地高辛中毒所致。[黑龙江医药,2008,21(4):109~110] (沈剑文 王大猷)

福建省人民医院46例ADR报告分析 收集我院2005年住院部ADR报告46例(不包括儿科病房)的资料进行统计分析。ADR报告中,患者男女比例为1:3,静脉滴注38例,口服用药3例,肌肉注射5例。涉及的药品种类有抗感染药物(63.16%)、中成药注射剂(15.79%)、解热镇痛药(2.63%)、神经系统药(2.63%)、营养药(2.63%)、免疫功能调节药(10.53%)、消化系统药(2.63%)。给药途径以静脉滴注给药所致的ADR占82.61%。药师应提醒医生用药时注意病人体质、过敏史、控制滴数和尽量不要多种药物合用,尽量避开静脉给药途径等来减少ADR发生;掌握抗生素用药适应证,在用量、疗程上和联合运用方面作好监督;通过用药分析、ADR评价,及时发现用药问题,告知临床。[中国现代临床医学,2008,7(6):15~16] (沈剑文 王大猷)

郑州市第五人民医院51例中药注射剂不良反应分析 方法:对我院2006~2007年上报的51例中药注射剂不良反应/事件报告表进行回顾性分析。结果:本组不良反应以皮肤及其附件损害和药物热为主,共36例次,占52.9%;涉及13个注射剂品种,其中痰热清、双黄连、喜炎平3种注射剂共诱发27例不良反应/事件,占52.9%。结论:应提倡中药口服途径给药,慎用中药注射剂,加强对中药注射剂不良反应/事件的监测和相关研究,提高临床用药的安全性。[中国药物警戒,2008,5(6):365~367] (沈剑文 王大猷)

52例硫普罗宁致不良反应分析 方法:对我院2003年10月1日~2006年7月31日间上报的因使用硫普罗宁出现的不良反应进行统计和分析。结果:由硫普罗宁引起的不良反应共52例,男性稍多于女性,41~60岁的人群发生较多。用药第1天不良反应发生率较高。不良反应主要为皮肤及其附件损害。结论:临床应重视硫普罗宁的不良反应,用药时注意患者的临床表现。[中国医院药学杂志,2008,28(13):1 139~1 140] (沈剑文 王大猷)

52例药品不良反应报告分析 对我院2005年4月1日~2006年11月30日收集的ADR报告52例进行分类统计。ADR报告中,男30例,女22例,未显示性别差异。41~60岁年龄组发生率较高。涉及药品全部为注射剂,种类包括抗感染药(10.4%)、中药注射剂(43.8%)、生物制品(44.3%)等。ADR涉及的器官或系统:皮肤及附件损害(50.0%),全身性损害(28.8%),循环系统损害(5.8%),消化系统损害(3.8%),造血系统损害(5.8%),中枢及其外周神经损害(5.8%)。医师给患者用药时应多首选口服给药,并重视中药的ADR,在加强注射剂监测的同时,不能忽略对于其他剂型的监测。[现代医药卫生,2008,24(15):2 348] (沈剑文 王大猷)

解放军201医院57例药物不良反应分析 方法:对我院2006年6月~2007年12月收集的57例ADR报告进行回顾性分析。结果:57例ADR中60岁以上19例(33.33%),合并用药39例(68.42%),单独用药18例(31.58%)。给药途径以静脉用药为主,占87.72%;所涉及的药物共有24个品种,由抗菌药物导致的ADR所占比例61.40%;ADR常见表现为皮肤及附件的损害,其次为全身性损害和消化系统反应。[现代医药卫生,2008,24(18):2 732~2 733] (沈剑文 王大猷)

59例拉米夫定药物不良反应分析 方法:对2000~2006年国内医药学术期刊报道的59例拉米夫定不良反应

案例进行统计、分析。结果：拉米夫定不良反应多发生于8～45岁男性；临床表现以神经系统反应和肝炎病情加重为主。结论：临床应重视拉米夫定的不良反应，以确保用药安全。[中国现代药物应用，2008，2(1)：69～70]

（沈剑文 王大猷）

60例药物致过敏性休克综合分析 方法：用文献计量学方法对2004～2007年国内公开报道的60例药物致过敏性休克病例进行综合分析。结果：60例过敏性休克中，抗菌类药物25例(41.67%)，非抗菌类药物35例(58.33%)，死亡8例。其中由青霉素致休克的病例共10例，死亡3例。结论：审慎用药，合理用药，以降低过敏性休克的发生率和死亡率。[齐齐哈尔医学院学报，2008，29(14)：1 710～1 711]

（沈剑文 王大猷）

62例抗微生物药物引起剥脱性皮炎病例评价 方法：检索1998～2007年有关抗微生物药物引起剥脱性皮炎的不良反应62例，按照相关项目录入EXCEL软件，对性别、年龄等人口学资料以及药物品种、类别、给药途径等用药情况进行整理、汇总、统计分析。结果：β-内酰胺类、抗结核类及喹诺酮类药物居前3位，共计41例(占66.1%)，出现例数较多的药物主要为：阿莫西林、头孢曲松、左氧氟沙星、环丙沙星以及有关抗结核药等，有3例导致死亡。结论：严格用药指征，按照药品说明书的用量用法使用，临床应加强对重点药物的监测，同时提高基层医务人员素质，普及基本医药常识，避免和减少药物致剥脱性皮炎的发生。[中国现代药物应用，2008，2(17)：45～47]

（沈剑文 王大猷）

60例药物致过敏性休克分析 方法：用文献计量学方法对2004～2007年国内公开报道的60例药物致过敏性休克病例进行综合分析。结果：60例过敏性休克中，抗菌类药物25例(41.67%)，非抗菌类药物35例(58.33%)，死亡8例。其中由青霉素致休克的病例共10例，死亡3例。[齐齐哈尔医学院学报，2008，29(14)：1 710～1 711]

（沈剑文 王大猷）

盐酸法舒地尔注射液致剧烈腰痛及胸闷1例 患者，男，76岁，诊断为腔隙性脑梗死。患者轻微头晕，无胸闷、心慌不适，右侧肢体活动不灵，查体：浅感觉减退，右侧巴氏征阳性。心电图示：窦性心动过缓。患者既往有高血压病、冠心病、糖尿病。入院后给予0.9%生理盐水150 mL＋盐酸法舒地尔注射液30 mg(商品名：川威，天津红日药业股份有限公司生产，批号060301，规格：2 mL∶30mg)静滴，滴速70滴/分，约5分钟后，患者自感头痛，面色潮红，即减慢滴速为40滴/分，约5分钟后，患者突感胸闷、憋气、烦躁、剧烈腰痛，自述有胀破感，考虑可能与药物有关，立即停止静滴该药，给予地塞米松10 mg静推，安定10 mg肌注，吸氧，20分钟后症状逐渐减轻、缓解。此后改用其他扩血管药物治疗，未再出现类似不良反应。提示医务人员在用药过程中严密观察患者用药后的反应，尤其是老年人首次用药滴速应缓慢。[中国新药杂志，2008，17(10)：899，892]

（沈剑文 王大猷）

浙江省兰溪市人民医院83例药物不良反应报告分析 方法：根据报告表中引起ADR的药物类别、给药途经、累及器官及临床表现、ADR发生的时间等进行统计分析。结果与结论：抗感染药引起的ADR在各类药物中居首位；给药途径不同，ADR发生率也不同，本结果显示，静脉给药ADR发生率最高。ADR中以皮肤损害最多，临床表现为各种药疹和皮肤瘙痒等，其中头孢菌素类引起的最多，本文中ADR发生程度以轻度为主，重度较少，多数ADR停药后好转或可用药物治愈；从ADR发生的时间来看，本院ADR发生大多为速发型。[中国药物滥用防治杂志，2008，14(4)：242～244]

（沈剑文 王大猷）

常熟市第一人民医院87例ADR报告分析 方法：对我院2006年成功上报省中心的87例ADR报告进行统计分析。结果：女性占总数的56.32%(49例)；≤10岁组占总数的28.73%(25例)；住院患者占总数的59.77%(52例)；静脉注射给药引发的ADR占总数的86.20%(75例)；抗感染药物引起ADR占总数的70.11%(61例)；临床表现以变态反应最常见，占总数的55.17%(48例)。[中国现代实用医学杂志，2008 7(1)：21～24]

（沈剑文 王大猷）

青海大学附属医院90例ADR报告分析 方法：收集本院2004年3月～2006年7月收到的90例ADR有效报告，并进行回顾性分析。结果：发生ADR临床表现大致有7类，以变态反应最为常见，其次为消化系统和心血管系统反应。结论：ADR虽不能完全避免，临床医师、药师在重视药物治疗作用的同时重视不良反应，加强监测，可避免或减少ADR的重复发生。[中国医院药学杂志，2008，28(19)：1 729～1 730，1 709]

（沈剑文 王大猷）

95例抗肿瘤药物的不良反应报告分析 方法：对我院2005年2月至2007年9月收集的95例抗肿瘤药物的不良反应报告进行回顾性分析。结果：静脉滴注给药引发的不良反应为71例，占74.74%；阿糖胞苷引发的不良反应最多见，有42例，占44.21%；神经系统损害最常见；重度药品不良反应14例，占14.74%，表现为速发型过敏反应。[中国药物警戒，2008，5(2)：104～107，118]

（沈剑文 王大猷）

101例大疱性表皮松解型药疹的文献分析 方法：对2001～2007年101例国内文献报道的大疱性表皮松解型药

疹进行统计分析。结果:抗菌药物引起的大疱性表皮松解型药疹居首位,其次为神经精神类药物,给药途径以口服为主。结论:应用上述药品时应注意观察大疱性表皮松解型药疹的发生。[华西医学,2008,23(2):592]　(沈剑文　王大猷)

解放军264医院101例药品不良反应报告分析　方法:对我院2006年收集的101例ADR报告分别从患者性别、年龄、给药途径、涉及药物种类以及ADR临床具体表现等方面进行统计、分析。结果:由抗菌药物导致的ADR最多,占总数的46.5%(47例)。101例ADR中60岁以上老年患者较多,占总例数的35.6%(36例),20岁以下的患者较少,占总数的4%(4例);以静脉滴注方式92.1%(93例)为主;临床表现以皮肤及附件损伤最常见,占总例数的39.6%(40例)结论:临床应重视ADR报告和监测工作,合理使用抗菌药物,避免或减少ADR发生。[中国医院用药评价与分析,2008,8(1):69~71]　(沈剑文　王大猷)

九江医学院附属医院103例ADR报告回顾性分析　方法:对ADR监测小组2007~2008年上半年收集的103例ADR报告进行统计与分析。结果:103例ADR中,主要与抗微生物药物使用、中药注射剂的质量、静脉给药方式有关,ADR最常见表现为皮肤及其附件损害,13种抗微生物药物中超量使用有8种。[中国现代药物应用,2008,2(22):21~23]　(沈剑文　王大猷)

郑州大学第五附属医院107例ADR分析　方法:用回顾性分析方法对医院2006~2007年收集的ADRs病例报告情况进行分析。结果:107例ADRs中以抗菌药物引发的ADR居首位(35例次,32.7%),中药制剂占第2位(20例次,18.7%)。中枢神经系统药物占第3位(14例,13.1%);ADR受累的器官/系统中皮肤及附件的损害居首位(50.5%)。结论:老年患者,有严重基础病患者,不合理的联合用药,不合理的配伍与ADR的发生密切相关。[中国实用医药,2008,8(23):85~86]　(沈剑文　王大猷)

山西省大同市第二人民医院110例ADR报告分析　2007年1月至10月收集的ADR报告共110例,其中门诊18例,住院部92例。在110例ADR报告中,男性69例,女性41例,年龄为4~83岁。ADR报告中,静脉滴注方式给药引发的ADR为88例(79.99%),口服给药15例(13.64%),肌肉注射引发者4例(3.64%)。外用药物引发者3例(2.73%)。涉及药品66种,抗感染药47种(42.47%),居首位,中药制剂次之,为15种(13.64%)。器官损害主要表现在皮肤和消化系统,其中皮肤损害最为常见,有67例(60.91%),消化系统为18例(16.36%),其次为神经系统(头痛、头晕)15例(13.64%),心血管系统(心悸、胸闷)6例(5.46%),局部损伤(血管疼痛)4例(3.64%)。[医学理论与实践,2008 21(7):810~811]　(沈剑文　王大猷)

惠阳区人民医院112例ADR报告分析　方法:对我院2003年~2007年收集的112例药品不良反应(ADR)报告作回顾性分析。结果:我院ADR涉及的药品种类及例次中,以抗菌药物占首位,其次是中药制剂;主要的ADR类型为皮肤及附件损害,其次为胃肠系统损害;注射给药ADR发生率占绝大部分。[中国医院用药评价与分析,2008 8(5):394~395]　(沈剑文　王大猷)

瑞金医院卢湾分院117例ADR报告分析　对我院2005年及2006年度上报的117例ADR发生情况进行分析。女性患者的比例高于男性(36.75% *vs* 63.25%)。涉及药物13大类87个品种,其中抗微生物药所占比例最高。喹诺酮类药所占比例最高,其次为头孢菌素类。皮肤及附件损害54例,占46.15%。这主要是因为其所表现的症状易于被发现,病人主诉方便。其余为消化系统反应20例(17.09%)、神经系统反应19例(16.24%)、循环系统反应11例(9.40%)。静脉给药产生ADR比例最大。提示应减少病人不必要的输液,可以大大降低ADR的发生率。本院ADR上报人中,医生占18.8%,药师占81.20%。因此要加大ADR上报的宣传力度,提高医务人员对ADR报告制度的认知度,促进ADR监测工作的全面开展。[药学服务与研究,2008,8(2):157~158]　(沈剑文　王大猷)

白银市第一人民医院121例ADR报告分析　对本院2005年6月至2007年6月收集的121例ADR进行汇总分析。静脉给药发生ADR有102例,占总例数的84.30%。抗感染药物引起的ADR居首位,可能与该类药物用量有关;其次为中药注射剂。用药数分钟至30分钟内发生ADR 42例,当天发生ADR 58例,1天后发生ADR 21例。涉及系统以皮肤及附件损害最为常见。[中国药事,2008,22(4):35~352]　(沈剑文　王大猷)

浙江绍兴第六人民医院124例ADR报告分析　方法:按因果关系分析评价标准,对患者性别、年龄及引起ADR的药物给药途径、ADR类型和临床表现进行综合评价。结果:患者男67例,女53例,年龄29~85岁。涉及药品种抗菌素药物42例,占33.9%,其中头孢菌素类占抗生素占34.61%。同时发现涉及抗生素88.64%为国产抗生素。临床表现中,皮疹占62.5%。本院漏报现象比较普遍,特别老年科室。其中主要原因:①并用药物较多,难以判断引起ADR的药物;②ADR报告表项目多,填写费时;③ 个别医护人员ADR的概念认识不足。结论:ADR工作处于起步阶段。临床药师工作的深入可充实医院药学服务工作的实质内容,减

少药品不良反应事件的发生。[海峡药学,2008,20(4):118～120]（沈剑文 王大猷）

浙江省诸暨市人民医院127例ADR报告分析 方法:对我院2006年1月～2007年12月收集的127例ADR报表进行统计分析。结果:涉及的药物共65种,其中抗感染药物居多;静脉给药是引起ADR的主要给药途径;主要的ADR类型为皮肤损害;严重ADR有7例(占5.5%)。结论:应重视临床药品不良反应的监测。[安徽医药,2008,12(6):570～571]（沈剑文 王大猷）

珠海医院130例药物不良反应分析 方法:对收集的130例ADR报告进行统计分析及评价。结果130例ADR中,主要以抗菌药物所致的不良反应居多,其次为中药制剂,ADR最常见的表现为皮肤及其附件损害。结论:加强对用药过程的ADR观察,强调合理用药和ADR监测,减少药品不良反应的发生。[遵义医学院学报,2008,31(1):45～46]（沈剑文 王大猷）

玉林市第一人民医院145例ADR报告分析 方法:对我院2007年临床药学室收集上报的145份ADR报表进行总结分析。结果:男80例(55.17%),女65例(44.83%);60岁以上的老年患者ADR发生率较高,占报表总数32.4%。医生和护士是ADR报告主体,占88.3%;药师上报的ADR占11.0%;新的、严重的ADR共48例;关联性评价为肯定和很可能分别占89.6%和92.4%;涉及药物13类共159个品种,其中抗感染药最多(46.5%),其次为中药制剂(17.0%)。在抗感染药物引起的ADR中,以β-内酰胺类(50.0%)和喹诺酮类药物(28.4%)为主。结论:要加强对医务人员进行ADR知识全员培训力度做好ADR监测,保证患者用药安全。[广西中医学院学报,2008 11(3):61～63]（沈剑文 王大猷）

安陆市普爱医院147例ADR报告分析 方法:收集2005年1月～2007年10月的147例ADR报告从年龄分布、药品种类、给药途径、累及器官或系统和临床表现等方面进行统计分析。结果:147例ADR报告中,药物以抗菌药物居多(占52.38%);≥60岁的老年患者居高(占46.94%);静脉给药是引起ADR的主要给药方式(占55.10%);ADR的主要临床表现以皮肤损害为主(占51.02%)。[药物流行病学杂志,2008,17(4):241～243]（沈剑文 王大猷）

益阳市中心医院150例ADR报告分析 目的:了解我院药品不良反应(ADR)发生特点,促进临床合理用药。方法:对我院2007年收集到的150例ADR报告进行分析。结果:我院药物不良反应报告中,抗感染药物引起的最多(48.67%),其次为中药制剂(14.67%)。ADR临床表现以皮肤及附件最常见(26.00%),其次为消化系统(19.33%)。结论:应合理使用抗感染药物和中药注射剂,加强临床用药监测,以减少ADR的发生。[中国现代药物应用,2008,2(9):22～23]（沈剑文 王大猷）

155例β-内酰胺酶抑制剂复合制剂致不良反应文献分析 方法:利用CHKD期刊全文数据库,检索到1996年1月～2008年1月中文医药卫生期刊发表的有关应用β-内酰胺酶抑制剂复合制剂出现的不良反应文献141篇,共155例,并进行分析整理。结果:155例不良反应中,含舒巴坦复合制剂引起的不良反应居第1位,共127例(占81.94%);最多的是全身性损害,共66例(占42.58%),其中最突出的是过敏性休克;有9例引起死亡。结论:应注重合理使用β-内酰胺酶抑制剂复合制剂,并重视ADR的监测工作,以减少或避免ADR的发生。[中国药房,2008,19(32):2 537～2 538]（沈剑文 王大猷）

168例抗菌药物ADR报告分析 方法:对武汉市黄陂区人民医院2003～2007年间收集到的168份抗菌药物所致ADR报告进行回顾性分析。结果:168例发生ADR的患者中女性略多于男性,涉及不同年龄段人群,尤以老年患者居多(52.97%);涉及药物有5大类21个品种,以头孢菌素类和喹诺酮类最多(占76.42%);ADR发生频率最高的药物是左氧氟沙星、头孢曲松钠、阿奇霉素;ADR表现以皮肤及附件损害最常见,其次是循环系统和神经系统反应;较严重的ADR有9例。引起较多ADR的药品及例数有68例。结论:使用抗菌药物前应详细询问患者病史,用药时对高敏体质患者和老年患者应重点监护,严格掌握用药指征,做到安全、合理应用。[中国临床医学研究杂志,2008,14(11):1 572～1 573]（沈剑文 王大猷）

169例抗菌药物ADR报告分析 方法:对本院2006年度收集并上报的169例抗菌药物ADR进行回顾性分析和评价。结果:169例不良反应中涉及55种药品,以喹诺酮类(40.2%)居首,头孢菌素类(20.1%)、大环内酯类(11.2%)居第二、第三位。ADR主要临床表现是皮肤及附件损害占40.8%,居首位;消化系统损害(28.4%)和神经系统反应(18.3%)居前二、三位。ADR报告人职务依次是:药师(90.0%)、医师(7.7%)、护士(2.3%)。结论:加强ADR监测及相关知识宣传是提高临床医务人员合理用药的关键,也是医院质量管理不可缺失的重要组成部分。[安徽医药,2008,12(1):1 572～1 573]（沈剑文 王大猷）

169例药品不良反应报告评析 方法:对我院2005年9月1日～2007年9月30日收集到的169例ADR报告分别

从药物种类、给药途径、ADR的临床表现等方面进行统计分析。结果:在169例不良反应中,涉及抗感染药物97例,占57.40%,中药注射剂22例,占13.02%。静脉给药引起的不良反应130例,占76.92%,不良反应最常见的表现为皮肤及其附件损害。[海峡药学,2008,20(6):137~139]

(沈剑文　王大猷)

174例药品不良反应回顾性分析　方法:对复旦大学附属中山医院青浦分院2006年收集上报的174报告中进行统计分析。结果:引起ADR的药品主要集中于抗菌药物,占总数的88.51%,其中抗菌药物注射剂占83.91%。累及的器官和系统以皮肤及附件损害为主,占总数的41.28%,其他依次为消化系统损害15.32%。结论:应熟悉静脉用药的溶媒选择、输液浓度、放置时间、给药间隔、联合用药、静脉用药过程,避免由于用药过程操作不当而引起ADR的发生。中药注射剂上应更加慎重。加强医务人员对ADR的认知,防止药源性疾病的发生。[药学服务与研究,2008,8(1):78~80]

(沈剑文　王大猷)

湖南省妇幼保健医院175例ADR分析　方法:对本院2007年门诊、病房收集的175例ADR资料进行了统计分析。结果:175例ADR报告中,涉及药物共7类48个品种,其中抗感染药物居首位,占82.86%(145例);在给药途径上,以静脉滴注方式给药引发的ADR最多,占80.0%(140例)。ADR引起的主要临床表现以消化系统损害最多,占45.71%(80例)。绝大多数的ADR出现在2小时以内(97例),未进行特殊处理而有好转的160例。药品ADR报告者,护士63例(36%),药师112例(64%)。结论:临床医务人员应加强对ADR的认识,合理应用抗感染药物。[医学临床研究,2008,25(3):545~547]

(沈剑文　王大猷)

江苏大学附属人民医院186例ADR报告分析　方法:采用描述性研究方法对ADR报告进行分类。结果:186例临床ADR报告中男性61例,女性125例,性别间发生率差异显著;高年龄段(>60岁)发生率高;A类(剂量相关性)ADR病例63例,B类(剂量非相关性)123例,B类显著大于A类;静脉给药引起的ADR(占92.5%)最多;ADR以轻中度为主,所有患者转归较好。结论:应将ADR监测放在与治疗同等重要的位置上,尽可能地避免或减少ADR的重复发生。[世界临床药物,2008,29(7):427~429]

(沈剑文　王大猷)

广东医学院附属医院236例ADR报告分析　方法:采用回顾性研究方法,对我院236例药品不良反应报告进行汇总分析。结果:236例ADR报告中,60岁以上患者的ADR发生率高于其他年龄段;发生不良反应的药品以抗微生物药最多90例;其次中药注射剂38例;肠外营养药32例;累及系统器官以皮肤及其附件的损害最多,严重不良反应为过敏性休克。[现代医院,2008,8(10):63~65]

(沈剑文　王大猷)

丽水市中医院238例ADR报告分析　方法:对本院2005年1月到2006年12月收集到的238例ADR报告进行统计分析。结果:女性患者发生ADR比例较大;药物以抗菌药物所致的ADR居多,其次是中药制剂;ADR以皮肤及其附件损害为主;静脉给药是引起ADR的主要途径;联合用药比单用时ADR的发生率要高。结论:加强合理用药及用药过程的ADR观察,减少ADR发生。[海峡药学,2008,20(10):171~173]

(沈剑文　王大猷)

娄底市中心医院381例ADR报告分析　方法:对本市某医院呈报的2006年度381例不良反应病例进行分析评价。结果:ADR的发生与性别、年龄、剂型及给药途径、用药品种密切相关,所累及的器官系统以皮肤及附件最常见,其次为胃肠道反应。较严重的为过敏性休克;引起ADR的品种以抗菌药为主;其次为中药制剂,剂型以注射剂为主,多由静脉滴注引起。结论:应重视ADR工作的重要性,加强合理用药,减少不良反应的发生。[药物流行病学杂志,2008,17(4):244~246]

(沈剑文　王大猷)

淄博市中心医院506份ADR报告分析　方法:对506份ADR病份报告所引发的药品种类、给药途径、临床表现等方面进行统计分析。结果:抗感染药物引起的不良反应居首位,其次为中药制剂。给药途径以静脉滴注为主。主要的ADR临床表现为皮肤损害,其次是消化系统损害等。结论:临床医师与药师在患者使用药物之后要加强ADR监测,确保安全、有效、合理地用药。[中国现代药物应用,2008,2(19):16~18]

(沈剑文　王大猷)

北京积水潭医院572例药品ADR统计分析　方法:采用回顾性调查的方法,对我院2004~2006年上报的572份ADR报表,分别从患者情况、用药情况、药品种类、临床表现、报告人职业等方面进行统计分析。结果:抗生素的ADR报告例数居第1位;ADR最常见表现为皮肤及其附件损害;报告来源于药师占91.3%。结论:应加强抗生素的合理使用,提高医务人员对药品不良反应报告的重视程度,并加强其业务素质培养,促进我院ADR监测工作的全方位开展。[中国药物应用与监测,2008,5(4):56~58]

(沈剑文　王大猷)

南京大学医学院附属鼓楼医院657例抗感染药致ADR分析　方法:对我院2006年药品不良反应(ADR)监测室收

集到的657例抗感染药致ADR报告进行汇总分析。结果：引起ADR的抗感染药涉及13大类49个品种。657例ADR中，大于60岁者发生最多，占30.14%；喹诺酮类引起的ADR居首位，其次为头孢菌素类、青霉素类等；ADR的临床表现主要为皮肤及其附件损害（占53.12%），其次为消化系统、神经系统损害等。结论：抗感染药发生ADR与多种因素相关。[中国药房，2008，19（29）：2 296～2 298]

（沈剑文 王大猷）

北京胸科医院702例抗结核药物所致ADR分析 方法：由结核科专业医师提供病程记录，医嘱单，实验室检查及辅助检查结果，回顾性分析抗结核药物所致不良反应的发生情况。结果：1 222例住院患者中发生不良反应702例（57.4%），共25种。287例合并多种不良反应。总的不良反应为1 097例次。其中332例（27.17%）因不良反应严重需要调整治疗方案。最多见的不良反应为血尿酸增高，占所有不良反应的37.28%。96%的不良反应发生在60天之内。[中国防痨杂志，2008，30（4）：275～278]（沈剑文 王大猷）

南京军区南京总医院762例ADR的评价和分析 方法：对我院2004年以来呈报的ADR报告进行评析。结果：共收到ADR报告762份，其中4级报告16份，3级报告743份，2级报告3份。对762份ADR报告表进行填写质量分析，缺项有304次，缺项最多的为ADR的性质（92次）；内容填写不准确的有252次，填写不准确最多的是ADR的名称（75次）；填写不完整有587次，以ADR描述及处理情况为主（559次）。对762份ADR报告进行因果关系再评价，被评为"肯定"的38例，"很可能"的159例，"可能"的556例，可能无关的4例，无法评价5例。762例ADR中新的ADR有52例，严重ADR有1例。762例ADR涉及248种药品，按药物剂型分类统计，注射剂引起的不良反应最多（572例）；按药理作用分类统计，居前3位的分别是抗感染药物（433例）、营养及能量支持药物（83例）和循环系统用药（78例）；按ADR表现分类统计，居前3位的分别是皮肤及附属器官损害（380例）、消化系统损害（195例）和神经系统损害（64例）。[药学实践杂志，2008，26（4）：310～314]

（沈剑文 王大猷）

951例抗菌药物不良反应报告回顾性分析 方法：采用回顾性研究方法，对2006年青岛市收集的抗菌药物不良反应报告进行统计分析。结果：2 268例不良反应报告中抗菌药物951例，占总数的41.93%，涉及19类，96个品种，排名前5位的分别是喹诺酮类304例（31.97%），大环内酯类146例（15.35%），头孢菌素类141例（14.83%），青霉素类78例（8.2%），β-内酰胺酶抑制药72例（7.57%）。[药学实践杂志，2008，26（3）：233～236] （沈剑文 王大猷）

2003～2007年上海市药品不良反应报告表质量分析 方法：根据《药品不良反应/事件报告表规范分级标准》对ADR报告表质量进行评价，影响ADR报告表质量的危险因素进行多个自变量的logistic逐步回归分析。结果：2003年12月～2007年4月上海市ADR报告总数为32 752份。2006年已经达到每百万人口650份ADR报告，来源于医师的占61.94%，严重ADR比例为3.1%。影响ADR报告表质量的危险因素及优势比（OR）、95%可信区间（CI）为：新的严重ADR（OR=2.19，95%CI：1.38～3.47）、新的一般ADR（OR=2.13，95%CI：1.51～3.00）、已知严重ADR（OR=5.32，95%CI：4.15～6.81）、生产企业（OR=35.74，95%CI：28.27～45.19）、军队医院（OR=21.05，95%CI：14.62～30.32）、监测机构（OR=6.16，95%CI：2.38～15.92）、个人（OR=11.17，95%CI：2.33～53.43）、其他（OR=2.22，95%CI：1.04～4.76）。结论：上海市ADR报告百万人口每年上报率已达世界卫生组织（WHO）要求的标准，但整体质量仍需提高，建议加强ADR的宣传培训，充分发挥医师、药师和护士的作用，改善ADR报告在线录入功能。[药学服务与研究，2008，8（4）：276～280] （沈剑文 王大猷）

226例ADR报告回顾性分析 方法：对我院2004～2006年收集到的226例ADR报告进行分类统计和回顾性分析。结果：226例ADR报告中涉及的药品共有57种（含不同剂型和规格），其中抗感染药居首位，其次为中成药制剂；给药途径以静脉用药为主；主要的ADR类型为皮肤及其附件损害。[药学与临床研究，2008，16（3）：224～226]

（沈剑文 王大猷）

2005年宁夏自治区《药品不良反应/事件报告表》分析 方法：应用Excel电子表格对宁夏ADR中心收集的665份报告表进行统计分析。结果：665份报表中，因果关系评估：肯定28例、很可能384例、可能248例、不太可能5例；抗生物药物和中药注射剂引起的ADR最多。[药学实践杂志，2008，26（4）：308～309] （沈剑文 王大猷）

台州市第一人民医院107例ADR报告分析 方法：根据2006年临床药学室收集的药品不良反应报表，进行分类统计分析。结果抗感染药物引起的ADR占54.2%（58例），中药制剂23.4%（25例）；ADR类型为皮肤及附件损伤最常见，占50.5%（54例），较严重的ADR有7例（7.5%），死亡1例。[西北药学杂志，2008，23（2）：112～113]

（沈剑文 王大猷）

2007年淮南市2106例ADR报告分析 方法：对淮南市上报的2 106份ADR报表为样本，应用Excel软件和手工进行统计分析。结果：医疗机构上报数量多，经营企业次之，生产企业最少。新的、严重的ADR病例291例,占13.82%,比上年度提高6%。其中新的ADR病例临床表现以过敏样反应、皮疹、发热为多见。涉及药品24类638个品种。抗感染药物引起ADR最多,涉及181个品种,达954例,占45.30%。中药及其制剂在药物种类中引起ADR位居第二,达309例,占14.67%。基层医疗机构和部分生产经营企业报表填写不够完整、规范,有部分报表未在规定时限内上报。[安徽医药,2008,12(9):874~876] (沈剑文 王大猷)

2007年抗菌药物不良反应报告回顾性分析 目的:了解北京天坛医院抗菌药物不良反应情况,为临床合理、安全用药提供依据。方法:汇总2007年收集的94例的抗菌药物不良反应报告,按患者年龄、性别、给药途径、药物类别、临床表现及ADR发生数量、及前5位药物进行统计分析。结果:60岁以上的老年患者ADR发生率最高(38例,占40.43%);发生ADR的给药方式以静脉注射为主(72例,占76.6%);ADR最常见临床表现为对皮肤及其附件的影响(49例,占52.13%);喹诺酮类引起ADR数量最多(35例,占37.23%)。结论:抗菌药物不良反应与药物性质、临床使用量、个体因素等密切相关。[首都医药,2008,15(16):43~45] (沈剑文 王大猷)

阿德福韦治疗慢性乙型肝炎停药后肝功能衰竭1例 慢性中度乙型病毒性肝炎男性患者坚持服用阿德福韦治疗2年后自行停药,停药40天后患者肝功异常,经恩替卡韦抗病毒及积极保肝治疗病情仍急剧恶化,诊断"病毒性肝炎慢性重型",予非生物型人工肝等治疗无效,患者出现严重并发症肝昏迷。考虑为核苷(酸)类似物停药后病毒反弹。提示临床在抗病毒治疗时,应注意指导患者如何应用核苷(酸)类似物,何时及如何停药才安全。[中国新药杂志,2008,17(10):887~888] (沈剑文 王大猷)

JCI标准下的医院不良事件管理实践 美国医疗机构联合委员会国际部(JCI),是一家致力于提高医院质量、增进病人安全的国际认证机构。JCI设置了45项标准69条测量要素来评价医院的不良事件管理。我院参照这些标准,从质量监控、资料分析和质量改进个方面开展不良事件的管理,取得了较好的效果。[中华医院管理杂志,2008,24(1):12~14] (沈剑文 王大猷)

β-内酰胺酶抑制剂复合制剂致不良反应155例分析 方法:对国内近10年公开发表的有关应用β-内酰胺酶抑制剂复合制剂出现的不良反应进行分析。结果:155例β-内酰胺酶抑制剂复合制剂引起的不良反应中,含舒巴坦复合制剂引起的不良反应居第1位,占81.93%;最多的是全身损害,占总例数的49.03%;其中最突出的是过敏性休克,有9例;1起死亡。[中国医院用药评价与分析,2008,8(4):301~303] (沈剑文 王大猷)

阿片类药物不良反应防治对策 阿片类药物是治疗中重度疼痛的最主要药物,阿片类药物在有效缓解疼痛的同时,其不良反应不容忽视。及时防治阿片类药物不良反应,是止痛治疗方案的重要组成部分。本类药物的主要不良反应涉及呼吸系统、中枢神经系统、消化系统、泌尿系统及皮肤等,不良反应与药物剂量、年龄因素、个体差异等有关。ADR主要出现在用药初期及过量用药时,多为暂时性和可耐受的反应。当出现ADR时,可先调整药物剂量,如果减少剂量后止痛效果不满意,就需要加用其他协同药物,经过减量、针对不良反应进行治疗后,仍有没得到满意控制,可以考虑转化为其他阿片药物,也可以通过剂型转化减轻其副作用。由于癌症患者有许多原因可产生阿片样不良反应,因此当出现相应ADR时,首先应分析原因,排除其他原因或找到合并因素,并予相应治疗。[中华全科医学,2008,6(7):752] (沈剑文 王大猷)

阿司匹林不良反应的国内文献分析 方法:检索1994~2006中国医院知识仓库CHKD期刊全文库,查阅原始文献剔除重复病例后获得206例。结果:一般情况206例ADR中,男139例,女67例,年龄最小者5个月,最大者78岁,平均年龄(30±25)岁。ADR分析:从阿司匹林ADR的情况来看,消化系统和血液系统的损害例数较多,分别占总例数的53.40%和14.08%。消化系统损害以上消化道出血为主,血液系统以血管性紫癜为主。讨论:阿司匹林最常见的不良反应为胃肠道反应;还能引起哮喘。大剂量或长期使用,能抑制凝血酶原的形成,延长凝血时间、引起大出血甚至危及生命。流感患儿和水痘患儿应用此药时,可能引起Reye综合征。长期大量应用本品可出现水杨酸反应,严重者有精神紊乱,酸碱失衡和出血,过量服用阿司匹林能引起可逆性耳聋。阿司匹林能引起肝脏组织损伤和功能改变,故临床有"ASA肝炎"之称。[中国药师,2008,11(2):224~225] (沈剑文 王大猷)

艾滋病抗病毒治疗药物不良反应104例观察 方法:对2005年8月至2007年12月在云南省红河州第一人民医院进行抗病毒治疗的104例艾滋病病人的不良反应进行回顾分析。结果:消化道症状、血清丙氨酸氨基转移酶(ALT)升高、皮疹为最常见的艾滋病抗病毒药物不良反应,疲倦、脱发、失眠、脂肪分布异常、四肢肢端麻木、血细胞减少为较常见的不良反应,而胰腺炎、皮肤色素沉着和乳酸性酸中毒则为较少见的艾滋病抗病毒药物不良反应。[世界感染杂志,2008,8(4):304~306] (沈剑文 王大猷)

板式抗结核组合药物不良反应调查 方法:2005 年 10 月至 2006 年 12 月在泰州市、姜堰市、泰兴市疾病预防控制中心登记并治疗管理的活动性肺结核病例采用板式抗结核药物分组。结果:共调查 935 例患者,430 例在治疗期间发生不良反应,占 46.0%。ADR 随年龄组增大存在显著性差异,46~54 kg 体重组稍高于 55 kg 以上组,两个隔日服药组显著高于每日服药两个组。用药当天发生不良反应 5 例(1.2%),1 周内发生 23 例(5.3%),半月内发生 57 例(13.3%),1 月内发生 240 例(55.8%),2 个月内发生 374 例(87.0%),2~6 个月 51 例(11.9%),半年以后 5 例。恶心呕吐、肝功能异常、头晕居前三位。结论:选用利福平每日组合和固定剂量复合剂,可有效减少药物不良反应的发生,老年人、体重轻的患者应注意有效减量。[中国防痨杂志,2008,30(1):76]

(沈剑文　王大猷)

北京市一线抗结核药的 ADR 及其对化疗工作的影响 方法:采用前瞻性研究,选择包括城区、近郊区及远郊区共 5 个区自 2006 年 7 月~2007 年 1 月的所有使用一线标准化疗方案的肺结核患者,对在化疗中出现的异常临床表现和肝肾功能、血常规检查进行观察分析,将异常结果进行关联性评价,判定其"肯定"和"很可能"相关者为药品不良反应。结果:本组抗结核药品不良反应 188 例,占 34.9%。其中轻度反应 78 例,占 14.5%。中度反应 104 例,占 19.3%、重度反应 6 例,占 1.1%。共有 78 例患者因不良反应而停(换)药,占 14.5%。结论:北京市采用的一线抗结核药品标准化疗方案中,不良反应发生率相对较高,在一定程度上影响了化疗工作的顺利进行,但严重不良反应不多。肝损害是影响肺结核化疗工作的主要原因,应予重视。建议进一步完善抗结核药品肝损害的定义和处理原则。[中国防痨杂志,2008,30(4):271~274]

(沈剑文　王大猷)

中山大学附属第三医院 103 例 ADR 报告分析 方法:收集本院 2007 年 1 月~2007 年 6 月上报的 103 例 ADR 报告,从患者年龄、性别、药品种类、给药途径、涉及器官或系统以及临床表现等方面进行统计、分析。结果:103 例 ADR 报告中,抗感染药物引发 ADR 的比例(57.14%)最高;20~29 岁患者发生 ADR 最多(33.98%);静脉给药方式引发 ADR 最多(73.79%);ADR 的临床表现以皮肤及附件损害为主(69.81%)。[广州医学院学报,2008,6(2):68~71]

(沈剑文　王大猷)

苯巴比妥致皮肤不良反应的文献分析 方法:对 1998~2007 年苯巴比妥致皮肤不良反应的国内文献源应用 Excel 软件进行统计分析。结果:苯巴比妥致皮肤不良反应大多在用药 24 小时之内发生。不良反应以轻微变态反应性皮疹为主,占 42.55%,其次为固定型药疹。95.74% 的患者可痊愈或好转,但仍有 4.26% 的患者死亡。[医药导报,2008,27(12):1 531~1 532]

(沈剑文　王大猷)

苯妥英钠致恶性综合征 1 例 患者,男,12 岁,以"反复四肢抽搐伴意识障碍 2 年,诊断:癫痫。用苯妥英钠维持抗癫痫治疗,于 2005 年 11 月 23 日出现高热、T 40.2℃,P 95 次/分,出汗,吐字不清,吞咽困难、呼吸变浅,意识丧失,双侧瞳孔等大等圆;对光反射迟钝。肺部可闻及湿罗音。四肢肌张力增高,双手及舌震颤,3 天后出现全身皮肤轻度瘙痒,颈、胸、上肢有散在针尖样薄壁透明疱疹,伴脱屑,脱屑处皮肤暗红干燥。WBC $12\times10^9 L^{-1}$,诊断:抗癫痫药物致恶性综合征(AMS)。讨论:AMS 是抗癫痫药物所致的一组少见、严重的不良反应,。典型表现为持续发热、皮疹和内脏器官功能损害的三联征。本病例与患者年龄小,药物代谢缓慢,血药浓度相对较高有关;因个体差异对抗癫痫药物较为敏感,易引起不良反应。[中国药师,2008,11(5):572]

(沈剑文　王大猷)

参芪扶正注射液致迟发型过敏反应 1 例 患者,女,36 岁,诊断为急性肾功能不全入院治疗。既往身体健康。入院后予血液透析治疗,2006 年 3 月 10 日开始予参芪扶正注射液 250 ml 1 次/天静滴。3 月 12 日输注本药约 100ml 时,突然出现胸闷、憋气、心悸、呼吸困难,呈强迫端坐位,立即停止输液,更换为生理盐水静滴,吸氧,心电监护,10 分钟后症状稍有缓解。20 分钟后患者自诉发冷,测体温 36.6℃,白细胞 $11.3\times10^9/L$、中性粒细胞 82%。继续抗生素治疗 4 小时后,体温 38.2℃,予对乙酰氨基酚 1 片口服,2 小时后体温降至 36.8℃。排除了输液反应。6 小时后遵医嘱再次静滴参芪扶正注射液,上述症状再次出现,停止输液,给予吸氧,非那根 25 mg 肌内注射 20 分钟后症状缓解,1 小时后体温再次上升 37.9℃,再次给予对乙酰氨基酚 1 片口服,1 小时后体温降至 37.5℃。考虑上述反应为参芪扶正注射液所引起的迟发型过敏反应。中药制剂所含成分复杂,以静脉给药时,ADR 发生频率较高,具有症状出现迅速、可出现迟发反应,危害严重、机制复杂等特点,应引起高度的重视。[中国现代药物应用,2008,2(9):101]

(沈剑文　王大猷)

垂体后叶素的不良反应与安全应用 方法:收集近年来有关垂体后叶素不良反应的报道,并探讨如何提高其临床应用安全。结果:共收集垂体后叶素不良反应个案报道 7 篇 9 例,多例不良反应研究综合报道及其他相关报道 22 篇,228 例,共 237 例,主要不良反应为稀释性低钠血症,死亡 8 例,全部发生于垂体后叶素止血应用,发生原因主要与大剂量持续给药相关。结论:垂体后叶素用于止血时应加强用药监护,出现不良反应时应及时采取减量、减慢滴注速度、撤药、停药等措施,防止不良反应进一步加重,并积极给予正确的

对症处理。通过联合用药减少不良反应的发生，确保用药者的安全。[福建医药杂志，2008，30(2)：121～123]

（沈剑文　王大猷）

刺五加注射液的少见不良反应　刺五加注射液是一种纯中药制剂，它是由五加科植物刺五加经水醇法提取制成的灭菌制剂，具有益气健脾、补肾安神的功效。该药能增加冠脉血流量、减少心肌耗氧量、改善血液循环及镇痛宁神。临床广泛用于治疗和预防短暂性脑缺血发作、脑动脉硬化、脑血栓形成、脑梗死等，亦用于冠心病、心绞痛并发神经衰弱和更年期综合征等。近年来，随着刺五加注射液临床应用日趋增多，不良反应时有报道，临床上出现的特殊不良反应包括眼结膜充血、剧烈头痛、胸闷气促、腹痛、喉头水肿、过敏性休克死亡、重症多形红斑型药疹等。[中国实用神经疾病杂志，2008，11(6)：99～100]　（沈剑文　王大猷）

刺五加注射液致药物不良反应66例文献分析　方法：对国内2000～2007年使用刺五加注射液出现的66例不良反应报道进行分类与统计。结果：刺五加注射液所致不良反应与剂量、给药途径无显著联系。出现时间主要集中于30分钟以内。男性多于女性。年龄在50～70岁之间。不良反应涉及多个器官系统，临床表现多样，程度轻重不一，预后大多良好，但严重的也可引起死亡。结论：刺五加注射液致敏机制不明，但临床使用时不良反应时有发生。[实用医技杂志 2008，15(2)：193～195]　（沈剑文　王大猷）

从基层ADR工作者的角度看我国ADR救济现状　ADR给人们的健康和生命安全带来的危害日益受到政府部门、临床医务工作者的重视，但医疗损害风险的发生与存在均不以人的主观意志为转移，上述药品事故的发生都是当初生产、销售药品的企业、医疗机构乃至核准药品上市的主管部门所未曾预料的。目前患者遭遇ADR的人身损害赔偿问题，我国现行的法律存在空白，患者很难根据现有的法律要求相关单位赔偿损失。因此，建立完整的药品不良反应救济制度体系是顺应我国现实社会的发展要求。在我国建立ADR赔偿机制，一方面为因ADR受损害的病人提供快捷、合理的赔偿，可以促进我国保险业的发展和完善；另一方面，增强制药企业的产品意识，加强基层医务人员对病人的安全性干预能力，有利于医学科学的进步和ADR监测事业的发展。[内科，2008，3(5)：790～792]　（沈剑文　王大猷）

单次和连续口服地芬尼多对实验室指标的影响　方法：12名健康志愿者，单次口服地芬尼多片，于试验前、后分别测定其实验室指标；另12名健康志愿者，连续口服地芬尼多片6天，于试验前、中、后分别测定实验室指标。结果：单次口服地芬尼多可以导致血Na、TG升高和CK、Tc、HR降低；连续口服地芬尼多可以导致血Na、Cr升高，CK、K、HR降低和QT间期延长。结论：口服地芬尼多可以引起相关实验室指标的改变。[中国药师，2008，11(4)：450～452]

（沈剑文　王大猷）

对构建我国ADR救济制度的思考　药品不良反应问题已引起了世界的高度关注。一些国家及地区已就该问题建立了救济赔偿制度，我国法律在这一领域仍是空缺。本文在比较分析世界当前ADR概况及境外多种救济模式的基础上，提出建立我国ADR救济制度的构想及具体运作模式。[今日药学，2008，18(4)：83～86]　（沈剑文　王大猷）

儿童药物不良反应及相关因素　方法：对1993年至2007年12月医务人员报告的有关儿童ADR的相关因素进行调查。结果：收集儿童ADR共385份，占我院ADR总报表的10.7%。其中，男205例，女180例。最小为出生1天的新生儿，最大18岁。共涉及23个品种，居前三位的是：抗感染药200例，占52.0%；中枢神经系统用药80例，占20.8%；抗肿瘤药25例，占6.49%。409例次ADR共累及15个系统器官，皮肤损害列于首位，为262例次(64.0%)。ADR发生的儿童的易感因素包括儿童的生理特点，过敏史、给药途径等。药物因素包括药物剂型、某些说明书对儿童用药标示不明确等。[儿科药学杂志，2008，14(3)：9～11]

（沈剑文　王大猷）

发达国家药物不良反应监测概况　药物不良反应是困扰当今世界医疗卫生领域的一个重要问题，欧美等发达国家在此方面开展了广泛的研究和探索，本文就药物不良反应发生现状、药物不良反应监管现状及避免不良反应增进药物安全性方法几个方面进行综合评述，以供借鉴。目前ADR发生率高，而上报率低，可疑ADR报道价值存在局限性，在监管方面须加强上报系统监管和电子处方和ADE监管系统。PARK等提出增进药物安全性的战略性建议，值得我们借鉴：在药物设计上避免已证明有毒性的化学效应团；开发代谢惰性药物等；在药物开发阶段，开展针对高风险人群的研究以明确导致ADR的药动学、药效学因素；倡导在一、二级护理中使用计算机系统来监测ADR及ADE；鼓励向管理部门报告ADR；采用药物流行病学的方法，明确不同药物毒性的危险因子；寻找易罹患基因，预测个体的易罹患性。[中国新药与临床杂志，2008，2(8)：629～632]

（沈剑文　王大猷）

非典型抗精神病药物不良反应的性别差异　常用的非典型抗精神病药物有：阿立哌唑、氯氮平、奥氮平、奎硫平、利培酮及齐拉西酮。非典型抗精神病药物的药代动力学和不良反应均有性别差异。女性的CYP1A2酶的活性较男性低，致氯氮平和奥氮平的血药浓度高于男性。利培酮引起女性高催乳素水平,导致女性骨质疏松和性功能障碍的发生率高于男性。研究表明,非典型抗精神病药物使女性代谢综合征的发生率明显高于男性。其中女性和男性肥胖症、高血压、三酰甘油血症及高密度脂蛋白降低的发生率分别为76.3%和35.5%,46.9%和47.2%,42.2%和50.7%,48.9%和63.3%;女性和男性高血糖[≥100 mg/dl(5.55 mmol/L)和≥110 mg/dl(6.10 mmol/L)]的发生率分别为30.0%和21.7%,24.2%和14.1%。非典型抗精神病药物引起心电图QTc间期延长及锥体外系症状女性较男性多见;其中某些药物对胎儿有不良影响。[药物不良反应杂志,2008,10(2):110~115]

(沈剑文　王大猷)

非化疗药引起的白细胞减少26例临床分析　方法:采用回顾性调查的方法分类、统计,对入选病例的年龄、性别、过敏史、ADR发生时间、引起ADR药物、给药途径、损害部位、病情转归进行总结分析。结果:26例中,男性12例,女性14例,年龄17~90岁,平均55岁。静脉滴注给药发生15例,口服给药发生9例,静脉注射给药发生2例。用药前白细胞水平正常,平均值为6.15×10^9/L。用药后,出现不同程度的白细胞水平下降至参考值以下,平均值为3.31×10^9/L。引起白细胞减少的药物分类中,消化系统用药位居第一,其中又以奥美拉唑注射液发生例数最多。抗感染药物位居第2位,这与抗生素的使用在医院住院患者范围内应用较多较广有关。结论:临床使用药物应定期监测血常规,尤其对容易发生白细胞减少的药物,及时发现敏感患者以减少不良反应发生。[山西医药杂志,2008,37(8):740~742]

(沈剑文　王大猷)

氟罗沙星不良反应45例临床分析　方法:进入《中文科技期刊数据库》和《数字化期刊全文数据库》,以"氟罗沙星"为关键词进行检索,收集2001年12月至2006年12月国内公开报道的氟罗沙星所致ADR 45例,进行分类统计分析。结果:男性24例(53%),女性21例(47%),差异无统计学意义。老年患者(≥61岁)14例(31%)。静脉给药40例(89%),口服给药5例(11%),说明静脉滴注给药易发生不良反应。ADR的临床表现类型包括过敏反应、消化系统、心血管系统、神经系统不良反应等,其中神经系统ADR发生例次最高,为16例(36%)。30分钟以内发生ADR的约19例。结论:氟罗沙星应静脉滴注给药滴速要慢,以每分钟30滴为宜并对患者要密切监测。[中国现代药物应用,2008,2(24):80~81]

(沈剑文　王大猷)

小剂量阿司匹林引起血尿酸升高1例　患者,男,44岁。为预防脑卒中自2005年夏天规律晚餐后服用拜阿司匹林100 mg/d达2年左右。2007年7月健康体检,发现血尿酸478 μmol·L^{-1}。胸片、头颅CT、颈动脉B超、经颅多普勒(TCD)检查皆未见异常,排除肺癌的可能。患者怀疑血尿酸升高与阿司匹林有关,遂自行停服拜阿司匹林,1周后复查血尿酸恢复正常(232 μmol·L^{-1}),其他指标均正常。讨论:经检索文献,国内无类似报道。口服小剂量阿司匹林已广泛应用于心脑血管疾病的预防和治疗。本例应用拜阿司匹林引起的血尿酸增高可能是通过抑制肾小管对尿酸的分泌使尿酸排除减少原因所致。因此临床医生应提高对该药的认识,定期检查尿常规、肾功能和血尿酸指标等实验室指标。建议多饮水,保持尿液2 000 ml以上利于尿酸排泄,保证肠溶阿司匹林长期服用。[药物流行病学杂志,2008,17(4):269]

(沈剑文　王大猷)

浙江永嘉县人民医院19例复方维生素不良反应分析　方法:对我院2006年2月~2007年10月期间,ADR监测室集中住院及门、急诊的ADR报告中19例复方维生素注射液不良反应报告记录进行分析。结果:ADR报告中,男5例占26.32%;女14例占73.68%;单次用药9例,占47.37%;多次用药10例,占52.63%。用药后发现ADR的时间5~15分钟有15例,占78.95%。呼吸系统损害是主要的不良反应。结论:药品应按说明书正确稀释后使用,避光,做到现配现用,建议作为第一瓶输液静滴,防止与其他药液混合使用产生不良反应。注意新患者的使用情况,严密观察可能的过敏反应发生。[海峡药学,2008,20(5):123~124]

(沈剑文　王大猷)

广州市精神病医院230例药品不良反应分析　方法:对广州市精神病医院2003~2007年230例ADR报告进行统计分析。结果:上报的ADR共涉及17个器官或系统,所涉及的系统以神经系统最为常见。抗精神病药引起的ADR占66.09%。结论:抗精神病药引起的ADR多涉及神经系统,应当引起足够的重视。[药学服务与研究,2008,8(3):226~228]

(沈剑文　王大猷)

归脾汤消除抗抑郁药物不良反应效果观察　方法:60例服用抗抑郁药物的老年患者用加味归脾汤治疗,观察嗜睡乏力、头痛头晕、胃脘胀满、腹痛便秘等的改善情况。结果:经3~6个疗程,治疗后临床症状改善明显。结论:中药治疗能消除抗抑郁药物的不良反应。[实用中医药杂志,2008,24(11):702]

(沈剑文　王大猷)

贺州市2007年度药物不良反应报告分析　方法:利用Excel电子表格和手工筛选方法,对2007年度贺州市的289份ADR报表进行统计和分析。结果:ADR报告全部来源于我市的医疗机构,涉及ADR的药品中抗微生物类药居首位,单个药物以双黄连排第一位,给药途径以静脉滴注为主,主要的 ADR 累计系统/器官以皮肤及其附件最多见。结论：应加强和重视 ADR 监测，保障公众安全合理用药。［广西医学，2008，30(6)：880～882］（沈剑文　王大猷）

红花黄色素注射液致不良反应 1 例　患者，女，75 岁。因患冠心病及脑供氧不足给予红花黄色素注射液（商品名：乐坦注射液，浙江永宁制药厂，批号：070505）100 mg 加入 0.9% 氯化钠注射液 250 mL 中静滴。第 1 天注射后无任何症状，第 2 天静滴 20 分钟后感到头晕，继续静滴后头晕加重并伴有耳鸣，恶心，呕吐等，立即停药。查血压，18/12 kPa（1 mmHg＝0.133 3kPa）正常，考虑是 ADR 所致。立即肌肉注射盐酸异丙嗪 50 mg，静滴地塞米松 5 mg，数小时后患者恢复正常。使用红花黄色素注射液与该不良反应发生有时间上的关联，可以确定该不良反应是红花黄色素所致。［抗感染药学，2008 5(1)：10］（沈剑文　王大猷）

航空工业中心医院 277 例 ADR 回顾性分析　方法：对收集到的 2002～2006 年本院 277 例 ADR 报告的报表资料，按患者年龄、性别、引起不良反应的药物、反应类型、临床表现等输入计算机，用 Excel 处理进行统计分析。结果：ADR 中，女性多于男性，男女之比为 1：1.56；单一用药 221 例，合并用药 56 例；因果关系评价为肯定 80 例，很可能 137 例。可能 50 例，怀疑 7 例，无法评价 3 例；本人或其家庭有药物过敏史的 63 例；抗菌及抗感染药物引起的 ADR 占 73.3%；皮肤及附件损害最多，占 52.7%。结论：老年患者应作为临床 ADR 监测的重点人群；应注意掌握抗感染药物的用药指征，减少不必要的用药及合并用药；中成药的使用应注意慎重用药，特别是静脉用中药注射剂宜单独使用，并注意用药剂量。［航空航天医药，2008，19(3)：150～154］（沈剑文　王大猷）

吉米沙星的皮肤不良反应　许多抗生素类药物都可引起皮肤不良反应，吉米沙星引发的皮肤反应为轻、中度自限性斑丘疹。治疗慢性支气管炎急性发作和社区获得性肺炎时，吉米沙星引起的药疹发生率与其他氟哇诺酮类药物相当，而且低于其他常用于社区感染的抗生素类药物，如头孢类抗生素。与吉米沙星治疗相关的药疹无交叉或亚临床致敏作用，也不会引起任何系统性疾病，如综合征或中毒性表皮坏死症等。［国外医药抗生素分册，2008，29(4)：170～174］（沈剑文　王大猷）

加替沙星不良反应的中文文献分析　方法：对国内近 5 年内应用加替沙星出现的不良反应报道进行整理、归纳和分析。结果：加替沙星不良反应类型有 13 种，其中以过敏反应最为常见，严重者出现过敏性休克。不良反应的发生与性别年龄无关，反应在 30 分钟内发生者有 18 例（占 54.55%），都为首次用药发生，提示不良反应以首用即发型和速发型为主。［中国医院用药评价与分析，2008，8(2)：147～148］（沈剑文　王大猷）

加替沙星静脉滴注致 1 例白血病患者发生严重高血糖反应　患者，女，58 岁，诊断为肺炎、Ⅰ型呼吸衰竭。白血病史 3 年，病情稳定。因两肺感染，6 月 21 日起采用静滴加替沙星和头孢哌酮钠-舒巴坦钠、双黄连等药物进行治疗。6 月 25 日患者肺部感染症状好转不理想，停用头孢哌酮钠-舒巴坦钠改用阿奇霉素静滴。患者在治疗过程中仍感胸闷不适，6 月 27 日开始面部、双足略有浮肿，肾功能退化，病情加重，采取停用加替沙星针剂和继续其他相应的对症治疗外，7 月 4 日起采取每次餐前皮下注射胰岛素 6u tid，每次口服格列齐特 80 mg 进行治疗，同时监测血糖变化。7 月 13 日血糖：14.90 mmol/L，8 月 2 日血糖：7.6 mmol/L，8 月上旬血糖虽有波动但逐步趋于正常，8 月 18 日停用胰岛素。经综合治疗后，患者病情好转，于 8 月 22 日出院。讨论：应警惕加替沙星引起的血糖异常，加强加替沙星的用药监护，避免严重不良反应的发生。［重庆医学，2008，37(12)：1 391～1 392］（沈剑文　王大猷）

甲氧氯普胺的不良反应　甲氧氯普胺能抑制催吐化学感受区的多巴胺受体而起镇吐作用。近几年国内报道的甲氧氯普胺的药物不良反应有锥体外系反应、过敏性休克、脑脱髓鞘病变、血压升高、心房颤动、心室颤动、顽固性呃逆、食管破裂、尿潴留、精神障碍等。医务工作者应重视甲氧氯普胺的合理使用，密切观察患者用药后的临床表现，出现异常应及时停药。对症治疗。对于老年患者、肝肾功能不全者以及孕妇、儿童、哺乳妇女。更应慎重用药，保证患者用药安全、有效。同时，加强对甲氧氯普胺不良反应的监测，注意用法用量及药物的配伍对该药不良反应的影响。减少或避免用药剂量过大、疗程过长、联合用药等情况。［实用药物与临床，2008，11(3)：171～172］（沈剑文　王大猷）

解放军药品不良反应网络填报管理系统的研发　目的：提高军队药品安全性监测与评价工作的质量和效率，方便基层报告人和 ADR 监测员开展工作。方法：结合军队医疗机构信息系统的特点，综合运用网络、数据仓库、通报通讯、对接数据提取等计算机技术。结果：从优化报表结构、简化上报过程、方便工作管理、强化信息利用和保持系统稳定入手，开发了基于医疗机构局域网的解放军 ADR 网络填报管理系统。结论：该系统既能满足军队内外网严格分开的管理要求，又能实现药品安全监测信息的传输、管理和共享。［中国药物应用与监测，2008，5(4)：20～22］（沈剑文　王大猷）

解放军总医院1933例药品不良反应报告描述性分析 方法:对2004年至2006年ADR报告表,进行统计分析。结果:1 933例ADR报告中抗感染药物所占比例最大,其次为抗肿瘤药和中药;ADR累及器官(系统)主要为全身性损害、消化系统;1 601例(82.8%)ADR由静脉给药途径所致;新的、严重的报告共涉及10类68个药品,报告填写质量呈逐年上升趋势。结论:ADR发生与药物使用频率密切相关,且与多因素关联;应重视对新的、严重ADR报告的分析,及时筛选信号、展开调研、发布预警,形成有效信息流,降低临床用药风险。[中国药物应用与监测,2008,5(1):7~11]

(沈剑文 王大猷)

警惕药源性再生障碍性贫血 药物引起的再生障碍性贫血系指病人在常规用药过程中,出现的血液系统的药物不良反应。诱发的药物包括:①抗微生物药:氯霉素、链霉素等;②解热镇痛及抗炎药:保泰松、氨基比林等;③抗痛风药:别嘌醇;④抗癫痫药及抗精神病药:卡马西平、苯妥英钠等;⑤抗甲状腺药:甲巯咪唑、卡比马唑等;⑥抗糖尿病药:甲苯磺丁脲、氯磺丙脲等;⑦H_2受体拮抗剂:西咪替丁、雷尼替丁;⑧血液系统用药:促红细胞生成素、氯吡格雷;⑨杀虫剂:双对氯苯基三氯乙烷(DDT)等;⑩其他:苯(六氯化苯)、甲胂酸钠等。药物是再障发病的重要诱因,已得到充分证实,其较高的病死率和凶险的预后,应引起临床医务人员的注意。在应用上述药物时,应密切监测临床症状,合理应用药物,避免再障等不良反应的发生。[天津药学,2008,20(1):23~25]

(沈剑文 王大猷)

抗菌药物不良反应文献分析 目的:了解抗菌药物致药品不良反应(ADR)发生率、发生类型和构成比,以及引发ADR的相关因素,促进合理用药。方法:从《中国期刊全文数据库》、《万方数字化期刊全文库》、《中文科技期刊全文数据库》检索到1980年1月~2008年5月抗菌药物致ADR相关文献,将文献分为个案或典型病例报告、临床研究或观察报告、地区ADR监测数据库或医院ADR分析报告3类,进行归类整理、定量分析。结果:个案或典型病例报告文献2 310篇,ADR 3 794例,其中主要为过敏反应(35.58%)、神经系统反应(17.82%),另双硫仑样反应有546例。临床研究或观察报告文献928篇,ADR 9 434例,平均ADR发生率为9.14%,其中抗结核类抗生素ADR发生率最高(25.57%),其次为硝基咪唑类(24.29%)、碳青霉烯类(23.52%)。抗菌药物ADR主要表现为胃肠道反应和过敏反应,另有ADR如喹诺酮类药物引起血糖异常等。地区ADR监测数据库或医院ADR分析报告文献共300篇,涉及各大类药物,ADR例数最多的抗菌药物为喹诺酮类、青霉素类、头孢菌素类。结论:临床注意合理使用抗菌药物,应尽可能避免或减少ADR的发生,从而保障患者用药安全有效。[中国药房,2008,19(32):2 539~2 541](沈剑文 王大猷)

抗菌药物引起锥体外系反应国内文献回顾 方法:检索国内医学文献数据库,收集1979~2008年有关抗菌药物引起锥体外系反应的病例报告39例,对患者性别、年龄、原发疾病、用药种类、给药途径、给药次数、联合用药及锥体外系反应的临床表现、处理、预后等进行分析。结果:共纳入39例病例,其中18岁以下儿童15例,占38.4%;从抗菌药物的种类看,氟喹诺酮类药18例,占46.2%,硝基咪唑类10例,占25.6%;静脉给药29例,占74.4%;无联合用药23例,占59%;发现不良反应后均采取停药,镇静、抗胆碱等对症治疗,症状缓解率100%。结论:患者的年龄、病生理状况、药物的脂溶性、给药途径和给药速度等都是抗菌药物引起锥体外系反应的相关因素。[中国医院用药评价与分析,2008,8(11):873~876]

(沈剑文 王大猷)

抗生素引起药物热在小儿临床上的分析 为2006年12月至2007年6月间我院住院病例,男7例,女8例,年龄0~13周岁。上呼吸道感染3例,下呼吸道或肺部感染3例,泌尿系感染2例,预防感染性用药4例,感染性心内膜炎1例,诊断不明2例。5例体温曾一度下降后再次升高,用抗生素治疗后发热10例,连续性发热6例,39℃以上高热4例。发热伴随症状有:皮疹3例,寒战6例,头痛3例,关节痛3例。住院后热程5~11天。发热作为药物反应的唯一症状并不常见,药物热的伴随症状无特异性,寒战和白细胞增高,使药物热更难与细菌感染鉴别。容易导致医师考虑感染性发热的可能,所以怀疑使用抗生素有药物热的出现而又不能肯定感染是否被控制时,可停用原抗生素,选用分子结构完全不同的另一类抗生素。[实用医学杂志,2008,24(9):1 583]

(沈剑文 王大猷)

抗肿瘤药物的不良反应与处理 抗肿瘤药物可分为细胞毒药物和非细胞毒药物。细胞毒药物特异或非特异性地作用于细胞生长的各个周期,除了对增殖活跃的肿瘤细胞起杀伤作用外,对正常细胞也有损伤作用,可产生不同程度的不良反应。静脉炎、过敏反应、发热、造血系统反应、胃肠道反应、恶心和呕吐、黏膜炎、腹泻、便秘、皮肤反应、心脏毒性、肺毒性、肝毒性、泌尿系统反应、神经系统反应、出凝血障碍。在临床应用中,医生应严格把握化疗适应证及禁忌证,熟知抗肿瘤药物的毒副作用,规范用药、个体化给药。临床医师应在诊疗过程中不断总结和积累经验,有些与化疗相关,但作用机制不明的不良反应/事件也应引起警惕。[中国药物警戒,2008,5(6):368~372] (沈剑文 王大猷)

克林霉素磷酸酯注射液致剧烈腹痛与血尿1例 患者徐某,男,21岁,体重63 Kg,既往无药物过敏史,否认消化系统与泌尿系统疾病史。因上呼吸道感染在某个体诊所静脉滴注克林霉素磷酸酯注射液 1.2 g 加 5% 葡萄糖注射液 250mL。当药液仅余 30 mL 左右患者突然出现持续性剧烈脐周疼痛、恶心，频繁呕吐，呕吐物为胃液及胆汁，无腹泻；小便为肉眼血尿；无尿频、尿急及排尿困难；无发热及皮肤骚痒，无头昏、抽搐及意识障碍，遂送急诊。确诊：克林霉素磷酸酯致消化系统与泌尿系统不良反应。本例患者属轻度感染，单次使用克林霉素磷酸酯注射液剂量偏大，且药物浓度较高(4.8 mg/mL)，增加了该药物不良反应发生的几率。提示：①在临床使用本药时应警惕其对肾功能造成损害；②严格控制其药液浓度及滴注时间。[抗感染药学，2008，5(1)：63]　　(沈剑文　王大猷)

口服腰痛宁胶囊致烦躁、胸闷、心动过速 1 例　患者，女，59 岁。因腰部疼痛就诊，给予腰痛宁胶囊和美洛昔康胶囊口服治疗。晚 7 时口服腰痛宁胶囊 4 粒、美洛昔康胶囊 7.5 mg。服药后约 30 分钟，患者面色发红、继而心悸、胸闷难忍、极度烦躁。再次就诊，考虑中西药合用所致的过敏反应，停药吸氧后症状减轻。一周后患者腰痛未愈，又自行单独服用剩余腰痛宁胶囊 4 粒，服药 50 分钟后又出现上述症状。以后患者未再使用此药，也未出现此类症状。讨论：①两次服用腰痛宁胶囊出现同一过敏反应，停药后症状消失，示该过敏症状为腰痛宁胶囊所致；②该药为纯中药制剂，过敏反应由何种成分所致较难确定。因该药为治疗腰痛常用药，临床应用较多，不可忽视纯中药制剂的不良反应。[药物流行病学杂志，2008，17(4)：270]　　(沈剑文　王大猷)

喹诺酮类药物不良反应 353 例分析　方法：采用回顾性调查方法，对 1997～2007 年国内医药期刊报告喹诺酮类药物所致的 ADR 进行统计分析。结果 353 例喹诺酮类药物所致的 ADR 与性别、年龄无关，与给药方法、时间、合并用药等可能有相关性。临床表现最常见的是变态反应，其次为消化系统和神经系统反应等，严重者可出现过敏性休克死亡。[广西医学，2008，30(9)：1 381～1 382]　(沈剑文　王大猷)

氟罗沙星不良反应　氟罗沙星为喹诺酮类广谱抗菌药，临床应用广泛。近年来国内有文献报道其不良反应，摘要如下：①膝关节损伤：女，62 岁，因急性细菌性痢疾给予氟罗沙星葡萄糖注射液，以 0.4 g 静滴，用药第 3 天出现膝关节损伤；②锥体外系反应：男，57 岁，因继发性肺结核给予氟罗沙星治疗，第 3 天晨起出现锥体外系反应；③精神症状：男，53 岁，因急性支气管炎给予氟罗沙星葡萄糖注射液 0.4 g 静滴，用药后第 2 天精神症状；女，56 岁，因尿路感染给予本品 0.4 g 静滴，1 次/天，用药 8 小时后患者出现兴奋、失眠症状；④幻觉：女，58 岁，因急性胃肠炎给予 0.9% 生理盐水 250 ml + 氟罗沙星注射液 0.4 g 静滴，用药后 1 小时出现幻觉症状。[中国误诊学杂志，2008，8(30)：7 552]

(沈剑文　王大猷)

利福平致喉痉挛 1 例　患者女性，41 岁，诊断为右侧颈部淋巴结结核，给予口服雷米封 0.3 g，利福平 0.45 g，吡嗪酰胺 0.5 g，乙胺丁醇 0.7 g 治疗。第二天服药后患者突然发生吸气性呼吸困难、被迫坐位，有吸气性喘鸣音，考虑为喉痉挛。立即给予吸氧，并静滴地塞米松及抗感染药物治疗，半小时后病情有所缓解，呼吸困难有所减轻。住院 10 天后每次给患者服一种抗结核药物，采用排除法进行检查。当服用利福平后又出现上述症状，考虑为利福平引起喉痉挛。讨论：利福平引起喉痉挛机制尚不清，需进一步研究，由于本药是临床上治疗各型肺结核和其它器官组织结核的主要药物，故临床医生应提高警惕，若发生不良反应，及时给予正确处理，避免因诊断不及时而出现的严重后果。[安徽医药，2008，12(3)：287]　　(沈剑文　王大猷)

硫普罗宁致不良反应 158 例分析　方法：利用清华同方期刊题录和全文数据库，以“硫普罗宁”、“凯西莱”和“tiopronin”为关键词，检索 1997～2007 年的相关文献，检索出 82 篇，共计 158 例病例进行分类统计分析。结果：男性 ADR 的发生比例明显高于女性，占 75.95%。血小板减少性紫癜 1 例，过敏性紫癜 1 例，9 例病因不详，余为肝功能异常或肝损害和白细胞降低。有 6 例为口服用药，1 例为口服和静脉滴注同时使用，其余 151 例为静脉滴注给药。首次用药发生 ADR 为 137 例(86.71%)，以过敏反应为主，尤其是过敏性休克，有 53 例，其次为口腔腺体肿大 26 例。讨论：ADR 主要为过敏性休克，口服给药发生相对较少，首次用药 ADR 发生率高。建议完善药品说明书，增加本品可致过敏性休克等 ADR 条款，以提醒在初次使用本品时，密切观察患者基本生命体征；长期用药者应进行 ADR 监测。[中国药师，2008，11(7)：831～833]　　(沈剑文　王大猷)

硫唑嘌呤致骨髓抑制及肝损害　1 例 22 岁男性，患肾病综合征 3 年。因复发使用强的松龙 40 mg 加硫唑嘌呤 50 mg，2 次/天治疗。治疗前血常规和肝功能均正常。治疗 2 个月后，ALT 升至 110 U/L，遂将硫唑嘌呤剂量改为 50 mg，1 次/天，强的松龙维持原剂量，并加用保肝药物治疗，但肝功能持续异常。3 个月后出现高热、头痛、轻度黄疸、全血细胞减少和肝损害加重。停用硫唑嘌呤，并给予抗感染、保肝和输血等治疗。30 天后患者症状减轻，黄疸渐退，血常规、肝功能恢复正常，出院。[药物不良反应杂志，2008，10(5)：361～362]　　(沈剑文　王大猷)

罗格列酮诱发频发室性期前收缩 1 例　患者，男性，61 岁，2 型糖尿病 8 年、冠心病、心肌缺血。长期口服二甲双胍片、格列齐特片。应血糖控制不佳，加服罗格列酮片 4 mg。

服用后第5天凌晨3:00出现频发室性期前收缩,口服速效救心丸10粒后症状渐改善。第7天再次频发室性期前收缩,再次予速效救心丸10粒,含服,2天后症状渐消失。继续口服罗格列酮片4 mg,早晨服用。第11天于凌晨3:00再次发作频发室性期前收缩予胺碘酮0.2g;参松养心胶囊4粒,并停服罗格列酮片。3天后复诊,期前收缩消失,继续口服胺碘酮,4天后停药。症状无反复,加服阿卡波糖后未再发生心悸、胸闷症状。讨论:本例病人室性期前收缩由罗格列酮诱发。本药能有效降低血糖水平,但对心脏可能有一定的影响,临床工作中要严格掌握适应证,综合分析,在应用于合并冠心病的2型糖尿病病人时须小心谨慎。[中国新药与临床杂志,2008,27(7):559~560] (沈剑文 王大猷)

门诊患者药物不良反应观察与规范化处理方法探讨 药物不良反应处理过程中存在的问题:①由应急诊医生或首诊医生处理,界限不清;②护士必须按医嘱执行处于被动状态,工作缺乏主动性,易错过急救的最佳时机;③语言不谨慎。护士应熟悉有关药物的药理知识,在给药过程中,根据药物在体内的代谢的规律,正确合理地给药,充分发挥药物最大治疗效果,明确给药次数和间隔时间是掌握科学的用药方法细化药物不良反应处理流程规范服务用语。[吉林医学,2008,29(12):993~994] (沈剑文 王大猷)

177例药品不良反应报告回顾性分析 方法:对本院2006年1月~2008年6月收集到的177例ADR报告分别从患者年龄、性别、给药途经、ADR出现时间、ADR涉及药品种类、抗微生物药物类别、涉及器官或系统及具体临床表现等方面进行回顾性分析。结果:177例ADR涉及药品76种,抗微生物药物居首位(44.63%),其次是中药制剂(9.60%);给药途经以静脉滴注为主(58.19%);临床表现以皮肤及其附件损害最常见(36.27%);严重的ADR有3例。结论:应高度重视ADR监测,加强合理用药特别是抗微生物药物合理用药教育,慎用静脉注射剂。[中国医院用药评价与分析,2008,8(10):793~795] (沈剑文 王大猷)

帕珠沙星致15例不良反应分析 方法:我院2004年5月~2008年5月共有5 478例使用帕珠沙星,其中发生ADR共15例,不良反应发生率为0.29%,按患者性别、年龄、给药途径及ADR类型等进行统计分析。ADR发生的相关因素。结果:ADR发生率与患者性别无显著性差异。ADR的临床表现类型包括:皮肤过敏5例(33.35%),神经系统3例(20.01%),消化系统2例(13.34%),呼吸系统1例(6.67%),泌尿系统1例(6.67%),血液系统1例(6.67%),其他2例(13.34%)。结论:临床上在应用帕珠沙星时,不仅应重视其抗菌效应,还应密切关注其ADR所致的危害,针对不同个体合理选用抗菌药物。力求达到更好的治疗效果。[中国现代医药杂志,2008,10(9):94] (沈剑文 王大猷)

浅谈抗结核药物的不良反应及处理 随着抗结核药物的广泛应用,其不良反应也在临床工作中显现出来,其不良反应包括:胃肠道反应,肝损害,神经系统症状,视毒性,皮肤损害,血液系统症状,耳毒性。在抗结核治疗中:①必须掌握各类药物的不良反应,密切观察,及时发现,尽可能采取量少有效剂量,不良反应的发生与剂量有关,特别是肝损害与剂量和疗程有关;②改变用药途径:如对氨水杨酸口服引起胃肠道反应,可改用静脉滴注,可以减轻胃肠道反应;③改变用药时间,将对胃肠道有刺激性反应的药物饭前改为饭后1小时服用,以减轻胃肠反应;④注意定期复查肝、肾功能,并注意眼、耳功能,注意患者年龄,老年患者发生不良反应及合并症的发生率高。通过对症治疗或调整方案,使患者既能够耐受,又不影响治疗效果,力争早发现,早干预。[首都医药,2008,15(8):38] (沈剑文 王大猷)

清开灵注射液不良反应56例分析 方法:光盘检索1995~2004年的有关清开灵注射液应用的不良反应的报道310篇共56例,男31例,女25例。13例患者在给药后30分钟内出现,25例患者在给药后60分钟内出现。不良反应主要表现为过敏反应,但表现形式多样,药物热、皮肤反应、过敏性休克。讨论:预防措施及注意事项如下:①做好健康教育和心理护理;②加强巡视,严密观察输液反应;③注意用药的配伍禁忌;④加强基础护理。[中国煤炭工业医学杂志,2008,11(9):1 460~1 461] (沈剑文 王大猷)

清开灵注射液不良反应分析 清开灵注射剂临床主要用于治疗热病神昏、中风偏瘫、急慢性肝炎、乙型肝炎、上呼吸道感染、肺炎、脑血管病等。不良反应的主要表现:①胃肠道反应;②循环系统症状;③皮肤以及其附件的损害;④严重可致过敏性休克;⑤其他:头晕、头痛、不自主颤动、麻木、抽搐等。引起不良反应的特点及原因:①有过敏史者;②个体对药物作用的感受性不一致;③药液浓度;④无菌操作精细程度有关;⑤生产工艺不合理。静脉滴注的应注意:①询问药物过敏史;②首次用药密切观察患者的反应;③尽量减少与其他药物的配伍应用;④严格无菌操作规程。[中华临床医学研究杂志,2008,14(8):1 155~1 156] (沈剑文 王大猷)

山西医科大学第一医院门急诊ADR分析 方法:收集2006年9月~2007年9月门急诊自动呈报的ADR报告共193例,各年龄组ADR发生是以该年龄段发生ADR的例数除以该年龄段的处方数。将数据输入Excel进行分析整理。结果:193例ADR中女性88例(45.60%),男性105例(54.40%),年龄10~92岁。老年人ADR比例较高。评定为肯定31例,很可能105例,可能52例,可疑5例。重度18例(9.33%),中度165例(85.49%),轻度10例(5.18%)。涉及ADR抗菌药物列于首位,其次为循环系统药物。累及器官组织,列于首位是皮肤及其附件损害(55.26%),其次为神经系统损害(9.33%)。联合用药可增加ADR的发生率。药品质量也是引起ADR的重要原因。[临床医药实践杂志,2008,17(5):375~378]　(沈剑文　王大猷)

上海市利群医院360例药品不良反应报告分析　方法:利用EXCEL和手工统计方法。对本院2006年12月~2007年11月360例药品不良反应进行回顾性分析和总结。结果:360例报告中,女性患者的发生构成比高于男性患者;≥60岁者占32.22%;静脉输液给药方式发生构成比最高,占83.61%,其中以抗微生物药居首位,占75.83%。主要不良反应累及系统/器官以皮肤及其附件多见,占45.50%。[上海医药,2008,29(5):202~203]　(沈剑文　王大猷)

石门县中医院85例药品不良反应报告分析　方法:对石门县中医院2007年1~12月上报的85例ADR报告进行统计分析。结果:ADR报告中,男43例(50.5%),女42例(49.5%)平均年龄45岁。静脉给药的比例最高,占85.8%,其次是口服给药。抗感染药物引发ADR最多。ADR最常见的皮肤及其附件损害,其次全身性反应较多。结论:减少药品不良反应发生,医院的医生和药师工作是关键的一环,加强用药过程的监测是保障安全用药的重要措施。[中华现代中医学杂志,2008,4(2):186~188]

(沈剑文　王大猷)

双黄连注射剂药物不良反应的临床特征分析及防治　方法:对我院2005~2007年58例双黄连注射剂药物不良反应报告从年龄分布、不良反应受累器官系统分布及临床表现进行分析。结果:双黄连注射剂可致消化、呼吸、皮肤等系统不良反应,尤以皮肤过敏为主。结论:临床医务人员应了解双黄连注射剂药物不良反应的特点及发病机制,规范合理用药,避免或减少药品不良反应的发生。[中药材,2008,31(10):1 063~1 061]　(沈剑文　王大猷)

水溶性维生素引起寒战、胸闷一例报告　患者,男,76岁。诊断:急性附睾炎、泌尿系感染。予:①安美兰(阿洛西林钠)加入0.9%氯化钠注射液静滴;②注射用水溶性维生素500 mg,加入5%葡萄糖注射液500 mL静滴。在输液水溶性维生素治疗约20分钟时,患者出现胸闷、心悸、四肢发冷、瘙痒,口唇、手部、手指紫绀。立即停止输液,给予吸氧,地塞米松注射液10 mg、副肾上腺素0.3 mg静推,后逐渐恢复正常。讨论:注射用水溶性维生素静脉注射偶可引起过敏性休克甚至死亡,原因可能与抑制胆碱脂酶和组胺酶有关。建议临床使用此类药品时,选择合适溶媒,详细询问患者用药史及药物不良反应史,应密切观察患者用药后的反应。[青海医药杂志,2008,38(10):55]　(沈剑文　王大猷)

太原市中心医院213例药品不良反应报告分析　方法:对我院住院部2006年3月至12月收到的213例ADR报告进行统计分析。结果:抗感染类药品列于首位,为99例(占46.6%),其次为循环系统药品62例(占29.1%)。引发ADR的给药途径多为静脉滴注,为187例(占87.8%)。其中ADR临床影响最大的两个系统是皮肤系统和消化系统。结论:医师应该针对患者的性别、年龄和症状等选择合适的药品种类及给药途径;药师也应该认真做好用药指导,以减少药品不良事故的发生。[山西医药杂志,2008,37(8):708~709]

(沈剑文　王大猷)

头孢呋辛46例不良反应分析　目的:探讨头孢呋辛所致不良反应的一般规律和特点。方法:采用回顾性分析方法,对1994~2007年国内公开报道的46例头孢呋辛所致ADR个案报道进行总结分析。结果:头孢呋辛ADR的临床表现多种多样,以皮肤及附件损害为最常见,其次为过敏性休克。[安徽医药,2008,12(8):765~766]　(沈剑文　王大猷)

头孢哌酮致过敏性紫癜1例　1例老年女性因急性胆囊炎入院。患者静脉滴注克林霉素600 mg,qd和头孢哌酮2 g,bid抗感染。次日左臂出现皮疹伴皮下出血点,考虑与头孢哌酮有关,停用该药。1周后因感染仍未控制,再次静脉滴注头孢哌酮,出现全身性皮疹,且血小板下降低于正常范围,诊断过敏性紫癜。立即停用头孢哌酮。第2天患者血肌酐由入院时205 $\mu mol\cdot L^{-1}$升至464 $\mu mol\cdot L^{-1}$,尿素氮由13.5 $mmol\cdot L^{-1}$升至23.6 $mmol\cdot L^{-1}$。给予甲泼尼龙、氯雷他定抗过敏治疗,4周后血小板回升至正常范围($84\times10^9\cdot L^{-1}$升至$136\times10^9\cdot L^{-1}$),皮疹消退,肾功能好转。[中国新药杂志,2008,17(12):1 076~1 077]　(沈剑文　王大猷)

秦皇岛市2002年1月~2007年9月小儿药品不良反应分析　方法:对我市2002年1月~2007年9月收集到的小儿ADR 188例,按照性别、年龄、给药途径、ADR程度、药品类型、ADR累及器官或系统及临床表现等进行分类统计分析。结果:静脉给药引发ADR 95例(占50.5%);引起ADR的药品有112种,抗感染药居首位;ADR累及多器官或系统。结论:临床必须重视小儿ADR的监测和报告,以减少或避免ADR发生。[中国药房,2008,19(26):2 061~2 062]

(沈剑文　王大猷)

贵阳中医学院第二附属医院59例药品不良反应分析报告　方法:对我院2005年~2006年收集的59份ADR报告

进行统计分析。结果:抗生素引起ADR的比例最高,其次为中药注射剂和循环系统类药物;临床ADR以皮肤及附件损害最为多见。[贵阳中医学院学报,2008,30(5):38~39]

(沈剑文　王大猷)

大理学院附属医院60例药物不良反应报告分析　方法:对我院2007年度所发生的60例ADR报告作回顾性分析。结果:报告中老年人及儿童年龄段发生率最高;ADR涉及的药品种类及例次中,以抗生素占首位,中成药其次;ADR临床表现上,主要是皮肤及其附件损害。[新医学导刊,2008,7(9):79~80]　(沈剑文　王大猷)

浙江省玉环县第二人民医院73例抗菌药物不良反应分析　方法:对我院2005年3月至2007年9月抗菌药物引起的73例ADR进行统计分析。结果:ADR男35例,女38例,年龄最小为33天,最大为76岁。合并用药者30例,占41.1%;单一用药者43例,占58.9%。ADR涉及药品种73例ADR病例报告共涉及抗菌药物32个品种。其中静脉给药50例,口服给药21例。以头孢菌素类药物发生ADR最多,其次是青霉素类和喹诺酮类药物。结论:在保证疗效的前提下,尽量避免使用注射剂。由合并用药引起的ADR可能会被忽视,要加强警觉,认真分析。[安徽医药,2008,12(2):184~185]　(沈剑文　王大猷)

北京海淀妇幼保健院77例药品不良反应报告分析　方法:对我院2005年1月1日~2007年12月30日收集到的77例ADR分别从药品种类、给药途径、临床表现及患者年龄方面进行统计分析。结果:77例ADR中,抗感染药46例(占59.74%)、中成药15例(占19.48%),静脉滴注引起的47例(占61.04%),皮肤及其附件损害有42例(占54.54%)。[中国药物应用与监测,2008,5(4):51~52]

(沈剑文　王大猷)

北京石景山医院88例药品不良反应报告分析　方法:对2007年我院收集到的88例ADR报告进行统计分析。结果:88例临床病例报告中涉及药品45种,其中抗感染药25种,58例次,占65.91%。大于60岁的老人发生不良反应最多,占29.55%。结论:药品不良反应的发生与多种因素有关;合理用药是降低ADR发生的关键;临床应重视ADR的上报工作。[中国药事,2008,22(5):437~438]

(沈剑文　王大猷)

宁德市医院96例药品不良反应报告分析　方法:采用回顾性方法对我院2005年12月4日至2007年11月20日共收集到96例ADR报告,分别从患者年龄、药物种类、抗感染药类别、临床表现及给药途径等方面进行统计分析。结果:96例ADR报告涉及12大类药物,其中抗感染药物引起的不良反应所占比例最大。静脉给药产生的ADR占72.54%,不良反应的种类以皮肤损害最多,其次为消化系统和神经系统反应。[福建医药杂志,2008,30(3):125,115]

(沈剑文　王大猷)

延边大学附属医院113例药品不良反应综合分析　方法:采用回顾性分析方法,对我院2006年1月至2007年6月收集到的113例ADR进行汇总分析。结果:ADR的发生女性多于男性;静脉滴注药物引发的ADR占95.58%;发生ADR的前3位药品种类分别为:抗感染药物、中药制剂及循环系统用药;ADR发生频率最高的前3位药品是:头孢哌酮/舒巴坦钠、洛美沙星、培丙酯;ADR临床表现以消化系统、皮肤及附件、神经系统症状为最常见。[中国医院药学杂志,2008,28(13):1 121~1 123]　(沈剑文　王大猷)

乐山市人民医院114例药品不良反应报告回顾性分析　方法:采用回顾性调查方法,对本院2004年7月至2006年5月医务人员自愿呈报的114例ADR报告进行分析。结果:114例ADR报告中男性略多于女性;>60岁共39例(34.21%);涉及抗感染药物51例(55.43%),中药注射剂28例(30.43%);静脉注射引起的ADK有89例(78.07%);皮肤及其附件损害有52例(45.61%);数据完整的报告11例(9.65%);缺项共293项,平均每例报告表2.57次;填写不完整或填写错误的共64次,平均每例报告表0.56次,ADR报告数量少、质量差。结论:应重视ADR知识的宣传,对人员的培训,采取各项措施提高ADR报告质量,加强对ADR的监测,促进临床合理用药。[泸州医学院学报,2008,31(2):175~178]　(沈剑文　王大猷)

上海交通大学医学院附属第九人民医院120例ADR报告分析　方法:根据我院科室的设置和ADR发生特点,分别从年龄分布、科室分布、药品种类、抗感染药品种类等对120例报告进行分析,数据采用Excel工具进行统计。结果:药品种类及构成中,抗感染药物最多。构成比例也最大,其次为中药制剂,其他类药物之间比较无统计学意义。ADR损害发生率最多的器官系统为皮肤及附件,神经系统和消化系统次之,其他类药品相对较小。讨论:要结合药物代谢特点、体内分布情况等因素,严格掌握给药途径、剂型、速度。我院仍需加强合理用药的监测,药师、临床医师、护士之间应紧密配合,通力合作,全面、及时、准确地把ADR监测工作做好。[中国药物与临床,2008,8(6):478~479]

(沈剑文　王大猷)

广东省肇庆市第一人民医院122例药品不良反应报告分析　方法:对我院2006年收集的122例ADR报告分别从临床

具体表现、患者年龄、药物剂型、给药途径以及涉及药物种类等方面进行统计分析。结果:122 例 ADR 中,抗感染药物引起的 ADR 占总例数的 45.1%,中药制剂占总例数的 16.0%;ADR 表现以皮肤及附件损伤最多,占总例数的 48.9%,其次是消化系统和循环系统损害。而较严重的 ADR 有 5 例;静脉给药引发的 ADR 最多,占总例数的 65.9%。[海峡药学,2008,20(7):137~139] （沈剑文　王大猷）

安徽省芜湖市宣城地区医院 126 例药物不良反应分析

方法:对我院 2005 年 10 月至 2007 年 3 月呈报的 126 例 ADR 报告,分别从药物类别、累及的器官、系统、给药途径及患者年龄等方面进行统计分析。结果 126 例 ADR 的产生主要与抗菌药物和中药注射剂广泛使用、静脉滴注,以及老年患者有关,ADR 最常见临床表现为皮肤及其附件损害。结论临床医生应加强对抗菌药物与中药注射剂所引发的 ADR 的重视,尤其是老年患者,以减少 ADR 的发生。[安徽医药,2008,12(2):178~190] （沈剑文　王大猷）

郯城县第一人民医院 148 例药品不良反应报告分析

方法:对我院 2007 年 1 月~7 月份收集到的 148 例 ADR 报告,分别从患者的年龄、药物种类、抗感染药的种类、临床具体表现给药途径方面进行统计分析。结果:148 例 ADR 报告涉及 14 类药物,其中最容易引起 ADR 为抗感染药物,其次为心脑血管系统药物及中药注射剂。最常见的临床表现为皮肤及附件损害,其次为消化系统、中枢神经系统反应。静脉滴注所引发的 ADR 占 82%,给药时间在 60 分钟内引发的 ADR 占 56.7%。[齐鲁药事,2008,27(10):637~638] （沈剑文　王大猷）

中山大学附属第二医院 164 例药品不良反应报告分析

方法:对我院 2006 年 1 月~2007 年 9 月 164 例上报的 ADR 报告从年龄分布、性别、药物种类、给药途径、涉及的器官或系统及临床表现等方面进行统计、分析。结果:老年患者(>60 岁)ADR 的发生率较高,占 37.8%(62 例);抗感染药物引起的 ADR 最多,占 27.44%(45 例);静脉给药是引发的 ADR 的主要途径,占 88.42%(145 例);ADR 临床反应以神经系统最为常见,占 43.90%。[中国医院药学杂志,2008,28(12):1 046~1 047] （沈剑文　王大猷）

浙江省温岭第四人民医院 182 例抗感染药品不良反应报告回顾分析　方法:对本院 2002 年至 2006 年上报的 182 例不良反应病例报告所引发的药品种类、临床表现等方面进行回顾性统计分析。结果:使用抗感染药物致不良反应发生呈现数量上升、药物品种集中的特点;不良反应发生部位累及全身各个系统/器官。引起 ADR 最多的药物为喹诺酮类;ADR 最常为皮肤及其附件损害。[安徽医药,2008,12(1):88~89] （沈剑文　王大猷）

北京大学深圳医院 194 例药品不良反应报告分析

方法:对我院 2006 年 11 月~2007 年 11 月收集并上报的 194 例 ADR 报告进行分类统计分析。结果:194 例 ADR 报告中,21~60 岁患者 ADR 的发生率最高(63.9%),且 13 例严重 ADR 就有 11 例发生在此年龄阶段(84.6%);涉及的药品 42 种,以抗感染药物引起的 ADR 例数占首位(69.1%);报告者主要来源于护士(91.2%);主要的 ADR 类型为皮肤及附件损害(51.0%)。[中国医院用药评价与分析,2008,8(11):871~872] （沈剑文　王大猷）

同济大学附属肺科医院 203 例药品不良反应报告分析

方法:采用回顾性分析,研究药品不良反应的发生与患者性别、年龄及用药情况的关系。结果:203 例药品不良反应中,男性多于女性;抗菌药物的不良反应最多,其次是抗肿瘤药物;药品不良反应的临床表现主要以皮肤及其附件损害为主。结论:加强药品不良反应监测,可促进临床合理用药,保障用药安全。[上海医药,2008 29(10):471~473] （沈剑文　王大猷）

云南省精神病医院 203 例药品不良反应报告回顾性分析　方法:采用回顾性研究方法对我院 2006 年 7 月~2007 年 12 月上报的 203 例 ADR 报告进行分类统计分析。结论:我院 ADR 的发生与主要作用于中枢神经系统的药物密切相关;精神疾病为慢性病,长期用药的结果极易致 ADR 发生。[中国现代药物应用,2008 2(11):95~96] （沈剑文　王大猷）

中山大学附属第一医院 228 例 ADR 报告分析　方法:汇总统计我院 2007 年上报的 228 例 ADR,分别从患者年龄、性别、药品种类、临床表现及给药途径等方面进行统计、分析。结果:228 例 ADR 报告中涉及的药品共有 84 种,其中抗感染药物位居首位,共 31 种,占 36.90%;静脉用药引起的 ADR 192 例;主要的 ADR 类型为皮肤及其附件损害(占 45.11%);较严重的 ADR 有 18 例。[中国医院药学杂志,2008,28(16):1 431~1 432] （沈剑文　王大猷）

深圳市第二人民医院 252 例 ADR 报告分析　方法:对我院 2006 年 1~12 月收集的 252 例药品不良反应报告进行统计分析。结果:252 例 ADR 报告中,以静脉滴注给药引发的 ADR 最多,占总例数的 70.2%(177 例);抗感染药物引起的 ADR 最多,占总例数的 61.5%(155 例);ADR 表现以皮肤及附件损伤最为常见,占总例数的 52.3%(132 例)。[中国医院用药评价与分析 2008,8(3):229~230] （沈剑文　王大猷）

上海市黄浦区中心医院 364 例药物性皮炎回顾分析

通过对我院2005～2007年药物不良反应报告表中364例引起皮肤系统损害的致敏药物、皮疹类型、治疗和预后进行分析。发现致敏药物为喹诺酮类、头孢菌素类、青霉素类、中成药及其提取物类、生物制剂类、解热镇痛类、抗痛风类、抗癫痫类等；皮疹类型为麻疹型、荨麻疹型、湿疹型、多型红斑型、固定型、大疱型、扁平苔癣型等。[中国药事，2008 22(9)：831～832]

（沈剑文　王大猷）

安徽省蚌埠市第三人民医院500例ADR监测报告分析　方法：对我院2006年1月1日～2007年12月31日收集并上报的500份药品不良反应报告进行回顾性分析与评价。结果：在500例不良反应中，过敏反应居多，其次是消化系统的不良反应。抗菌药物、注射剂及静脉给药途径是引起不良反应发生的三大主要因素。药品不良反应的报告者主要是医师(72%)和药师(16.4%)。[安徽医药，2008，12(6)：568～570]

（沈剑文　王大猷）

临沂市人民医院518例ADR报告分析　方法：对我院2006年上报的518例ADR报告进行回顾性分析。结果：与合并用药有关的ADR占总例数的22.6%(117例)，以静脉给药方式为主，共372例(71.8%)，与抗感染用药有关的ADR最为多见，总例数为247例(47.7%，涉及36种抗感染药)。ADR发生频率最高的4种药品是左氧氟沙星、头孢哌酮舒巴坦、加替沙星、头孢他定，ADR表现以皮肤损伤最为常见，其次是消化系统损害等，新的ADR有20例，较严重的ADR有15例。[齐鲁药事，2008，27(10)：698～700]

（沈剑文　王大猷）

山东省淄博市中心医院531例ADR报告分析　目的：通过对2006年上报到省和国家ADR监测中心的531份ADR报告表进行分析，了解ADR发生的特点和规律，促进临床合理用药。方法：采用Excel电子表，按患者性别、年龄、药品种类、给药途径、ADR临床表现等进行筛选分析。结果：发生ADR涉及的药品以抗微生物药物最多，以静脉给药方式为主；ADR发生的系统器官以皮肤及其附件的损害最多，其次是消化系统损害等。[抗感染药学，2008 5(2)：118～121]

（沈剑文　王大猷）

首都医科大学附属北京天坛医院648例ADR报告分析　方法：对我院2005年1月至2007年6月收集到的648例ADR，进行统计分析。结果：648例ADR中，主要与抗微生物药使用、中药注射剂的质量、静脉给药方式、合并用药及患者年龄偏大有关；ADR最常见表现为皮肤及其附件损害，其次为神经系统、消化系统损害等。结论：应合理使用抗微生物药，加强对中药注射剂的质量监督。[中国药师，2008，11(3)：338～340]

（沈剑文　王大猷）

济南军区总医院1197例ADR报告回顾性分析　方法：对我院2001年1月～2007年8月收集到的1 197例ADR报告，按患者性别、年龄、用药情况、涉及器官或系统以及临床表现等进行统计、分析。结果：1 197例ADR中，41～60岁年龄段患者ADR发生率较高(33.0%)，男性略高于女性；静脉给药方式是导致ADR的重要途径(59.9%)；ADR发生率最多的为抗感染药(53.5%)，其中绝大多数是由喹诺酮类和头孢菌素类引发，其次为中药制剂；临床表现以皮肤及其附件损害最常见(49.2%)，其次为消化系统和循环系统损害。[中国药房，2008 19(29)：2 294～2 296]（沈剑文　王大猷）

浙江省永嘉县人民医院2005～2007年药品不良反应报告综合分析　方法：对本院2005年1月～2007年9月收集的337例药品不良反应报告表进行统计分析。结果：抗微生物药引起的不良反应居首位；主要临床表现为皮肤及附件损害；给药途径以静脉滴注为主。[天津药学，2008，20(2)：27～29]

（沈剑文　王大猷）

厦门市第一医院2005～2007年251例抗菌药物不良反应分析　目的：对2005年至2007年我院收集到的251例抗菌药物不良反应报告进行分析。结果：251例ADR报告中涉及的抗菌药物共有42个品种，其中以喹诺酮类居首位，其次为青霉素类和头孢菌素类；给药途径以静脉用药为主；主要的ADR类型为皮肤及附件损害。[海峡药学，2008 20(8)：150～151]

（沈剑文　王大猷）

山东省荣军总医院2005～2007年ADR报告分析　方法：对我院2005～2007年收集到的157例ADR报告分别从患者年龄、性别、药品种类、临床表现及给药途径等方面进行统计、分析。结果：157例ADR报告中涉及的药品共有62种，其中抗感染药29种，占首位(占46.77%)，静脉用药引起的ADR有123例，主要的ADR类型为皮肤及其附件损害(占49.68%)，较严重的ADR有11例。[中国药事，2008，22(9)：833～834]

（沈剑文　王大猷）

青岛市市立医院2006～2007年ADR报告分析　方法：收集我院2006～2007年上报的1 183例ADR报表输入Excel表进行统计、分析。结果：1 183例ADR报表中，临床科室上报268例(占22.65%)，药学部和中心注射室分别上报462例(占39.05%)、441例(占37.28%)；男性ADR发生略少于女性，31岁以上患者ADR发生较多；静脉给药途径引发的ADR为901例(占76.16%)；引起ADR最常见的药物为抗感染药(662例)，其次为中药制剂(163例)和心脑血管系统药物(149例)；所累及的器官或系统以消化系统损害(301例)最为常见，其次为皮肤及其附件损害(236例)、神

经系统损害(224 例)。[中国药房,2008,19(26):2 058 ~ 2 060]
(沈剑文 王大猷)

承德医学院附属医院 2007 年 92 例 ADR 报告分析 方法:对我院 2007 年 91 例 ADR 报告,采用 Excel 电子表格和手工筛选方法,进行分类统计、分析评价。结果:抗感染药物引起的 ADR 占 37.5%,列于首位。累及的组织器官为皮肤及其附件损害,列于首位占 40.6%,其次为消化系统,占 17.7%。讨论:中老年患者用药应个体化,尽可能减少合并用药的数量,并在用药过程中加强监测,联合用药物时,也要考虑副作用是否有重叠,尤其是易引起严重副作用的药物。静脉给药可能存在的严重副作用,对静脉给药要谨慎。重视抗菌药物引起的二重感染。[河北医药,2008,30(8):1 240 ~1 241]
(沈剑文 王大猷)

浙江省湖州市第一人民医院 2007 年 213 例 ADR 报告分析 方法:分析 2007 年 1 ~ 12 月我院 213 例 ADR 报告。结果:ADR 涉及 93 个药品品种。抗感染药引起的 ADR 122 例,占 57.28%;ADR 引起皮肤损害较多,共 107 例,占 46.33%。[实用药物与临床,2008,11(4):251 ~ 252]
(沈剑文 王大猷)

大连市中心医院 2007 年度 97 份药品不良反应报表回顾性分析 方法:对我院 2007 年度收集到的 97 份药品不良反应报表进行回顾性分析。结果:不良反应的发生以老人和儿童居多,抗菌药物和中药注射剂的不良反应最多见,最常累及皮肤系统,静脉用药引起的不良反应最多。[实用药物与临床,2008,11(2):91 ~ 92]
(沈剑文 王大猷)

江西省赣州市肿瘤医院抗肿瘤 ADR 报告分析 方法:对本院 2006 年 1 月至 2008 年 7 月收集到的 76 例抗肿瘤药物不良反应报告分别从药品种类、临床表现、给药途径及患者年龄等方面进行统计、分析。结果:76 例 ADR 中,涉及造血系统 5 例(占 6.58%)、消化道反应 17 例(占 22.37%)、变态反应 21 例(占 27.63%)、神经系统反应 9 例(占 11.84%)、心血管系统 4 例(占 5.26%)、呼吸系统 3 例(占 3.95%)、泌尿系统 6 例(占 7.89%)、50 岁以上 43 例(占 56.58%)。[中国现代药物应用,2008,2(24):28 ~ 29]
(沈剑文 王大猷)

广州医学院第三附属医院药品不良反应报告 114 例分析 目的:从上报的不良反应报告分析中,发现临床用药未注意的细节及误区,从而提高临床合理用药的水平。方法:对我院 2007 年上报的 114 份 ADR 报告进行回顾性总结,统计分析不合理用药情况。结果:使用药物存在问题的有 39 例,占 34.2%,其中以超量使用药物的比例最大,占 17.5%,老年患者未减量次之,占 8.8%。结论:不合理使用:①包括超量使用;②对于老年患者未减量;③治疗用药时间长未注意监测血药浓度;④忽视药物在体内的相互作用;⑤药物配伍上有禁忌;⑥使用的溶媒量小;⑦静滴速度过快;⑧重复用药。[药品评价,2008,5(9):417 ~ 418] (沈剑文 王大猷)

莆田学院附属医院药品不良反应报告评析 方法:对我院 2005 年 9 月 1 日 ~ 2007 年 9 月 30 日收集到的 169 例 ADR 报告分别从药物种类、抗感染药物类别、给药途径、ADR 的临床表现、患者年龄及引起 ADR 的前十种药品等方面进行统计分析。结果:169 例不良反应中,涉及抗感染药物 97 例,占 57.40%,中药提取物 22 例,占 13.02%,静脉给药引起的不良反应 130 例,占 76.92%,不良反应最常见的表现为皮肤及其附件损害。结论:应合理使用抗感染药物,加强对中药注射剂的质量监测,加强儿童及老年人用药过程的监测,把好药品质量关,避免或减少 ADR 的重复发生。[齐鲁药事,2008,27(4):252 ~ 254]
(沈剑文 王大猷)

广州市番禺区人民医院 ADR 上报情况回顾分析 方法:对我院 2004 ~ 2006 年 ADR 报告分别从给药途径、药物种类、涉及器官系统等方面分类统计和分析。结果:涉及不良反应的药物品种共 53 种。以抗感染药占 44.1% 居首位,其次为心血管药物、中药制剂;主要 ADR 类型为皮肤损害,其次是胃肠道功能失调、发热、头晕等全身症状;静脉给药的 ADR 发生率在给药途径中所占比率最高,为 50.6%。结论:通过合理应用抗感染药物,加强中药制剂的质量监控,注意幼儿和老人等特殊体质人群的 ADR 监控,加强专业人员的业务和服务素质的培训,鼓励药师多与临床医生沟通,落实好 ADR 的通报工作等,以减少和避免严重 ADR 事件的发生。[中国医院用药评价与分析,2008,8(3):227 ~ 228]
(沈剑文 王大猷)

微机报警药物有利于医院集中监测药物不良反应 方法:用自制软件从本院用药数据库中提取 1999 年 11 月 ~ 2000 年 10 月住院期间曾应用过扑尔敏、赛庚啶、新敏乐的患者资料进行回顾性分析。结果:有药物不良反应的 42 例,涉及到的药物有 9 类 22 种,其中以抗生素类药物居首位。结论:利用微机报警药物在医院进行集中监测药物不良反应,可有效查出有关的药物不良反应信息,防止药物不良反应的漏报、少报通过设置不同的报警药物,可提取有关的病例进行不同的药物不良反应分析和监测,有利于药物安全性评价。[中国药房,2008,12(10):616 ~ 618]
(沈剑文 王大猷)

北京市中西医结合医院药品不良反应 116 例分析 方法:对 ADR 病例进行回顾性分析。结果:ADR 报告 116 例,涉及的药物共36个品种，其中抗菌药物居首位，其次为中药制剂、心血管系统药物，以静脉用药为主。全身性损害为主，其次是皮肤反应。[中华中西医学杂志，2008，6(6)：8～10]

(沈剑文 王大猷)

浙江省宁波市第一医院214例ADR分析 方法：收集我院2007年1月～10月上报的ADR 214例进行分析。结果：男、女各占上报总人数的37.85%和62.15%。0～16岁4例(1.87%)，17～30岁60例(28.04%)，31～40岁46例(21.50%)，41～60岁75例(35.05%)，＞60岁29例(13.55%)。涉及10大类70种药品，其中抗感染药占74.30%。皮肤及附件损害60例(28.04%)，心血管系统、神经系统也占有较高比例，消化系统的不良反应较常见。静脉滴注占91.12%。讨论：加强对老年人的用药监测，严格把握抗感染药的适应证。重视中药引起的ADR，尽量首选口服给药等其他相对安全的给药方式。[浙江中西医结合杂志，2008，18(5)：330～331]

(沈剑文 王大猷)

药品不良反应报告表质量评价及分析 方法：根据我国ADR报告表的填写要求，对2007年收集的ADR报告表进行统计、分析。结果：所收集的315份ADR报告表中，缺项共801次，平均每份报告表2.54次；填写错误或不完整的200次，平均每份报告表0.63次。结论：ADR报告表数量有明显增长、但质量仍需进一步提高。[抗感染药学，2008，5(3)：187～189]

(沈剑文 王大猷)

ADR严重程度分级评分标准的制定及ADR严重度指数的应用 方法：制定新的ADR分级评分标准，提出ADR严重度指数的概念，用3种ADR严重程度分析方法对7 605例ADR报告分析比较。结果：ADR按轻、中、重度分级分别占48.5%、41.4%和10.1%。按现行网上SRS分类方法，一般级占95.5%，严重级占2.9%；新ADR的一般级占1.5%，新ADR的严重级占0.1%。按本研究新制定的标准分级及评分，从轻至重分别为1～6分，得分为1分者占48.5%，2分者占41.4%，3分者占6.9%，4分者占1.4%，5分者占1.4%.6分者占0.4%。按药理学分类，以发生频率排序，β-内酰胺类抗生素以2 298例居首；以严重度指数排序，性激素类与避孕药以2.278居首。按药品通用名分类，以ADR频率排序，第一位为左氧氟沙星注射液370例；以严重度指数排序，琥珀酰明胶注射液以3.67列第一。结论：用本研究新制定的ADR严重程度分级评分法分析严重程度，可使严重程度细化、量化并具有加和性，便于比较。ADR严重程度分级评分法在ADR严重程度的个例分析和集中分析中都是可行的。[药学服务与研究，2008，8(1)：9～13]

(沈剑文 王大猷)

牡丹江医学院附属二院ADR98例报告分析 目的：分析我院2006年5月～2008年5月药物引起的不良反应，为今后临床安全合理用药提供参考。方法：对98例ADR报告进行分析评价，按患者性别、药品类型，不良反应涉及系统及主要临床表现等进行分析。结果：男女病例数比为1.23∶1，抗微生物类药物，占72.62%。皮肤系统的损伤较为常见，为82.6%。[牡丹江医学院学报，2008，29(5)：48～49]

(沈剑文 王大猷)

伊犁哈萨克自治州奎屯医院药物不良反应156例报告分析 方法：资料来源于我院2005～2007年收集的156例合格药品不良反应(ADR)报告，进行分析统计。结果：抗感染用药93例，占59.6%；中药注射液13例，占8.3%；消化系统用药26例，占16.6%。涉及的器官/系统损害和主要临床表现：①皮肤；②消化系统；③心血管系统；④中枢或外周神经系统；⑤泌尿系统；⑥呼吸系统；⑦用药局部损害。讨论：预防或减少不良反应的发生的方法：①了解过敏史；②加强对老年人、孕妇、婴儿、肝病和肾病患者的用药监测；③重视药物相互作用作用；④加强对新药监测；⑤定检查器官功能；⑥重视ADR的早期症状；⑦应注意药物的迟发反应。[内蒙古中医药，2008，2：39]

(沈剑文 王大猷)

解放军空军总医院药物不良反应156例分析 收集2004～2007年156例ADR报告进行分类统计。男80例，女76例，年龄0.5～78岁。评为肯定0例，很可能80例，可能76例，可疑0例，重度6例，中度8例，轻度136例。多数不良反应患者进行对症治疗，结果痊愈144例，好转2例，死亡0例，治愈好转率100%，致病程延长24例，加重6例，导致10例。涉及药物53种，单一用药60例，合并用药96例。讨论：药品不良反应(ADR)监测制度已受到临床医务人员的重视。应用抗感染药时，应密切观察病情，并给予必要的治疗。老年人用药要慎重。医生一定要仔细询问过敏史。[第四军医大学学报，2008，29(13)：1 168]

(沈剑文 王大猷)

浙江仙居人民医院药物不良反应253例临床分析 方法：收集2005～2007年度我院ADR监测中心收集到的仙居县ADR报告共253例，进行统计分析。结果：男129例、女124例：静脉滴注192例，静脉推注8例，其中2例使用微泵，肌注3例，皮下注射2例，口服45例，外用3例。抗菌药物引起的ADR占首位。累及器官分布：皮肤系统83例，变态反应79例，呼吸系统29例，消化系统26例，神经系统25例，循环系统11例。结论：为了安全用药，医务人员应重视ADR工作，加强监测，注射剂应在有救治条件的正规医院使用，口服制剂应重视用药交代，加强ADR宣教工作，提高全民意识。[山东医药，2008，48(14)：145](沈剑文 王大猷)

药物不良反应监测数据的随机模拟探索 目的：建立药物不良反应监测模拟数据，为研究药物不良反应信号检测方法提供模拟性实验的平台。方法：参照蒙特卡罗方法基本思想，基于不相称性测定理论，采用随机模拟的方法对药物不良反应监测数据进行模拟。结果：本文随机模拟方法可以灵活设置记录总数、药物种数、不良反应种数、数据构成、目标药物-事件组合方式及出现频数、时间序列等。该方法产生的海量模拟数据含有联合用药的信息，数据中的目标药物一事件组合在不同时段出现的频率可以呈一定趋势波动。结论：基于不相称性测定理论的数据模拟方法仿真性、扩展性和可控制性强，能够广泛适用于各种信号检测方法，对研究各种方法的灵敏度和特异度、优点和缺点以及应用的可行性和实用性等具有十分重要的意义。[中国卫生统计，2008，25(4)：343～346]

（沈剑文 王大猷）

2006年厦门市药品不良反应报告分析 收集我市2006年度药品不良反应报表795例，进行分类统计、分析、评价。涉及ADR药物363种。报告例次1 093次。前两位药物为：抗感染药物、中成药；ADR主要表现为皮肤损害，过敏样反应、寒战、高热。胃肠道损害：静脉给药是造成ADR主要的给药方式。[海峡药学，2008，20(10)：153～156]

（沈剑文 王大猷）

天津市河西医院药物不良反应造成门诊退药情况的分析 方法：根据医院2006年6月～2007年6月91例门诊病人的不良反应退药申请单，统计分析因药物不良反应造成退药的情况，包括退药患者的性别与年龄分布、退药品种、联合用药以及不良反应的类型等。结果：91例门诊病人因不良反应退药中，抗菌药物有16种56例，占种类数的50%，占例次数的61.54%；因静脉注射引起的不良反应为79例，占总数的86.81%；91例不良反应中发生率最高年龄段为61岁以上患者，占总数的37.36%；91例不良反应中79例为联合用药，占总数的86.81%；91例不良反应中44例为皮肤过敏反应，占总数的48.35%。[天津药学，2008，20(3)：32～33]

（沈剑文 王大猷）

海南省人民医院药物性肝炎124例分析 方法：对1996～2006年初以第1诊断的124例药物性肝炎的临床资料进行回顾性分析。通过原发病、服药史、发病时间、临床表现、实验室检查及停药后的效应，探讨其发病规律及临床特点。结果：引起药物性肝炎的原发病有肺结核、高血压高血脂、风湿性关节炎、类风湿性关节炎、甲亢等。引起药物性肝炎的药物种类较多。临床表现有恶心、食欲不振、乏力、发热、皮肤瘙痒等。结论：引起药物性肝炎的药物种类繁多，中药并非安全无不良反应，要充分了解所使用药物的成分、性能、适应证、禁忌证。由于药物性肝炎临床表现无特异性，易误诊及漏诊，临床医师应提高对本病的认识，做好鉴别诊断。[海南医学院学报，2008，14(6)：710～713]

（沈剑文 王大猷）

药学监护与ADR监测为一体工作模式的实践 方法：利用医院信息化平台实现临床科室自动上报ADR；临床药师查房、会诊，直接面对病人，参与ADR患者靶药的判断，治疗方案的调整，全程监控ADR转归。结果：截止2007年12月，临床药师全程监护、参与救治ADR患者800多例，临床科室主动上报ADR例数明显增多；能即时应对严重、突发、群发ADE。结论：药学监护与ADR监测为一体的工作模式，有利于临床药师开展药学服务，促进合理用药。[中国药物应用与监测，2008，5(5)：48～50]（沈剑文 王大猷）

药源性剥脱性皮炎270例文献回顾性分析 方法：检索1994～2006年有关药物致剥脱性皮炎的不良反应文献270例(241篇)病例。按照相关项目输入性别、年龄等人口学资料以及药物品种、类别、给药途径等用药情况的频数进行统计分析。结果：270例病例报道中男性174例(占64.4%)；抗微生物药物最多有107例(占39.6%)，其次为中枢神经系统药物有96例(占35.6%)；其中卡马西平最多26例；口服给药途径最多有177例(占65.6%)，其次是静脉，肌注、皮下注射和外用。[安徽医药，2008，12(8)：763～765]

（沈剑文 王大猷）

宁夏医学院附属医院医务人员对药品不良反应认知度的调查 方法：从全院医护人员中随机筛选出400名作为调查对象，采用统一的自填式问卷调查。结果：在376份有效答卷中，多数医务人员对上市后的药品都存在ADR认知尚可，认为报告ADR是自己的职责，都遇到过ADR并且认为有必要上报ADR。结论：药剂科应和医院医务科联系，组织医护人员学习有关ADR的法规，充分发挥药学部门在ADR监测工作中的指导作用。[西北药学杂志，2008，23(6)：400]

（沈剑文 王大猷）

银杏达莫注射液不良反应分析 方法：收集哈尔滨市药品不良反应监测中心2006年9月～2008年7月有关银杏达莫注射液的55例ADR报告，应用Excel 2003和手工筛选的方法进行回顾性分析。结果：报告中，男性25例，占45.45%；女性30例，占54.55%。报告中以同时累及神经系统和消化系统的报告最多，为18例，占32.73%。单用银杏达莫注射液一种药品的46例，占83.64%；2种药品联合使用的7例，占12.73%；3种药品联合使用的2例，占3.64%。结论：发挥中药防病治病作用要遵循安全、合理、有效、经济的原则，更要以科学的态度认识中药的药效和毒性，消除“中药无毒”的片面观点。[中国现代医药杂志，2008，10

(11):124～125] (沈剑文 王大猷)

豫西地区383例β-内酰胺类抗菌药物相关不良反应报告分析 方法:利用药品不良反应监测网络,对2004年1月～2008年3月三门峡地区上报的与β-内酰胺类抗菌药物相关的不良反应报告383例,按性别、年龄、药物类别、给药途径、不良反应的临床表现等进行统计分析。结果:涉及的β-内酰胺类抗菌药物共26种.以头孢曲松居首位。其次为头孢唑啉;并用药物以中药制剂为最多;用药途径以静脉滴注给药为主;主要的不良反应类型为皮肤及其附件损害;严重不良反应3例。[中国医院用药评价与分析,2008,8(10):790～792] (沈剑文 王大猷)

北京大学第一医院质子泵抑制药的不良反应 目的:报告4年间门诊应用质子泵抑制药发生不良反应31例。方法:结合文献,复习相关知识,分析发生不良反应的原因。结果:质子泵抑制药不良反应表现多样,涉及多个系统,但多较轻微,常见于消化及神经系统。结论:常规剂量应用质子泵抑制药,安全可靠、不良反应发生率低、患者耐受性较好。[中国药师,2008,11(10):1 223～1 224](沈剑文 王大猷)

中药的不良反应及应注意问题 引起中药不良反应的原因:①中药的贮存不当;②中药品种混乱或以假乱真、辨证不当;③药不对症;④配伍不当或剂量过大再则疗程过长;⑤炮制或煎煮不当;⑥剂型或服用方法不当;⑦调配工作不慎;⑧个体差异与过敏体质;⑨个体差异与过敏体质状态的患者;⑩药物宣传不科学。中药不良反应的发生,严重的影响了广大患者的身心健康,为确保中药安全用药,必须做好如下工作,预防中药的不良反应。结论:①加强思想教育,提高业务水平;②健全药物管理制度规范中草药的收购、加工、炮制、销售活动③加强现代药理、毒理研究;④建立中草药不良反应监测系统;⑤限制或慎重使用"纯中药制剂,无任何副作用"的宣传性广告用语。[中国误诊学杂志,2008,8(34):8 550～8 551] (沈剑文 王大猷)

首都医科大学附属北京佑安医院中药制剂致不良反应52例分析 方法:对该院2003年1月～2006年12月收集的中药制剂52例药物不良反应(ADR),按照患者性别、年龄及药品种类、ADR临床表现等进行统计分析。结果:发生ADR涉及的中药制剂达20种,以中药注射剂的ADR发生率最高,其中苦黄注射液和舒肝宁注射液ADR发生率分别为30.77%和26.92%。临床表现以皮肤过敏反应最多。[首都医药,2008,15(223):42～43] (沈剑文 王大猷)

云南省楚雄州中医院中药注射剂严重不良反应143例文献分析及对策应用研究 方法:从国内2004年以来部分文献报道的中药注射剂不良反应病例进行分析研究,对我院300例应用中药注射剂的患者进行研究。结果已研究出防中药注射剂不良反应的对策,对策在我院应用后减少中药注射剂不良反应10.67%。结论:中药注射剂不良反应有对策,我院应用对策后,中药注射剂不良反应发生率仅为2%。[医学信息,2008,21(10):1 863～1 865](沈剑文 王大猷)

泰山医学院中药注射剂致死亡68例文献分析 方法:利用《中国期刊全文数据库》并辅以人工检索,查阅国内公共发行的医药期刊有关中药注射剂致死的病例报道,共68篇进行分析。结果:死于过敏性休克45例;严重溶血与肾功能衰竭或DIE 10例;诱发心肌梗死发作致死2例;严重血小板减少,终因呼吸、循环衰竭而死亡3例;因特异质反应致最后因循环衰竭而死亡1例;过敏致急性肾功能衰竭、严重心律失常、重症哮喘、药物性肺炎、大疱性表皮松解型药疹各1例。涉及到的20种中药注射剂,居前3位的是葛根素、双黄连、复方丹参。结论:严重变态反应是中药注射剂致死的最主要原因,给药方法不合理、抢救时机与措施不当也与死亡有关。[中国中医药信息杂志,2008,15(8):108～109] (沈剑文 王大猷)

倾向分析法在药物流行病学研究中的应用 PS法可把众多的因素综合为一个变量,有效均衡了观察性研究中测得的变量,可以简单、灵活、有效地控制混杂因素,减少偏倚,为药物流行病学研究中因果关系的评价提供了一个有用的工具。另外即使在随机对照研究中也可能存在基线不均的情况,也可以考虑应用PS法的方法作考察。当然Ps法也不能完全排除所有变量的均衡问题。在这一领域还需要作进一步的研究,如对总体灵敏度的研究等。因此了解PS法的应用特点、适用范围,有助于我们在药物流行病学研究中更好的应用此方法。[药物流行病学杂志,2008;17(2):121～124] (沈剑文 王大猷)

专业背景差异对报告药品不良反应的影响 目的:研究医务人员专业背景差异对报告ADR的影响,为拓展ADR监测,提高监测质量提供依据。方法:收集2006年全国药品不良反应监测网络上海地区数据库中11 306例报告记录.导入ACCESS分析,比较各种专业医务人员ADR呈报的特点。结果:医生的报告占总报告数的66.06%,高于药师(25.93%)和护士(8.00%),肝胆系统损害在医生、药师中的报告分别占1.13%和0.86%,护士没有对该系统损害的报告。抗菌药物在不同专业医务的报告中均占总报告量的60%左右、列于第一位。抗分支杆菌药物在医生的报告中占2.64%,显著高于药师和护士的报告(0.31%,0.41%)。医生、药师和护士报告ADR的平均潜伏期分别为9,7,2天。结论:不同专业的医务人员ADR报告的有自身的特点,医生较多受药源性特征、体检和实验室检测的提示,药师较多受药物的药理作用的提示,护士较多受ADR发生时间的提示。应用志愿报告数据,必须慎重和科学。[药物流行病学杂志,2008 17(6):367～371] (沈剑文 王大猷)

临床药学

概 况 2008年,我国临床药学在实践工作和相关研究等方面均有进一步发展。在工作实践方面,不仅注重药师深入临床工作模式的探索,同时更注重在此工作中的软件信息系统的开发和利用、药历(包括电子药历)和用药记录表的设计和应用、药学服务满意度的调查、工作效果的量化评估指标以及对合理用药总体指标的影响等深层次问题的探讨。药学信息咨询从病房扩展至社区,并有许多单位开设了药物咨询门诊,突破了原有药学咨询窗口的局限。2008年是喜忧参半的一年,雪灾、震灾等自然突发事件频发,同时举世瞩目的北京奥运会成功召开,在这些突发及重大事件中临床药师凸显出独特的作用。有很多药师积极投身于上述特殊工作之中,同时也总结出特殊条件下开展临床药学工作的经验。在实验及理论研究方面,"立体化药学服务"在回顾和分析国内多年药学服务的基础上被提出,为药学服务的发展和具体实践提出了新的思路和方法。治疗药物监测一方面及时地应用了药物基因组学和群体药动学的基础理论,同时也更多与临床疾病及其治疗实践更紧密地结合。显示出临床药学的层层深入和医院内外多元化发展趋势。

(王 卓 胡晋红)

人工神经网络法预测肾移植术后患者环孢素A的血药浓度 传统的调整患者用药方案常根据个体或群体药动学参数,结合患者的生理病理特征,按照药动学的原则来进行计算,该方法虽然科学合理,但准确的个体或群体药动学参数的获取比较困难,且计算公式比较专业和复杂,故而临床未能推广。近年来,人工神经网络因其具有自组织、自学习、自适应等特性而在预测学等领域得到广泛应用,取得了常规统计学方法所不能得到的效果。国外已有报道人工神经网络用于预测氨基糖苷类药物的血药浓度水平,预测药动学参数,调整用药剂量的报道,该方面的研究国内暂无文献报道。收集60例肾移植术后患者CYA血药浓度监测结果及监测当日身高、体质量、肝肾功能等13项相关指标,采用EasyNN-plus8.0f软件用于人工神经网络的训练和模型的建立,计算方法为反向传播算(Back-Propagation)。用建立好的人工神经网络预测肾移植术后患者CYA血药浓度,同时采用多元线性回归法进行预测,并对两者的预测结果进行比较。结果:人工神经网络技术预测的血药浓度和观察值之间的相关系数为0.931 4,多元线性回归的相关系数为0.704 5,人工神经网络技术优于多元线性回归。结论:相对于传统的统计方法,人工神经网络技术在肾移植术后患者CYA血药浓度预测方面显示出良好的效能。[中国医院药学杂志,2008,28(4):276~278]

(王 卓 胡晋红)

雷帕霉素联合环孢素对肾移植患者长期存活的影响 研究雷帕霉素(Papa)联合环孢素(CsA)对移植肾患者长期存活的影响及机制。方法:①40例肾移植患者,其中20例术后采用CsA和泼尼松(CsA组),20例采用Papa联合CsA和泼尼松(Papa组);随访5a,分析临床和移植肾活检资料;②不同浓度Papa干预CsA诱导的人脐静脉内皮细胞(ECV304),用^{3}H-胸腺嘧啶核苷掺入法和^{3}H-亮氨酸掺入法测定细胞DNA和蛋白质合成,免疫印迹(Western blot)检测细胞信号蛋白p70核糖体蛋白S6激酶(p70S6K)、细胞外信号调节激酶(ERK2)表达的变化。结果①:Papa组a3和a5Ccr水平均低于CsA组;a5移植肾活检组织学比较,Papa组慢性指数(CI)比CsA组明显降低。分别为(4±0.6) *vs* (7±1.4),差异有统计学意义,其中移植肾血管病变降低最明显;②Papa各浓度组与CsA组比较,均抑制血管内皮细胞DNA和蛋白质的合成,cpm值呈剂量依赖性下降;③R10组和R100组与C100D组比较p70S6K表达明显下降,而ERK2的表达在Papa不同浓度组中均无明显变化。结论Papa联合CsA的免疫抑制方案有利于移植肾长期存活,可能与降低CsA的肾毒性,尤其是抑制移植肾血管内皮细胞的增生,阻断PI3K-p70S6K信号通路有关。[中国临床药学杂志,2008,17(2):85~88]

(王 卓 胡晋红)

格列喹酮和胰岛素治疗肾移植后糖尿病的临床研究 PTDM是肾移植术后较为常见的并发症,免疫抑制方案、高龄、肥胖、糖尿病家族史均为PTDM的高危发病因素,其中免疫抑药方案起重要作用。临床研究表明,激素和CsA的应用是发生PTDM的主要原因,减少激素用量或完全撤用可以明显降低PTDM的发生率,但易导致排斥反应和移植肾丧失功能。考察格列喹酮和胰岛素治疗肾移植后糖尿病(PTDM)的临床疗效和安全性。方法:回顾性分析1996年1月~2008年1月进行肾移植的805例患者中发生PTDM的71例患者的治疗情况,观察患者治疗前后免疫抑制药的用量、环孢素(CsA)的血浓度、空腹血糖、肝肾功能的变化。结果:71例PTDM患者进行饮食控制并适当减少CsA及泼尼松用量后,18例PTDM患者未用降糖药,32例给予格列喹酮,21例给予胰岛素,3组患者治疗后的CsA、麦考酚吗乙酯(MMF)、泼尼松用量及CsA血浓度较治疗前均显著降低,空腹血糖也大幅度下降。治疗过程中,3组患者均未发生严重低血糖反应,免疫抑制药减量后也未出现排斥反应。结论:部分免疫抑制药所致血糖升高过程是可逆的,格列喹酮和胰岛素对肾移植后糖尿病患者安全有效。[中国药师,2008,11(11):1 275~1 276]

(王 卓 胡晋红)

肝移植术后环孢素微乳剂与他克莫司疗效比较Meta分析 目的:评价肝移植术后以环孢素微乳剂(Neoral)或他克莫司(FK506)为基础的免疫抑制治疗的疗效差异。方法:根据纳入标准，摘录15篇文献中有关试验设计、研究对象特征、研究结果等内容，用RevMan4.2.8软件进行分析。结果：两组的患者/移植物存活率、肾毒性和感染发生率差别无统计学意义，RR(95 CI,P)分别为：0.99(0.96～1.02,0.37)，0.97(0.92～1.03,0.30)，0.99(0.87～1.13,0.86)，1.08(0.97～1.20,0.16)；FK506组高血压、急性排斥反应发生率相对较低，而急性排斥反应严重程度无差别，RR(95 CI,P)分别为：1.34(1.15～1.55,$P<0.001$)，1.15(1.06～1.25,$P<0.001$)，1.00(0.92～1.22,0.98)；FK506组术后1年的糖尿病发病率显著较高，1年后差异不明显，RR(95 CI,P)分别为：0.72(0.62～0.83，<0.000 1)，1.47(0.98～2.20，0.06)。结论：两组患者/移植物存活率、肾毒性、感染发生率无显著差异；FK506相对于Neoral能减少急性排斥反应发生，但并不能减轻其严重程度；肝移植术后对于糖尿病患者推荐使用Neoral，高血压患者则以FK506为宜。[第二军医大学学报，2008，29(6)：663～670]　(王　卓　胡晋红)

肝、肾移植术后受者环孢素A血药浓度监测的评估　目的探讨肝、肾移植受者环孢素A(CsA)理想的血药浓度监测指标。方法采用荧光偏振免疫法，对65例肝移植受者及136例肾移植受者进行CsA谷浓度(C0)及服药后2小时血药浓度(C2)监测，并对数据进行归纳和分析。结果肝移植受者C2/C0均值为3.56，肾移植受者C2/C0均值为4.8，肝、肾移植受者C2/C0均值有极显著差异($P<0.001$)；肝移植受者男性CsA血药浓度较女性低。结论C0＋C2和C2/C0作为CsA血药浓度监测指标，能更全面地反映CsA体内药物暴露情况和监测CsA肝、肾毒性。[中国生化药物杂志，2008，29(2)：110～112]　(王　卓　胡晋红)

MDR1 C1236T、G2677T/A、C3435T的基因多态性对中国汉族肾移植患者环孢素药动学的影响　目的探讨中国汉族人中肾移植患者的多药耐药基因(MDR1)外显子exon12 C1236T、exon21 G2677T/A、exon26 C3435T的单核苷酸多态性对免疫抑制剂环孢素(CsA)药动学的影响。方法采用聚合酶联反应和限制性内切片段长度多态性(PCRRFLP)的方法对89例肾移植术后的患者进行MDR1基因分型。单克隆抗体荧光免疫偏振法测定患者术后CsA的谷浓度(C0)及服药后2 h浓度(C2)。比较不同基因型之间CsA浓度剂量比值的差异。结果在89例肾移植患者中，等位基因1236T、2677T、2677A、3435T突变频率分别为66%、43%、18%和37%。肾移植术后1月内，G2677T/A基因多态性与CsA的药动学有相关性，2个等位基因都发生突变的患者，其剂量校正C0，在术后1～7天、8～15天和16～30天比野生型分别提高51%($P=0.005$)、32%($P=0.002$)和63%($P<0.001$)。在术后16～30天，无论携带有1个或2个突变等位基因的患者，剂量校正C2都要比野生型患者高26%($P=0.007$)和19%($P=0.041$)。C1236T的剂量校正C0在术后8～15天和16～30天各基因型之间差异显著，但以CC型与CT型差异最为显著，而CC型与TT型在16～30天，则差异无统计学意义($P>0.05$)。C3435T的不同基因型之间，剂量校正C0、C2差异无统计学意义($P>0.05$)。结论在中国汉族肾移植患者中，MDRI的exon12 C1236T和exon21 G26771A的单核苷酸多态性与移植术后1月内CsA的药动学有相关性。但把这种相关性应用在在临床上，对MDR1进行遗传学检测，以优化CsA的剂量，尚待进一步的研究。[中国临床药学杂志，2008，17(3)：141～147]

(黄　瑾　胡晋红)

老年慢性病患者家庭用药失误的原因分析与防范　尚娥等通过对280例老年慢性病患者进行调查，对其中39例曾经在家中用药失误而入院治疗者进行分析，提出为老年慢性病患者建立家庭小药箱、利用各种形式宣传老年人科学用药知识、针对特殊老人，医院与社区要建立双向转诊制度等防范措施。[中国老年保健医学，2008，6(3)：58]

(孙华君　胡晋红)

社区居民口服用药错误方法的调查分析及指导　护理工作者王玉洁等为了解社区居民口服用药方法正确情况，深入社区居民家中走访居民2 800人调查，根据发现的错误现象进行正确用药指导。表明居民中普遍存在口服用药方法不当的情况，对其进行用药方法的纠正和宣传很有必要。[护理研究，2008，22(12A)：3 188]　(孙华君　胡晋红)

药物信息咨询是药学服务的重要内容　药物信息咨询是医院药房工作的拓展和完善，是全程化药学服务的重要内容，促进了药师知识的积累和更新，提高业务水平。咨询服务质量的优劣直接影响药物治疗的安全性和有效性，也直接影响患者对医院整体服务的评价。咨询较多的是药品用法、用量及不良反应。用药咨询对医师的用药选择和护士配伍禁忌及注意事项有一定的指导作用。密切了医、护、药的联系，在推广合理用药，减小药物不良反应的发生发挥了重要作用。对临床药物咨询统计分析表明，咨询者以患者居多(60%)；咨询药物最多的是抗感染药物，心血管，消化系统及慢性疾病用药其次；咨询内容主要为用法及用量等。基层医院药房也进行了开展药物咨询服务的实践探讨。咨询药师通过随同医师坐诊，参与临床实践，可学习医师的药物治疗学经验，加深对药品不良反应的认识，加强药师与医、患的有效沟通，扩展咨询服务的内涵，实现咨询药师与医师的知识互补，提高用药咨询服务质量。[中国医院药学杂志，2008，28(5)：393～394]　(孙华君　胡晋红)

门诊药物咨询服务得到重视　门诊药物咨询是开展药

学服务的前沿阵地，应体现对患者的人文关怀，咨询人群有医生、护士、患者，以患者居多，咨询内容广泛，主要有药品用法用量、不良反应、相互作用、药物适应证等，集中于用药安全性方面；咨询药物以抗菌药物为主，其次是心脑血管系统用药。咨询也涉及中草药的煎煮、服用方法、药物相互作用等。门诊药物咨询工作有助于加强药师与患者、医师、护理人员等之间的联系、沟通，提高患者用药依从性，促进临床合理用药。[中国医院药学杂志，2008，28(8)：668～669]

（孙华君　胡晋红）

儿童药物咨询受到多方重视　儿童医院的咨询记录统计表明，咨询涉及的药物主要为抗感染药物、中药、维生素及矿物类药物、中枢神经系统药物、皮科用药、消化系统药物等；从药物咨询的内容来看，患儿家长比较关心药物的用法用量、药理作用、相互作用、不良反应等；在咨询中我们还发现，年轻人咨询比中老年人多。通过咨询，药师可为患者提供周到的用药指导，帮助患者正确的认识药物，掌握正确的用药方法，认知药物的不良反应及其潜在风险，保证患者的用药安全和有效。可以提高患儿用药的依从性，减少药物不良反应的发生，最大限度地保障儿童用药的安全性和有效性。[中国药学杂志，2008，43(15)：1 197～1 198]

（孙华君　胡晋红）

特殊疾病药学咨询的开展　对骨质疏松症预防和治疗的药物咨询的分析表明，咨询内容不仅限于药物的价格、服用方法、禁忌证、不良反应等问题，而且包括病因、危害及预防和治疗等内容，药师需要掌握有关病理、诊断、生理等相关知识。对老年人进行的药物咨询分析显示，老年人用药咨询内容主要集中于药品适应证、用法用量、用药时机、不良反应、药品与食物或饮料相互作用、补充钙剂及营养药物、药品贮存条件等；药物咨询工作中，发现老年人用药存在如下问题：用药方法不正确、不按医嘱用药、自我诊疗重复用药、忽视药品相互作用等。随着糖尿病发病率的逐年增加，药师进行糖尿病的药物治疗的咨询可以提高病人用药的依从性和医师使用药物的合理性，更好地保证病人的治疗效果和生活质量。肿瘤内科住院病房药物咨询常见问题分析，有助于掌握肿瘤内科药物咨询的特点，为临床合理用药提供更好的药学服务。[中国药师，2008，11(9)：1 098～1 099]

（孙华君　胡晋红）

合理用药咨询系统的开发与应用　建立合理用药咨询系统，包含药品信息、疾病的药物治疗方案等，通过药物治疗方案的药物列表，将疾病治疗方案数据库与药品数据库有机地联系起来，建立多种检索方式，实现了数据资源的共享和充分利用。利用大通医药咨询软件（临床药物咨询系统V5.0）分析处方，为合理用药提供依据。建议发挥临床药物咨询系统更大作用，提高临床医务人员和药剂人员合理用药的意识、药理学的基础知识和药剂人员的调配技巧。[药学服务与研究，2008，8(1)：66～68]　（孙华君　胡晋红）

药师在药物咨询服务中向患者荐药的法律问题探讨　依据国家现有的有关法律、法规，执业药师或药师在指导患者购买和使用药品时，不得直接对患者进行疾病诊断并推荐药品，但可以在零售药店就非特定患者的某种疾病，向患者推荐非处方药品。建议医药管理部门尽快完善相关规定，并尽早制定《药房法》。[中国药业，2008，(2)：13]

（孙华君　胡晋红）

关注孕产期用药安全性　加拿大多伦多大学附属儿童病院于1985年发起的“Motherisk”研究项目，集临床治疗、研究及教育为一体，旨在为医护人员及患者提供证据充分的怀孕及哺乳期用药安全及风险的信息和指南，并对孕妇提供实用的咨询和帮助。[药学与临床研究，2008，16(6)：498～500]

（孙华君　胡晋红）

化学药品说明书质量依然存在问题　根据国家食品药品监督管理局2001年颁布的《药品说明书规范细则》对180份口服化学处方药说明书的各项内容进行检查，结果表明180份处方药说明书中存在问题的处方药说明书为109份(60%)，存在问题以药品名称、贮藏、用法用量为主，其他有安全性信息缺失、服用时间不明确等问题。对临床常用的558种化学药品说明书的分析表明，部分化学药品说明书中药理毒理、用法与用量、药动学等几个最重要的项目均未完全达到国家规定标准，但其中进口化学药品优于国产化学药品；注射剂优于口服制剂，口服制剂优于外用制剂。[中国药房，2008，19(1)：73～75]　（孙华君　胡晋红）

中成药说明书质量亟待提高　中药说明书存在缺少药理毒理、药动学、不良反应、禁忌证、注意事项、孕妇及哺乳期妇女用药、儿童用药、老年患者用药、药物相互作用、药物过量等重要的项目的描述，同时用词不清晰，难理解。中药说明书亟待规范。需与收集的中成药不良反应的分析，避免可预防不良反应的发生。部分中药注射剂说明书内容也存在不规范问题。[中国药房，2008，19(6)：476～478]

（孙华君　胡晋红）

儿科说明书用药的调查　参照相关药品说明书的内容，对儿科门诊的3 142份处方进行调查分析结果表明，超药品说明书用药的处方345份(11%)，主要在婴幼儿中多见(71%)，表现为年龄(52%)和适应证(36%)超范围；药物种类主要为呼吸系统药物(48%)和抗生素(40%)。在儿科临床较普遍超药品说明书用药，应引起重视。进行相关研究丰

富药品说明书信息。[中国药房,2008,19(4):315~316]
(孙华君　胡晋红)

美国药品标签和说明书的法规管理　美国药品标签和说明书是按处方药和非处方药分类管理,重点是对内容与格式的监管。美国已建立了一套完整的法律体系管理药品标签和说明书,我国应从中得到启示,保证药品标签和说明书的信息全面、客观、准确,确保药品安全、有效地使用。[中国药房,2008,19(7):490~493]
(孙华君　胡晋红)

重大及突发事件中的药学服务　中国药学会医院药学专业委员会主办的临床药学高端论坛之十:"重大及突发事件中的药学服务"于10月10日日在广西桂林举行,来自全国的一百多位各大医院的药剂科主任参加了会议。在重大事件和突发事件中,药学人员应该如何进行药品保障和应急药品管理?四川大学华西医院徐珽副主任的报告题目是"特大自然灾害中药品保障的思考";第三军医大学西南医院王章阳副主任的报告题为"药学人员如何应对重大医疗救援工作",介绍了抗震救灾各阶段的医疗特点和用药需求;北京积水潭医院的甄健存主任作为省外赴川医疗队的药师代表,做了题为"突发公共事件中医院药师的职责与作用"的报告。事实证明,临床药师在突发事件中可以帮助医生优化药物治疗方案,促进合理用药,保证伤员用药安全和有效;药师和医生的合作是使伤员得到最佳治疗效果的必要条件。北京协和医院药剂科朱珠教授任作为北京奥运会期间国奥村综合诊所药房主任,做了"奥运药学服务中的挑战"的报告。山东青岛大学医学院附属医院药剂科孙伟主任介绍了"为奥帆赛做好药学服务工作"。袁锁中主任指出,药学人员以临床药师身份参与医疗队在国内还是第一次,这对从事医院药学工作的人员来说是一个里程碑性的突破。总结今年发生的突发地震事件和奥运会完美召开的重大事件中药学服务的经验,应建立和完善各种突发事件的预案,针对突发事件的特点制定适宜的药物治疗原则、治疗方案和处方集,为今后临床药师参与工作提供指南;同时,培养和储备医院药师队伍,特别是具备有效配合群发伤和群发重症抢救能力的临床药师。[中国医院药学杂志,2008,28(21):1 897~1 898]
(王　卓　胡晋红)

立体化药学服务　胡晋红等回顾与分析了国内药学服务的实践活动,提出实施立体化药学服务的新观点,并将"立体化药学服务"定义为:药师在提高病人生命质量的目标下,全方位整合医疗机构、供应商、病人、专业技术与信息传媒等多方面资源,实现多角度、多层次、多元化的药学服务运作模式。这种运作模式适应时代与环境的迅速变化,对全程化药学服务从空间上进行深化与拓展,表现出以下几个特点:①具有明确的药学服务内涵和目标;②借助于新技术和管理手段;③从多角度、多维度整合资源;④充分运用第三方共享智慧,实现共赢;⑤实现优质的药物治疗效果,并获得药学服务对象认可。认为现代药学服务采用的技术主要是包括产品服务、管理服务和信息服务三个方面的内容,其中产品服务是药学服务的主体,管理服务是药学服务的基础,信息服务则是药学服务的精髓。如果说全程化药学服务是药学服务内涵的补充和拓展,立体化药学服务则是药学服务的思路与方法。[药学服务与研究,2008,8(5):321~326]
(王　卓　胡晋红)

应用层次分析法确定临床药学量化评估体系指标的权重　李晓平等通过层次分析法,分4个层次为临床药学量化评估指标初步赋予权重分值,并应用其对北京市22家医院及其临床药师进行了实验性评估,对评估临床药学工作有一定的参考价值。万佳等查阅国内外临床药学服务评价方法和评价标准,进行综合、分析和归纳。提出临床药学的评价可以从两个方面进行——医嘱差错的严重程度和临床药学的服务价值。医嘱差错的严重程度是用来评价医嘱错误的程度或偏离规范治疗的程度,而临床服务价值是用来评价药师对患者治疗提出的建议或干预对患者的潜在影响。[中国药师,2008,11(8):958~960;中国医院药学杂志,2008,28(8):655~657]
(王　卓　胡晋红)

北京市22家医院临床药学服务对象满意度调查　李晓平等在北京市22家医院下发问卷表340份,对医生、护士和患者等临床药学服务对象进行了对药师临床药学服务满意度的调查。结果显示:①医生最希望临床药师提供的药学知识为适应证,药物不良反应及发生率,药物不良反应及用药过量的处置对策;护士最希望临床药师提供的药学知识为用法用量、注意事项,不良反应及用药过量的处置对策,注射药物的配伍变化;患者最希望临床药师提供的药学知识为用法用量、药物不良反应和注意事项;②大部分医生和护士认为临床药师的工作内容主要是"提供药品信息、用药咨询、进行药物不良反应监测";③对临床药师的工作评价、专业知识水平的评价以及对临床药师沟通技能的评价都是认为好的占最多数,认为不尽人意的只占极少数;④50%以上的医生和护士对临床药师提出用药建议的采纳率大于50%;⑤大部分患者遇到有关药物问题时,首先选择咨询的对象是医生;患者在与临床药师沟通中最常见的障碍是信息不全面;⑥医生、护士及患者都认为临床药师最应改善的方面为相关疾病知识和相关药物知识。[药学实践杂志,2008,26(5):378~381]
(孙华君　胡晋红)

解放军总医院电子药历管理系统的使用与评价　朱曼等对本院基于医院信息管理系统开发的电子药历管理系统进行了试用,制作药历30余份,评价了其对临床药师工作的辅助作用，结果显示该系统界面友好，操作简便，提供的信息全面、准确，为药师提供了良好的药历制作平台。作者利用基于医院信息管理系统、采用 C⁺⁺ Builder 和 ORACLE 后台数据库开发的电子药历程序进行药历书写，并协助研发人员完善系统。该电子药历管理系统提高了药历制作、管理、使用效率，在临床药师工作与带教中是非常实用的辅助工具。[中国药物应用与监测，2008，5(4)：8～10] （王 卓 胡晋红）

临床药学工作的开展对合理用药指标的影响研究 熊明华等选择本院六病区呼吸科，开展临床药学工作，作为研究组。选择三病区呼吸科，作为对照组。对两组病人的合理用药指标进行比较。结果表明两组合理用药指标具有统计学差异，研究组合理用药指标在开展临床药学前后也有差异，说明临床药学的开展能有效地促进合理用药。[亚太传统医药，2008，4(9)：116～117] （王 卓 胡晋红）

药师会诊的模拟教学 叶晓芬等按照临床会诊方式，提供一个模拟病例，组织临床药师培训基地学员与模拟患者沟通并对模拟病例进行讨论，提出会诊意见。通过这种模拟药师会诊的教学方法能够培养学员的自学能力，并提高药物治疗临床思维和解决实际用药问题的能力。提高了临床药学教学效果和质量。[中国新药杂志，2008，17(20)：1 805～1 807] （王 卓 胡晋红）

临床药师

概 况 临床药学的发展在我国日益受到重视，积极发展临床药学事业、推行临床药师制、开展以患者为中心的药学服务和药师参与用药决策，已成为药学界的共识。开展临床药学服务已是医院药学的发展方向。虽然许多医院药学人员学历较高，硕士、博士学位比例逐年增长，但药学人才多是进行新药开发、药物研究、生产流通和管理等方面的工作，对临床药学没有经过系统训练，不能实现从"化学-药物-临床"的转变。因此，十分需要改革高等院校"药学专业"教育，在高等药学教育中探索和建立适应临床合理用药要求的通过毕业后教育途径，完成必要的课程及课题研究，授予临床药师专业学位，将会大大弥补通过高校教育途径临床药师培训的不足，同时要对于现状加强临床药师的规范化培训。

2006 年 2 月 9 日在北京召开了临床药师培训试点工作会议，成立了中国医院协会临床药师培训专家指导委员会，正式启动卫生部临床药师培训工作，2006 年启动的培训工作共设置第一批 19 个临床药师培训基地。2006 年 12 月，第二批卫生部临床药师培训试点基地 31 个。2007 年 12 月，卫生部医政司下达了关于开展临床药师制试点工作的通知：卫生部北京医院等 42 家医院为试点单位，试点时间从 2008 年 1 月至 2009 年 12 月，探索临床药师工作模式、岗位责任、管理制度，制定相关政策。

临床药师培训试点情况：目前我国已经建立了临床药师培训基地 50 个，共 50 所医院，10 个专科方向，92 个带教组，专科方向有心血管、呼吸、消化、血液、内分泌、肾内科、神经内科、抗感染、ICU、肿瘤等。目前这 50 个临床药师培训基地都是三甲医院，每个基地有 1～3 个培训专业，都是各医院的重点专业，每个专业招收 2 个临床药师接受培训。2006 年首批 19 所医院开始培训试点，80 名学员已于 2007 年经考核合格结业。2007 年第二批 31 所医院进入试点，第二批 162 名学员考核结业。2008 年的第三批学员已进入培训的最后阶段。目前，北京 9 家临床药师培训试点基地已完成现场评估。至此，卫生部专家组已对山东、广东等 7 个省市的 25 家临床药师培训试点基地完成了现场评估，对全国 50 家试点基地的评估已经过半。

我国在医院内首次有计划、成规模地开展临床药师在职培训，医药卫生界对此正在逐步取得一致的认识：一是对培养临床药师必要性的认识和培训工作的实际重视程度；二是对临床药师在职培训定位的理解和认识。很多医院领导认为参加临床药师培训对本院的临床药师队伍建设是有力的促进，表示不仅要圆满完成培训任务，还要借此契机推动本医院的药学工作转型与临床药师队伍的建设。

（崔向丽 赵志刚）

临床药师培训教育 临床药师的培训对象一般为药学专业本科或硕士毕业生，至少有 3 年医院药房的工作经验，培养周期为 3 年。通过参与临床药师试点基地带教教师培训班以及临床药师培训的实践带教，带教的临床药师也积累了一定的带教经验，初步总结出一套教学模式：明确培训的要求，制定培训计划；成立带教组，一般由一名临床药师和各科的一名临床医师组成；有针对性的加强学员的理论学习；深入到临床科室参与临床查房实践；定期举行病例讨论。通过对教学模式的不断摸索实践中，达到提高临床药师的专业能力，培养临床药师的沟通能力，提高临床药师的能动性和实践性。各培训基地医院根据自身条件探索适宜的培训方法，但必须与《卫生部临床药师培训试点工作方案》原则相一致。学员到临床实践学习工作的模式。在各培训试点医院对学员临床实践的模式，大致可分为两类：第一类强调要与带教老师直接参与对患者药物治疗的全过程；第二类参加临床用药，但不强调跟踪患者药物治疗过程，更多的是通过病例讨论、回答临床提出的问题。通过与学员的座谈可以明显地感到接受第一类方式培训的学员普遍感到学习压力大，对临床医学知识和技能的学习进步较快，且相对较扎实；接受第二类方式培训的学员学习相对轻松，对学员的基础学习和独立工作能力的培养令人担忧。各培训试点基地要切实注重对学员参与临床药物治疗能力和临床思维的培养;这是我们培训试点工作能否成功的关键。

毕业后规范化教育和医院药师规范化培训,是培养医院药学人才,发展临床药学,促进临床合理用药的重要措施。培训分为两个阶段:第一阶段为三年,第二阶段为二年。第一阶段在医院药学部(药剂科)下属二级科(室)轮转为主,是基础专业培训;第二阶段进行定向专业培训。第一阶段实行二级科(室)领导负责与上级药师指导相结合的培训方法。完成第一阶段培训项目和内容后,进行考试和考核,成绩合格者进入第二阶段培训。北京地区药师实行5年住院药师培训制度,刚毕业的药师在有培训资格的三甲医院药剂科参加培训,前3年分别在门诊药房、住院药房、药库、药检室、药理基地进行轮转培训,轮转结束后参加北京市卫生局统一考试,考试内容包括处方调配、处方分析、药事知识及合理用药等基础知识,考核不通过,继续参加3年培训。考核合格后方可参加后第四、五年的第二阶段培训,第二阶段的培训目的是定向专业培训。进一步提高药学实践工作能力,达到主管药师的基本标准。参加一部分实验研究、新药评价工作,逐步发展个人的专业方向。在临床科室轮转,掌握临床合理用药,轮转结束后,进行考核。

继续药学教育 《2008年中国药学会继续教育计划》中继续教育项目类17项,学术会议类29项。

2008年中国药学会继续药学教育计划

序号	项目名称	对象	时间	人数	地点	主办单位	承办单位	项目负责人
1	保健食品技术审评培训班	保健食品、药品生产企业及研发机构等	二季度及四季度	100	北京	中国药学会		周颖玉
2	优化医院药房工作培训班	医疗机构药师、执业药师、药店药师	二季度及四季度	100	待定	中国药学会		周颖玉
3	全国药物临床试验机构管理与试验设计高级培训班	临床试验机构管理人员、临床药物研究人员、制药企业	二季度及四季度	100	北京	中国药学会		周颖玉
4	全国药物临床试验监查员培训班	医药企事业单位、药物临床试验监查员等	二季度及四季度	100	北京	中国药学会		周颖玉
5	中药与天然药物、民族药物的栽培、检测、研究、开发及注册等培训班	中药与天然药物、民族药物的栽培、检测、研究、开发注册领域技术和管理人员	4月份	100	北京	中国药学会	中药与天然药物专业委员会等	周颖玉
6	临床药师高级研修班	医疗机构药师、执业药师		80		中国药学会	皖南医学院等高校	周颖玉
7	社会药店从业人员素质提升培训班	执业药师		80		中国药学会		周颖玉
8	行政、财务、税务、人力资源管理培训班	科研院所、大专院校、企业等单位	5月	70	北京	中国药学会		周颖玉
9	百万药师关爱工程培训班	医疗机构药师、执业药师、药店药师	1~12月	100	北京等	中国药学会		胡 茵
10	药物制剂新剂型、新技术培训班	医院、药品生产、研发单位技术人员	5月7日至5月13日	200	上海	第二军医大学药学院	第二军医大学药学院	钟延强
11	医院药房建设与管理培训班	医院药剂科主任及药师以上人员	5月15日至5月18日	100	哈尔滨	黑龙江省药学会		马鑫亮
12	2008年全国肿瘤学科药师培训班	肿瘤学科药师、药剂科管理者	7月4日至7月6日	40	天津	医院药学专业委员会	中国医学科学院肿瘤医院、解放军307医院等	汤致强
13	医院药师人文素质项目培训班	医院药师	2~8月	150	北京	医院药学专业委员会	医院药学专业委员会	朱 珠
14	《中国药学会继续药学教材》	药师及医药科技工作者	2008年度			中国药学会	秘书处	周颖玉
15	《中国药学杂志》继续药学教育栏目	药师及医药科技工作者	2008年度			中国药学杂志	中国药学杂志	韩 风
16	《中国医院药学杂志》继续药学教育栏目	药师及医药科技工作者	2008年度			中国医院药学杂志	中国医院药学杂志	徐继尧
17	《中国药师》继续药学教育栏目	药师及医药科技工作者	2008年度			中国药师杂志	中国药师杂志	颜敏华

2008 年国家级药学继续教育项目

项目编号	项目名称	主办单位（远程为申报单位）	举办期限起止日期	举办地点	授予学员学分	教学对象	招生人数
2008-13-01-001（国）	小儿呼吸系统合理用药规范	好医生医学教育中心	01/01～12/31	www. haoyisheng. com	5	相关专业中级职称或以上人员	
2008-13-01-002（国）	抗菌药物临床合理应用与管理	中南湘雅医院感染控制中心（全国医院感染监控管理培训基地）	04/10～04/16	湖南省长沙市	10	相关专业中级职称或以上人员	100
2008-13-01-003（国）	合理用药与不良反应监测	海南省人民医院	03/26～03/29	海口市	8	相关专业中级职称或以上人员	100
2008-13-01-004（国）	基层医疗机构抗菌药物的临床合理应用	新疆兵团农四师医院	03/01～03/04	兵团各师级医院	8	相关专业中级职称或以上人员（包括医、药、护专业）	300
2008-13-01-005（国）	侵袭性真菌感染的治疗进展	好医生医学教育中心	04/01～12/31	www. haoyisheng. com	5	相关专业中级职称或以上人员	
2008-13-01-006（国）	内分泌相关疾病药物治疗新进展	好医生医学教育中心	01/01～12/31	www. haoyisheng. com	5	相关专业中级职称或以上人员	
2008-13-01-007（国）	在心血管疾病药物治疗中临床药师的职责	好医生医学教育中心	01/01～12/31	www. haoyisheng. com	5	相关专业中级职称或以上人员	
2008-13-01-008（国）	临床药学服务及互联网在医院药学服务中的应用	北京双卫医学技术培训中心	01/01～12/31	www. sww. com. cn	5	相关专业中级职称或以上人员	
2008-13-01-009（国）	临床中药治疗学概论	北京双卫医学技术培训中心	01/01～12/31	www. sww. com. cn	5	相关专业中级职称或以上人员	
2008-13-01-010（国）	医疗机构药品安全事件防范处置培训班	解放军总医院	10/21～10/24	沈阳	8	中级职称以上医务人员	100
2008-13-01-011（国）	全国用药研讨班	天津市第一中心医院	04/17～04/19	天津市第一中心医院	6	相关专业的继续医学教育对象	100
2008-13-01-012（国）	临床药物治疗学新进展研讨班	天津市药学会	04/01～04/04	天津市药学会教室	8	主管药师、主治医师以上	100
2008-13-01-013（国）	抗抑郁药物的合理应用	天津市安康医院	05/13～05/16	安康医院学术报告厅	8	中级以上技术人员	100
2008-13-01-014（国）	心血管专科临床药师工作切入点	上海交通大学医学院属仁济医院	09/14～09/17	上海交通大学医学院附属仁济医院	8	主管及以上职称药师	80
2008-13-01-015（国）	全国临床药品不良反应监测学习班	复旦大学附属华山医院药剂科	08/15～08/18	复旦大学附属华山医院	8	相关专业中级职称或以上人员	150
2008-13-01-016（国）	新药临床试验方案设计规范学习班	上海交通大学附属第一人民医院	09/10～09/13	上海	8	相关专业的继续医学教育对象	70
2008-13-01-017（国）	临床药学和临床药理学	河北医大二院药剂科	08/15～08/18	河北省石家庄市	8	相关专业的继续医学教育对象	150
2008-13-01-018（国）	临床合理用药	中国医科大学药学院	05/20～05/22	辽宁省内	6	医学及药学专业，中级职称或以上人员	60
2008-13-01-019（国）	全国临床药师药学服务与实践培训班	哈尔滨医科大学第一临床医学院	07/08～07/23	哈尔滨医科大学第一临床医学院	6	全国从事药学专业中级职称或以上人员	40
2008-13-01-020（国）	临床药学与药学服务	哈尔滨医科大学附属第二医院继续教育科	03/26～03/29	哈尔滨医科大学附属第二医院院部会议室	8	药学部中级职称以上及临床药师	100
2008-13-01-021（国）	保障"安全用药"行动策略研讨班	江苏省人民医院	04/16～04/19	南京市、盐城市	8	相关专业的继续医学教育对象	50
2008-13-01-022（国）	药学服务实践与新进展	浙江大学医学院附属第二医院	04/16～04/19	浙江省杭州市	8	相关专业的继续医学教育对象	150
2008-13-01-023（国）	临床药师与药学服务	皖南医学院弋矶山医院临床药学研究所	07/16～07/19	安徽鞠湖市	8	中级以上（含中级）相关药学人员	100
2008-13-01-024（国）	抗菌药物临床合理应用学习班	山东省药学会抗生素临床应用专业委员会	05/18～05/21	山东济南	8	中级职称以上药师	100
2008-13-01-025（国）	临床药学的新理念及其应用进展	华中科技大学同济医学院附属协和医院	09/16～09/19	华中科技大学同济医学院附属协和医院	8	相关专业中级职称或以上人员	150

（续表）

项目编号	项目名称	主办单位（远程为申报单位）	举办期限起止日期	举办地点	授予学员学分	教学对象	招生人数
2008-13-01-026（国）	临床药理学与合理用药培训班	华中科技大学同济医学院药理系	07/09～07/12	待定	8	相关专业的继续医学教育对象	150
2008-13-01-027（国）	基层医院临床药学学术研讨会暨专职临床药师研讨班	郧阳医学院附属人民医院	04/23～04/25	湖北十堰市郧阳医学院附属人民医院	6	相关专业的继续医学教育对象	50
2008-13-01-028（国）	抗肿瘤药物新进展学习班	湖南省肿瘤医院	08/18～08/21	湖南省张家界市	8	相关专业的继续医学教育对象	150
2008-13-01-029（国）	药品不良反应和临床合理用药	中南大学湘雅三医院	09/26～09/29	中南大学湘雅三医院	8	相关专业中级职称或以上人员	150
2008-13-01-030（国）	认识医疗风险，安全合理用药	深圳市医学继续教育中心	04/18～04/20	深圳市医学继续教育中心	6	相关专业的继续医学教育对象	150
2008-13-01-031（国）	药物治疗学与临床药学实践培训班	中山大学附属第一医院	07/19～07/12	广州	8	中级以上药师	50
2008-13-01-032（国）	心、肾疾病临床药物治疗进展学习班	广东省人民医院	05/15～05/19	广州	10	中级以上医院药学技术人员	150
2008-13-01-033（国）	临床合理用药知识培训班	广西医科大学第一附属医院	09/16～09/18	广西桂林市	6	相关专业的继续医学教育对象	100
2008-13-01-034（国）	临床药师临床实践技能培训班	四川省医学科学院/四川省人民医院/四川大学华西药学院	07/16～07/19	四川成都	7	主管及以上职称药师	80
2008-13-01-035（国）	现代医院药学模式与临床药学发展研讨会	贵州省人民医院科教处	07/20～07/23	贵阳市贵州省人民医院	8	主管药师以上医院药学工作者	150
2008-13-01-036（国）	医院抗菌药物合理用药与监测	新疆医科大学第一附属医院	06/12～06/15	新疆乌鲁木齐市	8	相关专业的继续医学教育对象	100
2008-13-01-037（国）	合理用药与临床药学学习班	中华医学会继续教育部	05/20～05/22	杭州、兰州、成都	8	中级及中级以上人员	100
2008-13-01-038（国）	抗菌药物合理应用学习班	中华医学会继续教育部	04/10～04/14	贵州、乌鲁木齐、北京	6	中级及中级以上人员	150
2008-13-01-039（国）	临床药师参与调脂药物治疗的药学监护	山东省千佛山医院	04/23～04/26	山东省济南市	10	相关专业的继续医学教育对象	50
2008-13-01-040（国）	如何开展新药临床试验	好医生医学教育中心	01/01～12/31	www. haoyisheng. com	5	相关专业中级职称或以上人员	
2008-13-01-041（国）	疼痛治疗药物疗效及安全性探讨	好医生医学教育中心	01/01～12/31	www. haoyisheng. com	5	相关专业中级职称或以上人员	
2008-13-01-042（国）	心血管内科临床药师实践—原发性高血压的治疗	好医生医学教育中心	01/01～12/31	www. haoyisheng. com	5	相关专业的继续医学教育对象	
2008-13-01-043（国）	老年人临床合理用药新进展及临床案例分析	北京双卫医学技术培训中心	01/01～12/31	www. sww. com. cn	3	相关专业中级职称以上	
2008-13-01-044（国）	心血管、泌尿生殖系统中药治疗学	北京双卫医学技术培训中心	01/01～12/31	www. sww. com. cn	5	相关专业中级职称以上	
2008-13-01-045（国）	临床药学新进展及循证医学在临床药学中的应用	北京双卫医学技术培训中心	01/01～12/31	www. sww. com. cn	5	相关专业中级职称以上	
2008-13-01-046（国）	神经科临床药师培训班	首都医科大学宣武医院	05/19～05/23	首都医科大学宣武医院教学楼	10	相关专业中级职称或以上人员	35
2008-13-01-047（国）	第三届临床药学实践与提高培训班	北京天坛医院药剂科	11/02～11/06	北京天坛医院	10	相关专业中级职称或以上人员	90
2008-13-01-048（国）	临床药学新进展学习班	北京大学第三医院药剂科	05/10～05/16	北京大学第三医院	10	药剂科相关专业中级职称或以上人员	80
2008-13-01-049（国）	重症监护专业临床药师培训班	首都医科大学宣武医院	06/23～06/27	首都医科大学宣武医院	10	相关专业中级职称或以上人员	30
2008-13-01-050（国）	合理用药研讨班	天津市第一中心医院药剂科	10/24～10/26	天津第一中心医院	5	相关专业的继续教育对象	150

（续表）

项目编号	项目名称	主办单位（远程为申报单位）	举办期限起止日期	举办地点	授予学员学分	教学对象	招生人数
2008-13-01-051（国）	临床药学服务理念与创新实践	上海交通大学医学院附属瑞金医院	07/09～07/12	上海交通大学医学院附属瑞金医院	10	要求中级及中级职称以上人员	64
2008-13-01-052（国）	儿科临床合理用药学习班	复旦大学附属儿科医院	05/18～05/25	上海复旦大学附属儿科医院	10	要求中级及中级职称以上人员	50
2008-13-01-053（国）	医院药学新进展学习班	复旦大学附属华山医院	04/18～04/22	复旦大学附属华山医院	10	相关专业中级及中级职称以上人员	80
2008-13-01-054（国）	个体化肿瘤疗 MTT 测定技术的应用和优化	上海交通大学附属第六人民医院	04/09～04/13	上海市第六人民医院	10	要求中级及中级职称以上人员	30
2008-13-01-055（国）	临床药学实践与技巧研讨班	第二军医大学附属长海医院	05/18～05/24	第二军医大学附属长海医院	10	要求中级及中级职称以上人员	100
2008-13-01-056（国）	老年性疾病的用药特点	上海市药学会	03/24～03/26	北京西路 1623 号	6	要求中级及中级职称以上人员	200
2008-13-01-057（国）	特殊人群的用药特点	上海市药学会	04/07～04/09	北京西路 1623 号	6	要求中级及中级职称以上人员	200
2008-13-01-058（国）	药源性疾病和药物滥用	上海市药学会	04/21～04/23	北京西路 1623 号	6	要求中级及中级职称以上人员	200
2008-13-01-059（国）	基因多态性与临床全理用药	上海交通大学附属第一人民医院	04/23～04/26	上海交通大学附属第一人民医院	8	要求中级及中级职称以上人员	50
2008-13-01-060（国）	儿科临床药学新进展	上海交通大学医学院附属新华医院	09/05～09/09	新华医院	10	要求中级及中级职称以上人员	50
2008-13-01-061（国）	临床药学与治疗药物新进展	中国医科大学附属盛京医院药剂科	06/20～06/22	沈阳市	6	要求中级及中级职称以上人员	60
2008-13-01-062（国）	临床药学与合理用药培训班	哈尔滨医科大学附属第五临床医学院	08/01～08/05	哈医大五院	8	相关专业中级职称或以上人员	100
2008-13-01-063（国）	药物及医疗器械临床试验质量管理规范	南京医科大学第一附属医院	05/26～05/30	江苏省人民医院	10	相关专业中级职称或以上人员	220
2008-13-01-064（国）	抗菌药物合理应用的基础与临床	浙江大学医学院	04/15～04/19	浙江大学医学院	10	相关专业中级职称或以上人员	100
2008-13-01-065（国）	临床药物治疗及合理用药	浙江大学医学院附属第一医院	05/21～05/25	杭州	10	相关专业中级职称或以上人员	100
2008-13-01-066（国）	安全合理用药新进展学习班	山东省立医院	05/18～05/22	济南	10	相关专业中级职称或以上人员	80
2008-13-01-067（国）	药学监护	新乡医学院	07/28～08/01	新乡医学院交流中心	10	相关专业中级职称或以上人员	80
2008-13-01-068（国）	临床药学的新理念及其应用进展	华中科技大学同济医学院附属协和医院	09/15～09/18	武汉	8	相关专业中级职称或以上人员	70
2008-13-01-069（国）	抗感染药物的研究及其临床应用进展	华中科技大学同济医学院临床药理研究所	07/15～07/20	浙江省台州市	10	相关专业中级职称或以上人员	70
2008-13-01-070（国）	临床药理学和药物临床试验培训班	中南大学临床药理研究所	04/01～04/07	中南大学临床药理研究所	10	相关专业中级职称或以上人员	60
2008-13-01-071（国）	个体化药物治疗培训班	中南大学临床药理研究所	09/10～09/16	中南大学临床药理研究所	10	相关专业中级职称或以上人员	60
2008-13-01-072（国）	药物临床试验技术与药物临床试验质量管理规范（GCP）学习班	中山大学国家药品临床研究基地/培训中心	03/19～03/24	广州市	10	相关专业中级职称或以上人员	100
2008-13-01-073（国）	儿科合理用药与儿科药学特点	重庆医科大学儿童医院	06/15～06/21	重庆医科大学附属儿童医院	10	相关专业中级职称或以上人员	30
2008-13-01-074（国）	《国家级继续医学教育项目教材》临床药学新进展培训班	《国家级继续医学教育项目教材》编委会	05/29～05/31	北京	6	相关专业中级职称或以上人员	500
2008-13-02-001（国）	中成药不良反应及案例分析	北京双卫医学技术培训中心	01/01～12/31	www.sww.com.cn	2	相关专业中级职称或以上人员	

（续表）

项目编号	项目名称	主办单位（远程为申报单位）	举办期限起止日期	举办地点	授予学员学分	教学对象	招生人数
2008-13-02-002（国）	国内外医院制剂配制技术与质量管理经验交流会暨医院制剂学习班	北京世纪坛医院	01/01～12/31	北京	6	相关专业的继续医学教育对象	100
2008-13-02-003（国）	医院制剂的管理与实施	好医生医学教育中心	01/01～12/31	www. haoyisheng. com	3	相关专业中级职称或以上人员	
2008-13-02-004（国）	药物释放系统进展及临床安全合理用药	北京双卫医学技术培训中心	01/01～12/31	www. sww. som. cn	5	相关专业中级职称以上	
2008-13-03-001（国）	体内新型毒品的快速筛查与确证	中国医科大学药学院	05/13～05/15	沈阳或外地	5	相关专业中级职称或以上人员	50
2008-13-03-002（国）	基于质谱技术的药物分析研究进展	北京双卫医学技术培训中心	01/01～12/31	www. sww. com. cn	5	相关专业中级职称以上	
2008-13-04-001（国）	药物咨询工作新进展与临床药师沟通技能培训	北京双卫医学技术培训中心	01/01～12/31	www. sww. com. cn	3	相关专业中级职称或以上人员	
2008-13-04-002（国）	医院药事管理实践与提高培训班	浙江大学医学院附属第一医院	10/22～10/24	杭州市	6	相关专业的继续医学教育对象	100
2008-13-04-003（国）	抗菌药物临床合理应用学习班	温州医学院附属第一医院、温州医学会	10/16～10/20	温州	10	相关专业中级及以上职称卫技人员	100
2008-13-04-004（国）	PIVAS质量管理规范与临床药师工作实践	山东大学齐鲁医院	05/16～15/19	山东省济南市	8	临床医、药、护等中级职称以上人员	150
2008-13-04-005（国）	实施多途径干预促进合理用药	新乡医学院	07/01～07/04	新乡医学院学术交流中心	8	相关专业的继续医学教育对象	40
2008-13-04-006（国）	医院药事管理专题培训班	新疆自治区人民医院	06/26～06/28	新疆乌鲁木齐	6	相关专业的继续医学教育对象	60
2008-13-04-007（国）	抗菌药物临床用药监测与评估研讨班	中国医院协会药事管理专业委员会	01/15～01/17	长沙	6	相关专业的继续医学教育对象	100
2008-13-04-008（国）	医疗机构用药失误的系统防范	好医生医学教育中心	01/01～12/31	www. haoyisheng. com	2	相关专业中级职称或以上人员	
2008-13-04-009（国）	合理用药数字化技术	好医生医学教育中心	01/01～12/31	www. haoyisheng. com	3	相关专业中级职称或以上人员	
2008-13-04-010（国）	临床药学高等教育和在职临床药师培养与实践	好医生医学教育中心	01/01～12/31	www. haoyisheng. com	5	相关专业中级职称或以上人员	
2008-13-04-011（国）	药物经济学在临床上的应用	遵义医学院附属医院	09/05～09/09	遵义医学院附属医院	10	相关专业中级职称或以上人员	250
2008-13-04-012（国）	医院静脉药物配置中心（PIVAS）学习班	昆明医学院第一附属医院药剂科	10/21～10/23	云南省昆明市	6	相关专业的继续教育对象	50
2008-13-04-013（国）	抗菌药物合理应用管理方法学研讨班	中国医院协会药事管理专业委员会	03/13～03/15	合肥	6	相关专业中级职称或以上人员	150
2008-13-05-001（国）	协和医院药学实用技能培训班	北京协和医院	04/21～04/26	北京协和医院	10	相关专业中级职称或以上人员	50
2008-13-05-002（国）	静脉药物配置中心与合理用药	复旦大学附属中山医院	01/01～12/31	卫星教学	5	中级职称以上相关药师、护士、医师	
2008-13-05-003（国）	静脉药物配置中心的进展及护理管理	上海交通大学医学院附属瑞金医院	05/20～05/23	上海交通大学医学院附属瑞金医院	8	相关专业的继续医学教育对象	50
2008-13-05-004（国）	临床合理用药	复旦大学附属中山医院	01/01～12/31	卫星教学	5	相关专业的继续医学教育对象	
2008-13-05-005（国）	中药剂型设计与新型给药系统新技术新进展高级研讨班	江苏省中医药研究院	08/02～08/05	南京	8	相关专业的继续医学教育对象	50
2008-13-05-006（国）	上市后药品监测和评价	中国保健协会上海办事处	04/23～04/26	上海	8	相关专业的继续医学教育对象	100
2008-13-05-007（国）	临床药师技能培训	好医生医学教育中心	01/01～12/31	www. haoyisheng. com	5	相关专业中级职称或以上人员	

（续表）

项目编号	项目名称	主办单位（远程为申报单位）	举办期限起止日期	举办地点	授予学员学分	教学对象	招生人数
2008-13-05-008（国）	药物临床前研究的 ADMET 技术	北京双卫医学技术培训中心	01/01～12/31	www.sww.com.cn	3	相关专业中级职称以上	
2008-13-05-009（国）	"药物临床评价与定量药理学"学习班	皖南医学院弋矶山医院	10/25～10/29	芜湖	10	相关专业的继续教育对象	100
2008-13-05-010（国）	临床药理用药与内科疾病救治学习班	广州医学院	04/17～04/23	广州医学院	10	主治医师	40
2008-13-05-011（国）	药物经济学促进农村合作医疗提供合理用药行为管理模式	中国医师协会	04/18～04/18	北京、上海、天津等	2	农村、基层、城市社区医务工作者	200

临床药学研究

重大事件中的临床药师与临床药学研究　2008 年发生的冰雪灾害和汶川大地震等突如其来的自然灾害，对全国的国情、国力、社会救助、急救水平和医药保障情况都是巨大考验；2008 年夏的北京奥运会和残奥会给全世界人民留下了深刻印象。在这些重大事件中，广大药师们与临床医师并肩作战，为保证药品供应、保障患者用药安全、维护公众的生命健康和社会稳定，做出了积极贡献。

奥运会期间的药学服务具有特殊的政治意义和历史意义。王德志等人进行的"近四届奥运村综合诊所药房工作回顾与分析"对 1996 年亚特兰大奥运会至 2008 年北京奥运会的医疗服务对象、工作时间和处方量、药品供应与消耗情况、特殊药品管理与药学信息服务等方面进行分类归纳与分析；吴燕燚等人的"浅谈国奥村综合诊所药房的药学咨询服务"，着重总结了奥运会和残奥会期间奥运村综合诊所药房的药学咨询服务工作，试图借鉴奥运村综合诊所药房的药学服务实践，推动医院门诊药房进一步开展"以病人为中心"的药学服务。

关于地震过后的医疗应急和药品保障工作，四川省绵阳市中心医院的袁承军等人作了"'5.12'汶川大地震中药品使用情况分析"，发现震后第一周使用量前 10 类的药物主要包括镇痛药、镇静药、抗感染药、抗休克药、止血药等。抗生素中以喹诺酮类量最大，其次为头孢类、抗厌氧菌类和青霉素类。该院的冯兰超介绍了"'5.12'地震期间我院药品应用分析"，发现大输液剂金额排列首位。解放军 72495 部队卫生处的吕宏迪等人介绍了"抗震救灾卫勤分队药材保障实践"；总后勤部卫生部药品器材局的任国荃等人总结了"'5.12'抗震救灾军队药材保障做法与体会"；成都军区总医院医务部计划科的张超群等人作了"'5.12'抗震救灾急救药材保障探讨"。这些文章；提出了加强应对多样化任务药材保障研究和建设、加强药材保障勤务和组织指挥能力培训、加强药材保障机构建设等对策；还提出军地联合指挥机制应进一步向基层延伸，加强药材储备，深入研究突发事件的联勤供应体制；为今后发生特大自然灾害时能及时、有效地救治伤员和制订突发灾害事件抢救预案提供参考依据。[中国药学杂志，2009，44(9)：717；中国药学杂志，2009，44(9)：715；中国医药导报，2009，1；中国医院用药评价与分析，2008，8；解放军医院管理杂志，2008，7；解放军医院管理杂志，2008，10]

（蔡　乐　朱　珠）

肿瘤药物敏感性试验预测临床疗效与不良反应的研究

在预测抗肿瘤药物的敏感性、延长肿瘤患者的生存期、避免因耐药而延误治疗以及减少不必要的不良反应等方面，肿瘤药物敏感性试验都具有重要意义，可指导临床选择合适的化疗方案，实现个体化治疗，并对现有化疗方案做出客观、有效的评价。目前相关的研究主要有：刘德传等人进行的"四甲基偶氮唑盐比色法测定原发性肝癌对化疗药物的敏感性"；顾美珍等人进行的"三磷酸腺苷法肿瘤药敏检测与胃癌个体化化疗的临床研究"；乔小云等人进行的"结直肠癌细胞对单药及组合化疗药物体外敏感性的测定"；夏冰等人进行的"肺癌的体外化疗药物敏感性及其与临床病理的关系"；彭评志进行的"MTT 法检测乳腺癌细胞的体外药物敏感率"；李胜水等人进行的"MTT 法检测胃癌患者肿瘤细胞对化疗药物敏感度的研究"；郑飞等人进行的"体外药物敏感实验在乳腺癌个体化化疗中的应用"；袁兵等人进行的"体外药敏试验 ATP—TCA 在大肠癌中的应用"。[中国医院药学杂志，2008，28(19)：1 699～1 701；药学服务与研究，2008，8(1)：71～73；广东医学，2008，29(12)：2 050～2 052；广西医学，2008，30(12)：1 904～1 905；现代检验医学杂志，2008，23(6)：43～44；苏州大学学报(医学版)，2008，28(4)：598～600；现代实用医学，2008，20(2)：155～157；现代实用医学，2008，20(2)：155～157]

（缪丽燕　朱　珠）

处方审核与用药分析方面的研究　2007 年 3 月卫生部制定的《处方管理办法》对药师审方内容和药师调剂有了明确的规定，具有政策法律效力，对保障患者用药安全与合理有积极意义。药师审核处方分形式审核和质量审核，其中质量审核包括药物组成、给药频次、诊断与用药、药品通用名问题、联合用药、治疗方案、特殊人群用药、药物配伍等方面的审核。这为药师搭建了学习和了解医师用药状况的平台，创造了药师参与临床合理用药的团队合作机遇，有益于药师在医院药学工作转型和转变观念与职能方面发挥作用。有代表性的处方分析研究如下：

(1)王涛等通过随机抽取2007年1～3月份急诊药房处方1 256张，分析抗菌药物应用中存在的不合理现象，发现主要有用量偏大、给药次数不够、联用不合理等问题，呼吁临床药师应努力提高自身专业水平，在合理用药工作中发挥出应有的作用。

(2)张应辉等人采用频度分析、金额排序、每日治疗费用及序号比分析的方法对医院2005～2006年心血管类药物作统计分析，结果发现2年间心血管类药物总金额呈上升趋势，在使用上倾向于中成药和口服药，基本符合安全、有效、经济用药的原则。

(3)井智勇等通过对2007年上半年每月月底随机抽查门诊处方，对不合理应用抗菌药物的处方进行分析，有效促进了门诊合理用药，使该院的抗菌药物使用率始终保持在30%以下。

(4)魏国义等人回顾性调查心脏移植病历，对其抗感染药物用药信息进行收集、统计及分析，结果发现抗感染药物品种的选择基本考虑到患者的个体条件和细菌培养及药敏结果，但个别病例疗程较长，联合用药多见。

(5)田晓东等人通过调取医院信息管理系统中的门、急诊处方费用数据，运用SPSS统计分析软件，采用t检验来分析门、急诊医生的处方行为，对异常处方行为进行分析和管理，从而使该院处方费用明显下降。

(6)孙长安等人通过回顾性统计分析2003～2005年60岁以上住院患者的年龄、诊断疾病、用药情况、合并用药情况和药物不良反应发生情况，建议老年病治疗应以主要疾病为用药原则，防止药物滥用，减少多药合用，以减少药源性疾病的发生。

(7)贺鹏等人回顾性调查了2007年8月1日～8月31日的中成药处方，对其使用科室分布、类别排序、前20位DDDs排序及金额统计、剂型分类统计、不合理使用等进行了分析，提出了对临床不合理用药的解决方法，为规范门诊处方和临床合理用药提供参考。[中国医院药学杂志，2008，28(5)：401～402；中国医院药学杂志，2008，28(10)：849～851；中国医院药学杂志，2008，28(9)：751～752；中国医院药学杂志，2008，28(4)：288～290；中国医院药学杂志，2008，28(10)：838～839；第四军医大学学报，2008，29(6)：574；中国中药杂志，2008，33(9)：1 102～1 104]　(缪丽燕　朱　珠)

医院药学学科建设与药事管理方面的探讨　医院药学学科建设关系到医院药学的未来，人才培养是关系到医院药学发展的重中之重。这方面的研究有：

(1)高群等人探讨了教学医院临床药学人才队伍的建设模式，包括培养药学服务人才、制剂技术人才、临床药学人才和药学尖端人才，使医疗机构药事管理规范化、标准化。

(2)周顺等探讨了影响药剂科凝聚力的主要因素，并阐述了提高和加强药剂科凝聚力的相应措施，包括搞好科主任自身建设，组建好的核心小组，抓好科室学科、文化建设，抓好科室的激励机制等。

(3)舒丽芯等人探讨了医院药剂科的经济管理和成本控制，认为完善的经济管理对取得医院药学服务计划的成功至关重要；合理的预算、监督预算差异、对成本和收人进行评价和管理是支持现代药剂科运转的重要工作。

(4)孟玲等人进行了"常州市17所医院药学人力资源与知识结构调研"，采用问卷调查的方式调查常州市17所医院的药剂科基本情况、药剂科负责人的基本情况，药学专业岗位分布与药学人才的现状、存在的主要问题，临床药学工作与临床药师培养状况及存在的主要问题，呼吁要合理配置医疗机构药学人力资源。[中国医院管理，2008，28(5)：45；中医药导报，2008，14(12)：92～93；药学实践杂志，2008，26(2)：156～159；药学与临床研究，2008，16(6)：509～512]

(缪丽燕　朱　珠)

临床药师培训方面的探索与研究　2005年卫生部、国家中医药管理局出台的《医院管理评价指南》，明确提出"开展临床药学工作，建立临床药师制"，上海市卫生局随后在二级以上医院开始了临床药师的培训计划。近年来，卫生部科教司委托中华医院管理学会组织实施临床药师在职培训工作，以推动与规范临床药师人才培养，提高临床药师参与临床药物治疗的功能，促进合理用药，维护患者免受、减少、减轻与用药有关的损害。

全国50家临床药师培养基地的探索和实践很好地突出了"专业化"培训与发展趋向。杜书章等人进行的"医务人员对临床药学服务认知度的调查分析"，采用统计调查研究方法，对全院医护人员进行典型性抽样问卷调查，发现医护人员对临床药学服务工作的态度比较积极，对临床药学服务有较大需求，但对临床药师药学服务能力表示怀疑；李晓平等人进行的"北京市22家医院临床药学服务对象满意度调查"，应用问卷调查法调查北京市22家医院临床药学服务对象对其所在医院临床药师工作的满意度，回收问卷进行统计分析；汪艳等人进行的"门诊患者用药咨询调查"，发行咨询人群中女性多于男性，如何正确使用处方药物是咨询人群关心的主要问题(72%)，咨询药师应考虑到药品使用过程的不同环节，并主动给予患者相关指导；李晶等人进行的"我院539例用药咨询记录回顾性分析"，对该院2006～2007年的539例用药咨询记录进行整理、总结和分析并按咨询药物的类型分类，认为该院用药咨询服务在指导患者安全合理用药方面成绩显著，但也存在一定问题；李晓平等人进行的"应用层次分析法确定临床药学量化评估体系指标的权重"，探讨如何定量地描述临床药学工作各个评估指标的重要性权值，对临床药学的发展与管理及临床药学的规范化工作无疑具有重要的意义；朱曼等人进行的"解放军总医院电子药历管理系统的使用与评价"，利用基于医院信息管理系统、采用C⁺⁺ Builder和ORACLE后台数据库开发的电子药历程序进行药历书写30余份，发行该系统界面友好，操作简便，提供的信息全面、准确，为药师提供了良好的药历制作平台，在临床药师工作与带教中是非常实用的辅助工具。朱珠等人撰写的"医院药学工作者的职业生涯规划与成长策略"，引导和鼓励青年药学人员结合行业发展特点和自身优势，在提升职业胜任力的同时，实现执业成功，在实践中学习和提高，不断自我激励，塑造美好人生。[中国民康医学，2008，20(24)：2 999～3 000，2 962；药学实践杂志，2008，26(5)：378～381；药物流行病学杂志，2008，17(2)：108～111；中国药学杂志，2008，43(22)：1 757～1 759；中国医院用药评价与分析，2008，8(10)：786～788；中国药师，2008，8；中国药物应用与监测，2008，5(4)：8～10]

（蔡　乐　朱　珠）

临床药学工作与评估研究　开展临床药学服务能够提高患者用药的依从性，最大限度的发挥药物的疗效；而临床药师参与患者的用药监护可以更好地开展临床药学服务工作，使患者的药物治疗更为安全、有效、合理，例如：

(1)张俊忠等结合老年患者的病理生理特点、药物相互作用、临床症状等情况，对老年患者的药物治疗进行全程的监护和及时的指导，提高了患者的治疗效果，促进医疗质量的提高。

(2)计成等人通过对内分泌科查房中遇到的部分典型病例进行叙述及分析，对若干例临床用药提出建议，参与临床用药方案的制定，不但提高了临床治愈率，降低药源性疾病和药物不良反应的危害，同时也为患者减轻了经济负担。

(3)贾秀凤等人按照抗菌药物临床应用指导原则，针对不同患者病、生理情况制定个体化用药方案，并在治疗过程中坚持回访，最大限度地发挥临床药师的作用。

(4)段丽芳等人总结了临床药师在该院重症监护病房(ICU)的工作经历和成果，肯定了临床药师在ICU的医疗工作中发挥的重要作用，同时也提出临床药师进入临床医疗一线充分发挥作用，需要社会更多的支持，自身业务素质的再提高也是必不可少。[中国医院药学杂志，2008，28(9)：755～756；中国医院药学杂志，2008，28(19)：1 718～1 720；中国医院药学杂志，2008，28(5)：412；中国医院药学杂志，2008，28(10)：836～838]

（缪丽燕　朱　珠）

促进临床安全合理用药方面的研究　临床药师参与临床医疗行为，与临床医师的诊断和手术治疗形成互补，推动了个体化治疗和合理用药。例如：

(1)卢静等人通过对2004年12月～2005年12月某市3家医院562例围手术期病历回顾性研究发现较多不合理现象，发现术后用药时间超过《抗菌药物临床应用指导原则》的占92.2%，建议应当进一步加强抗菌药物应用的管理。

(2)方国英等人回顾性对116例全麻手术老年患者住院期间使用抗菌药物进行了分析，建议应加强临床抗菌药物使用监测，对老年住院患者实行个体化给药，提高抗菌药物使用水平，避免老年患者术后肾功能衰竭。

(3)冯艳霜等人收集2005年7月～2006年7月96例第三代头孢菌素注射应用中的不良反应，发现4例存在用药不合理，3例为使用不当造成，认为医生、护士、临床药师应加强业务学习，充分了解第三代头孢菌素并正确合理使用，减少不良反应发生。

(4)赵延斌等查阅2005年1月～12月骨科符合围手术期要求的592份病历，对其中预防性应用抗菌药物的品种、联合用药、用药时间、切口愈合进行统计分析。作者认为，围手术期抗菌药物的使用原则应制定合理的具体实施细则，提高手术本身的清洁度，从真正意义上提高围手术期抗菌药物应用的合理性。

(5)周权等人利用医院信息系统药房管理子系统，对2006年11月～12月某综合性医院门诊患者含克拉霉素的处方进行回顾性点评。结果发现，进口普通片的临床应用基本合理，但国产缓释片临床应用的合理性欠缺，主要体现在给药时间和给药间隔不合理，故建议规范国产缓释片的临床应用。

(6)熊明华等人进行的"临床药学工作的开展对合理用药指标的影响研究"，选择该院呼吸科的两个病区进行对比研究，发现两组患者的合理用药指标具有统计学差异，研究组合理用药指标在开展临床药学前后也有差异，说明开展临床药学能够有效地促进合理用药。

(7)陈英等人进行了"我院心血管内科不合理用药情况分析"，发现该院自2008年2月专职临床药师入驻心血管内科后，不合理用药情况有所改善。

(8)张波等人的"蒙特卡罗模拟在抗生素药动学和药效学中的应用"，运用药物动力学、药效学和微生物学的动态变化数据，计算某一特定给药方案获得药效学靶标的概率；将抗生素MIC数据和蒙特卡罗模拟结合起来，可优化抗生素给药方案。国外学者已籍此方法提出了三小时静脉输注碳青霉烯类抗生素的优化给药方案，达到提高疗效而又经济合理的目的。[中国医院药学杂志，2008，28(3)：237～238；中国医院药学杂志，2008，28(2)：140～141；中国医院药学杂志，2008，28(1)：75～76；中国医院药学杂志，2008，28(7)：578～579；中国医院药学杂志，2008，28(1)：70～72；亚太传统医药，2008；4(9)：116-117；中国药学杂志，2008，43(4)：241～244]

（缪丽燕　朱　珠）

基因多态性与个体化用药研究 随着遗传药理学的深入研究，基因多态性的检测为临床个体化用药开辟了一个新的途径，在临床合理用药中弥补了只根据血药浓度进行个体化给药的不足，为以前无法解释的药效学现象找到了答案，目前相关的研究主要有：

（1）李冬青等人对血管紧张素转换酶（ACE）基因I/D与血管紧张素II-1型受体（AT1R）基因A1166C多态性与氢氯噻嗪（HCTZ）降压疗效的关系进行了研究，结果ACE基因DD、ID、II基因型患者收缩压均下降，DD基因型患者收缩压下降值显著大于ID、II型患者；ATIR基因AC（CC）和AA基因型患者收缩压下降值组间比较无显著差异；DD+AC（CC）基因型组合患者收缩压亦下降，与其他基因型组合患者比较无显著差异；多因素分析结果表明治疗前醛固酮浓度和DD基因型是影响患者收缩压下降的主要因素。故认为ACE基因的DD基因型与HCTZ的降压疗效相关；AT1R基因AC（CC）、DD+AC（CC）型组合患者对HCTZ的降压反应可能优于其他基因型组合患者。

（2）苏颖等人为了观察辛伐他汀治疗2型糖尿病患者高脂血症的疗效及HMG-CoA还原酶基因第2内含子区scrF1酶切位点多态性对调脂药物疗效的影响，对144例健康对照者和168例2型糖尿病患者HMG-CoA还原酶基因型进行分型，结果与aa基因型相比2型糖尿病AA基因型患者具有较高的VLDL-C水平；辛伐他汀治疗12周后，AA基因型较Aa及aa基因型个体VLDL-C水平明显降低，与治疗前相比有显著性差异。故认为HMG-CoA还原酶基因多态性对VLDL-C水平有显著影响，该基因多态性可能成为辛伐他汀调脂疗效的预测因子。

（3）栗华等人为了观察血管紧张素转化酶抑制剂（ACEI）对肝硬化腹水的疗效，并探讨ACE基因多态性与ACEI疗效的相关性，将68例肝硬化腹水患者分常规治疗的对照组和加用苯那普利的治疗组，并检测ACE基因插入/缺失（I/D）多态性。结果苯那普利治疗治疗组的疗效、24小时尿钠及尿量、平均腹水消退时间与对照组相比均具有显著性。苯那普利治疗有效组ACE（I/D）DD基因型频率为0.46，明显高于苯那普利治疗无效组的0.10，DD基因型患者的治疗有效率明显高于II基因型，故认为加用苯那普利治疗肝硬化腹水有助于降低门脉压力、促进腹水消退，缩短腹水消退时间；ACE基因多态性对于肝硬化腹水ACEI的疗效判定有一定指导意义。

（4）吴天文等人为了探讨脑源性神经营养因子（BDNF）基因G196A多态性与女性抑郁症患者帕罗西汀治疗反应的相关性，检测了63例女性抑郁症患者（患者组）和113例健康对照者（对照组）汉密尔顿抑郁量表评分（HAMD）和BDNF基因G196A的基因型，患者组治疗4周后复测HAMD，并根据患者对帕罗西汀的治疗反应分为反应组（Rp组）和非反应组（non-Rp组）。结果患者组与对照组的基因型、等位基因频率和等位基因携带分布无显著差异；BDNF基因G196A多态性的基因型、等位基因频率及等位基因携带Rp组和non-Rp组有显著差异；Rp组A等位基因携带（GA+AA）显著高于non-Rp组，两组A等位基因频率分布也有显著差异。故认为BDNF基因G196A多态性与女性抑郁症患者帕罗西汀治疗反应相关，A等住基因携带者对帕罗西汀的反应较好。

（5）张震宇等人为了研究胆固醇酯转移蛋白（CETP）基因单核苷酸多态性（SNPs）与氟伐他汀调脂疗效的关系，选取中国上海汉族人群中血脂异常患者121例（男49例，女72例），在饮食控制4周后予氟伐他汀并随访8周，并采用聚合酶链式反应扩增DNA后，以四色荧光法标记的双脱氧终止法对CETP基因外显子及其上下游100～200bp区域进行测序，用以发现SNP位点并进行基因分型，结果发现CETP基因的SNP与氟伐他汀的调脂疗效相关。

（6）周健等人对CYP2D6和CYP2C19基因多态性与利培酮治疗精神分裂症临床效应个体差异之间的相关性进行了研究，检测精神分裂症患者CYP2D6和CY～C19基因多态性并分别测定利培酮、9-羟利培酮的血药浓度，结果单用利培酮治疗的精神分裂症患者CYP2D6（C1OOT）不同基因型之间利培酮血药浓度分布差异有统计学意义，但该位点与该药的临床效应之间没有相关性；CYP2C19*2（G681A）基因多态性与利培酮在体内代谢以及该药临床效应之间差异无统计学意义，故提示CYP2D6（C100T）对利培酮血药浓度有影响，但与利培酮的临床效应个体差异间无相关性；CYP2C19*2（G681A）可能不是引起利培酮代谢以及临床效应个体差异的主要因素。

（7）项洁等人为了研究罗格列酮（RGZ）干预糖调节受损（IGR）和T2DM的效果与PPARγ2 Pro12Ala基因多态性的关系，将106例新诊断的IGR和T2DM患者用RGZ治疗12周，以PCR-RFLP方法检测PPARγ2Pro12Ala基因多态性，结果发现A等位基因频率为0.037，其中PP型98例，PA型8例，未发现AA型；PA型FPG及HbA1c均较PP型明显下降；PA型HOMA-IR下降更显著，故认为PPARγ2基因为PA型者对RGZ的治疗反应优于PP型者；PPARγ2Pro12Ala基因多态性可能影响RGZ对IGR或T2DM患者的治疗效果。［山东医药，2008，48（4）：19～21；中国老年学杂志，2008，2（28）：362～364；中国医院药学杂志，2008，28（3）：216～218；现代妇产科进展，2008，17（8）：585～588；临床心血管病杂志，2008，24（8）：590～593；山西医药杂志，2008，37（10）：884～888；中国糖尿病杂志，2008，16（6）：361～363］ （缪丽燕 朱 珠）

临床药物动力学和群体药物动力学研究 群体药动学作为新的药动学分析方法推进了治疗药物监测的发展，其结果更加全面、可靠，符合临床实际，在治疗药物监测中发挥着更加重要的作用。相关研究主要有：

（1）李井泉等人通过对5-氟尿嘧啶间质化疗治疗胰腺癌

的药动学研究，将之与全身化疗、介入化疗相比较，发现间质化疗药物代谢的半衰期延长、表观分布容积增大，曲线下面积减小，提示间质化疗具有独特的药代动力学方面的优点，能成为改善其预后的有力手段。

(2)朱运贵等人通过对阿立哌唑片在中国健康志愿者体内的药动学研究，发现口服单剂量和多剂量阿立哌唑片后体内药物浓度呈二室模型变化规律，主要药动学参数无性别差异。

(3)杨丽华等人通过荧光偏振免疫法(FPIA)测定MTX血浆浓度，根据已建立的HDMTX的PPK模型结合MTX开始后第1小时和第6小时的血浆浓度，用贝叶斯法对11个患者的45个疗程HD-MTX的剂量个体化，发现HDMTX的PPK模型预测较准确，个体化效果较好。

(4)张关敏等人回顾性搜集了58例肾移植患者的802份他克莫司稳态全血样本资料，用非线性混合效应模型(NONMEM)程序中的一级评估法(FO)对模型建立组的数据进行分析。最终模型包含了移植术后时间(POD)、红细胞压积(HCT)、谷草转氨酶(AST)、合并使用佩尔地平(NICA)和地尔硫革(DIL)等对CL/F的影响。用模型验证组数据进行验证的结果表明观测值和模型预测值之间没有明显的偏倚，模型的稳定性和准确度较好，可为临床他克莫司剂量选择提供一定参考。

(5)张弋等人通过采用MEIA法对22例肝移植术后口服FK506的患者不同时间点药物浓度的测定，用PKBP-N1软件计算药动学参数，并绘制血药浓度-时间曲线。根据PK-BP-N1分析得到的药动学参数，能较好的体现患者的药动学信息，根据单点血药浓度可以比较准确的预测$AUC_{0\to12}$，为临床调整个体化给药方案提供科学依据。

(6)乔华等人采用高效液相色谱法测定尿样中普卢利沙星活性代谢产物NM394尿药浓度，并用DAS软件统计药动学数据，发现单剂量单次及单剂量多次口服普卢利沙星片后，其活性代谢产物NM394消除速率常数k、消除半衰期$t_{1/2}$无明显改变，多次给药后尿排泄率较单次给药后略高，与血药浓度比较，口服后NM394尿药浓度c_{max}明显大于血药浓度，提示用于敏感菌引起的泌尿道感染有较好的疗效。

(7)杜小莉等人进行的“肿瘤病人静脉输注甲氨蝶呤的群体药动学研究”，对患者年龄、性别、肝肾功能、合并用药等多种因素与用药安全性的相关性进行了分析。[中国药理学通报，2008，24(3)：387~390；中国医院药学杂志，2008，28(5)：351~355；临床肿瘤学杂志，2008，13(7)：598~602；中国药学杂志，2008，43(14)：1 095~1 096；中国医院药学杂志，2008，28(10)：796~798；中国医院药学杂志，2008，28(16)：1 338~1 341；药学学报，2008，43(7)：695~701]

（缪丽燕　朱　珠）

临床药物经济学研究　近年来随着药物经济学的开展逐渐深入，在指导合理用药、完善治疗方案和控制药品费用等方面得到广泛的应用，进行的研究也越来越多，例如：

郑琦等人进行的“3种治疗抑郁症药物的成本-效果分析”；赵树东等人进行的“4种方案治疗下呼吸道感染的成本-效果分析”；寿张轩等人进行的“伐昔洛韦两种疗法预防生殖器疱疹复发的成本-效果比较”；谢诚等人进行的“经尿道前列腺增生电切术后4种止血药物的费用-效益分析”；王娟进行的“喹诺酮类抗菌药物三种给药方案治疗泌尿系感染的成本-效果分析”；冀建明等人进行的“两种不同厂家的缬沙坦治疗原发性高血压的成本-效果分析”；董传海等人进行的“纳络酮2种方案治疗急性脑梗死的成本-效果分析”；虞洁等人进行的“三种硝基咪唑类药物治疗滴虫性阴道炎的药物经济学评价”；陈二伟等人进行的“四种口服降糖药治疗2型糖尿病的成本-效果分析”；杜彪进行的“循证医学法用于奥氮平与利培酮治疗精神分裂症的成本-效果分析”；徐宏彬等人进行的“伊曲康唑与氟康唑口服治疗念珠菌性阴道炎成本-效果分析”。[中国医院药学杂志，2008，28(24)：2 138~2 139；西北药学杂志，2008，23(6)：395~396；中国医院药学杂志，2008，28(5)：399~401；中国新药与临床杂志，2008，27(11)：846~848；天津药学，2008，20(4)：62~63；中国药业，2008，17(23)：46~47；中国医院药学杂志，2008，28(1)：72~74；中国医院药学杂志，2008，28(5)：390~391；中国药事，2008，22(12)：1 140~1 142；中国医院药学杂志，2008，28(17)：1 517~1 518；中国医院药学杂志，2008，28(24)：2 140~2 141]

（缪丽燕　朱　珠）

治疗药物监测与用药安全方面的研究　为了使给药方案个体化，提高药物治疗水平，达到临床安全、有效、合理的用药，目前很多医院都相继开展了治疗药物血药浓度监测工作，监测药物的范围进一步扩大，检测的灵敏度也进一步提高，主要研究有：

(1)钟皎等人进行的“高效液相色谱法测定非小细胞肺癌患者血浆中紫杉醇浓度”。

(2)任斌等人进行的“高效液相色谱法快速测定霉酚酸血药浓度”。

(3)李敏薇等人进行的“高效液相色谱法快速测定西罗莫司血药浓度”。

(4)张虹等人进行的“反相高效液相色谱法测定临床联合用药时血浆中万古霉素浓度”。

(5)林峰等人应用改良反相高效液相色谱法，对接受HD-MTX化疗的35例骨肉瘤患者定时测定甲氨蝶呤的浓度，分析各时间点MTX血药浓度特点及其与不良反应之间的关系，为临床用药提供参考。[中国医院药学杂志，2008，28(7)：538~540；中国医院药学杂志，2008，28(5)：407~408；中国医院药学杂志，2008，28(9)：760~761；药物分析杂志，2008，28(4)：591~594；肿瘤，2008，28(5)：440~442]

（缪丽燕　朱　珠）

药品监督管理

Drug Supervision and Administration

2009 中国药学年鉴

CHINESE PHARMACEUTICAL YEARBOOK

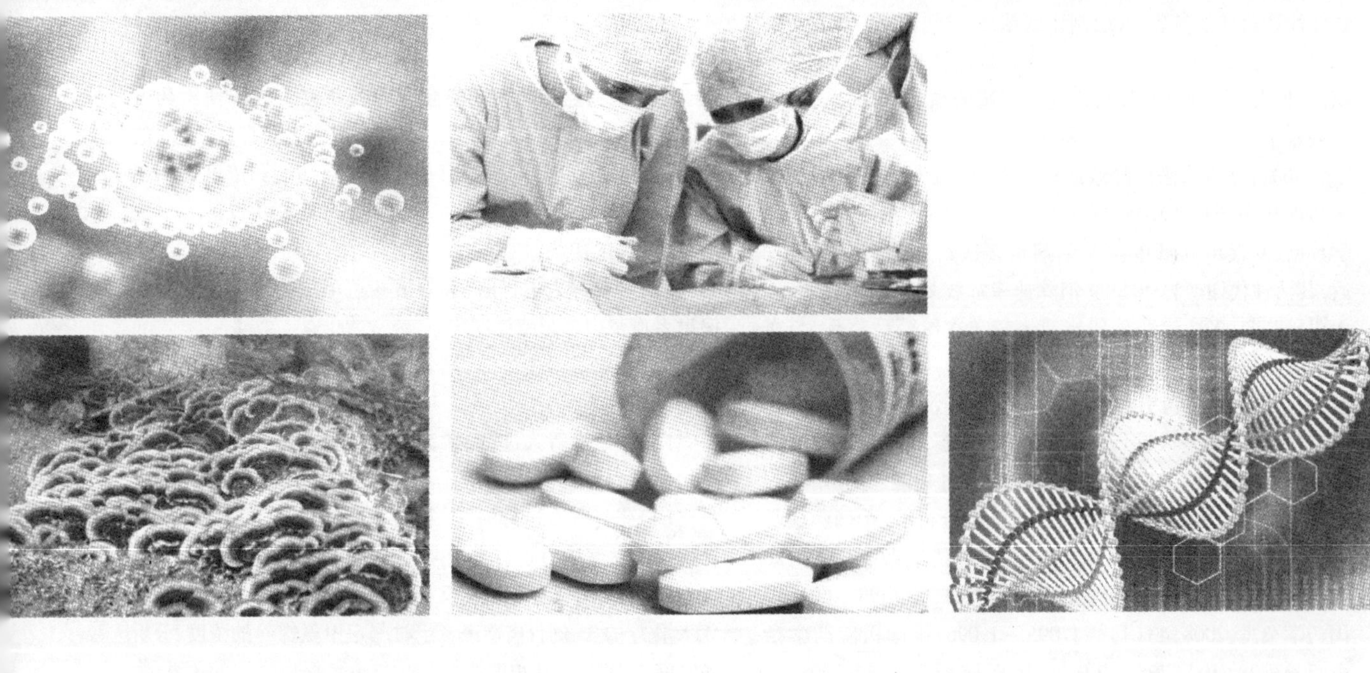

药品监管

概　况　2008年，在党中央、国务院的高度重视和正确领导下，药品监督管理部门深入学习实践科学发展观，完成抗击特大自然灾害药品安全保障任务；完成北京奥运会药品安全保障任务；进一步巩固和深化药品专项整治；妥善处置重大药品安全突发事件；推进基本药物制度和长效监管机制建设；强化药品技术监督工作；推进国家食品药品“十一五”规划的实施。

圆满完成抗震救灾药品安全保障任务　“5·12”四川汶川特大地震发生后，国家食品药品监督管理局立即启动应急预案，紧急调配药品、医疗器械，集中力量严把捐赠产品质量关，开通紧缺药品快速审批通道，派出行政组和专家组奔赴灾区。全系统广大干部职工全力以赴，众志成城，保证了灾区药械供应和质量安全。四川、甘肃、陕西等地震重灾区没有发生一起重大药害事件，监管工作得到了国务院领导的充分肯定。

圆满完成北京奥运会药品安全保障任务　从2008年4月开始，国家食品药品监督管理局联合八部门，开展了为期半年的兴奋剂专项治理。各地共对3 000多家药品生产企业、1.2万家药品批发企业、29.9万家药品零售企业、17.8万家化工类企业进行严格检查，实现了全国范围内无非法生产、无非法经营、无非法进出口兴奋剂的目标。全国药监系统全面强化药品监管，严格落实安全责任，确保了全国食品药品市场稳定有序，确保了赛事承办城市没有发生重大药品安全事故。

进一步巩固和深化药品专项整治　基本完成药品集中审评、批准文号清查和注册现场核查任务。完成2.5万个过渡期品种的审评，基本解决了审评严重超时的历史遗留问题，进一步规范了药品研发及注册申报秩序。完成17.7万个药品批准文号清查，清除了涉嫌造假的药品批准文号，建立了完整准确的数据库。推进药品注册现场核查，保证了注册申报资料的真实性和规范性。强化高风险品种安全监管，注射剂生产工艺和处方专项检查取得重要进展。药品GMP飞行检查、派驻监督员、质量受权人等措施进一步保障了药品安全。血液制品、疫苗、中药注射剂、第二类精神药品已开始实施电子监管。加强了药品生产经营许可管理，继续深化农村药品“两网”建设。加大了药品广告审查和监测力度。妥善处理了多起药品和医疗器械召回事件。2008年，全国食品药品监管系统共查处各类药品和医疗器械违法案件29.75万件，涉案总值5.95亿元，捣毁制假窝点363个。对1 196家注射剂生产企业生产的15 536个品种进行了核查，责令停产402个品种。依法撤销药品广告批准文号128个，对违法发布广告情节严重的药品采取了577次暂停销售的行政强制措施。

妥善处置重大药品安全突发事件　及时发现并稳妥处置了肝素钠、静脉注射人免疫球蛋白、刺五加注射液等严重药品不良事件，完善了严控问题药品、彻查事件原因、及时通报信息、正确引导舆论等工作机制，应急处理能力明显提高。

推进基本药物制度和长效监管机制建设　积极推进基本药物制度建设，提出基本药物制度建设方案，初步遴选基本药物目录，加快法规制度的制定、修订工作。《中华人民共和国食品安全法》（草案）全文向社会公布，征求各方意见，推动《中华人民共和国药品管理法》、《医疗器械监督管理条例》、《处方药和非处方药管理条例》的制定、修订，完善医疗器械召回管理办法、中药注册管理补充规定等重要规章和规范性文件。

强化药品安全监督　加快完善标准体系，启动修订2 000个品种的药品质量标准；审评工作实行资料审查、样品检验、现场核查“三结合”，完善认证制度，强化认证检查；强化检验工作。开展药品质量控制关键技术攻关，全面提升药品检验能力。改革药品评价抽验方式，强化上市后质量控制，加快监测评价体系建设。药品不良反应（ADR）报告数量有所增长，质量明显提高，分析运用能力和安全评价水平进一步提高。2008年国家药品不良反应监测中心共收到药品不良反应/事件报告653 087份，比去年增长19.4%。新的严重的不良反应/事件报告84 959份，占13.0%。2008年1～11月，国家药品不良反应监测中心共收到和处理药品群体不良事件16起，其中8起认定为公共卫生突发事件，涉及胸腺肽、氯氮平等10个品种。2008年，盐酸西替利嗪片、氨酚拉明片等38种药品转化为非处方药。截至2008年底，我国非处方药品共有4 685种，其中，中成药3 646种，化学药品1 039种，非处方药品种数约占我国上市药品总数的四分之一。

实施国家食品药品“十一五”规划　截至2008年10月，各省、自治区、直辖市完成规划项目159个、重点工作专项107个，批准基本建设项目2 145个，批准投资60亿元。2008年，中央财政共投入20.5亿元，重点支持中西部地区行政机构办公业务用房建设、执法装备配备、药检所实验室改造、检验仪器设备配备以及药品标准修订、药品抽验、ADR监测等。积极推进监管工作信息化建设，信息化“3511”工程立项审批取得重要进展。食品药品监管体制改革稳步推进。国家食品药品监管局完成食品安全综合协调和消费环

节食品、保健食品、化妆品监管相关职责的交接。对外宣传成绩显著,发布了我国首部药品安全监管状况白皮书。党风廉政建设成效显著,建立健全了惩防体系,领导责任制和责任追究制进一步完善。以落实中美合作协议为重点,对外交流与合作取得新进展。2008 年全国执业药师资格考试报名人数为 107 862 人,实际参考人数为 84 333 人,参考率为 78.19%,合格人数为 9 479 人,合格率为 11.24%。截至 2008 年底,全国累计 162 632 人取得执业药师资格。

(杨世民　整理)

食品药品监管系统基本情况　截至 2008 年底,食品药品监管系统各级行政机构共计 2 715 个、事业单位 1 023 个。食品药品监管系统行政机构中共下达编制 47 188 名(不含工勤编制),到岗 42 638 人,其中:领导班子人员现有 8 567 人。事业单位共下达编制 27 560 名,到岗人员 24 422 人。

截至 2008 年底,全国共有各类检查员 15 798 人,其中,GLP 检查员 20 人,GCP 检查员 218 人,GMP 检查员 2 629 人,GSP 检查员 12 931 人。

2008 年全国共受理对各级食品药品监督管理部门行政复议案件 152 件,法院受理对各级食品药品监督管理部门行政诉讼案件 73 件。

药品注册情况　2008 年全年批准新药临床申请 581 件,新药证书申请 236 件,新药生产申请 270 件,按新药管理 1 190 件,新药补充申请 355 件。2008 年全年批准仿制药品生产申请 1 826 件,批准仿制药品补充申请 1 953 件。2008 年全年批准进口药品注册申请 329 件,批准再注册申请 432 件,批准补充申请 665 件。2008 年全年批准的保健食品初次注册申请 642 件,批准变更申请 156 件,批准技术转让申请 181 件。2008 年全年国家局批准国产药品包装材料注册申请 290 件,批准再注册申请 171 件。批准进口药品包装材料注册申请 11 件,批准再注册申请 1 件,批准补充申请 5 件。

医疗器械注册情况　2008 年全国共批准 Ⅰ 类医疗器械首次注册 2 117 件,重新注册 1 583 件;Ⅱ 类首次注册 2 172 件,重新注册 2 234 件;批准国产 Ⅲ 类医疗器械注册 1 485 件。港澳台器械 116 件,进口器械 3683 件。

药品、医疗器械生产企业情况　截至 2008 年底,全国实有原料药和制剂生产企业 4 749 家。截至 2008 年底,共有 52 家中药材企业通过中药材 GAP 认证。截至 2008 年底,全国实有医疗器械生产企业 13 141 家,其中:一类 3 368 家,二类 7 533 家,三类 2 240 家。国家及省级重点监管企业 1 880 家。

药品、医疗器械经营企业情况　截至 2008 年底,全国持有《药品经营许可证》的企业共有 380 855 家,其中法人批发企业 10 216 家、非法人批发企业 3 076 家;零售连锁企业 1 985 家,零售连锁企业门店 129 346 家;零售单体药店 236 232 家。截至 2008 年底,全国持有《医疗器械经营企业许可证》的企业共有 157 364 家。

药品、医疗器械、保健食品广告审批查处情况　2008 年全国共批准药品广告 31 758 件,查处违法药品广告 46 276 件,向工商行政管理部门移送的违法药品广告 46 192 件;撤销药品广告批准文号共 129 件。

2008 年全国共审批医疗器械广告 3 016 件,查处违法药品广告 3 428 件,向工商行政管理部门移送的违法医疗器械广告 3 483 件;撤销医疗器械广告批准文号共 3 件。

2008 年全国共审批保健食品广告 3 058 件,查处违法药品广告 28 416 件,监测并向工商行政管理部门移送的违法保健食品广告 28 801 件;收回保健食品广告批准文号共 5 件。

中药品种保护情况　截至 2008 年底,共有中药品种保护 1 930 个,其中初次申报品种 606 个,同品种 267 个,延长保护期 1 057 个。撤销或终止保护品种 213 个,中止同品种药品批准文号 1 750 个。

药品行政保护情况　2008 年全年国家局自撤及视撤药品行政保护 4 件,终止药品行政保护 1 件。

投诉举报及查处案件情况

(一)药品、医疗器械投诉举报情况

2008 年全年共收到药品投诉 37 132 件、立案 9 626 件、结案 8 558 件、移交司法机关 118 件。收到医疗器械投诉 4 656 件、立案 1 554 件、结案 1 356 件、移交司法机关 5 件。

(二)查处违法药品、医疗器械情况

2008 年全年共查处药品案件 273 265 件,100 万元以上的案件 18 件,涉及物品总值 51 274.61 万元、罚款金额 54 469.31 万元、没收金额 15 174.19 万元、取缔无证经营 5 290 户、捣毁制假窝点数 326 个、停业整顿 547 户、吊销许可证 212 件、移交司法机关 223 件、刑事处罚 92 人、进行监督检查 2 893 799 人次、撤销终止批准文号 2 件。

2008 年全年共查处医疗器械的案件总数 24 764 件、100 万元以上的案件 7 件、涉及物品总值 8 172.20 万元、罚款金额 9 854.09 万元、没收金额 2 145.33 万元、取缔无证经营 1 543 户、捣毁制假窝点 52 个、停业整顿 36 户、吊销许可证 4 件、移交司法机关 11 件、刑事处罚 8 人、进行监督检查 1 233 165 人次,撤销终止批准文号 1 件。　(杨世民　整理)

我国首次发布药品安全监督状况白皮书　2008 年 7 月 18 日,国务院新闻办公室发布了《中国的药品安全监督状况白皮书》,这是我国政府首次发布药品安全监管状况白皮书。白皮书集中展示了我国药品安全监督工作取得的成果,体现了我国政府为保障百姓用药安全不懈的努力和坚持。白皮书从五个方面介绍了中国药品安全监管的工作:①药品供应和质量安全概况,②药品安全监管的体制与法制,③药品安全监管的政策措施，④中药和民族药的监管，⑤药品安全监管的国际交流和合作。

白皮书表明，我国坚持把保障公众用药安全有效作为各级政府的重要职责和药品监管部门的根本职责，通过不断完善六个体系使药品安全保障的总体水平不断提高。①我国已建立比较完备的安全监督管理体系，全国已有药品监管行政机构2 692个；②初步建立了地方政府负总责、监管部门各负其责、企业是第一责任人的药品安全责任体系；③建立起了包括《中华人民共和国药品管理法》和《药品管理法实施条例》等17部相关法规、39部行政规章的药品安全监管法律法规体系；④建成了以《中华人民共和国药典》和局颁标准为核心的国家药品标准体系；⑤制定实施了《药品生产质量管理规范》(GMP)、《药品经营质量管理规范》(GSP)、《药物非临床研究质量管理规范》(GLP)、《药物临床试验质量管理规范》(GCP)等一系列质量管理规范体系；⑥建立起了包括34个省级监测中心、200多个地市级监测机构的药品不良反应监测体系，并在此基础上不断强化上市后药品再评价力度，有效地减少了严重药品不良反应对患者的危害。

（杨世民）

全国食品药品监督管理工作会议 2008年1月30～31日，全国食品药品监督管理工作会议在北京召开。会议的主要任务是认真学习贯彻党的十七大精神，全面落实中央经济工作会议和十七届中央纪委第二次全会要求，深入贯彻落实科学发展观，总结食品药品监管和廉政建设工作经验，研究今后一个时期改革和发展的总体思路，部署2008年工作。国务院副总理吴仪出席会议并作重要讲话。

国家食品药品监督管理局党组书记、局长邵明立作工作报告，总结和回顾了2007年食品药品监管工作的经验，提出了2008年4个方面的主要工作：1. 巩固食品药品专项整治成果。研制环节要深入开展药品注册现场核查工作。生产环节要加强大容量和静脉注射液工艺核查；推动GMP检查从按剂型、类别逐步转变为按品种工艺检查；完善派驻监督员制度，扩大质量受权人制度试点范围。流通环节要改进药品监督抽验工作，完善评价抽验的指标体系；组织对邮售药品、狂犬疫苗等的专项检查；加强药品广告监测的针对性；强化互联网药品交易服务监管；加强对重大案件的督查督办和组织协调，坚决查处各种违法违规行为。使用环节要继续加强药品不良反应监测和特殊药品监控，提高安全事件预警和应急能力。2. 解决食品药品监管热点难点问题。①加强化学原料药监管；②加强出口药品监管；③严格企业和产品准入；④加强奥运食品药品安全检查保障。3. 建立健全保障食品药品安全长效机制。①加快法律制度建设；②加快标准体系和技术支撑体系建设；③进一步推进责任体系建设；④进一步加强队伍能力建设。4. 加快推进建立国家基本药物制度，加强基础设施建设，加强反腐倡廉建设。

会议由国家食品药品监督管理局党组副书记、副局长刘怡主持。副局长张敬礼，中央纪委驻局纪检组组长曲淑辉，副局长吴浈，中央和国家机关有关部门负责同志，各省、自治区、直辖市和计划单列市、副省级省会城市食品药品监管部门的主要领导和纪检监察部门负责同志，总后卫生部和新疆生产建设兵团药品监管部门领导，国家食品药品监管局各部门和直属单位主要负责人出席了会议。（杨世民）

吴仪出席全国食品药品监督管理工作会议并讲话

2008年1月31日，国务院副总理吴仪出席2008年全国食品药品监督管理工作会议并作重要讲话。她充分肯定了食品药品监管工作取得的成绩，强调食品药品监管工作要标本兼治，全力确保食品药品安全，对当前和今后一个时期食品药品监管工作提出5条要求：①把食品药品安全专项整治向纵深推进。要深化药品安全整治，加强对药品生产、经营企业的动态监管，把好高风险品种的生产质量关，对化工企业生产药品原料情况进行全面清查，把食品安全专项整治的重点放到基层、农村和城乡接合部。要周密落实奥运主办和承办城市的食品药品保障措施，严格抓好兴奋剂管理。②要围绕建立“两个链条、两个体系、一个网络”的要求，不断提高监管和供应保障能力，逐步实现对药品生产经营的全过程网上监管。③加快建设国家基本药物制度。要强化政府保障基本药物供应的责任，完善基本药物的生产供应保障体系，加强农村药品监管网和供应网建设，让广大人民群众使用到基本药物，用得起基本药物。④加快建立体系健全、制度完备的监管法律体系，严格执法，从严监管，认真落实食品药品安全责任。特别要扩大政务公开，加快审评审批计算机网络化，加强对权力的监督和制约。⑤要把队伍建设和党风廉政建设作为一项基础性、长期性、战略性任务抓紧抓好，努力造就一支为民、务实、清廉的食品药品监管队伍。（杨世民）

全国药品安全监管工作会议 2008年2月18～19日，全国药品安全监管工作会议在黑龙江省哈尔滨市召开。会议总结了2007年药品安全监管各项工作，部署了2008年药品安全监管重点工作。国家食品药品监督管理局副局长吴浈到会并讲话。会议就药品安全监管工作如何紧紧围绕药品生产质量安全，巩固药品专项整顿成果，创新监管思路，建立药品安全监管长效机制，保证2008年药品安全监管工作各项任务的落实与完成等方面开展了研究和讨论。2008年我国药品安全监管工作的目标是：①建立药品GMP检查与企业生产品种现场工艺核查相结合的机制；建立派驻监督员工作与企业质量受权人制度和非现场监管相结合的机制；进一步完善药品生产准入和退出机制。②整治和规范药物临床前与临床研究行为；整治和规范兴奋剂生产经营秩序。③

制定与医疗卫生体制改革相配套的、能够保障公众基本医疗用药需求的基本药物目录。④进一步完善药品不良反应监测预警和应急机制，全面提升药品安全性突发事件的处置能力；⑤全面治理化工企业生产原料药和药品生产企业使用化工企业生产的原料药直接生产药品的问题，加强化学原料药生产监管；⑥继续推进特殊药品监控信息网络建设，强化特殊药品监管；⑦加强出口药品监管。（杨世民）

全国药品注册管理工作会议 2008年3月5日，全国药品注册管理工作会议在安徽省合肥市召开。会议学习了2008年全国食品药品监督管理工作会议精神，总结了2007年药品注册管理的工作经验，分析研究了药品注册管理面临的形势和主要任务，并部署了2008年工作。国家食品药品监督管理局党组成员、副局长吴浈到会并讲话。药品注册司司长张伟对2008年药品注册工作作了安排，要着重做好以下4个方面的工作：①巩固成果，抓好专项整治工作的深入开展；②夯实基础，抓好注册体系制度建设；③理顺机制，抓好药品标准体系建设；④强化培训，抓好队伍建设。会议对2008年药品注册工作及《药品注册管理办法》实施工作进行了讨论。（杨世民）

国家食品药品监督管理局"三定方案" 2008年7月10日，国务院办公厅以国办发[2008]100号文印发通知，公布了经国务院批准的《国家食品药品监督管理局主要职责内设机构和人员编制规定》。根据《国务院关于部委管理的国家局设置的通知》（国发[2008]12号），设立国家食品监督管理局（副部级），为卫生部管理的国家局。

职责调整 ①取消已由国务院公布取消的行政审批事项；②将药品、医疗器械等技术审评工作交给事业单位；③将综合协调食品安全、组织查处食品安全重大事故的职责划给卫生部；④将卫生部食品卫生许可，餐饮业、食堂等消费环节食品安全监管和保健食品、化妆品卫生监督管理的职责，划入国家食品药品监督管理局。

主要职责 规定了国家食品药品监督管理局主要职责13条。

内设机构 国家食品药品监督管理局设10个内设机构（副司局级）：办公室（规划财务司）、政策法规司、食品许可司、食品安全监管司、药品注册司（中药民族药监管司）、医疗器械监管司、药品安全监管司、稽查局、人事司、国际合作司（港澳台办公室）。

人员编制 国家食品药品监督管理局机关行政编制为197名（含两委人员编制2名、援派机动编制2名、离退休干部工作人员编制20名）。其中，局长1名、副局长4名，正副司长41名（含机关党委专职副书记1名、国家食品药品稽查专员7名），离退休干部局领导2名。（杨世民）

国家食品药品监督管理局主要职责 经国务院批准，国家食品药品监督管理局主要职责为：①制定药品、医疗器械、化妆品和消费环节食品安全监督管理的政策、规划并监督实施，参与起草相关法律法规和部门规章草案。②负责消费环节食品卫生许可和食品安全监督管理。③制定消费环节食品安全管理规范并监督实施，开展消费环节食品安全状况调查监测工作，发布与消费环节食品安全监管有关的信息。④负责化妆品卫生许可、卫生监督管理和有关化妆品的审批工作。⑤负责药品、医疗器械行政监督和技术监督，负责制定药品和医疗器械研制、生产、流通、使用方面的质量管理规范并监督实施。⑥负责药品、医疗器械注册和监督管理，拟订国家药品、医疗器械标准并监督实施，组织开展药品不良反应和医疗器械不良事件监测，负责药品、医疗器械再评价和淘汰，参与制定国家基本药物目录，配合有关部门实施国家基本药物制度，组织实施处方药和非处方药分类管理制度。⑦负责制定中药、民族药监督管理规范并组织实施，拟订中药、民族药质量标准，组织制定中药材生产质量管理规范、中药饮片炮制规范并监督实施，组织实施中药品种保护制度。⑧监督管理药品、医疗器械质量安全，监督管理放射性药品、麻醉药品、毒性药品及精神药品，发布药品、医疗器械质量安全信息。⑨组织查处消费环节食品安全和药品、医疗器械、化妆品等的研制、生产、流通、使用方面的违法行为。⑩指导地方食品药品有关方面的监督管理、应急、稽查和信息化建设工作。⑪拟订并完善执业药师资格准入制度，指导监督执业药师注册工作。⑫开展与食品药品监督管理有关的国际交流与合作。⑬承办国务院及卫生部交办的其他事项。（杨世民）

卫生部增加制定药典、建立国家基本药物制度的职责 根据第十一届全国人民代表大会第一次会议批准的国务院机构改革方案和《国务院关于机构设置的通知》（国发[2008]11号），设立卫生部，国务院组成部门。三定方案明确卫生部管理国家食品药品监督管理局和国家中医药管理局。卫生部的主要职责有17条，涉及药品管理的职责为拟订卫生改革与发展战略目标、规划和方针政策，起草卫生、食品安全、药品、医疗器械相关法律法规草案，制定卫生、食品安全、药品、医疗器械规章，依法制定有关标准和技术规范。负责建立国家基本药物制度并组织实施，组织制定药品法典和国家基本药物目录，拟订国家基本药物采购、配送、使用的政策措施，会同有关部门提出国家基本药物目录内药品生产的鼓励扶持政策，提出国家基本药物价格政策的建议。为了履行好上述职责，卫生部专门设置了药物政策与基本药物制度司。（杨世民）

全力做好保障抗震救灾药品安全工作 "5.12"汶川地

震发生后，全国食品药品监管系统紧急行动起来，把抗震救灾作为一项重要政治任务，全力投入抗震救灾工作中。2008年5月13日，国家食品药品监督管理局成立了抗震救灾工作领导小组，负责组织指挥国家食品药品监督管理局抗震救灾工作。5月13日，卫生部、国家食品药品监督管理局、国家中医药管理局联合发布"关于切实做好抗震救灾医疗卫生应急救援和食品药品安全监管工作的通知"。启动一级应急响应机制，建立了值班制度，实行24小时值班，确保信息准确和畅通。为加强对抗震救灾工作的指导，国家食品药品监督管理局领导带队分赴四川、重庆、甘肃、陕西等受灾地区，深入灾区一线，慰问坚守救灾一线的广大干部职工，了解因灾损失情况、食品药品监管工作情况、药械供应保障情况以及工作中存在的困难和问题，指导加强监管工作，协调解决了救灾急需药械的供应保障等问题，紧急划拨了应急工作经费，并向四川派出了由中检所专家和技术骨干组成的药品检验专家组和药品快检技术工作组，指导救灾药品检验工作；组织国家局机关、重庆市局和贵州省局处级以上管理干部组成行政援助组到四川，协助开展食品药品监管工作。

抗震救灾工作展开后，社会各界踊跃捐赠药品和医疗器械。为保障救灾药械质量安全，国家局先后下发了4个紧急通知，对捐赠救灾药械的监管提出明确要求：①要在全面加强药械监管的同时，将监管关口前移，主动到药械捐赠企业和捐赠接收现场进行查验，确保药械质量安全；②积极配合有关部门组织救灾药械供应保障，指导企业按照灾区急需药械目录进行捐赠；③对国内外捐赠的药械认真查验，确保发往灾区药械的质量安全。 （杨世民）

奥运药品安全保障状况良好 为切实规范兴奋剂生产经营秩序，保障北京奥运会和残奥会的顺利举办，根据国务院工作部署，自2008年4月起，国家食品药品监管局、公安部、工业和信息化部、卫生部、海关总署、工商总局、体育总局、北京奥组委八部门联合发布了兴奋剂生产经营专项治理行动方案，进一步明确了兴奋剂治理工作的目标、措施，明确各部门职责分工和协调配合机制，以此为基础，各部门随之开展了对兴奋剂生产、经营、使用、进出口和互联网等环节的治理工作。

按照统一部署，各部门协同作战，共同组织开展督查与暗访，严查违法违规生产经营兴奋剂案件，确保了治理工作的顺利开展。围绕北京奥运会药品安全保障工作，国家食品药品监督管理局进一步规范了药品的生产、经营、使用秩序，努力保障运动员专用的药品和医疗器械的有效供应和质量安全，努力保障奥运会期间的药品安全和质量保障，充分做好应对突发公共卫生事件和其他突发事件的药品供应和药品质量安全监管。国家药品不良反应监测中心上报的监测结果显示，奥运期间，全国未发现群体药品医疗器械不良事件及其他重大药害事件。83个涉奥场馆、180个医疗站点、165辆急救车辆的药械供应充足，药械安全保障有力；各场馆的医疗站共接诊20 959人次，所使用的全部药械没有发生质量问题，没有发生由于数量不足而影响治疗的情况。北京市奥运药品供应充足、及时、有效，城市药品市场运行安全、稳定、有序，实现了"零差错、零事故、零投诉"。

（杨世民）

进一步规范药品零售企业经营行为 2008年12月17日，国家食品药品监督管理局以国食药监稽[2008]739号文发布"关于进一步规范药品零售企业经营行为的通知"。通知要求：①药品零售企业经营的所有产品（特别是非药品类产品），必须建立并执行进货检查验收制度，审验供货商的经营资格，验明产品合格证明和产品标识，并建立产品进货台帐，如实记录产品名称、规格、数量、供货商及其联系方式、进货时间等内容。药品零售企业销售的所有产品，都应当开具标明产品名称、规范、数量、生产厂商、价格等内容的销售凭证，并建立产品销售台帐。进货台帐和销售台帐保存期限不得少于2年。②药品零售企业不得经营无批准证明文件、无产品质量检验合格证明、产品名称和生产厂名以及厂址无中文标识的产品；不得经营与药品包装相似、与药品同名或者名称相仿、宣传功能主治的非药品类产品。③各级食品药品监督管理部门要加强对药品零售企业经营行为的监督检查，对不符合《药品管理法》、《国务院关于加强食品等产品安全监督管理的特别规定》等有关规定的，一经查实，必须依法予以严肃处理，情节严重的依法吊销其《药品经营许可证》。 （杨世民）

执业药师资格考试大纲药事管理与法规科目部分内容调整 2008年2月28日，国家食品药品监督管理局人事教育司以食药监人函[2008]12号发布"关于调整2007年版国家执业药师资格考试大纲药事管理与法规科目部分内容的通知"，对《2007年版国家执业药师资格考试大纲》药事管理与法规科目的部分内容进行调整。①在药事管理与法规科目第二大单元药事管理法规中新增《药品广告审查发布标准》（国家工商总局令第27号）、《药品广告审查办法》（国家食品药品监督管理局令第27号）、《药品召回管理办法》（国家食品药品监督管理局令第29号）。②将药事管理与法规科目第二大单元药事管理法规中的《药品注册管理办法》更新为2007年10月1日起施行的《药品注册管理办法》（国家食品药品监督管理局令第28号）；将《关于公布麻醉药品和精神药品品种目录的通知》更新为2008年1月1日起施行的《关于公布麻醉药品和精神药品品种目录（2007年版）的通知》（国食药监安[2007]633号）。 （杨世民）

对执业药师注册管理暂行办法作出补充规定 2008年1月4日,国家食品药品监督管理局以食药监人函[2008]1号文下发"关于执业药师注册管理暂行办法的补充意见",对《执业药师注册管理暂行办法》作出补充规定。①按照权责一致的原则,国家食品药品监督管理局将在应用执业药师注册管理网络信息系统的同时,统一印刷新版《执业药师注册证》,取消《执业药师注册证》副本,注册证书上不再加盖国家食品药品监督管理局公章。各省级食品药品监督管理局做出注册许可决定后,在注册证书上加盖本部门公章和照片骑缝钢印。②执业类别分药学类、中药学类、药学与中药学类。③执业范围为药品经营的,须在注册证书上注明药品经营(批发)或药品经营(零售);在药品零售连锁公司总部或门店的,须注明药品经营(零售)。④对已具有从业药师资格并通过考试取得执业药师资格的人员,在发放《执业药师注册证》的同时,收回《从业药师资格证书》。⑤须在《执业药师注册证》有效期满前三个月到注册机构办理再次注册手续;有效期满未办理再次注册手续的,省级食品药品监督管理局须按照《行政许可法》第七十条第一款规定办理注销注册手续。 (杨世民)

医疗器械不良事件监测和再评价管理办法试行 2008年12月29日,卫生部、国家食品药品监督管理局以国食药监械[2008]766号文印发《医疗器械不良事件监测和再评价管理办法(试行)》,自2008年12月30日起施行。办法明确规定,国家食品药品监督管理局负责全国医疗器械不良事件监测和再评价工作,省、自治区、直辖市食品药品监督管理部门负责本行政区域内医疗器械不良事件监测和再评价工作,卫生部和地方各级卫生主管部门负责医疗卫生机构中与实施医疗器械不良事件监测有关的管理工作,国家药品不良反应监测中心承担全国医疗器械不良事件监测和再评价技术工作。省、自治区、直辖市医疗器械不良事件监测技术机构承担本行政区域内医疗器械不良事件监测和再评价技术工作;医疗器械生产企业、经营企业和使用单位应当建立医疗器械不良事件监测管理制度,指定机构并配备专(兼)职人员承担本单位医疗器械不良事件监测工作。报告医疗器械不良事件应当遵循可疑即报的原则;医疗器械生产企业应当制定再评价方案,并将再评价方案、实施进展情况和再评价结果按规定报告;在报告医疗器械不良事件后,医疗器械经营企业和使用单位应当配合医疗器械生产企业和主管部门对报告事件进行调查,提供相关资料并采取必要的控制措施;国家食品药品监督管理局定期通报或专项通报医疗器械不良事件监测和再评价结果,公布对有关医疗器械采取的控制措施。 (杨会鸽)

首批基本用药定点生产工作汇报会 2008年2月29日,全国首批城市社区和农村基本用药定点生产工作总结汇报会在北京召开。北京双鹤药业股份有限公司、华北制药股份有限公司、华北制药集团制剂有限公司、常州制药厂有限公司、西南药业股份有限公司、成都第一制药有限公司、青海制药有限公司、天津达仁堂制药厂、大连美罗中药厂有限公司和山东方健制药有限公司等10家定点生产企业负责人汇报了定点生产工作进展情况;出席会议的企业代表和国家食品药品监督管理局有关司室负责人、总后卫生部药品监管局人员,就全面推进此项工作的热点问题和下一步工作思路进行研讨;国家食品药品监督管理局副局长张敬礼对全面推进此项工作提出明确要求。 (杨会鸽)

我国与WHO联合举办药品GMP检查员培训班 2008年12月1~5日,世界卫生组织(WHO)与国家食品药品监督管理局联合举办的药品GMP检查员培训班在江西省南昌市召开。本次培训班是世界卫生组织与中国政府预算内合作项目,来自英国、澳大利亚、荷兰和世界卫生组织的专家,围绕着药品生产管理、质量控制、GMP检查具体方法等内容,以授课和现场模拟检查的形式,为我国的药品GMP检查员提供培训。国家食品药品监督管理局副局长吴浈出席开幕式并致辞,他要求参加培训的检查员充分利用学习机会,掌握国际上先进的检查方法和管理模式,提高我国GMP认证检查水平。 (杨会鸽)

药物滥用监测工作研讨会 2008年12月12日,国家药物滥用监测中心在北京召开监测工作研讨会暨药物滥用监测调查表修订会。会上,国家药物滥用监测中心报告了药物滥用监测工作进展和监测调查表的应用情况及存在问题,介绍了美国、欧盟和香港特区药物滥用监测表的特点,提出本次修订工作的基本要点,并就药物滥用监测工作和修订监测调查表广泛征求了与会代表的意见和建议。代表提出,药物滥用监测工作需要调整工作思路,不断完善和健全监测方法与手段,加强监测数据的针对性和时效性,提高监测信息的利用价值,为特殊药品监管和禁毒工作提供技术支持,以适应新形势下特殊药品监管和禁毒的要求。 (杨会鸽)

十省药品生产质量受权人工作研讨会 2008年1月18日,国家食品药品监督管理局在广东清远市召开药品生产质量受权人工作研讨会。药品安全监管司和国家药品认证管理中心的有关领导及来自北京、河北、安徽、湖南、湖北、海南、福建、江苏、广东、山东10个省的食品药品监管部门和实施受权人制度的企业代表共47人出席了会议。药品安全监管司介绍了我国受权人制度实施现况,已实施受权人制度的广东、安徽、湖北省食品药品监督管理局以及广东、海南、山东、河北的企业在会上分别作了情况介绍,国家食品药品监

督管理局对广东取得的成效进行了总结。（杨会鸽）

第三届中美药典高层论坛 2008年11月5~7日，中国国家药典委员会与美国药典委员会在天津市共同举办"第三届中美药典高层论坛"，论坛的主题为：药品质量控制与标准。国家食品药品监督管理局副局长兼国家药典委员会秘书长吴浈、美国药典委员会首席执行官Roger·Williams分别代表主办双方致辞并作主题演讲。国家食品药品监督管理局、科技部、美国食品药品监督管理局和美国商务部等中美两国政府部门的有关负责人，以及世界卫生组织、欧洲药品质量管理局、英国药典委员会、法国药典委员会的技术官员及密西西比大学、北京大学、中国工程院、中国医学科学院等高等院校、科研院所的专家出席了本届论坛。中美两国及相关国家（地区）药品标准领域的专家围绕论坛主题，就与药品标准相关的政策法规和技术要求，以及药品质量控制现状和发展趋势等议题发表了专题演讲，并进行了交流与研讨；中美两国药典委员会就2008年3月签署的《中国药典委员会和美国药典委员会合作谅解备忘录》所涉及的各项工作进展情况进行了磋商，并就近期双方合作过程中存在的具体问题进行了专题研究，对下一阶段合作的工作方案达成了共识；中国药典委员会分别与世界卫生组织、英国药典委员会就如何进一步加强双方合作进行了深入讨论。（杨会鸽）

第四届基层食品药品监管论坛 2008年1月8~10日，第四届基层食品药品监管论坛在黑龙江省哈尔滨市举行。论坛的主题是：深入学习贯彻党的十七大精神，进一步树立实践科学监管理念，开创基层食品药品监管工作新局面。论坛主要围绕以下8个问题进行了讨论：①如何丰富监管内容，创新监管形式，建立健全监管长效机制；②如何进一步深化地方政府负总责，监管部门各负其责，企业是第一责任人的责任体系，强化监管；③如何加强技术监督能力建设，促进整体执法水平的提高；④如何强化日常监管模式，进一步探索食品药品监管大格局模式；⑤药品市场监管面临的问题，如何完善法规体系；⑥如何通过廉政建设、能力建设等方式，提升队伍整体素质和监管效能；⑦如何统筹兼顾当前工作和长远发展，探索新的监管模式和手段，实现食品药品监管工作可持续发展；⑧如何正确处理监管与发展的关系，通过科学监管促进医药经济又好又快发展。（杨会鸽）

民族医药产业政策研讨会 2008年8月20~21日，"健康中国2020战略规划"民族医药产业政策研讨会在云南省楚雄彝族自治州召开。全国人大常委会副委员长、中国工程院院士桑国卫到会并讲话，国家食品药品监督管理局副局长吴浈出席会议。桑国卫在讲话中指出，"健康中国2020战略规划"是站在国家层面高度制定的卫生事业发展的中长期战略规划，药物政策研究是战略规划非常重要的组成部分。会议期间，国内30多家大型制药企业、科研机构的负责人就我国民族医药产业政策、发展战略进行了深入研讨。

（杨会鸽）

十一省（市）ADR信息管理系统试点工作启动 2008年5月30日，国家药品不良反应监测中心在广东省广州市召开培训会，正式启动十一省（市）省级药品不良反应监测（ADR）报告表综合管理系统试点项目。十一个省（市）分别是：河南、福建、江西、湖南、广东、广西、海南、四川、贵州、云南和重庆市。培训会的主要任务是将广东省"省级药品不良反应信息网络管理平台"推广到泛珠范围的十一个省（市）。（杨会鸽）

公布第18批允许发布处方药广告的专业刊物 2008月4月2日，国家食品药品监督管理局、卫生部以国食药监市[2008]136号文联合公布了第18批允许发布处方药广告的医学药学专业刊物名单，认定《中国药物经济学杂志》等5个医学、药学专业刊物（见表1）可以发布处方药广告。

表1 第18批允许发布处方药广告的医学、药学专业刊物名单

序号	刊物名称	CN刊号	登记地	广告经营许可证号
1	中国药物经济学杂志	CN11-5482/R	北京市	京东工商广字第0369号
2	中国现代医生	CN11-5603/R	北京市	京东工商广字第0342号
3	中国医药导报	CN11-5539/R	北京市	京东工商广字第0342号
4	世界中西医结合杂志	CN11-5511/R	北京市	京朝工商广字第8063号
5	中国脊柱脊髓杂志	CN11-3027/R	北京市	京朝工商广字第0148号

（杨会鸽）

个别企业中药品种保护提前终止 2008年6月4日，国家食品药品监督管理局以国食药监注[2008]276号文下发"关于提前终止有关中药品种保护的通知"。通知要求：①大连泛美药业有限公司"溃得康颗粒"等13个品种（见表2）不再按国家中药保护品种管理，不得冠以"国家中药保护品种"的称谓，其《中药保护品种证书》一并废止。②提前终止企业名单中的第4~13号品种，因其他企业的同品种仍在保护期内，故该10个品种的生产企业应在保护期内停止生产；如继

续生产，国家局将中止该品种批准文号效力，并按《中药品种保护条例》第二十三条进行查处。 （杨会鸽）

加强过渡期品种集中审评工作 2008年4月28日，国家食品药品监督管理局邀请80多家药品生产企业就过渡期品种集中审评工作召开通气会。药品注册司司长张伟介绍了过渡期品种集中审评工作的背景和意义，指出开展过渡期品种集中审评是巩固药品市场秩序专项整治成果的重要措施，此项工作已纳入国家食品药品监督管理局2008年的工作重点。集中审评工作本着依法行政、严格把关、公开透明、依靠专家的原则，严格依法规、按程序、照标准进行，符合标准和要求的品种，将尽快通过审评，不符合要求和规定的，坚决不予批准。药品审评中心主任李国庆介绍了集中审评工作的进展情况，以及下一步的工作安排和工作方法。与会企业代表对过渡期品种集中审评工作普遍表示理解和支持，同时，就集中审评工作中的一些具体问题提出了建议。 （杨会鸽）

10个药品审评技术标准发布 2008年6月3日，国家食品药品监督管理局以国食药监注[2008]271号下发"关于印发化学药品技术标准等5个药品审评技术标准的通知"，印发了《化学药品技术标准》、《多组分生化药技术标准》、《中药质量标准不明确的判定标准及处理原则》、《含濒危药材中药品种处理原则》和《化学药品研究资料及图谱真实性问题判定标准》5个药品审评技术标准，自印发之日起执行。2008年6月12日，国家食品药品监督管理局以国食药监注[2008]287号下发"关于印发中药工艺相关问题的处理原则等5个药品审评技术标准的通知"，印发了《中药工艺相关问题的处理原则》、《含毒性药材及其他安全性问题中药品种的处理原则》、《中药改剂型品种剂型选择合理性的技术要求》、《中药外用制剂相关问题的处理原则》和《中药质量控制研究相关问题的处理原则》5个药品审评技术标准，自印发之日起执行。 （杨会鸽）

表2 提前终止有关企业中药品种保护的品种名单

序号	药品名称	生产企业	保护品种号	保护证书号	保护批件号	保护期限
1	溃得康颗粒	大连泛美药业有限公司	国药准字 Z10970079	2002122	2002299	2002年9月12日～2009年9月12日
2	儿泻止颗粒	武汉华琦药业有限公司	国药准字 Z42021718	2002102	2002279	2002年9月12日～2009年9月12日
3	归芪口服液	武汉第四制药厂	国药准字 Z10980079	2003024	2003067	2003年6月16日～2010年6月16日
4	胆乐胶囊	浙江新华制药有限公司	国药准字 Z33020205	20011411	2001238	2001年8月5日～2008年8月5日
5	颈痛灵药酒	长春市北华制药厂	国药准字 Z22022303	20011511	2001263	2001年8月5日～2008年8月5日
6	产妇安口服液	广州福寿仙药业有限公司	国药准字 Z19993022	2002029	2002053	2002年4月17日～2009年4月17日
7	强身健脑片	广州福寿仙药业有限公司	国药准字 Z19993090	2002050	2002075	2002年4月17日～2009年4月17日
8	强身健脑片	四川好医生制药有限公司	国药准字 Z51022571	2002050－4	2004181	2004年6月24日～2009年4月17日
9	生发丸	吉林方大药业股份有限公司	国药准字 Z22020256 国药准字 Z22020257	2002059	2002084	2002年4月17日～2009年4月17日
10	追风舒经活血片	长春新宇制药有限公司	国药准字 Z22021269	2002158	2002338	2002年9月12日～2009年9月12日
11	双黄连口服液	上海五洋药业健康产品有限公司	国药准字 Z31020185	200300812	2003196	2003年8月15日～2010年4月11日
12	复方熊胆乙肝胶囊	湖北龙丹生物医药科技股份有限公司	国药准字 Z19991019	2003021-1	2004084	2003年12月12日～2010年6月16日
13	田七跌打丸	江西诚志信丰药业有限责任公司	国药准字 Z36021883	2004078-2	2005311	2005年12月13日～2011年8月13日

（杨会鸽）

国家食品药品监督管理局成立法律专家咨询组 2008年11月6日，国家食品药品监督管理局举行法律专家咨询组聘任仪式，张敬礼副局长为马怀德等8位法律专家颁发聘书，成立法律专家咨询组。法律专家咨询组成员由行政法专家、民商法专家、刑法专家和法律实务专家组成，将对国家食品药品监督管理局食品药品监管工作中的疑难法律事务、法律法规规章起草及规范性文件制定、重大行政决策等提供咨询意见，进行法律论证。张敬礼副局长指出，要建立和完善监管体制、健全法制,整顿和规范市场秩序,加强食品药品监管,推进政府职能转变,坚定不移地推进依法行政,确保人民群众的饮食用药安全;经过十年左右的努力,基本实现建设法治政府部门的目标,把实行科学民主决策、推进依法行政、加强执法监督作为国家食品药品监督管理局工作的三项基本内容。（杨会鸽）

开展互联网药品信息服务和交易服务监督检查工作 2008 年 4 月 1 日,国家食品药品监督管理局以国食药监市[2008]130 号文印发"关于开展互联网药品信息服务和交易服务监督检查工作的通知",以严厉打击互联网站欺骗和误导消费者的行为。具体事项有:①提高对互联网药品信息服务和交易服务监督管理工作的认识,深入贯彻落实科学发展观,大力实践科学监管理念,以整治公众反映强烈的突出问题为重点。②严格审批程序和验收标准,把申请单位提交的关于保证互联网药品信息来源真实、合法以及互联网药品交易安全的制度和措施等作为审查工作的重点。③对未经审批擅自从事互联网药品信息服务和交易服务的企业,采取有效措施加大检查力度;同时,加强对网上发布含有"性生活、性暗示"等低俗内容违法药品广告的监测,并按照要求进行查处。④重点加大对影响范围大、公众浏览频率高的综合性门户网站的监督力度。⑤加大对生产、经营蛋白同化制剂、肽类激素企业从事互联网药品信息服务和交易服务的监督检查。⑥加大对消费者安全购药知识的宣传,在各级食品药品监督管理部门的网站上开设《网上购药安全警示》栏目,及时将监测到的违法发布药品信息、销售药品的网站向社会公示。（杨会鸽）

建立全国统一药品电子监管网络 为保障公众用药安全,运用现代化科技手段,不断提高监管水平,国家食品药品监督管理局在 2007 年特殊药品监控信息网络基础上,进一步加强药品电子监管,建立全国药品监督管理网络,逐步实施药品"电子身份证"监管制度。根据总体设计、分步实施的原则,分类、分批对药品实施电子监管,制定公布了《入网药品目录》,将已批准注册的药品列入该目录,统一纳入药品电子监管。凡生产、经营目录中产品的企业,必须在规定的时间内加入药品监管网。目录中的品种在上市前必须在产品最小销售包装上加贴统一标识的药品监管码。2008 年首批《入网药品目录》为血液制品、疫苗、中药注射剂及第二类精神药品等,对于列入重点药品的生产、经营企业,于 2008 年 10 月 31 日前完成赋码入网,上述重点药品未使用药品电子监管码统一标识的,一律不得销售。（杨会鸽）

加强中药饮片生产监督管理工作 2008 年 2 月 1 日,国家食品药品监督管理局以国食药监办[2008]42 号文下发"关于加强中药饮片生产监督管理的通知"。通知要求:自 2008 年 1 月 1 日起,未获得药品 GMP 证书的中药饮片生产企业一律不得从事中药饮片的生产经营活动。中药饮片经营企业、使用单位(药品生产企业、医疗机构)必须从具有药品 GMP 证书的中药饮片生产企业或具有中药饮片经营资质(批发)的药品经营企业购进饮片。②使用单位从经营企业购进中药饮片的,必须要求经营企业提供中药饮片生产企业的药品 GMP 证书复印件。经营企业和使用单位在 2007 年 12 月 31 日前已经购进的未获得药品 GMP 认证企业生产的中药饮片,可以继续销售使用。③凡持有药品 GMP 证书的中药饮片生产企业,必须严格按照工艺规程自行炮制生产,且只能生产销售认证范围内的品种。④对违反本通知要求的中药饮片生产企业、经营企业和使用单位,按照《药品管理法》第七十四条查处。（杨会鸽）

体外诊断试剂重新注册问题公告 2008 年 6 月 24 日,国家食品药品监督管理局以国食药监械[2008]310 号文印发"关于体外诊断试剂重新注册有关问题的公告"。公告指出,对 2002 年、2003 年已取得药品批准文号且属于《体外诊断试剂注册管理办法(试行)》管理范围,需按照《体外诊断试剂生产实施细则(试行)》的要求进行质量体系考核的体外诊断试剂品种,在 2008 年 12 月 31 日前,均可按照《体外诊断试剂注册管理办法(试行)》的相关规定申请重新注册。（杨会鸽）

处理"刺五加注射液"事件 2008 年 10 月 5 日,云南省红河州 6 名患者使用了标示为黑龙江省完达山制药厂(2008 年 1 月更名为黑龙江完达山药业公司)生产的两批刺五加注射液(批号:2007122721、2007121511,规格:100 ml/瓶)出现严重不良反应,其中有 3 例死亡。10 月 7 日,国家食品药品监督管理局同卫生部组成联合调查组,在云南、黑龙江两省地方政府及相关部门的配合下,对事件原因展开调查。查明:完达山药业公司生产的刺五加注射液部分药品在流通环节被雨水浸泡,使药品受到细菌污染,后被更换包装标签并销售。此外,完达山药业公司包装标签管理存在严重缺陷,公司管理人员质量意识淡薄,包装标签管理不严,提供包装标签说明书给销售人员在厂外重新贴签包装。上述行为严重违反《药品管理法》的规定,依法应按假药论处。2008 年 11 月 7 日,通报刺五加不良事件查处情况:①由黑龙江省食品药品监管局责令完达山药业公司全面停产,收回药品 GMP 证书,对该企业违法违规行为依法处罚,直至吊销《药品生产许可证》;②由黑龙江省食品药品监管局依法处理企业直接责任人,十年内不得从事药品生产、经营活动。建议该企业主管部门追究企业管理者的管理责任。（杨会鸽）

处理"注射免疫球蛋白死亡事件" 2008年5月29日，国家食品药品监督管理局以国食药监电[2008]24号文下发"关于暂停标示为江西博雅生物制药有限公司生产的静脉注射人免疫球蛋白销售使用的紧急通知"。通知指出，国家食品药品监督管理局接国家药品不良反应监测中心报告，标示为江西博雅生物制药有限公司生产的批号为20070514的静脉注射人免疫球蛋白(pH 4)，在江西南昌大学第二附属医院出现6例病人用药后死亡的严重不良事件，决定暂停标示为江西博雅生物制药有限公司生产的所有批号静脉注射人免疫球蛋白的销售和使用，问题批号产品由企业尽快召回，并立即通知辖区内有关药品经营和使用单位。

(杨会鸽)

第1～4期互联网购药安全警示公告汇总 2008年，国家食品药品监督管理局共发布了4期互联网购药安全警示公告，对伪造或假冒开办单位发布虚假药品信息、销售假药的网站予以汇总，同时曝光在监督检查中发现的违法销售药品网站的名单，并要求各省(区、市)食品药品监督管理部门加大对消费者网上购药安全知识的宣传力度。累计通报并移送通信管理部门查处的网站共115个，其中第1期互联网购药安全警示公告公布了违法销售联邦·焕胰素、祛渴强肾胶囊等药品的违法网站共25个，第2期公布了违法销售联邦·活脑素、御龙强肾胶囊等药品的违法网站共20个，第3期公布了违法销售养阴降压胶囊、百味活胰宝胶囊等药品的违法网站共30个，第4期公布了违法销售益肾祛屑宁、美华癣康宁等药品的违法网站共40个。 (杨会鸽)

第1期违法药品广告公告 2008年7月31日，国家食品药品监督管理局印发了《2008年第1期违法药品广告公告汇总》，公布了2008年1月至6月期间各省(区、市)食品药品监督管理部门监测到的违法情节严重的药品广告，主要有：辽宁先臻制药有限公司生产的"清脑降压片"、西安亨通光华制药有限公司生产的"甘露聚糖肽口服溶液"、哈尔滨怡康药业有限公司生产的"通脉口服液"、河南省新四方制药有限公司生产的"肠胃宁片"、山西三晋药业有限公司生产的"蚂蚁双参通痹丸"、吉林永利药业股份有限公司生产的"精制冠心软胶囊"、山西创隆制药有限公司生产的"通络止痛胶囊"、内蒙古凯蒙药业有限公司生产的"味檀香胶囊"。上述违法药品广告，违法情节严重，已成为消费者投诉举报的重点，食品药品监督管理部门已依法向工商行政管理部门移送查处。 (杨会鸽)

进一步做好注射剂生产工艺和处方核查工作 2008年11月24日，国家食品药品监督管理局以国食药监办[2008]687号文印发"做好注射剂生产工艺和处方核查工作的通知"，要求：①省(区、市)局务必在2008年底前全部完成对辖区内在产静脉注射剂和在产全部中药注射剂品种生产工艺和处方核查，并按照《关于开展注射剂类药品生产工艺和处方核查工作的通知》要求做好总结；②省(区、市)局应在全面核查工作的基础上，对每个品种按批准文号逐一建立完整监管档案。对生产企业因停产尚未进行核查的品种、核查后责令停产或限期改正的品种，应当加强监督，落实监管措施。凡擅自恢复生产、不按照核查后工艺和处方进行生产、再次变更生产工艺和处方不按规定研究和申报的企业，必须依法给予严肃查处。对已经通过核查的注射剂品种，尤其是中药注射剂品种，应当对照上述要求进行认真总结，整理品种监管档案和有关问题，必要时再次进行有针对性的核查。

(杨会鸽)

加强使用丁基胶塞的头孢类注射剂监督管理 2008年12月26日，国家食品药品监督管理局以国食药监办[2008]765号文印发"加强使用丁基胶塞的头孢类注射剂监督管理的通知"，要求各省(区、市)食品药品监督管理部门要在落实《关于做好注射用头孢曲松钠处理工作的通知》的基础上，加强对药品生产企业使用丁基胶塞的监管。药品生产企业应根据产品注册时的相容性实验确定的丁基胶塞生产药品，若变更丁基胶塞的生产厂家，应对药品与变更的丁基胶塞相容性进行实验验证，符合要求并报所在地省(区、市)食品药品监督管理部门备案后方可使用。通知强调，各地食品药品监督管理部门要加大对2009年1月1日以后生产的头孢类注射剂，特别是注射用头孢曲松钠的抽验力度，重点对生产环节产品的澄清度开展监督抽验，监督药品生产企业严格执行有关规定，确保产品的质量。 (杨会鸽)

加强含可待因复方口服溶液的管理 2008年12月8日，国家食品药品监督管理局下发"关于加强含可待因复方口服溶液管理的通知"。通知要求，①开展含可待因复方口服溶液专项检查。各地食品药品监管部门要对辖区内含可待因复方口服溶液的经营情况进行一次全面检查，重点检查药品生产、批发企业含可待因复方口服溶液的销售流向，以及药品零售企业是否严格凭处方销售等情况。②进一步规范含可待因复方口服溶液的经营行为。药品生产企业要对销售客户进行全面清理，适度集中销售渠道，选择信誉和管理比较好的药品经营企业经营该品种，不得向无资质的单位或个人销售含可待因复方口服溶液；药品生产、批发企业销售时，必须严格执行相关法律规定，核实购买方资质证明材料、采购人员的身份证明等情况，并跟踪核实药品到货情况；药品零售企业应当严格凭处方销售含可待因复方口服溶液。③进一步加大对含可待因复方口服溶液生产经营违法违规行为的打击力度，对药品生产、经营企业未按规定销售的，要严格依照《药品管理法》、《药品流通监督管理办法》等规定进行处理；对药品批发企业将含可待因复方口服溶液销售给无资质的单位或个人以及药品零售企业未严格凭处方销售，造成滥用并导致严重后果的，一律吊销其《药品经营许可证》。通知公布，该类药品在我国共有13个品种获准上市，包括9个国产品种（见表3）和4个进口品种（见表4），该类药品国际上并未对其实行特殊管理。

表3 国产含可待因复方口服溶液品种

序号	药品名称	生产企业名称
1	复方磷酸可待因口服溶液（联邦止咳露）	深圳致君制药有限公司
2	愈酚伪麻待因口服溶液	深圳致君制药有限公司
3	可愈糖浆	北京双鹤高科天然药物有限公司
4	复方磷酸可待因糖浆（可非）	沈阳第一制药厂
5	复方可待因口服溶液（新泰洛其）	珠海联邦制药股份有限公司
6	愈酚待因口服溶液（联邦克立安）	珠海联邦制药股份有限公司
7	复方磷酸可待因口服溶液	南京星银药业有限公司
8	复方磷酸可待因溶液（立健亭）	南昌立健药业有限公司
9	复方磷酸可待因口服溶液	上海实业联合集团长城药业有限公司

表4 进口含可待因复方口服溶液品种

序号	药品名称	规格
1	复方磷酸可待因口服溶液(III)（克斯林）	60 mL/瓶、120 mL/瓶
2	复方磷酸可待因口服溶液（奥亭）	60 mL/瓶、100 mL/瓶、150 mL/瓶、10 mL/袋
3	复方磷酸可待因溶液(II)（珮夫人克露）	60 mL/瓶、120 mL/瓶
4	复方磷酸可待因糖浆（欧博士止咳露）	75 mL/瓶、120 mL/瓶

（杨会鸽）

盐酸西替利嗪片等38种药品转换为非处方药 2008年1月11日，国家食品药品监督管理局以国食药监安［2008］17号印发"关于盐酸西替利嗪片等30种药品转换为非处方药的通知"；2008年4月8日，以国食药监安［2008］140号印发"关于氨酚拉明片等8种药品转换为非处方药的通知"。将盐酸西替利嗪片、氨酚拉明片、柴黄软胶囊和养血清脑丸等38种药品（化学药品18种、中成药20种）转换为非处方药（见表5）。国家食品药品监督管理局要求各省、自治区、直辖市食品药品部门，自通知下发之日起即可按照《关于印发非处方药说明书规范细则的通知及有关规定进行以上品种说明书和标签的变更工作。

表5 38种转换为非处方药的药品名单

序号	品名	分类
1	盐酸西替利嗪片	甲
2	愈美分散片	乙
3	过氧苯甲酰凝胶	甲
4	酚麻美软胶囊	甲
5	替硝唑阴道片	甲
6	硝呋太尔制霉素阴道软胶囊	甲
7	盐酸布替萘芬凝胶	甲
8	复方薄荷脑鼻用吸入剂	乙
9	复方氯化钠滴眼液	乙
10	复方克罗米通乳膏	乙
11	复方消化酶胶囊(II)	乙
12	复方角菜酸酯乳膏	甲
13	复方苯佐卡因凝胶	甲
14	氨酚拉明片	甲
15	盐酸曲普利啶胶囊	甲
16	酮康他索乳膏	甲
17	甘露聚糖肽胶囊	甲
18	氨酚曲麻片	甲
19	柴黄软胶囊	乙
20	克咳片	甲
21	钻山风糖浆	甲
22	肤痔清软膏	甲
23	健儿素颗粒	甲
24	远兴痔疮水	甲
25	肛泰	甲
26	百树真油	甲
27	黄地养阴颗粒	甲
28	更美宁胶囊	甲
29	复方片仔癀痔疮软膏	甲
30	强骨胶囊	甲
31	雪奇药酒	甲
32	五松肿痛酊	甲
33	复方芙蓉叶酊	甲
34	止嗽立效胶囊	甲
35	宣肺止嗽合剂	甲
36	养血清脑丸	甲
37	柴胡滴丸（薄膜衣）	甲
38	小儿七星茶口服液	甲

（杨会鸽）

对梅毒临床诊断试剂、培养基类产品等进行分类界定 2008年9月27日，国家食品药品监督管理局以国食药监械[2008]537号印发"于梅毒临床诊断试剂等体外诊断试剂及其相关产品分类界定的通知"、以国食药监械[2008]535号印发"关于培养基类产品分类界定的通知"；2008年10月9日，以国食药监械[2008]587号印发"关于一次性前列腺治疗套件等产品分类界定的通知"，要求各省、自治区、直辖市食品药品监理部门、各医疗器械标准化技术委员会及归口单位遵照执行。 （杨会鸽）

中国药品生物制品检定所成为美国药典委员会成员 应美国药典委员会(USP)邀请，经国家食品药品监督管理局批准，中国药品生物制品检定所自2008年2月起成为美国药典委员会大会正式成员，所长李云龙被委任为USP委员会大会的委员(2005～2010届)，并将参加美国药典委员会大会例会，他是首位被美国药典会委任为USP大会委员的中国代表。 （杨会鸽）

特殊药品管理

全国开展反兴奋剂集中宣传活动 2008年4月15日，国家食品药品监督管理局以食药监办[2008]65号印发"关于在全国开展反兴奋剂集中宣传活动的通知"，从印发之日起至2008年10月底，在全国组织开展反兴奋剂集中宣传活动，并将4月24～30日定为反兴奋剂宣传周。在兴奋剂生产经营专项治理工作小组的组织协调下，积极开展兴奋剂专项治理的正面宣传，充分利用报刊、广播电视、网络媒体宣传反兴奋剂的有关法规和工作部署，宣传合理使用反对滥用兴奋剂的科普知识，组织报道专项治理取得的成效，展示中国政府反兴奋剂的坚强决心和有力措施，做到家喻户晓，深入人心，营造一个全民参与、共同监督的舆论环境。按照兴奋剂生产经营专项治理工作的实施步骤，分为3个阶段开展宣传活动：①全面治理阶段的宣传(即日起至5月31日)组织力量集中精力办好反兴奋剂宣传周活动。通过新闻发布会、新闻通气会等形式，做好政策解读和专题访谈，组织全国各零售药店张贴反兴奋剂宣传海报，并组织有关学会、协会等力量，进社区、学校等开展反兴奋剂科普宣传。②重点督查阶段的宣传(6月1日～7月26日)组织媒体报道各地专项治理工作取得的阶段性成果，有重点地曝光一批典型案例。③巩固提高阶段的宣传(7月27日～10月底)组织相关媒体，深入各地采访，报道专项治理取得的成果，并对全国的专项治理情况进行总结报道，特别是对各地在治理中总结建立起的长效机制进行系列报道。 （杨会鸽）

开展兴奋剂生产经营专项治理督查工作 2008年4月9日，国家食品药品监督管理局以国食药监办[2008]159号文下发"关于开展药源性兴奋剂生产经营专项治理的通告"。通告规定，2008年4月9日至9月30日，在全国范围内开展药源性兴奋剂生产经营专项治理。为进一步推动全国兴奋剂生产经营专项治理各项任务的落实，切实保证治理工作取得成效，根据中央有关部署和《关于开展兴奋剂生产经营专项治理工作的通知》(国食药监办[2008]164号)要求，2008年6月17日，国家食品药品监督管理局、公安部、工业和信息化部、卫生部、海关总署、工商总局、体育总局、北京奥组委八部门联合发布了《关于联合开展兴奋剂生产经营专项治理督查工作的通知》(国食药监办[2008]293号)，对兴奋剂生产经营专项治理进展情况开展联合督查，督查内容包括以下5个方面：各省(区、市)专项治理工作的部署落实情况，蛋白同化制剂、肽类激素药品生产经营和使用的检查情况，化工企业非法生产经营蛋白同化制剂、肽类激素的调查摸底和检查情况，非法宣传销售蛋白同化制剂、肽类激素网站的查处情况，案件查处情况以及开展兴奋剂生产经营专项治理宣传培训情况。 （杨会鸽）

建立兴奋剂监管长效机制 2008年12月，国家食品药品监督管理局要求各地食品药品监管部门深入贯彻落实《反兴奋剂条例》，建立反兴奋剂长效机制，进一步加强对兴奋剂的管理。要求：①规范兴奋剂及其复方制剂的生产经营行为。对于蛋白同化制剂、肽类激素：生产企业应当在取得《药品生产许可证》和药品批准文号后方可生产；药品批发企业经省级食品药品监督管理部门批准后方可从事批发业务；药品生产企业、药品批发企业在销售时，要建立客户档案，认真核实购买方资质证明材料、采购人员身份证明等情况，确认无误后方可销售，并要跟踪核实药品到货情况、销售情况及核实记录保存至药品有效期2年后备查；药品零售企业不得销售除胰岛素以外的蛋白同化制剂、肽类激素，对列入兴奋剂目录管理的药品单方制剂，要严格凭处方销售，对含兴奋剂药品复方制剂，应按照现行药品分类管理规定执行。2007年10月1日后生产出厂的含兴奋剂药品，必须按规定在药品说明书或者标签上标注"运动员慎用"字样。②强化对蛋白同化制剂和肽类激素生产、经营的监管 各地要严把经营蛋白同化制剂、肽类激素药品批发企业资格准入关；完善巡查制度，落实监管责任，加强对蛋白同化制剂和肽类激素药品生产、经营的日常监管，尤其要强化对药品零售的监督检查。③加强对互联网兴奋剂信息发布和交易行为的监管。④保持和完善联合治理工作机制，依法严肃处理违法违规生产经营行为 保持和完善部门联合治理工作机制，畅通举报渠道，完善信息情报收集，对接报或发现的违法生产经营线索，要及时组织调查，追根溯源，依法查处。 （杨会鸽）

盐酸麻黄碱滴鼻液转换为处方药 2008年6月27日，国家食品药品监督管理局以国食药监安[2008]319号下发“关于盐酸麻黄碱滴鼻液转换为处方药的通知”。通知要求：①2008年7月31日后，盐酸麻黄碱滴鼻液标签和说明书应按处方药要求出厂；②自本通知下发之日起，已按非处方药上市的盐酸麻黄碱滴鼻液，按处方药管理，在有效期内凭处方销售使用；③各省、自治区、直辖市食品药品监督管理局(药品监督管理局)要尽快将有关事宜通知辖区内相关药品生产、经营企业。 （杨会鸽）

加强麻黄碱类复方制剂管理 2008年10月27日，国家食品药品监督管理局以国食药监办[2008]613号下发“关于进一步加强含麻黄碱类复方制剂管理的通知”。通知要求：①规范含麻黄碱类复方制剂的经营行为。强调具有蛋白同化制剂、肽类激素定点批发资质的药品经营企业，才能从事含麻黄碱类复方制剂的批发业务；药品零售企业零售含麻黄碱类复方制剂，除执行药品分类管理有关规定外，一次不得超过5个最小包装。②严格审核含麻黄碱类复方制剂购买方资质。药品生产企业和药品批发企业销售含麻黄碱类复方制剂时，应当核实购买方资质证明材料、采购人员身份证明等情况，无误后方可销售，并跟踪核实药品到货情况，核实记录保存至药品有效期后一年备查。③严把含麻黄碱类复方制剂准入关。对含麻黄碱类复方制剂的仿制药注册申请，将进一步严格技术标准和工艺要求，重点审查原辅料来源，把握仿制产品的一致性，严把审评审批关口；此类制剂不得委托生产。④继续严控生产含麻黄碱类复方制剂所需原料药审批量。对生产含麻黄碱类复方制剂所需原料药年审批量应控制在近三年购用量平均值以下，近三年未连续生产的，企业应当签订麻黄碱复方制剂购销合同，并报请当地设区的市级以上公安机关协助核查。公安机关确认无误后，再向省级药品监管部门提出购买麻黄碱原料药申请。对麻黄碱苯海拉明片、茶碱麻黄碱片两个品种，继续暂停审批麻黄碱原料药。⑤完善信息报送，加强监督检查。药品生产企业和具有蛋白同化制剂、肽类激素定点批发资质的药品经营企业应当于每季度第一个月10日前，向所在地设区的市级以上药品监管部门及同级公安机关报送上季度含麻黄碱类复方制剂的生产、经销、流向和库存情况。 （杨会鸽）

加强对羟亚胺管理 2008年8月1日，由公安部、商务部、卫生部、海关总署、国家安全监管总局、国家食品药品监管局联合发布的《加强对羟亚胺管理的公告》施行。公告要求：① 生产、经营羟亚胺的，按照《易制毒化学品管理条例》第一类易制毒化学品的要求到当地省级安全生产监督管理部门申请生产、经营许可证，取得生产、经营许可证后方可进行生产、经营。安全生产监督管理部门办理羟亚胺的生产、经营许可证时，要按照《易制毒化学品管理条例》和《非药品类易制毒化学品生产、经营许可办法》规定，从严审批。②购买、运输羟亚胺的，按照《易制毒化学品管理条例》第一类易制毒化学品的要求到公安机关申请运输、购买许可证，取得许可证后方可进行购买、运输活动。公安机关办理羟亚胺的购买许可证时，审批数量要与国家食品药品监督管理部门核定的氯胺酮生产企业的年计划产量所需使用量相符，不得超额批准羟亚胺的使用量。③进口、出口羟亚胺的，按照《易制毒化学品管理条例》和《易制毒化学品进出口管理规定》第一类易制毒化学品的要求到国家商务主管部门申办两用物项和技术进出口许可证，取得进出口许可证后方可进行进口、出口活动，海关凭进口、出口许可证办理通关验放手续，对羟亚胺进口、出口不实行国际核查制度。 （杨会鸽）

A型肉毒毒素列入毒性药品管理 2008年7月21日，SFDA以国食药监械[2008]537号下发“关于将A型肉毒毒素列入毒性药品管理的通知”。通知要求：①经批准生产A型肉毒毒素制剂的药品生产企业应严格按照《病原微生物实验室生物安全管理条例》的要求，加强对生产A型肉毒毒素制剂用菌种的保藏管理，未经批准，严禁向任何单位和个人提供菌种。②药品生产企业应制定A型肉毒毒素制剂年度生产计划，严格按照年度生产计划和药品GMP要求进行生产，并指定具有生物制品经营资质的药品批发企业作为A型肉毒毒素制剂的经销商。药品生产企业应当将A型肉毒毒素年度生产计划、生产情况及指定经销商的情况及时报所在地省级食品药品监督管理部门备案，药品生产企业所在地省级食品药品监督管理部门应当将生产企业指定经销商的情况通报相关省(区、市)食品药品监督管理部门。③药品批发企业只能将A型肉毒毒素制剂销售给医疗机构，未经指定的药品经营企业不得购销A型肉毒毒素制剂。药品零售企业不得零售A型肉毒毒素制剂。④医疗机构要切实加强对A型肉毒毒素制剂的管理。医疗机构应当向经药品生产企业指定的A型肉毒毒素经销商采购A型肉毒毒素制剂，对购进的A型肉毒毒素制剂登记造册、专人管理，按规定储存，做到账物相符；医师应当根据诊疗指南和规范、药品说明书开具处方，每次处方剂量不得超过两日用量，处方按规定保存；⑤进口A型肉毒毒素制剂的流通和使用按照上述规定执行。 （杨会鸽）

生物制品管理

批准大流行流感疫苗生产 2008年3月28日，国家食品药品监督管理局启动对大流行流感疫苗的特别审批程序，同时要求北京科兴生物制品有限公司“安排好生产的准备工作，待批准后抓紧组织生产，供国家战略储备之用”。在坚持“好字当头、快字为先”的原则下，国家食品药品监督管理局组织专家组在3天内完成了疫苗的技术审评，并于2008年4月2日正式为北京科兴生物制品有限公司签发了大流行流感疫苗的药品批准证明文件和药品批准文号。为大流行流感疫苗启动特别审批程序，是国家食品药品监督管理局《药品特别审批程序》颁布实施以来，首次启动特别审批程序。

（杨会鸽）

对蛋白同化制剂、肽类激素药品生产企业开展飞行检查

2008年6月18~23日，国家食品药品监督管理局组织3个工作组对8家蛋白同化制剂、肽类激素药品生产企业开展了飞行检查。此次飞行检查事先不告知企业及其所在地食品药品监管部门，采取有针对性的检查。对于责令停产整顿的企业，重点检查相关品种是否已经停产，省级药品监管部门是否对其处罚到位，并对停产前相关品种的生产销售情况进行检查，督促省级药品监管部门严格按照相关法律法规予以查处；对于国外提供线索名单之列的企业及群众举报的企业，重点检查蛋白同化制剂、肽类激素类药品的销售情况，检查相关品种的销售流向和购买方资质，查看是否严格按照规定渠道将相关品种销往具有蛋白同化制剂、肽类激素经营资质的定点批发企业、医疗机构或其他同类生产企业，出口相关品种是否严格按照相关规定取得了出口准许证。

（杨会鸽）

治理化工类企业非法生产经营蛋白同化制剂、肽类激素

2008年6月19日，国家工商行政管理总局、工业和信息化部、公安部、国家食品药品监督管理局联合发布“关于治理化工类企业非法生产经营蛋白同化制剂、肽类激素的公告”。公告的主要内容为：①化工类企业一律不得擅自生产经营兴奋剂目录所列蛋白同化制剂、肽类激素；②自本公告发布之日起，所有化工类企业必须立即开展自查。有生产经营蛋白同化制剂、肽类激素的化工类企业，立即停止违法生产经营行为，封存现有库存产品，追回售出产品，并于2008年6月30日前，主动向当地工商行政管理部门和药品监督管理部门报告。凡逾期未主动报告的，一经发现，从严处理；③严禁化工类企业通过互联网宣传和销售蛋白同化制剂、肽类激素；④化工类企业违法生产经营或通过互联网宣传和销售蛋白同化制剂、肽类激素的，有关部门依据《反兴奋剂条例》等法律法规从严处理，直至吊销营业执照，构成犯罪的，依法追究刑事责任；⑤鼓励举报违法生产经营蛋白同化制剂、肽类激素行为。

（杨会鸽）

加强脑蛋白水解物注射液监督检查 2008年12月15日，国家食品药品监督管理局以国食药监办[2008]734号下发“关于加强脑蛋白水解物注射液监督检查的通知”。通知指出，脑蛋白水解物注射液品种在药品标准和执行工艺处方等方面存在着较为突出的问题，主要原因是企业选用猪脑原料的质量标准不完善；企业之间现行生产工艺差别较大；猪脑水解所用的蛋白酶种类、酶量及水解温度、时间等不一致，甚至有补加氨基酸的行为。通知要求：①各地应在注射剂类药品生产工艺和处方核查工作的基础上，积极组织力量认真做好监督检查工作；建议脑蛋白水解物注射液生产企业主动停止该品种的生产，并要求脑蛋白水解物注射液生产企业按相关技术要求，组织开展改进工艺和质量控制方法的研究工作，在相关工艺改进和质量标准未经批准前，暂不宜恢复生产；②对于生产企业认为其脑蛋白水解物注射液生产工艺合理、质量可控，继续进行生产的，所在地省级食品药品监督管理局应对其生产全过程予以跟踪检查，并对监督生产的产品进行现场抽样，由省级药品检验所检验；③国家食品药品监督管理局组织有关专家开展脑蛋白水解物注射液有效性、安全性评价工作，组织对脑蛋白水解物注射液生产工艺的改进、质量控制标准的提高工作，并在此基础上提出监管措施和改进意见。

（杨会鸽）

进出口药品管理

对部分出口药品和医疗器械生产实施目录管理 2008年10月17日，国家食品药品监督管理局以国食药监办[2008]595号下发“关于对部分出口药品和医疗器械生产实施目录管理的通告”。通告指出，国家食品药品监督管理局决定对部分出口药品和医疗器械品种生产实施目录管理，并根据监督管理工作需要制定、发布、调整《出口药品和医疗器械监管品种目录》。主要内容包括：①首批收载9类药品原料药和制剂、2类医疗器械（见表1）；②生产该品种目录内出口药品的企业，应当依照药品生产监督管理有关规定申请并取得《药品生产许可证》，依照药品注册管理有关规定申请并取得药品批准文号，依照药品生产质量管理规范认证管理有关规定申请并取得药品GMP证书，出口前应按规定申请《药品销售证明书》；生产该品种目录内出口医疗器械的企业，应当依照医疗器械生产监督管理有关规定申请并取得《医疗器械生产企业许可证》，依照医疗器械注册管理有关规定申请并取得医疗器械注册证书。

表1 出口药品和医疗器械监管品种目录

序号	品名
1	硫酸庆大霉素
2	阿托伐他汀及其盐
3	西地那非及其盐
4	奥司他韦及其盐

（续表）

序号	品名
5	头孢哌酮、头孢曲松及其盐
6	甘油
7	肝素及其盐
8	青蒿素及其衍生物（包括双氢青蒿素、青蒿琥酯、蒿甲醚等）
9	适应症或功能主治为勃起功能障碍或增强性功能的中药制剂
医疗器械	
19	葡萄糖测试条
20	安全套

（杨会鸽）

药品标准化工作

化学药品注射剂多组分生化药注射剂基本技术要求发布 2008年1月10日，国家食品药品监督管理局下发“关于发布化学药品注射剂和多组分生化药注射剂基本技术要求的通知”（国食药监注［2008］7号），对国家局组织制定的《化学药品注射剂基本技术要求（试行）》和《多组分生化药注射剂基本技术要求（试行）》予以发布，要求各省、自治区、直辖市食品药品监督管理局参照执行。通知要求，对国家局已受理但尚未批准注册的化学药品注射剂和多组分生化药注射剂应参照该技术要求进行研究；已经批准注册的化学药品注射剂和多组分生化药注射剂也应参照进行相关研究，并在申报再注册时提供相关研究资料；对已上市化学药品注射剂、多组分生化药注射剂进行仿制、改变剂型或者改变给药途径研究时，研究者应当慎重考虑已上市品种的研究基础。技术要求的制度旨在落实《整顿和规范药品研制、生产、流通秩序工作方案》（国食药监办［2006］465号），严格审评审批化学药品注射剂、中药注射剂和多组分生化注射剂等安全性风险较大的3类品种。（吴婷婷）

修订硫普罗宁注射剂说明书 2008年3月25日，国家食品药品监督管理局下发“关于修订硫普罗宁注射剂说明书的通知”（国食药监注［2008］110号），对硫普罗宁注射剂（包括硫普罗宁葡萄糖/氯化钠注射液）说明书进行修订。通知规定，各省、自治区、直辖市食品药品监督管理局通知辖区内药品生产企业按照说明书样稿尽快修订说明书和标签，并将修订的内容及时通知相关医疗机构、药品经营企业等单位。相关药品生产企业还应主动跟踪硫普罗宁注射剂临床应用的安全性情况，按规定收集不良反应并及时报告。同时，对说明书样稿中空项或未列全的项目，生产企业应根据实际情况填写，如辅料、形状、规格、贮藏、包装、有效期等。另外，对用法用量项内容的填写要求做出明确规定，分需使用溶媒的注射用硫普罗宁及硫普罗宁注射液、不需使用溶媒的注射用硫普罗宁及硫普罗宁注射液和硫普罗宁葡萄糖/氯化钠注射液三种情况对用法用量及配制方法做出详细规定。

（吴婷婷）

修订非甾体抗炎药处方药说明书 2008年7月7日，国家食品药品监督管理局下发“关于修订非甾体抗炎药处方药说明书的通知”（国食药监注［2008］324号），对非甾体抗炎药处方药的说明书进行修订。修订范围主要涉及【禁忌】和【注意事项】两项，其中【禁忌】项涉及6方面内容，【注意事项】项涉及7方面内容。国家食品药品监督管理局要求各省、自治区、直辖市食品药品监督管理局对非甾体抗炎药处方药的说明书和标签【禁忌】、【注意事项】内容进行修订，同时通知辖区内药品生产企业尽快修订说明书和标签，并将修订的内容及时通知相关医疗机构、药品经营企业等单位。相关药品生产企业还应主动跟踪该类药品临床应用的安全性情况，按规定收集不良反应并及时报告。（吴婷婷）

进一步规范采血笔说明书 2008年10月22日，国家食品药品监督管理局办公室下发“关于进一步规范采血笔说明书的通知”（食药监办［2008］165号），就进一步规范采血笔说明书的有关事项通知各省、自治区、直辖市食品药品监督管理局。通知涉及3个部分：①采血笔（用于配合一次性采血针采集末梢血，包括作为血糖检测系统、血糖监测系统、血糖检测仪等血糖检测器械组件的采血笔或采血器）说明书应当在注意事项中明确"采血笔仅供个人专用，须一人一笔，不得多人共用"；同时，说明书还应明确采血笔清洁、消毒的方法；②各采血笔生产企业应当对采血笔说明书进行自查，凡不符合上述要求的，须在2008年11月20日前向相应的食品药品监督管理部门提交变更采血笔说明书的申请；③食品药品监督管理部门应当依据说明书管理的有关规定，按照审批职责和审查程序，在2008年12月20日前完成采血笔说明书的备案审查工作。通知同时规定，各省（区、市）食品药品监督管理部门加强管理，认真做好相关工作，于2008年12月31日前将本辖区采血笔审批情况和说明书备案审查情况报国家食品药品监督管理局医疗器械司。（吴婷婷）

修订拉莫三嗪片说明书 2008年11月19日，国家食品药品监督管理局下发“关于修订拉莫三嗪片说明书的通知”（国食药监注［2008］676号）。说明书增加关于自杀风险的内容，引用相关研究分析结果，运用统计学数据对自杀意念和行为的发生风险做出说明。国家食品药品监督管理局要求各省、自治区、直辖市食品药品监督管理局通知辖区内有关药品生产企业尽快修订说明书和标签，并将修订的内容及时通知相关医疗机构、药品经营企业等单位。相关药品生产企业还应主动跟踪该类药品临床应用的安全性情况，按规定

收集不良反应并及时报告。（吴婷婷）

修订羟基脲制剂说明书 2008年11月27日，国家食品药品监督管理局下发"关于修订羟基脲制剂说明书的通知"（国食药监注[2008]688号），决定对羟基脲制剂的说明书进行修订。在【不良反应】项下增加以下内容：国外有报道，在骨髓增殖异常的病人中，使用羟基脲出现了皮肤血管毒性反应，包括血管溃疡和血管坏死，报道出现血管毒性的病人大多数曾经或者正在接受干扰素治疗。如果使用羟基脲发生血管溃疡或者坏死，应当停止用药。在【注意事项】项下增加以下内容：对羟基脲的处理过程应该谨慎。配药或者接触装有羟基脲的药瓶时应当戴上一次性手套，且在接触含有羟基脲的药瓶或者胶囊（片）前后都要洗手。该药应当远离儿童。国家食品药品监督管理局要求各省、自治区、直辖市食品药品监督管理局通知辖区内药品生产企业尽快修订说明书和标签，并将修订的内容及时通知相关医疗机构、药品经营企业等单位。相关药品生产企业还应主动跟踪该类药品临床应用的安全性情况，按规定收集不良反应并及时报告。

（吴婷婷）

第七届药品标准物质委员会成立 2008年9月19日，中国药品生物制品检定所（以下简称中检所）第七届药品标准物质委员会成立大会召开。第九届委员会聘请全国人大常委会副委员长、中国工程院院士、中国药品生物制品检定所研究员桑国卫为名誉顾问，中国工程院院士、中国医学科学院药物研究所于德泉教授，中国工程院院士、中检所俞永新研究员为顾问。会议由本届药品标准物质委员会副主任委员金少鸿主持，主任委员李云龙为各位委员颁发聘书并讲话。为进一步加强药品标准物质管理，经国家食品药品监督管理局批准，2008年6月25日，中检所成立了标准物质管理处，建立了统一协调的标准物制管理机制。药品标准物质是药品检测中实物对照，用于确定药品的真伪，评价药品质量优劣。本次会议针对国家药品标准物质审评工作进行了讨论，确定了新的国家药品标准物质审评总体技术要求，强调注重药品标准物质品种及用途的合理性，注重药品标准物质量值准确性的审查等方面的评价。（吴婷婷）

药品检验工作

2008年第1期国家药品质量公告 2008年5月12日，国家食品药品监督管理局以国食药监市[2008]228号文发布《2008年度第1期国家药品质量公告（总第73期）》，在全国范围内组织对流感疫苗进行评价性抽验，并对2006年至2007年度抽验的生物制品进行了跟踪抽验．本期公布了12家生产企业的77批流感疫苗制品的评价性抽验结果和2006年至2007年度抽验的8家生物制品生产企业生产的17批生物制品跟踪抽验结果。被抽验的12家生产企业的77批流感疫苗制品，经检验，均合格；跟踪抽验的8家生物制品生产企业生产的17批制品，经检验，1家生产企业生产的1个品种3批次不合格，为山东阿华生物药业有限公司生产的批号为20070202的重组人促红素注射液（CHO细胞）1批，批号为20070203的重组人促红素注射液（CHO细胞）2批，不合格项目均为生物学活性（体内法）。同时要求各省（区、市）药品监督管理部门要大力实践科学监管理念，继续加强对生物制品生产、经营和使用环节的监督检查，依法查处各类违法行为。（吴婷婷）

2008年第2期国家药品质量公告 2008年9月11日，国家食品药品监督管理局以国食药监市[2008]504号文发布《2008年度第2期国家药品质量公告（总第74期）》。根据2008年国家药品抽验计划，在全国范围内组织对双黄连注射液、硝苯地平片（缓释片）2个品种进行评价性抽验，对来氟米特原料药和制剂生产企业进行专项监督检查，对17个重点品种进行监督抽验，本期公布了黄连注射液、硝苯地平片（缓释片）2个品种在生产、流通环节的评价性抽验结果，来氟米特原料药和制剂的专项监督检查结果以及17个重点品种的监督抽验结果，并要求各省（区、市）药品监督管理部门要根据《药品管理法》等有关法律法规的规定，对本期质量公告中不合格药品的被抽样单位进行查处，对不合格品种继续开展跟踪抽样检验，处理结果于2008年12月31日前报送国家食品药品监督管理局药品市场监督司。（吴婷婷）

2008年第3期国家药品质量公告 2008年12月3日，国家食品药品监督管理局以国食药监市[2008]711号文发布《2008年度第3期国家药品质量公告（总第75期）》。根据2008年国家药品抽验计划，在全国范围内组织对乙型脑炎减毒活疫苗、麻疹减毒活疫苗2个生物制品，清开灵制剂、茶碱制剂、尼莫地平制剂及硝酸甘油片4个药品进行评价性抽验，本期公告公布了乙型脑炎减毒活疫苗、麻疹减毒活疫苗2个生物制品，清开灵制剂、茶碱制剂、尼莫地平制剂及硝酸甘油片4个药品品种的不同剂型在生产、流通环节的评价性抽验结果，不合格品种有：茶碱制剂（缓释片、缓释胶囊、控释胶囊）、尼莫地平制剂（片、胶囊、缓释片、缓释胶囊、注射液），不合格项目为：释放度、重量差异、溶出度。要求各省（区、市）药品监督管理部门要根据《药品管理法》等有关法律法规的规定，对本期质量公告中不合格药品的被抽样单位进行查处，对不合格品种继续开展跟踪抽样检验，处理结果报送国家食品药品监督管理局药品市场监督司。

（吴婷婷）

全国药品抽验工作会议 2008 年 3 月 17 ~ 18 日，全国药品抽验工作会议在广西南宁市召开。会议提出，2008 年药品评价抽验的重点放在公众基本用药的质量状况和水平上，监督抽验的重点主要放在对药品不良反应或广告监测发现的问题，以及突发事件涉及涉嫌在中成药中添加化学物质和评价性抽验发现问题的品种。会议根据国家食品药品监督管理局局长邵明立在 2008 年全国食品药品监管工作会议上提出的"流通环节要改进国家药品、医疗器械监督抽验工作，完善评价抽验的指标体系"的要求，对做好 2008 年国家药品抽验工作提出了四点意见：①明确任务，严格工作制度：国家评价的药品品种主要是国家基本药物目录中的品种，重点是对老百姓常用的药品质量状况进行分析评价；②建立药品抽验管理信息系统：利用该系统对药品抽验各环节的信息进行管理，及时获取所有检验数据，并定期对抽样质量和完成情况进行监督和评估；③制定药品质量评价体系和指标：各省（市）级药品检验所要充分研究国家评价抽验品种的全国生产、质量标准、工艺处方以及各流通环节的质量状况，分析该品种在生产中因工艺控制或辅料配方等因素，可能导致出现一些影响药品质量和疗效的潜在隐患问题；④发挥药品监测车的作用：各级药品检验机构要充分利用这一技术优势，提高监管的科技含量，在全国形成药品质量的动态可控局面。

（吴婷婷）

省市药监动态

绍兴市制定家庭过期药品回收管理办法 为从源头上防止家庭过期药品流入社会，遏制非法收购药品不法行为，2008 年浙江省绍兴市食品药品监督管理局制定出台了《绍兴市家庭过期药品回收管理办法》。该办法对回收定点单位的设立条件、回收方式、回收药品监督管理等方面进行了规定，规定设立家庭过期药品回收点（箱）的单位从热心公益事业、管理规范、社会信誉好的药品零售企业、医疗机构、社区中择优确定。定点单位对回收的过期药品应实行"三有"管理，即有专人负责、有管理制度、有安全措施。食品药品监督管理部门负责定期对各定点单位回收的过期药品进行收集并统一组织销毁。食品药品监督管理部门还将对定点单位实行定期考核、动态管理，对管理不善、问题严重的取消定点资格，对非定点回收药品的单位、组织或个人擅自进行家庭过期药品回收工作的，按有关法律、法规的规定予以处罚。

（吴婷婷）

沧州市依托网络视频助力药品监管 2008 年 2 月，河北省沧州市食品药品监督管理局以献县为试点，推行药品零售网络视频监管，通过网络 QQ 视频连接零售药店、医疗机构、药监部门三方端口，有效解决了驻店药师在岗问题、药品监管信息传递慢、不凭处方销售处方药等监管难点，提升了监管效能。成熟后陆续在全市进行推广。具体措施包括以下 3 项：①实行视频签到和录像监控，提高药品监管质量和效率。要求零售药店质量负责人（驻店药师）每天上午和下午上班之后，与药监部门通过视频进行签到，在营业时间内始终打开视频同时开启录像功能，药监部门随时点击进行视频查岗或录像监控；②实行远程诊断获取电子处方。在向卫生监督等部门进行政策咨询的基础上，联系确立电子处方定点医疗机构，将医疗机构端口与药品企业、药监部门进行连接，由零售药店引导没有处方的患者通过电脑视频与医疗机构执业医师面对面交流，医疗机构执业医师通过询问、查看诊断开出处方，然后传输处方至药店，药店据此为患者拿药；③实行网络培训教育。药监部门通过播放制作的培训课件或视频资料对零售药店从业人员进行网络培训，并通过网络传输药品监管信息和考试题目，实现了同步培训、节省资源。该技术在献县试行后的 3 个月来，药监部门共进行视频查岗 54 次，上传培训课件 3 个、考试试题 1 次，发布药品质量监管信息 18 条，基本控制了药师不在岗问题和不凭处方销售处方药现象。

（吴婷婷）

温州市医疗机构规范化药房建设纳入基本医疗保险定点单位申请条件 2008 年 3 月，浙江省温州市食品药品监督管理局积极协调市劳动和社会保障局、卫生局、发展和改革委员会联合出台了《温州市基本医疗保险定点医疗机构管理办法》，并以此办法为依据于 2008 年 3 月 27 日发布了开展市区基本医疗保险定点医疗机构 2008 年度年审工作的通知。办法规定，愿意承担基本医疗保险定点服务的医疗机构，向统筹地区劳动保障部门提出申请时，应提供药品监管部门监督检查合格的证明材料。为方便当事人申请，切实深入推进医疗机构规范化药房建设，温州市食品药品监督管理局出台了《申报温州市基本医疗保险定点单位药品质量管理情况说明》和《申报温州市基本医疗保险定点单位药品质量管理情况说明审查流程》，明确规定医疗机构规范化药房达标验收是药品监管部门出具监督检查合格证明材料的必要条件。该项工作的开展，对推进规范医疗机构药房规范化建设，提高药品质量管理水平，确保广大人民群众用药安全有效将起到积极的作用。

（吴婷婷）

荆州市推行工作绩效电子化考核 湖北省荆州市食品药品监督管理局 2008 年在全系统推行电子化绩效考核。通过 4 项措施强化考核：①工作任务分解电子化，将全年主要目标任务细化分解，列入各责任单位网上办公绩效考核栏内，责任单位进入网上办公系统即能看到本单位的工作任务和办理时限；②工作情况报告方式电子化，实行工作情况日报告制度，工作人员每天将个人工作情况上传到数据库，以便局考核办公室对工作进度的实时掌握；③工作通报电子化，每月5日前各责任单位将上月的工作情况以电子文档的形式发送到局考核办公室电子信箱，局考核办公室汇总后予以通报。对未按时完成工作任务的，通过网络系统点对点通报到该单位，或根据情节在门户网站上公开通报；④工作业绩考核电子化，从2008年开始，对各责任单位和个人的考核工作都将以全年的电子考核数据为基础，实行考核电子化。

（吴婷婷）

湖北省出台《药品GSP飞行检查暂行规定》 为加强对药品经营企业实施GSP监督检查，进一步规范药品流通秩序，保障公众用药安全，2008年3月31日，湖北省食品药品监督管理局出台了《药品GSP飞行检查暂行规定》。这是继对药品生产企业实行GMP飞行检查之后，湖北省针对药品经营企业实施的又一项飞行检查。根据规定，省、市两级食品药品监管部门在GSP的跟踪检查中，应安排一定比例的飞行检查。飞行检查根据监督管理的需要组织实施，主要针对涉嫌违反药品GSP要求、有不良行为记录或有举报的药品经营企业。飞行检查组一般由2~3名药品GSP检查员或有关专家组成，实行组长负责制。检查内容、检查时间根据实际情况确定。该《暂行规定》要求，组织和实施飞行检查的有关人员应严格遵守保密纪律，不得泄漏飞行检查有关情况和举报人信息，检查不得向被检查企业报销、摊派任何费用。对违纪人员按照有关规定严肃处理。省食品药品监督管理局要对各市（州）食品药品监督管理局开展药品GSP飞行检查情况进行抽查。 （吴婷婷）

伊犁州出台《稽查药检联席会议制度》 为充分发挥药品检验技术支撑作用，促进技术监督与行政监督有机地结合，新疆维吾尔族自治区伊犁州食品药品监督管理局于2008年3月28日出台《稽查药检联席会议制度》，旨在互通信息，交流经验，总结工作情况，分析解决药品抽验过程中遇到的困难和问题，提高药品抽样的靶向性，发挥药品检验的技术支撑作用，建立药检与稽查的协调机制。伊犁州食品药品监督管理局与伊犁州药品检验所协调联系会议每月召开一次，联席会议主要内容包括4个方面：①交流通报药品检验和不合格药品查处情况；②互通假、劣药品信息，分析讨论药品市场上出现的假、劣药品的流通状况和趋势；③药品监督抽验工作计划完成情况、检品不合格率和全检率；④药品检测车使用状况，通报当月初筛药品的检验情况和监督抽验样品登记、交接存在的问题。 （吴婷婷）

亳州市成立中药材鉴别专家库 为加强对中药材的市场监管，提高对药材真伪的甄别能力，2008年4月8日，安徽省亳州市食品药品监督管理局成立了中药材鉴别专家库，27位中药材鉴别专家被聘为中药材鉴别师，亳州市局主要负责人向专家们颁发了中药材鉴别师聘书。亳州市是中药材产销大市，也是中药材最大的集散地，中药材品种繁杂，数量繁多。亳州市食品药品监督管理局在中药材日常监督检查和专项整治中发现，中药材监管中出现的一些新问题仅凭行政监督和技术监督手段很难解决，而在长期实践中积累和发展起来的传统经验可以提高药材真伪鉴别的准确率，加大打击假劣药材的靶向性。为此，决定建立中药材鉴别专家库，其成员由常年从事中药材教学、科研、生产、经营、使用、检验和监管工作，具有较高的中药材鉴别理论水平或丰富实践经验的专家组成。中药材鉴别专家除了为监管部门提供中药材鉴定技术支持和咨询外，还承担着发掘中药材鉴别技术，构建亳州市中药材鉴别信息交流平台，制定中药材管理政策，参与上市中药材质量分析评估和普及推广中药材鉴别常识等职责。 （吴婷婷）

湖北省试行药物滥用监测管理办法 2008年4月，由湖北省食品药品监督管理局、省禁毒委员会办公室、省卫生厅联合组织召开的湖北省药物滥用监测研讨会在武汉市召开。会议就加强药物滥用监测、进一步提高监测时效与质量进行研讨，一致通过了《湖北省药物滥用监测管理办法（试行）》自2008年5月1日起施行。办法主要内容有：①明确了药物滥用监测的含义，即指对非治疗目的反复、大量使用具有依赖性药物（或物质），以追求该类药物的特殊精神效应的药物滥用监测；②规定湖北省食品药品监督管理局主管全省药物滥用监测工作，监测工作由湖北省药品（医疗器械）不良反应监测中心负责。湖北省内所有戒毒所、美沙酮维持治疗门诊点收戒或收治的药物滥用者均为监测对象；③监测采取各戒毒所、美沙酮维持门诊点访谈调查，监测对象自己提供和医学检查相结合的方法进行；④要求各戒毒所、美沙酮维持门诊点应定期将调查结果报送湖北省药品（医疗器械）不良反应监测中心，武汉市内每月5日前报送，武汉市外每月10日前报送。湖北省药品（医疗器械）不良反应监测中心将对调查结果汇总分析，并提交年度监测报告。⑤强调各戒毒所、美沙酮维持治疗门诊点要对所填报的监测调查内容的真实性负责，不得漏报、误报。违者由药品（医疗器械）不良反应监测中心通报批评，并依情节轻重报请湖北省禁毒委办公室、卫生厅、食品药品监督管理局给予警告、通报批评，情节特别严重并造成不良社会影响的，取消其收戒、收治资格。

（吴婷婷）

武汉市加强野生动物资源入药管理 为促进野生动物资源的总量平衡，自2008年4月开始，湖北省武汉市食品药品监督管理局加强了对赛加羚羊、穿山甲、稀有蛇类等野生动物资源入药的管理。主要措施包括3项：①要求各涉药单位将库存的赛加羚羊、穿山甲、稀有蛇类等野生动物原材料登记造册，上报市林业局野生动植物保护处；②所有赛加羚羊、穿山甲原材料仅限于定点医院临床使用和中成药生产，不得公开出售；稀有蛇类原材料除重点保障医院临床使用和中成药生产外，可适量用于其它重点产品的生产和利用；③所有含赛加羚羊角、穿山甲片和稀有蛇类原材料的成药和产品，须在其最小销售单位包装上加载"中国野生动物经营利用管理专用标识"后方可进入流通，未加载专用标识的不得上市流通。（吴婷婷）

河北省加强省内外药品营销人员备案管理 根据河北省政府办公厅进一步加强药品安全监管工作的要求，为进一步规范全省药品市场秩序；2008 年 4 月，河北省食品药品监督管理局决定对省内药品生产企业以及省外医药企业（生产、经营）在河北省境内从事药品经营活动的营销人员实行登记备案管理。管理规定包括：①河北省内药品生产企业和省外药品生产及批发企业在河北省境内从事药品经营活动的营销人员，登记备案应出具加盖企业原印公章的《药品生产（经营）许可证》正副本、营业执照复印件、《河北省药品营销人员登记备案表》和《河北省药品营销人员登记备案汇总表》、法人授权委托书、药品营销人员本人身份证复印件、药品营销人员诚信言行承诺书；②申报采取书面申报与电子申报结合的方式，河北省食品药品监督管理局药品市场监督处负责对书面资料和电子资料进行形式审核，审核合格后予以上网公示，公示期限为两年；企业要对本单位营销人员负法律责任，销售人员发生变化或变更授权期限、授权范围等内容的，要重新进行申报备案；③实行"药品销售人员黑名单"制度，凡在河北省境内超出授权范围进行业务活动，或伪造经营资质及销售假劣药品等违法药品营销活动的营销人员，将被列入"药品销售人员黑名单"，取消其在河北省境内从事药品经营活动的资格，构成犯罪的移交司法机关依法处理；④2008 年 8 月 1 日起，凡未在河北省食品药品监督管理局进行登记备案并上网公示的药品营销人员，一律不得在河北省境内从事药品经营活动。省内所有药品经营企业、医疗机构不得与未通过登记备案或审核不合格的药品营销人员开展药品购销业务。

沧州市假劣药品移动展厅亮相街头 2008 年 4 月，河北省沧州市食品药品监督管理局建立的假劣药品移动展示厅首次在市区街头亮相。该局通过对监督执法过程中查获的数百种假劣药品进行收集、筛选、整理，选出日常用药近百种，购买参照正品数 10 批，以展盘固定、真伪对照，图文解说等方式，做成假劣药品移动展厅。移动展厅一亮相就受到了过往群众的热烈欢迎，有效丰富了宣传形式，在活动持续的两个多小时中，共接待来往群众咨询 500 余人次，活跃了宣传气氛，提高了群众安全用药意识。为提高移动展厅的宣传使用效果，进一步提升群众的识假药、辨假药和自我保护能力，该局同时推出三项服务措施：一是明确专门人员，提供假药辨别专业咨询和用药及法律常识咨询；二是丰富宣传内容，在移动展厅展示 160 余种药品的同时，该局还印制了近期假药信息提示单免费发放，并制作 12 块大型假药辨别常识宣传牌，对中药材、中西药制剂等药品的真伪辨别方法和打假治劣成果等进行图文宣传；三是进社区，贴近群众为民服务。自 2008 年 5 月起，该局陆续在市区 24 个街头广场和居民社区开展"用药安全你我他、药监帮您辨真假"系列宣传活动，将移动展厅、大型展牌同时推出，将药品快速检验车驶入社区开展便民服务。（吴婷婷）

石嘴山市实施药店分级管理 为进一步加强对药品零售企业监督管理，宁夏回族自治区石嘴山市食品药品监督管理局于 2008 年 5 月起启动了药品零售企业分级管理试点工作。实施分级管理后，全市药品零售企业分为三个级别，一级药品零售企业经营类别为非处方药和核定品种内的处方药；二级药品零售企业经营类别为非处方药、处方药（禁止类、限制类药品除外）；三级药品零售企业经营类别为非处方药、处方药（禁止类药品除外）。对不同级别的零售药店经营者和员工从业资格、场地面积、店堂布置等，监管部门都作出明确规定：级别最高的三级药品零售企业应具备 3 名以上药学专业技术人员（包括执业药师、主管药师、药师、从业药师），营业面积不少于 100 平方米，具备 24 小时供药能力，并且具有计算机信息管理系统。此外，所有级别药品零售企业营业场所内药品与非药品、处方药与非处方药、内服药与外用药、易串味药与其他性能相互影响的药品，应严格分开陈列摆放，标志必须规范、醒目；处方药不得采用开架自选货架陈列和销售。此外，石嘴山市食品药品监督管理局还将组织人员进行综合考评，按分级标准将所有零售药店分别评为一、二、三级药店，对外公示，逐店挂牌，并实行动态管理，将药店分级管理与药店信用等级相结合。（吴婷婷）

四川省开辟空港绿色通道 自 2008 年 5 月 12 日晚开始，全国各地捐赠给地震灾区的救灾药品、医疗器械，通过飞机运抵成都双流国际机场，四川省食品药品监督管理局在双流国际机场货运站设置了药品检查验收转运工作站，局长、副局长在现场指挥，省食品药品检验所派出一支技术骨干力量现场把关，为急救药品、医疗器械快速送达灾区开辟一条快速通道。为提高药品、医疗器械检验效率，四川省食品药品监督管理局一方面请求相关省（市、区）食品药品监督管理局在捐赠药品、医疗器械启运前进行检查验收，杜绝假劣过期药品，另一方面，在机场货运站派驻专业检验技术人员，配备一台药品快速检验车，对每批到港的药品、医疗器械进行查验，工作人员对捐赠产品进行登记造册，必要时进行现场抽验，捐赠境内生产的药品，必须是经国家食品药品监督管理局批准生产、获得批准文号且符合质量标准的品种，有效期限距失效日期必须在6个月以上。捐赠境内生产的医疗器械应是经药品监管部门批准生产，获得《医疗器械产品注册证》且符合质量标准的产品，其中，一次性使用无菌医疗器械有效期限距失效日期必须在6个月以上，确保发往灾区的每批药品、医疗器械合格有效。（吴婷婷）

浙江省出台广告发布行为黑名单制度 为加强对药品、医疗器械、保健食品广告的监督管理，进一步强化广告主守法意识，2008年6月，浙江省食品药品监督管理局建立了药品、医疗器械、保健食品广告发布行为黑名单制度。制度规定，同一个药品、医疗器械、保健食品在同一个月内发布情节严重广告10条次以上的、在一个季度发布情节严重违法广告20条次以上的以及在一年内发布情节严重的违法广告50条次以上的，列入黑名单进行公示，并对违法广告属情节严重的6种情形进行了界定。黑名单在浙江食品药品监督管理局政务网站或有关媒体予以公示，公示时间为一年，并增加了消费警示语："建议消费者不要轻信xx广告宣传，谨慎消费此产品"。省食品药品监督管理局要求各级食品药品监管部门加强对列入黑名单药品、医疗器械、保健食品生产企业的日常监管，其产品将列入当年药品、医疗器械质量监督抽验和保健食品质量评价的重点抽验采样品种，并视情况决定是否采取暂停销售的行政强制措施。同时，还规定了列入黑名单的认定程序以及被公示的产品从黑名单上删除的条件和程序。（吴婷婷）

浙江省首次向社会发布药品安全白皮书 为客观、全面地反映浙江省药品产业、药品安全及监管的基本状况，同时，为各级政府及相关部门把握药品安全态势，制订监管政策和措施，提高药品安全保障水平提供参考，2008年6月，浙江省食品药品监督管理局向社会公开发布《浙江省药品安全状况报告(2007年度)》，这是浙江省首次出台并向社会公布药品安全状况白皮书。报告详尽介绍了2007年度浙江省药品研究、生产、流通及医疗机构药品使用等环节的基本状况，药品、医疗器械抽验、不良反应(事件)监测以及浙江省药品安全重点工作及其成效。同时，明确了浙江省今后一个时期药品安全监管工作思路，将坚持"五个监管"、奋力打造"三区"，实现监管能力不断加强，使浙江成为全国药品质量最安全、市场秩序最规范的省份之一。为实现这一目标，浙江省提出将加快构建"八大体系"：构建统一高效的综合监管责任体系、构建完善配套的监管法规政策体系、构建科学完善的安全监测评价预警体系、构建先进一流的检验检测体系、构建互联互通的信息共享体系、构建快速有效的突发事件应急管理体系、构建依法严格监管的质量保证体系、构建面向社会、贴近公众的宣传教育体系。2007年浙江省药品安全组织领导得到全面加强、药品专项整治成效明显。浙江省各级药品监管部门共出动药品稽查人员18.6万人次，检查涉药械单位74 927家，查处涉案单位6 204家，立案查处药品、医疗器械违法案件5 700余起，涉案金额4 857.82万元，没收涉案药械货值894.96万元，罚没款6 101.23万元，取缔无证经营487家，销毁假劣药品医疗器械15 312批次，捣毁制假售假窝点40个，移送司法机关案件41起，判刑10人。全年药品评价抽验、监督抽验合格率分别达到了97.8%和83.9%，医疗器械监督抽验合格率为89%。（吴婷婷）

甘肃省规范藏药制剂申报注册 为促进民族医药事业发展，规范和提高藏药制剂申报和注册水平，2008年6月，甘肃省食品药品监督管理局召开省藏医疗机构制剂培训班，对藏医院、藏传佛教寺院制剂工作人员进行注册研讨和培训。甘肃省食品药品监督管理局副局长丁永辉出席会议并讲话。培训班分析了甘肃省中藏药发展现状，回顾了全省藏药制剂注册和配制工作，确定了藏医疗机构制剂审批的总体原则，并对藏医疗机构制剂申报程序和细则、制剂配制工艺、质量标准内容、现场核查标准及要求、申报资料中存在的问题等进行了培训，听取了藏医疗机构制剂工作人员对藏药制剂发展的意见和建议。为落实药品质量从源头抓起的目标，经过多年的实际调研，甘肃省提出了"纳入管理、逐步规范、促进发展"的基本思路，将藏药制剂纳入管理范围并不断提高。在藏药制剂注册方面，审评部门工作人员要与藏医疗机构藏药制剂工作人员加强沟通和交流，对藏医药制剂首先是做好继承传统，其次才是现代技术的推广。（吴婷婷）

浙江省建立药品认证工作疑难问题专家会审讨论制 2008年6月，浙江省药品认证中心建立疑难问题专家会审讨论制。根据这项制度规定，认证审评员在对GMP申报资料、现场检查报告及检查员记录等相关资料进行技术审查时，发现有异议且现行法规和相关规定不明确的疑难问题时，填写技术审查疑难问题讨论表，提交中心疑难问题解决小组。如果中心疑难问题解决小组讨论认为需提请专家审定的，则启动专家会审讨论。专家组以GMP检查组长为主，根据讨论专题内容，适当邀请省内科研单位、大专院校、药检所、药品生产企业等单位的相关专业人员参加。专家会审讨论实行组长负责制，讨论会一般由3~5名专家组成，由组长根据讨论情况将讨论意见汇总后填写专家意见。认证中心根据专家意见做出判定。此举能够有效地规范药品认证技术审核行为，统一药品认证技术审核工作标准，同时，这种专题讨论有助于中心人员提高业务水平，保证认证工作的科学性和准确性。（吴婷婷）

湖北省率先启动连锁批发药企所属药店逐店认证工作

2008年上半年，湖北省在全国率先启动对药品零售连锁和批发企业所属药店逐店进行《药品经营质量管理规范》(GSP)认证工作，取得阶段性成效。截至5月30日，全省已认证2 753家，占应逐店认证药店总数的43.9%。省食品药品监督管理局将此项工作列入2008年全局必须完成的重点工作之一，并纳入年度目标责任制考核。为有效解决基层检查认证力量不足的矛盾，2008年4月，湖北省食品药品监督管理局组织了1期大规模GSP认证检查员培训班，一次性培训GSP认证检查员270名。经过半年的工作，逐店认证效果初步显现：①监管进一步到位，逐店认证的展开，使所有零售企业均置于全面的监管之下，消除了管理死角和盲区，使日常监管更为直接和有效；②遏制了药店数量的过度增长，各地申报新开办、加盟店的行为更趋理性，数量减少，档次提高，部分管理水平低、赢利能力差的药店转行；③从业人员素质明显优化。药店对执业药师、主管药师等专业技术人员的需求快速增长；④药店管理逐步规范。药店在硬件、软件上的投入增加，管理水平有了很大提高。（吴婷婷）

北京市药监系统全面导入ISO9001质量管理体系 2008年7月7日，北京市药品监督管理局机关通过认证，取得了ISO9001质量管理体系认证证书，北京市药品监督管理局全面导入ISO9001质量管理体系。推行ISO9001质量管理体系建设可以强化行政过程控制，规范行政行为，确保管理与服务质量，提高行政工作的执行力，是落实科学发展观，提高行政效率，降低行政成本的有效手段。北京市药品监督管理局质量管理体系建设引入了先进管理理念，注重药品监管工作实际，可操作性强。通过试运行强化了服务职能，提高了管理能力和依法行政能力，推动了电子政务建设和廉政建设。此后，北京市药品监督管理局将进一步总结经验、跟踪调研，逐步建立长效机制，探索实施新标准。（吴婷婷）

哈尔滨市药监局全面推行《全员岗位资质考评合格上岗制度》 2008年，黑龙江省哈尔滨市食品药品监督管理局在系统内全面推行了《全员岗位资质考评合格上岗制度》。这一制度结合哈尔滨市食品药品监管工作实际和每名工作人员的本职岗位特点，确定具体的考评内容。2007年该局选择部分单位、部门先行进行了试点，取得了较好效果。2008年，在各单位、各部门主要负责人以下工作人员中全面推行。根据这一制度的实施细则，每年将通过笔试答题的方式，认真考察评定每名工作人员是否具备履行好本职岗位职责的知识和能力。考评分公务员、事业单位工作人员、工勤人员3个层面开展。规定了4条高压线：凡存在因个人主观原因，导致执法案件发生行政诉讼败诉的；不作为或乱作为，造成严重后果的；截留、挪用、私分、擅自处理罚没财物及各项规费的；由于工作不力导致工作出现失误或因道德作风等问题被新闻媒体曝光或被有关部门通报批评等情形之一的，直接被确定为不合格等次。在考评结果的运用上，凡经考评为不合格等次的，离岗学习6个月，期满后本人提出申请，经考评后确定是否重新上岗，且年度公务员考评只能被评为基本称职或不称职等次。（吴婷婷）

深圳市编印《2007年深圳市药物滥用监测报告书》 2008年7月，深圳市药品医疗器械评价中心组织编印了《2007年深圳市药物滥用监测报告书》下发到各有关单位，供监测单位学习参考。报告书以深圳市2007年收集到的8 662份药物滥用监测报表为数据基础，通过与近几年的监测数据及广东省的监测数据进行纵横对比分析，分别从药物滥用监测方法与质量控制、药物滥用监测数据处理、药物滥用监测数据分析、药物滥用史、与药物滥用相关的调查数据分析、综合分析与建议、监测工作动态等7个方面对深圳市的药物滥用监测工作情况进行了客观、详实的阐述，对药物滥用者的户籍、年龄、文化程度等人口学特征以及精神活性物质种类、滥用药物来源、资费等情况的特征进行归纳总结，旨在为全市禁毒和防止药物滥用工作提供科学的参考依据。报告书数据显示，经过3年来的禁毒人民战争，在药监、公安、司法、卫生等部门的共同努力下，全市药物滥用者例数逐渐趋于平稳，并有逐年减少的迹象。《2007年深圳市药物滥用监测报告书》是实行“业务工作分析报告化”的又一成果，为全面、综合地掌握深圳市药物滥用监测工作的热点、难点问题提供了科学依据。（吴婷婷）

天门市推广食品药品监督与消费者维权“三站合一”建设模式 2008年8月，湖北省天门市人民政府办公室下发了《关于将食品药品监督信息站、消费维权联通服务站与消费者维权站“三站合一”建设的通知》，要求全市各乡、镇、办、厂、区和有关部门加强领导，认真部署，采取有力措施，加大“三站合一”建设力度，在2008年10月底之前将此项工作落实到位。2008年6月，为探索农村食品药品“三网”建设新模式，整合维权资源，节约行政成本，研究解决农村消费者投诉难、维权难问题，天门市食品药品监督管理局与该市工商局、消费者委员会、联通公司协商后，决定在该市部分乡镇试点“三站合一”建设模式。“三站”统一由消费维权站长负责，在做好农村食品药品信息收集、监管的同时，开展调解处理辖区内农村消费纠纷，并无偿向农民提供联通业务咨询、投诉举报等服务。通过试点工作，天门市已在5个村、40个社区进行“三站合一”建设，并对“三站合一”站长进行培训，写有举报投诉电话的食品药品监督信息站的牌子已经全部悬挂，站点运行良好。在试点的基础上，天门市食品药品监督管理局将此项工作向全市推广，以提高农村维权工作的凝聚力，开创维权工作的新局面。（吴婷婷）

连云港市制定《药品生产企业质量受权人管理办法（试行）》 2008年8月，江苏省连云港市食品药品监督管理局制定《连云港市药品生产企业质量受权人管理办法（试行）》，明确了药品生产企业质量受权人的条件、职责、权力和责任等内容。从2008年8月1日起，在生产注射剂的药品生产企业中试行。办法的主要特点：①建立AB角工作制度：质量受权人因工作需要，可以向企业法定代表人提出书面申请，经批准后，将部分质量管理职责委托给相关专业人员；②建立责任与责任追究制：因质量受权人玩忽职守、失职渎职等行为，造成违反药品管理相关法律法规情形的，将追究质量受权人的工作责任。情节严重的，将责成企业另行确定质量受权人，并视情形给予通报。有违法行为的，依法追究受权人的法律责任；③建立健全质量受权人档案：质量受权人个人信息、违纪违法不良信息将被记入质量受权人管理档案，列入企业诚信档案中。（吴婷婷）

乌鲁木齐市出台药品零售企业驻店药师管理暂行办法 为切实加强药品零售企业药品质量管理工作，确保药品零售企业驻店药师依法履行职责，保障公众用药安全有效，2008年8月，新疆维吾尔自治区乌鲁木齐市食品药品监督管理局制定出台了《乌鲁木齐市药品零售企业驻店药师管理暂行办法》。办法明确规定：①驻店药师应注重知识更新，加强学习，不断提高自身素质与业务能力，每年接受一次药监部门组织的上岗培训，并按规定接受继续教育；②对全市药品零售企业驻店药师实行诚信等级评定管理：将药师信用等级分为守信、失信、严重失信三级；对一年内能严格遵照药品管理相关法律、法规及本办法要求认真履行职责的驻店药师可评定为"守信级"；对在一年内监督检查发现驻店药师三次不在岗的，评为"失信级"；对发现有在其它单位兼职的驻店药师评定为"严重失信"；对查实有兼职行为的药师，通告所在单位，并从查实之日起一年内该人员不得在乌鲁木齐市辖区内其他药品零售企业担任质量负责人、处方审核人员或药品质量管理人员、药学技术人员。（吴婷婷）

北京市实现奥运药品安全保障目标 2008年，北京市药品监督管理局圆满完成了奥运期间药品供应和安全保障任务。奥运村及比赛场馆药械供应充足及时高效，全市药品市场稳定有序，无药源性兴奋剂事件、无重大药品安全事故、无假劣药品案件、无重大药品不良反应事件等既定目标全部实现。奥运会期间，北京市药品监督管理局共检查药品零售企业、药品生产企业、药品使用单位9 573家，出动检查人员23 074人次，出动车辆2 418辆次，纠正违规行为46起，有效处置6起恶意炒作行为。（吴婷婷）

安徽省建成药品标准检索查询数据库 2008年8月，安徽省食品药品检验所网站药检之友栏目新增药品标准查询和更新功能，为全省药检机构检验工作提供了方便、快捷、直观的标准信息服务，实现了药品标准查询、索取、使用资源共享。为使药品标准更好地服务于药品检验工作，安徽省食品药品检验所组织具有标准管理经验的业务技术人员，在相关市所的大力协助下，历时数月，建成了药品标准检索查询数据库。数据库具有3个特点：①收录的标准种类齐全，内容包括中国药典、国家食品药品监管局发布的各类现行成册标准、历年来批准的现行散页标准，以及本省医疗机构制剂标准、药材标准、中药饮片炮制规范等各类标准；②收录的药品品种、标准条目多，除各类成册或散页标准收集的品种外，还录入了大量的标准修订批件、补充批件、勘误件等；③提供的标准资源信息"专属性"强，对成册标准根据情况录入了药品生产单位、规格、批准文号及标准的执行日期等内容；对散页标准、修订件等录入了标准名称、标准号、执行日期、药品生产单位、规格、批件号或修订、勘误内容提示等信息。（吴婷婷）

安徽省启用全省食品药品监管系统师资人才库 为解决基层食品药品监管部门师资短缺问题，强化食品药品监管教育培训工作，安徽省食品药品监督管理局通过各市县食品药品监督管理局推荐、省局审核等程序遴选出了首批专业和管理人才78名，建立了系统人才数据库。通过师资人才库的建立，整合全系统教学资源，实现资源共享，提升教育培训的实用性、针对性和有效性，对优化师资队伍将起到很好的促进作用。进入师资人才数据库的人员，安徽省食品药品监督管理局将加大对其培养力度，优先安排参加培训。人才库实行动态管理，对师资人才的教学质量进行评估，对参加教学活动积极，教学效果好的给予表彰和奖励；对长期不承担教学任务或教学质量较差的，及时调整出师资人才数据库。（吴婷婷）

无锡市出台《药品不良反应（事件）应急处理规程》 为进一步提高药品不良反应监测管理水平，强化ADR病例报告分析和利用，增强药品安全突发事件快速反应和应急处理能力，2008年10月，江苏省无锡市食品药品监督管理局出台了《药品不良反应（事件）应急处理规程》。该规程规定：全市范围内如出现疑似药品不良反应死亡病例、同一药厂的同一品种（尤其是同一批号）连续出现3例以上严重药品不良反应病例，以及其他严重不良反应病例，必须启动应急处置程序，开展相关工作。应急处置的原则是：①统一领导，分工负责。由市局统一领导本辖区内的ADR应急处置工作；各基层局按规程要求开展相应的处置工作；市ADR监测中心负责组织协调；药品稽查部门负责ADR涉及药品的调查与抽样；药检所负责ADR涉及药品的检验工作；②预防为主，快速反应。确保报告、调查、评价、控制等环节衔接紧密，处置及时，措施得当；③属地管理，分级负责。（吴婷婷）

福建省推行药品监管现场检查记录制度 2008年，福建省食品药品监督管理局向全省药品经营使用单位发放《记录本》，包括企业基本信息、现场检查记录表、整改情况表和意见反馈表等内容，在阳光下开展日常监管，实现留痕监督、上级监督、内部监督、社会监督四级监督网络。①留痕监督，规范经营：执法人员每次到药品经营企业或医疗机构进行现场检查无论是否发现问题，都要在《记录本》上做好检查完整记录，留下检查痕迹，使药品日常监管"有迹可查"；被检查单位须将问题整改落实情况及有关意见建议填写在《整改情况或其它意见反馈表》中，在整改时限后的3个工作日内提交药监部门；同时，执法人员每次检查时，都要跟踪检查《记录本》上次检查时提出整改问题的落实情况，将《记录本》记录的内容以及整改落实情况录入药品安全信息档案，作为药品安全信用等级评定的重要依据，促进企业规范经营。②上级监督，规范管理：省食品药品监督管理局专门下发了推行《记录本》通知，每年组织精干力量不定期对所属各设区市、各县药品监管部门执行《记录本》情况进行明察暗访，对执行不到位或不规范的单位予以通报，进一步规范监管行为；③内部监督，规范纪律：各级药监部门定期组织纪检监察人员对行政相对人进行回访，通过检查《记录本》，了解本局执法人员日常监管行为是否廉洁、合法，对部分行政相对人对执法人员的不实指控进行厘清；④社会监督，规范执法：行政相对人认为执法人员监管行为存在不合法、不规范、不廉洁等现象，通过填写《反馈表》，寄送至各级药监部门反映意见建议或提出异议；药监部门必须限期将处理情况告知企业。通过强化社会监督作用，广开言路，畅通了监管相对人诉求通道，维护了行政相对人的合法权益，实现了执法行为公平、公正。

（吴婷婷）

↗ 新疆维吾尔族自治区制定《药品安全评估分析办法》 2008年10月，新疆维吾尔自治区食品药品监督管理局制定了《自治区药品安全评估分析办法》，制定该办法的目的旨在进一步加强药品安全监管工作，向地方政府提供所辖区域药品安全状况信息，强化责任，提升全区药品监管能力和水平。办法规定：①在一定时期就一定区域药品安全状况对人民生命健康构成风险（包括直接风险和潜在风险）的程度进行有针对性的判定；②自治区药品安全评估分析工作从2008年起每年一次，由自治区食品药品监督管理局从药品安全评估分析机构专家库中遴选专业人员，根据药品安全评估的内容、指标要求，针对各地、州、市（含辖市、县、区）药品生产、经营、使用、监管和责任落实情况及评价抽验判定结果，对其辖区药品安全总体状况进行评估测算风险率，并进行分析，提出建议；③每年向自治区人民政府报告全区及各地药品安全风险状况，切实加强风险管理，确保全区人民饮食用药安全。

（吴婷婷）

↗ 河北省医药诚信记录公示系统正式启用 2008年11月11日，河北省医药诚信记录公示系统正式启用，社会公众和相关人员可以在"河北省食品药品监督管理局医药诚信网"（www. hebfda. com）直接查询药品生产、经营、使用单位或个人2008年以来的违法记录和诚信记录。该局规定：①凡被药品监督管理部门依法做出行政处罚的单位、个人（符合法定免责情形的除外）以及受到行政处罚后，其涉案关键人因不妥善履行职务义务导致违法行为发生的信息，将被计入河北省食品药品监督管理局医药诚信网，并向社会公示；②对直接责任人不明或导致违法案件不能追根溯源的被处罚单位，单位法定代表人将承担直接责任，同时在网上公布违法记录；③对于河北省外药品生产企业生产假劣药品以及省外药品经营企业与省内药品生产、经营、使用单位购销药品，导致假劣药品流入河北省市场的行为，也将被记录到企业的法定代表人、企业负责人、质量负责人、直接责任人的个人诚信记录中，向社会公示；④凡在河北省发布违法药品广告，情节严重，被药品监督管理部门依法采取责令下架、暂停销售等行政强制措施的药品生产企业，其违法行为也将被计入药品生产企业法定代表人、企业负责人的个人诚信记录中，向社会公示。

（吴婷婷）

↗ 西藏自治区探求藏药科学发展良策 2008年11月10～12日，西藏自治区食品药品监督管理局党委书记、局长卢彦朝一行，就"创新服务方式，促进藏药科学发展"这一主题，深入到自治区藏药厂、雄巴拉曲神水藏药厂、藏药集团股份有限公司等医药企业和自治区藏医院，与企业、医院主要负责人以及生产、质量、制剂室等部门负责人一起进行座谈，真诚征询对自治区食品药品监管部门工作作风、办事效率、行政审批等方面的意见和建议，详细听取有关藏药研发生产、市场销售、制剂注册、委托生产、藏药药材资源保护与开发等情况介绍，共同探讨制约藏药科学发展体制、机制的重大战略问题。座谈会上，卢彦朝指出，食品药品监管部门要旗帜鲜明地把保证公众饮食用药安全作为一切工作的出发点和落脚点，努力实现监管方式的"三个转变"：①将事后监管转变为事前、事中、事后全程监管；变过去的静态监管为动态监管；变过去的以查处为主为以预防为主；②将全面监管与重点监管相结合。要加强食品药品安全风险监测，针对不同风险级别，制定不同的监管措施，对高风险产品，要采取加大监管力度，消除安全隐患；③实行群防群治，充分发挥相关行业协会、学会、中介组织的作用；把握舆论主动权，及时主动发布安全信息，增强公众的信心；普及安全知识，增强消费者的自我保护和参与监督意识。提高产业准入标准，引导食品药品产业向集约化、规范化方向转变。同时强调，藏药企业和自治区藏医院要以安全生产、科学发展为己任，视产品质量为生命，严格实施GMP，严把原材料、生产工艺、产品检验关，生产出高质量的合格产品，切实承担起社会责任，为藏药健康可持续发展做出应有贡献。

（吴婷婷）

↗ 新疆自治区出台《药品生产企业质量风险月报告制度》

2008年11月，新疆维吾尔自治区食品药品监督管理局出台了《药品生产企业质量风险月报告制度》。制度规定：①每月7日前全区药品生产企业向当地地、州、市食品药品监管部门报送上月《药品生产企业质量风险评价月报表》，内容包括物料产品质量检验、生产过程质量控制和成品质量追踪中出现的异常问题、纠正和预防措施、效果、分析评价及药品不良反应及召回等情况；②要求各地、州、市局汇总后上报区局，并做好辖区内药品生产企业月报表的安全风险监测和评估工作，对药品生产安全状况进行综合分析，视情况采取措施，现场检查核实、督促企业认真分析整改。该制度的出台有利于药品生产企业强化风险管理意识，切实履行第一责任人责任，有利于药品监管部门畅通信息渠道，及时控制药品生产质量风险，从源头上保证药品质量安全。（吴婷婷）

陕西省出台《药械单位不良行为登记管理办法》 2008年12月1日，陕西省食品药品监督管理局发布了《药械单位不良行为登记管理办法》，对省内药械单位在药械研究、生产、经营、使用中的不良行为实行登记管理。办法规定，药械企业不良行为登记管理工作实行层级监督制。各市食品药品监管部门按季度对辖区内药械单位不良行为进行统计，上报省食品药品毒监管理局，并录人全省药品稽查管理网络系统，作为日常监督检查的依据。企业有下列情形的违法行为将被视为有严重不良行为企业：生产销售假劣药品、不合格医疗器械情节严重的违法行为；外省食品药品监督管理部门通报已查处的且情节严重的违法行为；省食品药品监督管理局认定的其他违法行为。对有严重不良行为的药械单位，各级食品药品监管部门将依法给予行政处罚，并对企业进行重点跟踪监督，适当加大日常监督检查次数、抽验频次、检查的范围。根据企业违法违规情况，在局网站或有关媒体上进行公告，进一步强化药械单位诚信意识。（吴婷婷）

杭州市建立药械不良反应监测咨询专家库 为完善全市药械不良反应监测机制，提高药械不良反应信息分析、评价、临床预警能力，减少和避免重大药品不良反应/医疗器械不良事件的重复发生，2008年12月，浙江省杭州市药械不良反应监测专家库建立。首批被确认的专家有88位，均系该市副高以上职称、具有临床实践经验的医学、药学专业技术人员。专家库以咨询委员会形式，开展4个方面的工作，为药械不良反应监测工作提供技术支持：①对ADR/MDR监测报告进行初步评价和筛选，对发现和上报的重大药械不良反应事件，提出紧急控制措施；②对新发、严重、突发、群发等ADR/MDR监测疑难病例的诱发因素、因果关系、发生率和预防与处理等问题进行调查、分析、咨询、指导和评价；③定期和不定期召开专题会议，针对性地组织开展ADR重点品种监测、效果评价及相关课题研究；④就药品不良反应、医疗器械不良事件监测以及上市药品、医疗器械安全性再评价，促进合理用药等谏言荐策。（吴婷婷）

厦门市26名药品专职协管员正式培训上岗 2008年12月，福建省厦门市食品药品监督管理局经过报名资格审核、笔试、面试等严格选拔程序，从80多名报考者中选拔了26名人员参加岗前培训，经过一周的专业培训后成为药品专职协管员。培训的内容包括机关管理规章制度、药品管理法规、药品稽查工作、医疗器械监管、药店日常监管检查、农村两网建设等。培训结束后，这批专职协管员正式上岗，除少数安排在机关岗位外，绝大多数充实到基层一线，承担起协助日常药械监管、稽查的重要职责。此举将进一步加强药品监管队伍建设，发展壮大协助监管力量，对夯实基层监管基础，提升监管能力，构筑厦门市食品药品安全保障网络具有重要意义。（吴婷婷）

新药审批

2008年批准的新药（化学药品）

药品名称	剂型	规格	国药证字	国药准字	申请单位
左炔诺孕酮肠溶片	片剂（肠溶）	1.5 mg	H20080001	H20080001	广州郎圣药业有限公司
吗替麦考酚酯片	片剂	250 mg		H20080002	杭州中美华东制药有限公司
吗替麦考酚酯胶囊	胶囊剂	250 mg		H20080003	杭州中美华东制药有限公司
泮托拉唑钠肠溶胶囊	胶囊剂	40 mg		H20080004	南京长澳制药有限公司
碳酸钙泡腾片	片剂	0.2 g（以Ca计）	H20080002	H20080005	成都地奥集团天府药业股份有限公司
复方甘草酸苷胶囊	胶囊剂	每粒含甘草酸苷25 mg，甘氨酸25 mg，蛋氨酸25 mg		H20080006	北京秦武田医药科技有限公司
双氯芬酸钠利多卡因注射液	注射剂		H20080003	H20080007	山西亚宝药业集团股份有限公司
盐酸头孢吡肟	原料药		H20080004	H20080008	广州白云山制药股份有限公司

（续表）

药品名称	剂 型	规 格	国药证字	国药准字	申请单位
					广州白云山化学制药厂
洛索洛芬钠分散片	片剂	60 mg（以洛索洛芬钠无水物计）		H20080009	山东罗欣药业股份有限公司
糠酸莫米松凝胶	凝胶剂	5 g:5 mg		H20080010	上海百安（南昌）制药有限公司
复方法莫替丁咀嚼片	片剂	每片含法莫替丁 10 mg，碳酸钙 800 mg，氢氧化镁 165 mg	H20080005	H20080011	福建省闽东力捷迅药业有限公司
盐酸头孢甲肟	原料药			H20080012	上海新亚药业有限公司
氯沙坦钾胶囊	胶囊剂	50 mg		H20080015	北京万生药业有限责任公司
吗替麦考酚酯胶囊	胶囊剂	250 mg		H20080016	湖南华纳大药厂有限公司
羟乙基淀粉 130/0.4	原料药			H20080017	宜昌三峡制药有限公司
注射用复方甘草酸苷	注射剂	每瓶含甘草苷 40 mg，甘氨酸 400 mg，盐酸半胱氨酸 20 mg		H20080018	黑龙江省格润药业有限责任公司
盐酸舍曲林片	片剂	50 mg（以舍曲林计）	H20080006	H20080019	万特制药（海南）有限公司
盐酸非索非那定	原料药		H20080007	H20080020	黑龙江乌苏里江制药有限公司迎春分公司
他克莫司	原料药		H20080008	H20080021	浙江海正药业股份有限公司
注射用盐酸罂粟碱	注射剂	30 mg（以盐酸罂粟碱计）		H20080022	哈药集团三精加滨药业有限公司
注射用转化糖	注射剂	葡萄糖 6.25 g，果糖 6.25 g		H20080023	海南长安国际制药有限公司
注射用倍他米松磷酸钠	注射剂	5.26 mg（相当于倍他米松 4 mg）		H20080024	吉林省一心制药有限公司
注射用倍他米松磷酸钠	注射剂	5.26 mg（相当于倍他米松 4 mg）		H20080025	蚌埠市宏业生化制药厂
注射用复方甘草酸苷	注射剂	每瓶含甘草酸苷 40 mg，甘氨酸 400 mg，盐酸半胱氨酸 20 mg		H20080026	蚌埠市宏业生化制药厂
注射用转化糖	注射剂	葡萄糖 6.25 g，果糖 6.25 g		H20080027	珠海经济特区生物化学制药厂
注射用转化糖	注射剂	葡萄糖 12.5 g，果糖 12.5 g		H20080028	珠海经济特区生物化学制药厂
盐酸丙帕他莫	原料药		H20080009	H20080029	山东益康药业有限公司
阿德福韦酯片	片剂	10 mg	H20080011	H20080032	齐鲁制药有限公司
阿德福韦酯	原料药		H20080012	H20080033	山东鲁抗辰欣药业有限公司
阿德福韦酯片	片剂	10 mg	H20080013	H20080034	山东鲁抗辰欣药业有限公司
利拉萘酯	原料药		H20080014	H20080035	扬子江药业集团有限公司
利拉萘酯乳膏	乳膏剂	10 g;0.2 g	H20080015	H20080036	扬子江药业集团有限公司
酒石酸溴莫尼定	原料药			H20080037	山东鲁南贝特制药有限公司
氟氯西林钠阿莫西林胶囊	胶囊剂	0.25 g（$C_{16}H_{19}N_3O_5S$ 0.125 g 与 $C_{19}H_{17}ClFN_3O_5S$ 0.25 g）	H20080016	H20080038	湖南中南科伦药业有限公司
复方法莫替丁咀嚼片	片剂	每片含法莫替丁 10 mg，碳酸钙 800 mg，氢氧化镁 165 mg	H20080017	H20080039	四川珍珠制药有限公司
注射用转化糖	注射剂	(1)12.5 g（果糖 6.25 g，葡萄糖 6.25 g）；(2)25.0 g（果糖 12.5 g，葡萄糖 12.5 g）		H20080040 H20080041	山西泰盛制药有限公司
羟乙基淀粉 130/0.4	原料药			H20080042	石家庄华康制药有限公司
注射用转化糖	注射剂	(1)葡萄糖 6.25 g，果糖 6.25 g (2)葡萄糖 12.5 g，果糖 12.5 g		H20080043 H20080044	海南皇隆制药厂有限公司
苦参素分散片	片剂	0.1 g		H20080045	宜昌长江药业有限公司
来氟米特	原料药		H20080018	H20080046	大连美罗大药厂
来氟米特片	片剂	10 mg	H20080019	H20080047	大连美罗大药厂
法莫替丁钙镁咀嚼片	片剂	每片含法莫替丁 10 mg，碳酸钙 800 mg，氢氧化镁 165 mg	H20080020	H20080048	北京红林制药有限公司
硝呋太尔	原料药		H20080021	H20080049	北京联合伟华药业有限公司
普卢利沙星	原料药		H20080022	H20080050	浙江医药股份有限公司新昌制药厂
氟氯西林钠	原料药			H20080051	浙江金华康恩贝生物制药有限公司
西尼地平	原料药			H20080052	浙江京新药业股份有限公司
复方氨酚甲麻颗粒	颗粒剂	复方	H20080023	H20080053	江中药业股份有限公司
来氟米特片	片剂	10 mg	H20080024	H20080054	河北万岁药业有限公司
依达拉奉	原料药			H20080055	国药集团国瑞药业有限公司
依达拉奉注射液	注射剂	20 mL:30 mL		H20080056	国药集团国瑞药业有限公司
加替沙星胶囊	胶囊剂	0.1 g	H20080025	H20080057	天津华津制药厂
吡嘧司特钾分散片	片剂	5 mg	H20080026	H20080058	山东鲁南贝特制药有限公司
马来酸依那普利叶酸片	片剂	(1)马来酸依那普利 10 mg，叶酸 0.8mg (2)马来酸依那普利 10 mg，叶酸 0.4 mg (3)马来酸依那普利 5 mg，叶酸 0.4 mg	H20080027	H20080059 H20080060 H20080061	天津天士力制药股份有限公司
盐酸坦洛新	原料药			H20080062	山东鲁南贝特制药有限公司
盐酸坦洛新缓释胶囊	胶囊剂	0.2 mg		H20080063	山东鲁南贝特制药有限公司
克林霉素磷酸酯阴道泡腾片	片剂	0.1 g（以 $C_{18}H_{33}ClN_2O_5S$ 计）	H20080028	H20080064	迪沙药业集团有限公司

（续表）

药品名称	剂 型	规 格	国药证字	国药准字	申请单位
普卢利沙星	原料药		H20080029	H20080065	湖南华纳大药厂有限公司
西尼地平胶囊	胶囊剂	5 mg	H20080030	H20080066	湖南九典制药有限公司
铝镁匹林片(Ⅱ)	片剂	每片含阿司匹林 81 mg,重质碳酸镁 22 mg,甘羟铝 11 mg	H20080031	H20080067	广州诺金制药有限公司
美他多辛片	片剂	0.25 g	H20080032	H20080068	浙江震元制药有限公司
来氟米特	原料药		H20080033	H20080069	河北万岁药业有限公司
依那普利氢氯噻嗪分散片	片剂	马来酸依那普利($C_{20}H_{28}N_2O_5 \cdot C_4H_4O_4$) 5 mg,氢氧噻嗪($C_7H_8ClN_3O_4S_2$) 12.5 mg	H20080034	H20080070	赤峰维康生化制药有限公司
加替沙星	原料药			H20080071	天津药物研究院药业有限责任公司
二甲双胍格列本脲片	片剂	每片含盐酸二甲双胍 250 mg,格列本脲 1.25 mg		H20080072	北京市永康药业有限公司
普卢利沙星胶囊	胶囊剂	0.1 g	H20080036	H20080073	海南海灵制药厂有限公司
普卢利沙星	原料药		H20080037	H20080074	南京长澳制药有限公司
普卢利沙星片	片剂	0.1 g(以 $C_{16}H_{16}FN_3O_3S$ 计)	H20080038	H20080075	南京长澳制药有限公司
酒石酸溴莫尼定滴眼液	滴眼剂	5 mL:10 mg		H20080076	山东鲁南贝特制药有限公司
酮咯酸氨丁三醇分散片	片剂	10 mg	H20080039	H20080077	山东新时代药业有限公司
乙胺利福异烟片	片剂	每片含利福平 0.12 mg,异烟肼 0.12 mg,盐酸乙胺丁醇 0.25 mg	H20080040	H20080078	沈阳红旗制药有限公司
西尼地平	原料药			H20080079	湖南九典制药有限公司
赖诺普利氢氯噻嗪片	片剂	每片含赖诺普利 10 mg,氢氯噻嗪 12.5 mg	H20080041	H20080080	江苏天士力帝益药业有限公司
镁加铝	原料药		H20080042	H20080082	浙江众益药业有限公司
头孢唑肟钠	原料药			H20080083	上海新亚药业有限公司
注射用头孢唑肟钠	注射剂	0.5 g(以头孢唑肟计)		H20080084	上海新亚药业有限公司
注射用头孢唑肟钠	注射剂	1.0 g(以头孢唑肟计)		H20080085	上海新亚药业有限公司
注射用盐酸头孢甲肟	注射剂	1.0 g(以头孢甲肟计)		H20080086	上海新先锋药业有限公司
注射用盐酸头孢甲肟	注射剂	0.5 g(以头孢甲肟计)		H20080087	上海新先锋药业有限公司
注射用盐酸头孢甲肟	注射剂	2.0 g(以头孢甲肟计)		H20080088	上海新先锋药业有限公司
辣椒碱软膏	软膏剂	30 g:22.5 mg(以辣椒总碱计)		H20080089	福建省力菲克药业有限公司
复方单硝酸异山梨酯缓释片	片剂	每片含 5 单硝酸异山梨酯 60 mg,阿司匹林 75 mg		H20080090	杭州民生药业集团有限公司
萘普生钠伪麻黄碱缓释片	片剂	每片含盐酸伪麻黄碱 60 mg,萘普生钠 110 mg		H20080091	四川科创制药有限公司
聚乙二醇 4000 散	散剂	10 g	H20080043	H20080092	武汉马应龙药业集团股份有限公司
盐酸左西替理嗪	原料药			H20080093	上海清松制药有限公司
复方新斯的明牛磺酸滴眼液	滴眼剂	10 mL	H20080044	H20080094	山东正大福瑞达制药有限公司
硝呋太尔	原料药		H20080045	H20080095	成都川抗万乐药业有限公司
头孢地尼	原料药			H20080096	江苏豪森药业股份有限公司
缬沙坦氢氯噻嗪胶囊	胶囊剂	缬沙坦 80 mg,氢氯噻嗪 12.5 mg		H20080097	重庆康刻尔制药有限公司
盐酸头孢他美酯	原料药			H20080098	石药集团河北中润制药有限公司
米氮平	原料药			H20080099	山西康宝生物制品股份有限公司
二甲双胍格列本脲片	片剂	盐酸二甲双胍 0.25 g,格列本脲 1.25 mg		H20080100	北京四环制药有限公司
米氮平片	片剂	15 mg		H20080101	山西康宝生物制品股份有限公司
甲钴胺胶囊	胶囊剂	0.5 g	H20080046	H20080102	北京四环制药有限公司
盐酸二甲双胍缓释片	片剂	0.5 g(以盐酸二甲双胍计)		H20080103	浙江万马药业有限公司
青霉素 V 钾口含片	片剂	50 mg(以 $C_{16}H_{18}N_2O_5S$ 计)	H20080047	H20080104	张家口圣大药业有限公司
氯雷他定片	片剂	10 mg	H20080048	H20080105	山西泰盛制药有限公司
注射用盐酸头孢吡肟	注射剂	1.0 g(以 $C_{19}H_{24}N_6O_5S_2$ 计)	H20080049	H20080106	山东瑞阳制药有限公司
头孢地尼胶囊	胶囊剂	0.1 g		H20080107	江苏豪森药业股份有限公司
镁加铝咀嚼片	片剂	0.5 g(以 $Al_5Mg_{10}(OH)_{31}(SO_4)_2$ 计)	H20080050	H20080108	浙江众益药业有限公司
阿仑膦酸钠片	片剂	10 mg		H20080109	石家庄欧意药业有限公司
氯雷他定	原料药		H20080051	H20080109	山西泰盛制药有限公司
头孢克肟干混悬剂	干混悬剂	100 mg		H20080110	云南铭鼎药业有限公司
盐酸安非他酮缓释片	片剂	0.15 g	H20080052	H20080111	沈阳福宁药业有限公司
盐酸洛美利嗪	原料药		H20080053	H20080112	山西亚宝药业集团股份有限公司
盐酸非索非那定	原料药		H20080054	H20080113	万特制药(海南)有限公司
替米沙坦片剂	片剂	40 mg	H20080055	H20080114	南通华山药业有限公司
吡嘧司特钾	原料药		H20080056	H20080115	江苏云阳集团药业有限公司
来氟米特	原料药		H20080057	H20080116	常州亚邦制药有限公司
盐酸洛美利嗪片	片剂	5 mg	H20080058	H20080117	山西亚宝药业集团股份有限公司
利塞膦酸钠	原料药		H20080059	H20080118	芜湖华信生物药业有限公司

（续表）

药品名称	剂　型	规　格	国药证字	国药准字	申请单位
利塞膦酸钠片	片剂	5 mg	H20080060	H20080119	昆明积大制药有限公司
西罗莫司	原料药		H20080061	H20080120	浙江医药股份有限公司新昌制药厂
西罗莫司口服溶液	口服溶液剂	25 mL;25 mg	H20080062	H20080121	中国医药集团总公司四川抗菌素工业研究所、浙江医药股份有限公司新昌制药厂
利塞膦酸钠	原料药		H20080063	H20080122	昆明积大制药有限公司
盐酸非索非那定片	片剂	30 mg	H20080064	H20080123	云南万裕药业有限公司
雷贝拉唑钠	原料药		H20080065	H20080124	中国预防医学科学院流行病学微生物学研究所晋城海斯药业有限公司
雷贝拉唑钠片	片剂	20 mg	H20080066	H20080125	中国预防医学科学院流行病学微生物学研究所晋城海斯药业有限公司
盐酸安非他酮	原料药			H20080126	沈阳福宁药业有限公司
利塞膦酸钠片	片剂	5 mg(以利塞膦酸钠计)	H20080067	H20080127	芜湖华信生物药业有限公司
甲磺酸瑞波西汀	原料药		H20080068	H20080128	天津药物研究院药业有限责任公司
法莫替丁钙镁咀嚼片	片剂	每片含法莫替丁 10 mg,碳酸钙 800 mg,氢氧化镁 165 mg	H20080069	H20080129	深圳市海滨制药有限公司
氨酚曲马多片	片剂	盐酸曲马多 37.5 mg,对乙酰氨基酚 325 mg	H20080071	H20080130	陕西九州制药有限责任公司
巴洛沙星片	片剂	100 mg	H20080072	H20080131	江苏正大天晴药业股份有限公司
盐酸哌罗匹隆	原料药		H20080073	H20080132	深圳市源兴药业有限公司
盐酸头孢吡肟	原料药		H20080074	H20080133	山东瑞阳制药有限公司
氯雷他定片	片剂	10 mg	H20080075	H20080134	扬子江药业集团上海海尼药业有限公司
枸橼酸舍曲林	原料药		H20080076	H20080135	哈药集团三精化学制药有限公司
枸橼酸舍曲林片	片剂	(1)25 mg (2)50 mg	H20080077	H20080136 H20080137	哈药集团三精制药股份有限公司
单唾液酸四己糖神经节苷脂钠	原料药		H20080078	H20080138	海南益尔药业有限公司
坎地沙坦酯胶囊	胶囊剂	8 mg	H20080080	H20080139	青岛国风高科技药业股份有限公司
盐酸头孢甲肟	原料药			H20080140	吉林省辉南长龙生化药业股份有限公司
盐酸舍曲林片	片剂	50 mg	H20080081	H20080141	浙江华海药业股份有限公司
二甲双胍格列本脲片	片剂	盐酸二甲双胍 250 mg,格列本脲 1.25 mg		H20080142	通化茂祥制药有限公司
二甲双胍格列本脲片	片剂	盐酸二甲双胍 250 mg,格列本脲 1.25 mg		H20080143	通化茂祥制药有限公司
坎地沙坦酯	原料药			H20080144	青岛国风高科技药业股份有限公司
洛索洛芬钠胶囊	胶囊剂	60 mg(以洛索洛芬钠无水物计)		H20080145	运城市天源制药有限公司
盐酸二甲双胍缓释片	片剂	0.5 g(以盐酸二甲双胍计)		H20080146	浙江南洋药业有限公司
硫酸吗啡栓	栓剂	(1)10 mg (2)20 mg	H20080082	H20080147 H20080178	武汉马应龙药业集团股份有限公司
福多司坦	原料药		H20080083	H20080148	四川新元制药有限公司
注射用盐酸甲砜霉素甘氨酸酯	注射剂	0.5 g	H20080084	H20080149	海口奇力制药有限公司
注射用盐酸甲砜霉素甘氨酸酯	注射剂	1.0 g	H20080084	H20080150	海口奇力制药有限公司
普卢利沙星胶囊	胶囊剂	0.1 g(以 $C_{16}H_{16}FN_3O_3S$ 计)	H20080085	H20080151	广州白云山制药股份有限公司广州白云山化学制药厂
法罗培南钠颗粒	颗粒剂	0.1 g(以法罗培南计)	H20080086	H20080152	湖南华纳大药厂有限公司
磷酸二氢钾	原料药			H20080153	天津金耀氨基酸有限公司
普卢利沙星片	片剂	0.1 g(以 $C_{16}H_{16}FN_3O_3S$ 计)	H20080088	H20080154	重庆科瑞制药有限责任公司
甲磺酸瑞波西汀片	片剂	4 mg	H20080089	H20080155	北京红林制药有限公司
拉呋替丁颗粒	颗粒剂	10 mg	H20080090	H20080156	湖北广济药业股份有限公司
那他霉素	原料药		H20080091	H20080157	北京益民药业有限公司
磷酸二氢钾	原料药			H20080158	天津金耀氨基酸有限公司
利拉萘酯	原料药		H20080093	H20080159	湖南九典制药有限公司
法罗培南钠胶囊	胶囊剂	0.1 g(以 $C_{12}H_{15}NO_5S$ 计)	H20080094	H20080160	上海衡山药业有限公司
那氟沙星	原料药		H20080095	H20080161	天津迈劲制药有限公司
利拉萘酯乳膏	乳膏剂	10 g:0.2 g	H20080096	H20080162	河源特肤康药业有限公司
盐酸环喷托酯	原料药		H20080097	H20080163	山东博士伦福瑞达制药有限公司
那氟沙星乳膏	乳膏剂	10 g:0.1 g	H20080098	H20080164	江苏雪豹药业有限公司
福多司坦胶囊	胶囊剂	0.2 g	H20080099	H20080165	四川珍珠制药有限公司
法罗培南钠	原料药		H20080100	H20080166	湖南华纳大药厂有限公司
阿莫西林克拉维酸钾咀嚼片(8:1)	片剂	281.25 mg(阿莫西林 250 mg,克拉维酸 31.25 mg)	H20080101	H20080167	昆明源瑞制药有限公司
福多司坦片	片剂	0.2 g	H20080102	H20080168	四川珍珠制药有限公司
注射用培美曲塞二钠	注射剂	0.5 g(以 $C_{20}H_{21}N_5O_6$ 计)	H20080103	H20080169	山西亚宝药业集团股份有限公司
普卢利沙星片	片剂	0.1 g(以 $C_{16}H_{16}FN_3O_3S$ 计)	H20080104	H20080170	广州白云山制药股份有限公司广州白云山化学制药厂

（续表）

药品名称	剂 型	规 格	国药证字	国药准字	申请单位
法罗培南钠片	片剂	0.1 g	H20080105	H20080171	海南海灵制药厂有限公司
普卢利沙星	原料药		H20080106	H20080172	广州白云山制药股份有限公司广州白云山化学制药厂
氨来呫诺口腔贴片	口腔贴片剂	2 mg	H20080107	H20080173	四川琦云药业有限责任公司
培美曲塞二钠	原料药		H20080108	H20080174	山西亚宝药业集团股份有限公司
巴洛沙星	原料药		H20080109	H20080175	江苏正大天晴药业股份有限公司
培美曲塞二钠	原料药		H20080110	H20080176	南京制药厂有限公司
注射用培美曲塞二钠	注射剂	0.5 g	H20080111	H20080177	南京制药厂有限公司
替米沙坦	原料药			H20080182	太阳石(唐山)药业有限公司
盐酸非索非那定	原料药		H20080182	H20080182	重庆科瑞制药有限责任公司
坎地沙坦酯片	片剂	8 mg		H20080183	山西皇城相府药业有限公司
坎地沙坦酯	原料药			H20080184	山西皇城相府药业有限公司
复方丁香罗勒口服混悬液	混悬剂	10 mL：丁香罗勒油 150 mg，碳酸钙 5 g，氢氧化铝 1.67 g、三硅酸镁 1.15 g	H20080112	H20080185	西安迪赛生物药业有限责任公司
硝酸咪康唑阴道泡腾片	片剂	0.2 g		H20080186	山东罗欣药业股份有限公司
利拉萘酯乳膏	乳膏剂	10 g：0.2 g	H20080113	H20080187	山东良福集团制药有限公司
替米沙坦胶囊	胶囊剂	40 mg	H20080114	H20080188	湖南百草制药有限公司
注射用甲磺酸帕珠沙星	注射剂	500 mg(以帕珠沙星计)		H20080189	江苏康源药业股份有限公司
氯雷他定口腔崩解片	片剂	10 mg		H20080190	陕西量子高科药业有限公司
法莫替丁钙镁咀嚼片	片剂	每片含法莫替丁 10 mg，碳酸钙 800 mg，氢氧化镁 165 mg	H20080115	H20080191	江苏豪森药业股份有限公司
盐酸吡格列酮片	片剂	0.5 g(以盐酸二甲双胍计)	H20080116	H20080192	天津武田药品有限公司
氯酚氯雷伪麻缓释片	片剂	每片含对乙酰氨基粉 0.5 g，硫酸伪麻磺碱 60 mg，氯雷他定 2.5 mg	H20080117	H20080193	江苏亚邦爱普森药业有限公司
比卡鲁胺	原料药		H20080118	H20080194	浙江海正药业股份有限公司
米格列醇	原料药		H20080119	H20080195	浙江医药股份有限公司新昌制药厂
利拉萘酯	原料药		H20080120	H20080196	山东良福集团制药有限公司
复方丁香罗勒口服混悬液	混悬剂	10 mL：丁香罗勒油 15 mg，碳酸钙 0.5 g，氢氧化铝 0.167 g，三硅酸镁 0.115 g	H20080112	H20080197	西安迪赛生物药业有限责任公司
缬沙坦氢氯噻嗪片	片剂	缬沙坦 80 mg，氢氯嗪噻 12.5 mg		H20080206	北京赛科药业有限公司
盐酸加替沙星	原料药			H20080207	江苏永达药业有限公司
替米沙坦氢氯噻嗪胶囊	胶囊剂	每粒含替米沙坦 40 mg，氢氯噻嗪 12.5 mg	H20080123	H20080208	上海欣生源药业有限公司
培美曲塞二钠	原料药		H20080124	H20080209	重庆医药工业研究院有限责任公司
注射用培美曲塞二钠	注射剂	500 mg(以培美曲塞计)	H20080125	H20080210	上海克隆生物高技术有限公司
坎地沙坦酯	原料药			H20080211	北京四环制药有限公司
氯诺昔康	原料药			H20080212	天津中新药业集团股份有限公司新新制药厂
氯雷他定胶囊	胶囊剂	5 mg		H20080213	石家庄宇惠制药有限公司
坎地沙坦酯片	片剂	8 mg		H20080214	北京四环制药有限公司
来氟米特胶囊	胶囊剂	10 mg	H20080126	H20080215	江苏联环药业股份有限公司
来氟米特	原料药		H20080127	H20080216	常州华生制药有限公司
盐酸哌罗匹隆片	片剂	4 mg	H20080128	H20080217	深圳市源兴药业有限公司
枸橼酸铋钾咀嚼片	片剂	0.3 g(相当于铋 110 mg)		H20080218	舒泰神(北京)药业有限公司
比阿培南	原料药		H20080129	H20080224	南京先声东元制药有限公司
培美曲塞二钠	原料药			H20080225	南京海光应用化学研究所
注射用比阿培南	注射剂	0.3 g	H20080130	H20080225	南京先声东元制药有限公司
盐酸帕洛诺司琼	原料药		H20080131	H20080226	齐鲁制药有限公司
盐酸帕洛诺司琼注射液	注射剂	5 mL：0.25 mg	H20080132	H20080227	齐鲁制药(海南)有限公司
右酮洛芬胶囊	胶囊剂	25 mg	H20080133	H20080228	西南合成制药股份有限公司
培美曲塞二钠	原料药		H20080134	H20080229	德州德药制药有限公司
注射用培美曲塞二钠	注射剂	500 mg(以 $C_{20}H_{21}N_5O_6$ 计)	H20080135	H20080230	德州德药制药有限公司
拉呋替丁	原料药		H20080136	H20080231	江苏苏中药业集团股份有限公司
西替伪麻缓释片	片剂	每片含盐酸西替利嗪 5 mg，盐酸伪麻黄碱 120 mg	H20080137	H20080232	苏州东瑞制药有限公司
注射用培美曲塞二钠	注射剂	500 mg(以培美曲塞计)	H20080138	H20080233	山东凤凰制药有限公司
利塞膦酸钠	原料药			H20080234	扬子江药业集团有限公司
利塞膦酸钠片	片剂	5 mg		H20080235	扬子江药业集团有限公司
瑞舒伐他汀钙胶囊	胶囊剂	(1)5 mg(以瑞舒伐他汀计) (2)10 mg(以瑞舒伐他汀计) (3)20 mg(以瑞舒伐他汀计)	H20080139	H20080236 H20080237 H20080238	鲁南贝特制药有限公司

（续表）

药品名称	剂型	规格	国药证字	国药准字	申请单位
瑞舒伐他汀钙	原料药		H20080140	H20080239	山东新时代药业有限公司
瑞舒伐他汀钙片	片剂	(1)5 mg(以瑞舒伐他汀计) (2)10 mg(以瑞舒伐他汀计) (3)21 mg(以瑞舒伐他汀计)		H20080240 H20080241 H20080242	鲁南贝特制药有限公司
左炔诺孕酮胶囊	胶囊剂	0.75 mg		H20080243	湖北葛店人福药业有限责任公司
酒石酸罗格列酮	原料药		H20080141	H20080244	山东达因海洋生物制药有限公司
氨酚麻美口服溶液	口服溶液剂	100 mL		H20080245	江苏恒瑞医药股份有限公司
对乙酰氨基酚维生素C片	片剂	每片含对乙酰氨基酚330 mg,维生素C200 mg		H20080246	天津市康瑞药业有限公司
阿折地平	原料药		H20080142	H20080247	江苏正大天晴药业股份有限公司
培美曲塞二钠	原料药		H20080143	H20080248	山西泰盛制药有限公司
注射用培美曲塞二钠	注射剂	0.5 g	H20080144	H20080249	山西泰盛制药有限公司
拉呋替丁胶囊	胶囊剂	10 mg	H20080145	H20080250	江苏苏中药业集团股份有限公司
盐酸二甲双胍缓释片	片剂	(1)0.25 g(以盐酸二甲双胍计) (2)0.5 g(以盐酸二甲双胍计)		H20080251 H20080252	江苏德源药业有限公司
阿达帕林	原料药		H20080146	H20080253	天津天药药业股份有限公司
尿素[13C]片呼吸试验药盒	片剂	45 mg	H20080147	H20080254	北京优你特制药有限公司
酒石酸罗格列酮分散片	片剂	4 mg(以罗格列酮计)	H20080148	H20080255	浙江京新药业股份有限公司
盐酸罗格列酮片	片剂	2 mg,4 mg,8 mg(以罗格列酮计)		H20080256 H20080257 H20080258	浙江海正药业股份有限公司
盐酸罗格列酮	原料药		H20080150	H20080259	浙江海正药业股份有限公司
氨来呫诺糊剂	糊剂	5 g:0.25 g	H20080151	H20080260	山东安泰药业有限公司
小牛血去蛋白提取物眼凝胶	凝胶剂	5 g:1 g	H20080152	H20080261	合肥兆峰科大药业有限公司
培美曲塞二钠	原料药		H20080153	H20080262	山东万杰高科技股份有限公司制药厂
氢溴酸西酞普兰	原料药			H20080263	江苏积华灵大制药有限公司
阿司匹林维生素C肠溶片	片剂	阿司匹林400 mg,维生素C 240 mg		H20080264	石家庄制药集团欧意药业有限公司
阿折地平片	片剂	(1)8 mg (2)16 mg	H20080154	H20080265 H20080266	南京正大天晴制药有限公司
苦参碱阴道泡腾片	片剂	50 mg		H20080272	西安迪赛生物药业有限责任公司
美索巴莫分散片	片剂	0.5 g		H20080273	天津君安生物制药有限公司
盐酸美他环素分散片	片剂	0.1 g		H20080274	内蒙古蒙正药业股份有限公司
盐酸氟桂利嗪分散片	片剂	5 mg(以 $C_{26}H_{26}F_2N_2$ 计)		H20080275	青岛国大药业有限公司
吗替麦考酚酯分散片	片剂	0.25 mg		H20080276	江苏联环药业股份有限公司
阿莫西林口腔崩解片	片剂	125 mg		H20080277	宁波双伟制药有限公司
乳酸左氧氟沙星分散片	片剂	0.1 g(以左氧氟沙星计)		H20080278	四川三精升和制药有限公司
盐酸二甲双胍缓释片	片剂	0.5 g(以盐酸二甲双胍计)		H20080279	河南福森药业有限公司
吗替麦考酚酯分散片	片剂	500 mg		H20080280	石家庄市华新制药厂
吗替麦考酚酯分散片	片剂	250 mg		H20080281	石家庄市华新制药厂
盐酸吡格列酮分散片	片剂	30 mg(以吡格列酮计)		H20080282	贵州天安药业股份有限公司
酒石酸唑吡坦分散片	片剂	10 mg		H20080283	山东新时代药业有限公司
苦参素片	片剂	0.1 g		H20080284	烟台只楚药业有限公司
苦参素片	片剂	0.3 g		H20080285	烟台只楚药业有限公司
利培酮口腔崩解片	片剂	1 mg		H20080286	常州四药制药有限公司
盐酸氨溴索口腔崩解片	片剂	15 mg		H20080287	重庆华邦制药股份有限公司
羟苯磺酸钙分散片	片剂	0.25 g(以 $C_{12}H_{10}CaO_{10}S_2$ 计)		H20080288	江苏万高药业有限公司
盐酸氨溴索颗粒	颗粒剂	30 mg		H20080289	上海华源安徽仁济制药有限公司
甲钴胺分散片	片剂	0.5 mg		H20080290	江苏四环生物股份有限公司
盐酸舍曲林胶囊	胶囊剂	50 mg		H20080291	浙江京新药业股份有限公司
泮托拉唑钠肠溶胶囊	胶囊剂	20 mg(以泮托拉唑计)		H20080292	辽宁康博士制药有限公司
二氟尼柳分散片	片剂	0.25 g		H20080293	山东罗欣药业股份有限公司
氯雷他定口腔崩解片	片剂	10 mg		H20080294	重庆康刻尔制药有限公司
马来酸氨氯地平分散片	片剂	5 mg		H20080295	江苏万高药业有限公司
佐米曲普坦口腔崩解片	片剂	2.5 mg		H20080296	山东新时代药业有限公司
吗替麦考酚酯胶囊	胶囊剂	250 mg		H20080297	华北制药集团新药研究开发有限责任公司
苯磺酸氨氯地平分散片	片剂	5 mg		H20080298	南通久和药业有限公司
硝呋太尔胶囊	胶囊剂	0.1 g		H20080299	北京朗依制药有限公司
盐酸昂丹司琼口腔崩解片	片剂	8 mg		H20080300	成都川抗万乐药业有限公司
头孢丙烯颗粒	颗粒剂	0.125 g(以 $C_{18}H_{19}N_3O_5S$ 计)		H20080301	齐鲁制药有限公司
苯酰甲硝唑分散片	片剂	0.32 g		H20080302	江苏晨牌药业有限公司
盐酸吡格列酮口腔崩解片	片剂	15 mg(以吡格列酮计)		H20080303	深圳市新光联合制药有限公司

（续表）

药品名称	剂 型	规 格	国药证字	国药准字	申请单位
盐酸氨溴索颗粒	颗粒剂	15 mg		H20080304	成都森科制药有限公司
氯雷他定口腔崩解片	片剂	10 mg		H20080305	西安太极药业有限公司
盐酸帕洛诺司琼	原料药			H20080305	杭州九源基因工程有限公司
去氧氟尿苷分散片	片剂	0.2 g		H20080306	山东新时代药业有限公司
盐酸左西替利嗪片	片剂	5 mg		H20080307	上海清松制药有限公司
硫酸沙丁胺醇口腔崩解片	片剂	2.4 mg		H20080308	沈阳一天生物药业股份有限公司制药分公司
氢溴酸西酞普兰片	片剂	20 mg(以西酞普兰计)		H20080309	昆明积大制药有限公司
头孢丙烯胶囊	胶囊剂	0.25 g(以 $C_{18}H_{19}N_3O_5S$ 计)		H20080310	齐鲁制药有限公司
福辛普利钠胶囊	胶囊剂	10 mg		H20080311	上海现代制药股份有限公司
盐酸舍曲林胶囊	胶囊剂	50 mg		H20080312	江苏联环药业股份有限公司
硝呋太尔制霉素阴道栓	阴道软胶囊	硝呋太尔 500 mg,制霉素 20 万单位		H20080313	成都川抗万乐药业有限公司
胶体果胶铋散	散剂	0.15 g(以 Bi 计算)		H20080314	宜昌人福药业有限责任公司
复方曲尼司特片	片剂	每片含曲尼司特 80 mg,硫酸沙丁胺醇 2.4 mg		H20080315	上海新康制药厂
布地奈德粉雾剂	粉雾剂	0.2 mg		H20080316	上海信谊百路达药业有限公司
苦参素片	片剂	0.1 g		H20080317	山东省莒南制药厂
吗替麦考酚酯分散片	片剂	250 mg		H20080318	江苏信孚药业有限公司
罗通定口腔崩解片	片剂	30 mg		H20080319	陕西量子高科药业有限公司
消化酶片	片剂	每片含复合消化酶 15 mg,脂肪酶 3.3 mg,酒曲蛋白酶 10 mg		H20080320	西南药业股份有限公司
左氧氟沙星注射液	注射剂	10 mL:0.5 g		H20080321	保定三九济世生物药业有限公司
琉糖铝混悬凝胶	凝胶剂	5 mL:1 g		H20080322	昆明积大制药有限公司
复方雷尼替丁片	片剂	每片含盐酸雷尼替丁(以 $C_{13}H_{22}N_4O_3S$ 计)100 mg,枸橼酸铋钾(以 Bi 计)110 mg		H20080323	重庆科瑞制药有限责任公司
谷氨酰胺散	散剂	2.5 g		H20080324	海南海神同洲制药有限公司
乙酰半胱氨酸片	片剂	(1)0.2 g		H20080325	海南赞邦制药有限公司
		(2)0.6 g		H20080326	
替米沙坦胶囊	胶囊剂	40 mg		H20080331	郑州羚锐制药有限公司
盐酸二甲双胍缓释片	片剂	0.5 g(以盐酸二甲双胍计)		H20080332	上海五洲药业股份有限公司
盐酸头孢他美酯分散片	片剂	0.125 g		H20080333	山东罗欣药业股份有限公司
盐酸头孢他美酯分散片	片剂	0.25 g		H20080334	山东罗欣药业股份有限公司
苦参素片	片剂	0.2 g		H20080335	广东逸舒制药有限公司
注射用兰索拉唑	注射剂	30 mg	H20080155	H20080336	江苏奥赛康药业有限公司
富马酸伊布利特注射液	注射剂	10 mL:1.0 mg	H20080156	H20080337	河北联合制药有限公司
盐酸洛美利嗪	原料药		H20080157	H20080338	上海新亚药业有限公司
盐酸洛美利嗪片	片剂	5 mg	H20080158	H20080339	上海新亚药业闵行有限公司
孟鲁司特钠	原料药		H20080159	H20080340	山东鲁南贝特制药有限公司
富马酸伊布利特	原料药		H20080160	H20080341	石药集团中诺药业(石家庄)有限公司
醋酸奥曲肽	原料药			H20080342	浙江震元制药有限公司
醋酸奥曲肽注射液	注射剂	1 mL:0.1 mg		H20080343	浙江震元制药有限公司
盐酸安非他酮缓释片	片剂	0.15 g		H20080344	浙江京新药业股份有限公司
盐酸安非他酮	原料药			H20080345	上虞京新药业有限公司
二甲双胍格列本脲胶囊	胶囊剂	盐酸二甲双胍 250 mg,格列本脲 1.25 mg		H20080346	河南复升药业有限公司
盐酸非索非那定	原料药		H20080161	H20080360	北京万生药业有限责任公司
氨酚维 C 分散片	片剂	每片含对乙酰氨基酚 330 mg,维生素 C 200 mg		H20080361	湖北武汉怡奥药业有限公司
对乙酰氨基酚维生素 C 泡腾片	片剂	对乙酰氨基酚 330 mg,维生素 C 220 mg		H20080362	沈阳奥吉娜药业有限公司
盐酸克林霉素乳膏	乳膏剂	1%(以克林霉素计)		H20080363	上海新亚药业闵行有限公司
阿德福韦酯	原料药		H20080162	H20080364	江苏天士力帝益药业有限公司
阿德福韦酯片	片剂	10 mg	H20080163	H20080365	江苏天士力贝特制药有限公司
小牛血清去蛋白眼用凝胶	眼用凝胶剂	5 g	H20080164	H20080368	锦州奥鸿药业有限责任公司
注射用氟氯西林钠	注射剂	以 $C_{19}H_{17}C_1FN_3O_5S$ 计(1)0.5 g;(2)1.0 g	H20080165	H20080369	山西泰盛制药有限公司
				H20080370	
氯沙坦甲片	片剂	50 mg		H20080371	扬子江药业集团四川海蓉药业有限公司
注射用甲磺酸帕珠沙星	注射剂	0.3 g(以帕珠沙星计)		H20080372	扬子江药业集团有限公司
枸橼酸莫沙必利口服溶液	口服溶液	5 mL:10 mL		H20080373	山东鲁南贝特制药有限公司
吗体麦考酚酯分散片	片剂	0.25 g		H20080374	山东新时代药业有限公司
注射用丁溴东莨菪碱	注射剂	20 mg		H20080375	成都天台山制药有限公司
盐酸安非他酮	原料药			H20080376	威海迪素制药有限公司

（续表）

药品名称	剂型	规格	国药证字	国药准字	申请单位
盐酸安非他酮	原料药			H20080377	南京白敬宇制药有限责任公司
对乙酰氨基酚软胶囊	胶囊剂	0.3 g		H20080378	石药集团恩必普药业有限公司
注射用盐酸多沙普仑	注射剂	0.1 g		H20080379	浙江佐力药业股份有限公司
吗体麦考酚酯分散片	片剂	500 mg		H20080380	华北制药集团新药研究开发有限责任公司
盐酸多奈哌齐分散片	片剂	5 mg		H20080381	山东罗欣药业股份有限公司
塞克硝唑	原料药			H20080382	海南龙圣堂制药有限公司
盐酸非那吡啶	原料药		H20080166	H20080383	上海延安万象药业股份有限公司
复方赖诺普利片	片剂	每片含赖诺普利10 mg,氢氯噻嗪12.5 mg	H20080167	H20080384	江苏亚邦爱普森药业有限公司
注射用双氯芬酸钠利多卡因	注射剂	每瓶含双氯芬酸钠 75 mg,盐酸利多卡因20 mg		H20080385	陕西博森生物制药股份集团有限公司
苯佐卡因含片	片剂	6 mg	H20080168	H20080386	上海现代制药股份有限公司
穿琥宁氯化钠注射液	注射剂	100 mL:穿琥宁0.2 g,氯化钠0.9 g		H20080387	成都通德药业有限公司
多西他赛	原料药			H20080388	上海新亚药业有限公司
头孢特仑新戊酯干混悬剂	干混悬剂	50 mg(以头孢特仑计)		H20080389	先声药业有限公司
头孢泊肟酯颗粒	颗粒剂	50 mg		H20080390	上海三维长江生化制药厂
盐酸安非他酮缓释片	片剂	150 mg		H20080391	江苏康缘药业股份有限公司
小儿维生素颗粒	颗粒剂	1 g		H20080392	太阳石(唐山)药业有限公司
注射用醋酸奥曲肽	注射剂	0.1 mg		H20080393	沈阳东宇药业有限公司
氨酚曲马多片	片剂	盐酸曲马多37.5 mg,对乙酰氨基酚325 mg		H20080394	北京双鹭药业股份有限公司
格列吡嗪口腔崩解片	片剂	5 mg		H20080395	重庆康刻尔制药有限公司
吡嘧司特钾片	片剂	10 mg	H20080169	H20080396	河北医科大学制药厂
吡嘧司特钾	原料药		H20080170	H20080397	河北医科大学制药厂
盐酸安非他酮缓释片	片剂	0.15 g		H20080398	迪沙药业集团有限公司
醋酸奥曲肽	原料药			H20080399	沈阳东宇药业有限公司
精氨酸布洛芬散	散剂	100 mg		H20080400	太阳石(唐山)药业有限公司
西洛他唑胶囊	胶囊剂	50 m g		H20080401	北京四环制药有限公司
吗体麦考酚酯分散片	片剂	0.25 g		H20080403	北京双鹭药业股份有限公司
异维A酸红霉素凝胶	凝胶剂	(1)10 g:异维A酸5 mg,红霉素20万单位 (2)30 g:异维A酸15 mg,红霉素60万单位	H20080171	H20080404	武汉中联集团四药药业有限公司
甲芬那酸分散片	片剂	0.25 g		H20080405	西安利君精华药业有限责任公司
酒石酸罗格列酮片	片剂	4 mg(以罗格列酮计)	H20080172	H20080406	山东达因海洋生物制药股份有限公司
多西他赛注射液	注射剂	0.5 mL:20 mL		H20080407	上海新先锋药业有限公司
塞克硝唑胶囊	胶囊剂	0.25 g		H20080408	山东天顺药业股份有限公司
西替伪麻缓释片	片剂	每片含盐酸西替利嗪5 mg,盐酸伪麻黄碱120 mg	H20080173	H20080409	浙江迪耳药业有限公司
注射用多索茶碱	注射剂	0.1 g		H20080410	武汉人福药业有限责任公司
盐酸二甲双胍缓释片	片剂	0.5 g(以盐酸二甲双胍计)		H20080411	亚宝药业太原制药有限公司
盐酸头孢吡肟	原料药		H20080174	H20080412	珠海联邦制药股份有限公司
注射用盐酸头孢吡肟	注射剂	(1)1.0g(以头孢吡肟计)	H20080175	H20080413	珠海联邦制药股份有限公司中山分公司
		(2)2.0 g(以头孢吡肟计)		H20080414	
注射用复方甘草酸苷	注射剂	(1)甘草酸苷40 mg、甘氨酸400 mg、盐酸半胱氨酸20 mg		H20080415	福建省闽东力捷迅药业有限公司
		(2)甘草酸苷80 mg、甘氨酸800 mg、盐酸半胱氨酸40 mg		H20080422	
蒙脱石分散片	片剂	1 g		H20080416	先声药业有限公司
盐酸头孢吡肟	原料药		H20080176	H20080417	河北新张药业股份有限公司
注射用盐酸头孢吡肟	注射剂	0.5 g	H20080177	H20080418	河北新张药业股份有限公司
盐酸氨溴索口腔崩解片	片剂	30 mg		H20080419	湖北华龙生物制药有限公司
来氟米特片	片剂	10 mg	H20080178	H20080420	江苏亚邦爱普森药业有限公司
吗体麦考酚酯分散片	片剂	250 mg		H20080423	华北制药集团新药研究开发有限责任公司
福美坦	原料药		H20080179	H20080429	重庆莱美药业有限公司
那格列奈胶囊	胶囊剂	30 mg	H20080180	H20080430	福建省泉州恒达制药有限公司
替米沙坦胶囊	胶囊剂	40 mg		H20080431	河北神兴集团沙棘药业有限公司
盐酸二甲双胍缓释片	片剂	0.25 g(以盐酸二甲双胍计)		H20080432	福州辰星药业有限公司
盐酸曲美他嗪胶囊	胶囊剂	20 mg		H20080433	北京嘉林药业股份有限公司
盐酸安非他酮	原料药			H20080434	南京圣和药业有限公司
盐酸安非他酮缓释片	片剂	150 mg		H20080435	南京圣和药业有限公司
氨糖美辛肠溶胶囊	胶囊剂	每粒含吲哚美辛250 mg,盐酸氨基葡萄糖750 mg		H20080436	河北华威得菲尔药业有限公司
盐酸非索非那定片	片剂	120 mg	H20080181	H20080437	重庆利瑞制药有限责任公司

（续表）

药品名称	剂 型	规 格	国药证字	国药准字	申请单位
酒石酸溴莫尼定	原料药			H20080438	南京恒生制药厂
酒石酸溴莫尼定滴眼液	滴眼剂	2%（5 mL:10 mg）		H20080439	南京恒生制药厂
果糖	原料药			H20080440	扬子江药业集团有限公司
曲司氯铵	原料药		H20080183	H20080441	扬子江药业集团有限公司
血液滤过置换基础液	注射剂	4 000 mL		H20080452	成都青山利康药业有限公司
奈韦拉平	原料药		H20080187	H20080453	上海现代制药股份有限公司
塞克硝唑胶囊	胶囊剂	250 mg		H20080455	福建省泉州海峡制药有限公司
酒石酸溴莫尼定	原料药			H20080456	常州亚邦制药有限公司
他克莫司	原料药		H20080188	H20080457	成都川抗万乐药业有限公司
盐酸氨溴索口腔崩解片	片剂	30 mg		H20080458	石家庄四药有限公司
左炔诺孕酮肠溶胶囊	胶囊剂	1.5 mg		H20080459	浙江仙琚制药股份有限公司
盐酸奥洛他定	原料药		H20080189	H20080460	武邑慈航药业有限公司
氨酚氯汀伪麻片	片剂	对乙酰氨基酚 0.5 g，盐酸伪麻黄碱 30 mg，富马酸氯马斯汀 0.335 mg	H20080190	H20080461	济南利民制药有限责任公司
依达拉奉	原料药			H20080466	昆明积大制药有限公司
头孢泊肟酯干混悬剂	干混悬剂	50 mg（以 $C_{15}H_{17}N_5O_6S_2$ 计）		H20080467	成都华神集团股份有限公司制药厂
盐酸西布曲明胶囊	胶囊剂	10 mg		H20080468	深圳市海滨制药有限公司
盐酸西布曲明	原料药			H20080469	深圳市海滨制药有限公司
环酯红霉素胶囊	胶囊剂	0.25 g		H20080470	海南澳美华制药有限公司
氯化锶[89Sr]注射液	注射剂	（1）111 MBq		H20080471	成都中核高通同位素有限公司
		（2）148 MBq		H20080472	
		（3）222 MBq		H20080473	
		（4）296 MBq		H20080474	
联苯乙酸	原料药		H20080191	H20080475	郑州羚锐制药有限公司
富马酸伊布利特	原料药		H20080192	H20080476	重庆药友制药有限责任公司
普卢利沙星	原料药		H20080193	H20080477	浙江京新药业股份有限公司
甲钴胺胶囊	胶囊剂	0.5 mg		H20080478	江苏德源药业有限公司
盐酸氨溴索口腔崩解片	片剂	31 mg		H20080479	杭州康恩贝制药有限公司
盐酸头孢他美酯分散片	片剂	（1）0.125 mg（相当于头孢他美 0.090 7 g）；		H20080480	海口奇力制药有限公司
		（2）0.25 g（相当于头孢他美 0.181 3 g）		H20080481	
乳酸左氧氟沙星分散片	片剂	（1）0.1 g（以 $C_{18}H_{20}FN_3O_4$ 计）		H20080484	海口奇力制药有限公司
		（2）0.2 g（以 $C_{18}H_{20}FN_3O_4$ 计）		H20080485	
盐酸克仑特罗吸入粉雾剂	吸入粉雾剂	20 μg	H20080194	H20080486	重庆和平制药有限公司
氨溴特罗片	片剂	每片含盐酸氨溴索 30 mg，盐酸克仑特罗 0.02 mg	H20080195	H20080487	北京韩美药品有限公司
复方克霉唑洗剂	洗剂	1 g:克霉唑 10 mg，二丙酸倍他米松 0.643 mg（相当于倍他米松 0.5 mg）	H20080196	H20080488	上海仁虎制药股份有限公司
坎地沙坦酯胶囊	胶囊剂	8 mg	H20080203	H20080489	北京北大药业有限公司
那他霉素	原料药		H20080197	H20080489	华北制药集团新药研究开发有限责任公司
米格列醇	原料药			H20080490	山东新时代药业有限公司
联苯乙酸凝胶	凝胶剂	10 g:0.3 g	H20080199	H20080491	河南羚锐生物药业有限公司
二甲双胍格列本脲片	片剂	每片含盐酸二甲双胍 500 mg 与格列本脲 2.5 mg		H20080492	郑州环科药业有限公司
富马酸伊布利特注射液	注射剂	10mL:1 mg	H20080200	H20080493	重庆药友制药有限责任公司
伊曲康唑分散片	片剂	0.1 g		H20080494	海南中瑞康芝制药有限公司
依达拉奉注射剂	注射剂	20 mL:30 mg		H20080495	昆明积大制药有限公司
阿德福韦酯	原料药		H20080201	H20080496	北京双鹭药业股份有限公司
阿德福韦酯胶囊	胶囊剂	10 mg	H20080202	H20080497	北京双鹭药业股份有限公司
瑞舒伐他汀钙	原料药		H20080204	H20080499	上虞京新药业有限公司
普卢利沙星片	片剂	0.1 g	H20080205	H20080500	浙江京新药业股份有限公司
注射用盐酸头孢吡肟	注射剂	（1）0.5 g（以 $C_{19}H_{24}D_5N_6S_2$ 计）	H20080206	H20080506	广州白云山制药股份有限公司广州白云山制药厂
		（2）1.0 g（以 $C_{19}H_{24}D_5N_6S_2$ 计）		H20080509	
		（3）2.0 g（以 $C_{19}H_{24}D_5N_6S_2$ 计）		H20080510	
糠酸莫米松凝胶	凝胶剂	5 g:5 mg		H20080507	浙江仙琚制药股份有限公司
奈韦拉平片	片剂	0.2 g		H20080508	山东新华制药股份有限公司
注射用复方甘草酸苷	注射剂	（1）甘草酸苷 20 mg，甘氨酸 200 mg，*L*-盐酸半胱氨酸 10 mg		H20080538	成都诺迪康生物制药有限公司
		（2）甘草酸苷 40 mg，甘氨酸 400 mg，*L*-盐酸半胱氨酸 40 mg		H20080539	

（续表）

药品名称	剂 型	规 格	国药证字	国药准字	申请单位
		(3)甘草酸苷 20 mg,甘氨酸 800 mg,*L*-盐酸半胱氨酸 40 mg		H20080540	
注射用脂溶性维生素(Ⅰ)	注射剂	复方制剂		H20080541	安徽丰原药业股份有限公司
注射用脂溶性维生素(Ⅱ)	注射剂	复方制剂		H20080542	安徽丰原药业股份有限公司
亚胺培南	原料药		H20080207	H20080543	珠海联邦制药股份有限公司
西司他丁钠	原料药		H20080208	H20080544	珠海联邦制药股份有限公司
注射用盐酸氨溴索	注射剂	15 mg		H20080545	扬子江药业集团有限公司
注射用甲磺酸罗哌卡因	注射剂	178.8 mg		H20080546	山东鲁抗辰欣药业有限公司
注射用盐酸纳洛酮	注射剂	0.4 mg		H20080547	山东鲁抗辰欣药业有限公司
注射用盐酸纳洛酮	注射剂	1 mg		H20080548	山东鲁抗辰欣药业有限公司
注射用盐酸纳洛酮	注射剂	2.0 mg		H20080549	贵州联合西创药物有限公司
注射用盐酸纳洛酮	注射剂	0.4 mg		H20080550	贵州联合西创药物有限公司
注射用盐酸纳洛酮	注射剂	0.8 mg		H20080551	山西普德药业有限公司
注射用盐酸纳洛酮	注射剂	4 mg		H20080552	山西普德药业有限公司
盐酸丙帕他莫	原料药		H20080209	H20080553	海南皇隆制药有限公司
盐酸丙帕他莫	原料药		H20080210	H20080554	海口奇力制药有限公司
注射用转化糖	注射剂	果糖 6.25 g,葡萄糖 6.25 g		H20080555	蚌埠市宏业生化制药厂
拉呋替丁片	片剂	10 mg	H20080211	H20080556	北京双鹤药业股份有限公司
甲磺酸瑞波西汀片	片剂	4 mg(以瑞波西汀计)	H20080212	H20080557	南京新港医药有限公司
红霉素醋酸锌软膏	软膏剂	1 g:红霉素 40 mg,醋酸锌 12 mg	H20080213	H20080558	南京长澳制药有限公司
红霉素醋酸锌凝胶	凝胶剂	1 g:红霉素 40 mg,醋酸锌 12 mg	H20080214	H20080559	南京长澳制药有限公司
注射用核黄素磷酸钠	注射剂	5 mg		H20080560	海南灵康制药有限公司
注射用核黄素磷酸钠	注射剂	10 mg		H20080561	海南灵康制药有限公司
注射用多索茶碱	注射剂	0.1 g		H20080562	黑龙江天龙药业有限公司
盐酸氟桂利嗪滴丸	滴丸剂	每丸含氟桂利嗪 1.25 mg		H20080563	南昌弘益药业有限公司
盐酸丙帕他莫	原料药		H20080215	H20080564	山东瑞阳制药有限公司
注射用倍他米松磷酸钠	注射剂	(1)2.63 mg		H20080565	天津药业焦作有限公司
		(2)5.26 mg		H20080586	
利塞膦酸钠片	片剂	5 mg		H20080566	江苏豪森药业股份有限公司
盐酸丙帕他莫	原料药		H20080216	H20080567	成都通德药业有限公司
甲磺酸瑞波西汀	原料药			H20080568	南京新港医药有限公司
注射用左氧氟沙星	注射剂	0.5 g		H20080569	长春今来药业(集团)有限公司
注射用盐酸纳洛酮	注射剂	0.4 mg		H20080570	保定三九济世生物药业有限公司
米格列奈钙	原料药		H20080218	H20080571	江苏正大天晴药业股份有限公司
米格列奈钙片	片剂	5 mg	H20080219	H20080572	江苏正大天晴药业股份有限公司
注射用核黄素磷酸钠	注射剂	5 mg;10 mg		H20080573	海南利能康泰制药有限公司
维生素 E 烟酸酯胶丸	软胶囊剂	0.1 g		H20080574	大连天宇奥森制药有限公司
注射用乳酸诺氟沙星	注射剂	0.2 g(以诺氟沙星计)		H20080575	珠海亿邦制药有限公司
拉呋替丁	原料药		H20080220	H20080576	北京双鹤药业股份有限公司
注射用乳酸诺氟沙星	注射剂	0.4 g(以诺氟沙星计)		H20080577	珠海亿邦制药有限公司
注射用转化糖	注射剂	果糖 6.25 g,葡萄糖 6.25 g		H20080578	华北制药股份有限公司
注射用转化糖	注射剂	果糖 12.5 g,葡萄糖 12.5 g		H20080579	华北制药股份有限公司
注射用甲磺酸左氧氟沙星	注射剂	0.2 g(以左氧氟沙星计)		H20080580	福建省闽东力捷迅药业有限公司
注射用甲磺酸左氧氟沙星	注射剂	0.3 g(以左氧氟沙星计)		H20080581	福建省闽东力捷迅药业有限公司
注射用甲磺酸左氧氟沙星	注射剂	0.5 g(以左氧氟沙星计)		H20080582	福建省闽东力捷迅药业有限公司
氨酚曲马多片	片剂	每片含对乙酰氨基酚 325 mg,盐酸曲马多 37.5 mg		H20080583	河南帅克制药有限公司
甲磺酸帕珠沙星	原料药			H20080589	山西博达制药有限公司
注射用甲磺酸帕珠沙星	注射剂	0.3 g(以 $C_{16}H_{15}FN_2O_4$ 计)		H20080590	山西天丰世保扶制药有限责任公司
依达拉奉	原料药			H20080591	吉林省辉南长龙生化药业股份有限公司
依达拉奉注射液	注射剂	20 mL:30 mg		H20080592	吉林省辉南长龙生化药业股份有限公司
注射用盐酸精氨酸	注射剂	5 g		H20080593	陕西博森生物制药股份有限公司
盐酸加替沙星片	片剂	100 mg(以加替沙星计)		H20080594	河北安国药业集团有限公司
注射用呋塞米	注射剂	20 mg		H20080595	沈阳光大制药有限公司
注射用呋塞米	注射剂	40 mg		H20080596	沈阳光大制药有限公司
注射用肝素钙	注射剂	10000 单位		H20080597	海南灵康制药有限公司
注射用肝素钙	注射剂	5000 单位		H20080598	海南灵康制药有限公司
盐酸托烷司琼胶囊	胶囊剂	5 mg(以托烷司琼计)		H20080600	山东益康药业有限公司
盐酸托烷司琼注射液	注射剂	5 mL:5 mg(以托烷司琼计)		H20080601	山西普德药业有限公司
西尼地平胶囊	胶囊剂	5 mg		H20080602	宁夏多维药业有限公司

（续表）

药品名称	剂　型	规　格	国药证字	国药准字	申请单位
二甲双胍格列本脲胶囊(Ⅰ)	胶囊剂	每粒含盐酸二甲双胍 250 mg,格列本脲 1.25 mg		H20080603	天津柏海药业有限责任公司
阿魏酸哌嗪胶囊	胶囊剂	50 mg、100 mg		H20080604	成都亨达药业有限公司
西尼地平	原料药		H20080221	H20080605	烟台鲁银药业有限公司
注射用盐酸利托君	注射剂	50 mg		H20080606	海南中化联合制药工业有限公司
扎来普隆口腔崩解片	片剂	5 mg		H20080607	海南先锋制药有限公司
多潘立酮胶囊	胶囊剂	10 mg		H20080608	青岛黄海制药有限责任公司
二甲双胍格列本脲片(Ⅰ)	片剂	每片含盐酸二甲双胍 250 mg,格列本脲1.25 mg		H20080609	湖北威尔曼制药有限公司
哌库溴铵	原料药		H20080222	H20080611	四川科瑞德制药有限公司
阿伐斯汀	原料药		H20080223	H20080612	重庆华帮制药股份有限公司
夫西地酸钠	原料药		H20080224	H20080613	山西泰盛制药有限公司
注射用盐酸环丙沙星	注射剂	0.2 g(以 $C_{17}H_{18}FN_3O_3$ 计)		H20080614	黑龙江省格润药业有限责任公司
环孢素胶囊	胶囊剂	25 mg		H20080615	台山市化学制药有限公司
盐酸托烷司琼	原料药			H20080616	山西普德药业有限公司
草酸艾司西酞普兰	原料药		H20080226	H20080617	山东京卫制药有限公司
注射用核黄素磷酸钠	注射剂	10 mg		H20080618	海南辅仁怀庆堂制药有限公司
盐酸头孢吡肟	原料药		H20080227	H20080619	成都华神集团股份有限公司制药厂
多库酸钠片	片剂	100 mg	H20080228	H20080620	湖南华纳大药厂有限公司
盐酸布替萘芬搽剂	搽剂	0.01		H20080621	山东正大福瑞达制药有限公司
法莫替丁钙镁咀嚼片	片剂	每片含法莫替丁 10 mg,碳酸钙 800 mg,氢氧化镁 165 mg	H20080229	H20080622	厦门金日制药有限公司
多库酯钠	原料药		H20080230	H20080623	湖南华纳大药厂有限公司
注射用培美曲塞二钠	注射剂	0.5 g(以培美曲塞计)	H20080231	H20080624	江苏海光应用化学研究所
左亚叶酸钙	原料药		H20080232	H20080625	江苏恒瑞医药股份有限公司
盐酸丙美卡因	原料药		H20080233	H20080626	苏州工业园区天龙制药有限公司
头孢克肟胶囊	胶囊剂	0.1 g	H20080234	H20080627	华北制药秦皇岛有限公司
盐酸洛美利嗪胶囊	胶囊剂	5 mg	H20080235	H20080628	昆山龙灯瑞迪制药有限公司
注射用盐酸纳洛酮	注射剂	2 mg		H20080629	山西普德药业有限公司
注射用盐酸多西环素	注射剂	(1)0.1 g;(2)0.2 g(以多西环素计)	H20080217	H20080631	海口奇力制药有限公司
尖吻蝮蛇血凝酶	原料药		H20080236	H20080632	北京康辰药业有限公司
注射用尖吻蝮蛇血凝酶	注射剂	1 单位	H20080237	H20080633	北京康辰药业有限公司
普卢利沙星分散片	片剂	0.1 g	H20080238	H20080634	江苏亚邦爱普森药业有限公司
普卢利沙星胶囊	胶囊剂	0.1 g	H20080239	H20080635	江苏亚邦爱普森药业有限公司
福多司坦片	片剂	0.2 g	H20080240	H20080636	正大青春宝药业有限公司
普卢利沙星	原料药		H20080241	H20080637	常州亚邦制药有限公司
普卢利沙星片	片剂	0.1 g	H20080242	H20080638	江苏亚邦爱普森药业有限公司
那格列奈片	片剂	60 mg		H20080639	西安迪赛生物药业有限责任公司
那格列奈片	片剂	30 mg		H20080640	西安迪赛生物药业有限责任公司
那格列奈片	片剂	0.12 g		H20080641	西安迪赛生物药业有限责任公司
吗替麦考酚酯胶囊	胶囊剂	250 mg		H20080642	无锡嘉菱医药有限公司
盐酸氨溴索缓释片	片剂	75 mg		H20080643	石药集团中诺药业(石家庄)有限公司
羟苯磺酸钙分散片	片剂	0.25 g		H20080644	海南林恒制药有限公司
盐酸纳美芬注射液	注射剂	1 mL:0.1 mg(以纳美芬计)	H20080243	H20080645	成都天台山制药有限公司
盐酸纳美芬	原料药		H20080244	H20080646	四川科瑞德凯华制药有限公司
法罗培南钠	原料药		H20080245	H20080647	上虞京新药业有限公司
法罗培南钠片	片剂	(1)0.1 g;(2)0.15 g(以 $C_{12}H_{15}NO_5S$ 计)	H20080246	H20080648	浙江京新药业股份有限公司
氨酚氯雷伪麻缓释片	片剂	每片含氯雷他定 2.5 mg,对乙酰氨基酚 500 mg,硫酸伪麻黄碱 60 mg	H20080247	H20080649	西安利君制药有限责任公司
盐酸纳美芬	原料药		H20080248	H20080650	四川亚宝光泰药业有限公司
瑞舒伐他汀钙	原料药		H20080249	H20080651	江苏正大天晴药业股份有限公司
盐酸纳美芬注射液	注射剂	1 mL:0.1 mg(以纳美芬计)	H20080250	H20080652	辽宁海思科制药有限公司
加替沙星滴眼液	滴眼剂	0.003	H20080251	H20080653	郑州卓峰制药厂
多维元素片(15)	片剂	复方	H20080252	H20080654	杭州民生药业集团有限公司
伏格列波糖胶囊	胶囊剂	0.2 mg		H20080655	山东潍坊制药厂有限公司
西尼地平	原料药			H20080656	上海新亚药业有限公司
注射用甲磺酸左氧氟沙星	注射剂	0.2 g		H20080657	海南新世通制药有限公司
注射用甲磺酸左氧氟沙星	粉针剂	0.3 g		H20080658	海南新世通制药有限公司
注射用盐酸头孢吡肟	注射剂	1 g(以头孢吡肟计)		H20080659	成都华神集团股份有限公司制药厂
盐酸托烷司琼口服溶液	口服溶液剂	10 mL:5 mg(以 $C_{17}H_{20}N_2O_2$ 计)		H20080660	南京瑞尔医药有限公司

（续表）

药品名称	剂 型	规 格	国药证字	国药准字	申请单位
盐酸左西替利嗪	原料药			H20080661	浙江永宁药业股份有限公司
盐酸左西替利嗪片	片剂	5 mg		H20080662	浙江永宁药业股份有限公司
注射用三氧化二砷	注射剂	5 mg		H20080664	北京双鹭药业股份有限公司
注射用三氧化二砷	注射剂	10 mg		H20080665	北京双鹭药业股份有限公司
注射用盐酸罂粟碱	注射剂	30 mg		H20080666	杭州国光药业有限公司
注射用盐酸罂粟碱	注射剂	30 mg		H20080667	开封康诺药业有限公司
西尼地平片	片剂	5 mg		H20080668	上海新亚药业闵行有限公司
瑞舒伐他汀钙片	片剂	(1)5 mg		H20080669	南京正大天晴制药有限公司
		(2)10 mg		H20080670	
普伐他汀钠	原料药			H20080672	丽珠集团新北江制药股份有限公司
普伐他汀钠胶囊	胶囊剂	(1)5 mg		H20080673	丽珠集团新北江制药股份有限公司
		(2)10 mg		H20080674	
盐酸氨溴索颗粒	颗粒剂	30 mg		H20080675	天津飞鹰制药有限公司
硫普罗宁肠溶胶囊	胶囊剂	0.1 g		H20080676	悦康药业集团有限公司
复方甘草酸苷胶囊	胶囊剂	每粒含甘草酸苷 25 mg，甘氨酸 25 mg，DL-蛋氨酸 25 mg		H20080677	潍坊中狮制药有限公司
头孢地尼分散片	片剂	100 mg（以 $C_{14}H_{13}N_5O_5S_2$ 计）		H20080678	天津市津兰药业有限公司
复方曲尼司特片	片剂	每片含曲尼司特 80 mg，硫酸沙丁胺醇 2.4 mg		H20080679	南京易亨制药有限公司
七氟烷	原料药			H20080680	山东新时代药业有限公司
吸入用七氟烷	吸入用溶剂液	100 mL		H20080681	山东鲁南贝特制药有限公司
盐酸头孢吡肟	原料药		H20080253	H20080682	苏州中联化学制药有限公司
雷贝拉唑钠肠溶片	片剂	10 mg	H20080254	H20080683	山东新华制药股份有限公司
福多司坦颗粒	颗粒剂	0.4 g	H20080255	H20080684	正大青春宝药业有限公司
巴洛沙星片	片剂	0.1 g	H20080256	H20080685	山东罗欣药业股份有限公司
巴洛沙星片	片剂	0.1 g	H20080256	H20080685	山东罗欣药业股份有限公司
法莫替丁钙镁咀嚼片	片剂	每片含法莫替丁 10 mg，碳酸钙 800 mg，氢氧化镁 165 mg	H20080257	H20080686	修正药业集团股份有限公司
氨酚帕马溴片	片剂	乙酰氨基酚 500 mg，帕马溴 25 mg	H20080258	H20080687	河南帅克制药有限公司
福多司坦	原料药		H20080259	H20080688	浙江国邦药业有限公司
注射用盐酸头孢吡肟	注射剂	0.5 g，1.0 g（以头孢吡肟计）		H20080689	南京海辰药业有限公司
				H20080690	
巴洛沙星	原料药		H20080260	H20080691	山东罗欣药业股份有限公司
注射用哌拉西林钠他唑巴坦钠	注射剂	(1)1.25 g（$C_{23}H_{26}N_5NaO_7S$ 1.0 g，$C_{10}H_{11}N_4NaO_5S$ 0.25 g）	H20080261	H20080692	华北制药集团北元有限公司
		(2)2.5 g（$C_{23}H_{26}N_5NaO_7S$ 2.0 g，$C_{10}H_{11}N_4NaO_5S$ 0.5 g）		H20080693	
帕马溴	原料药			H20080694	河南帅克制药有限公司
巴洛沙星胶囊	胶囊剂	0.1 g	H20080262	H20080695	山东罗欣药业股份有限公司
二甲双胍格列本脲胶囊（Ⅰ）	胶囊剂	每粒含盐酸二甲双胍 0.25 g，格列本脲 1.25 mg	H20080263	H20080696	中山市中智制药有限公司
二甲双胍格列本脲片（Ⅰ）	片剂	每片含盐酸二甲双胍 0.25 g，格列本脲 1.25 mg		H20080697	成都恒瑞制药有限公司
福多司坦胶囊	胶囊剂	0.2 g	H20080264	H20080698	正大青春宝药业有限公司
雷贝拉唑钠	原料药		H20080265	H20080699	山东新华制药股份有限公司
二甲双胍格列本脲片（Ⅱ）	片剂	盐酸二甲双胍 0.25 g，格列本脲 2.5 mg		H20080700	天津中新药业集团股份有限公司新新制药厂
二甲双胍格列本脲片（Ⅰ）	片剂	盐酸二甲双胍 0.25 g，格列本脲 1.25 mg		H20080701	天津中新药业集团股份有限公司新新制药厂
盐酸吡格列酮分散片	片剂	15 mg（以吡格列酮计）		H20080703	北京泰德制药有限公司
格列美脲口腔崩解片	片剂	2 mg		H20080704	武汉维奥制药有限公司
西尼地平软胶囊	胶囊剂	5 mg		H20080705	大连美创药业有限公司
美索巴莫干混悬剂	混悬剂	1 g：美索巴莫 0.5 g		H20080707	天津美通药业有限公司
苦参素片	片剂	0.1 g		H20080708	北京赛而生物药业有限公司
氯雷伪麻缓解片	片剂	每片含氯雷他定 5 mg，硫酸伪麻黄碱 120 mg	H20080266	H20080709	北京红林制药有限公司
盐酸非索非那定片	片剂	60 mg		H20080710	西安万隆制药有限责任公司
盐酸非索非那定	原料药			H20080711	海南益尔药业有限公司
吗替麦考酚酯分散片	片剂	500 mg		H20080712	福州海王福药制药有限公司
硫酸吗啡口服溶液	口服溶液剂	10 mL：20 mg		H20080713	东北制药集团公司沈阳第一制药厂
硫酸吗啡口服溶液	口服溶液剂	10mL：30 mg		H20080714	东北制药集团公司沈阳第一制药厂

（续表）

药品名称	剂型	规格	国药证字	国药准字	申请单位
注射用盐酸雷莫司琼	注射剂	0.3 mg		H20080715	中国预防医学科学院流行病学微生物学研究所晋城海斯药业有限公司
盐酸帕洛诺司琼注射液	注射剂	5 mL:0.25 mg(以帕洛诺司琼计)	H20080267	H20080716	江苏正大天晴药业股份有限公司
盐酸帕洛诺司琼	原料药		H20080268	H20080717	江苏正大天晴药业股份有限公司
注射用左亚叶酸钙	注射剂	25 mg	H20080270	H20080718	江苏恒瑞医药股份有限公司
盐酸洛美利嗪	原料药		H20080271	H20080719	南京新港医药有限公司
吗替麦考酚酯干混悬剂	混悬剂	0.5 g		H20080723	成都川抗万乐药业有限公司
吗替麦考酚酯分散片	片剂	250 mg		H20080724	成都川抗万乐药业有限公司
盐酸二甲双胍缓释胶囊	胶囊剂	250 mg		H20080725	陕西博森生物制药股份集团有限公司
格列喹酮分散片	片剂	30 mg		H20080726	江苏万高药业有限公司
羟苯磺酸钙颗粒	颗粒剂	0.5 g		H20080727	海南凯健制药有限公司
苯磺酸氨氯地平滴丸	滴丸剂	5 mg(以氨氯地平计)		H20080728	北京九龙制药有限公司
苯扎贝特胶囊	胶囊剂	0.2 g		H20080729	南通久和药业有限公司
厄贝沙坦氢氯噻嗪分散片	片剂	厄贝沙坦 150 mg,氢氯噻嗪 12.5 mg		H20080730	江苏万高药业有限公司
盐酸格拉司琼口腔崩解片	片剂	1 mg(以格拉司琼计)		H20080731	陕西量子高科药业有限公司
盐酸格拉司琼口腔崩解片	片剂	1 mg		H20080732	南昌弘益药业有限公司
苯磺酸氨氯地平分散片	片剂	5 mg		H20080733	宁波天真制药有限公司
尼扎替丁片	片剂	0.15 g		H20080734	潍坊中狮制药有限公司
匹伐他汀钙	原料药		H20080272	H20080735	北京双鹤药业股份有限公司
匹伐他汀钙片	片剂	2 mg		H20080737	北京双鹤药业股份有限公司
塞克硝唑片	片剂	0.25 g		H20080738	深圳市国源药业有限公司
比阿培南	原料药		H20080273	H20080739	江苏正大天晴药业股份有限公司
苯甲酸利扎曲普坦片	片剂	5 mg(以利扎曲普坦计)	H20080274	H20080740	湖北华源世纪药业有限公司
富马酸依美斯汀	原料药		H20080275	H20080741	杭州民生药业集团有限公司
注射用哌拉西林钠他唑巴坦钠	注射剂	每支 1.25 g(哌拉西林 1.0 g,他唑巴坦 0.25 g)	H20080276	H20080742	浙江昂利康制药有限公司
注射用比阿培南	注射剂	0.3 g	H20080277	H20080743	江苏正大天晴药业股份有限公司
富马酸依美斯汀缓释胶囊	胶囊剂	2 mg	H20080278	H20080744	杭州民生药业集团有限公司
胞磷胆碱钠片	片剂	0.1 g(以 $C_{14}H_{26}NH_4OH_{11}PH_2$ 计)	H20080279	H20080745	济南利民制药有限责任公司
苯甲酸利扎曲普坦	原料药		H20080280	H20080746	湖北华源世纪药业有限公司
盐酸帕洛诺司琼	原料药		H20080281	H20080747	上海华源药业(宁夏)沙赛制药有限公司
盐酸帕洛诺司琼注射液	注射剂	5 mL:0.25 mg(按 $C_{19}H_{24}N_2O$ 计)	H20080282	H20080748	上海华源药业(宁夏)沙赛制药有限公司
盐酸托烷司琼胶囊	胶囊剂	5 mg(以托烷司琼计)		H20080749	浙江震元制药有限公司
盐酸托烷司琼注射液	注射剂	5 mL:5 mg(以托烷司琼计)		H20080750	浙江震元制药有限公司
塞克硝唑	原料药			H20080751	张家港丰达制药有限公司
布洛芬软胶囊	胶囊剂	0.2 g		H20080752	大连天宇奥森制药有限公司
黄藤素阴道凝胶	凝胶剂	5 g:50 mg		H20080753	北京清华紫光制药厂
小儿十维颗粒	颗粒剂	每袋含维生素 A5000 单位,维生素 B11.5 mg,维生素 B21.7 mg,维生素 B62 mg,维生素 B126 μg,维生素 C 60 mg,维生素 D 400 单位,维生素 E 30 单位,叶酸 0.4 mg,烟酰胺 20 mg		H20080754	河北华威得菲尔药业有限公司
盐酸头孢吡肟	原料药		H20080283	H20080755	华北制药集团倍达有限公司
注射用盐酸头孢吡肟	注射剂	0.5 g(以头孢吡肟计)	H20080284	H20080756	华北制药股份有限公司
盐酸托烷司琼	原料药			H20080757	浙江震元制药有限公司
锝[99mTc]替曲膦注射液	注射剂	370-1110 MBq	H20080285	H20080758	江苏省原子医学研究所江原制药厂
注射用亚锡替曲膦	注射剂	双乙氧乙膦烷 0.25 mg、氯化亚锡 0.033 mg	H20080586	H20080759	江苏省原子医学研究所江原制药厂
他克莫司	原料药		H20080287	H20080762	杭州中美华东制药有限公司
磷酸奥司他韦颗粒	颗粒剂	15 mg(以奥司他韦计)		H20080763	宜昌长江药业有限公司
吗替麦考酚酯胶囊	胶囊剂	0.25 g		H20080764	山东鲁抗辰欣药业有限公司
非诺贝特胶丸	软胶囊剂	0.2 g		H20080765	浙江爱生药业有限公司
甲磺酸双氢麦角毒碱分散片	片剂	1 mg		H20080766	海南碧凯药业有限公司
马来酸氨氯地平滴丸	滴丸剂	6.42 mg(相当于氨氯地平 5.0 mg)		H20080767	汇泉药业(哈尔滨)有限公司
盐酸甲氯芬酯分散片	片剂	0.1 g		H20080768	湖南华纳大药厂有限公司
氢溴酸加兰他敏口腔崩解片	片剂	4 mg		H20080769	天津天达药业有限公司
头孢呋辛酯颗粒	颗粒剂	0.125 g(按头孢呋辛计)		H20080770	石家庄四药有限公司
厄多司坦分散片	片剂	150 mg		H20080771	山东罗欣药业股份有限公司
硫普罗宁肠溶胶囊	胶囊剂	0.1 g		H20080772	江苏天禾迪赛诺制药有限公司
酒石酸唑吡坦胶囊	胶囊剂	(1)5 mg		H20080773	山东罗欣药业股份有限公司
		(2)10 mg		H20080774	

（续表）

药品名称	剂 型	规 格	国药证字	国药准字	申请单位
甲巯咪唑肠溶片	片剂	10 mg		H20080775	贵州圣济堂制药有限公司
盐酸氨溴索颗粒	颗粒剂	30 mg		H20080776	辅仁药业集团有限公司
维生素 E 烟酸酯颗粒	颗粒剂	3g:0.1 g		H20080777	北京云大药业有限公司
阿司匹林双嘧达莫缓释片	片剂	双嘧达莫 0.2 g，阿司匹林 25 mg	H20080288	H20080778	南风集团垣曲制药有限责任公司
盐酸托烷司琼注射液	注射剂	5mL:5 mg		H20080779	湖南康普制药有限公司
富马酸福莫特罗片	片剂	40 μg		H20080780	宁波市天衡制药有限公司
巴洛沙星片	片剂	0.1 g	H20080289	H20080781	江苏联环药业股份有限公司
阿德福韦酯胶囊	胶囊剂	5 mg	H20080290	H20080782	苏州长征-欣凯制药有限公司
巴洛沙星	原料药		H20080291	H20080783	江苏联环药业股份有限公司
二甲双胍格列吡嗪片	片剂	每片含格列吡嗪 2.5 mg，盐酸二甲双胍 250 mg	H20080292	H20080784	江苏正大天晴药业股份有限公司
阿德福韦酯	原料药		H20080293	H20080785	苏州长征-欣凯制药有限公司
草酸艾司西酞普兰	原料药		H20080294	H20080786	四川新元制药有限公司
伏立康唑胶囊	胶囊剂	50 mg	H20080295	H20080787	四川德阳华康药业有限公司
富马酸福莫特罗	原料药			H20080789	宁波市天衡制药有限公司
盐酸托烷司琼	原料药			H20080790	湖南康普制药有限公司
塞克硝唑胶囊	胶囊剂	0.25 g		H20080791	海南海力制药有限公司
头孢丙烯颗粒	颗粒剂	0.25 g(以 $C_{18}H_{19}N_3O_5S$ 计)		H20080792	广州白云山制药股份有限公司广州白云山制药总厂
塞克硝唑胶囊	胶囊剂	0.25 g		H20080793	山东罗欣药业股份有限公司
克林霉素磷酸酯阴道泡腾片	片剂	100 mg(以克林霉素计)	H20080296	H20080794	江苏黄河药业股份有限公司
硫酸头孢匹罗	原料药		H20080297	H20080795	成都华神集团股份有限公司制药厂
奥替拉西钾	原料药		H20080298	H20080800	山东新时代药业有限公司
吉美嘧啶	原料药		H20080299	H20080801	山东新时代药业有限公司
替吉奥胶囊	胶囊剂	(1)每粒含替加氟 20 mg，吉美嘧啶 5.8 mg，奥替拉西钾 19.6 mg	H20080300	H20080802	山东新时代药业有限公司
		(2)每粒含替加氟 25 mg，吉美嘧啶 7 mg，奥替拉西钾 24.5 mg		H20080803	
二甲双胍格列本脲片(Ⅰ)	片剂	盐酸二甲双胍 500 mg，格列本脲 2.5 mg		H20080804	昆山培力药品有限公司
盐酸纳美芬注射液	注射剂	1 mL:0.1 mg	H20080301	H20080805	灵宝市豫西药业有限责任公司
法莫替丁钙镁咀嚼片	片剂	每片含法莫替丁 10 mg，碳酸钙 800 mg，氢氧化镁 165 mg	H20080302	H20080806	江西山香药业有限公司
那格列奈分散片	片剂	(1)30 mg		H20080807	山东罗欣药业股份有限公司
		(2)60 mg		H20080808	
		(3)120 mg		H20080809	
克林霉素磷酸酯栓	栓剂	0.1 g(以克林霉素计)	H20080303	H20080810	昆山培力药品有限公司
盐酸帕洛诺司琼注射液	注射剂	5 mL:0.25 mg	H20080304	H20080811	杭州九源基因工程有限公司
马来酸依那普利口腔崩解片	片剂			H20080813	青岛格瑞药业有限公司
氯沙坦钾胶囊	胶囊剂	50 mg		H20080814	涿州东乐制药有限公司
吗替麦考酚酯分散片	片剂	0.25 g		H20080815	湖北济安堂药业有限公司
盐酸纳美芬	原料药		H20080306	H20080816	灵宝市豫西药业有限责任公司
依诺沙星分散片	片剂	0.1 g		H20080817	四川迪康科技药业股份有限公司成都迪康制药公司
硫普罗宁肠溶胶囊	胶囊剂	0.1 g		H20080818	海南惠普森医药生物技术有限公司
吗替麦考酚酯胶囊	胶囊剂	0.25 g		H20080819	成都天银制药有限公司
缬沙坦分散片	片剂	80 mg		H20080820	桂林华信制药有限公司
甲氯噻嗪片	片剂	5 mg	H20080307	H20080821	苏州东瑞制药有限公司
甲氯噻嗪	原料药		H20080308	H20080822	苏州东瑞制药有限公司
克林霉素磷酸酯阴道凝胶	阴道凝胶剂	5g:0.1 g(以 $C_{18}H_{33}ClN_2O_5S$ 计)	H20080309	H20080823	浙江仙琚制药股份有限公司
盐酸洛美利嗪片	片剂	5 mg	H20080310	H20080824	南京新港联合制药有限公司
佐米曲普坦分散片	片剂	2.5 mg		H20080825	辅仁药业集团有限公司
尼美舒利口腔崩解片	片剂	0.1 g		H20080826	华北制药凯瑞特药业有限公司
尼索地平口腔崩解片	片剂	5 mg		H20080827	江西天施康中药股份有限公司
盐酸格拉司琼口腔崩解片	片剂	1 mg(以格拉司琼计)		H20080828	浙江海正药业股份有限公司
佐米曲普坦	原料药			H20080829	浙江九洲药业股份有限公司
佐米曲普坦片	片剂	2.5 mg		H20080830	杭州康恩贝制药有限公司
卡培他滨片	片剂	150 mg		H20083023	上海罗氏制药有限公司
卡培他滨片	片剂	500 mg		H20083024	上海罗氏制药有限公司
盐酸环喷托酯滴眼液	滴眼剂	5 mL:50 mg		H20083166	山东博士伦福瑞达制药有限公司

（续表）

药品名称	剂 型	规 格	国药证字	国药准字	申请单位
复方噻吗洛尔滴眼液	滴眼剂	5 mL:噻吗洛尔 25 mg,硝酸毛果芸香碱 100 mg		H20083167	杭州易舒特药业有限公司
氯诺昔康片	片剂	4 mg		H20083263	天津创新药业有限公司
头孢丙烯分散片	片剂	0.25 g(以 $C_{18}H_{19}N_3O_5S$ 计)		H20083387	上海美优制药有限公司
头孢羟氨苄干混悬剂	干混悬剂	1.0 g(以 $C_{16}H_{17}N_3O_5S$ 计)		H20084418	石家庄制药集团欧意药业有限公司
头孢羟氨苄干混悬剂	干混悬剂	0.5 g(以 $C_{16}H_{17}N_3O_5S$ 计)		H20084419	石家庄制药集团欧意药业有限公司
注射用培美曲塞二钠	注射剂	0.5 g(以培美曲塞计)	H20080269		南京长澳医药科技有限公司、南京东捷药业有限公司
注射用培美曲塞二钠	注射剂	500 mg	H20080070		南京生命源保健实业有限公司（新药证书持有者）

（文 武）

2008 年批准的新药(中药)

药品名称	剂 型	规 格	国药证字	国药准字	申请单位
麝香心脑通片	片剂	每片重 0.3 g		Z20080005	白山市长白山制药有限责任公司
益肝灵滴丸	滴丸剂	每丸含水飞蓟素以水飞蓟宾计算 6.42 mg	Z20080001	Z20080006	烟台大洋制药有限公司
大柴胡颗粒	颗粒剂	每袋装 8 g	Z20080003	Z20080007	南通精华制药有限公司
九味镇心颗粒	颗粒剂	每袋装 6 g	Z20080004	Z20080008	北京北陆药业股份有限公司
黄芩茎叶总黄酮	原料药		Z20080005	Z20080009	吉林省东北亚药业股份有限公司
黄芩茎叶解毒胶囊	胶囊剂	每粒装 0.36 g(含黄芩茎叶总黄酮以总黄酮计 150 mg)	Z20080006	Z20080010	吉林省东北亚药业股份有限公司
金糖宁胶囊	胶囊剂	每粒装 0.55 g	Z20080007	Z20080011	漳州片仔癀药业股份有限公司
红虎灌肠液	灌肠剂	每瓶装 50 mL	Z20080008	Z20080012	安徽天洋药业有限公司
冰连清咽喷雾剂	喷雾剂	每瓶装 15 mL	Z20080009	Z20080013	广州真和药业有限公司
苏黄止咳胶囊	胶囊剂	每粒装 0.45 g	Z200800010	Z20080014	北京康而福药业有限责任公司
乌杞调脂口服液	合剂	每支装 10 mL	Z20080011	Z20080015	黑龙江省完达山制药厂
消瘢丸	丸剂	每丸重 0.2 g	Z20080012	Z20080016	苏州长甲药业有限公司
麝香通心滴丸	滴丸剂	每丸重 30 mg	Z20080013	Z20080018	内蒙古伊泰生物高科有限责任公司药业分公司
金珍滴眼液	滴眼剂	每支装 8 mL	Z20080016	Z20080019	安徽省双科药业有限公司
金玄痔科熏洗散	散剂(外用)	每袋装 55 g	Z20080017	Z20080020	武汉马应龙药业集团股份有限公司
溺香心脑乐胶囊	胶囊剂	每粒装 0.4 g	Z20080018	Z20080021	陕西东泰制药有限公司
参倍固肠胶囊	胶囊剂	每粒装 0.45 g	Z20080019	Z20080022	贵州联盛药业有限公司
伊血安颗粒	颗粒剂	每袋装 15 g	Z20080020	Z20080023	广西万寿堂药业有限公司
红三七软膏	软膏剂	每支装 10 g,每支装 20 g	Z20080021	Z20080024	安徽江中高邦制药有限责任公司
益宫颗粒	颗粒剂	每袋装 10 g	Z20080022	Z20080025	陕西健民制药有限公司
宫月舒胶囊	胶囊剂	每粒装 0.5 g	Z20080023	Z20080026	陕西摩美得制药有限公司
金藤清痹颗粒	颗粒剂	每袋装 10 g	Z20080024	Z20080027	中国中医研究院实验药厂
双石通淋胶囊	胶囊剂	每粒装 0.5 g	Z20080025	Z20080028	陕西摩美得制药有限公司
双花百合片	片剂	每片重 0.6 g	Z20080026	Z20080029	北京三联制药有限公司
仙黄颗粒	颗粒剂	每袋装 9 g	Z20080027	Z20080030	扬子江药业集团上海海尼药业有限公司
十味益脾颗粒	颗粒剂	每袋装 5 g	Z20080028	Z20080031	沈阳绿洲制药有限责任公司
前列舒乐胶囊	胶囊剂	每粒装 0.4 g	Z20080029	Z20080032	江西银涛药业有限公司
木丹颗粒	颗粒剂	每袋装 7 g	Z20080030	Z20080033	营口奥达制药有限公司
消渴清颗粒	颗粒剂	每袋装 6 g	Z20080031	Z20080034	天津天士力制药股份有限公司
清脑止痛胶囊	胶囊剂	每粒装 0.45 g	Z20080032	Z20080035	吉林敖东洮南药业股份有限公司
保胎无忧胶囊	胶囊剂	每粒装 0.4 g	Z20080033	Z20080040	陕西思壮药业有限公司
痛经胶囊	胶囊剂	每粒装 0.55 g	Z20080034	Z20080041	浙江东日药业有限公司
肿节风软胶囊	胶囊剂(软胶囊)	每粒装 0.55 g	Z20080035	Z20080042	云南云龙制药有限公司
舒冠胶囊	胶囊剂	每粒装 0.54 g		Z20080043	四川泰华堂制药有限公司
珍珠灵芝胶囊	胶囊剂	每粒装 0.25 g		Z20080044	福建省古田药业有限公司
老年咳喘胶囊	胶囊剂	每粒装 0.46 g		Z20080045	成都森科制药有限公司
芪葛颗粒	颗粒剂	每袋装 10 g	Z20080036	Z20080046	江苏康缘药业股份有限公司
复方苁蓉益智胶囊	胶囊剂	每粒装 0.3 g	Z20080037	Z20080047	辽源誉隆亚东药业有限责任公司
芪葛口服液	口服液	每支装 10 mL	Z20080038	Z20080048	江苏康缘药业股份有限公司
祛痰止咳胶囊	胶囊剂	每粒装 0.35 g		Z20080053	海南国瑞堂制药有限公司
乳块消软胶囊	胶囊剂	每粒装 0.6 g		Z20080054	青岛双鲸药业有限公司
调经祛斑片	片剂(薄膜衣)	每片重 0.35 g		Z20080056	深圳市韦泓药业有限公司
川贝枇杷胶囊	胶囊剂	每粒装 0.2 g		Z20080058	江西南昌济生制药厂
冬凌草胶囊	胶囊剂	每粒装 0.25 g		Z20080059	安阳市华安药业有限责任公司

（续表）

药品名称	剂 型	规 格	国药证字	国药准字	申请单位
增抗宁胶囊	胶囊剂	每粒装 0.44 g		Z20080060	四川迪康科技药业股份有限公司 成都迪康制药公司
连知解毒胶囊	胶囊剂	每粒装 0.5 g	Z20080039	Z20080061	湖南金沙药业股份有限公司
双丹明目胶囊	胶囊剂	每粒装 0.5 g		Z20080062	北京岐黄制药有限公司
血塞通泡腾片	片剂	每片重 0.4 g		Z20080063	浙江维康药业有限公司
解毒活血栓	栓剂	每粒装 2 g		Z20080064	珠海星光制药有限公司
解毒散结胶囊	硬胶囊	每粒装 0.45 g	Z20080043	Z20080065	东莞市亚洲制药有限公司
盆炎净口服液	口服液	每支 10 mL		Z20080066	宝鸡瑞海药业有限责任公司
断血流软胶囊	胶囊剂	每粒装 0.70 g		Z20080067	西安利君制药有限责任公司
血脂康片	片剂	每片重 0.4 g		Z20080068	北京北大维信生物科技有限公司
三七止血胶囊	胶囊剂	每粒装 0.37 g		Z20080069	江门市恒健药业有限公司
乳癖舒片	片剂(薄膜衣)	每片重 0.5 g		Z20080070	成都森科制药有限公司
疗癣卡西甫丸	丸剂	每 10 丸重 1 g		Z20080071	新疆新时代制药有限责任公司
银杏叶颗粒	颗粒剂	每袋装 2 g(含总黄酮醇苷 19.2 mg,萜类内酯 4.8 mg)		Z20080072	上海杏灵科技药业股份有限公司
益脉康分散片	片剂	每片含总黄酮 40 mg		Z20080073	湖南湘雅制药有限公司
舒筋活血胶囊	胶囊剂	每粒装 0.25 g		Z20080074	灵宝市豫西药业有限责任公司
糖尿乐片	片剂	每片重 0.4 g		Z20080075	吉林金宝药业股份有限公司
灯盏花素滴丸	滴丸剂	每丸重 22 mg		Z20080076	南昌弘益药业有限公司
四物胶囊	胶囊剂	每粒装 0.5 g		Z20080077	四川新斯顿制药有限责任公司
丹参滴丸	滴丸剂	每粒装 35 mg		Z20080078	天津天士力制药股份有限公司
乳癖康胶囊	胶囊剂	每粒装 0.3 g		Z20080079	黑龙江省仁济药业有限公司
清热去湿片	片剂	每片重 0.43 g		Z20080080	广西花红药业有限责任公司
金莲清热胶囊	胶囊剂	每粒装 0.4 g		Z20080081	宁夏启元药业有限公司
乳癖康胶囊	胶囊剂	每粒装 0.3 g		Z20080082	哈药集团三精千鹤制药有限公司
穿王消炎胶囊	胶囊剂	每粒装 0.3 g		Z20080083	山东华洋制药有限公司
乳安胶囊	胶囊剂	每粒装 0.3 g		Z20080084	鹤壁市中药制药厂
乳癖舒片	片剂	每片重 0.45 g		Z20080085	陕西省科学院制药厂
安神补脑颗粒	颗粒剂	每袋装 1 g		Z20080086	广东阳江制药有限公司
强力脑心康片	片剂	每片重 0.3 g		Z20080087	通化永仓药业有限公司
增光胶囊	胶囊剂	每粒装 0.2 g		Z20080088	湖南德海制药有限公司
麻杏止咳胶囊	胶囊剂	每粒装 0.36 g		Z20080089	甘肃陇神戎发制药有限公司
四物片	片剂(薄膜衣)	每片重 0.5 g		Z20080090	四川新斯顿制药有限责任公司
胆舒软胶囊	胶囊剂	每粒装 0.27 g		Z20080091	重庆华森制药有限公司
前列癃闭通片	片剂	每片重 0.5 g		Z20080092	陕西华西制药股份有限公司
银屑胶囊	胶囊剂	每粒装 0.46 g		Z20080093	新疆新时代制药有限责任公司
引阳索胶囊	胶囊剂	晦粒装 0.4 g		Z20080094	西安美邦药业有限公司
通脉灵胶囊	胶囊剂	每粒装 0.38 g		Z20080095	山东方健制药有限公司
尪痹胶囊	胶囊剂	每粒装 0.55 g		Z20080096	辽宁华源本溪三药有限公司
四物胶囊	胶囊剂	每粒装 0.58 g		Z20080097	四川三精升和制药有限公司
妇月康片	片剂	每片重 0.61 g		Z20080098	陕西摩美得制药有限公司
断血流分散片	片剂(分散)	每片重 0.5 g		Z20080099	山东大陆药业有限公司
保胎灵胶囊	胶囊剂	每粒装 0.5 g		Z20080100	金华市明珠制药有限公司
复方苦木消炎胶囊	胶囊剂	每粒装 0.2 g		Z20080101	浙江泰利森药业有限公司
若年咳喘胶囊	胶囊剂	每粒装 0.3 g		Z20080102	恒拓集团广西圣康制药有限公司
脑乐静片	片剂	每片重 0.6 g		Z20080103	四川旭华制药有限公司
穿龙骨刺胶囊	胶囊剂	每粒装 0.5 g		Z20080104	烟台大洋制药有限公司
断血流滴丸	滴丸剂	每丸重 56 mg		Z20080105	甘肃益尔药业股份有限公司
乌金胶囊	胶囊剂	每粒装 0.4 g		Z20080106	云南永安制药有限公司
增抗宁口服液	合剂	每支装 10 mL		Z20080107	成都正康药业有限公司
五酯咀嚼片	咀嚼片	每片重 0.75 g(含五味子总木脂素 11.25 mg)		Z20080108	四川琦云药业有限责任公司
参芪肝康片	片剂	每片重 0.42 g		Z20080109	江苏黄河药业股份有限公司
首乌延寿胶囊	胶囊剂	每粒装 0.3 g		Z20080110	昆明圣火药业(集团)有限公司
佳蓉丸	丸剂(浓缩水丸)	每袋装 2.5 g		Z20080111	北京勃然制药有限公司
夏天无胶囊	胶囊剂	每粒装 0.35 g		Z20080112	赤峰天奇制药有限责任公司
复肾宁胶囊	胶囊剂	每粒装 0.55 g		Z20080113	江西南昌桑海制药厂
山绿茶降压胶囊	胶囊剂	每粒装 0.2 g		Z20080114	大连天宇制药有限公司
胆木浸膏胶囊	胶囊剂	每粒装 0.4 g		Z20080115	成都锦华药业有限责任公司
清淋片	片剂	每片重 0.45 g		Z20080116	成都锦华药业有限责任公司

（续表）

药品名称	剂 型	规 格	国药证字	国药准字	申请单位
参坤养血胶囊	胶囊剂	每粒装0.5 g		Z20080117	南昌康正德制药有限公司
活血止痛软胶囊	胶囊剂	每粒装0.65 g		Z20080118	湖北惠海希康制药有限公司
参柴胶囊	胶囊剂	每粒装0.5 g		Z20080119	四川川西制药股份有限公司
炎热清颗粒	颗粒剂	每袋装3 g		Z20080120	辽宁康辰药业有限公司
脑心清胶囊	胶囊剂	每粒装0.25 g(含柿叶干浸膏50 mg)		Z20080121	西安秦巴药业有限公司
参柴肝康软胶囊	软胶囊剂	每粒装0.5 g		Z20080122	深圳市佳泰药业股份有限公司
接骨七厘丸	丸剂	每袋装1.5 g		Z20080123	洛阳顺势药业有限公司
气滞胃痛胶囊	胶囊剂	每粒装0.4 g		Z20080124	辽宁华源本溪三药有限公司
心达康软胶囊	胶囊剂	(1)每粒含总黄酮以异鼠李素计5 mg; (2)每粒含总黄酮以异鼠李素计10 mg		Z20080125	成都青山利康药业有限公司
黄疸茵陈片	片剂	每片重0.75 g		Z20080126	南京易亨制药有限公司
肤痒胶囊	胶囊剂	每粒装0.36 g		Z20080127	江西博士达药业有限责任公司
肺宁胶囊	胶囊剂	每粒装0.35 g		Z20080128	陕西量子高科药业有限公司
复方鲜石斛胶囊	胶囊剂	每粒装0.25 g		Z20080129	唐山益民制药有限公司
金莲花软胶囊	胶囊剂	每粒装0.7 g		Z20080130	广东罗浮山药业有限公司
降糖通脉片	片剂	每片重0.46 g		Z20080131	河南怀庆药业有限责任公司
维血康颗粒	颗粒剂	每袋装10 g		Z20080132	西安大恒制药有限责任公司
接骨七厘丸	丸剂	每袋装2 g		Z20080133	沈阳东新药业有限公司
复方决明胶囊	胶囊剂	每粒装0.3 g		Z20080134	内蒙古五原九郡药业有限责任公司
大黄利胆片	片剂	每片重0.35 g		Z20080135	江苏万高药业有限公司
山蜡梅叶胶囊	胶囊剂	每粒装0.35 g		Z20080136	江西海尔思药业有限公司
胃力胶囊	胶囊剂	每粒装0.45 g		Z20080137	西安秦巴药业有限公司
舒肝益脾胶囊	胶囊剂	每粒装0.5 g		Z20080138	通化金马药业集团股份有限公司
三黄清解胶囊	胶囊剂	每粒装0.22 g		Z20080139	江西银涛药业有限公司
活血壮筋胶囊	胶囊剂	每粒装0.25 g		Z20080140	鹤壁市中药有限公司
松补力胶囊	胶囊剂	每粒装0.25 g		Z20080141	陕西开元制药有限公司
板蓝根分散片	片剂	每片重0.5 g		Z20080142	莱阳市江波制药有限责任公司
活络消痛胶囊	胶囊剂	每粒装0.35 g		Z20080143	湖南方盛堂制药有限公司
追风透骨胶囊	胶囊剂	每粒装0.32 g		Z20080144	湖南省回春堂药业有限公司
复方杏香兔耳风胶囊	胶囊剂	每粒装0.35 g		Z20080145	陕西君碧莎制药有限公司
二丁片	片剂	每片重0.55 g		Z20080146	四川金辉药业有限公司
金嗓散结颗粒	颗粒剂	每袋装3 g		Z20080147	西安碑林药业股份有限公司
根痛平丸	丸剂	每袋装4.5 g		Z20080148	北京北大药业有限公司
痛经宁胶囊	胶囊剂	每粒装0.46 g		Z20080149	株洲千金药业股份有限公司
穿黄清热胶囊	胶囊剂	每粒装0.35 g		Z20080150	江西保利制药有限公司
金芪降糖丸(浓缩丸)	丸剂	每10丸重3 g		Z20080151	河南省宛西制药股份有限公司
绛糖宁片	片剂	每片重0.42 g		Z20080152	湖南德康制药股份有限公司
妇必舒阴道泡腾片	片剂	每片重0.8 g		Z20080153	浙江天昊药业有限公司
夜宁胶囊	胶囊剂	每粒装0.5 g		Z20080154	江苏康缘药业股份有限公司
了哥王咀嚼片	咀嚼片	每片重0.45 g(相当于原药材3 g)		Z20080155	湖南一格制药有限公司
一清软脚囊	胶囊剂	每粒装0.75 g		Z20080156	海南制药厂有限公司
强力枇杷软胶囊	胶囊剂	每粒装0.70 g		Z20080157	江西药都仁和制药有限公司
保心胶囊	硬胶囊	每粒装0.45 g		Z20080158	江苏黄河药业股份有限公司
麻杏止咳胶囊	胶囊剂	每粒装0.39 g		Z20080159	承德燕峰药业有限责任公司
调经祛斑丸	丸剂	每袋装2 g		Z20080160	北京北大药业有限公司
心舒宝胶囊	胶囊剂	每粒装0.45 g		Z20080161	安徽省百春制药有限公司
金嗓清音颗粒	颗粒剂	每袋装4.5 g		Z20080162	西安碑林药业股份有限公司
金嗓开音颗粒	颗粒剂	每袋装4.5 g		Z20080163	西安碑林药业股份有限公司
妇康宝颗粒	颗粒剂	每袋装15 g		Z20080164	湖南省湘中制药有限公司
益心舒片	片剂	每片重0.35 g		Z20080165	江苏康缘药业股份有限公司
小儿喜食咀嚼片	片剂	每片重0.5 g		Z20080166	湖南方盛制药有限公司
炎宁胶囊	胶囊剂	每粒装0.5 g		Z20080167	青岛金峰制药有限公司
引阳索胶囊	胶囊剂	每粒装0.375 g		Z20080168	西安秦巴药业有限公司
清热消炎宁片	片剂	每片重0.51 g(含九节茶干浸膏0.5 g)		Z20080169	河南明善堂药业有限公司
复方雪莲软胶囊	胶囊剂	每粒装0.5 g		Z20080170	新疆特丰药业股份有限公司
小儿复方鸡内金咀嚼片	片剂	1.2 g	Z20080045	Z20080171	江西文藻药业有限公司
妇科十味胶囊	胶囊剂	每粒装0.3 g		Z20080172	药圣堂(湖南)制药有限公司
复方芦荟片	片剂	每片重0.29 g		Z20080173	四川奇力制药有限公司
龙参补益颗粒	颗粒剂	每袋装10 g		Z20080174	扬子江药业集团江苏制药股份有限公司
炎宁胶囊	胶囊剂	每粒装0.5 g		Z20080175	哈药集团黑龙江同泰药业有限公司

（续表）

药品名称	剂　型	规　格	国药证字	国药准字	申请单位
乳癖舒片	片剂	每片重 0.45 g		Z20080176	黑龙江福和华星制药集团股份有限公司
肿节风咀嚼片	片剂	每片重 0.75 g		Z20080177	辽宁先臻制药有限公司
金嗓清音片	片剂	每片重 0.4 g		Z20080178	西安碑林药业股份有限公司
红草止鼾胶囊	胶囊剂	每粒装 0.4 g		Z20080179	黑龙江福和华星制药集团股份有限公司
正柴胡饮合剂	合剂	每支装 10 mL		Z20080180	湖北邦宇药业有限公司
复方止咳片	片剂	每片重 0.58 g		Z20080184	浙江康德药业集团有限公司
橘红枇杷胶囊	胶囊剂	每粒装 0.2 g		Z20080185	安徽金太阳生化药业有限公司
参鹿扶正片	片剂	每片重 0.35 g		Z20080186	海城市天元义河制药有限公司
百令片	片剂	每片相当于发酵虫草菌粉 0.2 g		Z20080187	青海珠峰虫草药业有限公司
当归调经片	片剂	每片重 0.4 g		Z20080188	阜新市仙鹤制药有限责任公司
去感热口服液	合剂	每支装 10 mL		Z20080189	四川康特能药业有限公司
食积颗粒	颗粒剂	每袋装 2 g		Z20080190	江苏晨牌药业有限公司
银黄滴丸	滴丸剂	每丸重 49 mg		Z20080191	云南个旧生物药业有限公司
败酱胶囊	胶囊剂	每粒装 0.5 g		Z20080192	广西桂宁制药有限公司
景天祛斑片	片剂	每片重 0.5 g		Z20080193	郑州福瑞堂制药有限公司
妇科十味胶囊	胶囊剂	每粒装 0.3 g		Z20080194	北京同仁堂鸿日药业有限公司
复方仙鹤草肠炎片	片剂	每片重 0.42 g		Z20080195	鹤壁市中药有限公司
乐孕宁颗粒	颗粒剂	每袋装 5 g		Z20080196	江西杏林白马药业有限公司
山绿茶降压胶囊	胶囊剂	每粒装 0.35 g		Z20080197	沈阳绿洲制药有限责任公司
乳宁胶囊	胶囊剂	每粒装 0.32 g		Z20080198	黑龙江北兴制药有限公司
红金消结片	片剂(薄膜衣)	每片重 0.45 g		Z20080199	四川维奥制药有限公司
消炎胶囊	胶囊剂	每粒装 0.55 g		Z20080200	山西亨瑞达制药有限公司
脑心清胶囊	胶囊剂	每粒装 0.15 g		Z20080201	四川志远嘉宝药业有限责任公司
振源软胶囊	胶囊剂(软胶囊)	每粒装 0.4 g		Z20080202	北京同仁堂健康药业有限公司
金骨莲片	片剂	每片重 0.24 g		Z20080203	河南省四方药业有限公司
裸花紫珠胶囊	硬胶囊	每粒含干浸膏 0.33 g		Z20080204	海南九芝堂药业有限公司
胆舒软胶囊	软胶囊剂	每粒装 0.2 g		Z20080205	南京正大天晴制药有限公司
乳癖散结颗粒	颗粒剂	每袋装 4 g		Z20080206	陕西白鹿制药股份有限公司
百癣夏塔热胶囊	胶囊剂	每粒装 0.3 g		Z20080207	贵阳济仁堂药业有限公司
三子止咳胶囊	胶囊剂	每粒装 0.3 g		Z20080208	江苏正大天晴药业股份有限公司
接骨续筋胶囊	胶囊剂	每粒装 0.4 g		Z20080209	清华德人西安幸福制药有限公司
肿节风胶囊	胶囊剂	每粒装 0.35 g		Z20080210	成都永康制药有限公司
葫芦素胶囊	胶囊剂	每粒装 70 mg(含葫芦素 B60 μg)		Z20080211	成都利尔药业有限公司
根痛平丸	丸剂(浓缩水丸)	每袋装 4 g		Z20080212	北京勃然制药有限公司
金嗓开音片	片剂	每片重 0.4 g		Z20080213	西安碑林药业股份有限公司
脑心清胶囊	胶囊剂	每粒装 0.25 g		Z20080214	辽宁好护士药业(集团)有限责任公司
老年咳喘胶囊	胶囊剂	每粒装 0.3 g		Z20080215	唐山益民制药有限公司
复方石韦胶囊	胶囊剂	每粒装 0.3 g		Z20080216	黑龙江北兴制药有限公司
龟鹿补肾片	片剂	每片重 0.43 g		Z20080217	广州真和药业有限公司
表热清胶囊	胶囊剂	每粒装 0.5 g		Z20080218	深圳市泰康制药有限公司
舒更片	片剂(薄膜衣)	每片重 0.4 g		Z20080219	江苏万高药业有限公司
补血当归胶囊	胶囊剂	每粒装 0.30 g		Z20080220	贵州益佰制药股份有限公司
抗菌消炎胶囊	胶囊剂	每粒装 0.4 g(相当于原药材 0.75 g)		Z20080221	河南京豫药业有限公司
半枝莲胶囊	胶囊剂	每粒装 0.3 g		Z20080222	云南永安制药有限公司
龙掌泡腾颗粒	颗粒剂	每袋装 2 g		Z20080223	贵阳新天药业股份有限公司
通舒口爽片	薄膜衣片	每片重 0.31 g		Z20080225	深圳市泰康制药有限公司
百合固金颗粒	颗粒剂	每袋装 9 g		Z20080226	迪沙药业集团有限公司
暖胃舒乐胶囊	胶囊剂	每粒装 0.4 g		Z20080227	广州白云山和记黄埔中药有限公司
清热暗疮胶囊	胶囊剂	每粒装 0.2 g		Z20080228	福寿堂制药有限公司
痛经宁片	片剂	每片重 0.7 g		Z20080229	福寿堂制药有限公司
羌黄祛痹颗粒	颗粒剂	每袋装 8 g(未添加蔗糖)	Z20080047	Z20080230	江苏康缘药业股份有限公司
增光咀嚼片	片剂	每片重 0.8 g		Z20080231	河南省四方药业有限公司
小儿肺热清颗粒	颗粒剂	每瓶装 40 g	Z20080048	Z20080232	大连美罗中药厂有限公司
活血壮筋胶囊	胶囊剂	每粒装 0.2 g		Z20080295	西安澜泰药业有限公司
清淋片	片剂	每片重 0.45 g		Z20080296	西安澜泰药业有限公司
降糖甲胶囊	胶囊剂	每粒装 0.45 g		Z20080296	贵州圣泉药业有限公司
宫瘤宁胶囊	胶囊剂	每粒装 0.45 g		Z20080297	甘肃武威制药有限责任公司
宫瘤宁胶囊	胶囊剂	每粒装 0.36 g		Z20080298	陕西白云制药有限公司
红花逍遥片	片剂(薄膜衣)	每片重 0.39 g		Z20080299	江西普正制药有限公司
独一味颗粒	颗粒剂	每袋装 5 g		Z20080300	江西广信药业有限公司

（续表）

药品名称	剂　型	规　格	国药证字	国药准字	申请单位
肝加欣胶囊	胶囊剂	每粒装0.3 g		Z20080301	广东在田药业有限公司
感冒止咳胶囊	胶囊剂	每粒装0.5 g		Z20080302	广东万方制药有限公司
妇炎舒片	片剂(薄膜衣)	每片重0.47 g		Z20080303	山东仙河药业有限公司
喘嗽宁胶囊	胶囊剂	每粒装0.35 g		Z20080304	陕西君寿堂制药有限公司
肠炎宁口服液	合剂	每支装10 mL		Z20080305	四川泰华堂制药有限公司
盆炎净片	片剂(薄膜衣)	每片重0.46 g		Z20080306	陕西摩美得制药有限公司
健胃愈疡胶囊	胶囊剂	每粒装0.63 g		Z20080307	湖南湘雅制药有限公司
冠脉康胶囊	胶囊剂	每粒装0.2 g		Z20080308	吉林吉春制药有限公司
根痛平胶囊	胶囊剂	每粒装0.5 g		Z20080309	北京广大制药厂
护肝宁胶囊	胶囊剂	每粒装0.35 g		Z20080310	太原亚宝新龙制药有限公司
复方益肝灵软胶囊	胶囊剂(软胶囊)	每粒装0.3 g(含水飞蓟素以水飞蓟宾计为21 mg)		Z20080311	西安大唐制药集团有限公司
复方珍珠暗疮胶囊	胶囊剂	每粒装0.3 g		Z20080312	清华德人西安幸福制药有限公司
接骨续筋胶囊	胶囊剂	每粒装0.4 g		Z20080313	山西天星制药有限公司
前列癃闭通片	片剂	每片重0.45 g		Z20080314	武汉健民药业集团股份有限公司
红金消结浓缩丸	丸剂(浓缩丸)	每10丸重2 g		Z20080315	云南楚雄云中制药有限责任公司
八珍片	片剂(薄膜衣)	每片重0.6 g		Z20080316	四川志远嘉宝药业有限责任公司
精制冠心口月艮液	口服剂	10 ml		Z20080317	广东利泰药业有限公司
根痛平胶囊	胶囊剂	每粒装0.5 g		Z20080318	黑龙江省济仁药业有限公司
祛风止痛丸	浓缩丸	每袋装2.2 g(每10丸重1.1 g)		Z20080319	吉林吉春制药有限公司
七叶神安分散片	片剂(分散)	每片重0.28 g(含三七叶总皂苷50 mg)		Z20080320	浙江维康药业有限公司
痔疮胶囊	胶囊剂	每粒装0.3 g		Z20080322	黑龙江福和华星制药集团股份有限公司
根痛平胶囊	胶囊剂	每粒装0.5 g		Z20080323	安徽仁和药业有限公司
当归龙荟胶囊	胶囊剂	每粒装0.4 g		Z20080324	保和堂(焦作)制药有限公司
脑心清胶囊	胶囊剂	每粒装0.25 g		Z20080325	陕西君寿堂制药有限公司
净石灵片	片剂(薄膜衣)	每片重0.4 g		Z20080326	长春海外制药集团有限公司
根痛平胶囊	胶囊剂	每粒装0.3 g		Z20080327	四川百利药业有限责任公司
通滞苏润红片	片剂(薄膜衣)	每片重0.52 g		Z20080328	武汉健民药业集团股份有限公司
根痛平胶囊	胶囊剂	每粒装0.5 g		Z20080329	南昌康正德制药有限公司
冠心七味胶囊	胶囊剂	每粒装0.3 g		Z20080330	内蒙古福瑞中蒙药科技股份有限公司
根痛平胶囊	胶囊剂	每粒装0.4 g		Z20080331	吉林益民堂制药有限公司
双黄消炎胶囊	胶囊剂	每粒装0.4 g		Z20080332	广西万山红药业有限公司
精乌片	片剂(薄膜衣)	每片重0.3 g		Z20080333	吉林吉春制药有限公司
穿黄清热胶囊	胶囊剂	每粒装0.42 g		Z20080334	江门名盛制药有限公司
复方公英胶囊	胶囊剂	每粒装0.45 g		Z20080335	江西金桥药业有限公司
独一味滴丸	滴丸剂	每袋装1.9 g		Z20080336	兰州和盛堂制药有限公司
抗菌消炎胶囊	胶囊剂	每粒装0.25 g(相当于原药材0.5 g)		Z20080337	吉林天强制药有限公司
前列安通胶囊	胶囊剂	每粒装0.36 g		Z20080338	江西杏林白马药业有限公司
独一味颗粒	颗粒剂	每袋装1.2 g		Z20080339	青海普兰特药业有限公司
穿黄清热胶囊	胶囊剂	每粒装0.4 g		Z20080340	吉林敖东集团大连药业股份有限公司
穿黄清热胶囊	胶囊剂	每粒装0.36 g		Z20080341	四川好医生制药有限公司
冬凌草胶囊	胶囊剂	每粒装0.2 g		Z20080344	河南兴源制药有限公司
复方川芎片	片剂	每片重0.4 g		Z20080345	山东凤凰制药股份有限公司
乐脉分散片	片剂	每片重0.72 g		Z20080346	西安澜泰药业有限公司
皮肤病血毒片	片剂(薄膜衣)	每片重0.5 g		Z20080347	陕西君碧莎制药有限公司
川贝枇杷膏	煎膏剂	每瓶装100 ml		Z20080348	湖南康寿制药有限公司
金刚藤咀嚼片	片剂	每片重0.75 g		Z20080349	广州诺金制药有限公司
鸡骨草片	片剂	每片重0.57 g		Z20080350	广西玉林制药有限责任公司
肺宁胶囊	胶囊剂	每粒装0.5 g		Z20080351	吉林省中鼎药业公司
清肺抑火胶囊	胶囊剂	每粒装0.5 g		Z20080352	云南红云制药有限公司
复方矮地茶胶囊	胶囊剂	每粒装0.22 g		Z20080353	石家庄以岭药业股份有限公司
根痛平胶囊	胶囊剂	每粒装0.9 g		Z20080354	石家庄宇惠制药有限公司
根痛平胶囊	胶囊剂	每粒装0.3 g		Z20080355	长春万德制药有限公司
根痛平胶囊	胶囊剂	每粒装0.35 g		Z20080356	江西天施康中药股份有限公司
消渴灵丸	丸剂(浓缩水丸)	每100丸重18 g		Z20080357	药都制药集团股份有限公司
丹桂香胶囊	胶囊剂	每粒装0.55 g		Z20080358	青岛海尔药业有限公司
痔炎消胶囊	胶囊剂	每粒装0.5 g		Z20080359	石家庄科迪药业有限公司
阿归养血胶囊	胶囊剂	每粒装0.45 g		Z20080360	成都天台山制药有限公司
乳癖康片	片剂(薄膜衣)	每片重0.45 g		Z20080361	四川新斯顿制药有限责任公司
柴黄咀嚼片	片剂	每粒装0.8 g		Z20080362	深圳南粤药业有限公司

（续表）

药品名称	剂 型	规 格	国药证字	国药准字	申请单位
调经益灵胶囊	胶囊剂	每粒装0.26 g		Z20080363	北京同仁堂天然药物(唐山)有限公司
肾安片	片剂	每片重0.4 g		Z20080364	长春海外制药集团有限公司
金刚藤口服液	口服液	每支装10 mL		Z20080366	湖南中南科伦药业有限公司
乳核内消丸	丸剂	每袋装5 g		Z20080367	吉林市双士药业有限公司
康艾扶正片	片剂(薄膜衣)	每片重0.65 g		Z20080368	吉林吉尔吉药业有限公司
肝肾颗粒	颗粒剂	每袋装4 g(无蔗糖型)		Z20080369	内蒙古大唐药业有限公司
降脂宁片	片剂	每片重0.5 g		Z20080370	安徽济人药业有限公司
金刚藤口服液	合剂	每支装10 mL		Z20080371	广东太阳神集团有限公司
骨骼风痛胶囊	胶囊剂	每粒装0.30 g		Z20080372	山东鑫齐药业有限公司
根痛平胶囊	胶囊剂	每粒装0.3 g		Z20080373	北京华神制药有限公司
妇炎舒片	片剂(薄膜衣)	每片重0.52 g		Z20080374	云南希陶绿色药业股份有限公司
柴黄泡腾片	泡腾片	每粒装2.9 g		Z20080375	四川明星药业有限责任公司
苦参胶囊	胶囊剂	每粒装0.42 g		Z20080376	四川奥邦药业有限公司
乳癖康片	片剂(薄膜衣)	每片重0.45 g		Z20080377	长春海外制药集团有限公司
牛黄蛇胆川贝片	片剂	每片重0.41 g		Z20080378	江西省江西保利制药有限公司
感冒退热咀嚼片	片剂(咀嚼)	每片重1.2 g		Z20080379	山东明仁福瑞达制药有限公司
景天祛斑片	片剂	每片重0.5 g		Z20080380	江西山高制药有限公司
妇炎舒片	片剂	每片重0.51 g		Z20080381	广西圣康制药有限公司
胃康灵片	片剂	每片重0.4 g		Z20080382	吉林省大峻药业股份有限公司
复方石淋通胶囊	胶囊剂	每粒装0.25 g		Z20080383	湖南德康制药股份有限公司
乳康丸	丸剂(浓缩丸)	每10丸重1 g		Z20080384	吉林吉尔吉药业有限公司
妇科白凤胶囊	胶囊剂	每粒装0.3 g		Z20080385	陕西量子高科药业有限公司
前列舒乐胶囊	胶囊剂	每粒装0.3 g		Z20080386	哈药集团三精制药诺捷有限责任公司
前列舒乐胶囊	胶囊剂	每粒装0.55 g		Z20080387	江西南昌桑海制药厂
穿心莲软胶囊	胶囊剂	每粒装0.5 g		Z20080389	广州美晨药业有限公司
根痛平胶囊	胶囊剂	每粒装0.35 g		Z20080390	武汉健民药业集团股份有限公司
独一味丸	丸剂(浓缩丸)	每袋装2.5 g		Z20080391	四川禾正制药有限责任公司
散痛舒胶囊	胶囊剂	每粒装0.3 g(相当于原药材1.0 g)		Z20080392	云南盘龙云海药业有限公司
复方公英胶囊	胶囊剂	每粒装0.28 g		Z20080393	江西仁丰药业有限公司
穿王消炎胶囊	胶囊剂	每粒装0.4 g		Z20080394	四川亚宝光泰药业有限公司
断血流分散片	分散片	每片重0.5 g		Z20080395	成都森科制药有限公司
乳癖康胶囊	胶囊剂	每粒装0.3 g		Z20080396	江西杏林白马药业有限公司
前列舒乐胶囊	胶囊剂	每粒装0.5 g		Z20080397	中美华医(河北)制药有限公司
地贞颗粒	颗粒剂	每袋装5 g	Z20080049	Z20080398	湖北清大药业科技有限公司
伤痛宁胶囊	胶囊剂	每粒装0.33 g		Z20080399	湖南国华制药有限公司
红金消结片	片剂(薄膜衣)	每片重0.42 g		Z20080400	深圳市泰康制药有限公司
舒冠胶囊	胶囊剂	每粒装0.45 g		Z20080401	南京先声东元制药有限公司
肾炎四味胶囊	胶囊剂	每粒装0.5 g		Z20080402	湖南华纳大药厂有限公司
玉叶清火胶囊	胶囊剂	每粒装0.3 g		Z20080403	长沙市泰宝制药有限公司才松堂制药厂
穿王消炎胶囊	胶囊剂	每粒装0.4 g		Z20080404	江西康洋药业有限公司
复方公英胶囊	胶囊剂	每粒装0.5 g		Z20080405	江西钟山药业有限责任公司
痔炎消胶囊	胶囊剂	每粒装0.5 g		Z20080406	江西南昌桑海制药厂
乳块消口服液	合剂	每支装10 mL		Z20080407	贵州瑞康制药有限公司
清热暗疮胶囊	胶囊剂	每粒装0.25 g		Z20080408	白城百琦药业有限公司
裸花紫珠分散片	片剂(分散)	每片重0.5 g		Z20080409	湖南华纳大药厂有限公司
痛风舒片	片剂	每片重0.3 g		Z20080410	山西仁德堂药业有限公司
糖尿乐片	片剂	每片重0.42 g		Z20080411	江西广信药业有限公司
乳癖康胶囊	胶囊剂	每粒装0.3 g		Z20080412	哈尔滨龙江龙药业有限公司
止血胶囊	胶囊剂	每粒装0.3 g		Z20080413	西安秦巴药业有限公司
穿王消炎胶囊	胶囊剂	每粒装0.22 g		Z20080414	成都森科制药有限公司
穿王消炎胶囊	胶囊剂	每粒装0.25 g		Z20080415	四川旭华制药有限公司
玉叶清火胶囊	胶囊剂	每粒装0.3 g		Z20080416	江西禹欣药业有限公司
断血流分散片	片剂	每片重0.65 g		Z20080417	成都利尔药业有限公司
康艾扶正片	片剂	每片重0.5 g		Z20080418	山东仙河药业有限公司
穿王消炎胶囊	胶囊剂	每粒装0.3 g		Z20080419	华北制药(河北)神草有限公司
参芪五味子胶囊	胶囊剂	每粒装0.25 g		Z20080420	陕西东泰制药有限公司
抗菌消炎胶囊	胶囊剂	每粒装0.25 g		Z20080421	广西日田药业有限责任公司
连花清瘟片	片剂	每片重0.35 g		Z20080422	石家庄以岭药业股份有限公司
舒冠颗粒	颗粒剂	每袋装6 g		Z20080423	江门市恒健药业有限公司
痛风舒片	片剂(薄膜衣)	每片重0.32 g		Z20080424	湖南康普制药有限公司

（续表）

药品名称	剂　型	规　格	国药证字	国药准字	申请单位
清热暗疮胶囊	胶囊剂	每粒装 0.4 g		Z20080425	江西普正制药有限公司
复方木麻黄胶囊	胶囊剂	每粒装 0.5 g		Z20080426	湖南制药厂有限公司
乳癖康胶囊	胶囊剂	每粒装 0.5 g		Z20080427	大连天宇制药有限公司
穿王消炎胶囊	胶囊剂	每粒装 0.4 g		Z20080428	江西青春康源制药有限公司
雪山胃宝胶囊	胶囊剂	每粒装 0.33 g		Z20080429	山西三晋药业有限公司
穿龙骨刺胶囊	胶囊剂	每粒装 0.5 g		Z20080430	中美华医（河北）制药有限公司
安康胶囊	胶囊剂	每粒装 0.25 g		Z20080431	江西心诚药业有限公司
安康片	片剂	每片重 0.3 g		Z20080432	江西心诚药业有限公司
乳癖康胶囊	胶囊剂	每粒装 0.4 g		Z20080433	株洲千金药业股份有限公司
伤科跌打胶囊	胶囊剂	每粒装 0.3 g		Z20080434	洛阳君山制药有限公司
穿王消炎胶囊	胶囊剂	每粒装 0.27 g		Z20080435	芜湖仁德药业有限公司
穿龙骨刺胶囊	胶囊剂	每粒装 0.5 g		Z20080436	吉林益民堂制药有限公司
肝速康片	片剂	每片重 0.23 g		Z20080437	广西古方药业有限公司
十三味菥蓂胶囊	胶囊剂	每粒装 0.3 g		Z20080438	青海普兰特药业有限公司
净石灵片	片剂	每片重 0.3 g		Z20080439	山西仁源堂药业有限公司
裸花紫珠分散片	胶囊剂	每粒装 0.3 g		Z20080440	海南思迈药业有限公司
止渴养阴胶囊	胶囊剂	(1)每粒装 0.3 g；(2)每粒装 0.5 g	Z20080050	Z20080441	北京同仁堂股份有限公司同仁堂制药厂
糖尿乐片	片剂	每片重 0.37 g		Z20080442	安徽省百春制药有限公司
乳宁胶囊	胶囊剂	每粒装 0.32 g		Z20080443	安徽省百春制药有限公司
跌打生骨胶囊	胶囊剂	每粒装 0.45 g		Z20080444	陕西省中医药研究院汉唐制药有限公司
乳安丸	丸剂（浓缩丸）	每 10 丸重 0.6 g（每袋装 4 g）		Z20080445	北京勃然制药有限公司
调经祛斑片	片剂	每基片重 0.3 g（糖衣片）；每片重 0.31 g（薄膜衣片）		Z20080446	河南灵佑药业有限公司
肾骨片	片剂	每片重 0.62 g		Z20080447	武汉海纳药业有限公司
固本咳喘胶囊	胶囊剂	每粒装 0.4 g		Z20080448	江西省康洋药业有限公司
三七止血胶囊	胶囊剂	每粒装 0.4 g		Z20080449	江西药都仁和制药有限公司
肿节风胶囊	胶囊剂	每粒装 0.5 g		Z20080450	石家庄东方药业有限公司
肺宁胶囊	胶囊剂	每粒装 0.35 g		Z20080451	吉林省大峻药业股份有限公司
降糖通脉片	片剂	每片重 0.35 g		Z20080452	吉林龙泰制药股份有限公司
穿心莲分散片	片剂（分散）	每片重 0.55 g		Z20080453	黑龙江乌苏里江制药有限公司哈尔滨分公司
消癌平口服液	合剂	每支装 10 mL		Z20080454	浙江泰康药业集团有限公司
金刚藤口服液	口服液	每支装 10 mL		Z20080455	四川志远嘉宝药业有限责任公司
乳核内消颗粒	颗粒剂	每袋装 6 g		Z20080456	湖南康寿制药有限公司
降脂宁片	片剂	每片重 0.52 g		Z20080457	长春万德制药有限公司
增光胶囊	胶囊剂	每粒装 0.4 g		Z20080458	陕西永寿制药有限责任公司
灵仙跌打胶囊	胶囊剂	每粒装 0.28 g		Z20080459	江西银涛药业有限公司
胆香鼻炎胶囊	胶囊剂	每粒装 0.25 g		Z20080460	吉林吉春制药有限公司
感冒炎咳灵颗粒	颗粒剂	每袋装 10 g		Z20080461	江西普正制药有限公司
心宁胶囊	胶囊剂	每粒装 0.3 g		Z20080462	重庆陪都药业股份有限公司
复方苦木消炎胶囊	胶囊剂	每粒装 0.2 g		Z20080463	江西南昌制药有限公司
增光胶囊	胶囊剂	每粒装 0.4 g		Z20080464	长春银诺克药业有限公司
根痛平胶囊	胶囊剂	每粒装 0.50 g		Z20080465	北京京铁华龙药业有限责任公司
强肝片	片剂（薄膜衣）	每片重 0.5 g		Z20080466	长春海外制药集团有限公司
地锦草胶囊	胶囊剂	每粒 0.45 g		Z20080467	湖南德康制药股份有限公司
消癌平丸	丸剂	每丸重 0.21 g		Z20080468	白山市长白山制药有限责任公司
胃康灵丸	丸剂（浓缩水丸）	每 100 丸重 20 g		Z20080469	药都制药集团股份有限公司
痛经宁胶囊	胶囊剂	每粒装 0.4 g		Z20080470	贵州弘康药业有限公司
双黄消炎胶囊	胶囊剂	每粒装 0.4 g		Z20080471	淄博开发区亚大制药有限责任公司
独一味滴丸	滴丸剂	每袋装 3 g		Z20080472	甘肃河西制药有限责任公司
降糖通脉片	片剂	每片重 0.37 g		Z20080473	四川百利药业有限责任公司
麝香心脑乐胶囊	胶囊剂	每粒装 0.35 g		Z20080474	河南京豫药业有限公司
银黄含化滴丸	滴丸剂	每丸重 45 mg		Z20080475	山西千汇药业有限公司
清火胶囊	胶囊剂	每粒装 0.5 g		Z20080476	江西药都仁和制药有限公司
坤复康片	片剂（薄膜衣）	每片重 0.40 g		Z20080477	吉林省东北亚药业股份有限公司
复方大红袍止血片	片剂	每片重 0.52 g		Z20080478	四川好医生攀西药业有限责任公司
通脉降脂丸	浓缩丸	每 5 丸重 1.0 g		Z20080479	兰州佛光制药有限公司
消癌平软胶囊	胶囊剂（软胶囊）	每粒装 0.6 g		Z20080480	江苏康缘药业股份有限公司
心神宁胶囊	胶囊剂	每粒装 0.42 g		Z20080481	西安天一制药有限责任公司
秦川通痹胶囊	胶囊剂	每粒装 0.25 g		Z20080482	长春海外制药集团有限公司

（续表）

药品名称	剂　型	规　格	国药证字	国药准字	申请单位
众生胶囊	胶囊剂	每粒装0.31 g		Z20080483	湖北汇中制药有限公司
穿王消炎胶囊	胶囊剂	每粒装0.25 g		Z20080484	湖南方盛堂制药有限公司
强肝片	片剂	每片重0.5 g		Z20080485	湖南安邦制药有限公司
景天三七片	片剂	每片重0.3 g		Z20080486	湖南安邦制药有限公司
麝香心脑乐胶囊	胶囊剂	每粒装0.3 g		Z20080487	长春人民制药有限公司
炎宁胶囊	胶囊剂	每粒装0.4 g		Z20080488	黑龙江省中医研究院制药厂
降糖通脉片	片剂	每片重0.42 g		Z20080489	江苏万高药业有限公司
胃力胶囊	胶囊剂	每粒装0.3 g		Z20080490	洛阳远洋制药有限公司
乳核内消片	片剂(薄膜衣)	每片重0.4 g		Z20080491	白城百琦药业有限公司
小儿解感颗粒	颗粒剂	每袋装2 g		Z20080492	山东明仁福瑞达制药有限公司
鼻康胶囊	胶囊剂	每粒装0.35 g		Z20080493	陕西功达制药有限公司
红草止衄胶囊	胶囊剂	每粒装0.4 g		Z20080494	陕西君碧莎制药有限公司
复方石韦咀嚼片	咀嚼片	每片重0.5 g		Z20080495	湖南方盛制药有限公司
心舒宁胶囊	胶囊剂	每粒装0.4 g		Z20080496	江西南昌济生制药厂
熊胆降热片	片剂	每片重0.5 g		Z20080497	四川金辉药业有限公司
花蛇解痒片	片剂	每片重0.35 g		Z20080498	长春海外制药集团有限公司
金鸡分散片	分散片	每片重0.7 g		Z20080499	湖南华纳大药厂有限公司
银黄分散片	分散片	每片重0.8 g		Z20080500	丹东医创药业有限责任公司
穿心莲软胶囊	胶囊剂	每粒装0.55 g(含穿心莲干浸膏0.105 g)		Z20080501	浙江维康药业有限公司
贞杞肝泰片	片剂(薄膜衣)	每片重0.51 g		Z20080502	吉林国药制药有限责任公司
增光胶囊	胶囊剂	每粒装0.25 g		Z20080503	通化斯威药业股份有限公司
景天祛斑片	片剂	每片重0.5 g		Z20080504	江西杏林白马药业有限公司
银黄软胶囊	软胶囊	每粒含绿原酸不得少于5.4 mg;含黄芩苷不得少于55.2 mg		Z20080505	沈阳北方制药厂
肿节风分散片	分散片	每片重0.6 g		Z20080506	浙江国镜药业有限公司
愈风宁心丸	丸剂(浓缩水丸)	每10丸重1.5 g		Z20080507	吉林吉春制药有限公司
夏枯草片	片剂	每片重0.51 g		Z20080508	成都森科制药有限公司
颈康胶囊	胶囊剂	每粒装0.27 g		Z20080509	北京圣永制药有限公司
独一味泡腾片	泡腾片	每片重1.0 g		Z20080510	山东绿因药业有限公司
固本咳喘胶囊	胶囊剂	每粒装0.4 g		Z20080511	黑龙江省济仁药业有限公司
肾安片	片剂	每片重0.4 g		Z20080512	湖南德康制药股份有限公司
夏天无胶囊	胶囊剂	每粒装0.33 g		Z20080513	广东环球制药有限公司
丁桂温胃胶囊	胶囊剂	每粒装0.3 g		Z20080514	江西杏林白马药业有限公司
金银花胶囊	胶囊剂	每粒装0.45 g		Z20080515	山东金藏煌药业集团有限公司
清肺抑火胶囊	胶囊剂	每粒装0.5 g		Z20080516	上海中药制药技术有限公司
治偏痛胶囊	胶囊剂	每粒装0.5 g		Z20080517	吉林益民堂制药有限公司
引阳索胶囊	胶囊剂	每粒装0.5 g		Z20080518	重庆希尔安药业有限公司
金刚藤咀嚼片	咀嚼片	每片重0.70 g		Z20080519	湖南九典制药有限公司
十味诃子片	片剂	每片重0.5 g		Z20080520	青海普兰特药业有限公司
鼻渊软胶囊	软胶囊	每粒装0.5 g		Z20080521	云南云龙制药有限公司
肿节风胶囊	胶囊剂	每粒装0.35 g		Z20080522	江西天施康中药股份有限公司
飞扬肠胃胶囊	胶囊剂	每粒装4.5 g		Z20080523	陕西君碧莎制药有限公司
小建中片	片剂	每片重0.6 g		Z20080524	贵阳济仁堂药业有限公司
蚕蛾公补胶囊	胶囊剂	每粒装0.35 g		Z20080525	扬州中惠制药有限公司
复方蒲芩胶囊	胶囊剂	每粒装0.24 g(含总提取物0.2 g)		Z20080526	深圳高卓药业有限公司
治偏痛胶囊	胶囊剂	每粒装0.5 g		Z20080527	黑龙江省济仁药业有限公司
胆舒软胶囊	胶囊剂(软胶囊)	每粒装0.3 g		Z20080528	四川珍珠制药有限公司
乙肝舒康片	片剂(薄膜衣)	每片重0.45 g		Z20080529	北京华神制药有限公司
血尿片	片剂	每片重0.35 g		Z20080530	陕西中医学院制药厂
复心胶囊	咬囊剂	每粒装0.5 g		Z20080531	新乡市新辉药业有限公司
复生康片	片剂	每片重0.33 g		Z20080532	苏州滋露药业有限公司
肿节风滴丸	滴丸剂	每丸重0.25 g		Z20080533	海南中化联合制药有限公司
肾炎灵片	片剂	每片重0.25 g		Z20080534	通化金马药业集团股份有限公司
肿节风胶囊	胶囊剂	每粒装0.47 g		Z20080535	湖北惠海希康制药有限公司
枫蓼肠胃康分散片	片剂(分散)	每片重0.5 g		Z20080536	浙江维康药业有限公司
心神宁胶囊	胶囊剂	每粒装0.5 g		Z20080537	西安大唐制药集团有限公司
大七厘丸	丸剂(水丸)	每丸重0.2 g		Z20080538	北京勃然制药有限公司
补金胶囊	胶囊剂	每粒装0.23 g		Z20080539	通化百信药业有限公司
穿黄清热胶囊	胶囊剂	每粒装0.4 g		Z20080540	江西银涛药业有限公司
金刚藤软胶囊	软胶囊	每粒装0.75 g		Z20080541	浙江维康药业有限公司

（续表）

药品名称	剂 型	规 格	国药证字	国药准字	申请单位
颈康胶囊	胶囊剂	每粒装0.3 g		Z20080542	陕西天禄堂制药有限责任公司
乙肝舒康片	片剂	每片重0.45 g		Z20080543	江苏万高药业有限公司
枫蓼肠胃康软胶囊	胶囊剂（软胶囊）	每粒装0.5 g		Z20080544	华北制药康欣有限公司
红药胶囊	胶囊剂	每粒装0.25 g		Z20080545	四川广元蓉成制药有限公司
消肿痔疮胶囊	胶囊剂	每粒装0.3 g		Z20080546	长春海外制药集团有限公司
调经益母胶囊	胶囊剂	每粒装0.45 g		Z20080547	郑州羚锐制药有限公司
肾骨颗粒	颗粒剂	每袋装2 g		Z20080549	湖北益康制药厂
珍珠灵芝胶囊	胶囊剂	每粒装0.2 g		Z20080550	江苏舜唐生物工程有限公司
乙肝舒康颗粒	颗粒剂	每袋装4 g		Z20080551	北京华神制药有限公司
复方石淋通胶囊	胶囊剂	每粒装0.4 g		Z20080552	陕西量子高科药业有限公司
妇康胶囊	胶囊剂	每粒装0.4 g		Z20080553	四川省旺林堂药业有限公司
八珍片	片剂	每片重0.45 g		Z20080554	金花企业（集团）股份有限公司高新制药厂
炎宁胶囊	胶囊剂	每粒装0.6 g		Z20080555	湖南麓山天然植物制药有限公司
复肝宁胶囊	胶囊剂	每粒装0.4 g		Z20080556	吉林森工健今药业有限责任公司
田基黄胶囊	胶囊剂	每粒装0.45 g		Z20080557	江西众心药业有限公司
胰胆舒胶囊	胶囊剂	每粒装0.11 g		Z20080558	吉林益民堂制药有限公司
妇月康片	片剂	每片重0.6 g		Z20080559	湖北午时药业股份有限公司
降糖舒片	片剂	每片重0.5 g		Z20080560	四川三精升和制药有限公司
肿节风胶囊	胶囊剂	每粒装0.6 g		Z20080561	深圳市佳泰药业有限公司
莲芝消炎软胶囊	胶囊剂（软胶囊）	每粒装0.4 g		Z20080562	江西欧氏药业有限公司
复方金蒲胶囊	胶囊剂	每粒装0.4 g		Z20080563	江西省三琦生物工程有限责任公司
丹黄祛瘀片	片剂（薄膜衣）	每片重0.4 g		Z20080564	长春海外制药集团有限公司
炎宁胶囊	胶囊剂	每粒装0.5 g		Z20080565	哈药集团三精千鹤制药有限公司
颈康胶囊	硬胶囊	每粒装0.3 g		Z20080566	北京御生堂集团内蒙古九郡制药有限公司
独一味软胶囊	软胶囊剂	每粒装0.5 g		Z20080567	贵州顺健制药有限公司
跌打红药胶囊	胶囊剂	每粒装0.25 g		Z20080568	湖南德康制药股份有限公司
慈航胶囊	胶囊剂	每粒装0.26 g		Z20080569	江西博士达药业有限责任公司
姜黄清脂丸	丸剂	每袋装0.7 g		Z20080570	成都永康制药有限公司
紫灯片	片剂（薄膜衣）	每片重0.54 g		Z20080571	江西普正制药有限公司
消肿痔疮胶囊	胶囊剂	每粒装0.3 g		Z20080572	江西普正制药有限公司
治带胶囊	胶囊剂	每粒装0.25 g		Z20080573	江苏福邦药业有限公司
甲亢灵颗粒	颗粒剂	每袋装5 g		Z20080575	湖南安邦制药有限公司
前列舒乐片	片剂	每片重0.41 g		Z20080576	海南中化联合制药有限公司
穿黄清热胶囊	胶囊剂	每粒装0.31 g		Z20080577	吉林省康福药业有限公司
香菇多糖胶囊	硬胶囊剂	每粒装0.185 g		Z20080579	湖北创力药业有限公司
舒肝解郁胶囊	胶囊剂	每瓶装0.36 g	Z20080052	Z20080580	成都康弘药业集团股份有限公司
乳块消丸	浓缩丸	每袋装2 g		Z20080581	修正药业集团通化通药制药股份有限公司
大黄通便片	片剂	每片重0.5 g		Z20080582	江西杏林白马药业有限公司
独一味咀嚼片	片剂（咀嚼片）	每片重0.45 g		Z20080583	太阳石（唐山）药业有限公司
独一味泡腾片	片剂	每片重1.0 g		Z20080584	重庆陪都药业股份有限公司
产复欣丸	丸剂	每袋装10 g		Z20080585	沈阳东新药业有限公司
消癌平颗粒	颗粒剂	每袋装3.5 g		Z20080586	福建省龙华药业有限公司
芙蓉抗流感胶囊	胶囊剂	每粒装0.3 g		Z20080587	陕西省中医药研究院汉唐制药有限公司
速效心痛喷雾剂	喷雾剂	每瓶装10 mL		Z20080588	包头中药有限责任公司
益心舒片	片剂	每片重0.4 g		Z20080589	江苏联环药业股份有限公司
消癌平滴丸	滴丸剂	每丸重0.35 g		Z20080590	海南中化联合制药工业有限公司
眠安宁颗粒	颗粒赳	每袋装10 g		Z20080591	江西南昌桑海制药厂
舒筋活血胶囊	胶囊剂	每粒装0.45 g		Z20080592	杭州华东医药集团康润制药有限公司
鸦胆子油软胶囊	软胶囊剂	每粒装0.71 g		Z20080593	先声药业有限公司
元胡胃舒片	片剂（薄膜衣）	每片重0.37 g		Z20080594	黑龙江省完达山制药厂哈尔滨分厂
复方一枝蒿片	片剂	每片重0.36 g		Z20080595	江苏黄河药业股份有限公司
银黄分散片	片剂	每片重0.5 g		Z20080596	湖北午时药业股份有限公司
清胰利胆片	片剂	每基片重0.42 g		Z20080597	吉林百姓堂药业有限公司
痔疮胶囊	胶囊剂	每粒装0.3 g		Z20080598	吉林省辉南天泰药业股份有限公司
枇杷止咳软胶囊	胶囊剂	每粒装0.55 g		Z20080599	江西三九药业有限公司
消癌平咀嚼片	片剂	每片重0.35 g		Z20080600	南京厚生药业有限公司
胃肠灵片	片剂（薄膜衣）	每片重0.33 g		Z20080601	西安澜泰药业有限公司

（续表）

药品名称	剂 型	规 格	国药证字	国药准字	申请单位
排石利胆片	片剂	每片重0.48 g		Z20080602	西安澜泰药业有限公司
胆舒软胶囊	软胶囊剂	每粒装0.4 g		Z20080603	四川光大制药有限公司
接骨续筋胶囊	胶囊剂	每粒装0.35 g		Z20080604	安徽金太阳生化药业有限公司
胆舒软胶囊	软胶囊剂	每粒装0.2 g		Z20080605	广州珠江制药厂
复方鱼腥草糖浆	糖浆剂	每支装10 mL		Z20080606	黑龙江中桂制药有限公司
乳宁胶囊	胶囊剂	每粒装0.45 g		Z20080607	陕西东泰制药有限公司
妇康宝颗粒	颗粒剂	每袋装10 g		Z20080608	湖南协力药业有限公司
肺宁片	片剂	每片重0.37 g		Z20080609	通化正和药业有限公司
穿龙骨刺胶囊	胶囊剂	每粒装0.5 g		Z20080610	葫芦岛国帝药业有限责任公司
炎宁胶囊	胶囊剂	每粒装0.4 g		Z20080612	湖北盛通药业有限公司
保胎灵胶囊	胶囊剂	每粒装0.5 g		Z20080613	江西银涛药业有限公司
十五味萝蒂明目片	片剂	每片重0.5 g		Z20080614	青海普兰特药业有限公司
愈肝龙胶囊	胶囊剂	每粒装0.38 g		Z20080616	贵州富华药业有限责任公司
肺宁胶囊	胶囊剂	每粒装0.3 g		Z20080617	吉林通化博祥药业股份有限公司
玉叶清火胶囊	胶囊剂	每粒装0.3 g		Z20080618	广西圣康制药有限公司
养阴降糖颗粒	颗粒剂	每袋装6 g		Z20080619	北京长城制药厂
解心痛胶囊	胶囊剂	每粒装0.56 g		Z20080620	海南海力制药有限公司
解郁安神胶囊	胶囊剂	每粒装0.4 g		Z20080621	陕西君寿堂制药有限公司
贞芪扶正泡腾片	泡腾片	每片重2.0 g		Z20080621	湖南麓山天然植物制药有限公司
西帕依麦孜彼子片	片剂	每片重0.4 g		Z20080622	陕西康惠制药有限公司
欣力康胶囊	胶囊剂	每粒装0.45 g		Z20080623	贵阳新天药业股份有限公司
痔炎消片	片剂(薄膜衣)	每片重0.29 g		Z20080624	广西方略药业有限公司
痔炎消胶囊	胶囊剂	每粒装0.4 g		Z20080625	陕西天禄堂制药有限责任公司
肾宝片	片剂(薄膜衣)	每片重0.7 g		Z20080627	江西汇仁药业有限公司
妇康宝颗粒	颗粒剂	每袋装10 g		Z20080628	四川亚宝光泰药业有限公司
参竹精片	片剂	每片重0.5 g		Z20080629	内蒙古元和药业有限公司
复方金连胶囊	胶囊剂	每粒装0.4 g		Z20080630	江西康洋药业有限公司
银花芒果胶囊	胶囊剂	每粒装0.48 g		Z20080631	广西万山红药业有限公司
颈康胶囊	胶囊剂	每粒装0.3 g		Z20080632	通化斯威药业股份有限公司
复方公英胶囊	胶囊剂	每粒装0.45 g		Z20080633	江西中兴汉方药业有限公司
益母片	片剂(薄膜衣)	每片重0.72 g		Z20080634	南京先声东元制药有限公司
痔疮胶囊	胶囊剂	每粒装0.4 g		Z20080635	湖南九典制药有限公司
调经养颜片	片剂(薄膜衣)	每片重0.52 g		Z20080636	浙江康德药业集团有限公司
雪山胃宝胶囊	胶囊剂	每粒装0.34 g		Z20080637	江西药都仁和制药有限公司
虚汗停糖浆	糖浆剂	每瓶装(1)10 mL;(2)100 mL		Z20080638	武汉健民药业集团股份有限公司
复方桑菊感冒胶囊	胶囊剂	每粒装0.3 g		Z20080639	吉林百琦药业有限公司
小柴胡胶囊	胶囊剂	每粒装0.39 g		Z20080640	云南云龙制药有限公司
盆炎净片	片剂(薄膜衣)	每片重0.6 g		Z20080641	山东明仁福瑞达制药有限公司
银花芒果片	片剂(薄膜衣)	每片重0.5 g		Z20080642	广西南珠制药有限公司
增光胶囊	胶囊剂	每粒装0.25 g		Z20080643	鞍山德善药业有限公司
调经止痛胶囊	胶囊剂	每粒装0.45 g		Z20080644	长春银诺克药业有限公司
肺宁胶囊	胶囊剂	每粒装0.5 g		Z20080645	吉林吉春制药有限公司
杏苏止咳软胶囊	软胶囊剂	每粒装0.45 g		Z20080646	神威药业有限公司
抗感片	片剂	每片重0.5 g		Z20080647	成都华神集团股份有限公司制药厂
抗菌消炎胶囊	胶囊剂	每粒装0.36 g		Z20080648	广东在田药业有限公司
杏香兔耳风软胶囊	软胶囊	每粒装0.65 g		Z20080649	云南云龙制药有限公司
麝香祛痛喷雾剂	喷雾剂	每瓶装20 mL		Z20080650	包头中药有限责任公司
一清滴丸	滴丸剂	每丸重40 mg		Z20080652	亚宝药业太原制药有限公司
复方止咳片	片剂(薄膜衣)	每片重0.3 g		Z20080653	湖北神农制药有限公司
银黄软胶囊	软胶囊	每粒装0.49 g		Z20080654	石家庄制药集团欧意药业有限公司
银黄滴丸	滴丸	每袋装20丸		Z20080655	烟台大洋制药有限公司
调经祛斑丸	片剂	每片重0.35 g		Z20080656	武汉健民药业集团股份有限公司
阴虚胃痛胶囊	胶囊剂	每粒装0.38 g		Z20080657	辽宁华源本溪三药有限公司
石榴健胃片	片剂	每片重0.55 g		Z20080658	武汉健民药业集团股份有限公司
抗病毒丸(浓缩丸)	丸剂(浓缩丸)	每袋装2.5 g		Z20080659	四种禾正制药有限责任公司
参芪五味子胶囊	胶囊剂	每粒装0.25 g		Z20080660	甘肃兰药药业集团有限责任公司
复方公英胶囊	胶囊剂	每粒装0.3 g		Z20080661	江西银涛药业有限公司
红金消结片	薄膜衣片	每片重0.5 g		Z20080661	山东绿因药业有限公司
调经养颜片	片剂	每片重0.52 g		Z20080662	江西海尔思药业有限公司
痔疮胶囊	胶囊剂	每粒装0.3 g		Z20080663	武汉健民药业集团股份有限公司

（续表）

药品名称	剂型	规格	国药证字	国药准字	申请单位
妇康丸	浓缩丸	每袋装 2.4 g		Z20080664	修正药业集团通化通药制药股份有限公司
丹莪妇康颗粒	颗粒剂	每袋装 5 g		Z20080665	广东罗浮山药业有限公司
痔疮胶囊	胶囊剂	每粒装 0.35 g		Z20080666	白城百琦药业有限公司
抗菌消炎胶囊	胶囊剂	每粒装 0.3 g		Z20080667	贵州省科晖制药厂
心脑欣丸	丸剂	每丸重 0.2 g		Z20080668	山东仙河药业有限公司
颈康胶囊	胶囊剂	每粒装 0.3 g		Z20080669	迪沙药业集团有限公司
通舒口爽片	片剂	每片重 0.35 g		Z20080670	吉林省俊宏药业有限公司
清热暗疮胶囊	胶囊剂	每粒装 0.4 g		Z20080671	江西药都仁和制药有限公司
复方珍珠暗疮胶囊	胶囊剂	每粒装 0.3 g		Z20080672	陕西华泰药业有限公司
二丁胶囊	胶囊剂	每粒装 0.5 g		Z20080673	通化金马药业集团股份有限公司
产后逐瘀胶囊	胶囊剂	每粒装 0.45 g		Z20083018	山东瑞阳制药有限公司
固本咳喘胶囊	胶囊剂	每粒装 0.35 g		Z20083069	湖北盛通药业有限公司
三七止血胶囊	胶囊剂	每粒装 0.25 g		Z20083124	四川泰华堂制药有限公司
藿香清胃颗粒	颗粒剂	每袋装 4 g		Z20083128	陕西东泰制药有限公司
追风透骨胶囊	胶囊剂	每粒装 0.26 g		Z20083219	湖南德康制药股份有限公司
炎热清片	片剂	每片重 0.33 g		Z20083220	西安阿房宫药业有限公司
增抗宁颗粒	颗粒剂	每袋装 5 g		Z20083272	四川旭华制药有限公司
参梅健胃胶囊	胶囊剂	每粒装 0.4 g	Z20080015		咸阳步长制药有限公司；北京神农医药开发研究所
复肝宁颗粒	颗粒剂	每袋装 3.5 g	Z20080002		山东医药工业研究所；山东加华制药有限公司
利胆清丸	丸剂	每袋装 3.5 g	Z20080014		长沙弘扬医药科技开发有限公司；深圳清华现代中医药科技有限公司
柏艾胶囊	硬胶囊	每粒装 0.5 g	Z20080041		北京中孚天和医药科技有限公司
骨参片	片剂	每片重 0.36 g	Z20080046		中国人民解放军总医院；武汉科兴医药科技开发有限公司
天佛参口服液	口服液	每支装 20 mL	Z20080051		陕西中医学院；常熟雷允上制药有限公司

2008 年批准的新药(中药)

药品名称	剂型	规格	国药证字	国药准字	申请单位
尼妥珠单抗注射液	注射液	50 mg/瓶(10 mL)	S20080001	S20080001	百泰生物药业有限公司
梅毒螺旋体抗体诊断试剂盒(酶联免疫法)	体外诊断试剂	96 人份		S20080002	北京贝尔生物工程有限公司
外用重组人粒细胞巨噬细胞刺激因子凝胶剂	凝胶剂	10 g:100 g	S20080002	S20080003	长春金赛药业有限责任公司
层粘连蛋白放射免疫分析药盒	体外诊断试剂	100 管/盒		S20080004	北京北方生物技术研究所
大流行流感病毒灭活疫苗	注射剂	0.5 mL(每一次人用剂量为 0.5 mL，含大流感病毒抗原 10 μg)		S20080005	北京科兴生物制品有限公司
Ⅳ型胶原放射免疫分析药盒	体外诊断试剂	100 人份,50 人份		S20080006	焦作市解放免疫诊断试剂研究所
丙型肝炎病毒抗体诊断试剂盒(双抗原夹心酶联免疫法)	体外诊断试剂	96 人份/盒		S20080007	湖南景达基因有限公司
人类免疫缺陷病毒抗原抗体诊断试剂盒(酶联免疫法)	体外诊断试剂	96 人份/盒		S20080008	北京万泰生物药业有限公司
粉尘螨皮肤点刺诊断试剂盒	皮肤点刺试剂	每瓶 2 mL	S20080004	S20080010	浙江我武生物科技有限公司
丙型肝炎病毒抗体诊断试剂盒(酶联免疫法)	体外诊断试剂			S20080014	河南康鑫生物技术有限公司
层粘连蛋白放射免疫分析药盒	体外诊断试剂	100 人份		S20080015	上海海研医学生物技术有限公司

药学人物

Prominent Figures

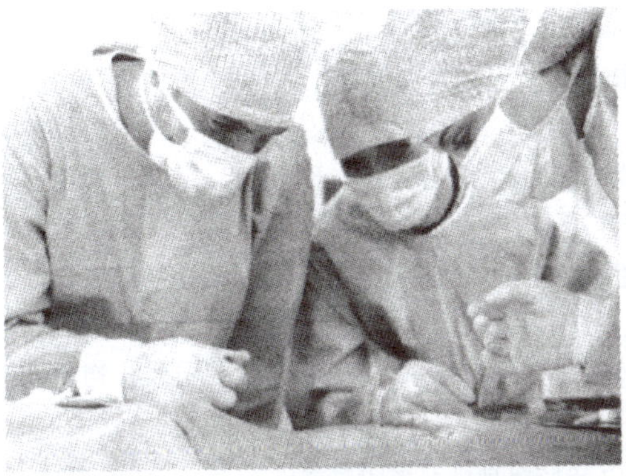

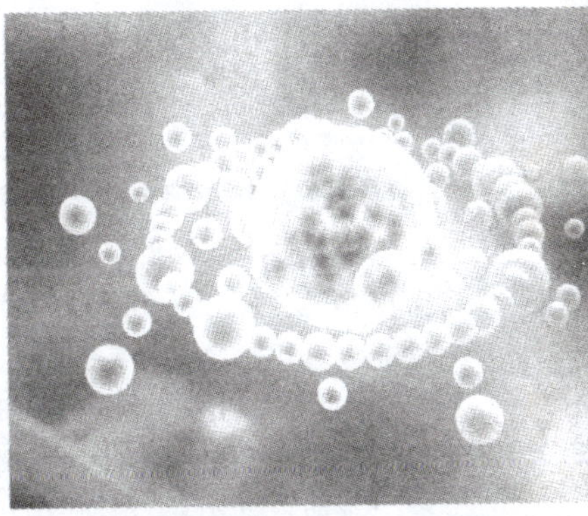

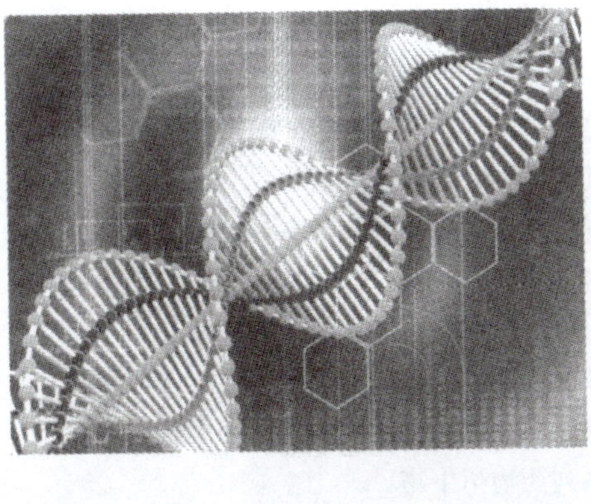

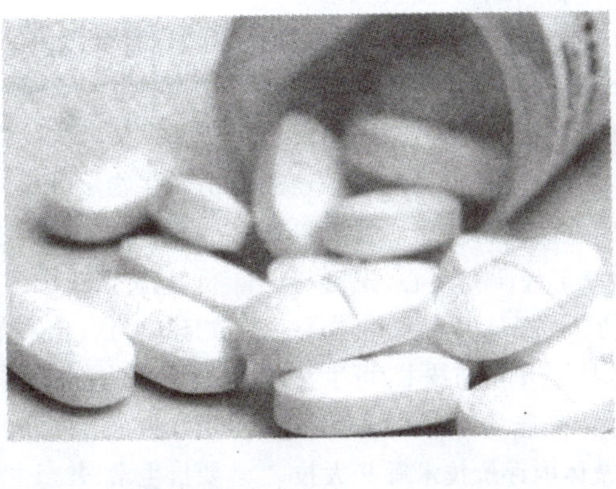

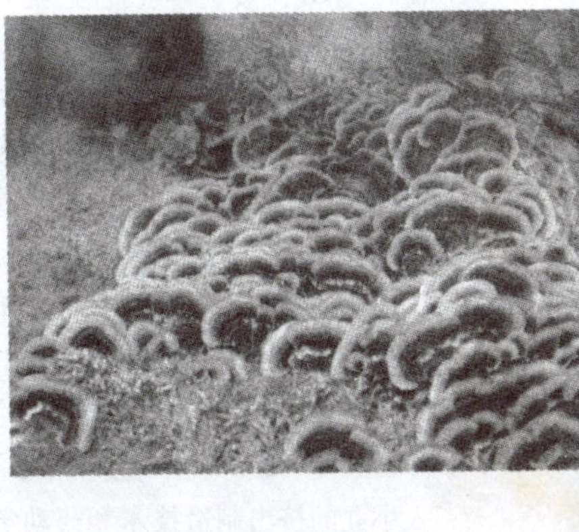

人物简介

编者按：本专栏对两院院士和上年度获得国家重要奖励的药学专业获奖者进行图片和简介报道。

侯惠民

——中国工程院院士

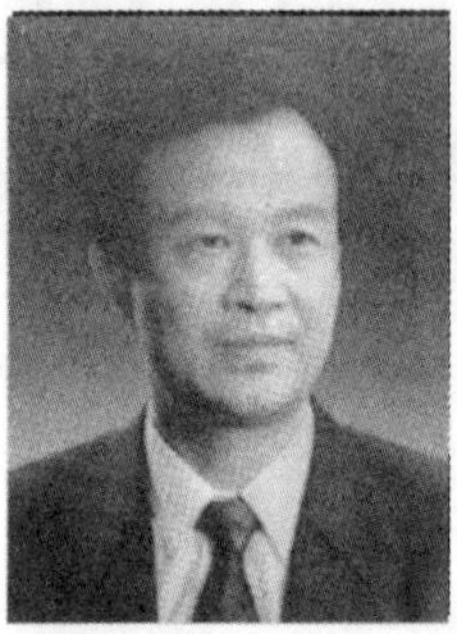
侯惠民

1940年出生于上海市。研究员、博士生导师，现任国家药物制剂工程研究中心主任，国家食品药品监督局包装材料科研检测中心主任。任第九、第十届全国政协委员，中国药学会上海分会理事长，国家科技奖药物专业组评审委员会委员，第九届药典委员会委员。1991年享受国务院颁发的政府特殊津贴。1996年当选中国工程院院士。

侯惠民院士长期从事药物制剂工程化研究，先后负责40多项课题，在控缓释制剂技术领域作出了突出贡献。研究成果获国家、部级奖13项，申请专利40多项，已获发明专利12项、实用新型专利6项。20世纪70年代就研究出新型膜剂，从外用避孕膜发展至口服、口腔用以及眼用控释膜剂，并探索设计成功国内第一代膜剂，该剂型已收载入1990年版《中国药典》。"硝酸甘油膜剂"获1977年全国科技大会奖；"速效长效氨哮素膜剂"获1979年广西省科委发明三等奖；"药用聚氯乙烯无毒硬片"1983年获国家医药局科技进步三等奖；"载药半透明软接触镜救治眼角膜穿伤的临床和实验研究"1985年获解放军军队科技成果二等奖；"药用聚丙烯/聚乙烯复合膜"1991年获国家医药管理局科技进步三等奖；"硝酸甘油贴膜"1994年获国家医药管理局科技进步三等奖。1995年筹建药物制剂国家工程研究中心，先后与同事建立了缓控释颗粒的挤出-滚圆-气流包衣技术、生物黏附技术、激光致孔渗透泵控释片技术、透皮给药技术、可生物降解的注射微球技术、缓释混悬剂技术、脂质体技术、体内植入小丸的挤出制造技术和药动学及体内评价技术等9大技术平台，其中新制剂中大部分实现了工程化、产业化；"头孢氨苄缓释胶囊及其生产线"获1997年国家医药管理局科技进步二等奖；"醋酸地塞米松黏贴片"2000年获上海市科技进步三等奖；"一种双室渗透泵控释片激光打孔装置"2004年获上海市优秀专利奖。

侯惠民院士先后荣获"上海市先进科技工作者"、"全国医药系统先进个人"、"第二届上海市十大科技精英"及"上海市统一战线先进个人"等荣誉称号，曾任上海市人民政府参事。

（上海医药工业研究院）

邓子新

——中国科学院院士

——2008年国家自然科学奖二等奖获得者

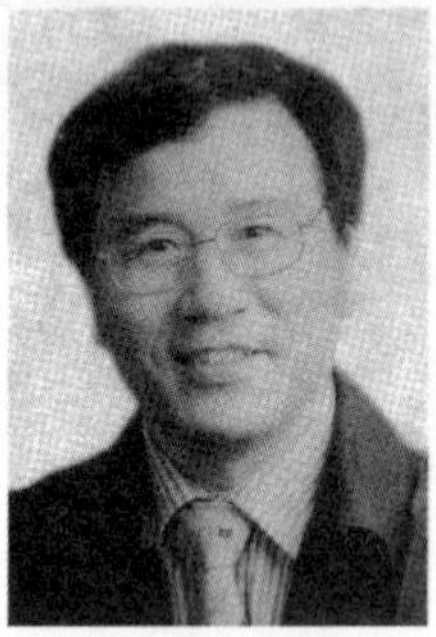
邓子新

1953年出生于湖北房县。1982年毕业于华中农业大学微生物专业后留校任助教；1987年获英国East Anglia大学分子微生物学博士学位。现任上海交通大学教授、博士生导师，生命科学技术学院院长，教育部微生物代谢重点实验室主任，长江学者特聘教授。2005年当选为中国科学院院士；2006年当选为第三世界科学院院士。

邓子新教授兼任《科学通报》、*Process Biochemistry* 等数个国内外刊物特邀编辑或编委，2006年起任国际工业微生物遗传学组织专家委员会（GIM-IC）委员。

邓子新院士是中国微生物代谢途径与代谢工程研究领域的主要学术带头人之一。主要从事放线菌遗传学及抗生素生物合成的生物化学和分子生物学研究。其研究领域涉及微生物农（医）药的高新技术研究，链霉菌质粒和噬菌体的分子生物学，DNA复制调控、限制和修饰系统、微生物代谢途径、代谢工程及次生代谢产物的生物化学、抗生素基因簇的克隆、定位，基因的结构、功能、表达和调控，非天然性抗生素药物创新的基因工程等。在众多细菌DNA大分子上首次发现了硫（S）修饰，开拓了DNA硫化修饰研究新领域。他长期从事放线菌遗传学及抗生素生物合成的生物化学和分子生物学研究，研究领域涉及微生物农（医）药的高新技术研究，在重要类别抗生素合成基因克隆、定位、结构功能分析、遗传调控机制、抗生素代谢工程与药物创新、天然产物生物化学与组合生物合成、非天然性抗生素药物创新的基因工程等方面取得了系统性研究进展，提出了多个国际认同的抗生素生物合成分子机制的理论模型，利用遗传操作高产了重要抗生素，并产生系列药物衍生物。

先后共主持30余项国家级和国际合作项目，已在国内外学术刊物上发表100余篇研究论文。研究成果先后获上海市科技进步一等奖，农业部科技进步一等奖，教育部自然科学二等奖，2005年、2006年连续两度获得中国高校十大科技进展，获《环球科学》2007全球十大科学新闻等殊荣。"抗生素代谢工程的基础研究”荣获2008年国家自然科学奖二等奖。

先后荣获“国家级有突出贡献的中青年专家”、“有突出贡献的留学回国人员”、霍英东基金会“青年教师奖”、“首届中国青年科学家提名奖”、“首届国家杰出青年科学基金”、“中国青年科技奖”、“瑞典国王 Baudiouin 奖”、“上海市十大科技创新英才”、“上海市科技领军人物”、“上海市劳动模范”等荣誉，2008年获全国五一劳动奖章。（上海交通大学）

丁　健

——中国工程院院士

——2008年何梁何利科技进步奖获得者

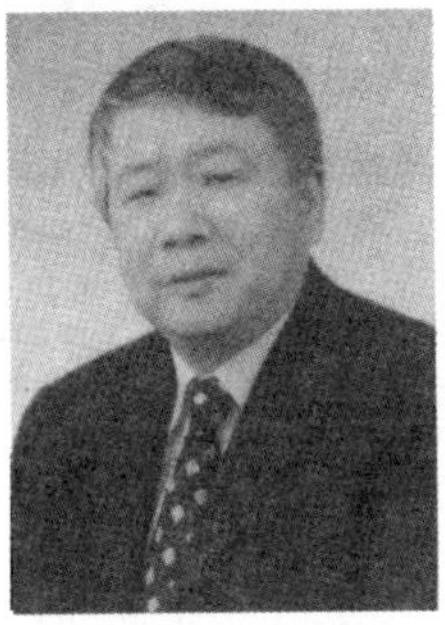

丁　健

1953年2月出生于上海市。大学毕业于江西医学院，1983年获中国医科大学硕士学位，1991年获日本九州大学医学博士学位。现任中国科学院上海药物研究所研究员、博士生导师、所长及新药研究国家重点实验室主任；兼任中国抗癌协会抗癌药物专业委员会主任委员、中国药理学会肿瘤药理专业委员会主任委员；兼任 *Acta Pharmacologica Sinica* 主编，*Journal of Biological Chemistry*、*Cancer Biology and Therapy*、*European Journal of Pharmacology* 等国际SCI杂志编委。2009年当选中国工程院院士。

丁健研究员长期致力于抗肿瘤药物的药理药效学研究，主要研究领域有抗肿瘤新药的筛选和研究开发、抗肿瘤药物细胞和分子作用机制研究、肿瘤新生血管生长抑制剂、酪氨酸激酶抑制剂、PI3K/mTOR抑制剂、DNA损伤与修复机制、抗肿瘤转移研究等。他领导建立了符合国际规范的抗肿瘤药物筛选和药效学评价体系，为我国抗肿瘤创新药物的自主研发提供了重要的技术支撑和能力保障。重点围绕分子靶向抗肿瘤药物开展工作，作为主要发明者之一，研制的抗肿瘤候选新药2个进入II期临床研究阶段，4个正在进行临床前评价。在拓扑异构酶抑制剂与新生血管生成抑制剂的作用机制研究方面取得了一批原创性科研成果，系统揭示了沙尔威辛、土槿皮乙酸、JG3等十余个自主研发的抗肿瘤候选新药的作用机制。特别是深入阐释了新型拓扑异构酶II抑制剂沙尔威辛独特的分子机制与抗耐药特性，发现转录因子c-Jun在抗肿瘤多药耐药中的关键作用，并阐明沙尔威辛是靶向DNA-PKcs酶、影响DNA修复通路的化合物；以土槿皮乙酸为探针，发现新的新生血管生成抑制通路和c-Jun的非转录激活功能；发现了国际上第二个乙酰肝素酶抑制剂JG3与靶点作用的构效关系规律等。

丁健研究员在 *TiPS*、*Cancer Res*、*Oncogene*、*Clin Cancer Res*、*Mol Cancer Ther*、*Neoplasia*、*Int J Cancer*、*Mol Pharmacol*、*Biochem Pharmacol*、*Brit J Pharmacol* 等SCI学术杂志上发表了160多篇论文；获授权或申请国内外专利60余项。研究成果“建立人癌模型裸小鼠移植瘤系统进行抗肿瘤新药研究”获1998年国家科技进步三等奖；“新抗肿瘤药物Salvicine的研究”获2001年国际Debio-CCRF一等奖；“国家新药筛选体系的建设和高通量筛选技术的研究”获2002年上海市科技进步一等奖；“现代药物筛选体系和高通量筛选技术的研究和应用”获2003年国家科技进步二等奖；“抗肿瘤候选新药沙尔威辛的作用机制研究”获2005年首届上海药学科技奖一等奖；“抗肿瘤新药分子药理作用机制研究”获2007年上海市政府上海市自然科学奖一等奖；“拓扑异构酶II新型抑制剂沙尔威辛的抗肿瘤分子机制”获2009年国家自然科学奖二等奖。

2004年荣获“国家重点基础研究发展计划（973计划）先进个人”，2005年被评为“上海市十大科技精英”，2006年获第九届“吴阶平医学研究奖-保罗·杨森药学研究奖”一等奖，2008年获何梁何利科技进步奖。丁健研究员培养博士生和博士后60名，其中多名研究生获美国AACR Scholar-in Training Award、中国科学院院长特别奖、首届中国科学院优秀博士论文奖、施维亚青年药理学奖、全国百篇优秀博士论文等。他本人两次被评为“中国科学院优秀研究生导师”。（缪泽鸿）

杨宝峰

——中国工程院院士

——2008年何梁何利科技进步奖获得者

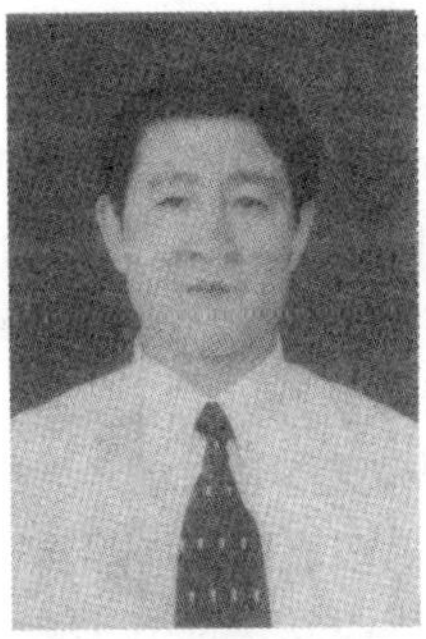

杨宝峰

1957年出生于吉林省松源市。1988年获同济医科大学博士学位，1990～1992年于日本筑波Eisai研究所作为药理学博士后，1995～1996年于加拿大蒙特利尔心脏病研究所作为访问学者，回国后定期到美、欧洲等国家进行学术交流，为澳大利亚拉筹伯大学名誉科学博士，美国西弗吉尼亚大学客座教授，美国密苏里堪萨斯城大学客座教授。现任哈尔滨医科大学校长、省部共建生物医药国家重点实验室培育基地主任。2009年当选中国工程院院士。

杨宝峰教授同时还兼任国家教育部科学技术委员会委员、国家新药评审委员、中国药理学会常务理事、黑龙江省北药开发领导小组成员、太平洋国际医学协会委员，担任《中草药》杂志副主编及《中国药理学报》、《药学学报》、《中国药理学通报》等7家期刊编委。

在其研究的抗心律失常和离子通道领域中，杨教授首次于国内外提出抗心律失常药物作用最佳靶点学说并被编入本科生、研究生国家统编教材，发现抗心律失常中药临床疗效较弱的原因，并提出增强中草药药效的新理论。首次在国内外提出抗心律失常药物最佳靶点假说。首次揭示心脏M3受体和钾通道的关系，胆碱是二者关系的调质。首次发现中药苦参碱、青蒿素、心律齐片、7溴化乙氧苯四氢巴马汀(EBP)、小檗胺具有抗心律失常作用并阐明机制。首次发现抗心律失常中药作用较弱的原因是对心律失常发生的最佳靶点作用弱。首次发现中药效能、效价较西药低的原因，对于发展高效低毒中药，对于中药研究现代化、在国际上占有一席之地，具有重要意义。先后获得省部委科技进步奖15项，“抗心律失常药物作用靶点的研究”获2000年教育部自然科学一等奖，三次荣获教育部提名国家科学技术进步奖及自然科学奖一等奖，2004年荣获国家自然科学二等奖。

杨宝峰教授共发表SCI收录论文118篇，其研究成果2007年发表于 *Nature Medicine* 和 *Cardiovascular Research* 等国际著名杂志，被 *Nature Medicine* 评为“2007年生命科学十大进展之一”。主编卫生部规划教材《药理学》(第六版、第七版)，出版英文论著一部。先后被授予“优秀留学归国人员”、“卫生部有突出贡献中青年专家”、“国家级有突出贡献中青年科学家”等荣誉称号，国家“百千万人才工程”第一、二层次人选，并享受国务院特殊津贴，2008年获何梁何利科技进步奖。

(哈尔滨医科大学)

林瑞超

——法国国家药学科学院外籍院士

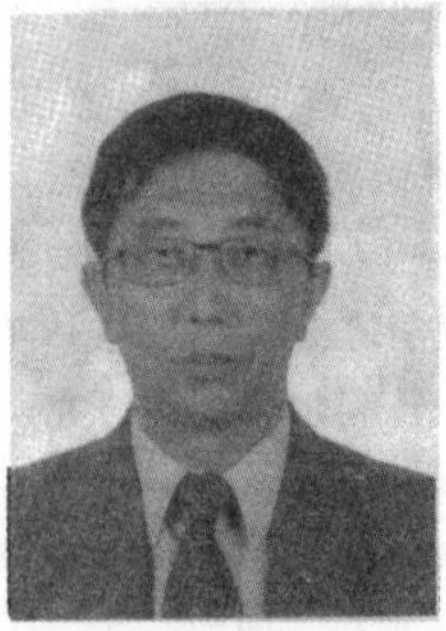

林瑞超

林瑞超，男，汉族，1954年4月出生，福建泉州人，中共党员，研究员，任中国药品生物制品检定所(简称“中检所”)中药民族药检测管理处处长，中药民族药标准研究与检测中心主任，博士生导师，法国国家药学科学院外籍院士。

林瑞超毕业于北京中医药大学中药专业，并在该校任讲师；1985年由国家教育部派往法国留学，1989年获法国巴黎第五大学药学博士学位；1989～1991年分别在法国巴黎第五大学和法国国家科学中心进行二期博士后科研工作；1991年被法国教育部正式录用为副教授，并任教于法国第戎大学；1994年获法国第戎大学《指导研究资格文凭》，具应聘教授和指导博士生资格；1997年经原国家人事部批准为回国定居专家回国工作，并出任中检所中药室主任。先后被聘为：北京中医药大学、上海中医药大学、西北大学、黑龙江中医药大学及辽宁中医药大学等院校的博士生导师和中山大学客座教授；国家首批新药审评专家库成员，国家药典委员会委员，北京市政府顾问，中国药学会理事，中国药学会中药和天然药物专业委员会副主任委员，世界卫生组织专家、顾问；还先后被聘为《中成药》、《中国中药杂志》等专业杂志的编委或副主任编委等。享受国务院特殊津贴。

主要从事中药民族药质量标准、中药标准物质、天然产物化学、中药材规范化种植等的研究。先后负责承担的科研课题有国家科技部“九五”至“十一五”的科技攻关或支撑项目或国际科技合作项目如：“卷柏属植物的生理活性成分及药理作用的研究”，“中药材质量评价方法的研究”，“丹参等五种中药标准物质研究”，“指纹图谱应用示范研究”，“50种中药中有害残留物检测方法与限量标准研究”，“促进中药材在法国的注册和进入”，“矿物药中重金属含量检测技术及中药中外源性有害残留物检测技术研究”；北京市科委“五味子醇甲等十种中药化学对照品的研究”、“四种常用中药饮片炮制研究”、“秋梨润肺含片的研发”、“板蓝根颗粒的二次研发”、“同仁乌鸡白凤丸制剂生产过程的质量控制体系的研究与建立”；青海省科技厅“青海省地道药材冬虫夏草特征提取物指纹图谱研究”及国家中医药管理局“藏药螃蟹甲的对照物质及质量标准”等课题的研究。

林瑞超研究员曾分别获得法国卢赛尔科研奖，默尼埃基金奖，法国国家药学科学院药学奖，数次北京市科学技术二、三等奖，中国药学会，中华中医药学会科学技术二、三等奖，天津市及安徽省科技进步二等奖。还获得了中组部、中宣部、统战部、教育部、人事部、科技部等联合颁发的“留学回国人员成就奖”，并被授予“留学回国人员先进个人”荣誉称号，国务院侨务办公室和中华全国归国华侨联合会联合授予“全国归侨侨眷先进个人”荣誉称号。

先后在国内外杂志和国际会议上发表论文200多篇。致力于硕士、博士研究生的培养，正在培养和已毕业的硕士、博士研究生共数十名。

(林昭鹏)

黄璐琦

——2008年国家科技进步二等奖获得者

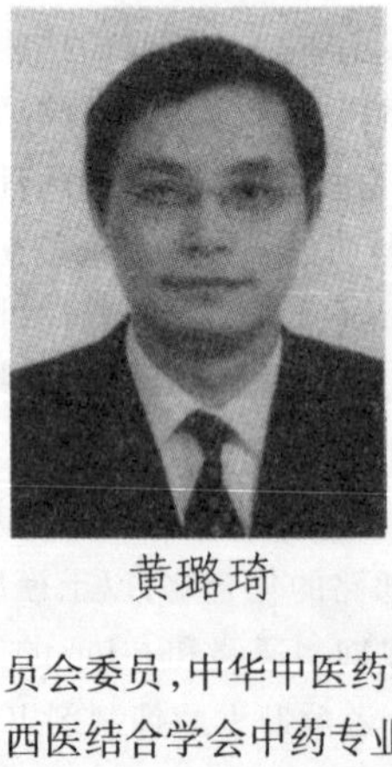

黄璐琦

1968年3月生于江西婺源。1995年获北京大学医学部(原北京医科大学)博士学位。现任中国中医科学院副院长、中药研究所所长，国家973计划项目首席科学家，国家中医药管理局中药学学科带头人；兼任国务院学位委员会中药学科评议组委员，世界卫生组织传统医学(中药)合作中心主任，国家药典委员会委员，国家生物物种资源保护专家委员会委员，中华中医药学会中药鉴定分会主任委员，中国中西医结合学会中药专业委员会主任委员，中国生态学会中药资源生态专业委员会主任委员，《中国中药杂志》副主编，*Journal of Traditional Medicine* (*Russia*)编委等。

黄璐琦研究员主要从事中药资源学和分子生药学研究，先后负责国家级课题十余项。在实践基础上，1995年他率先提出“分子生药学(Molecular Pharmacognosy)”的概念、理论和方法，2000年主编出版了国内外第一本《分子生药学》专著。该书是新思想、新方法、新技术在中药和生药领域里的扩大应用，不仅能解决中药真伪鉴别上的一些难题，而且还可应用于药用植物分类学特别是近缘品种的认定、道地药材的品质评价、中药标本的鉴定以及对中药高产、优质、多抗性品种的培育、濒危紧缺中药资源的保护和持续利用等，使分子生物学与生药学的结合更加系统，形成了一个新学科的雏形。2008年出版了本科生《分子生药学》教材，迄今全国已有10所高校开设该课程。同时，组建了国家中医药管理局道地药材生态遗传重点研究室和生药分子鉴定三级实验室。

黄璐琦研究员主持完成的课题获多项成果，2008年“珍稀濒危常用中药资源五种保护模式的研究”获国家科学技术进步奖二等奖，2003年“栝楼属植物的系统演化及其药材的分子鉴定研究”获国家科学技术进步奖二等奖，2007年“三叶木通人工繁育研究”获中国中西医结合学会科学技术奖二等奖，2006年“肉苁蓉繁育研究”获北京市科学技术进步二等奖，2005年“金钱白花蛇等12种中药材质量标准的研究”获中华中医药学会科学技术奖二等奖，“珍稀濒危中药资源调查及保护系统的建立——杜仲、肉苁蓉保护生物学的研究”获中国中西医结合学会科学技术奖二等奖，2004年“中草药与民族药标本的收集、整理和保存”获中华中医药学会科学技术奖二等奖。

1999年起黄璐琦担任博士生导师，指导培养硕士、博士研究生50余名。发表论文200余篇，出版著作9部，申请和获得专利7项。先后荣获“中国药学发展奖”、“中国青年五四奖章”、“中国青年科技奖”、“新世纪百千万人才工程国家级人选”、“中国中医药十大杰出青年”、“卫生部有突出贡献中青年专家”、“中央国家机关十大杰出青年”、“北京十大杰出青年”等荣誉称号。（中国中医科学院中药研究所）

罗永章

——2008年国家技术发明奖二等奖获得者

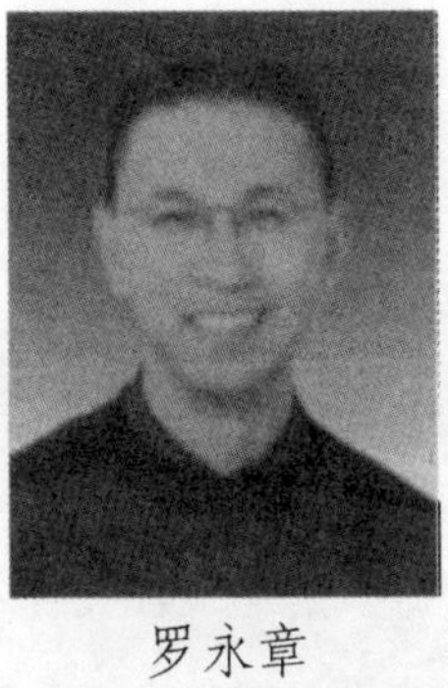

罗永章

1962年6月出生，山东栖霞人。1985年本科毕业于兰州大学化学系，1993年获美国加州大学伯克利分校分子与细胞生物学系生物化学专业博士学位，1993～1994年于美国哈佛大学医学院生物化学与分子药物学系博士后，1994～1998年于美国斯坦福大学医学院生物化学系博士后。1998～1999年任美国加州Kosan生命科学有限公司科学家，1999～2001年任山东烟台麦得津生物工程股份有限公司首席科学家。现任清华大学“百人计划”教授，博士生导师，长江学者特聘教授，国家杰出青年基金获得者。

罗永章教授主要从事肿瘤新生血管生成调控的分子机理、肿瘤转移的分子机理、抗肿瘤药物的研制开发工作。1999年他回国创建了麦得津生物工程股份有限公司，致力于抗肿瘤新药的研发。他们在世界上率先研发成功的抗肿瘤蛋白质工程药物重组人血管内皮抑制素，被评为2005年中国十大科技新闻。2003年，罗永章所研制的抑制血管生长的新药恩度从药物设计到制造技术都实现了重大突破，在世界范围内首次成功地解决了血管内皮抑制素的高浓度、大规模复性难题。他领导科研团队研发出抗肿瘤新药——恩度，填补了内源性血管抑制剂抗肿瘤药物研发的空白，已有3万余名肿瘤患者使用过该药，反映良好。最近，他研发的分子靶向抗肿瘤候选新药M2ES已获准进行临床实验，有望成为世界首例实现个体化治疗的内源性血管抑制剂抗肿瘤药物。他领导完成的“血管抑制剂抗肿瘤新药的药物设计、千克级制备技术及临床应用”荣获2008年国家技术发明奖二等奖。

罗永章教授还先后荣获“国家杰出青年科学基金”、“全国留学回国人员成就奖”、“全国五一劳动奖章”、“首届华侨华人专业人士杰出创业奖”和“中国科协求是杰出青年成果转化奖”等多项荣誉。（清华大学生命科学学院）

田景振

——2008年国家科技进步奖二等奖获得者

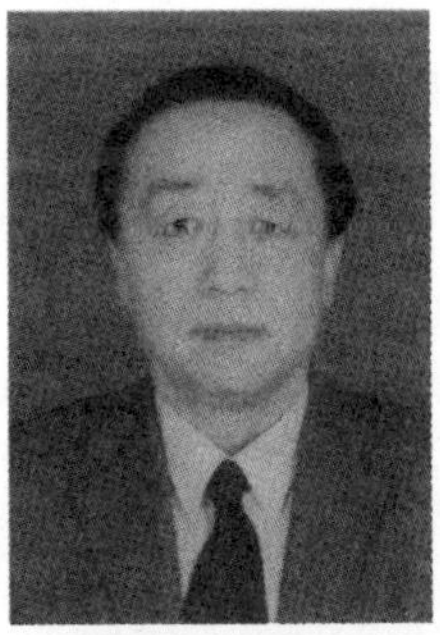

田景振

1957年2月生，山东东阿县人。中共党员，教授，泰山学者，博士生导师，现任山东中医药大学药学院院长。兼任世界中医药联合会中药药剂专业委员会副理事长、中华中医药学会理事中药药剂专业委员会副主任委员、山东省药学会常务理事药剂专业委员会主任委员、山东省中医药学会副会长等学术兼职。

田景振教授主要从事中药新制剂、新剂型的研究。主持及参与完成了多项科研成果，并获得奖励：“口腔用中成药的剂型改革研究”获1996年国家中医药局科技进步二等奖，“生物粘附剂作为腔道给药载体的研究”获1997年山东省科技进步二等奖，“山东省中药现代化科技产业基地关键技术研究”获2006年山东省科技进步一等奖，“眼内植入5-FU缓释微球的研制与临床应用研究”获2006年山东省科技进步二等奖。他主持完成的“婆罗子、红花等中药药效物质提取纯化关键技术研究及其产业化”荣获2008年国家科技进步奖二等奖。

田景振教授先后获得"中国百名杰出青年中医"、"全国中青年医学科技之星"、"山东省科技拔尖人才"等荣誉称号，享受国务院特殊津贴。（山东中医药大学人事处）

人物名录

何梁何利基金2008年度获奖名单 2008年10月29日，何梁何利基金第十五届颁奖典礼在北京举行，57位科技工作者分获不同奖项。1994年创立的何梁何利基金旨在奖励内地杰出科学家，14年来共有800多位优秀科技工作者获奖，北京航空航天大学教授房建成获得"科学与技术成就奖"，伍小平等38人获得"科学与技术进步奖"，陈建峰等18人获得"科学与技术创新奖"。其中药学及相关领域获奖人员名单如下：

科学与技术进步奖

段树民	医学药学奖	中国科学院上海生命科学研究院
叶玉如(女)	医学药学奖	香港科技大学
陈畔光	医学药学奖	清华大学
王智彪	医学药学奖	重庆医科大学
杨宝峰	医学药学奖	哈尔滨医科大学
丁　健	医学药学奖	中国科学院上海药物研究所
陈润生	生命科学奖	中国科学院生物物理研究所
赵进东	生命科学奖	北京大学
陈晓亚	生命科学奖	中国科学院上海生命科学研究院

科学与技术创新奖

吴以岭	产业创新奖	河北省中西医结合医药研究院

（穆　梓）

第十届"吴杨奖"获奖名单 10月22日，"吴阶平医学研究奖-保罗·杨森药学研究奖"（简称"吴杨奖"）在北京举行第十届颁奖仪式，25名有突出贡献的中青年医药学工作者获奖。本届"吴杨奖"共设感染、血液、内科、整形外科、生化与生物技术药物药剂5个专业，24名来自全国医院和科研院所的中青年医药卫生工作者分获各专业一、二、三等奖，特殊贡献奖被授予桑国卫院士，以表彰他长期以来在中国药学领域的卓越成就，尤其是在创新药品研究和药品安全评价技术方面所作出的特殊贡献。药学领域获奖名单如下：

特殊贡献奖

桑国卫	中国药学会

一等奖

蒋建东	中国医学科学院医药生物技术研究所
张　强	北京大学药学院

二等奖

李校堃	温州医学院药学院

三等奖

刘克良	军事医学科学院毒物药物研究所
王福清	医药行业生产力促进中心
高　申	第二军医大学药学院

（张　静）

第十一届中国药学会-施维雅青年药物化学奖名单 2008年7月22日，中国药学会组织专家对第十一届中国药学会-施维雅青年药物化学奖候选人进行评选，评委会由张礼和院士主持。各位评委通过认真审阅候选人资料，并经过民主投票，推评并五位候选人，经法国施维雅公司研究院确认5名获奖人员名单如下：

青年药物化学奖

杨升平	中国科学院上海药物研究所
盛春泉	第二军医大学药学院
江　程	中国药科大学药学院
贾彦兴	北京大学天然药物及仿生药物国家重点实验室
高慧媛	沈阳药科大学中药学院

（张　静）

学会与学术活动

Associations and Academic Activities

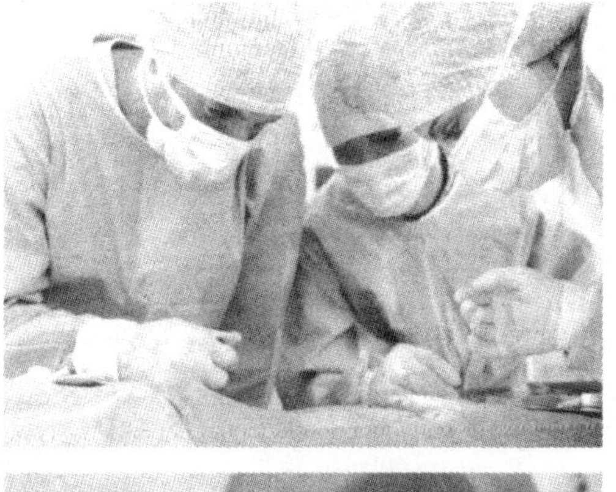
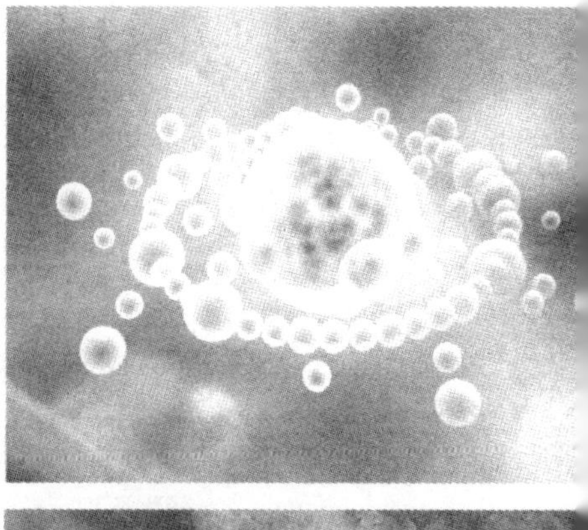
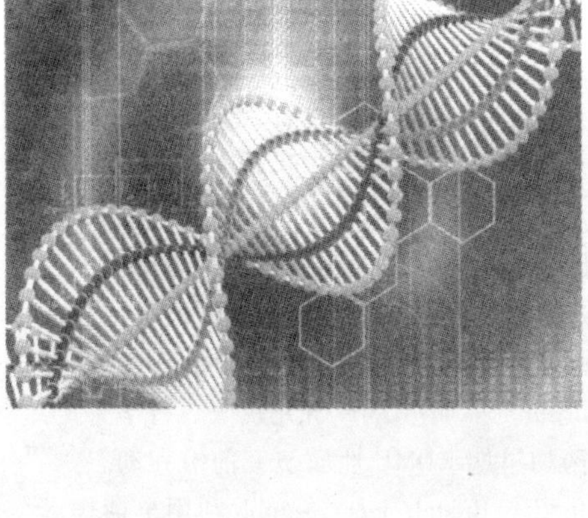
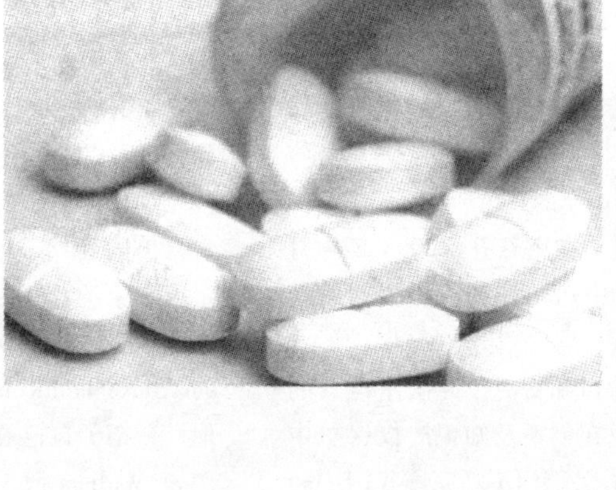
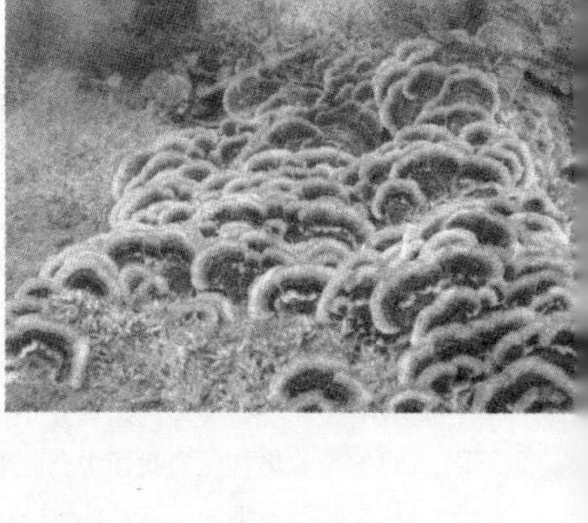

中国药学会百年史(1907~2007)出版 为纪念中国药学会成立100周年,中国药学会决定组织编写《中国药学会百年史》一书。2005年6月编写工作正式启动,成立了编写小组。通过征集、查阅、走访等多种方式,进行了广泛的资料收集工作,历时近3年。2008年5月,《中国药学会百年史》(1907~2007)出版,本书760千字,主要内容分为六章。第一章介绍了中国药学会创建及早期的学术活动、学会的成长历程、发展过程。学会从1907年成立到2007年,历经了22届理事会,会员从27人发展到8万多人,其中有院士、教授、研究员、高级工程师、主任药师以及医药高级管理人员组成的高级会议3 000余人;15个专业委员会,主办19种学术期刊。第二章介绍了中国药学会15个专业委员会的概况,历届主要负责人、开展学术活动、组织建设等内容。第三章介绍了地方药学会的历史沿革、开展的主要学术活动、组织建设、历届主要负责人等内容。第四章介绍了中国药学会主办的19种学术期刊,内容包括创刊及概况、办刊宗旨、内容及读者对象、主要栏目设置、历届主编及副主编等。第五章为中国药学会人物传。收载了201位著名的专家教授。第六章中国药学会大事记,记录了1907~2007年9月间学会发生的大事。 (杨世民)

2008国际医药科研成果专利保护研讨会在上海药物所召开 由上海药物所和上海新药研究开发中心联合主办,美国西方知识产权咨询公司协办的"2008国际医药科研成果专利保护研讨会"于4月1日在上海药物所召开。本次研讨会旨在通过宣传,提高医药研发者的科研成果保护意识,使其了解实现保护的关键过程,建立保护的渠道,以推动我国医药科研成果的保护和转化。上海市各研究所、高校、医药企业的研究人员、知识产权管理人员等100多人参加了研讨会。会议由上海药物所副所长蒋华良主持,美国专利律师李兆阳博士、徐阳博士和我国政府专利信息方面的专家刘延淮教授分别围绕医药知识产权保护和产业化的基本特点、医药科研成果的知识产权保护和医药专利信息对专利保护的作用做了大会报告。 (问媛媛)

中药知识产权相关问题座谈会在京召开 2008年4月23日,中国药学会在北京举办了中药知识产权相关问题座谈会,就当前我国中药领域知识产权的产生、取得、保护形式及有关纠纷处理等问题展开了探讨和交流。此次座谈会的目的是收集和反映我国中药企业在创新及知识产权保护中所面临的困难和问题,协助政府有关部门不断完善我国中药领域知识产权法规体系,促进中药工业领域创新和公平竞争市场的建立。座谈会上,中药企业代表们及法律专家讨论了中药注册审批中所涉及的专利及知识产权问题的处理原则及办法、中药专利与国家强制标准的关系、中药品种保护制度、保密品种制度等问题,并提出了意见和建议。会议特邀国家食品药品监督管理局药品注册司司长张伟、中药处处长董润生,国家知识产权局专利局医药生物发明审查部部长张清奎、中药处处长张伟波等有关部门领导出席会议,听取了企业的意见。 (问媛媛)

中国药学会第22届理事会第三次常务理事会在京召开 2008年5月14日,中国药学会22届理事会第三次常务理事会在北京召开。会议由桑国卫理事长主持,出席会议的常务理事有陈凯先、袁天锡、李大魁、王晓良、吴晓明、李少丽、王福清、蔡年生、李玉珍、杨世民、冯国安、林文翰、杨峻山、王军志、陆惠兴、郝近大、李春波、张强、贺浪冲、白慧良、孙建中、金少鸿、胡季强、毛季琳。会议主要议题为:①李少丽副理事长传达了中国科协第七届全委会第三次会议精神;②审议并原则通过了《中国药学会2007年工作和2008年重点工作报告》,桑国卫理事长在会议上作了报告,到会常务理事充分肯定了学会工作的成绩。同时,对2008年工作内容提出了意见和建议;③审议并原则通过了《中国药学会2007年度财务报告》;④审议组建《药物临床评价专业委员会》、《医药知识产权专业委员会》、《药物专业委员会》。袁天锡副理事长向会议报告了关于组建三个专业委员会的情况,介绍了组建的学术背景、目的意义及主要发起人,经会议审议,同意组建《药物临床评价专业委员会》和《医药知识产权专业委员会》;⑤表决通过了药物经济学专业委员会委员名单;⑥审议增补陈兵、刘国思、刘源超同志担任中国药学会22届理事会理事;⑦审议通过了中国药学会全国会员代表大会制度及理事会换届工作办法等18个规章制度。会议在圆满完成了各项议题后桑国卫理事长作了重要讲话,对本届常务理事会工作提出了具体要求。 (杨世民)

药物早期吸收、分布、代谢、排泄和毒性及药代动力学研讨会召开 2008年5月15~16日,第十八次大连化学物理研究所科学论坛——"药物早期吸收、分布、代谢、排泄和毒性及药代动力学研究"在中科院大连化学物理研究所召开。来自美国、加拿大、日本、韩国及英国等6个国家和地区的十余位专家学者参会并做了学术报告。本次论坛还邀请到多家国际一流制药企业如Pfizer、Bristol-Myers、Squibb、Millennium、GlaxoSmithKline等负责早期ADME研究领域的科学家,他们介绍了自己在药物早期ADME性质研究前沿和动态。例如:William博士介绍了Bristol-Myers、Squibb利用早期代谢筛选优势及时发现原形化合物的缺陷,发现较原形化合物更优的肝脏代谢产物,并将其成功开发成新药;而来自Pfizer的Smith介绍了随着药物ADME性质的改善,怎样实现其对药效影响的预测,即PK/PD模型的研究和探索等。与会专家学者就ADME/TOX和DMPK领域的新技术和新方法进行了深入交流，并进行了墙报展示，与会人员还参观了生物技术部相关实验室。（问媛媛）

临床药理学基础研究发展方向学术研讨会 2008年5月22日，中国药理学会临床药理学专业委员会在北京召开了“临床药理学基础研究发展方向”学术研讨会，专业委员会主任委员、副主任委员、秘书长、副秘书长、部分委员以及北京大学、解放军301医院、307医院、中山大学、华中科技大学、南昌大学、安徽医科大学等20余位专家参加了会议，会议邀请了国家自然科学基金委员会生命科学部吴镭处长、国家食品药品监督管理局药品认证管理中心副主任曹彩教授和药品审评中心赵明同志等专家就我国临床药理学研究现状、研究方向，尤其是涉及临床药理学的基础和前沿研究问题发表了自己的看法和建议。吴镭处长在会议上发表讲话指出应积极开展临床药理学的基础性、前沿性、创新性研究，努力探索临床药理学基础方面的科学问题、共性问题和重要问题，在做好临床药理学常规性服务工作的同时，加强代表临床药理学发展方向、有重要理论指导意义的学术研究。（问媛媛）

第十九届全国儿科药学学术会议 2008年5月22～24日，第十九届全国儿科药学学术会议在温州召开。来自全国各地近200名儿科药学专家们围绕“进一步加强儿童药品的科学管理，促进和提高儿科临床科学合理用药”这一主题展开交流探讨。本届会议由中国药学会医院药学专业委员会主办，中国药学会医院药学专业委员会儿科药学专业组、温州医学院附属第二医院育英儿童医院、温州市药学会和《儿科药学杂志》编辑部联合承办。会议共收到论文180多篇，其中大会专题报告6篇，大会发言18篇。会议邀请了汤光教授、袁锁中教授等多名专家学者作了学术报告，以专题报告和交流发言相结合的方式围绕儿科药学服务、儿科专题药物治疗、药师下临床、药师临床实践思维与方法、药物不良反应监测、上市药品再评价等环节的问题展开了探讨。（问媛媛）

第九届全国青年药学工作者最新科研成果交流会 由中国药学会主办、北京大学药学院承办的“第九届全国青年药学工作者最新科研成果交流会”于2008年5月26～27日在北京大学医学部召开。出席会议的有中国科学院院士张礼和，中国药学会名誉理事长周海钧、副理事长王晓良，以及100余位青年药学工作者。本届会议共收到论文110篇，经中国药学会组织专家评审后，收载在会议论文集中，其中遴选出45篇进行会议报告交流。这些报告主要涉及以DNA疫苗纳米复合物微针阵列经皮给药系统免疫效果评价、肽类药物设计与中药现代研究等药学最前沿科研领域以及我国医院药学服务及临床药学开展现状调查等应用性研究。本届会议评委会从大会报告论文中，评选出了21名获奖者，其中一等奖2名，二等奖6名，三等奖13名。（问媛媛）

中国“创新药物高层论坛”在苏州大学举行 2008年5月31日，由中国中医药研究促进会主办，苏州市药学会、苏州大学药学院承办的中国“创新药物高层论坛”在苏州大学召开。来自科技部、全国高等医药院校、研究单位、苏州制药企业和医院的150余位专家、学者参加了这次论坛。这次论坛探讨了我国药物研发向什么方向发展、如何创新、怎么创新的问题。国家科技部社发司医药处处长邹健强先生、国家药典委员会中药处处长钱忠直教授、中国医学科学院药植所所长陈士林教授、贵阳医学院药学院院长王永林教授、中国药科大学中药学院院长孔令义教授等专家为大会做关于创新药物的专题报告，雷允上药业有限公司、江苏扬子江药业集团和岛津国际贸易（上海）有限公司分别代表制药企业发了言。论坛的10余篇报告内容涉及：中药现代化发展战略、中药质量现状与发展、中药研究的实践与体会、药物化学研究方向及展望、生药学的发展和研究、中药和天然药物新药开发现状和研究思路、构建产学研创新技术平台的思路和实践等。（问媛媛）

第三届中俄药理学研讨会在哈尔滨召开 由中国药理学会、俄罗斯药理学会联合主办，哈医大承办的第三届中俄药理学研讨会于2008年6月10～12日在哈尔滨召开，来自俄罗斯、美国、日本、加拿大、香港、台湾等国家和地区的知名教授40余人及国内的30余所大学、科研院所的专家学者、师生进300余人参加了会议。会议，就儿童传染病、糖尿病、心脏病等问题进行了学术交流，探讨了国内外先进的实验技术及科研方法。哈医大杨宝峰校长等42位专家进行了学术报告，内容包括：儿童免疫调节剂的合理应用、肾脏钾离子代谢新机制、致恶性心律失常的新靶点——miRNA、糖尿病肾病治疗的新视角等。涵盖了近年提出的心血管药理学、肾脏药理学、神经药理学、抗炎免疫药理学、分子生物技术等数十个领域的最新成果，全程用英文报告进行了交流和研讨。（问媛媛）

第十届全国中药检验工作研讨会 由中国药品生物制品检定所主办，河南省食品药品检验所承办的“第十届全国中药检验工作研讨会”于2008年7月2～4日在河南省南阳市召开。参加会议的代表主要有各省、直辖市、自治区食品药品检验所、口岸药品检验所、解放军总后勤部、武警部队药品检验所和计划单列市药品检验所的中药室主任和部分省、市所的副所长，以及中检所中药室各组组长或代表。会议邀请了国家药典会、药品审评中心、中药品种保护审评委员会办公室有关负责人到会作报告。本次会议的主要内容有：中药检验中常见问题及中药科研立项与研究工作进展；对照药材制备工作进展及存在问题的分析；进口药材及进口天然药物注册检验状况；中药注册检验及标准复核中的常见问题；当前中药材、中药饮片常见质量问题以及监管对策；中成药质量标准制订中存在的问题分析；中药化学对照品定值使用中的有关问题等。会议期间，对《中国药典》2010年版的起草和修订等相关内容和技术要求、地方药材标准名录的编写、中药标本采集和标本馆建设等项目进行了大会报告和交流，并就中检所中药室拟组织各省、市药检所共同编撰的《中药材品种及质量控制研究专论》一书的相关事项进行了讨论。大会报告结束后，参会代表还与SFDA药品注册司、药典委员会、国家中药品种保护委员会以及国家药品审评中心的领导和专家进行了互动交流，并结合本次会议的议题分组进行了讨论。（问媛媛）

中国自然资源学会2008年海峡两岸全国第八届天然药物资源学术研讨会 2008年7月11～14日，“2008海峡两岸CSNR全国第八届天然药物资源学术研讨会暨黔东南州中药产业发展论坛”在贵州省黔东南州凯里市举行。来自港澳台地区和内地28个省、自治区、直辖市百余个单位、近300名专家及代表参加了大会。本次会议由中国自然资源学会天然药物资源专业委员会、中国药材GAP研究促进会（香港）、中共贵州省黔东南苗族侗族自治州委员会、贵州省黔东南苗族侗族自治州人民政府和贵州省食品药品监督管理局主办，黔东南州人民政府和贵州信邦中药发展有限公司承办。国家中医药管理局副局长房书亭先生、国家食品药品监督管理局药品安全监管司副司长王者雄先生、CSNR天然药物资源专业委员会名誉主任周荣汉教授、CSNR天然药物资源专业委员会主任段金廒教授等领导出席会议并发表了讲话。大会围绕中药材生产质量管理规范、中药资源学科建设和中药资源研究与综合利用等内容进行了研讨。本次会议除大会报告外，还设有“中药资源调查、生产与利用”、“中药资源化学与质量评价”、“中药资源学科建设”、“黔东南州中药民族药发展论坛”四个分会场。（问媛媛）

中华中医药学会召开第九届内经学术研讨会 由中华中医药学会主办，长春中医药大学承办的第九届内经学术研讨会于2008年7月12～13日在长春召开。国内20余个省市的内经研究人员以及韩国、新加坡、日本、香港等国家和地区的100余名代表参加了大会。会议共收到学术论文100余篇，其中92篇论文参加了大会交流。内经界专家赵明山教授就“《黄帝内经》论医业的传承与医学教育”、王庆其教授和阎洪臣教授就内经的临床应用、烟建华教授就“试论《内经》五神与意识、情志活动”、张登本教授就“论‘七篇大论’与《素问》的关系”、邱幸凡教授就“《内经》辨治思想”、于铁成教授就“思想的字母”和“思维的运算”等，分别做了专题学术报告。大会交流的论文主题涉及到《黄帝内经》的理论研究、多学科研究、教学研究与临床探讨等方面，反映着当今《黄帝内经》研究的学术水平及发展趋势，已汇集编撰成论文集。会议还召开了《黄帝内经》系列科普丛书编委会会议，《难经》研究生教材的编委会会议。（问媛媛）

全国多糖类药物研究与应用研讨会 2008年7月21～23日，由中国药学会主办，国家糖工程中心和山东省药学科学院承办的“全国多糖类药物研究与应用研讨会”在济南召开。参加本次会议的有各高校教师和研究生、临床药师、科研人员等100余名代表。会前征得论文75篇，由生化与生物技术药物专业委员会审定，编印成论文集。论文涉及糖药物和功能糖的研究进展、制备、分离、分析、评价、生物活性和功能开发、临床应用等多个方面。本次会议共进行了五个大会报告，分别为美国北卡洛里纳大学的刘建副教授的“Enzymatic Approaches for Developing Heparan Sulfate-based Drugs”、山东大学张天民教授的“糖胺聚糖研究新进展”、中科院上海药物所方积年研究员的“多糖研究现状及其在研发中一些问题之我见”、北京大学叶新山教授的“寡糖的化学合成及某些基于氮杂糖的药物发现”和山东大学国家糖工程技术研究中心王鹏教授的“Research & Development of Pro-ducing Glycoproteins”。（问媛媛）

2008年中国药学会药事管理专业委员会暨“加快推进建立国家基本药物制度”研讨会 2008年7月24～26日，2008中国药学会药事管理专业委员会年会暨“加快推进建立国家基本药物制度”研讨会在黑龙江省哈尔滨市召开。中国药学会药事管理专业委员会主任委员白慧良主持了会议。中国药学会副理事长袁天锡出席会议并致辞。本次年会暨学术研讨会以贯彻党的十七大精神，积极推进医药卫生体制改革为中心，以加快推进国家基本药物制度为主题，探讨我国基本药物制度的推进模式和实施措施，并对药事管理学科建设与药品监督管理相关理论与实践进行了广泛的学术研讨。研讨会收到相关学术论文116篇，其中来自高校100篇，来自医疗机构7篇，来自社会团体3篇，来自企业6篇，会议编印了论文集。174余位来自全国医药系统的领导、专家、医药高等院校和企事业单位从事药事管理工作的人员参加了会议。研讨会邀请5名专家作高端报告，他们对国家医药发展战略、国家药监与产业政策、中国医疗保险制度及药品GMP管理等热点问题进行了阐述。（杨世民）

中国药学会药物经济学专业委员会第一届委员工作会议

中国药学会药物经济学专业委员会第一届委员工作会议于2008年7月26日上午在北京大学召开。中国药学会副理事长兼秘书长李少丽到会并作重要讲话。北京大学光华管理学院教授刘国恩，复旦大学公共卫生学院教授胡善联、陈洁，解放军总医院教授朱士俊，国家发改委药品价格评审中心主任卢凤霞，美国辉瑞（中国）公司公共事物及政策部总监关志强，以及来自北京大学、南京大学、四川大学、中国药科大学、沈阳药科大学、海南医学院等地的委员出席了会议。会上，主任委员刘国恩教授布置了专业委员会近期的几项主要工作，与会的各位委员就如何做好本专业委员会的工作及专业委员会的发展问题展开了讨论。经讨论，决定将中国药学会药物经济学专业委员会的基本宗旨确定为：引领学科发展，指导政策实践，推动产业创新，促进合理用药。（问媛媛）

中国药学会应用药理专业委员会第三届学术会议 2008年7月26～27日，由中国药学会应用药理专业委员会、中国药理学会制药工业专业委员会主办，哈尔滨医科大学承办的“中国药学会应用药理专业委员会第三届学术会议、中国药理学会制药工业专业委员会第十三届学术会议、2008年生物医药学术论坛”在哈尔滨医科大学召开。共有来自全国各地高等院校、科研院所、工厂企业近150余位代表参加会议，收到论文180多篇。会上，共有10位专家进行了大会报告，其中包括中国药理学会副理事长、天津药物研究院刘昌孝院士的“药物研究开发链的思考”和中国药理学会副理事长、中南大学临床药理研究所和遗传药物研究所周宏灏院士的“药物安全性和有效性的遗传药理学基础”，以及哈尔滨医科大学校长杨宝峰教授作的《抗心律失常新靶点的研究》等。

此次会议还进行了4场分会讨论，内容涉及神经精神药理、心脑血管药理，药代动力学、毒理学、实验方法学及实验模型，肿瘤药理、抗炎免疫药理，中药药理、内分泌药理等多个医药领域。会议期间召开了新药咨询会议及专业委员会委员会议，进行专业委员会委员的增选和改选工作。（问媛媛）

第六届世界华人药物化学研讨会在沪召开 第六届世界华人药物化学研讨会于2008年7月28日～8月1日在上海召开。本届会议由中国药学会药物化学专业委员会主办，新疆理化技术研究所和上海药物所共同承办。参加会议的有来自两岸三地及美国、欧洲、日本等国家的药物化学界的专家和代表共459人，有278位代表投送了论文摘要。会议包括3场大会报告、7场分会报告和1场高层论坛，其中美国化学会组织了2场专题分会。共有74位药物化学及相关领域的学者作了演讲，114份墙报进行了墙报展讲交流，其中10位获得了优秀墙报奖。会议内容涉及药物化学的最新研究成果和技术的发展、天然药物研究、药物分子设计及相关的生物学研究等。本届大会首次与美国化学会合作，由其组织两场专题分会，邀请相关专题的国际知名学者参加会议并演讲；首次邀请跨国制药企业的高管作专场大会演讲，将学术界和产业界的创新药物研究有机地结合。会议期间还组织了“国际药物发展趋势和中国创新药物研发战略圆桌会议”，探讨发展创新药物研发的新思路。（问媛媛）

2008中国回族医药学术研讨会 2008年8月22～25日，“2008中国回族医药学术研讨会”在银川举行。本次研讨会是由中国民族医药学会、宁夏回族自治区卫生厅、民委、科技厅联合主办，自治区卫生厅中药管理局、宁夏回族自治区中医院、中医研究员承办。来自7个省、区、市的专家学者、医务工作者100多人参加了会议。此次研讨会的内容主要涉及回族医药学发展历史、回医药诊疗技术、回族卫生保健、回族医药文献整理的课题管理、回族医药现状探讨等领域所取得的成果和宝贵经验，回族医药研究存在的困难、问题和展望等。研讨会共收到回族医药学术论文45篇，整理出版了《全国回族医药学术研讨会论文集》，有13篇论文进行了大会交流。研讨会上，各地专家代表就回族医药的现状、发展趋势、科研、管理、研发基地的筹建、研发之路、可行性发展以及回族医学民俗和养生、回医诊疗技术、临床运用等方面的问题进行了探讨，提出了促进回医药发展的意见和建议。（问媛媛）

第五届中俄生物医药论坛 2008年9月12～14日，“第五届中俄生物医药论坛暨第三届中俄大学生科技论坛”在黑龙江中医药大学召开。本届论坛的主题是“传统医学和现代医学的有机结合”。来自俄罗斯、日本的30余位专家学者和我国黑龙江省高校的专业人员，围绕论坛主题，就传统医学和现代医学的有机结合及应用，包括基础研究、临床应用、日常保健、改善生命质量等领域的科学问题展开了为期3天的研讨交流。与此同时，俄罗斯阿穆尔州国立医学院师生与黑龙江中医药大学师生还分别进行教师层面和学生层面的学术交流，以及文艺、体育等各方面的交流。（问媛媛）

中泰天然产物化学和药物研究学术研讨会 由中国国家自然科学基金委员会（NSFC）和泰国研究基金会共同组织的“中泰天然产物化学和药物研究学术研讨会”于2008年9月14～19日在四川成都举行。会议由中国国家自然科学基金委资助并委托中国科学院成都生物研究所承办。国家基金委化学科学部主任林国强院士、副主任陈拥军等出席了会议。来自泰国部分高校，泰国基金委（TRF），中科院上海药物所、上海有机所、昆明植物所，中国医学科学院药物研究所、北京大学、清华大学、南京大学、四川大学、厦门大学等科研院所和高校的专家教授近60人参加了研讨会。研讨会上，代表们围绕天然产物化学和药物研究、植物生物多样性及功能、生物多样性保护所面临的挑战、保护策略和保护理论，以及建立两国共享的天然产物化学和植物生物多样性数据库的可能性等主题作了交流探讨，并对天然药物的研究与开发等最新动态和研究成果作了报告。（问媛媛）

第十二届全国感染药学学术会议暨第二届肝病治疗进展与临床药学学术研讨会 第十二届全国感染药学学术会议暨第二届肝病治疗进展与临床药学学术研讨会于2008年9月18～19日在天津召开。本届研讨会由中国药学会医院药学专业委员会主办，中国药学会医院药学专业委员会感染药学专业组、天津市药学会、天津市传染病医院、《中国药学杂志》编辑部和《抗感染药学》杂志编辑部共同承办。会议期间，来自全国各地的160余位感染药学及肝病领域的专家、学者，就“肝病治疗药物临床应用最新进展”；“肝病治疗药物和抗感染药物治疗急、慢性肝损伤的科学使用，减少药物性损伤”；“感染药学发展中的重大问题”；“感染药学的发展趋势”等内容进行了专题研讨。与会的医院院长还围绕“建立有效的绩效考评与管理体系”“药学服务与医疗质量”等议题，进行了高峰论坛，探讨医院管理相

关难点、热点及前沿问题。（问媛媛）

第八次海内外中医药学术交流会暨中药材产业发展研讨会 2008年9月20～22日，由福建省中医药研究促进会、福建省农业厅、厦门中医药促进会共同主办的中国（福建）第八次海内外中医药学术交流会暨中药材产业发展研讨会在福州举行。农工党中央副主席、中国中医药研究促进会会长张大宁，农工党中央副主席、广州中医药大学副校长王宁生等领导出席了会议。参加大会的有来自台港澳地区、新加坡、马来西亚等国家的70多位中医药界代表以及福建省中医药界专家、学者、中药材企业家代表、中药材主产区县（市、区）领导共280多人。会议包括中医药学术交流和中药材产业发展研讨会、港澳台和海外同仁联谊座谈会，及与台江区政协联合举办海内外中医专家的健康咨询活动。此次大会共收录论文163篇，涵盖中西医结合、中医内科、外科、针灸科等11个领域和中药材产业发展等方面。（问媛媛）

2008国际药物临床研究与转化医学研讨会在复旦大学召开 2008国际药物临床研究与转化医学研讨会于2008年9月26～27日在复旦大学药学院召开。本次会议由复旦大学药学院、Johns Hopkins Medicine International和美国Celgene公司共同主办，上海市浦东新区生物产业行业协会协办，美国Celgene公司赞助。来自国内外200余位药物临床研究与转化医学领域的专家教授参加了会议。与会代表交流探讨了转化医学与全球药物研发的新理念、新知识、相关领域最新研究成果和未来发展趋势，同时介绍了中国药物临床研究的现状与未来展望。

会议由1个会前培训和15个特邀报告组成。Celgene公司Anfan Wu博士作了会前培训，阐述了转化医学的概念及其在药物研发领域所发挥的越来越重要的作用；复旦大学上海医学院闻玉梅院士、Johns Hopkins大学Paul S. Lietman教授和Celgene公司CMO Jerome B. Zeldis博士等特邀专家分别从科学研究、临床药学教育和药物研发角度作了大会报告。随后，来自复旦大学、Johns Hopkins University、Celgene公司、香港理工大学、上海医药临床医学研究中心、和记黄埔医药（上海）有限公司以及罗氏制药公司等单位的专家学者和医药研发人员也分别作了主题演讲，内容涉及药物研发、临床研究与转化医学领域的众多前沿研究方向。（问媛媛）

海峡两岸李时珍医药文化与产业发展论坛 由湖北省台湾事务办公室、省卫生厅、省食品药品监督管理局、黄冈市人民政府、湖北中医学院等单位联合主办的"海峡两岸李时珍医药文化与产业发展论坛"于2008年10月9～14日在武汉举行。参加此次论坛活动的有海峡两岸及海外李时珍医药文化研究机构、团体、高校、知名医药生产企业人员400余人。此次研讨会的内容及议题包括：李时珍医药文化内涵及定位；李时珍医药文化与中华传统文化；李时珍医药文化与荆楚文化；李时珍医药文化与道家养生；李时珍医药文化与现代医药产业发展；现代医药产品质量监督与服务；中医药信息化、标准化管理及医学信息工程的发展；海峡两岸医药产业发展现状与合作。研讨会上，中国医学科学院药用植物研究所所长陈仕林、中国中医科学院教授傅景华、台湾彰化师范大学文学院国文系教授游志诚、湖北中医学院教授陈如泉、李时珍医药集团总经理林朝辉等11名来自海峡两岸医药界专家、学者、教授在会上对李时珍医药文化、医学思想、生态思想、临床经验、医药产业、健康产业等方面进行了广泛而又深刻的交流探讨。（问媛媛）

药物成瘾机制与临床防治途径国际研讨会 2008年10月10～13日，药物成瘾机制与临床防治途径国际研讨会在昆明召开。本次国际研讨会由中科院昆明动物所动物模型与人类疾病机理重点实验室和学习记忆实验室主办，来自中国、美国、加拿大、英国、法国、意大利等国家的60多名科学家和30多名研究生参加了本次会议。与会期间，众多国际一流高校和研究所的研究人员从行为、神经网络、细胞、分子和临床各个水平介绍了药物成瘾研究的最新进展。（问媛媛）

中国药学会第22届理事会第二次会议召开 2008年10月17日下午，中国药学会22届理事会第二次会议在石家庄召开。会议由桑国卫理事长主持，86名理事出席了会议。会议主要议程为：①审议并原则通过了《中国药学会22届理事会第二次会议工作报告》，对工作报告的补充内容和文字修改，责成学会秘书处修改后下发；②审议并原则通过了2007年度中国药学会财务报告；③审议表决同意陈兵、刘国思、刘超源三位同志担任学会22届理事会理事。表决同意刘国思担任22届理事会常务理事；④审议并原则通过中国药学会18项规章制度；⑤通报2008中国药学会学术年会暨第八届中国药师周筹备工作情况。具体介绍了大会开、闭幕式、特邀报告、卫星会议、专业分会场交流、科普仪式其；启动设计等各项安排。经与会理事审议，并一致表示对2008中国药学会学术年会暨第八届中国药师周活动的各项安排表示满意，对本次大会前期筹备工作给予充分肯定。桑国卫理事长进行了小结。（杨世民）

2008中国药学会学术年会暨第八届中国药师周大会在石家庄召开 以"推动药学发展、构建和谐社会"为主题的2008中国药学会学术年会暨第八届中国药师周于2008年10月18～20日在河北省石家庄市举行。中国科学院、中国工程院的多位院士，部分全球500强跨国制药企业的总裁，各兄弟学会的领导应邀出席大会。本届年会共有1 500多名医药及相关学科科技工作者参加。全国人大常委会副委员长、中国工程院院士、中国药学会理事长桑国卫向大会做了题为"我国医药重大创新的设想与实施"的报告。大会邀请了国家和省市医药卫生领域、政府部门领导、院士及医药学专家等作了主会场大会报告、6个分会场专题报告和200篇论文交流，同时设有多个卫星专题研讨会场。中国药学会李大魁副理事长以及管华诗院士、周宏灏院士等专家也向大会作了学术报告。本次大会围绕我国医药卫生及药学科技领域发展问题、现状和前景进行了综合分析，对医院药学、中药和天然药物等16个药学学科进行了深入的交流和研讨，并提出我国药学学科及医药卫生领域发展的趋势。

会议期间还举办了中国·石家庄国际医药博览会、2008新药研发政策与实践国际高峰论坛、医院药学发展与实践论坛、医院药师沟通与咨询论坛、科普宣传及公益活动启动仪式、科普大讲堂等活动。（问媛媛）

中国药学会全国医药经济信息网工作会议 10月19日上午，在2008中国药学会学术年会暨第八届中国药师周大会期间召开了中国药学会全国医药经济信息网工作会议。全国人大常委会副委员长、中国药学会理事长桑国卫院士出席会议并作了重要讲话。参加会议的有中国药学会副理事长袁天锡、李大魁、王晓良、李少丽等学会领导，以及信息网入网地区负责人和全国500多家医院的药学人员。会议旨在加强全国医药经济信息网与各地药学会、医疗机构、网员单位工作情况的交流，推动全国医药经济信息网建设发展，提高本网工作质量和水平，从而为"健康中国2020——药物政策研究课题"的顺利完成提供数据和技术保障。在会上，李大魁副理事长作了题为《医院药品利用信息》的专题报告，报告就药品经济领域信息分类、医院用药信息特点、《医院处方分析》的意义、课题组的工作基础等方面进行了分析讲解。王晓良副理事长作为学会科技开发工作委员会主任委员，就全国医药经济信息网的工作发表了讲话。科技开发中心主任周颖玉作了全国医药经济信息网工作报告，回顾了全国医药经济信息网15年来的建设发展历程及所取得的成就，分析了当前面临的问题和困难，提出了下一步工作建议。（问媛媛）

第十届全国药物依赖性学术会议暨首届中美药物滥用和HIV/HCV共病专题研讨会 第十届全国药物依赖性学术会议暨首届中美药物滥用和HIV/HCV共病专题研讨会于2008年10月22～25日在西安举行。此次会议由中国毒理学会和北京大学中国药物依赖性研究所主办，中国毒理学会药物依赖性毒理专业委员会、《中国药物依赖性杂志》编辑部、国家药物滥用监测中心、美国Indiana大学医学院艾滋病研究中心、美国开放社会研究院、英国Reckitt Benckiser公司等单位协办。共有250余名国内外专家、学者和禁毒、戒毒、疾病预防与控制等相关部门的领导和代表参加了会议，其中来自美国、英国、加拿大、德国、澳大利亚、瑞士等国家药物依赖领域的专家学者近30名。与会代表们就吸毒与艾滋病及HIV/HCV共病、药物滥用/药物成瘾的基础、临床治疗、流行病学和社会学研究、丁丙诺啡在戒毒治疗中的应用、降低危害经验等方面的内容进行了研讨和交流。

会议分为大会报告和专题研讨两部分。大会报告内容包括：国际药物滥用情况及降低危害经验；美沙酮维持治疗优秀实践和科学理念；舞会药使用与冲动—在中国人群的基因和性格的相关作用等。在HIV/HCV共病专题讨论中，来自美国印第安那大学艾滋病研究中心的9名专家就HIV/HCV和药物滥用相互作用的动物模型，HIV病毒、HCV病毒、药物滥用和大脑的关系，酒精、HIV、HCV及肝损伤等问题进行了交流。本次会议还就盐酸丁丙诺啡的合理应用和降低危害举行了专题研讨会。（问媛媛）

2008年全国医院药学学术年会暨第68届FIP卫星会议 由中国药学会医院药学专业委员会主办的"2008年全国医院药学学术年会与68届FIP卫星会议"于2008年10月25～26日在西安召开。来自全国各地的300余名医院药学工作者参加了这次会议。

第一天召开了"2008年全国医院药学学术年会"，中国药学会医药政策研究中心宋瑞林主任、中国药学会副理事长、中国药学会医院药学专业委员会主任委员李大魁、中国药学会医院药学专业委员会副主任委员、中南大学湘雅二医院李焕德教授、日本医院药剂师会内龙也会长、卫生部中日友好医院常明主任、复旦大学附属华山医院钟明康主任、成都军区总医院张勤主任做了相关报告。第二天的"第68届世界药学大会卫星会"上，北京协和医院梅丹主任、卫生部北京医院谭玲副主任等五位专家重点介绍了"首届医院药学前景全球会议"上形成的《医院药学发展共识申明》，并汇报了第68届世界药学大会上关于WHO医院药学的未来远景与挑战、科技与提高药物治疗的依从性、个体化用药、FIP新版优良药房规范等内容。

会议期间，中国药学会医院药学委员会举行了工作例会，共有26名委员到会汇报了过去一年中医院药学专业委员会组织的国内外学术交流活动及各地的医院药学工作和需求。（问媛媛）

第三届中泰传统医药和天然药物学术研讨会在南宁举行 由广西中医学院和泰国孔敬大学主办的第三届中泰传统医药和天然药物学术研讨会2008年10月30～31日在广西南宁举行，来自中国和泰国的100多位传统医药和天然药物学专家、学者出席了本次会议。会议期间，中泰两国专家围绕拓展传统医药与天然药物研究领域的科技合作与学术交流进行了探讨。本次会议收到论文118篇，论文涉及传统药物防治老年痴呆、抗衰老、抗病毒、食疗、保健、管理等10多个领域。会上，泰国孔敬大学药学院院长Bungorn博士、广西药用植物园马小军博士、广西中医学院邓家刚教授等专家在大会上作了学术报告。研讨会秘书组和专家组还就具体合作项目问题进行了深入研讨和磋商。（问媛媛）

第一届亚洲阿登制药技术研讨会暨中国药学会药剂专

业委员会2008年学术年会 由中国药学会、美国药学会和中国颗粒学会共同主办、中国药学会承办的"第一届亚洲阿登制药技术研讨会暨中国药学会药剂专业委员会2008年学术年会"于2008年10月31日~11月2日在北京召开。此次会议的主题是"固体药物制剂颗粒与粉末的基础和应用研究"。来自国内和美国、日本、德国、澳大利亚等国家的约120名代表参加了会议。会议邀请了国外的12位专家和9位国内的制药、药剂领域的专家学者就新剂型研究及应用,工业制剂的现状和发展等核心问题作了21个大会报告,另外还有9篇论文参加了壁报交流。

本次会议分为功能颗粒与靶向传输、颗粒与颗粒工程、粉体多相体系、粉体制粒及压合四个专题。在功能颗粒与靶向传输专题中,来自中国科学院上海药物所、北京大学药学院、中国药科大学等高校的专家就聚合物胶束与肿瘤靶向治疗、纳米技术与纳米药物的研究、生物粘附性微粒给药系统的研究等题目展开了研讨。在颗粒与颗粒工程专题中,来自美国 Michigan 大学、美国 Wisconsin-Madison 大学、美国 Abbott 实验室、日本 Aichi Gakuin 大学、加拿大 Western Ontario 大学等机构的专家就颗粒与粉末在制剂中的应用、配方前期颗粒的化学物理表征、颗粒设计与构成、原料及敷料在加工过程中理化特性及相互影响等与参会代表进行了交流。粉体多相体系专题中,重点讨论了关键粉体流参数的评价与药用湿法制粒的定量模拟。粉体制粒及压合专题中,来自澳大利亚和美国的大学教授讨论了湿法制粒过程放大、粉体压合和制粒的机理、粉体压合模拟等议题。 (问媛媛)

首届海峡两岸中医药传承与发展论坛 2008年11月3~5日,"首届海峡两岸中医药传承与发展论坛"在上海中医药大学举行。14名台湾中医药界的代表和120多名大陆的相关业界专家就中医药传承与发展进行研讨。本届论坛由上海市人民政府台湾事务办公室指导,上海中医药大学、上海市科学技术协会和台湾时代基金会联合主办,上海市浦东新区科学技术协会、上海科技发展基金会、上海市中医药学会和上海市咨询业行业协会协办。与会专家就"著名中医药学家学术思想、临床经验的整理及研究"、"中医药传承研究的新思路、新方法、新成果"、"中医治未病理论和实践与现代健康管理"、"中医药临床评价及知识产权保护的研究"和"中医药发展战略研讨"等5大议题进行了探讨和交流,并对今后定期举办"海峡两岸中医药传承与发展论坛"、共同推动两岸中医药界的交流与合作达成了共识。陈凯先院士等10多位专家在会上作了专题学术报告。会议编印了《首届海峡两岸中医药传承与发展论坛资料汇编》。会后,台湾代表还参观、考察了上海中医药博物馆、上海中医药大学附属曙光医院。 (问媛媛)

首届世界中医药教育大会召开 2008年11月5~6日,由世界中医药学会联合会主办,世界中医药学会联合会教育指导委员会和天津中医药大学承办的"首届世界中医药教育大会"在天津召开。会议主题为"中医药教育国际化"。此次大会共有来自美国、日本、俄罗斯、德国、法国、澳大利亚、意大利、瑞典、尼日利亚、埃塞俄比亚、加纳、喀麦隆等43个国家和地区的300余名国外专家学者和200多名国内代表参加,教育部副部长章新胜,卫生部副部长、国家中医药管理局局长王国强,天津市人民政府副市长张俊芳,世界中医药联合会主席佘靖等领导出席并讲话。本次大会共收到论文370余篇。会上,中外教育专家们围绕中医学本科教育基本问题进行了发言和交流,分析了世界中医药教育所面临的形势,国际中医药教育的发展战略;就中医药教育、教学管理等方面进行了经验交流,探讨了中医药教育相关标准建设等问题,审议并通过了由世界中医药联合会教育指导委员会起草的《世界中医学本科教育基本要求(草案)》。 (问媛媛)

第三届中美药典高层论坛 2008年11月5~7日,中国国家药典委员会与美国药典委员会在中国天津市共同举办了"第三届中美药典高层论坛",本届论坛的主题为"药品质量控制与标准"。国家食品药品监督管理局副局长兼国家药典委员会秘书长吴浈以及美国药典委员会首席执行官 Rogr · Williams 分别代表主办双方致辞并作了主题演讲。国家食品药品监督管理局、科技部、美国食品药品监督管理局和美国商务部等中美两国政府部门的有关负责人,以及世界卫生组织、欧洲药品质量管理局、英国药典委员会、法国药典委员会的技术官员及密西西比大学、北京大学、中国工程院、中国医学科学院等各高等院校、科研院所的专家应邀出席了本届论坛。中、美两国以及相关国家(地区)药品标准领域的专家、学者们围绕本届论坛主题,就与药品标准相关的政策法规和技术要求,以及药品质量控制现状和发展趋势等共同关注的议题发表了专题演讲,进行了交流与研讨。论坛期间,中、美两国药典委员会就2008年3月签署的《中国药典委员会和美国药典委员会合作谅解备忘录》所涉及的各项工作进展情况进行了磋商。此外,中国药典委员会还分别与世界卫生组织、英国药典委员会就如何进一步加强双方合作进行了深入讨论。 (问媛媛)

世界卫生组织召开传统医药大会 由世界卫生组织首次主办的传统医药大会2008年11月7日在北京召开,本次大会由中国政府主持,由卫生部和中医药管理局承办。来自80个国家的1 100多名代表出席了会议,其中350余名与会者参加了国际论坛,来自27个国家的800余名与会者参加了四个专题讨论会。国务院副总理李克强接见了出席会议的部分政府卫生官员,卫生部部长陈竺、世界卫生组织总干事陈冯富珍发表讲话。本次会议就传统医药在初级卫生保健中的作用,传统医药学的国家政策、法规、研究、教育、实践以及如何纳入卫生服务体系等问题进行了交流。会议还设立了国际政府间论坛以及传统药物、针灸疗法与人类健康、卫生保健手法治

疗、卫生保健体系中的自我保健4个卫星会议，并发表了旨在进一步发展传统医学的《北京宣言》。（问媛媛）

2008全国医药产业节能减排科技创新国际研讨会 2008年11月28～29日，2008全国医药产业节能减排科技创新国际研讨会在北京召开。本次会议由中国电子学会医药信息学分会联合中国医药企业管理协会、中国医药企业家协会、中国医药信息学会共同举办。本次会议旨在帮助医药企业了解和落实国家关于节能减排方针政策，推动企业全面肩负起"建设资源节约型、环境友好型社会"的社会责任，配合新的《制药工业污染物排放标准》的实施，解决当前医药行业节能减排关键及迫切问题，推动节能减排新技术新产品在医药行业的应用，研讨会以"节能减排——促进医药产业升级"为主题，邀请了国家政府主管部门的领导、节能减排行业专家学者、国际医药组织、国内外知名医药企业、国内外著名节能企业代表200余人进行了演讲交流，大会特邀国家环保部科技标准司副司长胥树凡作了题为"节能减排——企业可持续发展的必由之路"、中国科学院生态环境研究中心水污染控制技术研究室研究员吴光夏作了题为"国内外污水处理新技术"、国家环境保护制药废水污染控制工程技术中心主任王路光作了题为"《制药工业水污染物排放标准》解析及制药工业水污染防治技术评估体系建设"、华北制药集团环境保护研究所副所长任立人作了题为"制药工业废水污染控制技术研究"的报告。（问媛媛）

全国海洋生物技术与创新药物学术讨论会暨海洋生物技术高层论坛 2008年12月5～8日，全国海洋生物技术与创新药物学术讨论会暨海洋生物技术高级论坛在淮海工学院举行，中国科学院院士戚正武、张友尚，中国工程院院士林浩然、徐洵以及海洋生物技术研究领域的几十名国内知名专家学者，以及国内60余家科研院校的150余名代表参加了此次会议。大会安排了19位国内外知名院士专家作了大会报告，包括：戚正武院士的"芋螺毒素研发创新药物的潜在前景"；林浩然院士的"养殖鱼类生殖生长的调控和苗种规模化繁育的研究"；张元兴教授的"十一五国家863海洋技术领域项目概况"；徐安龙教授的"海洋生物免疫相关基因研究"；王淑军教授的"海洋微生物淀粉分解酶及其基因克隆的研究"；易杨华教授的"我国34种海洋生物中新的活性物质与先导化合物的发现"等。本次学术会议共收到论文174篇，涉及海洋微生物活性物质、海洋生物药物、海洋重要生物功能基因、海洋生物技术等内容，并形成了一本会议论文集。会议期间，大会代表投票选举了中国生物化学与分子生物学学会海洋生物化学与分子生物学分会的理事，由57人组成。（问媛媛）

2008年"药用新材料与现代药物输送技术"研究生学术论坛召开 由上海市学位办主办，上海交通大学承办，上海医药工业研究院协办的2008年"药用新材料与现代药物输送技术"研究生学术论坛于2008年12月6日在上海交通大学举行。来自上海医药工业研究院、第二军医大学、复旦大学、上海交通大学、中国科学院上海药物研究所、上海中医药大学、华东理工大学7所高等院校和科研院所的老师和120余名学生参加了此次论坛。会议议题主要包括：药物新制剂和新技术的基础或应用基础研究；药物新制剂的研发及新技术的工程化研究；中药制剂的现代化研究；药用新材料的研究。其中12篇优秀研究生论文参加了论坛交流。会上，中国药学会药剂专委会副主任委员、中国药科大学药学院药剂教研室主任周建平教授以及上海市药学会理事、复旦大学药学院党总支书记陆伟跃教授作为特邀专家为大会做报告，分别介绍了脂质体技术研究进展和叶酸介导广谱肿瘤靶向研究及其应用前景。（问媛媛）

第二届中国国际生物制药研讨会在京举行 2008年12月7日～11日，由中国药学会、美国巴特尔（Battelle）科学技术研究所等单位联合举办的"第二届中国国际生物制药研讨会"在北京举行。来自世界卫生组织及美国、欧盟、中东和亚太等地区的专家学者以及国内生物制药行业的代表共100余人参加了会议。本次会议围绕"疫苗－新产品的研发与评价"这一主题，就新疫苗的研发、生产、监管、法规、知识产权保护与国际合作等内容展开了探讨交流。世界卫生组织（WHO）负责疫苗及生物制品质量控制的Ivana Knezevic博士介绍了WHO的疫苗质量评价及标准化的管理体系；美国FDA负责中国事务的Hickey博士介绍了FDA在中国的事务及发展；土耳其Hacettepe大学的Hincal博士介绍了欧盟医药产品的监管体系；中国药品生物制品检定所副所长王军志研究员介绍了中国生物制品的质量控制与安全评价体系及其发展；国家知识产权局的赵晨博士介绍了《专利法修正案（草案）》及其对中国生物制药业的影响。与会专家还就疫苗、生物制药等方面进行了报告及讨论。（问媛媛）

第三届中医药发展论坛在京举行 2008年12月28～30日，由中华国际医学交流基金会和中国民族卫生协会联合主办的"第三届中医药发展论坛"在北京举行。全国人大常委会副委员长桑卫国、顾秀莲，全国政协副主席阿不都热西提及来自全国各地的300余名中医药工作者参加了会议。此次会议的目的是探讨我国中医药发展中的热点难点问题，进一步推进中医药事业全面协调可持续发展。中医药界20多位专家、学者就我国中医药发展的现状、机遇、挑战、对策、继承与创新等热点问题做了专题报告。世界中医药学会联合会副主席兼秘书长李振吉、中国中医科学院院长曹洪欣还分别作了"对中医药国际标准化建设的战略思考"和"坚持主体发展、发挥中医药在创新型国家建设中的作用"的主题报告。（问媛媛）

药学书刊
Pharmaceutical Publications

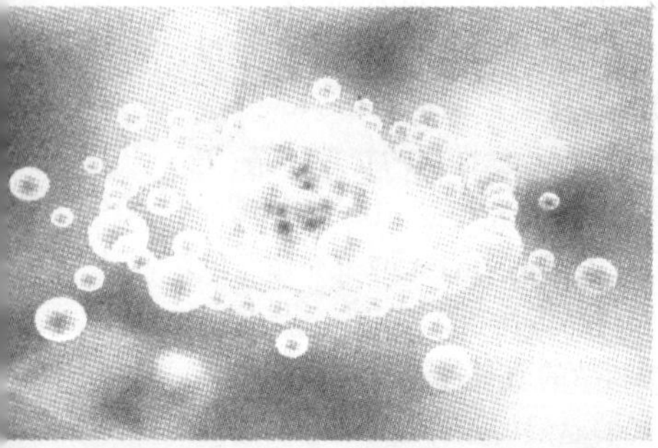
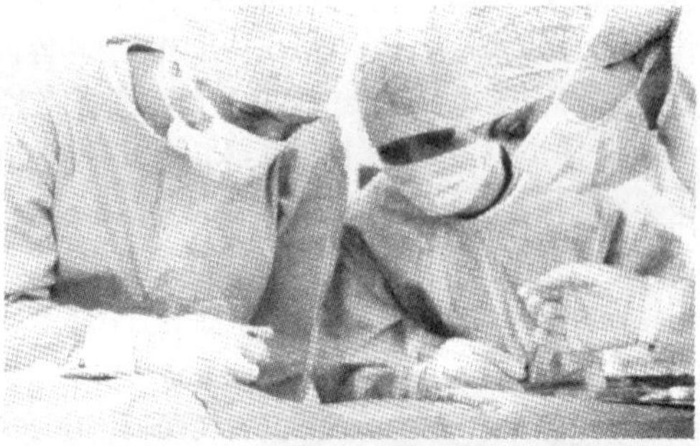
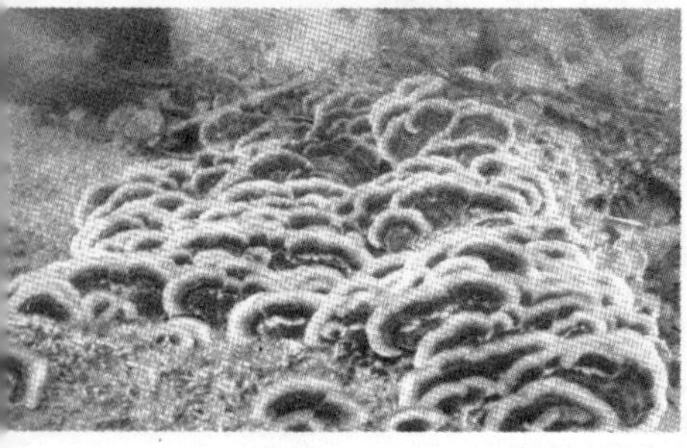
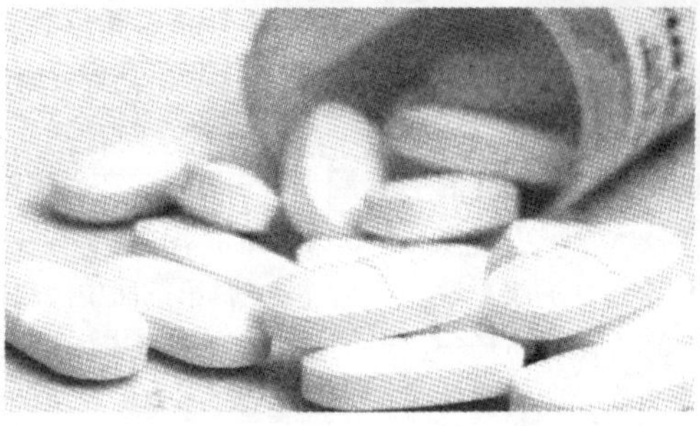
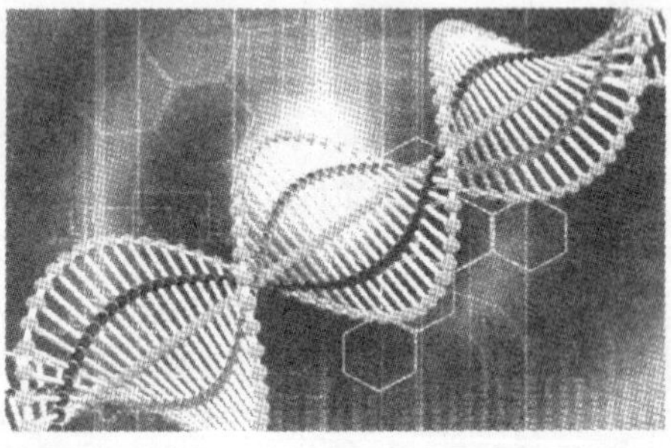

2008 年药学图书出版书目选录

2008 药学(师)职称考试强化训练与试题解析
徐贵丽　主编
军事医学科学出版社　474 页　16 开　50.00 元

2008 药学(士)职称考试强化训练与试题解析
徐贵丽　主编
军事医学科学出版社　374 页　16 开　42.00 元

2008 药学(中级)职称考试强化训练与试题解析
徐贵丽　主编
军事医学科学出版社　484 页　16 开　52.00 元

200 种中药片剂制备关键技术
倪　健　主编
化学工业出版社　596 页　16 开　129.00 元

按摩药理学
[美]韦伯(Wible, J. M.)著　刘立新等译
天津科技翻译出版公司　256 页　16 开　150.00 元

百病药酒疗法
胡献国　主编
科学技术文献出版社　173 页　32 开　10.00 元

常见中草药临床新用
宁永功　主编
人民军医出版社　302 页　32 开　46.00 元

常用药物毒副作用防治手册
陆一鸣　主编
人民卫生出版社　544 页　32 开　35.00 元

常用中药形性手册
臧堃堂　主编
化学工业出版社　383 页　32 开　68.00 元

常用药学装备制作·革新·新方法
刘明乐　李克荣　主编
化学工业出版社　454 页　16 开　75.00 元

常用中药表解
陈仁寿　主编
江苏科学技术出版社　215 页　32 开　15.00 元

常用中药注射剂临床应用指南
苗明三　主编
人民军医出版社　77 页　16 开　20.00 元

当代药理学
刘耕陶　主编
中国协和医科大学出版社　1 048 页　16 开　180.00 元

多糖药物学
刘吉成　牛英才　编著
人民卫生出版社　412 页　32 开　35.00 元

分子基因药物学
许瑞安　陈　凌　肖卫东　主编
北京大学医学出版社　675 页　16 开　138.00 元

观赏药用植物图鉴
丁自勉　孙宝启　曹广才　主编
中国农业出版社　391 页　32 开　68.00 元

国家药品标准 第 61 册 新药转正标准
国家药典委员会编　227 页　16 开　160.00 元

国家药品标准 第 62 册 新药转正标准
国家药典委员会编　201 页　16 开　160.00 元

国家药品标准 第 63 册 新药转正标准
国家药典委员会编　175 页　16 开　160.00 元

国家药品标准 第 64 册 新药转正标准
国家药典委员会编　178 页　16 开　160.00 元

国家药品标准 第 65 册 新药转正标准
国家药典委员会编　173 页　16 开　160.00 元

国家药品标准 第 66 册 新药转正标准
国家药典委员会编　205 页　16 开　160.00 元

国家药品标准 第 67 册 新药转正标准
国家药典委员会编　220 页　16 开　160.00 元

国家药品标准 第 68 册 新药转正标准
国家药典委员会编　199 页　16 开　160.00 元

国家药品标准 第 69 册 新药转正标准
国家药典委员会编　248 页　16 开　160.00 元

国家药品标准 第 70 册 新药转正标准
国家药典委员会编　183 页　16 开　160.00 元

国家药品标准 第 71 册 新药转正标准
国家药典委员会编　185 页　16 开　160.00 元

国家药品标准 第 72 册 新药转正标准
国家药典委员会编　183 页　16 开　160.00 元

国家药品标准 第 73 册 新药转正标准
国家药典委员会编　186 页　16 开　160.00 元

国家药品标准 第 74 册 新药转正标准
国家药典委员会编　225 页　16 开　160.00 元

国内外药物制剂包衣新工艺与质量控制实用手册(第一卷)
人民卫生科学出版社　352 页　16 开　998.00 元(全四卷)

国内外药物制剂包衣新工艺与质量控制实用手册(第二卷)
人民卫生科学出版社　353 ~ 714 页　16 开

国内外药物制剂包衣新工艺与质量控制实用手册(第三卷)
人民卫生科学出版社　715 ~ 1 078 页　16 开

国内外药物制剂包衣新工艺与质量控制实用手册(第四卷)
人民卫生科学出版社 1 079～1 406 页 16 开

航空药理学
詹皓 伊长荣等 编著
国防工业出版社 390 页 32 开 45.00 元

合成药物研究开发制造新技术新工艺与医学反应分析及标准操作实务全书(第一卷)
周 宾 主编
化学工业出版社 402 页 16 开 1280.00 元(全五卷)

合成药物研究开发制造新技术新工艺与医学反应分析及标准操作实务全书(第二卷)
周 宾 主编
化学工业出版社 403～852 页 16 开

合成药物研究开发制造新技术新工艺与医学反应分析及标准操作实务全书(第三卷)
周 宾 主编
化学工业出版社 853～1 245 页 16 开

合成药物研究开发制造新技术新工艺与医学反应分析及标准操作实务全书(第四卷)
周 宾 主编
化学工业出版社 1 246～1 686 页 16 开

合成药物研究开发制造新技术新工艺与医学反应分析及标准操作实务全书(第五卷)
周 宾 主编
化学工业出版社 1 687～2 286 页 16 开

环糊精包合物技术
何仲贵 主编
人民卫生出版社 297 页 16 开 40.00 元

甲壳素化学
王爱勤 主编
科学出版社 597 页 16 开 98.00 元

抗癌中草药
周宜强 范竹雯 杨建宇 主编
化学工业出版社 318 页 32 开 19.80 元

抗心律失常中西药与离子通道
郭继鸿 崔长琮 主编
人民卫生出版社 318 页 16 开 42.00 元

抗肿瘤中药临床应用与图谱
黄红兵 主编
广东科技出版社 328 页 32 开 38.00 元

冷冻干燥制药工程与技术
钱应璞 编著
化学工业出版社 455 页 16 开 65.00 元

类胡萝卜素功效与生物技术
姜建国 王 飞 陈 倩 主编
化学工业出版社 189 页 32 开 29.00 元

临床药理学
罗健东 肖顺汉 主编
科学出版社 279 页 16 开 39.00 元

临床药理学(第4版)
李 俊 主编
人民卫生出版社 537 页 16 开 50.00 元

临床药师培训指南
中国医院协会临床药师培训专家指导委员会 编
人民军医出版社 114 页 32 开 12.00 元

临床中药炮制学
胡昌江 主编
人民卫生出版社 309 页 16 开 35.00 元

绿色医药化学品
汪多仁 编著
科学技术文献出版社 353 页 32 开 20.00 元

酶制剂技术
罗立新 娄文勇等 编著
化学工业出版社 189 页 32 开 27.00 元

美国药品专利研究指南
陈清奇 编著
科学出版社 1 380 页 16 开 298.00 元

妊娠期安全用药查询手册
朱延华 姚 斌 廖新学 主编
人民军医出版社 911 页 32 开 108.00 元

妊娠期和哺乳期用药
Gerale G. Briggs, Roger K. Freeman, Sumner J. Yaffe 原著
杨慧霞 段 涛 主译
人民卫生出版社 1 404 页 16 开 196.00 元

神经药理学
张均田 张庆柱 张永祥 主编
人民卫生出版社 877 页 16 开 128.00 元

生物技术制药
张林生 主编
科学出版社 261 页 16 开 30.00 元

生物碱化学
王锋鹏 主编
化学工业出版社 538 页 16 开 88.00 元

生物利用度控制
李安良 编著
化学工业出版社 265 页 16 开 49.00 元

实用特殊药品手册(第3版)
张友干 郭 华 李 茹 主编
人民军医出版社 551 页 32 开 58.00 元

实用药品正异名词典
国家食品药品监督管理局信息中心 编
中国医药科技出版社 1 070 页 32 开 188.00 元

食品安全的逻辑
周德翼 吕志轩 著

科学出版社　150 页　32 开　28.00 元

食品安全管理体系内审员培训教程

张　妍　张　甦　主编

化学工业出版社　244 页　16 开　36.00 元

食品安全管理体系与质量环境管理体系整合实务

李在卿　邓　峰　主编

中国轻工业出版社　315 页　16 开　42.00 元

食品安全管理与产品标准化

刘梅森　何唯平　编著

科学出版社　246 页　32 开　45.00 元

食品掺伪鉴别检验(第 2 版)

彭珊珊　许柏球　冯翠萍　主编

中国轻工业出版社　347 页　32 开　36.00 元

食品化学

[德]贝利兹(Belitz, H. D.)　格鲁斯(Grosch, W.)

斯伯尔(Schieberle, P.)

中国农业大学出版社　897 页　16 开　239.00 元

食品化学实验手册

欧仕益　黄才欢　吴希阳　编著

中国轻工业出版社　123 页　32 开　18.00 元

食品检验技术(理化部分)

王　燕　主编

中国轻工业出版社　322 页　32 开　30.00 元

食品科学与工程

胡文忠　主编

大连理工大学出版社　302 页　32 开　35.00 元

食品与基因工程

林　影　石　磊　杜红丽　编著

化学工业出版社　181 页　32 开　28.00 元

疼痛治疗药

黄宇光　罗爱伦　主编

西安世界图书出版公司　499 页　16 开　130.00 元

体内药物分析

李好枝　主编

人民卫生出版社　289 页　16 开　33.00 元

天然产物资源化学

何　兰　姜志宏　主编

科学出版社　665 页　32 开　68.00 元

微生物发酵制药技术

盛贻林　主编

中国农业大学出版社　228 页　32 开　22.00 元

系统学与中医药创新发展

戴汝为　著

科学出版社　181 页　32 开　38.00 元

现代毒理学基础(第 2 版)

裴秋玲　主编

中国协和医科大学出版社　553 页　16 开　59.00 元

现代食品分子检测鉴别技术

陈　颖　葛毅强　主编

中国轻工业出版社　358 页　16 开　46.00 元

现代食品检测技术(第 2 版)

赵杰文　孙永海　主编

中国轻工业出版社　357 页　32 开　42.00 元

新编常用中药有效成分手册

李　强　夏晓晖　主编

中国协和医科大学出版社　728 页　16 开　100.00 元

新编药物制剂技术

庄　越　凌沛学　庄　健　主编

人民卫生出版社　641 页　16 开　75.00 元

新型药物制剂处方与工艺

梁秉文　黄胜炎　叶祖光　主编

化学工业出版社　406 页　16 开　75.00 元

新型药物制剂处方与工艺流程技术手册

王　宏　主编

化学工业科技出版社　412 页　16 开　318.00 元

新药化学全合成路线手册

陈清奇　主编

科学出版社　518 页　16 开　128.00 元

药剂科手册

董亚琳　主编

科学出版社　362 页　32 开　29.00 元

药剂学

丁平田　主编

人民军医出版社　320 页　16 开　38.00 元

药理、营养与心理学

[美]约翰逊(Johnson, L. R.)　主编

科学出版社　318 页　16 开　98.00 元

药理实验方法学

刘建文　主编

化学工业出版社　508 页　16 开　69.00 元

药理学

孙建宁　王乃平　主编

科学出版社　302 页　16 开　39.00 元

药理学

付守廷　贾丽娜　主编

人民军医出版社　311 页　16 开　38.00 元

药理学

周效思　王学娅　主编

郑州大学出版社　333 页　16 开　37.00 元

药理学(第 2 版)

周宏灏　主编

科学出版社　372 页　16 开　49.80 元

药理学(第 7 版)

杨宝峰　主编

人民卫生出版社 533 页 16 开 45.00 元

药理学学习指导

张 远 张 力 于信民 主编

北京大学医学出版社 248 页 16 开 24.40 元

药理学学习指南

陈建国 主编

科学出版社 173 页 16 开 19.80 元

药品包装技术与设备

孙怀远 编著

印刷工业出版社 339 页 32 开 29.00 元

药品通用名别名速查

李功奇 林振川 主编

化学工业出版社 604 页 32 开 30.00 元

《药品召回管理办法》贯彻实施与安全隐患调查评估及药品注册申请表报盘程序实务全书(第一卷)

朱永明 主编

中国医药科技出版社 360 页 16 开 828.00 元(全三卷)

《药品召回管理办法》贯彻实施与安全隐患调查评估及药品注册申请表报盘程序实务全书(第二卷)

朱永明 主编

中国医药科技出版社 361~720 页 16 开

《药品召回管理办法》贯彻实施与安全隐患调查评估及药品注册申请表报盘程序实务全书(第三卷)

朱永明 主编

中国医药科技出版社 721~1 130 页 16 开

药事管理与法规

国家食品药品监督管理局执业药师资格认证中心 组织编写

中国医药科技出版社 281 页 16 开 55.00 元

药事管理与法规

《国家执业药师资格考试历年真题精选及考前强化训练》编委会 编

中国中医药出版社 244 页 16 开 30.00 元

药事管理与法规

金向群 主编

军事医学科学出版社 272 页 16 开 32.00 元

药事管理与法规(第 3 版)

赵春杰 主编

人民军医出版社 321 页 16 开 35.00 元

药事管理与法规历年真题汇析及冲刺模拟题解

李树君 主编

第二军医大学出版社 328 页 16 开 45.00 元

药物化学实验技术

曹观坤 编著

化学工业出版社 193 页 16 开 24.00 元

药物联用宜忌表

苗明三 主编

人民军医出版社 87 页 32 开 18.00 元

药物临床信息参考(2008)

四川美康医药软件研究开发有限公司 编著

重庆出版社 1 760 页 16 开 335.00 元

药物微囊化新技术及应用

张庆华 张 强 主编

人民卫生出版社 394 页 16 开 58.00 元

药物制剂技术

韩翠艳 王钊红 主编

哈尔滨工程大学出版社 261 页 16 开 27.00 元

药学(师)精选习题解析

陈有亮 傅 强 主编

人民卫生出版社 257 页 16 开 28.00 元

药学(师)习题化考点

吕竹芬 杨 帆 主编

人民军医出版社 573 页 16 开 79.00 元

药学(士)精选习题解析

李勤耕 主编

人民卫生出版社 187 页 16 开 28.00 元

药学(中级)高频考点

吕竹芬 杨 帆 主编

人民军医出版社 341 页 32 开 37.00 元

药学(中级)习题化考点

吕竹芬 杨 帆 主编

人民军医出版社 588 页 16 开 85.00 元

药学专业知识(一)习题化考点

吕竹芬 杨 帆 主编

人民军医出版社 276 页 16 开 39.00 元

药学专业知识(一)

国家食品药品监督管理局执业药师资格认证中心 组织编写

中国医药科技出版社 474 页 16 开 79.00 元

药学专业知识(一)(第 3 版)

国家执业药师资格考试指导编委会 编

人民军医出版社 444 页 16 开 45.00 元

药学专业知识(二)

国家食品药品监督管理局执业药师资格认证中心 组织编写

中国医药科技出版社 550 页 16 开 85.00 元

药学专业知识(二)

《国家执业药师资格考试历年真题精选及考前强化训练》编委会 编

中国中医药出版社 347 页 16 开 42.00 元

药学专业知识(二)(第 2 版)

李维凤 陈有亮 主编

中国医药科技出版社 539 页 16 开 59.80

药学专业知识(二)(第3版)
国家执业药师资格考试指导丛书编委会　编
人民军医出版社　418页　16开　45.00元

药学综合知识与技能
《家执业药师资格考试历年真题精选及考前强化训练》编委会　编
中国中医药出版社　166页　16开　22.00元

药学综合知识与技能
金向群　主编
军事医学科学出版社　298页　16开　36.00元

药学综合知识与技能
国家食品药品监督管理局执业药师资格认证中心　组织编写
中国医药科技出版社　312页　16开　55.00元

药学综合知识与技能(第3版)
国家执业药师资格考试指导丛书编委会　编
人民军医出版社　260页　16开　30.00元

药学综合知识与技能习题化考点
杨　帆　吕竹芬　主编
人民军医出版社　277页　16开　39.00元

药证与经方-常用中药与经典配方的应用经验解说
黄　煌　著
人民卫生出版社　320页　32开　20.00元

医药分子生物学实验教程
周　勤　主编
中山大学出版社　166页　16开　25.00元

医药伦理学
程卯生　主编
中国医药科技出版社　265页　16开　28.00元

医药商品学
凌沛学　主编
中国轻工业出版社　524页　32开　40.00元

医药信息检索与利用教程
周金元　主编
江苏大学出版社　310页　32开　28.00元

医药专利保护与公共健康的冲突研究
杨　军　著
北京大学出版社　280页　32开　22.00元

医院伦理委员会标准操作规程
胡晋红　主编
化学工业出版社　204页　16开　29.00元

英汉汉英医学分科词典(药物分册)
王汝龙　王维刚　主编
世界图书出版西安公司　600页　32开　48.00元

用药咨询300问
胡晋红　姚春芳　主编
第二军医大学出版社　430页　32开　35.00元

有毒中药药理与临床应用
宋少江　彭　缨　王淑君　主编
人民军医出版社　472页　32开　38.00元

有机食品营养强化剂
汪多仁　编著
科学技术文献出版社　436页　32开　25.00元

有机药物化学
[美]西尔弗曼(Silverman, R. B.)编　郭宗儒　主译
化学工业出版社　463页　32开　69.00元

执业药师过关必做3000题(药学类)
中华医学学习网执业药师资格考试辅导专家组　编
中国石化出版社　291页　16开　39.80元

执业药师过关必做3000题(中药学类)
中华医学学习网执业医师资格考试辅导专家组　编
中国石化出版社　297页　16开　39.80元

中成药合理应用指导
王顺年　吴新荣　蒋琳兰　主编
人民军医出版社　567页　32开　52.00元

中国食品安全——挑战、问题、认识和办法
中国工程院医药卫生学部　编
中国协和医科大学出版社　182页　32开　60.00元

中药方剂精要
王义祁　胡顺强　主编
人民军医出版社　259页　32开　29.80元

中药化学成分结构解析
冯卫生　王彦志　郑晓珂　编著
科学出版社　557页　32开　88.00元

中药外用治百病
姚巧林　郭　梅　雷明东　主编
人民军医出版社　170页　32开　23.00元

中药品种理论与应用
谢宗万　编著
人民卫生出版社　1 075页　16开　118.00元

中药化学图表解
匡海学　主编
人民卫生出版社　310页　32开　35.00元

中药学专业知识(一)习题化考点
吕竹芬　刘基柱　主编
人民军医出版社　339页　16开　49.00元

中药学专业知识(二)习题化考点
刘基柱　吕竹芬　主编
人民军医出版社　273页　16开　48.00元

中药学专业知识(一)
国家食品药品监督管理局执业药师资格认证中心　组织编写
中国医药科技出版社　431页　16开　75.00元

中药学专业知识(一)(第2版)

王　建　傅超美　主编
中国医药科技出版社　513 页　16 开　59.00 元

中药学专业知识(二)
《国家执业药师资格考试历年真题精选及考前强化训练》编委会　编
中国中医药出版社　348 页　16 开　42.00 元

中药学专业知识(二)
国家食品药品监督管理局执业药师资格认证中心组织编写
中国医药科技出版社　439 页　16 开　72.00 元

中药学专业知识(二)(第 2 版)
李　敏　郭　力　主编
中国医药科技出版社　524 页　16 开　59.80 元

中药学专业知识(二)(第 3 版)
国家执业药师资格考试指导丛书编委会　编
人民军医出版社　372 页　16 开　45.00 元

中药学综合知识与技能
国家食品药品监督管理局执业药师资格认证中心组织编写
中国医药科技出版社　319 页　16 开　57.00 元

中药学综合知识与技能
马维骐　卢光明　主编
中国医药科技出版社　228 页　16 开　28.00 元

中药学综合知识与技能
《国家执业药师资格考试历年真题精选及考前强化训练》编委会　编
中国中医药出版社　182 页　16 开　22.00 元

中药学综合知识与技能历年真题汇析及冲刺模拟题解
郭全民　主编
第二军医大学出版社　226 页　16 开　34.00 元

中药学综合知识与技能习题化考点
吕竹芬　刘基柱　主编
人民军医出版社　245 页　16 开　39.00 元

中药药理学图表解
黄国钧　主编
人民卫生出版社　159 页　32 开　20.00 元

中药药性歌诀与临证妙用
石凤阁　石今元　主编
人民军医出版社　295 页　32 开　38.00 元

中药有效成分提取分离技术
卢艳花　主编
化学工业出版社　365 页　16 开　49.00 元

中药治疗学
张　冰　主编
中国医药科技出版社　280 页　16 开　36.00 元

肿瘤药理学
郭青龙　主编
化学工业出版社　283 页　16 开　56.00 元

肿瘤药物治疗探索
王肇炎　主编
军事医学科学出版社　397 页　32 开　56.00 元

最新药包材注册手册
张淑秀　杜中勤　主编
中国医药科技出版社　373 页　16 开　48.00 元

最新药检实验室标准技术操作规范实用手册(第一卷)
王传辉　主编
中国科技出版社　402 页　16 开　980.00 元(全四卷)

最新药检实验室标准技术操作规范实用手册(第二卷)
王传辉　主编
中国科技出版社　403 ~ 812 页　16 开

最新药检实验室标准技术操作规范实用手册(第三卷)
王传辉　主编
中国科技出版社　813 ~ 1 232 页　16 开

最新药检实验室标准技术操作规范实用手册(第四卷)
王传辉　主编
中国科技出版社　1 233 ~ 1 668 页　16 开

最新药品 GMP 认证检查评定标准实施与药品安全性能分析测试操作新技术新工艺指导手册(第一卷)
范志骅　主编
医药科技出版社　348 页　16 开　998.00 元(全四卷)

最新药品 GMP 认证检查评定标准实施与药品安全性能分析测试操作新技术新工艺指导手册(第二卷)
范志骅　主编
医药科技出版社　349 ~ 724 页　16 开

最新药品 GMP 认证检查评定标准实施与药品安全性能分析测试操作新技术新工艺指导手册(第三卷)
范志骅　主编
医药科技出版社　725 ~ 1 090 页　16 开

最新药品 GMP 认证检查评定标准实施与药品安全性能分析测试操作新技术新工艺指导手册(第四卷)
范志骅　主编
医药科技出版社　1 091 ~ 1 453 页　16 开

最新药品注册技术精讲
李　钧　主编
化学工业出版社　555 页　32 开　45.00 元

药学记事

Events

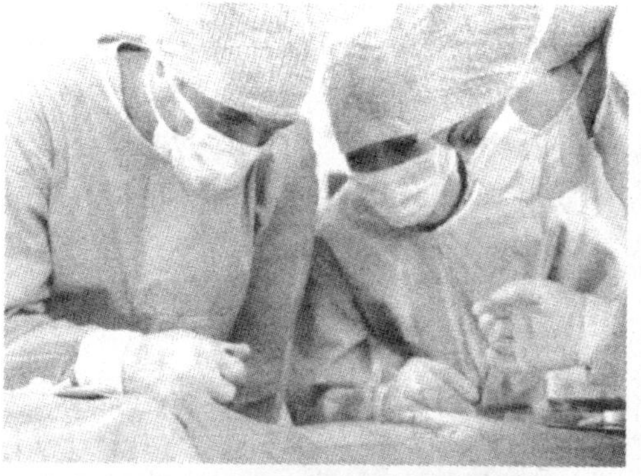

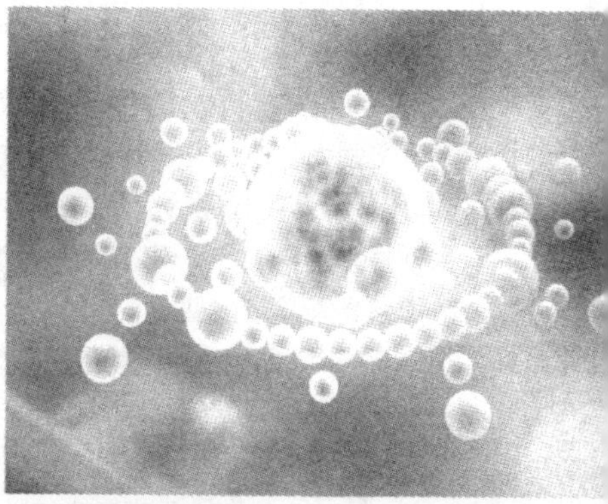

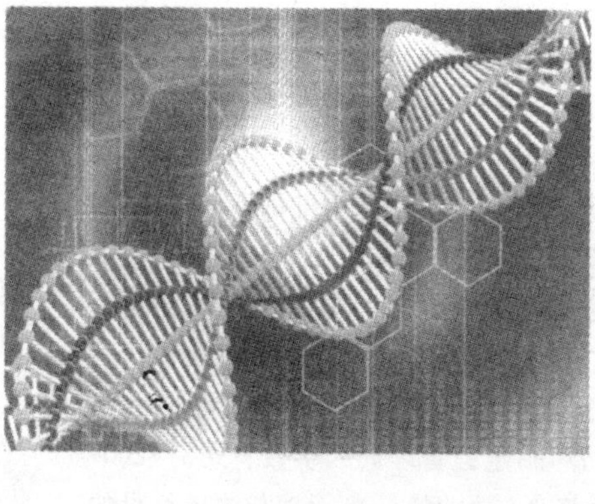

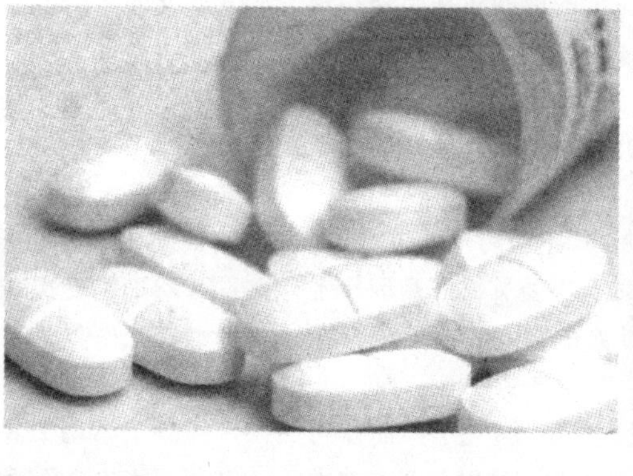

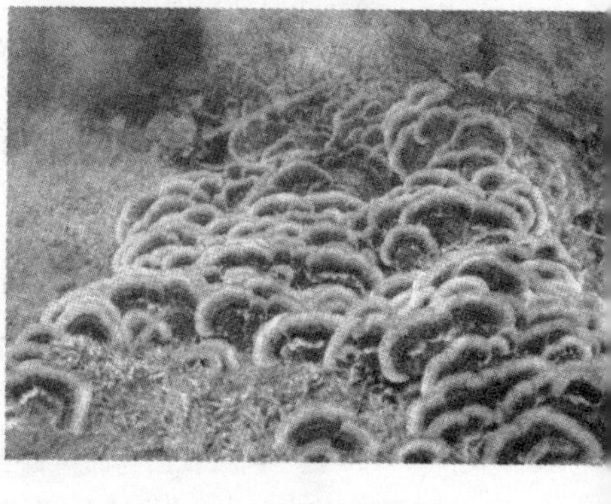

1 月

1 日　新修订的《药品 GMP 认证检查评定标准》开始执行。

1 日*　由江中集团和中国军事医学科学院放射与辐射研究所共同研发的国家一类新药——IBE5，在艾滋病适应症方面的二期临床，获得国家食品药品监督管理局批准。

7 日　全国卫生工作会议在北京召开，国务院副总理吴仪出席开幕式并发表重要讲话。卫生部部长陈竺要求用十七大精神指导卫生改革发展实践，并部署 2008 年卫生工作，利民惠民是工作重点。

7 日*　近日在中国青年科技奖设立 20 周年暨第十届颁奖大会上，由中华中医药学会推荐的临床药理分会秘书长、中国中医科学院中药研究所所长黄璐琦研究员和骨伤分会副秘书长、中国中医科学院骨伤科医院张军教授分别获奖并受到表彰。

8 日　在北京人民大会堂举行的 2007 年度国家科学技术奖励大会上，中国药科大学副校长王广基教授领衔负责的《临床前药物代谢动力学关键技术与研究体系》获得国家科学技术进步二等奖，并作为领奖代表上台领奖，受到党和国家领导人亲切接见。

同时“虫类药超微粉碎（微米）技术及应用”获得国家科学技术发明奖二等奖，这一成果第一次将超微粉碎技术成功应用于中成药生产，标志着我国中药现代化迈出重要步伐。

8～11 日　由中国医药报社主办的第四届基层食品药品监管论坛在黑龙江省哈尔滨市举行。国家食品药品监督管理局有关领导，北京、天津等 70 余个城市食品药品监督管理局的有关领导，以及有关媒体的记者共 100 多人参加了本届论坛。

9 日　由中国中医科学院主办的“中医药发展讲坛”启动仪式在北京举行。全国人大常委会副委员长许嘉璐作了题为“中医振兴：历史的必然，世界的需求”的开坛专题演讲。

10 日　国家食品药品监督管理局下发《化学药品注射剂基本技术要求（试行）》和《多组分生化药注射剂基本技术要求（试行）》。

15 日　国家食品药品监督管理局发出通知，自即日起将盐酸西替利嗪片等 30 种原按处方药管理的药品转为非处方药管理。

18 日　澳门社会文化司司长崔世安会见了国家卫生部副部长兼中医药管理局局长王国强，就中医药教育、人材培训、科研三方面交换了意见，王国强副部长表示将支持“中医中药中国行”大型活动在澳门特别行政区的开展。

24 日　全国中医药工作会议在北京举行，国务院副总理吴仪出席大会并提出要认真贯彻党的十七大精神，抓住机遇，奋发图强，在新的历史起点上推进中医药事业加速发展。

30～31 日　全国食品药品监督管理工作会议在北京召开。国务院副总理吴仪、国家食品药品监督管理局局长邵明立出席会议并讲话。

30～2 月 1 日　全国药品检验工作会议在北京召开。

2 月

15 日　劳动保障部公布了中医药行业特有职业目录，中药购销员、中药调剂员、中药材种植员、中药材养殖员、中药材生产管理员、中药炮制与配制工、中药液体制剂工、中药固体制剂工、中药检验工、中医刮痧师 10 个职业入选。

17 日～19 日　香港中医药代表团应邀到广西自治区进行访问，考察内地中药材种植加工和中医药医疗教育等方面的发展情况。访问期间，桂港双方对进一步加强中医药领域交流与合作进行了探讨，形成了共识。

18 日　全国药品安全监管工作会议在哈尔滨市举行。国家食品药品监管局副局长吴浈出席会议并讲话。

23 日　由中华医学会、吴阶平医学基金会主办，扬子江药业集团协办的 2007 年中华医学科技奖颁奖大会与吴阶平医学奖颁奖仪式在北京人民大会堂举行。其中中华医学科技奖一等奖 9 项，二等奖 24 项，三等奖 47 项，涵盖基础医学、临床医学、预防医学、药学、中医中药学等专业领域。

23 日　澳门成立中医药科技合作中心。中心由澳门科技大学基金会承办，其宗旨是为中医药水准国际考试、组织培训班、研发项目等提供服务，并推动区域合作交流。

28 日　此次会议由教育部和卫生部共同主办的全国医学教育工作会议在北京召开。全国人大常委会副委员长韩启德、教育部部长周济、卫生部部长陈竺出席会议并讲话。

28 日　国家食品药品监督管理局人事教育司对《2007 年版国家执业药师资格考试大纲》药事管理与法规科目的部分内容进行调整。

29 日　“十五”国家科技攻关计划“中医药现代化发展战略研究”课题通过了由科技部、国家中医药管理局联合组织的专家组验收。

29 日　国家食品药品监督管理局在北京组织召开“全国首批城市社区和农村基本用药定点生产工作总结汇报

会”,华北制药集团有限责任公司等10家定点生产企业负责人参会并汇报了工作。国家食品药品监督管理局副局长张敬礼出席会议并对全面推进此项工作提出了明确要求。

3月

5日　国务院总理温家宝在十一届全国人大一次会议上作政府工作报告时指出,推进卫生事业改革和发展,要重点抓好加快推进覆盖城乡居民的医疗保障制度建设,完善公共卫生服务体系,推进城乡医疗服务体系建设,建立国家基本药物制度和药品供应保障体系四件大事。

5日*　中国台湾工业技术研究院从三百多种中草药筛选出六种药材,研发完成“C型肝炎(丙型肝炎)新药”。此药不但能增加动物体内天然干扰素,也可有效抑制C型肝炎病毒,搭配干扰素使用,可发挥三倍的治疗效果。台湾工业技术研究院与怀特新药科技公司签订技术移转合约,授权该公司向台湾“卫生署”申请人体临床试验。

7日*　全国药品注册管理工作会议在安徽省合肥市召开。

11日　在十一届全国人大一次会议举行第四次全体会议上,国务委员兼国务院秘书长华建敏作了关于国务院机构改革方案的说明。说明中指出,国家食品药品监督管理局改由卫生部管理,理顺食品药品监管体制。

12日　卫生部、国家中医药管理局在北京联合召开了2008年全国卫生系统治理医药购销领域商业贿赂专项工作电视电话会议。

12日*　我国首次用生物化学研究方法,在分子水平阐明了中药复方黄黛片治疗白血病的多成分和多靶点的作用机制,并证明中药方剂君、臣、佐、使配伍原则的科学性,此成果被《美国科学院院报》接受,并给予高度评价。

14日　云南省卫生厅与泰国卫生部泰医和替代医学发展司签订了“传统医药研究和发展合作”协议。

17日　全国药品抽验工作会议在广西壮族自治区南宁市召开。

17日*　应美国药典委员会(USP)邀请,经国家食品药品监督管理局批准,中国药品生物制品检定所自2008年2月起成为美国药典委员会大会正式成员,所长李云龙被委任为USP委员会大会的委员(2005~2010届),并将参加美国药典委员会大会例会。

17日　国家科技支撑计划项目——“主要动物源性人畜共患细菌和寄生虫病防控生物新制剂研制与开发”在兰州启动实施。该项目由中国农业科学院兰州兽医研究所联合国内同行业中具有影响力和创新能力的9家科研院所、大学和公司共同承担。国家科技部投入科研经费2565万元。

22日　第三军医大学与重庆康卫生物科技有限公司联合研制的“口服重组幽门螺杆菌疫苗”通过Ⅲ期临床总结评审。这是国际上第一个完成Ⅲ期临床试验的幽门螺杆菌胃病疫苗,是一个具有自主知识产权的国家一类新药。

23日*　中国科学院上海药物研究所研究人员设计合成一系列4-胍甲基苯甲酸酯和4-胍甲基苯甲酰胺衍生物,发现其中部分化合物能够选择性地杀灭革兰氏阳性菌(包括多种耐药菌株)。这项研究成果最近发表在《中国药理学报》上。

23日*　中科院上海药物研究所科研人员与澳大利亚伽尔文(Garvan)医学研究所合作,从苦瓜中发现了数个具有治疗糖尿病应用前景的活性化合物成分。研究结果发表在最新一期《化学与生物学》杂志上。

27日*　国务院最近任命国家食品药品监督管理局局长邵明立为卫生部副部长。

28日　国家食品药品监督管理局启动对大流行流感疫苗特别审批程序,这是国家食品药品监督管理局《药品特别审批程序》颁布实施以来,首次启动特别审批程序。

4月

2日　国家食品药品监督管理局对外宣布,我国第一支人用H5N1禽流感疫苗——大流行流感病毒灭活疫苗盼尔来福(Panflu)的注册申请已获审批通过,并批准生产。目前该疫苗将只限于国家储备,不上市销售。在大流行流感发生时或紧急情况下,才由国家启动用于大流行流感的预防接种。

2日　根据《中华人民共和国药品管理法》第六十条规定,卫生部和国家食品药品监督管理局联合公布了第十六批允许发布处方药广告的医学药学专业刊物名单,认定《中国药物经济学杂志》、《中国现代医生》、《中国医药导报》、《世界中西医结合杂志》和《中国脊柱脊髓杂志》可以发布处方药广告。

2日　诺华(中国)生物医学研究有限公司在上海市浦东张江举行奠基仪式。总投资金额为9 800万美元,并和复旦大学生物医学院签署了诺华-复旦联合实验室合作协议。这是诺华在中国投资兴建的第一家集创新医药研究与临床开发于一体的综合性研发中心,也是跨国医药企业在华设立的最大的研发机构之一。

7~10日　中意中医药联合实验室工作会议在意大利罗马举行。该实验室由中国科技部和意大利卫生部于2007年1月共同设立。双方就开展中药的合作研究进行了深入交流,并对中药在欧盟注册进行了讨论。

9日　国家食品药品监督管理局在2007年特殊药品监控信息网络基础上,建立全国药品监督管理网络,逐步实施药品"电子身份证"监管制度,进一步加强药品电子监管。

9日*　东阿阿胶股份公司研制的溶解治疗血栓的新药"瑞通立"在获得国家新药证书和生产批准文号后,正式投产并在全国上市。该药的疗效和安全性与同类进口产品相当,其价格仅为同类进口产品的1/3左右。

14日　国家食品药品监督管理局召开蛋白同化制剂、肽类激素生产企业座谈会,中国化学制药工业协会、中国医药基团总公司及到会的59家主要生产企业共同倡议,加强自律,遵守相关规定,共同维护药品类兴奋剂的生产经营秩序。

15日*　国家食品药品监督管理局、公安部、工业和信息化部、卫生部、海关总署、国家工商总局、国家体育总局和北京奥组委印发《关于开展兴奋剂生产经营专项治理工作的通知》,决定在全国范围内开展兴奋剂生产经营专项治理,为成功举办北京奥运会创造良好的环境。

16日　国家食品药品监督管理局副局长刘怡会见了来访的新加坡卫生科学局局长林建伟一行4人。双方就双边合作交换了意见并签署了两局的谅解备忘录。

17日*　国务院总理温家宝11日、15日分别主持召开深化医药卫生体制改革工作座谈会。温家宝强调,深化医药卫生体制改革既是一项长期任务,也是一项紧迫工作。

22日*　诺华在研治疗肺癌新药ASA404进入III期临床试验,该药专有权由诺华从英国Antisoma治药公司获得。ASA404采用了一种新的作用机制,可以选择性的切断肿瘤供血,并最终导致大面积肿瘤细胞死亡,这有别于目前的肿瘤新血管生成抑制剂——通过抑制肿瘤新生血管的形成发挥作用。ASA404意味着一种新型疗法的诞生。

24日　国家食品药品监督管理局局长邵明立会见了来访的美国商务部副部长克里斯托弗·帕迪亚(Christopher A. Padilla)一行,就药品、医疗器械监管等议题与美方进行了会谈。

5月

8日　"陕西省发展中医药大会"在西安市召开。卫生部副部长、国家中医药管理局局长王国强,陕西省委常委、常务副省长赵正永出席会议并发表讲话。

8日*　中国科学院上海药物所李亚平课题组近期发明了治疗阿尔茨海默病(AD)的药物多奈哌齐的新制剂——多奈哌齐微球。该研究为开发新型临床用药顺应性好的AD制剂提供了新思路。

10日　国内首家以中药数字化分析及中药配伍组分研究为特色的研究机构——天津市组分中药技术工程中心正式挂牌成立。

12日　以"科技创新,绿色环保——推动中国医药产业升级"为主题的第60届中国国际医药原料药、中间体、包装、设备春季交易会(API China & INTERPHEX China)在大连世界博览广场开幕。

19日　在瑞士日内瓦举行的世界卫生组织(WHO)第61届世界卫生大会的全体会议上,中国代表团团长、卫生部部长陈竺围绕会议的主题"与卫生相关的千年发展目标"发言。

26日　中共中央政治局召开会议,研究部署抗震救灾和灾后重建工作。中共中央总书记胡锦涛主持会议。会议强调,要全力开展卫生防疫工作,增派卫生防疫人员,及时调运防疫药品,迅速把卫生防疫力量覆盖到所有乡镇村庄,加强疫情监测报告,确保大灾之后无大疫。

29日　由中国经济体制改革研究会医改课题组与中国医药报社联合举办的"新医改与医药产业发展研讨会"在北京举行。

6月

14日　国务院公布了第二批国家级非物质文化遗产名录和第一批国家级非物质文化扩展项目名录。第二批国家级非物质文化遗产名录,共计510项,其中传统医药8项;第一批国家级非物质文化遗产名录,共计147项,其中传统医药5项。

16日　卫生部副部长、国家中医药管理局局长王国强在美国华盛顿与美国卫生和公众服务部莱维特部长共同签署《中华人民共和国卫生部与美利坚合众国卫生和公众服务部在整合医学和中医药领域合作的谅解备忘录》。

19日　中国民族卫生协会主办、广西卫生厅和食品药品监管局协办的首届中国民族卫生医药发展论坛,在南宁市举办。来自国内外的600多名民族卫生医药专家、学者参加学术交流。

20日　2008年中医药人才培养专项工作会议近日在北京市举行。国家中医药管理局副局长于文明出席会议并讲话,全国各省、自治区、直辖市中医药管理部门负责人参会。

21日　第二届中国生物产业大会在湖南国际会展中心展馆大厅举行。国家发改委为10个生物工程实验室授牌。

25日　世界卫生组织卫生技术评估和管理合作中心在复旦大学揭牌,这是我国也是亚太地区首家世界卫生组织卫生技术评估和管理合作中心。

30日* 我国首座现代化国家药用植物种质资源库在中国医学科学院药用植物研究所内落成并于日前正式运行。是我国也是全世界收集和保存药用植物种质资源最多的专业种质库,标志着我国药用植物资源保护框架体系的建设完成。

7月

2日* 经人力资源和社会保障部批准,中国药品生物制品检定所设立全国药检系统首个博士后科研工作站。

4日 全国中医药局长会议在北京召开。卫生部副部长、国家中医药管理局局长王国强会上要求一手抓抗震救灾,一手抓行业发展。

6日 炎帝神农中医药发展论坛(杭州)暨中国中药现代化进程30年冯根生从事中药业60年座谈会,在杭州召开。

6日* 中国药科大学新药筛选中心吴旭东博士,张陆勇教授(通讯作者)等在2008年Hepatology杂志第6期上发表了一篇题为"Prevention of Free Fatty Acid-Induced Hepatic Lipotoxicity by 18(-Glycyrrhetinic Acid Through Lysosomal and Mitochondrial Pathways"的研究论文,该杂志2007年SCI影响因子为10.734。

11日 近日,中国第一个基因重组人源化单克隆抗体药物)——泰欣生(尼妥珠单抗)获得国家药监局的新药证书、生产批文和GMP认证,投入批量工业化生产,并成功上市。

12~13日 "2008海峡两岸中医药发展与合作研讨会"在厦门国际会展中心开幕。本次研讨会以"中医药膳、养生保健"为主题,共有19位来自台湾、香港、澳门和大陆的专家学者做主题发言,34位做专题发言。

18日 国务院新闻办首次发布《中国药品安全监管状况》白皮书。该书全面介绍了我国药品安全监管的现行体制、法律法规、政策措施及药品供应状况、质量安全状况和国际合作交流情况。

22日 为加强对羟亚胺的管理,防止其流入非法渠道制造毒品氯胺酮(俗称"K"粉),国务院批准将羟亚胺列入《易制毒化学品管理条例》附表品种目录的第一类易制毒化学品。

22~30日 卫生部副部长、国家中医药管理局局长王国强率领中国中医药代表团访问法国和英国,开展一系列双边活动,有力地促进了中医药国际合作。

27日 以"绿色、道地、发展"为主题,以高端论坛、成果展览和经贸洽谈为主要内容的"中国定西首届中药材产业发展大会"在甘肃省定西市开幕。

27日 首届"英国中医药周"在位于伦敦的英国皇家医学会开幕。在本次活动中,大型中医药文物展是重点。来自中英医学界的专家将共同探讨中国传统中医药在英国的发展前景。

31日 卫生部召开"健康中国2020"战略规划第一次工作研讨会,讨论并确定各重点研究领域研究工作方案。

8月

10~11日 国家食品药品监督管理局副局长张敬礼率领药品市场监督司、药品注册司等有关部门人员,赴安徽省亳州市、阜阳市太和县对中药材市场和保健品市场监管工作进行调研。

12日* 日前我国首个"蒙药方剂数据库"在内蒙古医学院蒙药学院建成。

15日 人事部、国务院学位委员会、教育部、卫生部、国家中医药管理局联合印发了《全国老中医药专家学术经验继承工作管理规定(试行)》。

20~21日 "健康中国2020战略规划"民族医药产业政策研讨会在云南省楚雄彝族自治州召开。全国人大常委会副委员长、中国工程院院士桑国卫到会并讲话,国家食品药品监督管理局副局长吴浈出席会议。

21日 "重大新药创制"科技重大专项"十一五"第一批课题申报指南的发布,标志着"重大新药创制"科技重大专项的实施工作正式启动。"重大新药创制"是《国家中长期科学和技术发展规划纲要(2006~2020年)》确定的科技重大专项。"重大新药创制"重大科技专项领导小组由科技部、发展改革委、财政部、卫生部、教育部、中科院、中国工程院、国家中医药局、国家食品药品监管局、国家人口计生委、总后卫生部等11个部门组成。今年将部分启动创新药物研究开发、创新药物研究开发技术平台建设和企业新药物孵化基地建设项目,全面启动药物大品种技术改造项目。

23~25日 由中国民族医药学会、宁夏自治区卫生厅、民委、科技厅主办的2008全国回族医药学术研讨会在银川市举行。来自全国各地的专家、代表共计180余人参加了研讨会。

26日 国务院副总理李克强到卫生部调研时,充分肯定了近年来我国医药卫生工作取得的显著成绩和突出贡献,并代表党中央、国务院对战斗在医药卫生领域的广大干部群众,表示衷心的感谢和亲切的慰问。

28日* 中药全球化联盟在台湾阳明大学举办研讨会。

马英九在致词时称，现在推动中医药现代化、全球化正是天时、地利、人和。

9 月

1日　卫生部根据十一届全国人大一次会议审议通过的《国务院机构改革方案》制定的《卫生部主要职责、内设机构和人员编制规定》，已经国务院常务会议审议通过。卫生部的职责发生了重大变化，明确国家食品药品监督管理局改由卫生部管理。

3日　中国健康科技高层论坛暨新特药博览会、第43届全国新特药品交易会在山东烟台国际博览中心开幕。本届大会以“发展医药科技，促进人民健康”为宗旨，由中华人民共和国科技部、教育部、卫生部等单位共同承办。

5日　日出版的《分子细胞》(Molecular Cell)杂志报道了中科院上海生命科学研究院生物化学与细胞生物学研究所莫玮、张亮等的最新研究发现：在干扰素伽马(IFN-γ)通路中，β-arrestinal能够介导该通路中关键转录因子STAT1与其负调节因子磷酸酶TC45的相互作用，从而负调节细胞对干扰素伽马刺激的应答，抑制了干扰素伽马的抗病毒作用。

9日　在教育部、财政部联合开展的2008年全国高等学校教学名师奖遴选中，沈阳药科大学药剂学学科带头人崔福德教授入选。

19日　中国药品生物制品检定所第七届药品标准物质委员会在北京成立。本届委员会聘请全国人大常委会副委员长、中国工程院院士桑国卫为名誉顾问，来自全国11家单位，从事药品、生物制品、医疗器械专业领域研究的48位委员，针对国家药品标准物质审评工作进行了讨论，并确定了新的国家药品标准物质审评总体技术要求。

20日　首届民族传统医药博览会在拉萨市召开，藏传医药方面的项目受到投资者青睐，现已签约投资1.9亿多元。

21日　由中国医药企业管理协会和人民网共同主办的2008医药企业社会责任论坛暨“企业社会责任贡献奖”颁奖典礼在北京举行。其中有11家医药企业获贡献奖，30家医药企业获优秀奖。

22日　由沈阳药科大学宫平教授课题组研制的抗乙肝病毒一类新药盐酸艾咪朵尔原料及片剂获得国家食品药品监督管理局颁发的药物Ⅱ期临床试验批件。

22～25日　由中国医药企业管理协会、中华全国工商业联合会医药业商会、杭州市人民政府、浙江省药学会主办，杭州市贸促会等承办的“第四届中国国际生物医药发展峰会”在杭州市举行。此次峰会涉及发展与投资、国际合作、新药研发及美国FDA政策解读等。

10 月

5日*　云南省红河州第四人民医院使用黑龙江省完达山制药厂生产的刺五加注射液后，发生严重不良事件，造成7例患者发生严重不良反应，其中3例死亡。

7日　“《中华本草》编纂”研究课题正式通过由国家中医药管理局组织的专家组验收。卫生部副部长、国家中医药管理局局长王国强出席了验收会。《中华本草》是中国历史上的第6次官修本草，是由政府组织编纂的巨著。

10日*　由中国中医科学院院长曹洪欣率领的中国中医药代表团日前赴澳大利亚进行学术交流，并与澳大利亚有关部门签订了中澳中医药合作协议。

10日　双鹤药业正式签署投资合作协议书，将在辽宁新民经济开发区投资建设输液生产基地，总投资1亿元人民币，计划建成2条塑瓶输液生产线，预计年产能将达8 000万瓶，总体规模约占东北地区塑料包装输液市场份额的22%。

11日　卫生部发布第60号部令《预防接种异常反应鉴定办法》，将自2008年12月1日起施行。

11日*　经上海、香港两地科学家联合攻关，首次发现雪莲花含有可抑制心房纤维性颤动的天然成分——金合欢素，并成功实现对金合欢素的人工合成，这项历经5年的创新成果已经发表于国际心血管学科顶尖期刊《循环》，并被世界著名杂志《自然》的中文网页列为“研究亮点”。沪港科学家还由此发展出一种药物先导物，现已申请国内外专利。

12日　由国家发展改革委员会“主办的国家高技术产业化十年成就颁奖大会”在深圳第十届高交会期间举行。在获奖的一百个单位中有十二家医药、生物技术企业。

13日　卫生部副部长、国家中医药管理局局长王国强与澳门特别行政区社会文化司司长崔世安在澳门签署了《国家中医药管理局与澳门特别行政区社会文化司关于中医药领域的合作协议》，双方将在中医药领域开展更紧密合作，促进两地中医药事业的发展。

13日　国家食品药品监督管理局局长邵明立在北京会见了以吴思局长为首的英国药品与健康产品管理局代表团。双方回顾了《中英药品医疗器械监管合作备忘录》签署后的合作进展，并就药品监督检查、活性原料药生产等具体议题进行了深入的讨论，进一步确立了合作机制和合作内容。

15日　世界中医药学会联合会第五届世界中医药大会在澳门举行。来自世界各地的1 000余名代表出席了会议。

15日　知名制药企业礼来公司全球研发中国总部正式在上海成立。

17 日　北欧最大实业控股公司瑞典银瑞达集团(Investor AB)旗下子公司殷拓亚洲有限公司投资 8 000 多万美元，入股湖南老百姓医药连锁有限公司成立中外合资公司。这是近年来中国医药零售企业引进的最大一笔境外资本，见证着国际资本开始看好中国医药零售市场。

18～20 日　第十一届中国药学会——施维雅青年药物化学奖颁奖大会在石家庄举行，本届青年药物化学奖授于五位国内优秀青年药物化学工作者。

25 日　在素有“中华商业第一街”之誉的上海南京东路的世纪广场，“中医中药中国行”上海站活动隆重启动。中医药科普系列活动在上海 1 900 万居民中全面展开。

27 日　中国卫生部副部长、国家中医药管理局局长王国强在中国中医科学院广安门医院会见了英国卫生大臣艾伦·约翰逊，双方就两国在中医药方面的合作与交流交换了意见。

11 月

1 日　跨国制药公司罗氏在上海成立亚洲药品合作部。这是罗氏全球的第四个药品合作部，其余三个分别在巴塞尔、纳特立和东京。

2 日　第二届中日韩三国卫生部部长会议在北京举行。中国卫生部部长陈竺、日本厚生劳动大臣舛添要一、韩国卫生部部长全在姬签署了共同应对流感大流行行动计划。

3 日　由上海中医药大学、上海市科学技术协会和台湾时代基金会联合主办的“首届海峡两岸中医药传承与发展论坛”开幕。

5 日　由世界中医药学会联合会主办，世界中联教育指导委员会和天津中医药大学承办的首届世界中医药教育大会在天津市开幕。来自美国、日本、俄罗斯、尼日利亚等 43 个国家和地区的 300 余名国外专家学者和 200 多名国内代表参加了开幕式。

5～6 日　中国天津第六届国际中医药学术研讨会暨第十届国际针灸学术交流会在天津市开幕，由近 40 个国家和地区的 300 多位专家参加，共同研讨中医药学术问题。

5～7 日　中国国家药典委员会与美国药典委员会在中国天津市共同举办了“第三届中美药典高层论坛”，本届论坛的主题为“药品质量控制与标准”。

6 日　“中国中医药展”大型展览活动在北京国际贸易中心开幕。卫生部副部长、国家中医药管理局局长王国强、世界卫生组织助理总干事凯瑞萨女士、西藏自治区副主席德吉等参加了开幕式并为展览剪彩。

6 日　国家食品药品监督管理局召开新闻发布会通报了刺五加注射液不良事件的调查结果：经查，这是一起由药品污染引起的严重不良事件。国家药监局作出决定：由黑龙江省食品药品监管局责令完达山药业公司全面停产，收回药品 GMP 证书，对该企业违法违规行为依法处罚，直至吊销《药品生产许可证》。

7 日　由深圳华大基因研究院完成的首个研究成果——第一个亚洲人基因组图谱(“炎黄一号”)发表在国际顶级学术刊物《自然》杂志上。这是中国生命科学领域基础研究工作取得的一项重要成果。

7～9 日　“世界传统医药大会”在北京召开。本次会议由世界卫生组织主办，中华人民共和国卫生部、中国国家中医药管理局承办。与会世卫组织成员代表围绕传统医药在初级卫生保健中的作用，在政策、法规、科研、教育和实践等层面分享经验，交流信息。世卫组织总干事陈冯富珍在开幕式上表示，传统医学系统和西医系统并非相互冲突。

会议期间马来西亚卫生部部长廖中莱表示，马来西亚已正式批准批量进口由中国中医科学院研制的肺癌治疗新药——益肺清化颗粒。按照东盟 10 国的约定，该新药还可顺利进入其他东南亚国家。

10 日　澳大利亚治疗产品局哈梅特局长和澳大利亚新西兰食品标准局麦克库臣局长一行拜访国家食品药品监督管理局。刘怡副局长与吴浈副局长会见了澳大利亚代表团，就共同关心的问题开展了广泛深入的交流，并就今后合作事宜交换了意见。

14 日　由中国医药质量管理协会主办的“2008 中国医药质量年会”在成都市召开。国家食品药品监管局、中国药品生物制品检定所相关负责人和医药界专家分别就药品安全监管、新药注册管理、企业质量管理等主题做了专题报告。会议期间还召开了“提高药品质量，推动医药经济健康发展”的专题研讨会。

18 日　中国卫生部部长陈竺在与美国卫生和公众服务部部长莱维特共同接受记者采访时表示，中美两国将在对方国家对等设置食品药品安全监管机构，加强双方在食品药品安全监管方面的沟通与合作。

18 日　卫生部成立了合理用药专家委员会。旨在配合政府有关部门进一步加强我国临床用药管理，完善临床用药安全及不良事件应急监管机制，提高临床用药的合理性，确保医疗质量和医疗安全。

18 日　武汉国家生物产业(九峰创新)基地开工奠基仪式在光谷举行。基地总面积 1 000 亩，主要建设生物产业研发区、孵化区、中试区、商务区和生物技术实验室、动物实验中心、关键技术中试放大平台、专业孵化大楼等，营造适合生物企业研发和孵化的软硬件环境，构建中部地区生物产业价值链中心，带动区域良性发展。

19 日　美国食品及药品管理局(FDA)驻华办公室在北京正式揭牌，这是美国 FDA 在海外设立的首个办公室。国家食品药品监督管理局局长邵明立、美国卫生和公共服务部部长莱维特、美国FDA局长埃森巴赫和美国驻华大使雷德共同出席揭牌仪式并剪彩。

20日　FDA驻广州办事处成立。

21日　FDA驻上海办事处成立。

22日　由全国高等医药教材建设研究会、卫生部教材办公室主办，人民卫生出版社承办的"北京2008国际医学院校长高峰论坛"在北京举行。

29日　新疆生产建设兵团医药有限公司与江苏南京医药股份有限公司宣告成功战略重组。

30日　台湾国防医学院代表团对中国药科大学进行了友好访问。学校副校长王广基、院士彭司勋、著名教授严永清、吴梧桐等以及各院部领导参加了会谈。双方介绍了各自学校的历史和发展现状。此次会议增进了中国药科大学与台湾国防医学院之间的相互了解，加深了两校的友谊，为以后开展合作搭建了良好的平台。

12月

1日　西班牙卫生与消费部贝尔南特·索利亚部长、西班牙驻华大使卡洛斯·比亚一行访问国家食品药品监督管理局。邵明立局长会见了来访代表团一行。

2日*　经国家发殿改革委员会批准，广东成为全国医疗服务和药品价格改革试点，并已出台价改方案。方案将把常见病处方药纳入政府监管、实施最高限价。

3日　辉瑞公司戒烟新药"畅沛"正式在中国市场销售。畅沛的化学名为伐尼克兰(Varenicline)，是目前世界上唯一一种不含尼古丁成分的戒烟药，也是我国首个戒烟处方药。

3日*　国家食品药品监管局日前发出通知，将盐酸氨溴索口服溶液等46种药品转换为非处方药。

4日　病毒生物技术国家工程研究中心与河南大学签订合作协议，宣布在河南大学建立"病毒生物技术国家工程研究中心河南省中心"，双方将在生物制药专业的发展和生物医药技术的开发等领域展开深入合作。

5~6日　2010版中国药典工作会议在北京召开。第九届药典委员会全体委员参会，22个专业委员会做了汇报，并就相关工作进行了分组讨论。新版药典编撰各项工作均在稳妥地推进，中药、生化药、注射液等成为本次药典标准提高的重点。

6~7日　由全国中医药高等教育学会主办，北京中医药大学承办的第五届校长论坛在北京举行。卫生部副部长、国家中医药管理局局长王国强，副局长于文明出席论坛。

7日　第二届"药明康德生命化学研究奖"颁奖典礼在北京人民大会堂成功举办。本届评选于今年七月开始，评奖过程中收到了数十篇参选论文，经过评审12位作者获奖。

8日　国家食品药品监督管理局要求，联邦止咳露等13种口服液需凭处方购买，原因是这些止咳药中所含的磷酸可待因和麻黄碱两种成分作用叠加，如果大剂量使用会产生致幻作用。

8日　广西壮族自治区食品药品监督管理局举行《广西壮族自治区壮药质量标准》颁布发行仪式。自治区人大副主任邵博文、政协副主席李彬和区直有关部门的领导出席。

10日　卫生部召开例行新闻发布会，卫生部发言人毛群安指出，新成立的药物政策与基本药物制度司主要承担建立国家基本药物制度并组织实施的工作，组织拟订药品法典和国家基本药物目录，组织拟订国家药物政策、国家基本药物生产、采购、配送、使用的政策措施；会同有关方面提出国家基本药物目录内药品生产的鼓励扶持政策和国家基本药物价格政策的建议。

11日　"2008APEC中药材GAP国际科技合作研讨会暨中药资源可持续发展成都论坛"在成都市开幕，主题为"加强国际合作，促进中药材资源开发"。开幕式上，中药饮片技术创新联盟宣告成立。

11~13日　"以医药科技创造健康未来"为主题的第60届全国药交会在成都市举办。本届药交会的展出面积达到65 000平方米，展位数量近3 000个，吸引了来自全国近2 000家医药企业参会，展出内容涉及医药研发、生产、经营和服务的各个环节。

12日　国家药物滥用监测中心召开监测工作研讨会暨"药物滥用监测调查表"修订会。

14日　由世界中医药学会联合会及香港注册中医学会主办的"2008(香港)世界中医药学术研讨会"在香港举行。会议以"传承祖国医学，交流科技信息"为主题展开中医学术探讨。国家中医药管理局副局长马建中、中联办协调部副部长范瑞方、香港特区政府卫生署副署长谭丽芬等出席。

17日　"两岸中草药合作及技术交流论坛"在台北市举办，两岸产学研界逾500名专业人士就药材供应、市场开拓、科研技术、法规试验等方面进行交流。

28日　由中华国际医学交流基金会和中国民族卫生协会联合主办的第三届中医药发展论坛在北京举行。

31日*　世界上最大乙肝疫苗生产基地落户安徽省合肥市，年产量为1 100万支，项目将在2010年投入生产。该项目从以色列引进了世界上最先进的乙肝疫苗生产技术，目前一期项目基础设施建设已经结束。

(注：*为事件报道日期，非事件发生日期)

(李炜芳　高　桐　周欣羽)

附录
Appendix

中国药学年鉴 2009
CHINESE PHARMACEUTICAL YEARBOOK

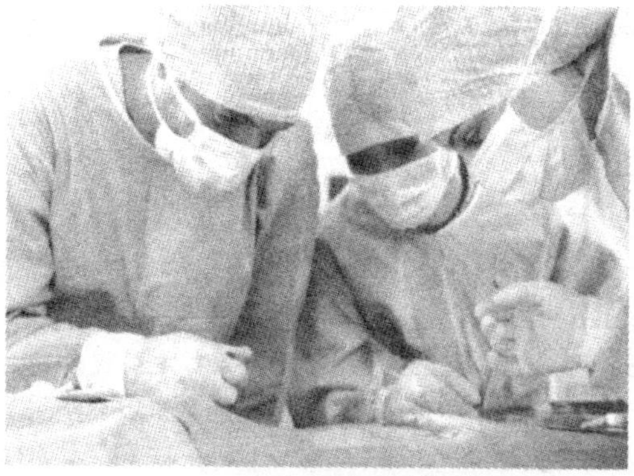
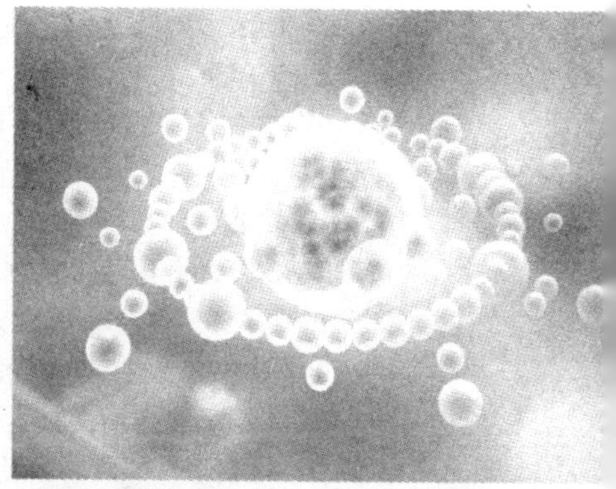
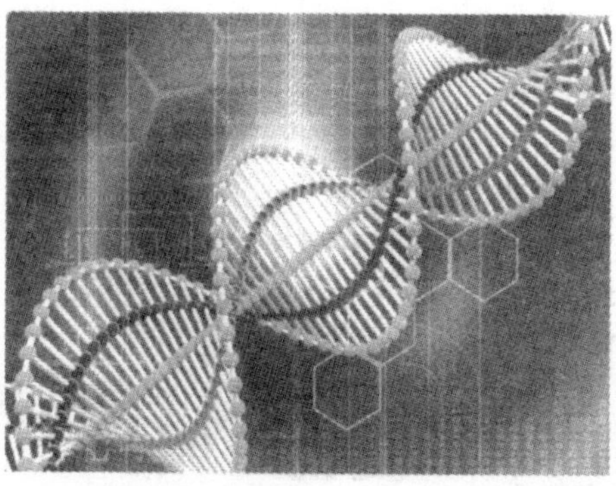
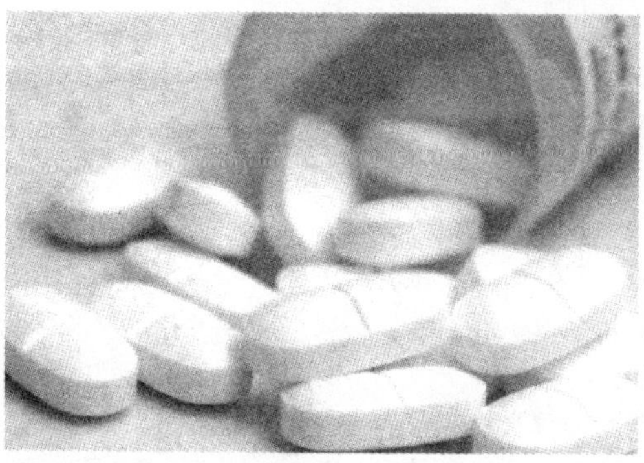
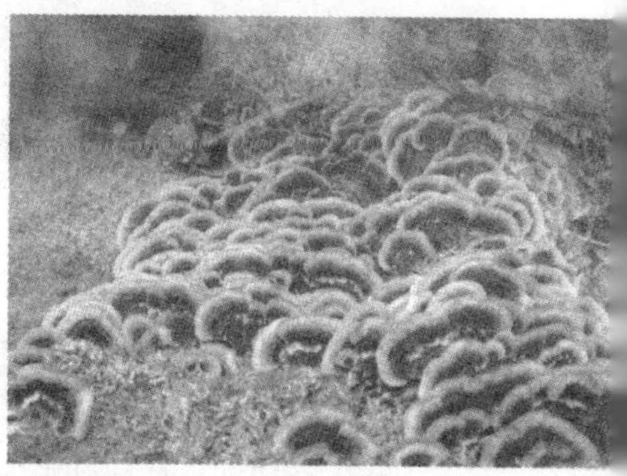

2008 年中国卫生十大新闻

抗震救灾医疗卫生工作成绩显著　5·12 汶川特大地震发生后，卫生部门迅速启动Ⅰ级卫生应急响应机制，从全国累计调派了 11 万名医疗卫生人员，奔赴救灾第一线，全面开展医疗卫生防疫工作。累计救治受伤和患病人员 436.9 万余人次，开展手术 39 689 台次，累计住院伤员 91 177 人，向 20 个省(市、区)转送伤员 10 048 名，最大限度降低死亡率和致残率；做到县、乡、村卫生防疫和卫生监督工作全覆盖，实现了大灾之后无大疫的目标；认真落实医疗卫生对口支援任务，基本恢复灾区正常医疗卫生服务秩序。

奥运会医疗卫生保障任务圆满完成　在奥运会和残奥会期间，卫生部门切实承担起医疗卫生保障工作任务。卫生部门迅速行动起来，团结拼搏，尽职尽责，全力以赴，确保各赛区城市未发生重大传染病疫情、突发公共卫生事件和重大食物中毒事件，对伤病人员实施有效应急救治，为实现举办一届成功奥运盛会的目标做出了积极贡献。

《关于深化医药卫生体制改革的意见》向社会公开征求意见　在党中央、国务院的领导下，发展改革委、卫生部等十六个部门，在广泛深入调查研究的基础上，制定了《关于深化医药卫生体制改革的意见》，并于 10 月 15 日向社会公开征求意见，引起了社会各界高度关注和热烈反响，共收到各方面提出的具体意见建议超过 20 万条。修改后的《关于深化医药卫生体制改革的意见》和《医药卫生体制改革五项重点改革实施方案》将于近期下发。

卫生部召开贯彻落实科学发展观解放思想讨论会　为推动全国卫生系统深入学习实践科学发展观活动，卫生部于 11 月 12～13 日在京召开卫生部贯彻落实科学发展观解放思想讨论会。会议紧密结合深化医药卫生体制改革，就中国卫生事业发展的方向、目标、任务、方式和基本途径等重大问题，开展了解放思想的大讨论。卫生部党组成员和部分省(区、市)卫生厅(局)长，结合卫生工作实际，就深化医药卫生体制改革，实现卫生事业科学发展，交流了解放思想的成果和学习实践科学发展观的体会。

卫生部门全力做好三鹿牌婴幼儿奶粉事件处置工作　三鹿牌婴幼儿奶粉事件发生后，国家启动了重大食品安全事故Ⅰ级应急响应，卫生部门全力组织做好婴幼儿免费筛查诊断和患儿医疗救治工作。截至 2008 年 12 月底，全国累计免费筛查 2 240.1 万人，累计报告患儿 29.6 万人，住院治疗 52 898人，已治愈出院 52 582 人。同时卫生部切实履行食品安全综合协调职能，与有关部门一起做好三鹿牌婴幼儿奶粉事件应急处置工作，查清事故原因，加强乳制品监督检查，提高产品质量。

新型农村合作医疗提前两年实现基本覆盖农村居民的目标　截至 2008 年 9 月 30 日，全国开展新型农村合作医疗的县(市、区)数达到 2 729 个。参加新型农村合作医疗人口 8.14 亿，参合率为 91.5%，提前两年实现了中央提出的“新型农村合作医疗制度要基本覆盖农村居民”的目标。保障水平继续提高，管理制度不断完善。新型农村合作医疗为减轻农民经济负担，提高了农民健康水平，发挥了积极作用。

卫生机构改革取得明显进展　国务院机构改革方案确定，国家食品药品监督管理局改由卫生部管理。卫生部承担食品安全综合协调、组织查处食品安全重大事故的责任，牵头建立食品安全综合协调机制。卫生部增设了医疗服务监管司和药物政策与基本药物制度司，加强医疗服务监管和基本药物制度建议。理顺地方食品药品监管体制，省级以下垂直管理改为由地方政府分级管理，业务接受上级主管部门和同级卫生部门的指导和监督。这项改革，在整合医药卫生资源，探索大部门体制改革、加强部门间协调配合机制方面迈出了重要步伐。

重大疾病防控工作取得积极进展　在 2008 年世界艾滋病日前后，胡锦涛、温家宝等中央领导同志深入基层考察艾滋病防治工作，推动了防治工作的进展。国务院决定，将计划免疫防控传染病的范围，由 7 种疾病扩大到 15 种，免费为适宜人群接种疫苗。面对安徽省阜阳等地发生的手足口病疫情，卫生部门立即组织实施疫情防控和医疗救治工作，赢得了国际社会的一致好评。

中国援外医疗队派遣 45 周年　2008 年是中国派遣援外医疗队 45 周年。1963 年，中国向阿尔及利亚派出了第一支援外医疗队，掀开了中国医疗援助发展中国家的新篇章。截至 2008 年 6 月，中国已经向亚、非、拉、欧和大洋洲的 69 个国家和地区派遣过援外医疗队，累计派出医疗队员 20 679 人次，共诊治 2.6 亿人次，得到了受援国政府和人民的尊敬和欢迎。

“重大新药创制”和“艾滋病和病毒性肝炎等重大传染病防治”两个重大科技专项顺利启动　按照《国家中长期科学和技术发展规划纲要(2006～2020 年)》，由卫生部和总后卫生部组织实施的“重大新药创制”和“艾滋病和病毒性肝炎等重大传染病防治”科技重大专项于 2008 年 7 月正式启动。至 11 月底，已基本完成“十一五”计划立项工作。这两个重大专项部署 1 161 项课题任务，安排了近 100 亿科研经费。对于提高我国重大传染病防治能力和新药自主研发创新能力将发挥重要的作用。　　(卫生部新闻办公室)

2008 年中医药十大新闻

国家投入中医药行业逾 35 亿元，创历史新高；各地政府出台政策，增加投入，12 省(区、市)和澳门特区举办“中医中药中国行”活动，推进中医药事业发展　国家发改委、财政部、科技部等有关部委共安排支持中医医疗、教育、科研、文化等领域专项资金逾 35 亿元，创新中国成立以来中央财政投入历史新高。陕西、安徽、浙江、江苏等省（市）政府召开了发展中医药的大会，湖北、浙江、北京等地以省（市）政府名义出台了扶持和促进中医药事业发展的文件，制定了一系列创新性的政策措施。2008 年继续在山东、安徽、甘肃、青海、宁夏、陕西、上海、浙江、湖北、湖南、广西、江苏和澳门特区成功举办“中医中药中国行”活动，中医药服务走进社区、农村、家庭，惠及百姓，弘扬了中医药文化。

中医药简便廉验的特色优势在突发和重大事件中发挥独特重要作用。中医“小夹板”等救治汶川地震骨折伤员数以万计，“大锅汤”为数百万群众有效防疫 汶川特大地震灾害发生后，全国 16 个省（区、市）中医药系统先后共向四川灾区派出 172 支医疗队，派员 2 000 多人。采用“小夹板”等简便廉验的方法手段救治伤病员，中药为保障救援部队官兵战斗力发挥了积极作用。向灾区发放数百万人份中药防疫“大锅汤”，印制救灾防病防疫特刊、宣传手册、治疗手册及宣传画 50.2 万份。全国中医药机构及“中华中医药心连心”活动等共为灾区捐款捐物逾 4 亿元。此外，中医药在雨雪冰冻、手足口病疫情、婴幼儿奶粉事件等突发和重大事件中，主动应对，积极救治，发挥了积极作用。

中医药服务北京奥运，开传统医学走进奥运先河 中医药服务走进所有奥运比赛场馆和奥运村诊所，260 多名中医志愿者为运动员提供针灸、推拿等中医药服务达 4 409 人次，接待咨询 6 377 人次。成为北京奥运医疗保障工作的一大特色。奥组委在奥运村举办“中国传统医药在运动医学中的预防性应用”研讨会、“领略中医文化，体验中医风采”展示活动引起各国代表队、记者强烈反响，开传统医学走进奥运先河。170 万奥运志愿者服用“中药清暑凉茶”，为服务工作保驾护航。

世卫组织首届传统医学大会在北京举办，通过《北京宣言》，中医药在世界传统医学领域的地位凸显 世界卫生组织首届传统医学大会在北京举办，来自缅甸、南非、澳大利亚等 70 多个国家的卫生官员、近 100 个非政府组织和机构团体代表、中国政府和地方行业主管部门官员、各国专家代表共 1 500 余人参加了会议。大会通过了以发展传统医学为主要内容的《北京宣言》。大会期间，卫生部、国家中医药管理局等 6 部门还主办了大型“中国中医药展”，全方位展示了中医药悠久的历史和在当代中国医疗服务体系中的作用和地位。

中医药合作纳入中美战略经济对话、“英国中医药周”彰显中医药文化魅力、首届世界中医药教育大会在津召开，中医药国际交流合作取得新进展 卫生部副部长、国家中医药管理局局长王国强与美国卫生和公众服务部莱维特部长共同签署《中华人民共和国卫生部与美利坚合众国卫生和公众服务部在整合医学和中医药领域合作的谅解备忘录》，中医药合作纳入中美战略经济对话，成立中美中医药合作委员会，开启中美中医药合作新篇章。国家中医药管理局、中国驻英国使馆和英国王子基金会（中国）共同主办“英国中医药周”，500 多件中医药文物珍品在伦敦亮相，展示了中医药的博大精深和文化魅力。世界中医药学会联合会主办“首届世界中医药教育大会”在天津召开，43 个国家和地区的 300 余名国外专家学者和 200 多名国内代表参加，审议并原则通过了由世界中医药学会联合会教育指导委员会起草的《世界中医学本科教育基本要求（草案）》。

中医“治未病”健康工程启动，中医预防保健理论与方法受到社会广泛关注 2008 年 1 月 25 日在北京钓鱼台国宾馆国家中医药管理局主办了首届“治未病”高峰论坛暨“治未病”健康工程启动仪式。“治未病”体现了中医药学先进和超前的医学思想，“治未病”工程是落实预防为主的卫生工作方针，实现人人享有基本医疗卫生服务宏伟目标的重大举措，国家中医药管理局先后确定了 46 个服务试点单位和广东、上海两个试点省。

我国首次设立中医师承专业学位，老中医药专家学术经验继承人可申请硕士、博士学位 人事部、国务院学位委员会、教育部、卫生部、国家中医药管理局联合印发的《全国老中医药专家学术经验继承工作管理规定（试行）》，将全国老中医药专家学术经验继承工作与临床医学专业学位相衔接，凡符合条件的学术经验继承人均可申请临床医药（中医师承）专业硕士、博士学位，首次在临床医学专业学位中设立中医师承专业学位。

我国举办首届中医诊疗设备论坛暨展览会，“中医诊疗设备促进工程”启动 由国家中医药管理局主办的首届中医诊疗设备论坛暨展览会在上海举行，全国各地中医药管理部门、医疗机构、大专院校、科研院所、设备生产企业以及相关部委会的领导和专家学者 600 余人参加。国家中医药管理局加强对中医诊疗设备研究的组织领导，启动“推广一批、提升一批、改造一批、研发一批”的“中医诊疗设备促进工程”。

北京隆重纪念毛泽东“西学中批示”发表 50 周年。朝医、壮医纳入国家医师资格考试序列 纪念毛泽东同志关于举办西医离职学习中医重要批示发表 50 周年大会在京举行。全国人大常委会副委员长韩启德院士为大会题词：“西学中是推进中西医结合的有效手段，当前仍应大力提倡”。卫生部部长陈竺出席会议并讲话。《中西医结合医学杂志（英文版）》被列入 SCI-E 来源期刊。朝医、壮医医师资格考试试点在吉林省和广西壮族自治区开展，至此已有藏、蒙、维、傣、朝、壮 6 种民族医纳入国家医师资格考试序列。

5 项成果获国家技术发明奖和科技进步奖。中医药研究成果在权威刊物《美国科学院院报》上发表 “虫类药超微粉碎技术”获国家技术发明二等奖；“中医体质分类判定标准的研究与应用”等 4 项成果获国家科技进步二等奖。我国首次用生物化学研究方法，在分子水平阐明了中药复方黄

黛片治疗白血病的多成分和多靶点的作用机理，并证明中药方剂君、臣、佐、使配伍原则的科学性，此成果被《美国科学院院报》接受，并给予高度评价。《中华本草》编纂研究课题通过验收。《国家药用植物种质资源库》开始运行，保存药用植物种质10万份、保存期50年，是目前全世界收集和保存药用植物种质最多的专业种质库。

（国家中医药管理局新闻办公室）

2008年医药行业十大热点事件

全力参与抗震救灾 5·12汶川特大地震发生后，卫生部、国家食品药品监督管理局迅速启动Ⅰ级响应。为保证抗震救灾急需药品供应，5月22日，国家食品药品监督管理局对抗震救灾急需药品实行特殊审批。地震考验国内医药企业的应急生产能力和应急调拨能力，由于灾情严重，医药用品不仅数量更大，而且调拨的要求更急，品类更多。汶川大地震发生以来，全国各地的医药企业从四面八方迅速伸出援助之手，掀起了一轮捐赠高潮。从地震发生之日，医药企业的捐款就开始源源不断，仅地震发生后3天，就有超过50家医药企业捐款捐药，总金额超过2.5亿元。

奥运掀起环保热潮 2008年，为保证北京奥运会的顺利召开，实现绿色奥运的承诺，一场环保风暴席卷各行业，医药行业亦在其列。3月份，《制药企业环境影响评价与环境污染事故防范应急及污染控制、环境综合实验实务全书》正式面世，对制药过程中产生的水污染、大气污染、热污染、放射性等防范和治理都作了详细的案例分析和经验教训总结，无疑会对推动绿色制药产生深远的影响。同时，国家环保总局通报2008年第一批"高污染、高环境风险"产品名录，共涉及6个行业的141种"高污染、高环境风险"产品。首批目录中虽未涉及医药产品，但环保局表示，将建立"双高"产品目录动态管理数据库，随时补充新的产品和信息，并及时对外公开。随后，全国各地的2008年环保专项行动大幕拉开，以保证奥运会期间的环境安全，部分原料药企业因环保不达标而被迫关闭。此次环保风暴给医药企业带来了不少变化，涌现出一批在环保意识上有远见卓识的医药企业家；制药企业在环保的资金投入主要包括环保设备设施、废水处理设施、噪声防治设施，固体废物处置场所等，将"节能节源"进行到底。2008年，多家制药企业被有关政府部门授予"电力管理先进单位"、"环保诚信企业"等荣誉称号。

重大新药创制计划启动 2008年8月21日，卫生部发布重大新药创制科技重大专项"十一五"计划第一批课题申报指南，正式启动实施重大新药创制科技重大专项工作。根据指南，该专项实施年限截至2020年，"十一五"期间将重点支持新药研制和构建高水平的技术平台。实施重大新药创制科技重大专项的总体目标是，研制一批具有自主知识产权和市场竞争力的新药，建立一批具有先进水平的技术平台，形成支撑我国药业自主发展的新药创新能力与技术体系。该专项设置了创新药物研究开发、药物大品种技术改造、创新药物研究开发技术平台建设、企业新药物孵化基地建设和新药研究开发关键技术研究项目。2008年部分启动了创新药物研究开发、创新药物研究开发技术平台建设和企业新药物孵化基地建设项目，全面启动了药物大品种技术改造项目。随着国家对药品注册管理办法的重新修订，市场对于医药企业创新的导向日益明显，一大批主流医药企业纷纷增加了药品研发投入，加快新药研发的脚步，医药行业内创新的氛围日益浓厚，再加上此次国家对于重大新药创制的专项支持，中国新药自主研发的春天正在走来

中药注射剂再遇危机 2008年9月的完达山"刺五加"事件使中药注射剂的安全问题再次成为社会关注的焦点，甚至一度危及整个中药注射剂产业的生存。理性的专业人士一直在为这个中国特色的创新中药正名，当然，存在的问题不容回避。目前我国中药注射剂企业参差不齐，某些企业科研投入不足，基础薄弱，质量标准低，可控性差，再加上临床使用不规范，导致诸多不良反应的发生。业内很快掀起了一股中药注射剂产业的自救运动，既有中国工程院院士李连达等专家的呼吁，又有神威药业、康缘药业等一批主流企业的自律约定。从长远来看，要降低中药注射剂不良反应，关键的一步是提高中药注射剂的质量控制水平。因为注射剂是采取注射给药的途径，不经消化道吸收而直接进入机体中，起效最快，也最易发生不良反应，故质量控制必须严格。目前中药的质量控制已经发展到不仅要对有效成分或可测成分控制，还要对全成分控制，特别是对杂质含量的控制。这不仅是中药注射剂面临的难题，也是很多以化学合成法生产的西药同样面临的难题。而对于从药材中提取有效物质配成的中药注射剂来讲，所面临的困难就更大一些。所幸的是，目前已经兴起的中药注射剂指纹图谱技术，能够达到对中药注射剂从药材、饮片到成品制剂的全程控制，这也是中药注射剂发展的方向所在。

新医改大幕开启 2008年10月14日，国家发改委向公众公开发出《关于深化医药卫生体制改革的意见（征求意见稿）》，医改大幕已经开启。因为牵动着从医药企业到医院再到患者等诸多方面的利益，征求意见稿在10月14日到11月14日短短一个月的时间内就收到了多达2.7万条社会各方的建议，集中焦点是：如何降低医药费用、医保卡何时全国通、公立医院能否提供公益性医疗服务等问题。因为涉及多方利益的重新分配，从制药企业到各级医疗单位都纷纷发表了自身的立场。

并购大戏续写精彩 7月1日，拜耳宣布，该公司已经获得完成收购东盛科技启东盖天力制药股份有限公司止咳及抗感冒类西药非处方药业务所必需的监管审批。拜耳以10.72亿元人民币收购东盛盖天力止咳及抗感冒类西药非处方药业务及相关资产，如果交割期间业绩达到约定标准，拜耳将额外支付1.92亿元人民币，这是迄今为止中国医药

业最大的跨国并购案。10 月 30 日，贵州同济堂宣布，以不超过 2 000 万美元回购其在外流通股。同时，复星医药宣布，出资 75.79 万美元再购同济堂 34.87 万股 ADS，这是复星医药第二次举牌同济堂。随着以争夺资源为主要特征的并购浪潮不断加剧，并购高潮过后将是医药企业内部整合的浪潮，全面整合内部资源、提升竞争力成为医药企业的战略重点。

风投追逐中国医药　2008 年第一季度，中国创业投资市场共披露投资案例 73 起，数量与 2007 年同期基本持平；投资金额 5.85 亿美元，同比增长 12.9%；平均单笔投资金额 802 万美元，同比增长 11.3%。中国私募股权投资市场共披露投资案例数量 27 起，投资金额 23.09 亿美元，平均单笔投资金额为 8 551 万美元，医药行业成为私募股权基金的重点投资领域之一。其中几起投资案例格外引人关注：2008 年初，诺凡麦医药有限公司宣布完成第二轮融资，顺利获得 1 380万美元资金，投资方除了参与第一轮注资的国际知名风险投资公司 Atlas 公司外，还包括富达亚洲风险投资和富达生物技术公司；3 月 3 日，成都高新区高投集团与美国 Vivo 创业投资管理公司正式签署合作协议，共同投资组建西南首家创业投资引导基金公司，由 Vivo 进行基金管理，扶持成都生物医药企业融资上市；3 月 7 日，赛富亚洲基金和深圳创新投资集团共同向翰宇投入首期 1 500 万美元资金。风投已开始在医药行业全线布局，除了研发和生产领域外，还将目光瞄准了流通和零售终端。2008 年初，海王星辰连锁药店在高盛的注资及协助下，成为中国内地第一家成功登陆纽交所的连锁药店；花旗银行控股的日本日兴集团向开心人注资 1 亿元人民币，在未来 2 年内，还将继续注资 3 000 万至 5 000 万美元。这些资本的进入对于中国医药市场而既能带来资金的补充，又能促进中国医药企业的优胜劣汰，促进产业的洗牌和升级，但有些资本带有强烈的逐利性质，会给所在企业带来急功近利的管理模式，不利于保障药品安全。

金融危机波及出口　2008 下半年，席卷全球的金融危机开始慢慢侵蚀实体经济，医药行业亦不能幸免。这次危机对于成长中的中国医药行业的影响，之前因新医改带来的种种利好而被忽略，一些资本也把中国医药产业当作危机中的避风港，中国医药股一度在大跌的市场中显得异常坚挺。我国是原料药出口大国，外部医药市场环境的变化会在短期内对医药行业产生直接影响。在医药出口领域的影响主要体现在：一方面，企业订单明显减少，原因是基础化工原料降价后，国外客户认为出口产品也应相应降价，现处于观望阶段，大部分都在等待价格回落后签单。另一方面，国际需求开始呈现减少的趋势。受金融危机影响，国外客户特别是欧美客户因资金紧张，纷纷调整了原来的采购储备数量或产量，减少或冻结了部分订单。此外，金融危机的余波还将在今后一段时间内波及医药企业的海外上市融资计划，一些欲赴海外上市的企业可能会减缓融资的步伐。

FDA 驻华合作　2008 年 11 月 19 日，美国食品药品监管局（FDA）办公室在北京正式揭牌，这是美国 FDA 在海外设立的首个办公室。国家食品药品监督管理局局长邵明立、美国卫生和公共服务部部长莱维特、美国 FDA 局长埃森巴赫和美国驻华大使雷德共同出席揭牌仪式并剪彩，这是美国首次进驻他国设立专门的食品药品监督机构。FDA 局长埃森巴赫表示："国界不应成为寻求食品与药品安全的障碍，富有经验的 FDA 驻华办公室工作人员将与中国同行一道对食品和药品的安全进行调查。在中国设立海外办公室是第一步，FDA 还将在印度、拉美、欧洲和中东设立办公室"。随着经济全球化的发展，药品安全的问题早已跨越了国界，保障公众用药安全和生命健康，是摆在各国政府面前的历史使命，只有加强合作才是惟一的选择。美国 FDA 驻华办公室的设立，将成为中美两国监管部门之间的交流平台，为双边在食品药品监管领域的合作做出积极的贡献。

大部制改革　2008 年 3 月 11 日，十一届全国人大一次会议第四次全体会议上关于国务院机构改革方案的说明中指出，我国要将国家食品药品监督管理局改由卫生部管理，理顺食品药品监管体制，并调整食品药品管理职能。卫生部负责组织制定食品安全标准、药品法典，建立国家基本药物制度；国家食品药品监督管理局负责食品卫生许可，监管餐饮业、食堂等消费环节食品安全，监管药品的科研、生产、流通、使用和药品安全等，继续推进药品安全监管工作。9 月初，由国务院常务会议审议通过的《卫生部主要职责、内设机构和人员编制规定》正式印发，规定中明确卫生部管理国家食品药品监督管理局和国家中医药管理局，也意味着大部制中的卫生部机构改革迈出了实质性的第一步。对于大部制改革，外界给予了积极的评价，原因在于与近几年国际上食品安全监管改革调整趋势相比，我国的食品安全监管部门过多，力量过于分散，职责交叉、责任不清的问题仍然比较严重，此次卫生大部制改革会相对地集中监管力量，有助于破除条块分割。

（环球医药港讯）

2008 年世界首次上市新药

药品名称(通用名/中文名)	商品名	研制单位	适应证
Certolizumab pegol/塞妥珠单抗	Cimzia	比利时 UCB 公司	克罗恩病
Etravirine/伊曲韦林	Intelence	Johnson & Johnson 公司	艾滋病
Thrombin alfa/α 凝血酶	Recothrom	ZymoGenetics 公司	手术中止血
Fosaprepitant dimeglumine/福沙吡坦二甲葡胺	Emend /Ivemend	默克公司	预防化疗药物引起的恶心呕吐
Rilonacept /利纳西普	Arcalyst	Regeneron 制药公司	与 Cryopyrin 蛋白相关的周期性自身综合症
Sevelamer carbonate/碳酸司维拉姆	Renvela	Genzyme 公司	慢性肾病透析患者血清中磷的控制
Blonanserin/布南色林	Lonasen	大日本住友制药公司(DSP)	精神分裂症
Dabigatran etexilate/达比加群酯	Pradaxa	德国 Boehringer Ingelheim 制药公司	用于曾接受过髋关节或膝关节置换术的成人患者,以防止出现静脉血栓
Desvenlafaxine succinate/琥珀酸去甲文拉法辛	Pristiq	惠氏公司	成人严重抑郁症
Ilaprazole/艾普拉唑	Aldenon	韩国 Il-Yang	胃溃疡
Recombinant human soluble thrombomodulin/重组人可溶性血栓调节蛋白	Recomodulin	朝日化成制药公司	弥散性血管内凝结
Fesoterodine fumarate/富马酸非索罗定	Toviaz	辉瑞制药公司(从 UCB 公司获得许可受让)	膀胱过动症
Regadenoson/瑞加德松	Lexiscan	CV 制药公司	心肌灌注成像中使用的药理应力剂
Sitafloxacin hydrate/西他沙星	Gracevit	第一制药三共株式会社(Daiichi Sankyo)	严重难治的细菌感染
Tafluprost/他氟前列素	Taflotan	Asahi Glass/Santen	青光眼和高眼压
Alvimopan/阿维莫泮	Entereg	葛兰素史克公司(从 Adolor 公司获得许可受让)	腹部外科手术后出现的肠梗阻
Levoleucovorin calcium/左旋甲酰四氢叶酸钙	Fusilev	Spectrum 制药公司	大剂量甲氨蝶呤治疗骨肉瘤后的抢救
Clevidipine butyrate/丁酸氯维地平	Cleviprex	Medicines 公司(从阿斯利康获得许可受让)	急性高血压
Romiplostim/罗米司亭	Nplate	安进公司	慢性自身免疫性血小板减少紫癜
Ceftobiprole medocaril/头孢托罗	Zeftera	Basilea 制药公司	皮肤软组织复杂性感染
Icatibant/艾替班特	Firazyr	Jerini(Shire)(从安万特赛诺菲获得许可受让)	遗传性血管水肿
Methylnaltrexone(MNTX)/甲基纳曲酮	Relistor	Progenics 制药公司(PGNX)	阿片类药物引起的便秘
Rivaroxaban/利伐沙班	Xarelto	拜耳/Johnson & Johnson	预防进行髋关节或膝关节置换手术病人的静脉血栓形成
Sugammadex sodium	Bridion	先灵葆雅公司	逆转常规使用的神经肌肉阻断药的作用
Ceramides, cholesterol and fatty acids/神经酰胺、胆固醇和脂肪酸	EpiCeram	Dr. Reddy's 实验室(从 Ceragenix 获得许可受让)	异位性皮炎
Grass pollen vaccine/草花粉疫苗	Oralair Grasses	Stallergenes 公司	草花粉过敏
Lacosamide/拉科酰胺	Vimpat	UCB 公司	癫痫部分发作
Eltrombopag olamine/艾曲波帕	Promacta	葛兰素史克(GSK)公司	慢性特发性血小板减少性紫癜
Pirfenidone/吡非尼酮	Pirespa	美国 InterMune 公司	特发性肺纤维化
Ustekinumab/人白介素 12/23 单克隆抗体	Stelara	Janssen-Ortho(即 Johnson & Johnson)	斑块型银屑病
Plerixafor/普乐沙福	Mozobil	Genzyme 公司	促进干细胞移动

(邹　栩)

索引

Index

中国药学年鉴 2009

CHINESE PHARMACEUTICAL YEARBOOK

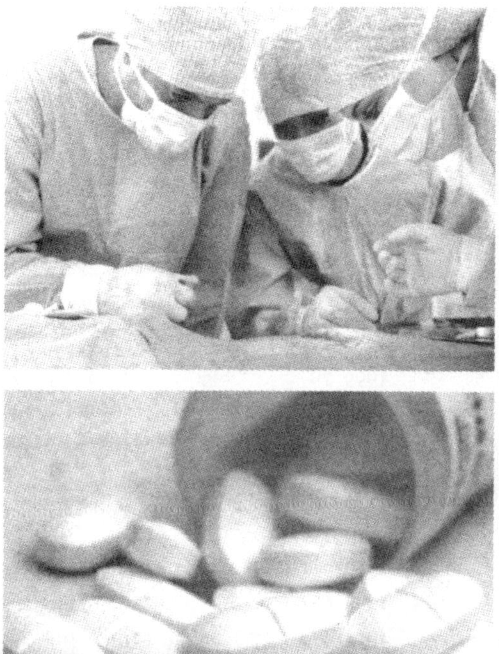

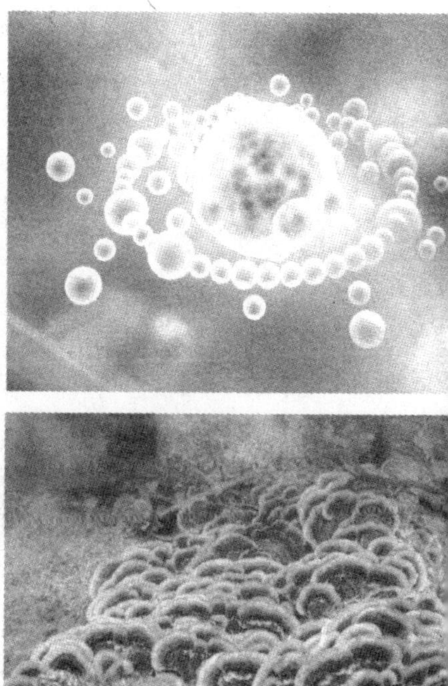

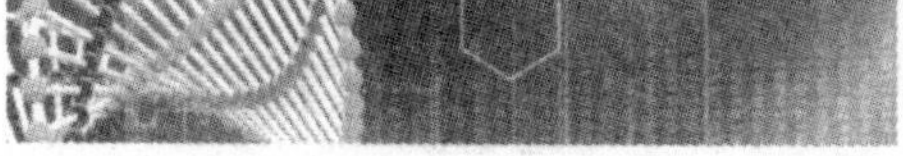

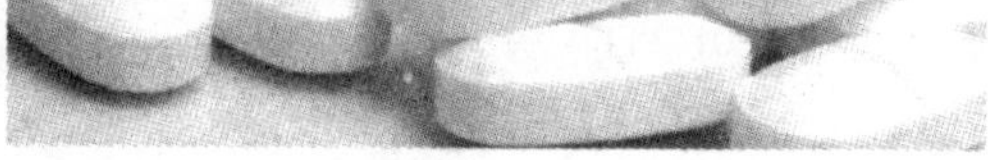

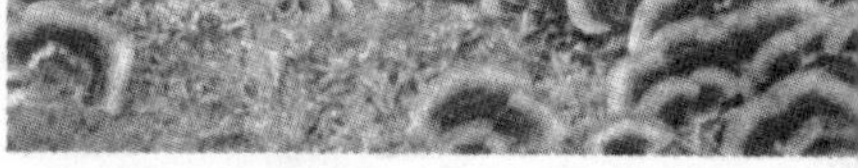

1980 ~2009 卷企事业机构索引

科研、情报机构

学　校

J

K

L

N

S

T

W

医药企业、药厂

药检、监察机构

医院药学部、药剂科

药品经营机构

1980~2009卷药学人物索引